Prävention und Therapie viraler Epidemien

Peter Panhofer
Hrsg.

Prävention und Therapie viraler Epidemien

Immunsystem stärken mit der
evidenzbasierten Integrativen Medizin

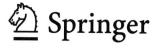

Hrsg.
Peter Panhofer
Professur für Komplementärmedizin, Zentrum für Allgemeinmedizin und
Evidenzbasierte Methoden
Medizinische Fakultät, Sigmund Freud PrivatUniversität
Wien, Österreich

ISBN 978-3-662-67507-6   ISBN 978-3-662-67508-3   (eBook)
https://doi.org/10.1007/978-3-662-67508-3

Die Deutsche Nationalbibliothek verzeichnet diese Publikation in der Deutschen Nationalbibliografie; detaillierte
bibliografische Daten sind im Internet über https://portal.dnb.de abrufbar.

© Der/die Herausgeber bzw. der/die Autor(en), exklusiv lizenziert an Springer-Verlag GmbH, DE, ein Teil von
Springer Nature 2024
Das Werk einschließlich aller seiner Teile ist urheberrechtlich geschützt. Jede Verwertung, die nicht ausdrücklich
vom Urheberrechtsgesetz zugelassen ist, bedarf der vorherigen Zustimmung des Verlags. Das gilt insbesondere
für Vervielfältigungen, Bearbeitungen, Übersetzungen, Mikroverfilmungen und die Einspeicherung und Ver-
arbeitung in elektronischen Systemen.
Die Wiedergabe von allgemein beschreibenden Bezeichnungen, Marken, Unternehmensnamen etc. in diesem
Werk bedeutet nicht, dass diese frei durch jedermann benutzt werden dürfen. Die Berechtigung zur Benutzung
unterliegt, auch ohne gesonderten Hinweis hierzu, den Regeln des Markenrechts. Die Rechte des jeweiligen
Zeicheninhabers sind zu beachten.
Der Verlag, die Autoren und die Herausgeber gehen davon aus, dass die Angaben und Informationen in diesem
Werk zum Zeitpunkt der Veröffentlichung vollständig und korrekt sind. Weder der Verlag noch die Autoren oder
die Herausgeber übernehmen, ausdrücklich oder implizit, Gewähr für den Inhalt des Werkes, etwaige Fehler oder
Äußerungen. Der Verlag bleibt im Hinblick auf geografische Zuordnungen und Gebietsbezeichnungen in ver-
öffentlichten Karten und Institutionsadressen neutral.

Springer ist ein Imprint der eingetragenen Gesellschaft Springer-Verlag GmbH, DE und ist ein Teil von
Springer Nature.
Die Anschrift der Gesellschaft ist: Heidelberger Platz 3, 14197 Berlin, Germany

Wenn Sie dieses Produkt entsorgen, geben Sie das Papier bitte zum Recycling.

Geleitwort

Dass eine derartige Fülle an Informationen zu evidenzbasierter Integrativer Medizin erscheint, ist ein wahrer Segen für die komplementären Methoden. Diese sind in manchen Kreisen noch immer umstritten, werden derzeit mehr und mehr in Frage gestellt, mehr oder weniger als Unsinn hingestellt, ja sogar bekämpft! Bekämpfen ist sicherlich nicht der richtige Weg. Integration, Selektion des Besten aus modernsten Technologien und komplementären Methoden – das ist der Weg!

Selbstverständlich wollen wir Mediziner in der Praxis sicher sein, dass wir stets das Bestmögliche für unsere Patienten tun. Und dazu genügen eben heutzutage nicht mehr offensichtliche Einzelerfolge, sondern man postuliert wissenschaftliche Untermauerung. In diesem Buch findet man einen ungeheuer weiten Literaturüberblick sowie auch wertvolle praktische Hinweise.

Das Autorenverzeichnis ist ein freudiges Wiedersehen mit alten Freundinnen und Freunden, meinen Lehrern und Schülern. Allen voran mit meinem einstiger Lehrer Alex Meng und – eine besondere Freude – mit meinem einstigen Schüler Peter Panhofer, der das perfektioniert und wissenschaftlich dokumentiert, was ich ihm einst beigebracht habe. Und der den Wunschtraum eines Lehrers erfüllt, nämlich besser zu werden.

Möge dieses Buch dazu beitragen, die komplementäre Medizin auch skeptischen Kreisen nahezubringen! Die Integration – Vivat! Crescat! Floreat!

Weissensee, im Juni 2023   Gertrude Kubiena

Vorwort

„COVID-19-Shutdown: Ein kleines Virus legt die gesamte Menschheit lahm." Die Auswirkungen des Mikrokosmos auf den Makrokosmos haben uns erneut schmerzlich gezeigt, wie wenig resilient das Anthropozän, das Zeitalter der Menschen, ist. Unser Glaube, die Kontrolle über den Planeten zu haben und alles steuern zu können, wurde wieder einmal zutiefst erschüttert.

Wir Menschen sind Teil eines komplex verzweigten Netzwerkes mit der uns umgebenden Natur. Mithilfe der modernen evidenzbasierten Wissenschaft können wir solche komplexen Systeme aber leider nicht ausschließlich mechanistisch erklären und simplifizieren, da es zu viele Komponenten und Faktoren gibt, die ineinandergreifen und in Wechselwirkung treten.

Trotz vieler erstaunlicher und beeindruckender Erfolge der modernen Naturwissenschaften, sollten wir auch das alte Wissen und die Erfahrung der traditionellen und komplementären Medizin integrativ nutzen, um für künftige Herausforderungen gewappnet zu sein. Prävention und das Leben im Rhythmus und im Einklang mit der Natur sind keine esoterischen Tagträumereien von weltfremden „Luftwurzlern", sondern das klare Gebot der Stunde, das evidenzbasiert von renommierten und führenden WissenschaftlerInnen weltweit und seit Jahrzehnten zunehmend eindringlich postuliert wird.

Je stärker wir unsere Umwelt durch die Zerstörung der Wälder und Meere aufgrund der Plastikflut, der Massentierhaltung, fossiler Brennstoffe etc. aus dem Gleichgewicht bringen, desto mehr wird sich diese Natur dereinst gegen uns richten, um die Balance wiederherzustellen. Der Klimawandel und die Erderwärmung sind die „silent inflammation" des Makrokosmos Erde.

Und so haben die Worte des großen Schriftstellers J. R. R. Tolkien aus dem Buch *Der Herr der Ringe* nichts an Aktualität verloren, sondern beschreiben vielmehr exakt unsere aktuelle Situation:

„Die Welt ist im Wandel: Ich spüre es im Wasser, ich spüre es in der Erde, ich rieche es in der Luft. Vieles was einst war, ist verloren, weil niemand mehr lebt, der sich erinnert." (Aus J. R. R. Tolkien: *Der Herr der Ringe*).

Damit vieles nicht einst verloren sein wird, schreiben wir dieses Buch.

Wien, Juni 2023   Peter Panhofer

Inhaltsverzeichnis

Teil I

Theorieteil: Integrativmedizin – Immunsystem und virale Epidemien

Prolog: Evidenzbasierte Integrativmedizin bei viralen Epidemien

Peter Panhofer und Steffi Rothe

1 Virale Epidemien und Pandemien

Virale Epidemien und Pandemien haben durch die fortschreitende weltweite Urbanisierung und Globalisierung den notwendigen Nährboden gefunden, um in regelmäßigen Wellen den Menschen und sein Immunsystem zu fordern. Unser enger Kontakt zu Tieren und unsere Ernährungsgewohnheiten mit dem intensiven Fleischkonsum und der daraus resultierenden Massentierhaltung haben den Ausbruch von viralen Zoonosen (Mensch-Tier-Übertragung) in den letzten 2 Jahrhunderten immer wieder gefördert (Fleischatlas 2021). In den letzten 20 Jahren sind die Coronaviren stark auf dem Vormarsch: SARS-CoV-1, MERS-CoV, SADS-CoV und SARS-CoV-2 (Tab. 1).

Neben saisonalen respiratorischen Infekten (Influenzaviren, Rhinoviren) und Kinderkrankheiten (Paramyxoviren, Picornaviren, Togaviren, Varizella-Zoster-Viren) halten auch sexuell übertragbare Erkrankungen (HIV, Hepatitisviren) das menschliche Immunsystem und die Medizin auf Trab. Neben einer generellen Schwächung des Immunsystems (HIV, Influenzaviren, SARS-CoV-2) beeinträchtigen Viren auch zielgerichtet verschiedene Organsysteme: Gastrointestinaltrakt (Noroviren, Rotaviren), Haut (Herpesviren, Varizella-Zoster-Viren, humane Papillomaviren), Hepatobiliärtrakt (Hepatitisviren), Lunge (SARS-CoV-1, SARS-CoV-2), Nervensystem (Herpesviren, Rabiesviren).

P. Panhofer (✉)
Professur für Komplementärmedizin, Zentrum für Allgemeinmedizin und Evidenzbasierte Methoden, Medizinische Fakultät, Sigmund Freud PrivatUniversität, Wien, Österreich
e-mail: peter.panhofer@med.sfu.ac.at

S. Rothe
CAM Research Group, MedOstWest Zentrum, Wien, Österreich
e-mail: rothe@medostwest.com

© Der/die Autor(en), exklusiv lizenziert an Springer-Verlag GmbH, DE, ein Teil von Springer Nature 2024
P. Panhofer (Hrsg.), *Prävention und Therapie viraler Epidemien*,
https://doi.org/10.1007/978-3-662-67508-3_1

Tab. 1 Chronologie von epidemischen und pandemischen viralen Zoonosen. (Modifiziert nach Fleischatlas 2021)

Jahr(e)	Zoonose	Virale Auslöser	Ausgangstiere/ Überträger
1878, 1930er, 1983, 1992, 1997, 2015, 2016–2017, 2020–2021	Geflügelpest	HPAI: Highly Pathogenic Avian Influenza	Vögel
1918–1920	Spanische Grippe	H1N1: Influenza-A-Virus	Wasservögel, Schweine
1931	Infektiöse Bronchitis	IBV: Infectious Bronchitis Virus	Geflügel
1937	West-Nil-Fieber	WNV: West Nile Virus	Vögel, Pferde
1947	Zika-Fieber	ZIKV: Zika-Virus	Affen, Mücken
1976, 2014–2016, 2018–2020	Ebola-Fieber	Ebola-Virus	Fledertiere, Affen
1977–1978	Russische Grippe	H1N1: Influenza-A-Virus	Wasservögel, Schweine
Seit 1981	AIDS: Acquired Immune Deficiency Syndrome	HIV: Human Immundeficiency Virus	Affen
1994	Hendra-Virus-Infektion	HeV: Hendra-Henipa Virus	Flughunde, Pferde
1997	Vogelgrippe (Geflügelpest)	H5N1: Influenza-A-Virus	Vögel
1998–1999	Nipah-Virus-Infektion	NiV/NIPV: Nipah-Virus	Flughunde, Haustiere
2002–2003	SARS: Schweres akutes Atemwegssyndrom	SARS-CoV-1: SARS-Coronavirus Typ 1	Fledertiere, Schleichkatzen
2009–2010	Schweinegrippe, neue Grippe	H1N1: Influenza-A-Virus	Schweine
2012	MERS: Middle East Respiratory Syndrome	MERS-CoV: MERS-Coronavirus	Fledertiere, Dromedare
2016	SADS: Swine Acute Diarrhoea Syndrome	SADS-CoV: SADS-Coronavirus	Fledertiere, Ferkel
Seit 2019	COVID-19: Coronavirus Disease 19	SARS-CoV-2: SARS-Coronavirus Typ 2	Fledertiere, Schuppentiere

In (sub)tropischen Ländern sind es v. a. von Insekten übertragene Viren (Malaria, Gelbfieber), die das alltägliche Leben, die Lebensqualität und die Produktivität der Erkrankten in hohem Maße einschränken.

Neben den sozialmedizinischen Konsequenzen führen auch die ökonomischen Folgen durch (saisonalen) Ausfall von Arbeitskräften und die Schwächung der Kaufkraft aller Betroffenen zu einer Hemmung von Wohlstand und Entwicklung. Besonders schmerzhaft wurden diese Tatsachen unserer globalisierten Welt(wirtschaft) im Rahmen der Zoonose durch das Coronavirus „SARS-CoV-2" bewusst gemacht. Shutdowns, Lockdowns,

Gesundheitssysteme, die kurz vor dem Kollaps standen, und eine tiefe Spaltung der Gesellschaft durch Dispute zu Freiheitsbeschränkungen (Quarantäne, Lockdown, Kontaktverbote, Reisebeschränkungen, Maskentragepflicht, Impfdiskussion etc.) haben die Welt verändert, und nicht unbedingt zum Besseren. Das Vertrauen in den Rechtsstaat, die Politik und leider auch in die konventionelle Medizin hat tiefe Risse bekommen. Die junge Generation sieht die Zeit während und nach Corona nur noch als eine Aneinanderreihung von Krisen.

Der chinesische Begriff für „Krise" setzt sich aus den 2 Schriftzeichen 危机 (wēi jī) zusammen und bedeutet einerseits „Gefahr", andererseits aber auch „Chance". Die medizinische Forschung hat mit Ausbruch der COVID-Pandemie weltweit gewaltige Kräfte mobilisiert und die antivirale Wissenschaft auf einen nie dagewesenen Stand der evidenzbasierten Medizin gehoben, gleichermaßen im Westen und im (fernen) Osten.

2 Evidenzbasierte Medizin

Die moderne evidenzbasierte Medizin wurde in den 1980er-Jahren vom Kanadier Dr. David Sackett, Professor für klinische Epidemiologie, begründet (Smith 2015). Professor Sackett unterstrich als Begründer der modernen evidenzbasierten Medizin die 3 wesentlichen und gleichgestellten Eckpfeiler: die externe Evidenz, die klinische Erfahrung der TherapeutInnen und die Wünsche und Werte der PatientInnen (Sackett et al. 1996). Publizierte Daten und Leitlinien seien zwar essenziell, er warnte aber eindringlich: „Evidence based medicine is not ‚cookbook' medicine. Because it requires a bottom up approach that integrates the best external evidence with individual clinical expertise and patients' choice, it cannot result in slavish, cookbook approaches to individual patient care. External clinical evidence can inform, but can never replace, individual clinical expertise, and it is this expertise that decides whether the external evidence applies to the individual patient at all and, if so, how it should be integrated into a clinical decision." (Sackett et al. 1996).

Die externe Evidenz weist eine Vielzahl unterschiedlicher Studientypen auf. Expertenmeinungen, vorklinische experimentelle Studien (Tier- und Zellstudien), Hintergrundinformationen und narrative Reviews (Zusammenfassungen ausgewählter Literatur) haben den geringsten Stellenwert in der evidenzbasierten Medizin. Rein deskriptive (beschreibende) Beobachtungsstudien wie Anwendungsbeobachtungen, Fallberichte oder Fallserien stehen eine Stufe darüber. Die höher gestellten analytischen Beobachtungsstudien werden unterteilt in retrospektive Fall-Kontroll-Studien und retrospektive oder prospektive Kohortenstudien. Werden die Vergleichsgruppen durch das Outcome (Gruppe mit Krankheit vs. Kontrollgruppe) definiert, handelt es sich um eine Fall-Kontroll-Studie. Bei einer Kohortenstudie wird ein Patientenkollektiv über einen gewissen Zeitraum beobachtet und es wird erhoben, ob die Exposition durch ein Pathogen (z. B. Virus SARS-CoV2) eine Erkrankung (z. B. schwerer COVID-Verlauf, Mortalität) als Folge hat.

Interventionsstudien sind immer prospektiv, da im Vorhinein bestimmt wird, ob eine Intervention (Medikamente, Operation etc.) durchgeführt wird. Die Therapiefestlegung kann willkürlich (kontrollierte klinische Studie) oder durch Zufall/Randomisierung (randomisiert kontrollierte Studie) erfolgen. Die Ergebnisse der Intervention werden mit einer Kontrollgruppe ohne Therapie/mit Placebo verglichen.

Bei einem systematischen Review werden Daten von Beobachtungsstudien und/oder Interventionsstudien systematisch zusammengefasst. Falls diese zusammengefassten Daten auch noch gesondert analysiert werden, handelt es sich um eine Metaanalyse (MASR: Metaanalyse und systematischer Review).

Die GRADE (Grading of Recommendations, Assessment, Development and Evaluation)-Klassifikation beurteilt die Qualität der Evidenz in Guidelines, systematischen Reviews und Metaanalysen (Atkins et al. 2004; Guyatt et al. 2008, 2011a, b) (Abb. 1). Die Qualität der Evidenz wird durch 3 Kriterien heraufgestuft und durch 5 Kriterien herabgesetzt (Balshem et al. 2011).

Das Scottish Intercollegiate Guidelines Network (SIGN) teilt die Qualität des Studiendesigns in 4 Evidenzklassen ein (Baird und Lawrence 2014; SIGN 50 2023) (Abb. 1).

Die kritische Synthese von Daten (systematischer Review ± Metaanalyse) und randomisiert kontrollierten Studien (RCT: Randomized Controlled Trial) haben die höchste Evidenzklasse 1. Wie in Abb. 1 ersichtlich, sind die Trennlinien zwischen Evidenzklasse 1 und 2 sowie zwischen Evidenzklasse 2 und 3 nicht horizontal geradlinig, sondern wellenförmig. So kann eine Interventionsstudie aufgrund einer starken Studienverzerrung, einer

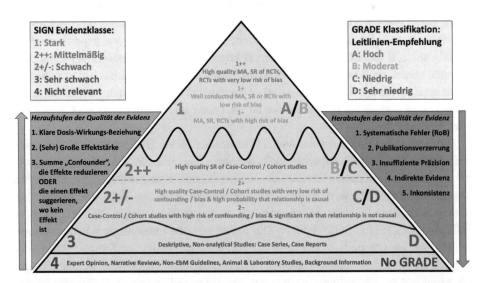

Abb. 1 Qualität der Evidenz: GRADE-Klassifikation (Atkins et al. 2004; Guyatt et al. 2008, 2011a) und SIGN-Evidenzklasse (Baird und Lawrence 2014; SIGN 50 2023). *GRADE* Grading of Recommendations, Assessment, Development and Evaluation; *MA* Metaanalyse; *RCT* randomisiert kontrollierte Studie; *RoB* Risiko systematischer Fehler („risk of bias"); SIGN Scottish Intercollegiate Guidelines Network; *SR* systematischer Review

geringen Effektstärke und Konsistenz in ihrer Gesamtaussage geringer zu werten sein als eine sehr gut durchgeführte Kohortenstudie mit einer hohen Fallzahl. Eine rezente Publikation unterstreicht diese Sichtweise und sieht die systematische Datenzusammenfassung und -analyse (systematischer Review ± Metaanalyse) mehr als Vergrößerungsglas der interventionellen und Beobachtungsstudien, denn als unanfechtbare Spitze der „Evidenzpyramide" (Murad et al. 2016).

Ein Upgrading der Evidenzqualität erfolgt bei:

(1) großer (RR <0,5 oder RR >2) oder sehr großer Effektstärke (RR <0,2 oder RR >5),

(2) klarer Dosis-Wirkungs-Beziehung (linearer oder exponentieller Verlauf: je höher die Dosis, desto größer die Wirkung) und

(3) plausiblen Confoundern, die bei den vorliegenden Ergebnissen keine Auswirkung zeigen, obwohl sie den Therapieeffekt normalerweise senken würden, oder die den Effekt fälschlicherweise reduzieren (Guyatt et al. 2011c).

Eine Herabstufung der Evidenzqualität ist bei den folgenden Kriterien notwendig:

(1) Systematische Fehler („Bias") sind Abweichungen vom wahren Ergebnis, die durch nachvollziehbare Ursachen, also nicht durch den Zufall, erklärbar sind (Guyatt et al. 2011d). Die Cochrane Collaboration hat standardisierte Beurteilungsinstrumente zur Evaluierung des Risikos von systematischen Fehlern (RoB: Risk of Bias) für randomisierte (RoB Tool [Higgins et al. 2011], RoB 2 Tool [Sterne et al. 2019]) und nichtrandomisierte (ROBINS-I Tool [Sterne et al. 2016]) Interventionsstudien entwickelt. Es gibt unterschiedliche Fehlertypen, die bei den 3 oben genannten Beurteilungsinstrumenten erhoben werden (Tab. 2). Ein grün gefärbter Balken/Kreis weist auf ein niedriges, ein gelb markierter auf ein unklares und ein rot markierter auf ein hohes Risiko eines systematischen Fehlers (Risk of Bias) hin.

Ein unklares Risiko für einen systematischen Fehler besteht dann, wenn bestimmte Parameter und Eckdaten in der Publikation nicht erwähnt oder dokumentiert wurden. Um diese Unklarheiten aus dem Weg zu räumen und damit die Qualität der Evidenz zu heben, werden von vielen (hochwertigen) Journalen Checklisten gefordert, die eine lückenlose Dokumentation aller Parameter gewährleisten sollen. Die PRISMA-Checkliste (Preferred Reporting Items for Systematic reviews and Meta-Analyses: 27 Punkte) wird standardmäßig für systematische Reviews ± Metaanalysen verwendet (Liberati et al. 2009). Die CONSORT-Checkliste (CONsolidated Standards Of Reporting Trials: 25 Punkte) hat sich international für Interventionsstudien, v. a. für RCTs (Schulz et al. 2010; Moher et al. 2012; Butcher et al. 2022) und für randomisierte Machbarkeits- und Pilotstudien (Eldridge et al. 2016) etabliert. Für die Akupunktur wurden eigene Checklisten entworfen und adaptiert, um bestimmte Besonderheiten (Stichtechnik, Nadellänge, TCM-Begründung für Punktewahl, TherapeutInnen-Background etc.) zu erfassen. Die PRISMA-A-Checkliste (Preferred Reporting Items for Systematic reviews and Meta-Analyses of Acupuncture: 27 Punkte) wurde für die Datensynthese von Akupunkturstudien durch 5 Unterpunkte und 6 modifizierte Punkte angepasst (Wang et al. 2019). Für Interventionsstudien mit Akupunktur wurde 2001

Tab. 2 Typen der systematischen Fehler (Bias). (Modifiziert nach Higgins et al. 2011)

Fehlertyp	Fehlerart	Niedriger RoB	Hoher RoB
Selection Bias (Gruppenzusammensetzung)	Generieren einer Randomisierungssequenz (Random Sequence Generation)	Computerrandomisierungsprogramm	Randomisierung nach Geburtsdatum, Aufnahmezahl etc.
Selection Bias (Gruppenzusammensetzung)	Verdeckte Zuteilung (Allocation Concealment)	Zentrale Zuteilung: Internet, Telefon	Offene Randomisierungsliste
Performance Bias (Therapiebedingungen)	Verblindung Teilnehmer/Personal (Blinding Participants/Personnel)	Placebo-Tabletten, Streitberger „Sham-Nadeln"	Bewegungsabläufe und Atmung (Qigong)
Detection Bias (Bewertung Zielkriterium)	Verblindung der Ergebnisse (Blinding Outcome Assessment)	Verblindeter Statistiker, verblindeter Datensatz	Nichtverblindeter Statistiker/Datensatz
Attrition Bias (Follow-up/Studienabbruch)	Fehlende Daten/Ergebnisse (Incomplete Oucome Data)	Keine fehlenden Outcome-Daten, „intention to treat"	Viele Studienabbrüche, hohe „Lost-to-Follow-up-Rate"
Reporting Bias	Selektive Datenabbildung (Selective Reporting)	Studienprotokoll, klare (Ziel-)Parameter	Nichtspezifizierte (Ziel-)Parameter
Other Bias (andere Faktoren)	Andere Quellen systematischer Fehler (Other Bias)	Keine anderen Fehlerquellen	Fehlende klinische Erfahrung der Studienleiter, inadäquater Einsatz der Therapie bzw. Dosis
Unclear Bias Risk	Insufficient Info	Vollständige Dokumentation	Fehlende/insuffiziente Dokumentation

RoB Risk of Bias

die STRICTA-Checkliste (STandards for Reporting Interventions in Clinical Trials of Acupuncture: 6 Punkte) auf Basis der CONSORT-Checkliste entwickelt (MacPherson et al. 2001) und 2008 durch 47 internationale ExpertInnen als „STRICTA 2010" revidiert (MacPherson et al. 2010). Anfang 2023 wurde im Rahmen eines Delphi-Prozesses von 23 internationalen ExpertInnen die ACURATE-Checkliste (Acupuncture Controls gUideline for Reporting humAn Trials and Experiments: 6 Punkte) zur exakten Dokumentation der Sham-Kontrollgruppe bei Akupunkturstudien publiziert (Lee et al. 2023). Eine MASR von 1978 RCTs aus dem Jahr 2016 bestätigte, dass sich nach Implementierung der CONSORT- und STRICTA-Checklisten die Dokumentationsqualität im asiatischen Raum relevant verbessert hat (Ma et al. 2016).

(2) Die Publikationsverzerrung (Publication Bias) entsteht durch die Tatsache, dass „erfolgreiche" Studien mit positiven und signifikanten Resultaten bevorzugt in (hochwertigen) wissenschaftlichen Journalen publiziert werden, während Forschung mit fehlendem (nichtsignifikanten) Erfolgsnachweis nicht veröffentlicht wird (Guyatt et al. 2011e).

(3) Eine insuffiziente Präzision (Imprecision) liegt vor, wenn die Fallzahlen und somit auch die Zahl der Ereignisse klein sind und wenn das 95 %ige Konfidenzintervall sehr weit auseinanderliegt, die erhobenen Daten also stark gestreut sind (Guyatt et al. 2011b). Hier kann die Effektstärke nicht präzise bestimmt werden.

(4) Indirekte Evidenz liegt einerseits vor, wenn Patientenkohorten/Interventionen/Zielkriterien von der relevanten Population/Behandlung/Zielgröße abweichen, oder andererseits, wenn zwei Interventionen untersucht werden, wobei die behandelten Therapiekohorten nicht direkt gegeneinander verglichen wurden (Interesse: A vs. B; Vorlage: A vs. C; B vs. C) (Guyatt et al. 2011f).

(5) Der Grad der Inkonsistenz (Inconsistency) wird durch das Ausmaß der Heterogenität bestimmt (Higgins et al. 2003). Die Vergleichbarkeit von Studien anhand verschiedener Parameter (Design, Durchführung, Teilnehmergröße etc.) wird in Metaanalysen mithilfe der (methodischen, klinischen und statistischen) Heterogenität bewertet. Je höher und unerklärbarer die Heterogenität, desto niedriger ist die Qualität.

3   Integrative, komplementäre und präventive Medizin

Integrativmedizin, mit den Synonymen „Ganzheitsmedizin" und „Holistische Medizin", integriert traditionelle, komplementäre Behandlungen in moderne konventionelle Medizinkonzepte, um das Therapiespektrum bedarfsgerecht und patientenorientiert zu erweitern (Abb. 2).

Das US-amerikanische National Center for Complementary and Integrative Health (NCCIH) der National Health Institutes (NIH) präsentiert auf seiner Website eine klare Definition der Begriffe „Integrativmedizin", „Komplementärmedizin" und „Alternativmedizin" (National Center for Complementary and Integrative Health [NCCIH] 2023).

Definitionen der Begriffe Integrativmedizin, Komplementärmedizin und Alternativmedizin (NCCIH 2023)

- *Integrativmedizin* (NCCIH): Integrative Gesundheit vereint konventionelle und komplementäre Ansätze auf koordinierte Weise. Integrative Gesundheit legt auch Wert auf multimodale Interventionen, bei denen es sich um zwei oder mehr Interventionen handelt z. B. konventionelle Gesundheitsansätze (wie Medikamente, körperliche Rehabilitation etc.) und komplementäre Gesundheitsansätze (wie Akupunktur, Yoga und Probiotika) in verschiedenen Kombinationen, mit Schwerpunkt auf der Behandlung des gesamten Menschen und nicht beispielsweise eines einzelnen Organsystems (National Center for Complementary and Integrative Health [NCCIH] 2023).
- *Komplementärmedizin* (NCCIH): Wenn ein nicht-mainstream-orientierter Ansatz zusammen mit der konventionellen Medizin verwendet wird, wird er als „komplementär" betrachtet (National Center for Complementary and Integrative Health [NCCIH] 2023).
- *Alternativmedizin* (NCCIH): Wenn anstelle der konventionellen Medizin ein nicht-mainstream-orientierter Ansatz verwendet wird, gilt dieser als „Alternative" (National Center for Complementary and Integrative Health [NCCIH] 2023).

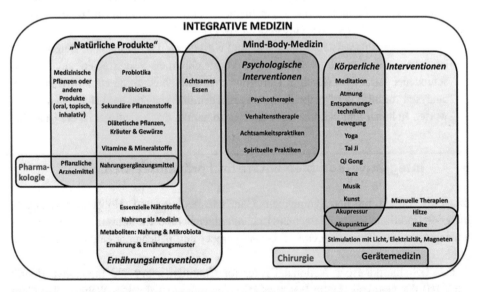

Abb. 2 Integrative Medizin: psychologische, körperliche und Ernährungsinterventionen und konventionelle Therapien. (National Center for Complementary and Integrative Health [NCCIH] 2023)

Komplementärmedizin wird laut NCCIH nach ihrem primären therapeutischen Input (wie die Therapie aufgenommen oder verabreicht wird) klassifiziert (National Center for Complementary and Integrative Health [NCCIH] 2023):

(1) Ernährungsinterventionen: spezielle Diäten, Nahrungsergänzungsmittel, Kräuter, Präbiotika, Probiotika.
(2) Psychologische Interventionen: Achtsamkeit, Meditation, autogenes Training.
(3) Körperliche Interventionen: Akupunktur, Akupressur, Massage, Wirbelsäulenmanipulation.
(4) Kombinationen: Mind-Body-Medizin: Yoga, Tai Ji, Qigong, Tanz- oder Kunsttherapien, achtsames Essen.

Die einzelnen komplementären Therapien weisen nicht nur Kombinationen, sondern auch Überschneidungen in den einzelnen Klassifikationen auf (Abb. 2).

Integrativmedizin vereint neben der komplementären und konventionellen Medizin auch den Wirkungsbereich. Das ganzheitliche Konzept beschränkt sich nicht nur auf bestimmte Krankheitsbilder und Organe und Organsysteme, sondern bezieht holistisch den gesamten menschlichen „Holobionten" mit seinen 30 Bio. Körperzellen und die 38 Bio. symbiontischen Mikroorganismen, genannt „Mikrobiota", in die Behandlung mit ein (Sender et al. 2016). Die Mikrobiota setzt sich zu 99 % aus Bakterien zusammen, wobei im Durchschnitt mit 100–160 Spezies (von bekannten 1200 Spezies) pro (kaukasischem) Individuum zu rechnen ist (Stallmach et al. 2016). Den Rest machen Archaea („Urbakterien": methanbildende Prokaryota), Pilze (Eukaryota) und Viren der inneren und äußeren Körperflächen aus. Das metabolisch, endokrinologisch und immunologisch wirksame Genom wird als „Mikrobiom" bezeichnet. Die Interaktion zwischen dem menschlichen „Wirt" und den mikrobiellen Symbionten erfolgt über 3 relevante Mensch-Mikrobiota-Achsen: die „Darm-Hirn-Achse" (Castanys-Muñoz et al. 2016; Hasler 2020), die „Darm-Leber-Achse" (Castanys-Muñoz et al. 2016; Anand und Mande 2022) und die „Darm-Lungen-Achse" (de Oliveira et al. 2021). Vor allem die Darm-Lungen-Achse ist von besonderer Bedeutung für das Immunsystem im Respirationstrakt. Die Kommunikation zwischen den Organen erfolgt durch Substanzen, die von den Mikrobiota über das humorale Transportsystem (Metaboliten, Hormone) und über das Nervensystem (Neurotransmitter) verteilt werden. Neben der zugeführten Nahrung und der Atemluft wird das organspezifische Milieu der Mikrobiota auch noch durch das vegetative Nervensystem (Sympathikus/Parasympathikus) beeinflusst.

Durch die „Mikrobiom-Forschung" wird zunehmend klar, welche eklatante Rolle die Präventivmedizin v. a. in Bezug auf die richtige Ernährung (Makronährstoffe und Mikronährstoffe) für die Resilienz gegenüber epigenetischen Einflüssen wie viralen Epidemien einnimmt.

Eine MASR untersuchte bei 199.000 gesunden Kindern (96,3 %) und Erwachsenen aus 37 Ländern den präventiven Effekt von Mikronährstoffen auf respiratorische virale Infekte (Vlieg-Boerstra et al. 2022). Bei gesunden Erwachsenen konnte mit Vitamin D (weltweit:

RR: 0,89 [95 % CI: 0,79; 0,99] und USA: RR: 0,82 [95 % CI: 0,68; 0,97]) und bei gesunden Kindern mit Zink (Asien: RR: 0,86 [95 % CI: 0,70; 0,96]) eine signifikante Prävention von viralen Infekten erzielt werden. Multimikronährstoffpräparate zeigten bei gesunden Erwachsenen einen starken Trend zur viralen Infektprävention (weltweit: RR: 0,93 [95 % CI: 0,86; 1,00] p = 0,05). In Bezug auf Influenza bestätigte eine MASR bei über 5000 ProbandInnen den präventiven Effekt von Grüntee-Katechinen (RCTs: RR: 0,67 [95 % CI: 0,51; 0,89] p = 0,005; Kohortenstudien: RR: 0,52 [95 % CI: 0,37; 0,77] p = 0,001) (Rawangkan et al. 2021).

Der Schweregrad und die Letalität von COVID-19 waren maßgeblich vom Gesundheitszustand der PatientInnen abhängig. COPD (HR: 1,71 [95 % CI: 1,01; 2,45]), Adipositas (HR: 1,50 [95 % CI: 1,26; 1,75]), höheres Alter (HR: 1,31 [95 % CI: 1,11; 1,51]), Diabetes (HR: 1,17 [95 % CI: 1,02; 1,32]) und arterielle Hypertonie (HR: 1,17 [95 % CI: 1,02; 1,32]) führten in einer MASR bei über 420.000 PatientInnen zu einem signifikanten und klinisch relevanten Anstieg der Krankenhausmortalität (Dessie und Zewotir 2021). Eine chronische Dysbalance der 3 relevanten Mensch-Mikrobiota-Achsen ist hier nicht von der Hand zu weisen.

Eine Kohortenstudie von über 350.000 englischen COVID-19-Erkrankten zeigte auf, dass metabolisch ungesunde Adipöse sowohl mit einer Vitamin-D-Defizienz (≤10 ng/ml: OR: 2,48 [95 % CI: 1,66; 3,70]) als auch mit einer Vitamin-D-Insuffizienz (11–20 ng/ml: OR: 2,06 [95 % CI: 1,47; 2,87]) ein signifikant höheres Risiko für einen schweren COVID-19-Verlauf hatten (Li et al. 2021). Ein ausführlicher Review unterstrich, dass durch eine rasche Anhebung des Vitamin-D-Levels in den Normbereich (30–70 ng/ml) schwere und septische COVID-19-Verläufe reduziert werden konnten (Wimalawansa 2022). Der Immunbooster wurde durch Bolusdosen von 100.000–500.000 IU Vitamin D erreicht. Eine weitere RCT präsentierte die immunstimulierende, antiinflammatorische und antioxidative Wirkung eines Nahrungsergänzungsmittels auf die Reduktion der gastrointestinalen Beschwerden (p = 0,001) und des Krankenhausaufenthaltes (p = 0,007) von schwer erkrankten COVID-19-PatientInnen (Reino-Gelardo et al. 2023).

Eine aktuelle RCT konnte auch beim Post-COVID-Syndrom eine subjektive Verbesserung der klinischen Symptome und eine objektive Reduktion von Laborparametern (IL-6, IL-8) durch Präbiotika (fermentierte Carica papaya und Morinda citrifolia) nachweisen (Kharaeva et al. 2022).

Der integrative Einsatz von medizinischen Pflanzen ist besonders spannend als Adjuvans bei Nebenwirkungen nach antiviralen Impfungen. In einer RCT wurden Beschwerden nach SARS-CoV2-Impfungen durch ein antiinflammatorisches Extrakt aus Dendrobium officinale signifikant abgemildert (Gao et al. 2023). Die Balance zwischen anti- und proinflammatorischen Mikrobiota wurde optimiert. Antiinflammatorische TCM-Phytotherapie sollte jedoch nicht zeitgleich mit einer Vakzination verabreicht werden, da

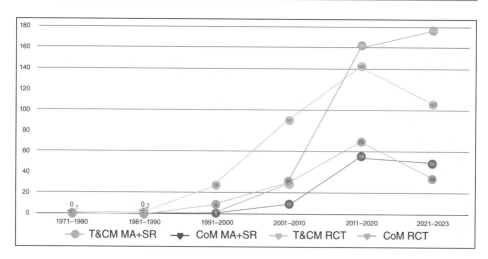

Abb. 3 Exponentieller Anstieg der Publikationen mit Evidenzklasse 1 (RCT; MA + SR) zur konventionellen Medizin (CoM: *blau*) sowie traditionellen & komplementären Medizin (T&CM: *grün*) von viralen Erkrankungen[1+2] in den letzten 50 Jahren. *CoM* konventionelle Medizin; *MA* Metaanalyse; *RCT* randomisiert kontrollierte Studie; *SR* systematischer Review; *T&CM* traditionelle & komplementäre Medizin

die Titer der IgM (p <0,01), IgG (p <0,001) und neutralisierenden Antikörper (p <0,001) in dieser RCT niedriger waren als in der Kontrollgruppe.

Ein Evidence Mapping der externen Evidenz zeigte in einer aktuellen PubMed-Datenbank-Abfrage bei den Schlagworten „Complementary Medicine" *oder* „Traditional Medicine" *und* „Virus" insgesamt 15.162 Einträge[1], bei den Schlagworten „Conventional Medicine" *und* „Virus" waren es auch 7552 Einträge (Abb. 3).[2]

Die Arbeitsgruppe „Acute Respiratory Infections" der Cochrane Collaboration weist aktuell 195 Metaanalysen und systematische Reviews (MASR) inkl. Studienprotokollen zu diesem Thema[3] (Tab. 3). Ein Fünftel der MASR (41/195: 21,0 %) hat komplementärmedizinische Therapien zum Inhalt, wobei die Hälfte sich mit Supplementen befasst (22 MASR: 53,7 %; Vitamine A, C, D, E; Zink, Magnesium, Probiotika), gefolgt von TCM-Phytotherapie (8 MASR: 19,5 %) und europäischer Phytotherapie (5 MASR: 12,2 %). Nasale Inhalationen (3 MASR), Homöopathie (2 MASR) und Akupunktur (1 MASR) sind auch vertreten.

---

[1] https://pubmed.ncbi.nlm.nih.gov/?term=complementary+medicine+OR+traditional+medicine+AND+virus (Zugegriffen 24.5.2023).

[2] https://pubmed.ncbi.nlm.nih.gov/?term=conventional+medicine+AND+virus (Zugegriffen 24.05.2023).

[3] https://ari.cochrane.org/our-reviews (Zugegriffen 29.05.2023).

Tab. 3 MASR der Cochrane-Collaboration-Gruppe „Acute Respiratory Infections"

Akute respiratorische Infektionen	CAM	Gesamt	Akute respiratorische Infektionen	CAM	Gesamt
Pneumonie	7	34	Infektion mit respiratorischem Synzytial-Virus	0	3
Undifferenzierte akute respiratorische Infektion	10	30	Windpocken (Varicella zoster)	0	2
Erkältung („common cold",„coryza")	5	20	Röteln (Rubella)	0	2
Grippe (Influenza)	2	20	Pfeiffersches Drüsenfieber(Mononucleosis infectiosa)	0	2
Bronchiolitis	2	17	Nebenwirkungen	0	1
Mittelohrentzündung (akute Otitis media)	3	12	Diphtherie	0	1
Meningitis	0	11	Laryngitis	0	1
Halsschmerzen (Pharyngitis, Tonsillitis)	1	8	Pleurainfektion	0	1
Masern	4	6	SARS	1	1
Akute Rhinosinusitis/ Sinusitis	1	5	Gürtelrose (Herpes zoster)	0	1
Akuter Husten (akute Bronchitis)	2	5	Epiglottitis	0	0
Keuchhusten (Pertussis)	0	5	Histoplasmose	0	0
Krupp	1	4	Legionellose (Legionärskrankheit)	0	0
Mumps	2	3	**Gesamt**	**41**	**195**

CAM komplementäre und alternative Medizin; *MASR* Metaanalysen und systematische Reviews; *SARS* schweres akutes respiratorisches Syndrom

4   Ziel des Buches

Virale Epidemien und Pandemien werden durch das exponentielle Wachstum der Menschheit und die Verdichtung der Bevölkerung im urbanen Bereich zu einer relevanten Bedrohung, wie die Spanische Grippe (1918–1920: ca. 50 Mio. Todesfälle [Taubenberger und Morens 2006]) und COVID-19 (seit 2019: ca. 6,94 Mio. Todesfälle [World Health Organization 2023]) weltweit gezeigt haben. Trotz rasanter Fortschritte der modernen Forschung, sollte man (v. a. im Westen) nicht auf die Vorzüge und Stärken der Kombination von konventioneller und komplementärer Medizin hinsichtlich Prävention und Therapie verzichten.

Mit ihrer klinischen Erfahrung, als einem der drei Eckpfeiler der evidenzbasierten Medizin, vermitteln die AutorInnen dieses Buches ihre traditionellen und komplementären Konzepte zur Therapie von viralen Erkrankungen an die interessierte Leserschaft. Zusätzlich wird dieses individuelle Wissen mit der globalen externen Literatur verglichen und der Stellenwert der Integrativen Medizin neu evaluiert.

Literatur

Anand S, Mande SS (2022) Host-microbiome interactions: Gut-Liver axis and its connection with other organs. NPJ Biofilms Microbiomes 8:89

Atkins D, Best D, Briss PA, Eccles M, Falck-Ytter Y, Flottorp S et al (2004) Grading quality of evidence and strength of recommendations. BMJ 328:1490

Baird AG, Lawrence JR (2014) Guidelines: is bigger better? A review of SIGN guidelines. BMJ Open 4:e004278

Balshem H, Helfand M, Schünemann HJ, Oxman AD, Kunz R, Brozek J et al (2011) GRADE guidelines: 3. Rating the quality of evidence. J Clin Epidemiol 64:401–406

Butcher NJ, Monsour A, Mew EJ, Chan A-W, Moher D, Mayo-Wilson E et al (2022) Guidelines for reporting outcomes in trial reports: the CONSORT-outcomes 2022 extension. JAMA 328:2252–2264

Castanys-Muñoz E, Martin MJ, Vazquez E (2016) Building a beneficial microbiome from birth. Adv Nutr 7:323–330

Dessie ZG, Zewotir T (2021) Mortality-related risk factors of COVID-19: a systematic review and meta-analysis of 42 studies and 423,117 patients. BMC Infect Dis 21:855

Eldridge SM, Chan CL, Campbell MJ, Bond CM, Hopewell S, Thabane L et al (2016) CONSORT 2010 statement: extension to randomised pilot and feasibility trials. BMJ 355:i5239

Fleischatlas 2021 | GLOBAL 2000 [Internet]. [cited 2023 Jun 6]. https://www.global2000.at/publikationen/fleischatlas. Access date: 6. Juni 2023

Gao X, Ye T, Lei Y, Zhang Q, Luo Y, Yang H et al (2023) Dendrobium officinale aqueous extract influences the immune response following vaccination against SARS-CoV-2. Biomed Pharmacother 162:114702

Guyatt GH, Oxman AD, Kunz R, Falck-Ytter Y, Vist GE, Liberati A et al (2008) Going from evidence to recommendations. BMJ 336:1049–1051

Guyatt G, Oxman AD, Akl EA, Kunz R, Vist G, Brozek J et al (2011a) GRADE guidelines: 1. Introduction-GRADE evidence profiles and summary of findings tables. J Clin Epidemiol 64:383–394

Guyatt GH, Oxman AD, Kunz R, Brozek J, Alonso-Coello P, Rind D et al (2011b) GRADE guidelines 6. Rating the quality of evidence – imprecision. J Clin Epidemiol 64:1283–1293

Guyatt GH, Oxman AD, Sultan S, Glasziou P, Akl EA, Alonso-Coello P et al (2011c) GRADE guidelines: 9. Rating up the quality of evidence. J Clin Epidemiol 64:1311–1316

Guyatt GH, Oxman AD, Vist G, Kunz R, Brozek J, Alonso-Coello P et al (2011d) GRADE guidelines: 4. Rating the quality of evidence – study limitations (risk of bias). J Clin Epidemiol 64:407–415

Guyatt GH, Oxman AD, Montori V, Vist G, Kunz R, Brozek J et al (2011e) GRADE guidelines: 5. Rating the quality of evidence – publication bias. J Clin Epidemiol. 64:1277–1282

Guyatt GH, Oxman AD, Kunz R, Woodcock J, Brozek J, Helfand M et al (2011f) GRADE guidelines: 8. Rating the quality of evidence – indirectness. J Clin Epidemiol 64:1303–1310

Hasler G (2020) Die Darm-Hirn-Connection: Revolutionäres Wissen für unsere psychische und körperliche Gesundheit. Klett-Cotta, Stuttgart

Higgins JPT, Thompson SG, Deeks JJ, Altman DG (2003) Measuring inconsistency in meta-analyses. BMJ 327:557–560

Higgins JPT, Altman DG, Gøtzsche PC, Jüni P, Moher D, Oxman AD et al (2011) The Cochrane Collaboration's tool for assessing risk of bias in randomised trials. BMJ 343:d5928

Kharaeva Z, Shokarova A, Shomakhova Z, Ibragimova G, Trakhtman P, Trakhtman I et al (2022) Fermented Carica papaya and Morinda citrifolia as perspective food supplements for the treatment of post-COVID symptoms: randomized Placebo-controlled clinical laboratory study. Nutrients 14:2203

Lee Y-S, Kim S-Y, Lee H, Chae Y, Lee MS (2023) ACURATE: a guide for reporting sham controls in trials using acupuncture. J Evid Based Med 16:82–90

Li S, Cao Z, Yang H, Zhang Y, Xu F, Wang Y (2021) Metabolic healthy obesity, vitamin D status, and risk of COVID-19. Aging Dis 12:61–71

Liberati A, Altman DG, Tetzlaff J, Mulrow C, Gøtzsche PC, Ioannidis JPA et al (2009) The PRISMA statement for reporting systematic reviews and meta-analyses of studies that evaluate health care interventions: explanation and elaboration. PLoS Med 6:e1000100

Ma B, Chen Z, Xu J, Wang Y, Chen K, Ke F et al (2016) Do the CONSORT and STRICTA checklists improve the reporting quality of acupuncture and moxibustion randomized controlled trials published in Chinese journals? A systematic review and analysis of trends. PLoS One 11:e0147244

MacPherson H, White A, Cummings M, Jobst K, Rose K, Niemtzow R (2001) Standards for reporting interventions in controlled trials of acupuncture: the STRICTA recommendations. Complement Ther Med 9:246–249

MacPherson H, Altman DG, Hammerschlag R, Youping L, Taixiang W, White A et al (2010) Revised STandards for Reporting Interventions in Clinical Trials of Acupuncture (STRICTA): extending the CONSORT statement. J Evid Based Med 3:140–155

Moher D, Hopewell S, Schulz KF, Montori V, Gøtzsche PC, Devereaux PJ et al (2012) CONSORT 2010 explanation and elaboration: updated guidelines for reporting parallel group randomised trials. Int J Surg. 10:28–55

Murad MH, Asi N, Alsawas M, Alahdab F (2016) New evidence pyramid. Evid Based Med 21:125–127

National Center for Complementary and Integrative Health (NCCIH). Complementary, Alternative, or Integrative Health: What's In a Name? [Internet]. NCCIH. [cited 2023 Jun 4]. https://www.nccih.nih.gov/health/complementary-alternative-or-integrative-health-whats-in-a-name

de Oliveira GLV, Oliveira CNS, Pinzan CF, de Salis LVV, de Cardoso CRB (2021) Microbiota modulation of the Gut-Lung axis in COVID-19. Front Immunol 12:635471

Rawangkan A, Kengkla K, Kanchanasurakit S, Duangjai A, Saokaew S (2021) Anti-Influenza with green tea catechins: a systematic review and meta-analysis. Molecules 26:4014

Reino-Gelardo S, Palop-Cervera M, Aparisi-Valero N, Espinosa-San Miguel I, Lozano-Rodríguez N, Llop-Furquet G et al (2023) Effect of an immune-boosting, antioxidant and anti-inflammatory food supplement in hospitalized COVID-19 patients: a prospective randomized pilot study. Nutrients 15:1736

Sackett DL, Rosenberg WM, Gray JA, Haynes RB, Richardson WS (1996) Evidence based medicine: what it is and what it isn't. BMJ 312:71–72

Schulz KF, Altman DG, Moher D, CONSORT Group (2010) CONSORT 2010 statement: updated guidelines for reporting parallel group randomised trials. PLoS Med 7:e1000251

Sender R, Fuchs S, Milo R (2016) Revised estimates for the number of human and bacteria cells in the body. PLoS Biol 14:e1002533

SIGN 50: a guideline developer [Internet]. SIGN. [cited 2023 May 30]. https://testing36.scot.nhs.uk

Smith R (2015) David Sackett. BMJ 350:h2639

Stallmach A, Vehreschild MJGT, Farowski F, Bachmann O, Bruns T, Goeser F, et al. (2016) Mikrobiom: Wissensstand und Perspektiven. De Gruyter, Berlin/Boston

Sterne JA, Hernán MA, Reeves BC, Savović J, Berkman ND, Viswanathan M et al (2016) ROBINS-I: a tool for assessing risk of bias in non-randomised studies of interventions. BMJ 355:i4919

Sterne JAC, Savović J, Page MJ, Elbers RG, Blencowe NS, Boutron I et al (2019) RoB 2: a revised tool for assessing risk of bias in randomised trials. BMJ 366:l4898

Taubenberger JK, Morens DM (2006) 1918 influenza: the mother of all pandemics. Emerg Infect Dis 12:15–22

Vlieg-Boerstra B, de Jong N, Meyer R, Agostoni C, De Cosmi V, Grimshaw K et al (2022) Nutrient supplementation for prevention of viral respiratory tract infections in healthy subjects: a systematic review and meta-analysis. Allergy 77:1373–1388

Wang X, Chen Y, Liu Y, Yao L, Estill J, Bian Z et al (2019) Reporting items for systematic reviews and meta-analyses of acupuncture: the PRISMA for acupuncture checklist. BMC Complement Altern Med 19:208

Wimalawansa SJ (2022) Rapidly increasing serum 25(OH)D boosts the immune system, against infections-sepsis and COVID-19. Nutrients 14:2997

World Health Organization. WHO coronavirus (COVID-19) dashboard [Internet]. [cited 2023 Jun 7]. https://covid19.who.int

Integrativmedizinische Grundlagen: Salutogenese, Epigenetik und Kurmedizin

Wolfgang Marktl

1 Einleitung zum Begriff Salutogenese

Im Gesundheitswesen bzw. in der Medizin, die als Teilgebiet des Gesundheitswesens aufzufassen ist, können zwei Ansätze unterschieden werden:

- der salutogenetische Ansatz und
- der pathogenetische Ansatz.

Salutogenese definiert sich als die Wissenschaft von der Entstehung und Erhaltung von Gesundheit. Dabei wird Gesundheit aus der Sicht der Salutogenese nicht als statischer Zustand, sondern als ein Prozess aufgefasst, bei dem Risiko- und Schutzfaktoren in Wechselwirkung stehen.

In der konventionellen Medizin, die dem pathogenetischen Ansatz folgt, steht die Diagnose einer Krankheit und ihre möglichst spezifische Therapie im Vordergrund. Dabei wird in der Regel ein reduktionistischer Denkansatz verfolgt, wie er für die naturwissenschaftliche Denkweise charakteristisch ist. Gesundheit ist jedoch ein vielschichtiger Prozess, der sich dem reduktionistischen Zugang der naturwissenschaftlichen Denkweise entzieht. Diese Tatsache spiegelt sich auch in einer großen Zahl unterschiedlicher Definitionen und Determinanten im Zusammenhang mit dem Begriff Gesundheit wider (Heitz 2014). Von der großen Zahl der verschiedenen Determinanten der Gesundheit werden in den nachfolgenden Tabellen nur einige Beispiele genannt (Tab. 1, 2).

W. Marktl (✉)
GAMED-Wiener Internationale Akademie für Ganzheitsmedizin, Wien, Österreich
e-mail: marktl@gamed.or.at

© Der/die Autor(en), exklusiv lizenziert an Springer-Verlag GmbH, DE, ein Teil
von Springer Nature 2024
P. Panhofer (Hrsg.), *Prävention und Therapie viraler Epidemien*,
https://doi.org/10.1007/978-3-662-67508-3_2

Tab. 1 Determinanten der Gesundheit vor und nach der Geburt

Vor der Geburt	Nach der Geburt
Genotyp bzw. Genom	Lebensalter
mütterliche Expositionen wie z. B. Medikamente, Toxine, Viren	Geschlecht
	Hygiene und Lebensstil
Ernährung der Mutter	Ernährung und Verdauung
Lebensstil der Mutter	(Mikrobiom)
psychoemotionale Situation der Mutter	Ruhe und Bewegung
etc.	sauberes Wasser
	Licht
	etc.

Tab. 2 Verschiedene Determinanten der Gesundheit

Psychosoziale Determinanten	Medizinische Determinanten
Kultureller Hintergrund	Vorhandene oder frühere gesundheitliche Beeinträchtigungen (bzw.
Bildung	Krankheiten)
sinnvolle Tätigkeit	Pathobiografie
Stressfaktoren	Inanspruchnahme oder Nichtinanspruchnahme von medizinischen
Gemeinschaft	Interventionen
Selbsteinschätzung	Operationen
spirituelles Leben	Abhängigkeiten
etc.	Einnahme von Medikamenten
	etc.

Eine detaillierte Erörterung der großen Zahl der endogenen und exogenen Faktoren mit Einfluss auf die individuelle Gesundheit und den allgemeinen Gesundheitszustand von Populationen würde den Rahmen eines Buchkapitels sprengen. Es kann jedoch darauf hingewiesen werden, dass im Zusammenhang mit dem Begriff Salutogenese der von Antonovsky vorgeschlagene psychosoziale Ansatz eine erhebliche Bedeutung beansprucht. Dieser Ansatz geht davon aus, dass sowohl Gesundheit als auch Krankheit komplexe Phänomene sind bei denen nicht nur genetische, biologische, physiologische und psychologische Faktoren zu beachten, sondern auch familiäre, soziale und kulturelle Aspekte zu berücksichtigen sind (Kohls 2010). Eine besondere Bedeutung wird dabei dem Kohärenzgefühl („sense of coherence") (Antonovsky 1997) zugemessen. Es geht dabei um die zur Bewältigung von gesundheitlichen Bedrohungen vorhandenen Ressourcen. Das Kohärenzgefühl setzt sich nach Antonovsky aus 3 Teilkomponenten zusammen:

- Verstehbarkeit der eigenen Personund der Umwelt,
- Gefühl von Bedeutsamkeit oder Sinnhaftigkeit,
- Handhabbarkeit und Bewältigbarkeit.

Bortz weist darauf hin, dass die vielen Determinanten der Gesundheit in unzählbaren Kombinationen und Chronologien auftreten, wodurch Gesundheit individuell und kollektiv bestimmt wird (Bortz 2005).

In Übereinstimmung mit der Intention des vorliegenden Buches kann auch darauf hingewiesen werden, dass komplexe Auffassungen von Gesundheit, Krankheit und salutogenetischen Maßnahmen keineswegs eine Erfindung der letzten Jahrzehnte sind, sondern dass sie in traditionellen medizinischen Systemen wie im Ayurveda, der klassischen Diätetik, der traditionellen europäischen und chinesischen Medizin wesentlicher Bestandteil sind. Die Elemente der klassischen Diätetik sind in der folgenden Übersicht zusammengefasst.

Elemente der klassischen Diätetik (Auer 1998)
- Beherrschung der Umwelt, näher hin die Reinheit des Wassers und der Luft sowie den Energiehaushalt
- Überwindung der Süchte (Esssucht, Trinksucht, Drogensucht) und Versorgung der wachsenden Weltbevölkerung mit Nahrungsmitteln
- Vermenschlichung der Arbeitswelt und der Freizeit
- Kultivierung der Wachzeiten und Schutz der Nachtruhe vor Lärmstörungen
- Regulierung des innersekretorischen Stoffwechsels und menschenwürdige Sexualhygiene

Aus den bisherigen Ausführungen kann abgeleitet werden, dass Gesundheit durch ein medizinisch-naturwissenschaftliches Konzept nicht adäquat beschrieben werden kann. Während die Diagnose einer Krankheit zu einem nicht unerheblichen Anteil auf der Abweichung von Parametern aus einem Normbereich basiert, was sich in der konventionellen klinischen Medizin zweifelsohne bewährt hat, kann dieser methodische Zugang für die Beurteilung des Gesundheitszustandes nicht herangezogen werden. Die meisten der in den Tab. 1 und 2 genannten Determinanten der Gesundheit lassen sich jedenfalls mit chemischen oder physikalischen Messmethoden und Messwerten nur schwer oder gar nicht erfassen. Die hohe Wertschätzung, die in der klinischen Medizin dem Begriff der evidenzbasierten Medizin entgegengebracht wird, spielt daher bei der Frage der Beurteilung des Gesundheitszustandes wenn überhaupt, so nur eine sehr untergeordnete Rolle.

Das Ziel der therapeutischen Bemühungen der Medizin ist zweifelsohne die Beseitigung eines pathologischen Zustandes bzw. einer Krankheit. Die Erreichung dieses Zieles sollte aber nicht unkritisch mit der Wiedererlangung der Gesundheit gleichgesetzt werden. Eine Restitutio ad Integrum als Effekt einer Therapie kann keineswegs als selbstverständlich angesehen werden. Nicht selten manifestiert sich der therapeutische Erfolg in einer Veränderung von Messwerten in einer erwünschten Richtung, was nicht unkritisch als Wiederherstellung der Gesundheit beurteilt werden kann.

Wie allgemein bekannt und verständlich ist, hat der Begriff der Gesundheit eine positive Bedeutung, während Krankheit negativ besetzt ist. Das hat zur Folge, dass versucht wird, anstelle von Krankheit den Begriff Gesundheit zu verwenden. Eine solche Vorgangsweise mag im Bereich der Wirtschaft und der Politik als legitim und sinnvoll erachtet werden, in einem Bereich der auf eine klare wissenschaftliche Fundierung Wert legt, erscheint eine solche Vorgehensweise als sachlich nicht gerechtfertigt.

2 Salutogenese und Pathogenese aus der Sicht therapeutischer Interventionen

Auch gesundheitsförderliche Interventionen können aus der Pathogenese oder der Salutogenese zugeordnet werden, wie dies aus der Tab. 3 hervorgeht.

In Zusammenhang mit der pathogenetisch orientierten Therapie wird auch von direkten und primären Wirkungen gesprochen und Begriffen wie indirekte und sekundäre Wirkungen als Kennzeichen der salutogenetisch orientierten Therapie gegenübergestellt. In Zusammenhang mit den medizinischen Maßnahmen im Rahmen der durch das Coronavirus SARS-CoV-2 hervorgerufenen Covid-19-Pandemie können Schutzimpfungen eher der pathogenetischen, hingegen Maßnahmen zur Stärkung der körpereigenen Abwehr eher der salutogenetischen Therapie zugeordnet werden. Jedenfalls erscheint die Aussage berechtigt, dass pathogenetische und salutogenetische Ansätze sich nicht gegenseitig ausschließen.

Wie bereits in Abschn. 1 festgehalten wurde, weist Gesundheit exogene und endogene Komponenten auf. Dies weist auch auf die Bedeutung der physiologischen Adaptation für Gesundheit und Krankheit hin. Adaptation beschreibt die Modifikation physiologischer Reaktionen und Funktionen bei Einwirkung von Reizen über längere Zeit, wobei diese Einwirkung kontinuierlich oder intermittierend sein kann. Die gesundheitlich erwünschte Bedeutung der physiologischen Adaptation liegt dabei in einer Steigerung der Reaktionsökonomie und von Kompensationsleistungen. Nach der Auffassung der Adaptationsphysiologie ist Gesundheit u. a. dadurch charakterisiert, dass der Mensch gegenüber den

Tab. 3 Wirkprinzipien der Therapie. (Hildebrandt 1998)

Pathogenetisch orientierte Therapie	Salutogenetisch orientierte Therapie
Ausschaltung (Amputation, antibiotische Therapie etc.)	Schonung (Entlastung, Abstinenz, Entstörung etc.)
Lenkung (pharmakologische Gegenlenkung, „künstliche" Normalisierung)	Übung (Regularisierung, adaptive Normalisierung, Ökonomisierung, unspezifische Resistenzsteigerung etc.)
Ersatz (Substitution, Organersatz, Prothetik, passive Immunisierung etc.)	Kräftigung (Training, spezifische Immunisierung etc.)

täglich einwirkenden Reizen und Anforderungen ein bestimmtes Adaptationsniveau aufrechterhalten kann. In diesem Sinn bezieht sich die physiologische Adaptation in ihrer Bedeutung für die Gesundheit einerseits auf die Bewältigung der täglichen Umweltanforderungen im Sinne einer ökonomischen Beanspruchung funktioneller Ressourcen und andererseits auf eine optimale Abstimmung der einzelnen funktionellen Systeme innerhalb des Organismus, wie dies für ein dynamisches, komplexes und funktionstüchtiges System kennzeichnend ist.

3   Grundlagen der Epigenetik

3.1   Definition der Epigenetik

Der Begriff Epigenetik wird in der Wissenschaft etwas unterschiedlich definiert. Häufig wird dabei C. H. Waddington zitiert, der Epigenetik als die Art und Weise beschreibt, in der Umwelteinflüsse den Phänotyp verändern, ohne dass es zu einer Veränderung der DNA-Sequenz kommt. Es geht daher um die Vererbung stabiler Veränderungen der Genregulation und Genexpression, die nicht auf Abweichungen der DNA-Sequenz basieren (Fündig 2016). Beck (2016) führt aus, dass Epigenetik jene Zusatzinformation ist, die darüber „entscheidet" welche Gene aktiviert oder inaktiviert werden. Die Information für den Organismus liegt somit nicht nur in den Genen, sondern in dem Wechselspiel zwischen Genetik und Epigenetik. Nach Schuol (2016) bedeutet Epigenetik auch ein Umdenken von einer Ursache zu einer Wirkung mit einem Perspektivenwechsel von einer Sicht nach der Information als Eigenschaft eines Dings (Gens) zu einer prozessualen Sichtweise, wonach Information als Prozessfolge aufzufassen ist. Gene werden in diesem Zusammenhang als Ressource verstanden, aus denen erst im Entwicklungsprozess semantische Information generiert. In diesem Zusammenhang kann auch festgehalten werden, dass die genetische Grundausstattung zwischen dem Menschen und verschiedenen Tierspezies nur geringe Unterschiede aufweist. Die Komplexität der genetisch-epigenetischen Verschaltung ist jedoch beim Menschen weitaus größer als beim Tier. Entscheidend ist daher nicht die genetische Grundausstattung, sondern die Komplexität der genetisch-epigenetischen Verschaltungen (Beck 2016).

Jeder Zelltyp erlangt im Verlauf seiner Entwicklung und Differenzierung ein zellcharakteristisches Programm, das als Epigenom bezeichnet wird. Die Epigenome einer Zelle sind eine direkte Reflexion des Genaktivitätszustandes einer Zelle. Epigenetische Modifikationen sind somit zellspezifisch und müssen daher funktionell anders betrachtet und bewertet werden als genetische Veränderungen, die unverändert in allen Zellen vorkommen. Anders als dies bei genetischen Untersuchungen der Fall ist, muss daher bei epigenetischen Untersuchungen die Zellzuordnung bzw. bei Geweben die Zellzusammensetzung berücksichtigt werden (Walter und Hümpel 2016).

Zelltypische epigenetische Muster können durch endogene oder exogene Faktoren beeinflusst werden und führen zu nachhaltigen Programmveränderungen in den Zellen.

Dabei gilt generell, dass zellspezifische epigenetische Unterschiede stabiler und ausgeprägter sind als Veränderungen durch exogene Faktoren. Obwohl epigenetische Modifikationen über mehrere Zellteilungen hinweg stabil vererbbar sind, werden sie aber bei Veränderungen der Zellprogramme gelöscht oder in ihrer Zusammensetzung im Sinne einer „Umprogrammierung" verändert. Beim Menschen kommt es sowohl in den Keimzellen als auch im Embryo kurz nach der Befruchtung zu einer weitgehenden „Umprogrammierung" von vorhandenen epigenetischen Veränderungen im Sinne einer Löschung derselben. Eine Vererbung epigenetischer Modifikationen über mehrere Generationen ist daher beim Menschen zwar grundsätzlich möglich, aber sehr stark eingeschränkt (Walter und Hümpel 2016).

3.2   Mechanismen der Epigenetik

Alle Gene in jedem Zelltyp können durch diverse epigenetische Mechanismen aktiviert oder deaktiviert sein. Gemeinsam ist allen Ebenen der epigenetischen Mechanismen, dass die Funktion und Regulation von Genen nachhaltig, aber auch umkehrbar sind.

Die wesentlichsten Mechanismen der Veränderung des epigenetischen Bildes sind das Hinzufügen oder Entfernen von Methylgruppen oder von Acetylgruppen an der DNA und den Histonen. Grundsätzlich existieren 3 Gruppen von epigenetischen Mechanismen:

- die DNA-Methylierung,
- Veränderungen der Histone,
- die RNA-assoziierte Stilllegung.

3.2.1   DNA-Methylierung

Die DNA-Methylierung ist bei komplexen Programmen des Genoms beteiligt. Einige Beispiele dafür sind:

- Inaktivierung von X-Chromosomen,
- Genomprägung,
- DNA-Reparatur,
- Regulation der Transkription,
- Stabilität des Genoms.

Bei der DNA-Methylierung handelt es sich um eine chemisch sehr stabile, kovalente Modifikation bestimmter Cytosin-Basen. Je nach Position (Lage und Methylierungszustand) wirkt die DNA-Methylierung als repressives (häufiger) oder aktivierendes (weniger häufig) epigenetisches Signal. Durch dieses Signal werden in weiten Teilen des Genoms repetitive DNA-Strukturen oder Transposone stillgelegt. Darüber hinaus wird eine Anzahl von Genen durch diese Methylierung nachhaltig abgeschaltet (Walter und Hümpel

2016). Ein Beispiel dafür wäre, dass die DNA-Methylierung an sich die Transkription unterdrückt, in manchen Fällen aber auch als positiver Effektor wirken kann.

Die DNA-Methylierung kann die Transkription auf 3 Arten beeinflussen:

1. Durch eine Veränderung der Affinität des Transkriptionsfaktors zum Genpromotor.
2. Durch die Beeinflussung der Bindung von methylierungsspezifischen Erkennungsfaktoren zu den Promotoren oder den Genkörpern.
3. Durch Veränderung der Chromatinstruktur und der räumlichen Zugänglichkeit zu den Transkriptionsfaktoren und bzw. oder anderen DNA-Bindungsproteinen.

Als Methylom wird die Verteilung von methylierten DNA-Sequenzen im Genom bezeichnet. Die Methylierung kann durch verschiedene Umwelteinflüsse im Laufe der Entwicklung verändert werden. Darüber hinaus weisen die DNA-Methylierung und die Aktivität der assoziierten Enzyme rhythmische Oszillationen auf. Sie werden von Zeitgebern beeinflusst und beeinflussen ihrerseits die DNA-Methylierung sowohl in den peripheren zellulären als auch in den zentralen Oszillatoren im Hypothalamus.

Auf das gesamte Genom bezogen nimmt die Methylierung bei den Säugetieren mit dem Alter ab. An bestimmten Stellen besteht jedoch eine Tendenz für eine Zunahme der DNA-Methylierung (Sedivy et al. 2008). Dies geschieht an den CpG-Inseln, von denen sich einige in der Promotorregion der Gene befinden.

3.2.2 Veränderungen der Histone

Die Histone stehen in morphologischem und funktionellem Zusammenhang mit den Nukleosomen. Die Nukleosomen sind Basiseinheiten von Chromatin. Sie bestehen aus DNA und sind von Histon-Oktamer-Gerüsten umgeben. In Nukleosomen „verpackte" DNA ist nicht direkt für die Transkription zugänglich. Die Modifikationen der Histonproteine spielen für die „Verpackungsfestigkeit" und Verteilung der Nukleosome eine entscheidende Rolle (Walter und Hümpel 2016). Die Histonmodifikationen sind kleine chemische und funktionelle Veränderungen in Form von:

- Acetylierung von Acetylresten,
- Methylierung von Lysin-, Histidin- und Argininresten,
- Phosphorylierung von Serin- und Threoninresten,
- Ubiquitinierung von Lysinresten,
- SUMOlyrierung und Ribosilierung von Adenosindiphosphat (ADP).

Bei diesen Veränderungen der Histone spielen spezifische Enzyme wie z. B. Acetyltransferasen, Deacetylasen oder Methyltransferasen eine Rolle.

Nachfolgend werden einige Beispiele für die funktionelle Bedeutung der genannten Histonmodifikationen angeführt. Die Acetylierung der Histone ist immer mit einer Genaktivierung verbunden. Transkriptionsaktivierende Decoderproteine binden sich nicht nur an acetylierte Aminosäuren, sondern Acetylgruppen haben auch direktere Wirkungen. Ihre negative Ladung vermindert die Anziehungskraft zwischen der negativ geladenen DNA und den positiv geladenen Histonen. Dadurch wird die Struktur des Nukleosoms entspannt und die Transkription erleichtert.

Die Methylierung der Histone wird in Verbindung gebracht mit verschiedenen zellulären Funktionen wie Transkription, DNA-Replikation, Reaktion auf DNA-Schäden inkl. Reparaturvorgänge, Bildung von Heterochromatin und Reprogrammierung von somatischen Zellen. Mono-, Di- oder Trimethylierungen sind möglich, wobei jeweils unterschiedliche Methyltransferasen beteiligt sind. Im Gegensatz zur DNA-Methylierung, die immer mit einer Stilllegung von Genen verbunden ist, kann eine Histonmethylierung entweder stilllegen oder aktivieren, je nachdem welche Aminosäuren an welchen Histonenden methyliert werden und ob eine Aminosäure eine, zwei oder drei Methylgruppen enthält.

Die Histonmodifizierungen sind extrem variantenreich, von Walter und Hümpel (2016) sind ca. 140 verschiedene Histonmodifikationsvarianten beschrieben. Es handelt sich dabei immer um posttranslationale Veränderungen. Aus funktioneller Sicht werden chromatinöffnende und chromatinverschließende Modifikationen unterschieden. Sie wirken sich dementsprechend entweder förderlich oder hemmend auf das Ablesen von Genen aus.

4   Die Bedeutung der Epigenetik für Gesundheit und Krankheit

Epigenetische Modifikationen beruhen einerseits auf genetischen Grundlagen und andererseits auf einer Vielzahl von Umweltfaktoren, die auf den Organismus und damit auch auf das Genom einwirken. Zellen mit derselben genetischen Ausstattung können daher unterschiedliche Sets von Genen exprimieren. Als Reaktion auf Umweltreize wandeln die Zellen externe Reize in intrazelluläre Signale um und initiieren dadurch epigenetische Veränderungen. Jede Art von epigenetischen Faktoren mit Einfluss auf Gene oder auf das Genexpressionsnetzwerk während der Lebenszeit kann zu einer Veränderung von Regulationen führen und lebenslange Auswirkungen auf eine Person haben. Eine solche Flexibilität kann einerseits zu einer erwünschten Adaptationsfähigkeit gegen Umweltbedingungen führen, ermöglicht aber andererseits auch Schwächen im Hinblick auf die Integration und hat negative Auswirkungen auf Erkrankungen, sowohl auf individueller als auch auf evolutionärer Ebene.

Die nachfolgende Aufzählung von Faktoren mit praktischer medizinischer bzw. salutogenetischer Bedeutung, die in einem Zusammenhang mit der Epigenetik stehen, kann keineswegs einen Anspruch auf Vollständigkeit erheben, gibt jedoch einen Überblick über die Vielfalt epigenetischer Modifikationen. So spielen epigenetische Prozesse eine Rolle bei der Beendigung der Transkription, bei posttranskriptionalen Veränderungen, beim alternativen Splicing, bei der Polyadenylation und beim RNA-Metabolismus. Die praktische Bedeutung der Epigenetik zeigt sich aber auch bei der zirkadianen Uhr und somit im Bereich der Chronobiologie, bei der Ernährung, der sozialen Interaktion und dem Verhalten, der körperlichen Aktivität, beim Stress, bei Medikamenten und deren Wirkungen, in der Toxikologie und bei den Auswirkungen von Alkohol und Drogen im Zusammenhang mit Abhängigkeiten. Chemische Verbindungen, die mit epigenetischen Veränderungen in Beziehung stehen, sind u. a. Zytokine, Wachstumsfaktoren, Hormone, neurotrope Faktoren etc, Alle diese Beispiele weisen auch darauf hin, dass Epigenetik einen Zusammenhang mit einer Integrativen Medizin aufweist. Mittlerweile werden auch die gesundheitsförderlichen Wirkungen verschiedener Methoden der komplementären und ganzheitlichen Medizin wie z. B. Ayurveda, Homöopathie, Yoga, Musiktherapie, Akupunktur, Meditationsverfahren, Aromatherapie etc. auf eine günstige Interaktion zwischen Umwelt und Epigenom zurückgeführt (Khanherkar et al. 2014). Medikamente können permanente epigenetische Veränderungen im Hinblick auf ihre therapeutisch erwünschten Effekte als auch bezüglich der Nebenwirkungen hervorrufen. Daraus kann auch abgeleitet werden, dass epigenetische Modifikationen einerseits gesundheitsförderlich, andererseits aber auch gesundheitsabträglich sein können.

DNA-Methylierungsmuster werden durch Ernährung beeinflusst und die epigenetische Empfindlichkeit gegen Umweltreize sowie gegen Nahrungsfaktoren können Krankheitsdispositionen verändern. Nährstoffe haben epigenetische Zielstrukturen in der Zelle, wodurch das Epigenom im Sinne einer Korrektion abnormal aktivierter oder stillgelegter Gene beeinflusst werden kann. Daraus wird eine „epigenetische Diät" abgeleitet die therapeutische oder chemopräventive Wirkungen ermöglichen könnte. Als Beispiel kann angeführt werden, dass eine Ernährung, die viele Methylgruppen enthält, die Genexpression verändern und dadurch eine protektive gesundheitsförderliche Wirkung entfalten könnte.

Bei vielen Erkrankungen wie z. B. Malignomen, M. Alzheimer, M. Parkinson, Osteoporose, Herzinsuffizienz etc. können epigenetische Veränderungen in den Zellen gefunden werden. Allerdings ist nicht jeder epigenetische Unterschied zwischen normalen und abnormalen Zellen aussagekräftig und einige Unterschiede könnten eher eine Reaktion auf eine Erkrankung sein und nicht deren Ursache.

Altern ist ein multifaktorieller Prozess mit einem progressiven Verlust an regenerativer Kapazität infolge einer Abnahme der Zellproliferation und der Gewebsfunktionalität. Es kommt dabei zu globalen und komplexen Veränderungen im Bereich der gesamten DNA-Methylierung im Sinne einer Hypomethylierung z. B. bei den Protoonkogenen bei gleichzeitiger Hypermethylierung von Tumorsuppressionsgenen.

Epigenetische Modifikationsmuster können sich nach Exposition gegen bestimmte Umweltfaktoren ändern und sind auch Gegenstand gradueller, zufälliger Veränderungen im Verlauf der Zeit. Dieses Phänomen wird als epigenetischer „Drift" bezeichnet und wird mit der Alterung in Zusammenhang gebracht.

Einige wenige Gene akkumulieren im Lauf der Zeit ein höheres Niveau der Methylierung, grundsätzlich nimmt aber die Gesamtmenge der DNA-Methylierung mit zunehmendem Alter ab. Epigenetischer „Drift" kann auch zu einer Reduktion an aktiven Stammzellen führen, wodurch nicht mehr so viele Zellen als Ersatz für absterbende Zellen zur Verfügung stehen.

Epigenetische Modifikationen beeinflussen das Verhalten, modifizieren die Stressreaktivität und verändern die Immunfunktion (Mathews und Janusek 2011). Auch die psychologische und soziale Umwelt werden mit epigenetischen Prozessen in Verbindung gebracht. Stressoren oder ein ungünstiges psychosoziales Umfeld können die Genexpression durch ihre Auswirkungen auf epigenetische Mechanismen verändern. Epigenetik bildet eine Brücke zwischen der psychosozialen und der biologischen Welt. Im Gegensatz zur DNA-Sequenz sind epigenetische Veränderungen reversibel, z. B. auch durch Änderungen des Lebensstils.

Epigenetische Einflüsse wurden nachgewiesen für die Differenzierung der B- und T-Lymphozyten sowie für die Funktion einzelner Immunpopulationen. Es existiert auch eine Evidenz für immunologische Erkrankungen, die z. T. durch epigenetische Mechanismen vermittelt oder modifiziert werden. Beispiele dafür sind der systemische Lupus erythematodes, die rheumatoide Arthritis, der Typ-I-Diabetes, die multiple Sklerose, die idiopathische Thrombozytopenie, Asthma und Allergien (Mathews und Janusek 2011). Psychosoziale Not trägt zur Exazerbation oder zur Entwicklung dieser Erkrankungen bei. Sie beeinträchtigt das Immunsystem durch epigenetische Prozesse.

Ein flexibles Epigenom ermöglicht es dem Menschen, sich an die Veränderungen der Umwelt anzupassen und von den Erfahrungen „zu lernen". Die epigenetische Expression kann als „Software" des Genoms aufgefasst werden. Bestimmte Sets von Genen werden während der verschiedenen Lebensphasen epigenetisch induziert oder stillgelegt.

5 Kurmedizin

Wie in diesem Abschnitt gezeigt werden soll, bestehen zwischen Salutogenese, Epigenetik und Kurmedizin bestimmte Beziehungen. Vorausgeschickt werden muss allerdings, dass der Begriff Kur im allgemeinen Sprachgebrauch und in der Medizin sehr unterschiedlich Verwendung findet und dass daher dieser Begriff als solcher nicht klar definiert ist. Bezeichnungen wie ambulante Kur, stationäre Kur, Badekur, Klimakur, Kneippkur etc. können als Beispiele dafür angeführt werden, wobei hinzugefügt werden kann, dass es sich dabei ohnehin schon um eine Fokussierung auf medizinische Maßnahmen handelt, die bestimmte gemeinsame Wesensmerkmale aufweisen. Im vorliegenden Beitrag wird Kur in erster Linie als eine komplexe balneomedizinische Kur aufgefasst. Typische Charakteristika einer solchen Kur sind die regelmäßige Applikation gesundheitsförderlicher Maßnahmen und der damit im Zusammenhang stehende Zeitbedarf für die Entwicklung der gesundheitsdienlichen Auswirkungen im Organismus. In dieser Hinsicht kann auch darauf hingewiesen werden, dass zwischen der balneomedizinischen Kur und bestimmten Verfahren der Komplementärmedizin Ähnlichkeiten bestehen.

In der nachfolgenden Übersicht sind einige der wesentlichsten gesundheitsförderlichen bzw. therapeutischen Therapieformen wiedergegeben. Wie dies ersichtlich ist, kann dabei zwischen allgemeinen und speziellen Maßnahmen unterschieden werden.

Allgemeine gesundheitsdienliche Maßnahmen im Rahmen eines Kuraufenthalts
- Entlastung von der Arbeit bzw. der täglichen Routine
- Harmonisierung des Tagesrhythmus (Wechsel zwischen Anspannung und Entspannung, Regelmäßigkeit der Nahrungsaufnahme, Beachtung der Schlafhygiene)
- Zweckmäßige Ernährung
- Ruhe oder Bewegung je nach den überwiegenden Anforderungen des beruflichen oder privaten Alltags
- Muße als Voraussetzung innerer Lebensordnung
- Ausschaltung schädlicher Umweltreize
- Meidung oder Einschränkung des Konsums von Genussmitteln

Spezielle Maßnahmen bzw. Therapieformen im Rahmen eines Kuraufenthaltes
- Balneotherapie in den verschiedenen Formen
- Gezielte klimatherapeutische Maßnahmen
- Ergänzende Verfahren der physikalischen Medizin
- Gezielte Diätbehandlungen
- Entspannungstherapie und psychologische Betreuung
- Gesundheitsbildung
- Aktive und passive Bewegungsprogramme

Die weiter oben erwähnte Verbindung der komplexen Kur zur Salutogenese kann dadurch charakterisiert werden, dass alle in der Übersicht erwähnten Maßnahmen aus der Sicht der Gesundheit betrachtet werden können. In diesem Zusammenhang kann festgehalten werden, dass komplexe medizinische Kuren folgenden salutogenetischen Zielen dienen können:

- Gesundheitsförderung,
- Gesundheitsvorsorge und
- Gesundheitswiedererlangung.

Gesundheitsförderung bezieht sich auf eine noch vorhandene Gesundheit, weil etwas, das nicht vorhanden ist, auch nicht gefördert werden kann. Dabei scheint es geboten, die Denkweise der klinischen Medizin zu verlassen, weil der komplexe Begriff Gesundheit nicht mit den Kriterien erfasst werden kann, die zu Recht für klinisch manifeste Erkrankungen gelten. In diesem Bereich ist die Verbindung zwischen Salutogenese und Kurmedizin deutlich ausgeprägt. Die Mehrzahl der bei einem Kuraufenthalt zur Verfügung stehenden gesundheitsförderlichen Maßnahmen und deren gezielter und geplanter Einsatz kann durchaus mit dem biopsychosozialen Ansatz der Salutogenese in Verbindung gebracht werden.

Im Wort Gesundheitsvorsorge steckt der Begriff Sorge. Es geht dabei um die Sorge einer möglicherweise schon bedrohten Gesundheit und damit aber auch um einen Graubereich zwischen Gesundheit und Krankheit. Es darf in diesem Zusammenhang auch darauf hingewiesen werden, dass im Gesundheitswesen Gesundheitsvorsorge nicht selten eigentlich Krankheitsfrüherkennung bedeutet, wobei diagnostische Maßnahmen eher im Vordergrund stehen als effektive Interventionen. Festgehalten werden kann allerdings in diesem Zusammenhang, dass im Bereich des Kurwesens von den Kostenträgern ein neues Modell der Gesundheitsvorsorge mit dem Titel „Gesundheitsvorsorge Aktiv" (GVA) angeboten wird, wobei Maßnahmen einer aktiven Prävention im Vordergrund stehen.

Gesundheitswiedererlangung bezieht sich auf einen bereits eingetretenen Verlust von Gesundheit. In diesem Bereich ergeben sich Überschneidungen, keineswegs aber Kontroversen zur klinischen Rehabilitation. Die Maßnahmen, die im Bereich der Gesundheitswiedererlangung eingesetzt werden, können nicht als allgemein gesundheitsförderlich klassifiziert werden, sondern richten sich nach der Art der vorhandenen Gesundheitsbeeinträchtigung und dem jeweiligen klinischen Stadium.

Komplexität in Zusammenhang mit der komplexen balneomedizinischen Kur kann aber auch noch aus einer anderen Perspektive betrachtet werden. Dabei geht es um die Tatsache, dass die gesundheitlichen Beeinträchtigungen die medizinische Indikationen für die Zuweisung zu einer balneomedizinischen Kur sind, sich in einem hohen, wenn nicht sogar absoluten Ausmaß auf chronische Erkrankungen beziehen. Bei diesen Gesundheitsstörungen können zwei Charakteristika als typisch angesehen werden. Eines dieser Charakteristika ist die multifaktorielle Genese, aus der eine Beziehung zur Komplexität hergeleitet werden kann. Daraus ergibt sich die Begründung der Zweckmäßigkeit einer therapeutischen Intervention aus verschiedenen Einzelmaßnahmen, die allerdings nicht voneinander isoliert gesehen werden dürfen, sondern als Komponenten eines komplexen Therapieplans aufgefasst werden müssen. Auch aus diesem Grund ist ein reduktionistischer Zugang, wie er für die klinische Akutmedizin durchaus seine Berechtigung haben mag, für die Kur nicht sinnvoll.

Es kann als allgemein bekannt vorausgesetzt werden, dass die Bemühungen der sog. konventionellen Medizin der Wiederherstellung der Homöostase gelten. Darunter ist die Rückkehr eines Parameters in einen statistisch definierten und statischen Normalbereich zu verstehen. In Übereinstimmung damit steht die Tatsache, dass diese Art der Medizin sich auf die Annahme gründet, wonach der menschliche Organismus als eine Art von Maschine aufgefasst werden kann. Störungen sind in einer derartigen „Maschine" immer lokalisiert und spezifisch. Es ist daher eine konsequente Schlussfolgerung, dass auch pathologische Vorgänge lokalisiert und spezifisch sind, wobei dabei einzelne Teile oder Systeme des Organismus betroffen sein können. Dies stellt auch die Grundlage der Subspezialisierung in der klinischen Medizin dar. Demgegenüber muss aber zur Kenntnis genommen werden, dass der Organismus als Ganzes funktioniert und daher auch als Ganzes behandelt werden muss (Hyland 2002).

Im Vergleich zum therapeutischen Zugang der Pharmakotherapie spielt bei Kur und Rehabilitation der Zeitfaktor eine wesentlich andere Rolle. Von einem Medikament wird erwartet, dass sich seine therapeutisch erwünschte Wirkung innerhalb eines relativ kurzen Zeitraums nach der Einnahme manifestiert. Es wird in diesem Zusammenhang auch der Begriff eines Immediateffekts verwendet. Dieser Effekt entspricht der therapeutisch erwünschten Wirkung. Als Beispiele können der Blutdruck senkende Effekt eines Antihypertensivums oder der schmerzlindernde Effekt eines Analgetikums angeführt werden. Immediateffekte sind bei den Maßnahmen der Kur und der Rehabilitation ebenfalls nachweisbar, sie entsprechen jedoch nicht dem Therapieeffekt. Der Kureffekt manifestiert sich jedoch nicht nur in einer messbaren Verbesserung einzelner physiologischer oder biochemischer Parameter und klinischer Symptome, sondern z. B. auch im Hinblick auf psychologische Faktoren wie Befinden, Schlafqualität, subjektive Stressbelastung etc. (Strauss-Blasche et al. 2000). Einer Mehrzahl von therapeutischen Reizen steht somit eine Mehrzahl von therapeutisch erwünschten Effekten gegenüber. In der klinischen Medizin, die auf einer naturwissenschaftlichen Basis beruht, geht es nicht selten um einfache Ursache-Wirkungs-Beziehungen, wie sie dem Postulat eines experimentellen Ansatzes entsprechen. Das sich daraus ergebende Kausalitätsprinzip fordert den Nachweis, dass eine bestimmte Ursache bzw. therapeutische Maßnahme mit dem gemessenen Effekt in einer direkten und kausalen Beziehung steht. Daraus kann abgeleitet werden, dass dieses Prinzip für komplexe Therapieverfahren und komplexe Reaktionen nicht angewendet werden kann. Aus diesem Grund ist der für die Naturwissenschaft typische reduktionistische Ansatz für eine Erklärung der komplexen Kur nicht optimal.

Eine mögliche Erklärung der verschiedenen Wirkungen von Kuraufenthalten auf somatischer und psychischer Ebene könnte grundsätzlich mit epigenetischen Modifikationen in Verbindung gebracht werden. Es muss allerdings eingeräumt werden, dass bisher konkrete Forschungsergebnisse zu dieser Frage fehlen. Angesichts der Tatsache, dass Reize aus der Umwelt und deren Effekte durch die Ergebnisse der epigenetischen Forschung mittlerweile gut untersucht und untermauert sind, erscheint die Annahme einer Erklärung der Wirkung definierter Kurmittel wie Heilwässer, Peloide etc. jedenfalls als plausibel. Eine solche Aussage kann dann auch für die in diesem Abschnitt beschriebenen Kurwirkungen auf der Ebene psychologischer Effekte angenommen werden. Unabhängig davon kann jedenfalls die Aussage getroffen werden, dass sich im Bereich eines möglichen Zusammenhanges zwischen den Wirkungsmechanismen und Auswirkungen der komplexen balneomedizinischen Kur und epigenetischen Modifikationen ein interessantes Forschungsgebiet in der näheren Zukunft ergeben könnte.

Literatur

Antonovsky A (1997) Salutogenese. Zur Entmystifizierung der Gesundheit. Deutsche Herausgabe von A. Franke. Verlag der Deutschen Gesellschaft für Verhaltenstherapie, Tübingen

Auer A (1998) Auf dem Wege zu einer Ethik in der Heilkunde – Theologisch-ethische Vorüberlegungen. In: Brock F-H (Hrsg) Handbuch der Naturheilkundlichen Medizin, Bd 1–11. ecomed Verlagsgesellschaft AG & Co KG, Landsberg, S 1–9

Beck M (2016) https://www.sein.de/der-mensch-als-wesen-des-geistes-genetik-epigenetik-und-die.individualität-jeder-krankheit

Bortz WM (2005) Biological basis of determinants of health. Am J Public Health 95:389–392

Fündig C (2016) Epigenetik und Persönlichkeitsschutz. In: Heil R, Seitz St B, König H, Robienski J (Hrsg) Epigenetik, Ethische, rechtliche und soziale Aspekte. Springer VS, Wiesbaden, S 163–179

Heitz CL (2014) Der Begriff Gesundheit. Zwei Wölfe Verlag, Wolfshalden

Hildebrandt G (1998) Therapeutische Physiologie. In: Gutenbrunner C, Hildebrandt G (Hrsg) Handbuch der Balneologie und medizinischen Klimatologie. Springer, Heidelberg, S 5–85

Hyland ME (2002) The intelligent body and its discontents. J Health Psychol 7:21–32

Khanherkar RR, Bhatia-Dey N, Csoka AB (2014) Epigenetics across the human lifespan. Frontier Cell Develop Biol. https://doi.org/10.3389/fcell.2014.00049

Kohls N (2010) Antonovskys Kohärenzgefühl – eine säkularisierte und psychologisierte Form von Spiritualität? In: Sigl C, Offenbache M (Hrsg) Salutogenese, Gesundbleiben trotz chronischer Krankheit. Pflaum Verlag, München, S 1–76

Mathews HL, Janusek LW (2011) Epigenetics and psychoneuroimmunology: mechanisms and models. Brain Behav Immun:25–39. https://doi.org/10.1016/j.bbi.2010.08.009

Schuol S (2016) Widerlegt die Epigenetik den Gendeterminismus. In: Heil R, Seitz St B, König H, Robienski J (Hrsg) Epigenetik, Ethische, rechtliche und soziale Aspekte. Springer VS, Wiesbaden, S 45–49

Sedivy JM, Banumathy G, Adams PD (2008) Aging by epigenetics – a consequence of chromatin damage. Exp Cell Res 314:1909–1917

Strauss-Blasche G, Ekemkcioglu C, Klammer N, Marktl W (2000) The change of well-being associated with Spa therapy. Forsch Komplementärmed Klass Naturheilkd 7:269–274

Walter J, Hümpel A (2016) Einführung in die Epigenetik. In: Heil R, Seitz St B, König H, Robienski J (Hrsg) Epigenetik, Ethische, rechtliche und soziale Aspekte. Springer VS, Wiesbaden, S 15–33

Regulationsmedizinische Grundlagen und ausgewählte Anwendungsbereiche der traditionellen europäischen und chinesischen Medizin als präventive Unterstützung des Immunsystems

Hannes Schoberwalter, Yawen Dong und Viktoria Kampfer

1   Einleitung

Ärzte erhalten im Rahmen ihres Studiums eine profunde schulmedizinische Ausbildung, die ihnen an den entsprechenden medizinischen Universitäten und im Zuge ihrer Krankenhauspraxis vermittelt wird. Dabei werden nicht nur Fachausbildungen der konventionellen Themen wie z. B. Kardiologie, Notfallmedizin, Chirurgie etc. angeboten, sondern es besteht auch Interesse seitens der Ärzteschaft dafür, sich im Bereich der traditionellen Medizin als komplementäres Behandlungsspektrum zur klassischen Schulmedizin ausbilden zu lassen. Aufgrund der aktuellen wissenschaftlichen Erkenntnisse, umfangreicher Studien und Forschungsarbeiten aus den verschiedensten Bereichen der traditionellen Medizin sowie der Möglichkeiten und Techniken, Erklärungsmodelle für empirische Erfahrungen und erfolgreiche Behandlungsergebnisse zu entwickeln, die heutzutage seriös anwendbar sind, lassen sich dazu Wege der Therapie finden, wodurch beispielsweise die Kräutermedizin, andere Naturheilmittel oder therapeutische Anwendungen, eine entsprechend positive Wirkung auf die Gesundheit auszuüben, in der Lage sind.

H. Schoberwalter (✉) · V. Kamper
EULEAD – European Club for Excellence in Leadership and Management,
Karl Landsteiner Privatuniversität, Krems an der Donau, Österreich
e-mail: office@schoberwalter.at

Y. Dong
Abteilung für Chirurgie und HPB-Zentrum, Klinik Favoriten, Wiener Gesundheitsverbund,
Wien, Österreich

© Der/die Autor(en), exklusiv lizenziert an Springer-Verlag GmbH, DE, ein Teil
von Springer Nature 2024
P. Panhofer (Hrsg.), *Prävention und Therapie viraler Epidemien*,
https://doi.org/10.1007/978-3-662-67508-3_3

Die Autoren haben es sich im folgenden Kapitel zur Aufgabe gemacht, einen exemplarischen Einblick in die vielseitigen therapeutischen Möglichkeiten der traditionellen Medizin zu gewähren. Durch den Behandlungseinsatz dieser Methoden lässt sich eine nicht unwesentliche bis mitunter entscheidende Rolle zur präventiven Unterstützung des Immunsystems einnehmen. In der Themenauswahl waren die Autoren bestrebt, gut bekannte und seitens der Patienten gerne gewählte Behandlungskategorien hervorzuheben, um in Zusammenhang mit den regulationsmedizinischen und biologischen Grundlagen sowie dem akademischem Basiswissen eines Arztes entsprechende therapeutische Anwendungen zur Darstellung zu bringen: physikalische Behandlungskomponenten (z. B. Wärme, Wasser, taktile Reize), die Phytomedizin bzw. Kräuterheilkunde, die orthomolekulare Medizin und das biologische Regelwerk des Darms, das Mikrobiom.

2   Die Grundprinzipien der Regulationsmedizin

Als Regulationsmedizin werden therapeutische Methoden bezeichnet, die die körpereigenen Regulationsmechanismen unterstützen. Das Grundprinzip der Regulationsmedizin stützt sich darauf, dass der Körper die Fähigkeit besitzt, durch gezielte Reize sich selbst zu regulieren und bestimmte Selbstheilungskräfte zu aktivieren. Der menschliche Körper stellt also eine Funktionseinheit dar und besitzt das Potenzial zur Selbstregulation und Selbstheilung. Gleichzeitig stehen Struktur und Funktion in wechselseitiger Abhängigkeit zueinander. Weiter geht man in der Regulationsmedizin davon aus, dass die Interaktion und Bewegung der Körperflüssigkeiten für die Aufrechterhaltung der Gesundheit von essenzieller Bedeutung sind (Fischer 2007).

Die Regulation des Organismus beinhaltet alle Funktionen sowohl nervaler, hormonaler als auch humoraler Natur, die der Aufrechterhaltung der Homöstase – dem Gleichgewichtszustand eines offenen dynamischen Systems, der durch einen internen regelnden Prozess aufrechterhalten wird – und damit dem Erhalt der Gesundheit dienen. Ergänzend dazu steht die Allostase, die den Prozess beschreibt, durch den der Körper in Anforderungssituationen wie Stresssituationen durch physiologische und psychologische Verhaltensänderungen eine – auch zukünftige Belastungen einbeziehende – Stabilität aufrechterhält. Diese Anpassungsreaktion ist zunächst grundsätzlich adaptiv, geht jedoch mit erhöhten körperlichen Anforderungen und damit größerer Beanspruchung im Sinne eines Verschleißes einher.

In einer ressourcenbezogenen Medizin, aber auch in einer darauf orientierten Unterstützung der Gesundheit nimmt die Regulation eine zentrale Rolle ein. Diese entspricht einer Selbststeuerung, die im Zusammenhang mit selbstregulatorischen Mechanismen des Organismus steht. Im Zuge dieser Mechanismen werden bislang nichtzugängliche Ressourcen des Organismus und das eigene Gesundheitspotenzial mobilisiert bzw. aktiviert. Diese selbstregulativen Abläufe sind als rückgekoppelte, kybernetische Prozesse zu verstehen.

Selbstregulation

Selbstregulation wird somit als Fähigkeit des Organismus definiert, auf äußere und innere Einflüsse zu reagieren und ein funktionelles Gleichgewicht aufrechtzuerhalten oder wiederherzustellen. Ziel dieser Selbstregulation ist es, Funktionen und Strukturen innerhalb der hochkomplexen Systeme des Organismus im Milieu seiner Umwelt zu garantieren.

Hinter dem Begriff Regulationsmedizin verbirgt sich eine Vielfalt an therapeutischen Verfahren, deren Ziel darin besteht, die individuelle Lebensenergie durch physikalische Elemente (Wärme, Wasser oder mechanische Reize), Pflanzen und Kräuter (Phytotherapie) und dergleichen zu fördern, und gleichzeitig die Ursachen der auftretenden Fehlfunktionen zu erfassen und die jeweils gestörte Funktion wieder selbst zu regulieren. Aus diesem Grunde findet die Regulationsmedizin insbesondere ihre Anwendung bei chronischen Erkrankungen, die sich dadurch kennzeichnen, dass Fehlsteuerungen in der Grundregulation bestehen, die im Laufe der Zeit wieder zu Fehlinformationen und Fehlfunktionen im Körper führen. Dabei kann die interzelluläre Kommunikation gestört sein und hat eine Regulationsstörung im vegetativen Nervensystem zur Folge. Funktionsstörungen werden im weiteren Verlauf in Form von pathologischen Laborwerten oder auffälligen Untersuchungen (EKG, Bildgebung etc.) ersichtlich.

▶ **Regulationsmedizin** Die Regulationsmedizin zielt somit auf eine Optimierung der Autoregulation des körpereigenen Organismus ab, um adäquat auf äußere und innere Einflüsse zu reagieren und ein funktionelles Gleichgewicht aufrechtzuerhalten oder wiederherzustellen.

Verschiedene Regulationsprozesse wie z. B. Regulierung des Wärmehaushalts, der Hormone oder des Säure-Basen-Haushaltes werden aktiviert, um die Selbstheilungskräfte zu unterstützen.

Innerhalb des Regelwerks der Grundregulation nimmt die sog. Grundsubstanz (extrazelluläre Matrix, ECM) eine wesentliche Schlüsselfunktion ein. Sie vernetzt alle Elemente der Grundregulation. Dadurch wird ein extra-intrazellulärer Informationsaustausch ermöglicht. Endstrombahn und terminale Axone stellen die Verbindung zum Endokrinium und ZNS her, wodurch auch die Psyche im Netzwerk eingebunden ist. In der Peripherie koppelt die ECM Afferenz und Efferenz zu kreisförmigen Wirkgefügen, vernetzt Subsysteme zu Systemen und diese zur Ganzheit. Somit fungiert die Matrix als Drehscheibe des Informationsflusses, beeinflusst Zellfunktionen, die gesamte Grundregulation und das Netzwerk des Organismus (Bergsmann 2006).

Die Proteoglykane/Glukosaminoglykane (PG/GAGs) der ECM mit ihren eingelagerten Wasserdomänen sind dabei von besonderer Bedeutung. Durch sie wird die Matrix ein viskoelastisches, stoßabsorbierendes, energieverzehrendes System, das darüber hinaus energetisch leicht anregbar zu schneller Umorientierung befähigt ist. Dadurch wird der metabolische Strom gesteuert. Die Strukturkombination aus Wasser und Zuckerpolymeren ist in ihrer Reaktionslage so fein abgestimmt, dass sie unabhängig von hormonellen und nervösen Einflüssen innerhalb von Sekunden ganzheitlich den ganzen Organismus erfassend reagieren kann. Weiter ermöglicht die flüssig-kristalline Wasserstruktur Informationsspeicherung (Engrammierung) (Bergsmann 2006).

Wasser ist zweifellos jener Bestandteil des Bindegewebes, der nicht nur am häufigsten im menschlichen Organismus anzutreffen ist, sondern gleichzeitig auch eine essenzielle Rolle für einen reibungslosen Ablauf aller zellulären Vorgänge spielt. So kommt Wasser als eine wesentliche Komponente in der interstitiellen Flüssigkeit, im Blut und Liquor, als axoplasmatische Pufferlösung im Nervensystem und natürlich intrazellulär vor. Der Wassergehalt des Körpers beträgt laut der Literatur rund 60 % des Gesamtgewichts, wobei selbstverständlich Unterschiede zwischen den beiden Geschlechtern zu erwarten sind. Bei Frauen wird aufgrund des höheren Fettgewebsanteils ein Wassergehalt von ungefähr 52 % verzeichnet.

Was sind nun die wichtigsten Aufgaben und Funktionen des Wassers im menschlichen Organismus? Zum einen dient Wasser als Lösungsmittel und Transportmedium für alle Ionen, Gase und Moleküle, sodass ein Microenvironment geschaffen wird, in dem Zellen optimal miteinander interagieren können. Zum anderen kann Wasser durch seine molekulare Struktur auch sehr gut Wärme abfangen und abpuffern. Diese Eigenschaft des Wassers ist insofern von enormer Bedeutung, zumal Zellen eine konstante Temperatur benötigen, damit Zell-Zell-Interaktionen einwandfrei ablaufen können. Weiter ermöglicht Wasser dank seiner einzigartigen chemischen Beschaffenheit Oxidations- und Reduktionsprozesse, die wiederum die Basis für einen Großteil der zellulären Reaktionen darstellen. Beispielsweise sind Oxidationsprozesse essenziell für die Bildung und Stabilität des Bindegewebes. Darüber hinaus ist Wasser ein hervorragender Informationsspeicher und übermittelt diese gezielt an den Ort des Geschehens. Dank seines speziellen Aufbaus und der Vernetzung der Wassermoleküle in Form einer kristallinen Struktur kann es Informationen speichern und über den gesamten Organismus weiterleiten. Diese Eigenschaft des Wassers wird außerdem durch seine Interaktion mit den Zuckerpolymeren des Kollagens und der Grundsubstanz (wie z. B. Proteoglykane und Glukosaminoglykane) zusätzlich positiv beeinflusst (Van den Berg 2003).

Zusammengefasst nimmt die Grundsubstanz eine zentrale Rolle in der Regulationsmedizin ein. Letztendlich stellt die extrazelluläre Matrix als Medium in der interzellularen Kommunikation die Gesamtheit der wichtigsten Informationen dar, an denen die Methoden der Regulationsmedizin anzusetzen versuchen. Denn die Zellen des menschlichen Organismus arbeiten nur dann reibungslos, wenn die extrazelluläre Matrix und die nachgeschalteten Signalkaskaden intakt sind und die Grundregulation einwandfrei funktioniert.

Ziel der Regulationsmedizin ist somit die Erhaltung oder Wiederherstellung der regulativen Eigendynamik des Individuums und die Integration in sein Umfeld. Die Abb. 1, 2, 3 zeigen die Funktionsweisen der Zellbestandteile.

Abb. 1 Schemazeichnung einer menschlichen Zelle mit den dazugehörigen Zellorganellen: *1* Nukleolus; *2* Nukleus; *3* Ribosomen; *4* Vesikel; *5* raues endoplasmatisches Retikulum; *6* Golgi-Apparat; *7* Mikrotubuli; *8* glattes endoplasmatisches Retikulum; *9* Mitochondrien; *10* Lysosomen; *11* Zytoplasma; *12* Peroxisomen; *13* Zentriolen

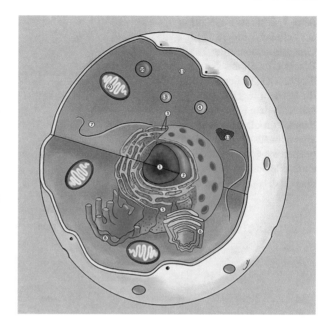

Abb. 2 Wechselseitige Interaktion zwischen den Bestandteilen der Zellmatrix als wesentliches Prinzip für die Grundregulation: *1* Parenchymzellen; *2* Basalmembran; *3* Grundsubstanz; *4* Axon; *5* Kollagen; *6* Mastzelle; *7* Kapillare; *8* Fibroblasten; *9* Elastin; *10* Immunzelle

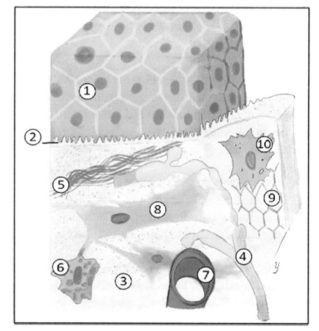

Abb. 3 Zentrale Bedeutung
der Zellmatrix für die
Grundregulation. Alle
Botenstoffe, die aus den
Kapillaren (*1*), oder Signale,
die aus dem vegetativen
Nervensystem (*2*) in die
Parenchymzellen (*3*) bzw. aus
diesen hinausgelangen sollen,
müssen die Strecke mit der
extrazellulären Matrix (*4*)
überwinden. (Pischinger 2010)

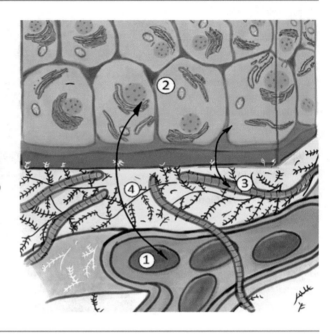

3   Physikalische Behandlungskomponenten

3.1   Balneologie

In Anbetracht der vielfältigen Funktionen des Wassers samt seiner besonderen strukturellen Beschaffenheit und der unterschiedlichen Zusammensetzung in ihm gelöster oder schwebender Inhaltsstoffe ist es nicht verwunderlich, dass sich Wasser im Laufe der Zeit zu einem einzigartigen wie vielfältig anwendbaren Therapieverfahren herauskristallisiert hat.

▶   Die Balneologie, auch bekannt als Bäderheilkunde, beinhaltet mit der Hydrotherapie (Wassertherapie) eine der fünf Säulen der Kneipp-Medizin (Lebensordnung – Wasser – Bewegung – Ernährung – Pflanzenheilkunde), die ein wesentlicher Bestandteil der traditionellen europäischen Medizin ist.

Deren Ziel besteht darin, eine umfassende Gesundheit mit einfachen Mitteln zu erhalten und zu erlangen. Dabei stehen verschiedenste Anwendungen mit sowohl warmem, als auch kaltem Wasser im Mittelpunkt. Bereits in der Antike wurden diese Behandlungen mit Erfolg angewandt und zählen somit zu den ältesten Heilkundeformen. Dank Pfarrer Kneipp, dem Erstbeschreiber der sog. Kneipp-Medizin, wurde der Hydrotherapie wieder mehr Bedeutung beigemessen. Im Rahmen der Kneipp-Medizin werden vielseitige Behandlungsmethoden der Wasserheilkunde angeboten, u. a. Güsse, Wickel oder auch das Wassertreten („Kneippen"), Dämpfe, Vollbäder und vieles mehr. Speziell das Wassertreten nach Kneipp wird heutzutage in zahlreichen Heilbädern bzw. Kurparks angeboten. Dabei soll in seichtem, kaltem Wasser (unter 18° C) im Storchengang geschritten werden. Nach knapp 1 min macht sich ein Kältegefühl in den Füßen und Unterschenkeln bemerkbar. Nach einer kurzen Pause außerhalb des Wassers, soll dieser Vorgang mehrmals wiederholt werden. Abgesehen davon, dass das Wassertreten nach Kneipp eine fördernde Wirkung auf den Kreislauf und die Blutzirkulation hat, soll es u. a. auch den Metabolismus anregen und das Immunsystem stärken (Baier 1980).

Das Grundprinzip der Hydrotherapie zeichnet sich nämlich dadurch aus, dass mit kurzzeitigen Anwendungen mit Kalt- und Warmwasser über die Haut Thermorezeptoren stimuliert werden. Die Temperaturreize lösen im Körper gemäß unseren körpereigenen Regulationsmechanismen die Aktivierung verschiedener Signalkaskaden aus. Durch die passagere Vasokonstriktion mit konsekutiver Vasodilatation wird nicht nur die Durchblutung gefördert, sondern gleichzeitig werden das Immunsystem und der Metabolismus bei regelmäßiger Anwendung der Hydrotherapie ebenfalls positiv beeinflusst. Im Hinblick auf das Immunsystem zielt die Hydrotherapie auf die Aktivierung der unspezifischen Abwehrmechanismen: Makrophagen werden stimuliert, die T- und B-Zell-Regulation aktiviert und eine Steigerung der sekretorischen IgA und evtl. von Interferon-γ erreicht. Zudem wird das vegetative Nervensystem durch dieses natürliche Heilmittel ebenfalls reguliert. So wird beispielsweise angenommen, dass die Wasseranwendungen nach Kneipp harmonisierend auf das Nerven- und Hormonsystem wirken, indem sie den Körper gegen physische sowie psychische Stressfaktoren abhärten. Des Weiteren findet die Hydrotherapie dank ihrer schmerzlindernden und muskelrelaxierenden Wirkung insbesondere in der Rehabilitationsmedizin ihre Anwendung. Nach all den obengenannten physiologischen Grundprinzipien wird die Hydrotherapie somit als eine Form der Regulationstherapie angesehen (Fialka-Moser 2009).

▶ Im Gegensatz zu der reinen Hydrotherapie zeichnet sich die Balneologie dadurch aus, dass hierbei das Wasser aus Heilquellen stammt und mit einem höheren Gehalt von gelösten Mineralstoffen und anderen chemischen Inhaltsstoffen ausgestattet ist, wie z. B. Kohlenstoffdioxid, Kohlensäure oder Schwefelverbindungen.

Insbesondere der Schwefel nimmt in der Balneologie einen essenziellen Stellenwert ein, zumal der Einsatz von Schwefelheilwässern bei Erkrankungen des muskuloskelettalen Systems sowie bei dermatologischen Krankheitsbildern die größte praktische Relevanz hat. Zu den häufigsten Indikationen gehören u. a. degenerative Gelenkerkrankungen, rheumatische Erkrankungen, Psoriasis, Neurodermitis und Akne vulgaris.

Die Haut als unser größtes Sinnesorgan, welches als Informationsträger und Vermittler von Reizen zwischen dem menschlichen Organismus und der Umwelt fungiert, spielt eine zentrale Rolle in der Balneologie. Das Wirkprinzip der Schwefelheilbäder beruht nämlich darauf, dass nach der Resorption der Schwefelverbindungen über die Haut eine Reihe von endogenen physiologischen Reaktionen ausgelöst wird. Einerseits wird die Reizschwelle der Hautrezeptoren verändert und dadurch die kutanen enzymatischen Prozesse beeinflusst. Andererseits besitzen Schwefelverbindungen von Natur aus antimikrobielle und antimykotische Eigenschaften und bewirken zudem die Freisetzung von verschiedenen Immunmediatoren und konsekutiv die Regulation des Immunsystems. Überdies hinaus finden beim Durchtritt von Schwefel durch die Kutis Reduktions- und Oxidationsreaktionen statt, die den Hautmetabolismus nachhaltig modulieren und dementsprechend bei bestimmten dermatologischen Erkrankungen einen besonderen Wirkerfolg zeigen (Wiederer 2015).

3.2   Akupressur und Akupunktur

Aus Sicht der Traditionellen Chinesischen Medizin (TCM) nimmt das Immunsystem einen besonderen Stellenwert ein.

▶   Gemäß dem chinesischen Diktum „Ein guter Arzt behandelt den noch gesunden Menschen, um das Auftreten von Krankheiten zu verhindern" liegt das Hauptaugenmerk der TCM darin, die körpereigene Immunabwehr dahingehend zu unterstützen, dass Infektionen sowohl viralen als auch bakteriellen Ursprungs erst gar nicht entstehen.

Dementsprechend wurden verschiedene Strategien entwickelt, die einer effizienten Prophylaxe dienen sollen. Als eine der bedeutendsten Säule in der TCM, versucht die Akupunktur/Akupressur durch gezielte Kombination von definierten Meridianpunkten eine Optimierung des Immunsystems und des Energieflusses im Meridiansystem zu erzielen. Letzteres wird in der TCM als „Qi" genannt. In der TCM gibt es keine einheitliche Definition von Qi, da es sich hierbei um ein abstraktes Wort handelt. Vereinfacht dargestellt, versteht man unter Qi die Lebensenergie, die als eine stets fließende Instanz im Körper wandert. So führt ein Qi-Mangel bzw. -Stagnation zu einer Störung des physiologischen Kreislaufs und wird als Ursache für eine immunologische Dysbalance gesehen (Greten 2017).

Folgenden 5 Akupunkturpunkten (Abb. 4) wurde hinsichtlich ihrer stimulierenden Wirkung auf das Immunsystem eine besondere Rolle zugeteilt:

1. San Yin Jiao (Milz 6) = „Treffen der 3 Yin".
   Lokalisation: Eine Handbreite direkt oberhalb des Innenknöchels, in der Mitte der Beininnenseite.
   Funktion: Der Punkt San Yin Jiao stimuliert das Qi und wird daher besonders gern angewendet bei Müdigkeit und Abgeschlagenheit. Er wird auch als Meisterpunkt des Beckens bei gynäkologischen Beschwerden eingesetzt. Zudem wird ihm eine regulierende Wirkung auf das Immunsystem zugesprochen.

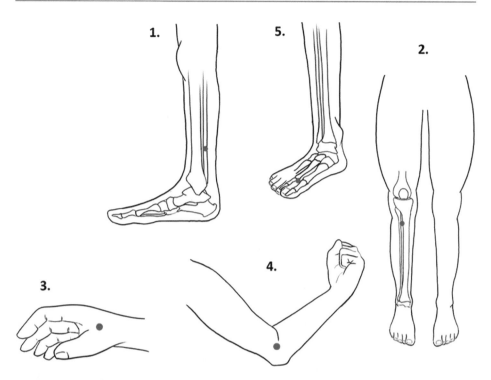

Abb. 4 Schematische Darstellung der Lokalisation folgender Akupunkturpunkte: *1* San Yin Jiao (Milz 6); *2* Zu San Li (Magen 36); *3* He Gu (Dickdarm 4); *4* Qu Chi (Dickdarm 11); *5* Tai Chong (Leber 3)

2. Zu San Li (Magen 36) = „Drei Meilen am Fuß".

Lokalisation: Eine Handbreite unterhalb des unteren Kniescheibenrandes, von dieser Stelle 2 Fingerbreit in Richtung Außenseite des Beins, unterhalb des Wadenbeinköpfchens.

Funktion: Der Zu-San-Li-Punkt gilt in der Akupunktur als der große Meisterpunkt überhaupt, ein „Alleskönner" unter den Akupunkturpunkten. Allgemein wirkt er kräftigend und findet seine Anwendung ebenfalls bei Erschöpfungszuständen, Übelkeit und Kopfschmerzen. Des Weiteren reguliert er den Verdauungstrakt und bewirkt Symptomlinderung bei Verstopfung oder Magenbeschwerden. Nachdem er einen besonders positiven Einfluss auf das Qi ausübt, wird ihm auch eine stimulierende Wirkung auf das Immunsystem zugesprochen.

3. He Gu (Dickdarm 4) = „Tal der Vereinigung".

Lokalisation: Bei gestreckter Hand in der Vertiefung, wo sich die Knochen des Daumens und des Zeigefingers treffen.

Funktion: Dieser Punkt wird als der Meisterpunkt von Gesicht und Kopf genannt und wirkt besonders effektiv zur Analgesie (z. B. Kopfschmerzen, Zahnschmerzen) und unterstützend zur Fiebersenkung im Falle von Infekten. Zudem führt er zu einer Förderung der Wahrnehmungsfähigkeit.

4. Qu Chi (Dickdarm 11) = „Gewundener Teich".

Lokalisation: Bei 90°-gebeugtem Arm in einer runden Vertiefung am lateralen Ende der Beugefalte des Ellenbogens.

Funktion: Der Qu-Chi-Punkt hat eine homöostatische Wirkung auf den Stoffwechsel und das endokrine System und wird daher bei Verdauungsbeschwerden (Obstipation) angewendet. Da er außerdem über die Stimulierung der Antikörperproduktion das Immunsystem reguliert, wird er auch bei Fieberzuständen und Infektionen gestochen. Im Falle einer überschießenden immunologischen Reaktion wie z. B. bei Allergien oder Pruritus kommt dieser Punkt ebenfalls zum Einsatz, da er hierbei exakt das Gegenteilige bewirkt.

5. Tai Chong (Leber 3) = „Die mächtige große Straße".

Lokalisation: Circa 2 Finger breit von der Verbindung zwischen Großzehe und 2. Zehe an der Fußoberseite.

Funktion: Tai Chong ist ein wirksamer Punkt zur Linderung von Schmerzen jeglicher Art (Kopf-, Bauch-, Gelenksschmerzen) sowie bei muskulären Verspannungen. Weiter hilft er gut bei Unruhe, innerer Anspannung sowie Stressreduktion. Hinsichtlich des immunmodulierenden Effektes wirkt der Tai-Chong-Punkt einer Dysbalance des Qi entgegen und stimuliert die Blutzirkulation.

3.3 Schröpfen

Das Konzept des Schröpfens ist als älteste Heilmethode bekannt, entstand bereits ca. 3000 v. Chr. und wurde bereits auf einem mesopotamischen Arztsiegel dargestellt. Im klassischen Griechenland, im ägyptischen Altertum, in China und im indischen Ayurveda war das Schröpfen bereits Teil therapeutischer Behandlungsstrategien. Heutzutage ist das Schröpfen in der Traditionellen Chinesischen und europäischen Medizin ebenso wie im indischen Ayurveda immer noch ein maßgeblicher Bestandteil.

Das Schröpfen beinhaltet das Prinzip der Ausleitung und Eliminierung von schädlichen Substanzen aus dem Körper, indem Schröpfgläser unter Vakuum auf die Haut aufgesetzt werden. Zum einen führt das Schröpfen zu einer Besserung der lokalen Durchblutung, zum anderen wird der Lymphfluss des betroffenen Hautareals gefördert. Etwaige Verspannungen der Muskelregionen können durch das Schröpfen ebenfalls gelöst werden. Außerdem befinden sich am Rücken spezielle Areale, die als Reflexzonen bezeichnet werden und mit verschiedenen inneren Organen und Kreislaufsystemen in Einklang stehen. Durch das Schröpfen können diese durch die Aktivierung der Hautrezeptoren über die nervalen Verbindungen besonders angeregt und positiv beeinflusst werden. Im Hinblick auf die immunregulierende Wirkung des Schröpfens werden vielseitige Hypothesen postuliert: Einerseits führt das Schröpfen über die Dilatation der Blutgefäße dazu, dass die Permeabilität für bestimmte Proteine und Botenstoffe gesteigert wird. Hierbei nimmt das Histamin, welches insbesondere in Mastzellen gespeichert wird, eine zentrale Rolle in der Abwehr von körperfremden Stoffen ein. Denn das Schröpfen bewirkt mitunter eine vermehrte Ausschüttung von Histamin. Andererseits steht das Schröpfen in direktem Zusammenhang mit einer Stimulierung des Immunsystems, welcher vereinfacht dadurch erklärt werden kann, dass die Entstehung des Extravasats aus den Blutgefäßen der Haut und des Bindegewebes in dem Interstitium als therapeutischer Reiz fungiert, der das Immunsystem dazu anregt, diesen Fremdkörper zu eliminieren (Otto 2019).

Generell werden drei verschiedene Formen des Schröpfens unterschieden: blutiges Schröpfen, trockenes Schröpfen und die Schröpftopfmassage.

3.3.1 Blutiges Schröpfen

Blutiges Schröpfen kommt bei sog. Hitze- oder Füllezuständen zum Einsatz, also z. B. bei Abflussstörungen. Geeignet sind gut durchblutete oder sicht- bzw. tastbar „pralle" Stellen am Rücken. Die Haut wird vor dem Aufsetzen der Schröpftöpfe mit einem Schröpfschnepper oder einer kleinen Lanzette oberflächlich angeritzt. Durch den in den Gläsern befindlichen Unterdruck wird Blut und Gewebsflüssigkeit in die Gläser gesaugt und so ausgeleitet, der Zustand der Fülle wird gemindert, der Organismus entlastet. Die Schröpftöpfe bleiben ca. 10–20 min „am Ort des Geschehens", die ausgeleitete Blutmenge variiert zwischen 10 ml und max. 100 ml.

3.3.2 Trockenes Schröpfen

Das trockene Schröpfen wird bei sog. Kälte- oder Leerezuständen angewendet. Sie sind gekennzeichnet durch schlecht durchblutete, „sulzig-kühle", blasse Gelosen (Verhärtungen). Beim trockenen Schröpfen entfällt das Anritzen der Haut, die Schröpfgläser werden auf die intakte Haut aufgesetzt. Der Unterdruck in den Schröpfgläsern führt zu einer stärkeren Durchblutung des Gewebes, steigert dort den Stoffwechsel und wirkt aktivierend und kräftigend. Nach ca. 10–15 min werden die Gläser wieder entfernt. Es bildet sich ein Bluterguss (Hämatom), welcher wesentlich für den Therapieeffekt ist und nach wenigen Stunden oder Tagen abgebaut wird.

3.3.3 Schröpftopfmassage

Die Schröpftopfmassage ist eine Abwandlung des trockenen Schröpfens. Das zu behandelnde Hautareal wird zunächst mit einem speziellen Öl eingerieben und dann mithilfe der angesetzten Schröpfgläser massiert. Eine Schröpftopfmassage kann Verspannung lösen und die Muskulatur lockern. Außerdem wird sie vorbereitend für andere naturheilkundliche Therapieverfahren angewendet.

Schröpfen bewirkt somit durch den Unterdruck auf der Haut, dass sich die Gefäße weiten und in kurzer Zeit viel Blut an der lokalen Stelle fließt. Auf diese Weise können freie Radikale, Zellabfallprodukte und Ablagerungen besser abtransportiert und eliminiert werden. Dies erfolgt auch über die Lymphe und im Rahmen der angeregten Durchblutung.

Unser Lymphsystem ist zentraler Bestandteil des Immunsystems und damit vielfältig in die Abwehrmechanismen des Organismus einbezogen. Schröpfen kann daher bei der Stärkung und Unterstützung unseres Immunsystems zum Einsatz gebracht werden.

3.4 Moxibustion

Die Moxibustion oder Moxatherapie gehört zu den klassischen Therapiesäulen der Traditionellen Chinesischen Medizin (TCM) und leitet sich vom Begriff her aus dem japanischen Wort „Mog(u)sa" (Beifußkraut) und dem lateinischen Wort „combustio" (Verbrennung) ab.

▶   Bei der Durchführung der Moxatherapie werden zunächst Meridianpunkte ausgewählt und diese gezielt durch das Abbrennen von Beifußkraut erwärmt. Gemäß der TCM-Lehre werden Stagnationen und Blockaden im Energiefluss (Qi) durch die thermische Reizung des Hautareals ausgeglichen.

Im Sinne der Meridianlehre können die Akupunkturpunkte Funktionskreisen zugeordnet werden, die individuell je nach Krankheitsbild in Kombination mit der Erwärmung und heilenden Wirkung des Beifußkrauts aktiviert werden. Einerseits wirkt die Moxatherapie fördernd auf die Durchblutung und den Metabolismus, andererseits wird ihr auch eine unterstützende Wirkung auf das Immunsystem zugesprochen. Sie regt den Fluss der Lebensenergie Qi an und leitet überschüssige Kälte aus dem Organismus heraus. Zudem hilft die Moxibustion bei Schwäche und Erschöpfungszuständen und unterstützt den Körper bei der Regeneration von chronischen Krankheiten, wie z. B. chronische Bronchitis oder Asthma (Tschech 2020).

3.5 Tuina-Massage

Die chinesische Massagetherapie, auch bekannt unter dem Begriff „Tuina", ist ein wesentlicher Bestandteil der Traditionellen Chinesischen Medizin. Sie zeichnet sich im Vergleich zu westlichen Massagetechniken, die in erster Linie der Behandlung von Krankheiten des Muskel- und Bewegungsapparates dienen, dadurch aus, dass der menschliche Körper unter energetischen Gesichtspunkten ganzheitlich betrachtet wird. Das oberste Ziel der chinesischen Massagetherapie besteht darin, den Körper wieder in Einklang und in Harmonie zu bringen, damit etwaige Blockaden im Energiefluss („Qi") beseitigt werden können. Denn letztendlich ist die Arbeit mit dem Qi ein wesentliches Grundprinzip der Tuina-Therapie (Tetling 2015).

Vereinfacht dargestellt, wird in der Tuina-Therapie auf Grundlage der Meridian- und Akupunkturlehre an den Akupunkturpunkten oder entlang den Meridianen „massiert". Je nach Indikation der Krankheit werden an den Punkten verschiedenartige Reize gesetzt, wie z. B. Kneten, Drücken, Klopfen oder Kneifen. Die Wirkungen von Tuina können aus der Sicht der westlichen Medizin gemäß der physiologischen Grundlagenlehre wie folgt erklärt werden: Durch die mechanischen Reize werden die Kapillaren der Haut erweitert, die wiederum zu einer Verbesserung der Mikrozirkulation sowie des Gewebsmetabolismus führen und die Sauerstoffversorgung im gesamten Körper verbessern. Gleichzeitig wird der Lymphfluss gefördert und die muskuläre Tätigkeit gesteigert.

▶   Eine Schlüsselreaktion bei der Tuina-Therapie ist zudem eine gesteigerte Ausschüttung von Endorphinen, die sowohl schmerzlindernd wirken als auch das körpereigene Immunsystem anregen und stärken. Des Weiteren erfährt das vegetative Nervensystem ebenfalls eine positive Regulierung durch die Tuina-Massage.

Literatur

Baier H (1980) Kneipptherapie: Physiologische Grundlagen der Hydrotherapie. Springer-Verlag Berlin, Heidelberg, New York

Bergsmann R (2006) Grundsystem – pathogenetisches Zentrum chronischer Krankheiten – Angriffspunkt regulationsmedizinischer Therapiemethoden. Ärztezeitung für Naturheilverfahren 47(8):522–528

Fialka-Moser B (2009) Hydrotherapie und Balneologie in Theorie und Praxis. Richard Pflaum Verlag GmbH & Co. KG München

Fischer L (2007) Neuraltherapie nach Huneke: Neurophysiologie, Injektionstechnik und Therapievorschläge. Hippokrates-Verlag GmbH Stuttgart

Greten HJ (2017) Kursbuch Traditionelle Chinesische Medizin: TCM verstehen und richtig anwenden. Georg Thieme Verlag KG Stuttgart (und New York)

Otto B (2019) Schröpfen. Urban & Fischer in Elsevier (Verlag) München

Pischinger A (2010) Das System der Grundregulation: Grundlagen einer ganzheitsbiologischen Medizin. Georg Thieme Verlag KG Stuttgart (und New York)

Tetling C (2015) Tuina: Praxiswissen kompakt. Haug MVS Medizinverlage Stuttgart

Tschech B (2020) Mit Moxibustion den Energiefluss anregen. http://www.naturheilkunde.de/naturheilverfahren/moxibustion.html. Zugegriffen am 18.03.2023

Van den Berg F (2003) Angewandte Physiologie Band 1. Georg Thieme Verlag KG Stuttgart (und New York)

Wiederer C (2015) Balneotherapie mit Schwefel. Rheuma plus, Ausgabe 03/2015. http://www.springermedizin.at/balneotherapie-mit-schwefel/14931678

Bewegung und Gesundheit: Immunsystem im Fokus

Barbara Strasser, Christopher Weyh und Karsten Krüger

1 Einleitung

Die körperliche Aktivität hat einen wesentlichen Einfluss auf unsere Gesundheit und Vitalität, während Bewegungsmangel und Fehlernährung mit einer hohen Krankheitslast verbunden sind. Körperliches Training kombiniert mit einer bedarfsorientierten Ernährung stellt eine zentrale Maßnahme dar, die Funktionskapazität verschiedener Organsysteme sowie ein aktives Altern nachhaltig zu fördern. Hierbei bieten Sport und Ernährungsinterventionen durch die wachsende Bedeutung immunregulatorischer Effekte zahlreiche präventive und therapeutische Ansatzpunkte. Da lebensstilbedingte Erkrankungen – die größte „Epidemie" der Menschheit – im Zunehmen sind, ist die Wissensvermittlung über den Zusammenhang zwischen körperlicher Aktivität, Ernährung und Gesundheit von enormer gesellschaftlicher Relevanz. Das Erkennen dieser Zusammenhänge erlaubt eine gesunde, eigenverantwortliche und erfolgreiche Lebensweise.

B. Strasser (✉)
Lehrstuhl für Ernährungswissenschaften, Zentrum für Gastrointestinale Erkrankungen und Stoffwechsel, Medizinische Fakultät, Sigmund Freud PrivatUniversität, Wien, Österreich

Ludwig Boltzmann Institute for Rehabilitation Research Wien, Wien, Österreich
e-mail: barbara.strasser@med.sfu.ac.at

C. Weyh · K. Krüger
Institut für Sportwissenschaft, Abteilung für Leistungsphysiologie und Sporttherapie, Justus-Liebig Universität Gießen, Gießen, Deutschland
e-mail: Karsten.Krueger@sport.uni-giessen.de

© Der/die Autor(en), exklusiv lizenziert an Springer-Verlag GmbH, DE, ein Teil von Springer Nature 2024
P. Panhofer (Hrsg.), *Prävention und Therapie viraler Epidemien*,
https://doi.org/10.1007/978-3-662-67508-3_4

2   Bewegung und Gesundheit

2.1   Körperliche Inaktivität als Gesundheitsrisiko

Schon vor mehr als 2000 Jahren haben berühmte Ärzte des Altertums festgestellt, dass körperliche Inaktivität die Gesundheit des Menschen negativ beeinflusst. So erkannte bereits Plato (428–347 BC) unzureichende körperliche Aktivität als ein Gesundheitsrisiko: „Lack of activity destroys the good condition of every human being while movement and methodical physical exercise saves and preserves it." Es dauerte jedoch lange, bis erst in der Mitte des vergangenen Jahrhunderts englische Epidemiologen den engen Zusammenhang zwischen körperlicher Inaktivität bzw. Aktivität und der menschlichen Gesundheit bestätigten. Zunehmendes Interesse galt in der Folge auch der Frage, welches Ausmaß an körperlicher Aktivität zu welchen Veränderungen der Lebenserwartung führt. Untersuchungen von Paffenbarger et al. kamen zum Schluss, dass täglich eine Stunde Bewegung bei moderater Intensität, entsprechend 5–6 metabolischen Äquivalenten (METs), also Aktivitäten mit einem 6-fachen Ruheenergieverbrauch, und ein Energieaufwand von mindestens 2000 kcal pro Woche notwendig sind, um das Mortalitätsrisiko um 25–33 % zu reduzieren. In den letzten 50 Jahren konnten die negativen Auswirkungen körperlicher Inaktivität auf die Entwicklung von chronischen Erkrankungen eindeutig bewiesen werden. Körperliche Inaktivität führt bereits nach 2 Wochen zu einem signifikanten Muskelverlust verbunden mit vermehrter Fettakkumulation in der Leber und im Abdominalbereich und damit einhergehend einer ungünstigen Auswirkung auf die Gesamtkörper- und hepatische Insulinsensitivität, gefolgt von Insulinresistenz und mitochondrialer Dysfunktion, begleitet von oxidativem Stress und der Aktivierung verschiedener Entzündungssignalwege (Burtscher 2015). Chronische Entzündungen wiederum sind der Nährboden für Stoffwechsel-, Herz-Kreislauf- und neurodegenerative Erkrankungen.

2.2   Survival of the Fittest

Neben dem Ausmaß an körperlicher Aktivität stellt die in engem Zusammenhang mit der muskulären Leistungsfähigkeit und der kardiorespiratorischen Funktionstüchtigkeit stehende individuelle Fitness, gemessen als maximale Sauerstoffaufnahme (VO_{2max}) bei Ausbelastung, den wichtigsten unabhängigen Prädiktor dar, der mit einer größeren Wahrscheinlichkeit als jeder andere Risikofaktor die verbleibende Lebenserwartung vorhersagt. Dies gilt sowohl für Gesunde als auch für chronisch Kranke. Die durchschnittliche VO_{2max} gesunder Personen mittleren Alters beträgt 35–45 ml/kg/min. Diese nimmt ab etwa dem 30. Lebensjahr um 10 % pro Dekade ab, aber die Abnahme der Kurve ist bei Aktiven deutlich geringer, sodass ein 70-Jähriger eine Körperfunktion eines 50-Jährigen haben kann (Strasser und Burtscher 2018). Generell kann durch eine trainingsbedingte Verbesserung der Fitness um 1 MET (= 3,5 ml O_2/kg/min) von einer Mortalitätsreduktion um 10–25 % ausgegangen werden (Kokkinos et al. 2011). In dieser Berechnung ist bis etwa 13 METs eine klare Dosis-Wirkungs-Beziehung erkennbar mit einem etwa um 70 % geringeren Mortalitätsrisiko bei Personen mit einer Fitness von >10 METs (VO$_{2max}$ >35 ml/kg/min) verglichen zu <5 METs.

Der Altersgang für die Kraftleistungsfähigkeit verläuft sehr ähnlich wie jener für die Ausdauer. Ab dem 50. Lebensjahr nimmt die Muskelmasse jährlich um 1–2 % und die Muskelkraft um etwa 1,5 % ab, letztere ab dem 70. Lebensjahr sogar um etwa 3 %. Dieser altersassoziierte Verlust an Muskelmasse und -kraft wird als Sarkopenie bezeichnet, deren Ausprägung durch Komorbidität und körperliche Inaktivität verstärkt wird. In einer bevölkerungsbezogenen Analyse im Rahmen der KORA-Age-Studie konnten wir bei rund 1000 älteren Personen zeigen, dass eine schlechte muskuläre Fitness die Wahrscheinlichkeit für einen früheren Tod erhöht (Arvandi et al. 2016). Teilnehmer mit einer geringen maximalen Greifkraft (<30 kg [♂] bzw. <18 kg [♀]) zeigten auch nach Adjustierung für verschiedene potenzielle Einflussfaktoren ein 3,3-fach erhöhtes Risiko, vorzeitig zu sterben, relativ zu Personen mit hoher Greifkraft. Eine aktuelle Metaanalyse belegt nun, dass die Muskelkraft auch bei Patienten mit einer kritischen oder chronischen Erkrankung erheblichen Einfluss auf ihre Lebenserwartung hat (Jochem et al. 2019). Dahinter stecken erklärbare Mechanismen. Die Muskulatur ist nicht nur das größte Organ, das Fettsäuren oxidiert, sondern auch das größte Organ, das Glukose aufnimmt. Deshalb wirken sich Störungen der muskulären Glukoseaufnahme besonders auf die Insulinresistenz aus. Muskeln sind aber auch ein Reservoir für Aminosäuren (gespeichert als Protein). Eine alters- oder krankheitsbedingte Abnahme der Muskelmasse geht mit einer metabolischen Dysfunktion einher. Das bedeutet, dass es mehr Entzündungsprozesse im Körper gibt, das Immunsystem schlechter arbeitet und die Stresstoleranz sinkt. Auch die Funktion der Mitochondrien wird schwächer, was sich wiederum negativ auf die Herz-Kreislauf-Funktion auswirkt. Bei einer Erkrankung sind die Muskeln daher eine für das Leben zentrale Reserve. Damit wird verständlich, wie wichtig es ist, die Muskulatur als wertvolles Stoffwechselorgan zu erhalten bzw. verloren gegangene Muskelmasse aufgrund einer Krankheit wieder aufzubauen. Dies gelingt nur mit entsprechendem Training kombiniert mit einer adäquate Versorgung mit Nährstoffen – insbesondere von Aminosäuren (Strasser et al. 2018).

Wer eine gute Fitness hat, hat eine höhere Wahrscheinlichkeit die stark genetisch determinierte Lebensspanne auch tatsächlich zu erleben. Eine ganz wichtige Indikation, v. a. für ältere Menschen, ist die Verbesserung der Lebensqualität, unabhängig von der Anzahl der noch verbleibenden Jahre: „nicht nur dem Leben mehr Jahre, sondern auch den Jahren mehr Leben geben". Und hier spielt die individuelle Fitness eine entscheidende Rolle.

2.3   Prävention von chronischen Erkrankungen

Die positive Energiebilanz bei körperlicher Inaktivität führt zu einer Vermehrung von abdominalem (viszeralem) Fettgewebe, verbunden mit einer pathologisch gesteigerten Lipolyserate, gefolgt von Störungen der muskulären Glukoseaufnahme und Insulinresistenz, die zumindest anfänglich mit verstärkter Insulinproduktion (Hyperinsulinämie) beantwortet wird. Die kompensatorisch erhöhte Insulinproduktion in den β-Zellen des Pankreas kann jedoch mit zunehmender Dauer nicht aufrechterhalten werden, mit den Folgen gestörter Glukosetoleranz, Hyperglykämie und Typ-2-Diabetes-mellitus. Eine Lebensstiländerung hin zu mehr körperlicher Aktivität und einer verminderten Dauer sitzender Tätigkeiten kann wesentlich zur Verbesserung der glykämischen Kontrolle beitragen und das Diabetesrisiko um bis zu 95 % reduzieren. Die Empfehlung lautet daher: „moving more and sitting less" (Dempsey et al. 2017). Neben dem allgemeinen Ausdauertraining tragen auch regelmäßige Unterbrechungen langer sitzender Tätigkeiten durch kurze Bewegungspausen zur Optimierung der Stoffwechsellage bei. Eine Vielzahl wissenschaftlicher Arbeiten der vergangenen Jahre untermauert die Bedeutung eines regelmäßigen Krafttrainings in der Diabetesprophylaxe. Ein (Kraft-)Training der Muskulatur, als größtes glukoseaufnehmendes Organ, verbessert die Blutzuckerhomöostase. Die vermehrte Expression der AMP-aktivierten Proteinkinase (AMPK) führt insulinunabhängig zu einer Steigerung der Glukosetransporter-Typ-4 (GLUT-4)-Translokation in die Muskelzellmembran und damit zu einer gesteigerten Glukoseaufnahme (Pesta et al. 2017). Dieser Mechanismus ist in erster Linie für die Verbesserung der Insulinsensitivität durch Krafttraining verantwortlich, neben der Zunahme an Muskelmasse.

Regelmäßige körperliche Aktivität wirkt nicht nur der Entstehung von Typ-2-Diabetes und anderen Stoffwechselerkrankungen entgegen, sondern bewirkt auch direkt am Herzen trainingsinduzierte Anpassungen, wie eine Zunahme von Anzahl und Größe der Koronargefäße, eine Verbesserung der Endothelfunktion (Gefäßdurchmesser), des koronaren Blutflusses und der Sauerstofftransportkapazität. Regelmäßige Bewegung über einen längeren Zeitraum steigert die Stickoxid (NO)-Bioverfügbarkeit und die antioxidative Kapazität mit günstigen Auswirkungen auf den Blutdruck. Aktuelle Richtlinien empfehlen zur Prävention oder Verbesserung der Herz-Kreislauf-Gesundheit mindestens 150 min pro Woche Bewegung moderater oder 75 min intensiver Intensität bzw. eine Kombination beider Intensitäten (Shiroma und Lee 2010). Es wird aber auch darauf hingewiesen, dass eine Verdoppelung der angeführten Belastungsdauer noch günstigere Effekte hervorzurufen scheint. Allerdings können bereits 15 min tägliches Training effektiv sein (Wen et al. 2011).

Die präventive Wirkung von körperlicher Aktivität bei Demenzerkrankungen hat – vergleichbar mit koronarer Herzkrankheit oder Typ-2-Diabetes-mellitus – die höchste wissenschaftliche Evidenz (IA). So verdoppelt eine niedrige aerobe Fitness im jungen Erwachsenenalter das Risiko einer frühen Demenz unabhängig vom IQ, und körperliche Aktivität in mittleren Lebensjahren verringert das Risiko von Demenz im höheren Alter (Hörder et al. 2018). Könnte man die körperliche Inaktivität als Risikofaktor komplett ausschalten, könnten 20 % aller Demenzerkrankungen vermieden werden. Diese Effekte beruhen auf der Neurogenese, die lebenslang v. a. im Hippocampus und im präfrontalen Kortex stattfindet und die durch körperliche Bewegung verstärkt wird, ebenso die Neubildung von Dendriten und Synapsen (Plastizität) sowie die Synthese von Neurotransmittern. All das verlangsamt den natürlichen Alterungsprozess des Gehirns. Zusätzlich setzt körperliche Aktivität antiinflammatorische Interleukine frei und wirkt günstig auf den Blutdruck, das HDL-Cholesterin und die Insulinresistenz. Dadurch wird einer Atherosklerose vorgebeugt, die sekundär schädigend auf das Gehirn wirken kann.

Die aktivitätsbedingte Reduktion von Risikofaktoren sowie die antientzündlichen und immunregulatorischen Effekte der körperlichen Aktivität können natürlich auch in der Pathogenese von Krebserkrankungen eine Rolle spielen bzw. die Entwicklung verschiedener Krebserkrankungen zumindest teilweise erklären. Eine Risikoreduktion durch körperliche Aktivität wird in der Literatur zwischen 20–25 % beschrieben, wobei es v. a. auf die Regelmäßigkeit der körperlichen Aktivität ankommt (Heinicke und Halle 2019).

3 Körperliche Aktivität, Alter und Immunsystem

3.1 Immunzellen und Funktion

Bereits seit den 1980er-Jahren gibt es Studien zu einer erhöhten Inzidenz von Infektionen der oberen Atemwege (URTI = Upper Respiratory Tract Infections) bei Sportlern nach erschöpfenden Ausdauerbelastungen, was zur Entwicklung der „Open-Window-Theorie" nach großen körperlichen Anstrengungen führte. Dieser Befund kann sowohl hochtrainierte Athleten in Phasen intensiver Belastungen bei unzureichender Regeneration als auch Freizeitsportler betreffen. Es handelt sich dabei um eine temporäre Immunsuppression, wobei sich das Immunsystem nach der vollständigen Regeneration wieder normalisiert. Gleichzeitig besteht ein allgemeiner Konsens darüber, dass regelmäßige und kurzzeitige Aktivitäten (bis zu 45 min) mittlerer Intensität für die Immunabwehr vorteilhaft sind, insbesondere bei älteren Erwachsenen und Menschen mit chronischen Krankheiten. Es gibt zwar noch keine gesicherten Daten darüber, dass sportliche Aktivitäten die Häufigkeit akuter Atemwegsinfektionen signifikant reduzieren kann, jedoch verringert ein aktiver Lebensstil den Schweregrad des Verlaufes einer Infektion und die Anzahl der symptomatischen Tage (Grande et al. 2020). Gleichzeitig scheint regelmäßige Bewegung mit einem leicht geringeren Risiko einer grippeassoziierten Mortalität verbunden zu sein (Wong et al. 2008). In einem komplexen Gewebe wie dem Immunsystem ist es schwierig, klinische Auswirkungen der körperlichen Aktivität mit Veränderungen einzelner Parameter des Immunsystems zu verknüpfen. Der mit der Modulation der Infektanfälligkeit im Sport am stärksten assoziierte Immunparameter ist die Immunglobulinkonzentration (Ig) im Speichel und somit Teil des mukosalen Immunsystem (MIS), einem Netzwerk mechanischer, zellulärer und humoraler Faktoren zum Schutz vor eindringenden Antigenen. Das MIS findet sich hauptsächlich an den Nasen- und Rachenschleimhäuten, den Atemwegen und im Darm. Erhöhte Infektionsraten bei Sportlern nach hochintensiven und lang andauernden Belastungen führen zu einer Störung der Schleimhauthomöostase in den Atemwegen mit der Folge einer reduzierten Sekretion von IgA im Speichel. Umgekehrt können Bewegung und Training mittlerer Intensität die IgA-Konzentration erhöhen und damit zu einer verringerten Inzidenz von Infektionen beitragen (Gleeson et al. 2017).

Eine akute sportliche Belastung führt im Rahmen der zellulären Immunabwehr, in Abhängigkeit von der Art, Intensität und Dauer der Belastung, zu einer peripheren Leukozytose. Die Zellen der angeborenen Immunabwehr reagieren mit einer schnellen Neutrophilie, gefolgt von einem zweiten, verzögerten Anstieg der Neutrophilenzahl im Blut einige Stunden nach Belastung. Funktionell reagieren Neutrophile auf akuten Belastungen mit einem erhöhten oxidativen Burst und einer verbesserten Phagozytose. Durch die adrenerge Aktivierung während des Sports erhöht sich außerdem die Anzahl der natürlichen Killer (NK)-Zellen im Blut. Nach Aktivitäten mittlerer Intensität nimmt deren Zytotoxizität zu, während sie nach erschöpfenden Belastungen temporär reduziert sein kann. Die akute Belastungsreaktion der Lymphozyten zeigt typischerweise eine biphasische Veränderung im Blut. Es kommt zunächst zu einer Lymphozytose, während die Anzahl der Lymphozyten in der frühen Erholungsphase unter die Basalwerte absinkt (Krüger et al. 2016a). Der frühe Anstieg der T-Zellen scheint das Ergebnis der Mobilisierung aus dem marginalen Pool, der Milz sowie aus anderen lymphatischen Geweben zu sein, während die folgende Lymphopenie durch Umverteilung in die lymphatischen und nichtlymphatischen Organe sowie erhöhte Apoptoseprozesse bedingt zu sein scheint (Krüger et al. 2008). Mobilisiert werden v. a. differenzierte T-Zellen und unreife B-Zellen, um einerseits einzelne Immunzellpopulationen zur Stärkung immunologischer Barrieren zu mobilisieren und andererseits Reparatur- und damit verbundene Adaptationsprozesse in Geweben wie der Muskulatur einzuleiten (Krüger et al. 2016b).

Während regelmäßiges Training im Allgemeinen keinen Einfluss auf die Anzahl der Leukozyten hat, kann die Zusammensetzung der einzelnen Subpopulationen und deren Funktion beeinflusst werden. So weisen körperlich aktive Personen einen geringeren Prozentsatz des proinflammatorischen $CD14^+/CD16^+$-Monozyten-Subtyps und mehr regulatorische T-Zellen im Blut auf, was einer immunregulatorischen Anpassung entspricht. Eine signifikante Auswirkung eines aktiven Lebensstils auf die Zellfunktionen konnte für die NK-Zellen nachgewiesen werden. So zeigen NK-Zellen von trainierten Probanden eine erhöhte Zellzytotoxizität bzw. zytolytische Funktion im Vergleich zu inaktiven Kontrollgruppen (Zimmer et al. 2017). Die Förderung dieser spezifischen NK-Zellfunktionen wird als mögliches immunologisches Korrelat für die Wirksamkeit von sportlichem Training in der Prävention und Therapie von Tumorerkrankungen interpretiert.

Regelmäßige körperliche Aktivität resultierte in den meisten Längsschnittstudien in keinen signifikanten Veränderungen in der Anzahl peripherer Lymphozyten. Jedoch zeigte sich eine verbesserte T-Zell-Proliferation nach Antigenstimulation, was einen zentralen Vorgang in der Expansion der spezifischen Immunleistungen darstellt. Umgekehrt weisen hochtrainierte Athleten, die intensive Trainingsprogramme absolvierten, eine verminderte Anzahl zytotoxischer $CD8^+$-T-Zellen, eine verminderte T-Zell-Proliferation und einen Rückgang der stimulierten B-Zell-Immunglobulin (Ig)-Synthese auf (Alack et al. 2019b). Diese Prozesse werden als Teil des Open-Window-Effekts interpretiert und würden damit eine klinische Immunsuppression erklären.

Es werden verschiedene molekulare Mechanismen identifiziert, die akute und chronische Trainingsprogramme auf die angeborene und erworbene Immunfunktion vermitteln. Diese Mechanismen sind vielseitig und oftmals funktionell gekoppelt. Einen wichtigen Einfluss auf die Mobilisation von Leukozyten im Kontext akuter Belastungen scheint die gesteigerte Hämodynamik zu haben. Die erhöhten Scherkräfte und die Katecholaminfreisetzung induzieren eine Demargination und Umverteilung der Leukozyten in die lymphatischen Organe. Entscheidend dafür ist die individuelle Stressantwort, die durch das sympathische Nervensystem (SNS) und die Hypothalamus-Hypophysen-Nebennieren-Achse (HPA-Achse) vermittelt wird (Elenkov et al. 2000). Noradrenalin und Adrenalin adressieren die adrenergen Rezeptoren auf den Oberflächen von T-Zellen, Monozyten und NK-Zellen. Nach der Stimulation, besonders der β2-Rezeptoren, werden wichtige zelluläre Funktionen wie Proliferation, Differenzierung, Zytokinproduktion, Migration, Antikörperproduktion oder Zytotoxizität beeinflusst. Passiert diese Stimulation regelmäßig und moderat, scheint es eher zu einer Verbesserung der Immunzellfunktionen zu kommen. Sowohl eine akute Überstimulation als auch das Fehlen von regelmäßigen adrenergen Signalen bei andauernder Inaktivität scheinen eher mit einer Schwächung der adrenergen Sensitivität und der Immunfunktion einherzugehen. Weitere Mediatoren zwischen Aktivität und Immunfunktion sind Myokine wie IL-6 und IL-15. Diese Botenstoffe sind Teil der Muskel-Immun-Achse und werden unter Belastung vom kontrahierenden Muskel freigesetzt. Neben zahlreichen Stoffwechselsignalen sind sie auch Mediatoren der Aktivierung, Proliferation und Differenzierung von Leukozyten (Alack et al. 2019a). Metabolische Prozesse werden aktuell als wichtige Bindeglieder zwischen Sport und Immunsystem diskutiert. So sorgt eine Veränderung des metabolischen Milieus für eine differenzierte Substratverfügbarkeit, die wiederum über Nährstoffsensoren den Metabolismus der Leukozyten beeinflusst. Zentrale Immunzellfunktionen sind wiederum abhängig von der metabolischen Aktivität der Immunzellen.

3.2 Antiinflammatorische Effekte

Chronische Entzündungsprozesse stehen zu Beginn vieler Erkrankungen wie z. B. Diabetes, Herz-Kreislauf-Erkrankungen und Krebs. Als wesentliche Entzündungsverstärker werden körperliche Inaktivität, Fehlernährung und ein daraus entstehendes, expansives, viszerales Fettgewebe eingeordnet. Vielfach konnte bereits gezeigt werden, dass die körperliche Aktivität eine entzündungshemmende Wirkung auf den Organismus hat, wodurch inflammationsgetriebene Erkrankungen positiv gehemmt werden. In diesem Zusammenhang wird eine Reihe von Mechanismen diskutiert, die Bewegung zu einem effektiven, entzündungsregulativen Therapiekonzept macht. Eine Hauptursache für eine Entzündung im Körper kann auf eine Fehlfunktion der Adipozyten, insbesondere die der viszeralen Fettmasse, zurückgeführt werden. Bei Normalgewichtigen ist die Zahl der Immunzellen im Fettgewebe gering und hauptsächlich auf entzündungshemmende Zelltypen wie Makrophagen des Typs M2 und regulatorische T-Zellen beschränkt. Während des Fortschreitens von Übergewicht und insbesondere einer Adipositas kommt es durch eine übermäßige Speicherung von Triglyzeriden im Fettgewebe zu einer Hypertrophie der Adipozyten, was zu einer pathologischen Expansion des Fettgewebes und zu einer metabolischen Stressreaktion führt. Diese Prozesse steuern lokale inflammatorische Signalkaskaden, die proentzündliche Zytokine freisetzen, Veränderungen lokaler Immunzellen hin zu inflammatorisch-aktivierten Zellen antreiben und eine Invasion weiterer Leukozyten aus dem Blut induzieren. Neben den Adipozyten selbst produzieren in der Folge auch die Leukozyten progressiv inflammatorische Zytokine, die schließlich als proinflammatorische Mediatoren in den Blutkreislauf übertreten (Krüger 2017).

Körperliche Aktivität erzeugt einen erhöhten Energiebedarf und kann dadurch den metabolischen Stress im viszeralen Fettgewebe reduzieren. So kann ein aktiver Lebensstil über rein metabolische Prozesse das inflammatorische Potenzial des Fettgewebes herunterregulieren. Bewegung wirkt aber auch direkt auf die Leukozyten im Fettgewebe, da das veränderte Zytokinmileu die Immunzelldifferenzierung beeinflusst. Tierexperimentell ist so eine Umwandlung von entzündungsfördernden M1- in Richtung immunregulierende M2-Makrophagen belegt, gefolgt von einer verminderten Sekretion proinflammatorischer Zytokine (Gleeson et al. 2011). Ein weiterer Mechanismus wird über die Muskel-Immun-Achse vermittelt. Regelmäßige Muskelkontraktionen und eine damit verbundene Erhöhung des Energiestoffwechsels führen zur Freisetzung zahlreicher Myokine, die als Peptide das proinflammatorische Potenzial vieler Leukozyten hemmen. Die rhythmische Freisetzung von IL-6 aus dem stoffwechselaktiven Muskelgewebe wurde als eines der wirksamsten Signale der belastungsinduzierten Entzündungsmodulation identifiziert. Die Plasma-IL-6-Spiegel steigen während und nach der Belastung proportional zur Intensität und Dauer an. IL-6 entfaltet dabei eine hormonähnliche Wirkung im Muskel und anderen Zielorganen und stimuliert die Produktion von immunregulatorischen Mediatoren (IL-10, IL-1-Rezeptorantagonisten) sowie die Herunterregulierung der Freisetzung von TNF-α durch Monozyten und Makrophagen. Neben IL-6 wurden weitere durch körperliche Anstrengung induzierte Myokine untersucht, die das Entzündungsgeschehen beeinflussen können. Beispielsweise konnte man feststellen, dass das Hormon Meteorin-like eine Bräunung des Fettgewebes induziert, den IL-4-Spiegel erhöht und die Polarisierung von M2-Makrophagen fördert. Zusätzlich stimulieren IL-7 und IL-15 die Lymphozytenproliferation (Pedersen und Febbraio 2008). Bewegung induziert zudem über eine Steigerung der Sympathikusaktivität und Aktivierung der HPA-Achse die Freisetzung von Stresshormonen, wie Kortisol und Adrenalin, mit entzündungshemmenden Eigenschaften (Gleeson et al. 2011). Toll-like-Rezeptoren (TLRs) spielen bei der Pathogenerkennung eine wichtige Rolle. TLRs sind transmembrane Glykoproteine vom Typ I, die hauptsächlich in Zellen des angeborenen Immunsystems exprimiert werden. Die Aktivierung von TLRs induziert typischerweise eine proinflammatorische Reaktion und die Freisetzung von Zytokinen. Ein aktiver Lebensstil wirkt regulativ auf die Expression von TLRs ein, was zu einer verminderten proinflammatorischen Aktivierung führt (Collao et al. 2020). Anhand der aktuellen Evidenz können wir davon ausgehen, dass die direkte und indirekte entzündungshemmende Wirkung von körperlicher Aktivität, die einzeln und additiv wirken kann, ein hohes präventives und therapeutisches Potenzial besitzt.

3.3 Immunseneszenz und Inflammaging

Mit zunehmendem Alter durchläuft das Immunsystem einen Umbauprozess, der als Immunseneszenz bezeichnet wird. Dieser geht mit erheblichen Verschiebungen der Immunzellpopulationen und einer Dysregulation bedeutsamer Immunfunktionen einher. Altersveränderungen betreffen sowohl die angeborene als auch die adaptive Immunität, wobei die Lymphozyten die signifikantesten Seneszenzprozesse zeigen. Während die Gesamtzahl der T-Zellen über das gesamte Leben konstant bleibt, nimmt der Anteil der CD8$^+$-Zellen zu. Gleichzeitig kommt es zu einer Reduktion der Anzahl von CD4$^+$-Zellen, was zu einer Abnahme des CD4$^+$/CD8$^+$-Verhältnisses führt. Dieses Phänomen ist Teil des Immunrisikoprofils (IRP), welches auf der Ebene des Immunsystems mit der Morbidität und Mortalität im Alter assoziiert ist (Wikby et al. 2008). Sowohl bei den CD4$^+$- als auch den CD8$^+$-T-Zellen geht die Immunalterung mit einer Abnahme von Zellen mit einem naiven Phänotyp einher, während der Anteil differenzierter T-Zellen zunimmt. Naive T-Zellen stellen einen Pool von antigenunerfahrenen Zellen dar, die eine adäquate Immunantwort gegen neu eindringende Krankheitserreger gewährleisten. Sie zeigen eine hohe Proliferationsfähigkeit und damit Wirksamkeit und können im Kontext ihrer Differenzierung ein breites T-Zell-Rezeptorrepertoire ausbilden. Die progressive Thymusinvolution und fortschreitende T-Zell-Differenzierung, die durch repetitive Antigenstimulation und Entzündung vorangetrieben wird, reduziert eben diese T-Zell-Typen. Entsprechend sind latente Virusinfektionen, wie die Infektion mit dem Zytomegalievirus (CMV), Treiber der Immunalterung. Besonders nach dem 65. Lebensjahr ist eine Verschiebung zur Seneszenz und eine Akkumulation hoch differenzierter T-Zellen beschrieben worden. Eine spezifische, hochdifferenzierte T-Zell-Population, die sog. TEMRA-Zellen („terminal differentiated effector memory T cells re-expresses CD45RA"), treten vermehrt auf und begünstigen durch ihre proentzündlichen Eigenschaften und ihr arterogenes Potenzial entzündliche Prozesse der Gefäßwand und eine Dysfunktion des Glukosestoffwechsels. Gleichzeitig haben diese T-Zellen die Fähigkeit zur antigeninduzierten Proliferation weitestgehend verloren (Willinger et al. 2005). Da seneszente T-Zellen eher proinflammatorische Zelltypen darstellen, sind sie Teil des „Inflammaging", einem Kunstbegriff für den proinflammatorischen Shift des Immunsystems im Alter (Franceschi et al. 2000).

Klinisch betrachtet beeinträchtigen sowohl die Immunseneszenz als auch das Inflammaging den Gesundheitszustand. Neben einer erhöhten Infektanfälligkeit und einer gehäuften Reaktivierung latenter Viren, ist eine verminderte Impfstoffwirksamkeit bei älteren Menschen dokumentiert. Beispielsweise ist der jährliche Grippeimpfstoff bei Personen im Alter von 65 Jahren oder darüber nur zu 40–60 % wirksam (Dugan et al. 2020). Eine Autoimmunität und die altersbedingte erhöhte Inzidenz von Tumorerkrankungen scheinen auch mit einem alternden Immunsystem zusammenzuhängen. Ein kausaler Zusammenhang zwischen Inflammaging und dem Auftreten entzündungsassoziierter innerer, orthopädischer, psychologischer und neurodegenerativer Erkrankungen wird aktuell intensiv diskutiert.

Alterungsphysiologisch betrachtet verfügt das Immunsystem über adaptive Strategien, verschiedene Fehlfunktionen durch Remodellierungsprozesse zumindest teilweise zu kompensieren. Verschiedene Lebensstilfaktoren, wie mangelnde körperliche Aktivität, verringerte Muskelmasse und ein schlechter Ernährungszustand, begünstigen allerdings die Progression von Immunseneszenz und Inflammaging, wodurch ein „gesundes" Immunaltern von einem maladaptiven Immunseneszenzprozess unterschieden wird. Diese Erkenntnisse stammen aus Studien mit Hundertjährigen, die kaum Immunalterungsprozesse zeigen. Entsprechend können ein aktiver Lebensstil und eine gesunde, ausgewogene Ernährung Remodellierungsvorgänge einzelner Immunkompartimente günstig beeinflussen.

Regelmäßige Bewegung im Alter sorgt für eine verbesserte Funktion der angeborenen Immunabwehr, die durch NK-Zellen und neutrophile Granulozyten vermittelt wird. Studien zur adaptiven Immunabwehr haben ergeben, dass sportliche Aktivität altersassoziierte Veränderungen der T-Zell-Subpopulationen reduziert. Neben dem Aktivitätsverhalten scheint dabei auch die aerobe Fitness ein wichtiger Faktor zu sein, der die Akkumulation von seneszenten T-Zellen im peripheren Blut beeinflusst. Untersuchungen zeigen, dass Personen mit überdurchschnittlicher Fitness (VO_{2max}) weniger seneszente $CD4^+$- und $CD8^+$-T-Zellen sowie eine erhöhte Anzahl von naiven $CD8^+$-T-Zellen im Vergleich zu Personen mit einem niedrigeren VO_{2max}-Wert haben (Spielmann et al. 2011). Körperlich aktive Probanden weisen ebenso einen höheren Anteil naiver T-Zellen auf (Duggal et al. 2018). Auch die Konzentration verschiedener Entzündungsmarker kann durch einen aktiven Lebensstil verringert werden. Entsprechend dokumentierten Studien je nach Aktivitätslevel unterschiedliche Basalwerte für pro- und antiinflammatorische Zytokine, wie IL-1ra⁻, IL-1β⁻, IL-4, IL-7, IL-8 und IL-15 (Minuzzi et al. 2019).

Aktivität, Immunalterung und Entzündung stehen damit in einer engen wechselseitigen Beziehung mit klinischer Relevanz: So demonstrieren aktive 65- bis 85-Jährige eine höhere Antikörperreaktion auf eine Grippeimpfung im Vergleich zu einer gleichaltrigen inaktiven Population (Araújo et al. 2015). Bereits ein 10-monatiges moderates Bewegungsprogramm bewirkte einen signifikanten Anstieg der Antikörperreaktion nach einer Influenzaimpfung (Kohut et al. 2004) bei Senioren (Wong et al. 2019). Zusammengefasst bestätigen diese Resultate das hohe präventive und therapeutische Potenzial von regelmäßiger körperlicher Aktivität (Abb. 1). Dies betrifft sowohl die Impfstoffwirksamkeit als auch die Bewältigung viraler Infektionen. Das Erkennen dieser Zusammenhänge könnte bei viralen Epidemien eine zentrale Rolle spielen.

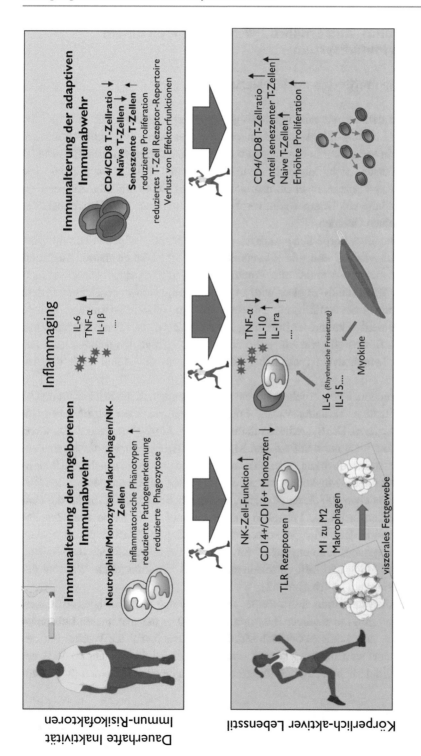

Abb. 1 Einflussfaktoren auf die Immunalterung. Während immunologische Risikofaktoren wie Inaktivität und Fehlernährung die Seneszenz der angeborenen und adaptiven Immunabwehr verstärken, kann ein körperlich aktiver Lebensstil über direkte immunologische Effekte sowie über indirekte metabolische Konsequenzen zahlreichen Immunalterungsprozessen und den damit verbundenen entzündlichen Prozessen entgegenwirken

4   Bewegungs- und Ernährungsempfehlungen für ein starkes Immunsystem

4.1   Trainingsmethoden und Dosierung

Training selbst ist definiert als eine regelmäßige körperliche Aktivität mit dem Ziel der Verbesserung der Leistungsfähigkeit, verbunden mit organischen Wachstumsprozessen. Bewegung, die kein Wachstum in den beanspruchten Organen (Herz-Kreislauf, Muskulatur) auslöst, ist daher nicht zugleich auch ein Training. Alltagsbewegungen, wie z. B. Gartenarbeit und Spazierengehen, resultieren zwar in einem erhöhten Kalorienverbrauch zur Vermeidung von Übergewicht, verbessern aber nur wenig die Funktionsfähigkeit der beanspruchten Organen.

Während regelmäßige körperliche Aktivität wichtig für die Aufrechterhaltung eines wirksamen Immunsystems und die Gesunderhaltung ist, können harte Ausdauerbelastungen über mehrere Stunden die Immunfunktion unterdrücken. Diese vorübergehend reduzierte Widerstandsfähigkeit wird auch als „open window" bezeichnet, in dem eine erhöhte virale Infektanfälligkeit insbesondere der oberen Atemwege besteht (s. Abschn. 3.1). Bereits während der Belastung steigt die Zahl der weißen Blutkörperchen an, aktiviert durch Botenstoffe wie Adrenalin und Kortisol. Zusätzlich nehmen nach Belastungsende die Lymphozyten (natürliche Killerzellen) ab und damit auch die Abwehrkraft.

Regelmäßige, moderate körperliche Aktivität weist antientzündliche Effekte auf und ist die einzige nachhaltige Verhaltensweise, Folgeerkrankungen einer chronischen Inflammation zu reduzieren. Die Skelettmuskulatur sendet bei Aktivierung eine Vielzahl von Botenstoffen aus, die nicht nur den Fett- und Knochenstoffwechsel unterstützen, sondern auch entzündungshemmend wirken, Stressfaktoren abbauen und so die psychische Stabilität stärken. Damit kann die Muskulatur als ein endokrines Organ verstanden werden (Pedersen 2019). Es gibt etwa 400 dieser Myokine, hervorzuheben ist das IL-6, das die Umwandlung von weißen in braune Fettzellen fördert und auf diese Weise einer Insulinresistenz entgegenwirkt. IL-6 wird bei körperlichem Training in die Blutbahn abgegeben und moduliert das gesamte Immunsystem. Ein hoher aktivitätsinduzierter IL-6-Spiegel hemmt die Tumorbildung und hilft entscheidend mit, die krankmachende Wirkung des Bauchfettes zu verhindern (s. Abschn. 3.2).

Wer sein Immunsystem trainieren möchte, kann das durch ein moderates Ausdauertraining über 30–60 min mit mäßiger Intensität bei 50–70 % der maximalen Leistungsfähigkeit erreichen, und damit es optimal wirkt, mindestens 3-mal die Woche. Für das Training der Ausdauer sind alle Bewegungsformen geeignet, bei denen mehr als 30 % der Muskelmasse kontinuierlich über einen längeren Zeitraum eingesetzt werden (z. B. Laufen, Radfahren).

Voll im Trend liegt das hochintensive Intervalltraining (HIT), ein Training, das sich durch kurze, intensive Intervalle auszeichnet und dabei die Fitness und Gesundheit im selben Maße verbessert wie ein umfangbetontes Ausdauertraining (Gibala und Little 2020). Ein HIT-Training lässt sich beim Joggen im Park, im Fitnessstudio oder zu Hause am Hometrainer machen. Die einfachste Basisübung ist ein Wechsel zwischen Sprinten und Gehen. Aber auch Übungen wie Seilspringen eignen sich. Ein typisches HIT-Training umfasst nur 20–30 min (z. B. 5-mal 4 min intensiv, dazwischen 2 min locker) und wird 3-mal pro Woche durchgeführt. Selbst kurze Sprints mit Pausen dazwischen verbessern die Leistungsfähigkeit und den Stoffwechsel. Eine sehr abwechslungsreiche Variante des HIT-Trainings ist das Zirkeltraining mit Gewichten, das zusätzlich auch die Muskulatur trainiert. Insgesamt steigert HIT den Grundumsatz über mehrere Stunden nach dem Training. Neben einem Zugewinn an Muskelmasse als wichtigstes Stoffwechselorgan und damit einem höheren Grundumsatz spielt der sog. Nachbrenneffekt (EPOC = „excess postexercise oxygen consumption") eine Rolle. Im Anschluss an das Training ist die muskuläre Fettverbrennung über mehrere Stunden gesteigert. Das Bauchfett (verbunden mit einer erhöhten Entzündungsaktivität) kann durch ein Intervalltraining besser und schneller verringert werden als durch Nordic Walken, Joggen oder Radfahren alleine. Außerdem senkt HIT die Blutfette und den Blutzucker effektiver und verbessert die Empfindlichkeit der Körperzellen gegenüber Insulin. Auf diese Weise kann ein Intervalltraining schon bei minimalem Zeitaufwand metabolischen Stoffwechselstörungen vorbeugen. Für HIT spricht, dass man mit vergleichsweise geringem Aufwand von nur 30–60 min Training pro Woche seine Fitness und den Stoffwechsel deutlich verbessern kann – im Berufsalltag leicht umsetzbar durch forciertes Treppensteigen. Doch, nur HIT alleine ist zu wenig, man sollte sich trotzdem regelmäßig und das ganze Jahr über moderat bewegen – die Basis für ein gesundes, langes Leben.

Ein gezieltes Muskeltraining wird erst seit wenigen Jahren in der Prävention und Therapie chronisch entzündlicher Erkrankungen empfohlen. Kraft bedeutet für den Alltag, eine Bewegung überhaupt ausführen zu können bzw. eine Bewegung ohne Schmerzen ausführen zu können. Ob zu Hause mit Hanteln oder im Fitnessstudio, bei richtiger Dosierung und Gestaltung ist Krafttraining sicher, bis ins hohe Alter wirksam und die einzige Präventionsmaßnahme, um die altersbedingte Muskelschwäche und Pflegebedürftigkeit zu verhindern. Bei untrainierten Personen, die noch nie ein Krafttraining gemacht haben, würde bereits eine Trainingseinheit pro Woche ausreichen, um die Muskulatur zu stärken und das Muskelwachstum zu fördern. Mit 8–10 verschiedenen Übungen werden alle größeren Muskelgruppen trainiert. Das Trainingsgewicht muss so gewählt werden, dass mindesten 8, aber nicht mehr als 15 Wiederholungen möglich sind. Nach 6 Wochen soll an 2 Tagen pro Woche, mit zumindest einem Regenerationstag dazwischen, jede Übung 1-mal absolviert werden. Nach weiteren 6 Wochen kann auf 2 Serien pro Übung und pro Trainingseinheit erhöht werden. Auch das wird lebenslang beibehalten (Strasser und Schobersberger 2011).

4.2   Kombinierte Effekte der Ernährung

Der Grund, warum Menschen in der Toskana signifikant älter werden und länger gesünder bleiben als Bewohner der Länder Nordeuropas, ist nicht so eindeutig zu klären. Sind es bestimmte Vitamine in Obst und Gemüse, die Antioxidanzien im Wein oder die ungesättigten Fettsäuren in Olivenöl und Fisch? Vielleicht ist es auch der mediterrane Lebensstil mit wenig Stress und Übergewicht oder die Kombination aus allem. Tatsächlich haben in den letzten Jahren zahlreiche Studien einen protektiven Effekt einer mediterranen Ernährungsweise auf verschiedenste Outcomes in Bezug auf ein gesundes Altern und auf die Mortalität gefunden (Dinu et al. 2018), während eine westliche Ernährungsweise mit einem Übermaß an Fett und Zucker chronisch-inflammatorische Erkrankungen begünstigt. Dabei können pro- und antiinflammatorische Effekte dauerhafte Auswirkungen haben, indem sie ins Epigenom übergehen und an die nächste Generation vererbt werden. Als ziemlich gesichert gilt, dass eine Ernährung mit einem hohen Anteil an pflanzlichen Lebensmitteln und Ballaststoffen antiinflammatorische und gefäßschützende Effekte zeigt. Ein höherer Konsum von insbesondere Olivenöl, Obst und Gemüse kann zur Elastizität der Gefäßwand beitragen, den Ablauf von Transport- und Austauschvorgängen zwischen den Zellen verbessern, die endotheliale Adhäsionsneigung der Leukozyten reduzieren und auf diese Weise grundlegende Alterungsprozesse der Gefäßwände verlangsamen und vor Arteriosklerose schützen. Zusätzlich weisen Omega-3-Fettsäuren in hochwertigen pflanzlichen Ölen und Seefischen antiinflammatorische und vaskuloprotektive Eigenschaften auf, erhöhen die Fettoxidation in Fett-, Muskel- und Leberzellen und sind für die Entwicklung des Gehirns (der Psyche) wichtig.

Eine proteinbetonte mediterrane Ernährung verzögert zudem den physischen Abbau im Alter und stellt damit eine Basisernährung für ein möglichst leistungsfähiges Altern dar (Capurso et al. 2019). Eine ausgeglichene Energiebilanz und die Menge an Protein, die über die tägliche Ernährung aufgenommen wird, haben großen Einfluss auf die Muskelmasse und -kraft. Eiweiß ist aber auch für andere Funktionen von zentraler Bedeutung, z. B. für die Energiegewinnung oder für den Aufbau beschädigter Zellstrukturen. Zu beachten ist, dass im Alter aufgrund der anabolen Resistenz höhere Mengen an Eiweiß benötigt werden, um den Muskel aufzubauen: mindestens 60 g Eiweiß pro Tag, am besten pro Hauptmahlzeit 20–30 g. Gut belegt ist, dass der muskelbildende Effekt von rasch in den Blutkreislauf übergehendes Molkenprotein größer ist als der Effekt von Protein in Käse. Auf der anderen Seite kann durch die Einnahme von langsam resorbierbarem Kasein (30–40 g) vor dem Schlafengehen einer verringerten Proteinsynthese in der Nacht entgegengewirkt werden. Muskeltraining am Abend kombiniert mit einer eiweißreichen Spätmahlzeit steigert die Neubildung von Proteinen in den Muskelzellen über Nacht.

Das fettlösliche Vitamin D nimmt unter den Vitaminen eine besondere Stellung ein. Es muss nicht ausschließlich mit der Nahrung zugeführt werden, sondern kann vom Menschen selbst in der Haut durch Sonnenbestrahlung gebildet werden. Vitamin D ist nicht nur für den Kalziumstoffwechsel und somit für die Knochengesundheit von zentraler Bedeutung, sondern auch für die für die Neubildung von Proteinen in den Muskelzellen sowie für die Aufrechterhaltung eines wirksamen Immunsystems. Vitamin-D-Defizite sind im Alter häufig und mit einer beeinträchtigten Muskel- und Immunfunktion assoziiert. Der mögliche Nutzen einer Vitamin-D-Gabe ist jedoch vom Ausgangswert abhängig: Nur bei niedrigen 25-Hydroxyvitamin-D-Werten im Blut (<50 nmol/l) hat eine Vitamin-D-Supplementierung auch eine Verbesserung der Funktion zur Folge. In Kombination mit Krafttraining können Vitamin-D-Präparate (800–1200 IU pro Tag) den Muskelaufbau sowie die Muskelqualität verbessern.

Körperliche Aktivität kombiniert mit einer gesunden Ernährung und einer ausgeglichenen Energiebilanz sind die besten Voraussetzungen für ein funktionierendes Immunsystem in jedem Lebensalter. Zusätzlich können bestimmte Pflanzenpolyphenole, wie Quercetin, eine ausreichende Vitamin-D-Versorgung und die Verabreichung probiotischer Bakterien die Resistenz gegen Infektionen unterstützen (Strasser 2018). Probiotische Supplemente, die üblicherweise 10^{10} koloniebildende Einheiten enthalten, können die Inzidenz, Schwere und Dauer von Infektionen der oberen Atemwege und des Gastrointestinaltrakts reduzieren. Für den protektiven Effekt von Probiotika werden verschiedene Mechanismen diskutiert: Probiotika, vorwiegend Laktobazillen und Bifidobakterien, wirken direkt am Darm, dem größten Immunorgan des menschlichen Körpers, und können so die Immunantwort beeinflussen. Probiotika wirken direkt auf Pathogene und reduzieren die intestinale Permeabilität, d. h., die Integrität der Darmbarriere wird verbessert. In der Folge ist die Verweildauer der Keime in der gastrointestinalen Epithelschicht verkürzt, was wiederum die Infektanfälligkeit und gastrointestinale Beschwerden, aber auch allergische Symptome, insbesondere bei Sportlern, reduzieren kann. Aufgrund der aktuellen Datenlage wirken Probiotika auch auf die Phagozytoseaktivität, die Abwehrfunktion und die Zahl der T-Zellen, und sie können die Immunglobulin-A (IgA)-Konzentration erhöhen sowie verschiedenste antiinflammatorische Enzyme im Darm lokal vermehren. Eine intakte Darmflora ist wesentlich für ein starkes Immunsystem, und es gibt hohe wissenschaftliche Evidenz, dass körperliche Aktivität Einfluss auf die Mikrobiota und das Immunsystem nimmt (Weyh et al. 2020).

5   Zusammenfassung

Der physiologische Alterungsprozess geht in der zweiten Lebenshälfte mit einer gesetzmäßigen Abnahme der Funktionskapazität verschiedener Organsysteme verbunden mit einer erhöhten systemisch-inflammatorischen Aktivität einher. Ein Hauptmerkmal des Alterungsprozesses ist die Abnahme der Ausdauer- und Kraftleistungsfähigkeit. Je inaktiver der Lebensstil, desto frühzeitiger zeigen sich altersbedingte Veränderungen. Gleichzeitig weisen ältere Personen eine Zunahme der abdominalen Fettmasse auf und erhöhen so ihr Risiko für körperliche Einschränkungen, chronische Erkrankungen und Mortalität. Da die Skelettmuskulatur eine wichtige Rolle bei der Regulation des Stoffwechsels spielt, beeinträchtigt eine Abnahme der Muskelmasse auch die metabolische Anpassung an Krankheits- und Stresssituationen. Entsprechend ist die vorhandene Muskelmasse ein wichtiger Vorhersagefaktor für die zukünftige körperliche Funktion und Lebenserwartung. Wenn der Körper altert, zeigt sich zudem eine erhöhte basale Aktivierung der angeborenen und erworbenen Immunabwehr, die als Inflammaging bezeichnet wird. Dabei spielt die Akkumulation seneszenter Zellen eine wichtige Rolle, die proinflammatorische Zytokine produzieren. Lebensstilbedingte Risikofaktoren, wie Adipositas und Bewegungsmangel, verstärken diese Entzündungsprozesse und begünstigen die Entstehung von Stoffwechsel-, Herz-Kreislauf- und neurodegenerativen Erkrankungen. Sport und Ernährungsinterventionen bieten hier zahlreiche präventive und therapeutische Ansatzpunkte. Die Skelettmuskulatur sendet bei Aktivierung eine Vielzahl von Botenstoffen aus, sog. Myokine, die das lokale und systemische Entzündungsgeschehen reduzieren. Zusätzlich wirkt sich sportliche Aktivität positiv auf die Zusammensetzung des T-Zell-Pools aus und verbessert die Funktion verschiedener Leukozytensubpopulationen über die gesamte Lebensspanne. Nutritive Maßnahmen, wie eine proteinbetonte mediterrane Ernährung, eine ausreichende Vitamin-D-Versorgung sowie die Verabreichung probiotischer Bakterien, können das Risiko für Infektionen reduzieren und bei Patienten mit entzündlichen Krankheitsbildern, die Produktion proinflammatorischer Zytokine sowie reaktiver Sauerstoffspezies abschwächen.

Literatur

Alack K, Pilat C, Krüger K (2019a) Current knowledge and new challenges in exercise immunology. Dtsch Z Sportmed 70(10):250–260. https://doi.org/10.5960/dzsm.2019.391

Alack K, Krüger K, Weiss A, Schermuly R, Frech T, Eggert M, Mooren F-C (2019b) Aerobic endurance training status affects lymphocyte apoptosis sensitivity by induction of molecular genetic adaptations. Brain Behav Immun 75:251–257. https://doi.org/10.1016/j.bbi.2018.10.001

de Araújo AL, Silva LCR, Fernandes JR, Matias M d ST, Boas LS, Machado CM et al (2015) Elderly men with moderate and intense training lifestyle present sustained higher antibody responses to influenza vaccine. Age (Dordrecht, Netherlands) 37(6):105. https://doi.org/10.1007/s11357-015-9843-4

Arvandi M, Strasser B, Meisinger C, Volaklis K, Gothe RM, Siebert U et al (2016) Gender differences in the association between grip strength and mortality in older adults: results from the KORA-age study. BMC Geriatr 16(1):201. https://doi.org/10.1186/s12877-016-0381-4

Burtscher M (2015) Physical inactivity and chronic diseases. Ther Umsch 72:293–301. https://doi.org/10.1024/0040-5930/a000679

Capurso C, Bellanti F, Lo Buglio A, Vendemiale G (2019) The Mediterranean diet slows down the progression of aging and helps to prevent the onset of frailty: a narrative review. Nutrients 12(1):35. https://doi.org/10.3390/nu12010035

Collao N, Rada I, Francaux M, Deldicque L, Zbinden-Foncea H (2020) Anti-inflammatory effect of exercise mediated by toll-like receptor regulation in innate immune cells – a review. Int Rev Immunol 39(2):39–52. https://doi.org/10.1080/08830185.2019.1682569

Dempsey PC, Grace MS, Dunstan DW (2017) Adding exercise or subtracting sitting time for glycaemic control: where do we stand? Diabetologia 60:390–394. https://doi.org/10.1007/s00125-016-4180-4

Dinu M, Pagliai G, Casini A, Sofi F (2018) Mediterranean diet and multiple health outcomes: an umbrella review of meta-analyses of observational studies and randomised trials. Eur J Clin Nutr 72:30–43. https://doi.org/10.1038/ejcn.2017.58

Dugan HL, Henry C, Wilson PC (2020) Aging and influenza vaccine-induced immunity. Cell immunol 348:103998. https://doi.org/10.1016/j.cellimm.2019.103998

Duggal NA, Pollock RD, Lazarus NR, Harridge S, Lord JM (2018) Major features of immunesenescence, including reduced thymic output, are ameliorated by high levels of physical activity in adulthood. Aging Cell 17(2). https://doi.org/10.1111/acel.12750

Elenkov IJ, Wilder RL, Chrousos GP, Vizi L (2000) The sympathetic nerve – an integrative interface between two supersystems: the brain and the immune system. Pharmacol Rev 52:595–638

Franceschi C, Bonafè M, Valensin S, Olivieri F, de Luca M, Ottaviani E, de Benedictis G (2000) Inflamm-aging. An evolutionary perspective on immunosenescence. Ann N Y Acad Sci 908:244–254. https://doi.org/10.1111/j.1749-6632.2000.tb06651.x

Gibala MJ, Little JP (2020) Physiological basis of brief vigorous exercise to improve health. J Physiol 598:61–69. https://doi.org/10.1113/JP276849

Gleeson M, Bishop NC, Stensel DJ, Lindley MR, Mastana SS, Nimmo MA (2011) The anti-inflammatory effects of exercise: mechanisms and implications for the prevention and treatment of disease. Nat Rev Immunol 11(9):607–615. https://doi.org/10.1038/nri3041

Gleeson M, Pyne DB, Elkington LJ, Hall ST, Attina JR, Oldmeadow C et al (2017) Developing a multi-component immunemodel for evaluating the risk of respiratory illness in athletes. Exerc Immunol Rev 23:52–64

Grande AJ, Keogh J, Silva V, Scott AM (2020) Exercise versus no exercise for the occurrence, severity, and duration of acute respiratory infections. Cochrane Database Syst Rev 4:CD010596. https://doi.org/10.1002/14651858.CD010596.pub3

Heinicke V, Halle M (2019) Physical activity in primary cancer prevention. FORUM 34:24–31. https://doi.org/10.1007/s12312-018-0528-7

Hörder H, Johansson L, Guo X, Grimby G, Kern S, Östling S et al (2018) Midlife cardiovascular fitness and dementia: a 44-year longitudinal population study in women. Neurology 90:e1298–e1305. https://doi.org/10.1212/WNL.0000000000005290

Jochem C, Leitzmann M, Volaklis K, Aune D, Strasser B (2019) Association between muscular strength and mortality in clinical populations: a systematic review and meta-analysis. J Am Med Dir Assoc 20:1213–1223. https://doi.org/10.1016/j.jamda.2019.05.015

Kohut ML, Arntson BA, Lee W, Rozeboom K, Yoon K-J, Cunnick JE, McElhaney J (2004) Moderate exercise improves antibody response to influenza immunization in older adults. Vaccine 22(17–18):2298–2306. https://doi.org/10.1016/j.vaccine.2003.11.023

Kokkinos P, Sheriff H, Kheirbek R (2011) Physical inactivity and mortality risk. Cardiol Res Pract 2011:924945. https://doi.org/10.4061/2011/924945

Krüger K (2017) Inflammation during obesity – pathophysiological concepts and effects of physical activity. Dtsch Z Sportmed 68(07–08):163–169. https://doi.org/10.5960/dzsm.2017.285

Krüger K, Lechtermann A, Fobker M, Völker K, Mooren FC (2008) Exercise-induced redistribution of T lymphocytes is regulated by adrenergic mechanisms. Brain Behav Immun 22(3):324–338. https://doi.org/10.1016/j.bbi.2007.08.008

Krüger K, Alack K, Ringseis R, Mink L, Pfeifer E, Schinle M et al (2016a) Apoptosis of T-cell subsets after acute high-intensity interval exercise. Med Sci Sports Exerc 48(10):2021–2029. https://doi.org/10.1249/MSS.0000000000000979

Krüger K, Mooren F-C, Pilat C (2016b) The immunomodulatory effects of physical activity. Curr Pharm Des 22(24):3730–3748. https://doi.org/10.2174/1381612822666160322145107

Minuzzi LG, Chupel MU, Rama L, Rosado F, Muñoz VR, Gaspar RC et al (2019) Lifelong exercise practice and immunosenescence: master athletes cytokine response to acute exercise. Cytokine 115:1–7. https://doi.org/10.1016/j.cyto.2018.12.006

Pedersen BK (2019) The physiology of optimizing health with a focus on exercise as medicine. Annu Rev Physiol 81:607–627. https://doi.org/10.1146/annurev-physiol-020518-114339

Pedersen BK, Febbraio MA (2008) Muscle as an Endocrine Organ: Focus on Muscle-Derived Interleukin-6. Physiological Reviews 88:1379–1406. https://doi.org/10.1152/physrev.90100.2007

Pesta DH, Goncalves RLS, Madiraju AK, Strasser B, Sparks LM (2017) Resistance training to improve type 2 diabetes: working toward a prescription for the future. Nutr Metab (Lond) 14:24. https://doi.org/10.1186/s12986-017-0173-7

Shiroma EJ, Lee IM (2010) Physical activity and cardiovascular health: lessons learned from epidemiological studies across age, gender, and race/ethnicity. Circulation 122:743–752. https://doi.org/10.1161/CIRCULATIONAHA.109.914721

Spielmann G, McFarlin BK, O'Connor DP, Smith PJW, Pircher H, Simpson RJ (2011) Aerobic fitness is associated with lower proportions of senescent blood T-cells in man. Brain Behav Immun 25(8):1521–1529. https://doi.org/10.1016/j.bbi.2011.07.226

Strasser B (2018) Infektprophylaxe durch Ernährung im Sport. Schweizer Zeitschrift für Ernährungsmedizin 2:16–20

Strasser B, Burtscher M (2018) Survival of the fittest: VOmax, a key predictor of longevity? Front Biosci (Landmark Ed) 23:1505–1516. https://doi.org/10.2741/4657

Strasser B, Schobersberger W (2011) Evidence for resistance training as a treatment therapy in obesity. J Obes 2011:482564. https://doi.org/10.1155/2011/482564

Strasser B, Volaklis K, Fuchs D, Burtscher M (2018) Role of dietary protein and muscular fitness on longevity and aging. Aging Dis 9:119–132. https://doi.org/10.14336/AD.2017.0202

Wen CP, Wai JP, Tsai MK, Yang YC, Cheng TY, Lee MC et al (2011) Minimum amount of physical activity for reduced mortality and extended life expectancy: a prospective cohort study. Lancet 378:1244–1253. https://doi.org/10.1016/S0140-6736(11)60749-6

Weyh C, Krüger K, Strasser B (2020) Physical activity and diet shape the immune system during aging. Nutrients 12(3):622. https://doi.org/10.3390/nu12030622

Wikby A, Månsson IA, Johansson B, Strindhall J, Nilsson SE (2008) The immune risk profile is associated with age and gender: findings from three Swedish population studies of individuals 20-100 years of age. Biogerontology 9(5):299–308. https://doi.org/10.1007/s10522-008-9138-6

Willinger T, Freeman T, Hasegawa H, McMichael AJ, Callan MFC (2005) Molecular signatures distinguish human central memory from effector memory CD8 T cell subsets. J Immunol (Baltimore, Md.: 1950) 175(9):5895–5903. https://doi.org/10.4049/jimmunol.175.9.5895

Wong C-M, Lai H-K, Ou C-Q, Ho S-Y, Chan K-P, Thach T-Q et al (2008) Is exercise protective against influenza-associated mortality? PloS one 3(5):e2108. https://doi.org/10.1371/journal.pone.0002108

Wong GCL, Narang V, Lu Y, Camous X, Nyunt MSZ, Carre C et al (2019) Hallmarks of improved immunological responses in the vaccination of more physically active elderly females. Exerc Immunol Rev 25:20–33

Zimmer P, Schenk A, Kieven M, Holthaus M, Lehmann J, Lövenich L, Bloch W (2017) Exercise induced alterations in NK-cell cytotoxicity – methodological issues and future perspectives. Exerc Immunol Rev 23:66–81

Viren: Aufbau, Vermehrung, Zellpathologie im Wirt

Johannes Saukel

Viren sind allgegenwärtig und beeinflussen alle Lebewesen auf unserem Planeten. Auf der Plattform Openscience (https://www.openscience.or.at/de/wissen/genetik-und-zellbiologie/2020-04-02-viren-freunde-oder-feinde-des-menschen) findet sich ein sehr vielseitiger Beitrag zur Bedeutung der Viren. Über Aufbau und Herkunft der Viren gibt es umfassende Informationen auf Wikipedia (https://www.wikiwand.com/de/Viren).

Im Folgenden werden einige Grundlagen zu Viren und zu den pathologischen Veränderungen in Zellen und Geweben des Wirtsorganismus dargestellt.

1   Aufbau von Virionen

Als Virionen werden Viruspartikel außerhalb von Zellen bezeichnet, der Einfachheit halber wird im Text immer vom Virus gesprochen. Viren enthalten das Erbgut in Form von Desoxyribonukleinsäuren (DNS; „desoxyribonucleic acids", *DNA*) oder Ribonukleinsäuren (RNS; „ribonucleic acids", *RNA*) sowie Proteinen. Das Genom wird meist von einer Hülle aus Proteinen, dem sog. Kapsid, umgeben oder die Hülle fehlt. Die Anordnung der Proteine des Kapsids ist oft regelmäßig.

Einige Virentypen haben zusätzlich noch eine Virushülle aus einer Lipiddoppelschicht, einer Biomembran, die mit viralen Proteinen bestückt oder/und durchsetzt ist.

Sehr gute Informationen mit vielen Bildern finden sich in Wikipedia (https://www.wikiwand.com/de/Viren) und auf den Seiten von Viralzone (https://viralzone.expasy.

J. Saukel (✉)
Department für Pharmazeutische Wissenschaften, Universität Wien, Wien, Österreich
e-mail: johannes.saukel@univie.ac.at

© Der/die Autor(en), exklusiv lizenziert an Springer-Verlag GmbH, DE, ein Teil von Springer Nature 2024
P. Panhofer (Hrsg.), *Prävention und Therapie viraler Epidemien*,
https://doi.org/10.1007/978-3-662-67508-3_5

org/) des Swiss Institute of Bioinformatics. In Abb. 1 ist ein Influenzavirus und in Abb. 2 ein SARS-CoV-2 („severe acute respiratory syndrome coronavirus type 2") dargestellt.

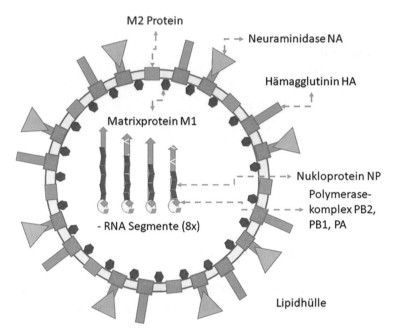

Abb. 1 Schematischer Aufbau eines Influenza-A-Virions

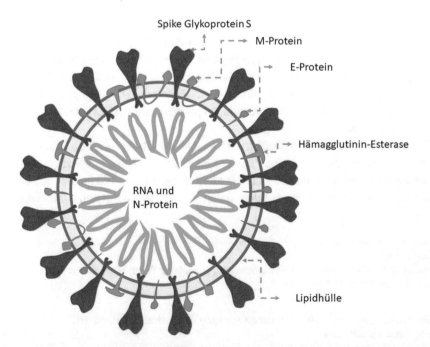

Abb. 2 Aufbau des SARS-CoV-2-Virions

2 Klassifikation von Viren

Hier existieren verschiedene Einteilungssysteme. Die neueste Systematik erfolgt nach dem Internationalen Committee on Taxonomy of Viruses (ICTV) (https://ictv.global/taxonomy). Auf Wikipedia (https://www.wikiwand.com/de/Viren#/Schreibweise_der_Virusartnamen) finden sich die korrekte Schreibweise der Viren sowie, wenn vorhanden, die Abkürzungen.

2.1 Virustaxonomie nach ICTV

Wichtige Kriterien dieser derzeit international anerkanntesten Virustaxonomie sind unter anderem:

- Die Genomstruktur (*DNA, RNA*, einzelsträngig [*ss* = „single stranded"], doppelsträngig [*ds* = „double stranded"], Polarität, linear, zirkulär, segmentiert).
- Ohne oder mit Kapsid: die Form (Symmetrie: ikosaedrisch, helikal, komplex).
- Das Vorhandensein oder Fehlen einer Hülle:
  - *Mit Hülle*: Herpes-simplex-, Varizella-Zoster-, Epstein-Barr-, Hepatitis-B-, Hepatitis-C-, Röteln-, SARS-, MERS-, HI-, Ebola-, Influenza-, Mumps-, Masern- und Tollwutviren.
  - *Ohne Hülle*: Adeno-, humane Papilloma-, Noro-, Rhino-, Hepatitis-A- und Rotaviren. Die letzteren zeigen weniger Variabilität in der Oberflächengestaltung.
- Anordnung der Gene innerhalb des Genoms:
  - Segmentiertes Genom: ein Segmentaustausch zwischen unterschiedlichen Viren innerhalb einer Zelle ist möglich z. B. bei Influenza-, Hantaan- und Lassaviren. Dies führt zu einer raschen Veränderung der Oberflächenproteine der neuen Viruspartikel und damit zu einem Versagen des Immunsystems des Wirtsorganismus und einer Wirkungslosigkeit von Impfungen gegen alle Subtypen.
  - *Nichtsegmentiertes Genom*.
- Replikationsstrategie.
- Virusgröße: 15 nm bis etwa 450 nm. Siehe auch auf Viralzone (https://viralzone.expasy.org/5216).

3 Virale Erkrankung – Schritte bis zur Vermehrung der Viruspartikel im Körper

Alle Arten von Lebewesen können virale Infektionen bekommen. Viren können nur in lebenden Zellen vervielfacht werden. Grundvoraussetzung für eine Vermehrung und Verbreitung ist die Nutzung von Wirtsorganismen. Für diese Vorgänge ist eine funktionierende biochemische Maschinerie im Wirtsorganismus zur Herstellung der Bausteine für neue Viruspartikel aber auch für Substanzen, die die zellulären Abwehrmechanismen des Körpers herabsetzen oder ausschalten können, oder zur Beeinflussung von Stoffwechselwegen in den Wirtszellen notwendig.

3.1 Allgemeiner Ablauf der Virusvermehrung

- *Andocken* („attachment") an die Wirtszelle über molekulare Strukturen, die als Rezeptoren dienen, wie etwa Proteine, Phospholipide, Glykolipide … Daraus ergeben sich vielfach *Wirtspezifitäten* und im Wirtsorganismus durch bestimmte Oberflächenstrukturen *Zellspezifitäten*.
- *Aufnahme* („entry") in die Zelle, vermittelt durch *rezeptorgesteuerte Endozytose* (https://www.wikiwand.com/de/Endozytose), einem Vorgang, der auch sonst bei der Aufnahme von Molekülen in die Zelle benutzt wird. Dazu wird sehr oft ein *Clathrinkäfig* (z. B. *Adenovirus Typ C,* Hantaanvirus, *Hepatitis-C-Virus, HIV-1-Virus*, humanes JC-Polyomavirus, *humanes Parvovirus B19,* Westnilvirus …) benötigt. Eine weitere Möglichkeit ist die Ausbildung von *Caveolinkäfigen* (z. B. *Hepatitis-B-Virus, humanes Coronavirus 229E, Coxsackievirus B1, B3, B5*), s. auf Viralzone (https://viralzone.expasy.org/976?outline=all_by_species). Weiter gibt es die Nutzung der *Makropinozytose* (z. B. Marburg-Virus, Ebolavirus, Kaposi-Sarkom-Virus [HHV-8]). Diese ist ein über Wachstumsfaktoren gesteuerter Vorgang, an dem Aktinfilamente beteiligt sind und große Vakuolen an der Oberfläche von Zellen gebildet werden, die Flüssigkeiten und Feststoffe aufnehmen können (Mercer und Helenius 2009; Mercer et al. 2020). Dieser Vorgang ist auch bei amöboiden Protisten ausgebildet.
- Einige Viren können auch ohne die oben angeführten Mechanismen mit der Wirtszellmembran verschmelzen (z. B. Herpes-simplex-Virus Typ 1, Varizella-Zoster-Virus [*HHV-3*], Epstein-Barr-Virus [*HHV-4*], humanes Zytomegalievirus [*HHV-5*], Rhinoviren). Genauere Informationen fehlen aber bisher in der Literatur.
- *Freilegung* („uncoating") *der Erbsubstanz.* Dies kann mit Enzymen der Wirtszelle oder/und mit viralen Enzymen durchgeführt werden.
- *Replikation und Proteinsynthese* durch Verwendung von Strukturen der Wirtszelle, mit oder ohne Unterstützung durch virale Enzyme. Bei zahlreichen Viren ist ein Einbringen der Erbsubstanz in den Zellkern nötig.
- *Zusammenbau neuer Viruspartikel* („assembly"). Die neu synthetisierten Proteine werden konfiguriert und mit der vervielfältigten Erbsubstanz in neue Viruspartikel verpackt. In diesem Bereich wird viel geforscht (z. B. de Haan und Rottier 2005; V'kovski et al. 2021; Ye et al. 2020; Buzón et al. 2020; Lucas et al. 2010; Perlmutter und Hagan 2015).
- *Freisetzung* („release, budding"). Die Viren verlassen unter Auflösung von Teilen der Zellmembran oder durch Exozytose (eingeschlossen in Biomembranpartikel) oder aber durch Auflösung der ganzen Zelle die Wirtszelle (Stertz et al. 2007; Harty et al. 2011; Rheinemann und Sundquist 2020; Plescia et al. 2021; Yao et al. 2020).

3.2   Influenza-Replikationszyklus

Der folgende Text basiert auf den lesenswerten und für jeden zugängigen Internetseiten Viralzone und Wikipedia (https://viralzone.expasy.org/6 und https://www.wikiwand.com/de/Influenzavirus) sowie auf Suzuki (2013) und Dou et al. (2018).

Influenzaviren sind umhüllte, meist rundliche, seltener auch fadenförmige Strukturen. Ihre Größe variiert von 80–120 nm. Abb. 1 zeigt den Aufbau eines Virions. In der Lipidhülle befinden sich drei Membranproteine (Hämagglutinin, HA; Neuraminidase, NA [nur HA und NA bei Influenza B]; Protonenkanal, M2 [gemeinsam mit HA und NA nur bei Influenza A]). M2 spielt als Antigen wegen seiner geringen Größe keine Rolle. Von HA gibt es bisher 18 und von NA 11 Untertypen. Das Genom besteht aus 8 Segmenten von ssRNA(-). Es ist in den Komplex des Ribonukleoproteins (RNP) eingebaut. Dieser Komplex besteht aus strukturellen (M1 und NP) und replikationsrelevanten Proteinen (PA, PB1, PB2). Durch die Segmentierung des Genoms kann es leicht zu einem Austausch von Segmenten kommen (genetische Reassortierung oder Antigen-Shift). Des Weiteren kommen häufig Punktmutationen vor, da ein Reparaturmechanismus fehlt.

Die acht RNA-Segmente kodieren bei Influenza A meist zehn, gelegentlich elf virale Proteine: Hämagglutinin (HA), Neuraminidase (NA), Nukleoprotein (NP), Matrixproteine (M1 und M2), RNA-Polymerase (PA), polymerasebindende Proteine (PB1, PB2 und vereinzelt auch PB1-F2) und Nichtstrukturproteine (NS1 und NS2).

Auf Wikipedia findet sich ein für jeden zugängliches Schema der Replikation des Influenzavirus (https://upload.wikimedia.org/wikipedia/commons/thumb/a/a0/Virus_Replication_large.svg/440px-Virus_Replication_large.svg.png).

HA ist ein trimeres Lektin (aus drei gleichen Untereinheiten). Die Bindung der Viren an Zelloberflächen geschieht durch Anheftung an Neuraminsäureresten, jetzt meist als Sialinsäuren (SA) bezeichnete Verbindungen, die auf großen Glykoproteinen der Zellmembranen menschlicher Zellen zu finden sind. Man spricht daher auch von SA-Rezeptoren. Der Aufbau der Zuckerketten dieser Glykoproteine ist in verschiedenen Tiergruppen unterschiedlich. Da die Anheftung der Viren nur dann funktioniert, wenn die entsprechenden Oberflächenstrukturen an HA vorhanden sind, ergibt sich je nach Influenzatyp ein bestimmtes Wirtsspektrum (genaue Details etwa bei: Imai und Kawacka 2012; Shi et al. 2014; de Graaf und Fouchier 2014; Kastner et al. 2017; eindrucksvolle Bilder bei: Ayora-Talavera 2018). Nach der Aufnahme des Virus in die Zelle, vermittelt durch einen Clathrinkäfig oder durch Makropinozytose, wird ein Endosom erzeugt/befüllt. Hier gibt es unterschiedliche Informationen in der Literatur (z. B. Lakadamyali et al. 2003; Rust et al. 2004; de Vries et al. 2011). Aufgrund des niedrigeren pH-Wertes im Endosom wird der Ionenkanal M2 aktiviert, was zu einem weiteren Absinken des pH-Wertes führt. HA wird durch eine proteolytische Spaltung (Peptidasen) in identische Monomere H0 zerlegt. Jedes Monomer wird wieder proteolytisch in HA1 und HA2 gespalten.

HA1 enthält die Bindungsstelle für die Neuraminsäure (HA1 stellt auch das Antigen für die Bindung von Antikörpern dar und unterliegt mutagenen Veränderungen).

Durch die Aufspaltung wird HA2 aktiviert und führt einmalig zur Fusion mit der endo-somalen Membran und damit zur Öffnung der Virushülle und des Endosoms. Dies bewirkt eine Freisetzung der Ribonukleoproteine in das Zytosol und zum Transport in den Zell-kern. Ribonukleoproteine bestehen aus Nukleoproteinen (NP), den vRNA-Segmenten und den Proteinen des Polymerasekomplexes PA, PB1 und PB2 (Fodor 2013; Jones et al. 2021).

Diese RNA-Polymerasen transkribieren im Zellkern die neue vRNA. Die vRNA wird z. T. aus dem Kern transportiert und bildet die Vorlage für neue Virusproteine, die im Falle von NA, HA und M2 unter Einbeziehung des Golgi-Apparates und seiner Vesikel an die Zelloberfläche gebracht oder aber zurück in den Zellkern verfrachtet werden und dort ge-meinsam mit vRNA die zentralen Komplexe bilden. Die bereits an der Zellmembran vor-handenen Proteine werden später mit dem Protein-vRNA-Komplex zu neuen Viren zu-sammengebaut. Weitere Virusproteine haben u. a. die Aufgaben, die Ablesung der zellulä-ren mRNA zu behindern sowie deren Abbau zu steuern. Die neu gebildeten Viren hängen über HA an der Zelloberfläche und können diese nur verlassen, wenn die virale NA die Abspaltung ermöglicht.

Erscheinen diese Abläufe auf den ersten Blick schon ziemlich kompliziert, dürften diese in der Realität noch wesentlich komplexer sein und sind bisher nicht vollständig er-forscht. Hierzu nur einige Fragen, die sich stellen. Welche Strukturen und Vorgänge regeln den Transport der oben genannten Substanzen in und aus dem Zellkern und den Transport der mithilfe der Ribosomen erzeugten Proteine zum Golgi-Apparat und von dort zur Zellmembran?

3.3   SARS-CoV-2-Replikationszyklus

Als zweites Beispiel soll auch kurz einiges Wissenswertes über das *SARS-CoV-2-Virion* dargelegt werden.

Abb. 2 zeigt den schematischen Aufbau des Virus (Ueffing et al. 2020). Es weist eine Hülle auf, die die für die Immunreaktion wesentlichen Spike-Proteine (S) enthält. Weitere Proteine sind Strukturproteine (M) und die als Ionenkanal-fungierenden Proteine (E). Im Inneren ist die RNA mit dem Nukleoprotein (N) zum Nukleokapsid verbunden. Das Nukleoprotein erfüllt zahlreiche Aufgaben in der Wirtszelle wie etwa Deregulation des Lebenszyklus der Wirtszelle, Hemmung der Interferonproduktion und Aufregulierung der COX2-Produktion (Surjit und Lal 2008). Weiter zeigen Untersuchungen (Zeng et al. 2020), dass dieses Protein auch als wichtiges Antigen im Körper fungiert.

Eine klare Darstellung aller beteiligten Moleküle und deren Funktionen sowie zahl-reiche Literaturhinweise finden sich auf Viralzone (https://viralzone.expasy.org/8996), von dort gibt es weiterführende Links (https://swissmodel.expasy.org/repository/spe-cies/2697049; Vougogiannopoulou et al. 2021).

Die in der Anfangsphase der Covid-19-Pandemie kolportierte Aufnahme der Viren über das Angiotensin-konvertierende Enzym 2 (ACE2) als alleinigen Rezeptor hat sich bei ge-nauerer Literatursichtung als falsch herausgestellt (s. u.). Gesicherter Wissenstand ist, dass einige der bekannten Coronaviren Teile von ACE2 als Rezeptor für das Andocken benutzen (Sigrist 2020; u. v. a.). Das Spike-Protein (S) wird in zahlreichen Publikationen behandelt und hat mehrere Funktionen: Zelltropismus, Bindung an den/die Wirtszellenrezeptor/en und Auslösung von pathologischen Veränderungen. Weiter induziert es die Endozytose und katalysiert somit die Fusion der Virusmembran mit Membranen der Wirtszelle (Sigrist et al. 2020).

Die S-Proteine binden je nach Mutante mit unterschiedlicher Affinität über die Rezeptorbindungsdomäne an ACE2. Rabi et al. (2020) zeigen, dass die Serinprotease TMPRSS2 zu einer Spaltung des neu entstandenen Komplexes aus Virusprotein S und ACE2 und zu der Zerstörung von ACE2 führt. V'kovski et al. (2021) zeigen ebenfalls die Unterstützung des zelleigenen Proteins TMPRSS2 und die anschließende Aktivierung eines Teiles von S. Daraus wird von den Autoren eine sich verringernde Anzahl von ACE2-Molekülen abgeleitet. In der Folge kommt es evtl. zu pathologischen Veränderungen (Verdecchia et al. 2020). Diese Publikation zeigt auch die Zusammenhänge des Angiotensin-Renin-Systems mit entsprechenden Erkrankungen auf. Bei einer bereits vorliegenden Fehlregulation von Angiotensin II, wie etwa die Abnahme von ACE2 bei Personen höheren Alters, bei Diabetes- oder/und Bluthochdruckpatienten kann eine zusätzlich getriggerte Abnahme von ACE2 zu erheblichen pathologischen Veränderungen führen. Zu den unterschiedlichen Expressionsmustern von ACE2 in verschiedenen Geweben sei hier etwa Hikmet et al. (2020) genannt.

Als Folge einer Infektion treten die mitunter zum Tod führende Lungenentzündung, evtl. verbunden mit einer bakteriellen Koinfektion, und Begleiterscheinungen wie Zelltod, Verdickungen der Alveolaren, Ödeme, Blutungen etc. auf, was zum ARDS („acute respiratory distress syndrome") führt (Ortega et al. 2020). Aus der Literatur geht nicht eindeutig hervor, ob ausschließlich die verringerte Zahl von ACE2-Molekülen zu pathologischen Veränderungen führt, wie es etwa von Verdecchia et al. (2020) behauptet wird.

Einige Publikationen (Daly et al. 2020; Cantuti-Castelvetri et al. 2020) weisen darauf hin, dass das Spike-Protein auch an das Protein Neuropilin 1 bindet und zwar exakt an der Stelle, wo auch *VEGF* („vascular endothelial growth factor") bindet. Das Protein VEGF-A steigert die Reizsensibilität von Nervenzellen. Auf diesem Weg könnte SARS-CoV-2 die Schmerzempfindlichkeit, aber auch den Geruchs- und Geschmackssinn ausschalten. Des Weiteren zeigte sich im Tierversuch, dass die Viren durch retrograden Transfer über das olfaktorische Epithel bzw. über das Os cribriformis in das Gehirn eindringen und somit Störungen des Geruchsinns verursachen könnten (Ueffing et al. 2020; Baig et al. 2020). Zudem ist Neuropilin auf den Nasenschleimhäuten wesentlich häufiger als ACE2 anzutreffen.

Zamorano Cuervo und Grandvaux (2020) diskutieren ausführlich weitere Bindungsstellen wie etwa das Protein CD147 (Wirtszellenrezeptor) (s. auch Wang et al. 2020) und GRP78 (= HSP5a), das zur Faltung von Polypetiden im Bereich des endoplasmatischen Retikulums nötig ist. GRP78 kommt zudem auf Zellmembranen der Wirtszellen vor (Casas 2017; Sabirli et al. 2021). Auch andere Strukturen an Zelloberflächen wie Heparinsulfat und Sialsäurederivate können als Andockstellen für das Spike-Protein fungieren

(Vougogiannopoulou et al. 2021). Auf Viralzone (https://viralzone.expasy.org/9077) findet sich eine instruktive Grafik und eine im Laufe der Zeit zunehmend mehr Information enthaltende Tabelle mit Proteinen und möglichen Interaktionen im Falle einer Infektion sowie die entsprechenden Literaturhinweise.

Zur Replikation der Coronaviren gibt es zahlreiche mehr oder weniger unterschiedliche Darstellungen, die wohl dem Wissenstand und natürlich der Zielrichtungen der jeweiligen Publikationen geschuldet sind (Tang et al. 2020; V'kovski et al. 2021; Fara et al. 2020; Ueffing et al. 2020; Robson et al. 2020; Valencia 2020). Gesichert ist, dass die vRNA (+ssRNA) das wirtszelleigene System zur Translation eines Polypeptides benutzt. Dieses wird autoproteolytisch von den viralen Enzymen PL^{pro} („papain like proteases") und $3CL^{pro}$ („3-chyomotrypsin like protease") gespalten, um mehrere Proteine, die für die virale Replikation verantwortlich sind, zu erzeugen (Mody et al. 2021; Vougogiannopoulou et al. 2021).

Trougakos et al. (2021) entwirfen ein sehr detailliertes Bild vom Geschehen im Lungengewebe und zeigen damit die enorme Komplexität der Abläufe auf. Cortese et al. (2020) stellen ein neues Imaging-System vor, das Veränderungen der Gestalt von Lungenzellen darstellen kann. Weitere Details zum Replikationsprozess gibt die Arbeit von Slanina et al. (2021). Ein sehenswerter Beitrag findet sich auf der Internetseite des European Molecular Biology Laboratory (https://www.embl.org/news/science/covid-replication/). In dem Video gibt es eine 3D-Animation des zellulären Geschehens.

Siehe auch folgende Internetseiten:

- https://www.mri.tum.de/news/coronavirus-neuropilin-1-koennte-tueroeffner-ins-zellinnere-sein,
- https://www.deutsche-apotheker-zeitung.de/news/artikel/2020/11/06/neuropilin-1-als-wichtiger-co-faktor-identifiziert,
- https://www.mdr.de/wissen/corona-virus-schmerzempfindlichkeit100.html,
- https://www.wikiwand.com/de/SARS-CoV-2,
- https://www.wikiwand.com/en/Coronavirus,
- https://www.pharmawiki.ch/wiki/index.php?wiki=Covid-19,
- https://viralzone.expasy.org/9096.

4   Infektionstypen

Literatur dazu z. B. Manjarrez-Zavala et al. (2013).

- Inapparente/subklinische Infektion: geht symptomlos vorüber.
- Apparente/klinische Infektion: verschiedene Symptome wie Fieber, Schmerzen treten auf.
- Abortive Infektion: stoppt aus meist ungeklärten Gründen an irgendeinem Punkt der Infektion (bekannt etwa von Poliomyelitis).

- Persistente Infektion:
  - Chronische Infektion: andauernde Virusvermehrung und damit verbundene Symptome (z. B. Hepatitis B).
  - Latente Infektion: Virus verbleibt im Körper und kann jederzeit wieder aktiv werden (z. B. Herpes simplex).

    Genom wird in das Erbgut der Zellen eingebaut (HIV).

    Genom persistiert als Plasmid/Episom in bestimmten Zelltypen oder im Zellkern etwa bei Herpes, Hepatitis B (https://www.sciencedirect.com/topics/medicine-and-dentistry/episome).
- Nach der Erkrankung Rückkehr in den gesunden Zustand.

5 Schicksal virusinfizierter Zellen und Gewebe

Relevante Literaturstellen finden sich unter: Alenquer und Amorim (2015); Schulz (2016); Li et al. (2020); Manjarrez-Zavala et al. (2013); Kang et al. (2014) (228 Seiten!); Bertheloot und Latz (2017); Liu et al. (2017).

Lesenswert sind auch diese Internetseiten:

- http://web.biosci.utexas.edu/field/mic361a/patholog.htm,
- https://www.merckmanuals.com/home/infections/overview-of-viral-infections/overview-of-viral-infections,
- https://www.wikiwand.com/en/Viral_pathogenesis.

Folgende Auswirkungen der Virusinfektion können zusammengefasst werden:

- Direkte Auswirkung auf die Zellen:
  - Zelle wird durch die Produktion von Virusmaterial überlastet und stirbt → *lytische Infektion.*
  - Syntheseapparat wird nur für Virusmoleküle benutzt → *Abschaltung der Wirtszelle* („host shutoff").
  - Virale Nukleasen zerstören zelleigene *Boten-RNA* („messenger RNA", mRNA).
  - *Apoptose* (programmierter Zelltod) wird durch bestimmte Stoffe in sehr unterschiedlicher Form ausgelöst.
  - *Lysosomen* werden zerstört und stören das Zellgeschehen.
  - *Zytopathische Effekte* resultieren aus der Infektion („cytopathic effect", CPE)

    Zellformveränderung – kugelförmig (bei Adeno- und Polioviren).

    Riesenzellbildungen (in Zellkulturen meist gut sichtbar), infizierte Zellen fusionieren mit gesunden Zellen zu vielkernigen Gebilden (bei Respiratory Syncytial Virus [RSV], Masernvirus).

    Bildung von Einschlusskörperchen im Zytoplasma oder Kern. Dort Anreicherung von inkompletten Viruspartikeln (bei Tollwut, Masern, Herpes).

Zelltod: Apoptose, Pyroptose, Nekroptose, Nekrose, Autophagie, NETose (vgl. hierzu: Kang et al. 2014); die unterschiedliche Namensgebung weist auf die unterschiedlichen Abläufe in den Zellen hin.

- Mögliche Schäden von Zellen und Geweben als Ergebnisse einer Immunantwort durch Zytokine:
  - Interferone IFN-α, IFN-β und IFN-γ werden von Leukozyten und Fibroblasten gebildet: wirken immunstimulierend, antiviral und antitumoral und regen andere Zellen zur Produktion weiterer Stoffe an
  - *Interleukine* dienen u. a. zur Kommunikation von Immunzellen untereinander. IL-1 und IL-6 beeinflussen gemeinsam mit dem Tumornekrosefaktor (TNF-α) Entzündungsprozesse und führen zu Fieber, Muskelschmerzen, Durchblutungsförderung, Permeabilitätssteigerungen. Im Extremfall entsteht ein sog. *Zytokinsturm* (Hyperzytokinämie) mit anschließender Sepsis, der zum Tod des Wirtes führen kann (H1N1-Virus: Spanische Grippe; H5N1-Virus: Vogelgrippe; Covid-19). Es entsteht eine gefährliche positive Rückkopplung: Hohe Zytokinkonzentrationen führen zur Anregung der Leukozyten, damit zur Produktion weiterer Zytokine und zur Bildung von Chemokinen, die wiederum Zellen des Immunsystems anlocken. Die Homöostase ist nachhaltig gestört! IL-1ß ist aber auch für die Regulation des Glukosestoffwechsels im Wechselspiel mit Insulin und schwachen Entzündungen im Darm verantwortlich (Dror et al. 2017). Entzündungshemmende Zytokine (IL-10 und TFG-ß [transformierender Wachstumsfaktor]) sorgen normalerweise für das Abklingen der Reaktionen. Die Stoffgruppe der Lipoxine spielt ebenfalls eine wichtige Rolle bei der körpereigenen Abschaltung von Entzündungsprozessen (Stockert 2020). Eine übersichtliche Zusammenstellung weiterer Lipide, die am Entzündungsgeschehen beteiligt sind, findet sich auf der Plattform „The LipidWeb" (https://www.lipidmaps. org/resources/lipidweb/lipidweb_html/lipids/fa-eic/eicresol/index.htm).
  - T-Zellen und NK-Zellen greifen gesunde Gewebe an (Hepatitis).
  - Auslösung von Autoimmunerkrankungen.
  - Blutgerinnungsstörungen (z. B.: Levi und Thachil 2020; Iba et al. 2020).

Eine interessante Zusammenschau diverser klinischer Ausprägungen als Folge einer SARS-CoV-2-Infektion findet sich in Zawilska et al. (2021).

All diese Informationen bedeuten, dass viele Krankheitssymptome einer viralen Infektion durch Fehlfunktionen des Immunsystems ausgelöst werden können.

Die direkten und indirekten Auswirkungen einer Virusinfektion und der damit oft einhergehenden bakteriellen Infektion sind große Forschungsthemen der letzten Jahrzehnte. Bei Durchsicht der Literatur ergeben sich zudem eindeutige Parallelen zu anderen Erkrankungen und den damit verbundenen Geschehnissen in den betroffenen Geweben und Zellen. Eine Reihe von körpereigenen Substanzen, oft Proteine oder Proteinkomplexe, stehen dabei im Fokus der Forschung. Ein Blick auf Stoffwechselkarten zeigt die Komplexität des Geschehens (z. B. https://www.cellsignal.at/pathways/toll-like-receptor-signaling-pathway).

Zum Auffinden relevanter Literatur sind v. a. die Kurznamen und Abkürzungen von beteiligten chemischen Verbindungen wichtig. Als Beispiel sei hier der Begriff HMGB1 genannt. Diese Abkürzung steht für High-Mobility-Group-Box-1-Proteine (Kang et al. 2014; VanPatten und Al-Abed 2018). Diese Proteine interagieren im Zellkern mit den Nukleosomen, Histonen und Transkriptionsfaktoren und sind an der Organisation der DNA-Strukturen sowie an der Transkription beteiligt. Auch außerhalb des Zellkerns übernehmen sie wichtige Funktionen. So sind sie etwa am Entzündungsgeschehen beteiligt, indem sie von Makrophagen, Monozyten, dendritischen Zellen ausgeschieden werden und als Mediatoren der entzündungsfördernden Zytokine eine Rolle spielen. Sie sind an diversen Erkrankungen wie etwa Arthritis, Kolitis, Sepsis, Adipositas, Corona u. a. beteiligt. Ding et al. (2017) diskutieren das zelluläre Geschehen bei verschiedenen Lungenerkrankungen und heben dabei die negative Rolle der HMGB1-Proteine hervor.

Eine Suche mit dem Begriff HMGB1 im Internet ergab am 27.01.2021 938.000 und am 08.11.2022 5.470.000 Treffer. Bei der Einschränkung auf HBGB1 + Inhibitor finden sich 27.01.2021 845.000 und am 08.11.2022 1.160.000 Treffer. Mit der Suche nach HMGB1 + Covid sind es am 27.01.2021 307.000 und am 08.11.2022 426.000 Treffer. Dies zeigt die Wichtigkeit der Auswahl der Suchkriterien und die Bedeutung dieses Moleküls in der Forschung. HMGB1 und HMGB2 binden etwa auch an das Nukleoprotein von Influenzaviren und fördern die virale Replikation (Moisy et al. 2012).

Die Arbeit von Li et al. (2013) zeigt die durch HMGB1 ausgelöste Informationskaskade in lymphoiden Zellen. Weitere Publikationen (Andersson et al. 2020; Street 2020) heben die Bedeutung der Forschung in Richtung Entzündung, Covid-19 und extrazellulären HMGB1-Proteinen hervor. Pflanzliche HMGB1-Hemmer werden in Abschn. 10.2 besprochen.

licensee InTech. This is an open access article distributed under the terms of the Creative Commons Attribution License (http://creativecommons.org/licenses/by/3.0), which permits unrestricted use, distribution, and reproduction in any medium, provided the original work is properly cited.

Literatur

Viren: Aufbau, Vermehrung, Zellpathologie im Wirt

https://www.openscience.or.at/de/wissen/genetik-und-zellbiologie/2020-04-02-viren-freunde-oder-feinde-des-menschen. Zugegriffen am 01.11.2022
https://www.wikiwand.com/de/Viren. Zugegriffen am 01.11.2022

Aufbau von Virionen

https://viralzone.expasy.org/. Zugegriffen am 01.11.2022
https://www.wikiwand.com/de/Viren. Zugegriffen am 01.11.2022

Klassifikation von Viren

https://talk.ictvonline.org/taxonomy/. Zugegriffen am 01.11.2022
https://viralzone.expasy.org/5216. Zugegriffen am 01.11.2022
https://www.wikiwand.com/de/Viren#/Schreibweise_der_Virusartnamen. Zugegriffen am 01.11.2022

Virale Erkrankung – Schritte bis zur Vermehrung der Viruspartikel im Körper

Buzón P, Maity S et al (2020) Physical virology: from virus self-assembly to particle mechanics. WIREs Nanomed Nanobiotechnol 12(4):e1613
de Haan CAM, Rottier PJM (2005) Molecular interactions in the assembly of coronaviruses. Adv Virus Res 64:165–230
Harty R, Schmitt A et al (2011) Virus budding/host interactions. Adv Virol 2011:963192.
https://viralzone.expasy.org/976?outline=all_by_species. Zugegriffen am 01.11.2022
https://www.wikiwand.com/de/Endozytose. Zugegriffen am 01.11.2022
Lucas TM, Lyddon TD et al (2010) Two distinct mechanisms regulate recruitment of murine leukemia virus envelope protein to retroviral assembly sites. Virology 405(2):548–555
Mercer J, Helenius A (2009) Virus entry by macropinocytosis. Nat Cell Biol 11(5):510–520
Mercer J, Lee JE et al (2020) SnapShot: enveloped virus entry. Cell 182(3):786
Perlmutter JD, Hagan MF (2015) Mechanisms of virus assembly. Annu Rev Phys Chem 66:217–239
Plescia C, David E et al (2021) SARS-CoV-2 viral budding and entry can be modeled using BSL-2 level virus-like particles. J Biol Chem 296:100103
Rheinemann L, Sundquist WI (2020) Virus budding. In: Reference module in life sciences. Elsevier, Amsterdam
Stertz S, Reichelt M et al (2007) The intracellular sites of early replication and budding of SARS-coronavirus. Virology 361:304–315
V'Kovski P, Kratzel A et al (2021) Coronavirus biology and replication: implications for SARS-CoV-2. Nat Rev Microbiol 19(3):155–170
Yao H, Song Y et al (2020) Molecular architecture of the SARS-CoV-2 virus. Cell 183(3):730–738.e713
Ye Q, West AMV et al (2020) Architecture and self-assembly of the SARS-CoV-2 nucleocapsid protein. Protein Sci 29(9):1890–1901

INFLUENZA - Replikationszyklus

Ayora-Talavera G (2018) Sialic acid receptors: focus on their role in influenza infection. J Recept Ligand Channel Res 10:1–11. https://doi.org/10.2147/JRLCR.S140624
Dou D, Revol R et al (2018) Influenza A virus cell entry, replication, virion assembly and movement. Front Immunol 9:1581

Fodor E (2013) The RNA polymerase of influenza A virus: mechanisms of viral transcription and replication. Acta Virol 57(02):113–122

de Graaf M, Fouchier RA (2014) Role of receptor binding specificity in influenza A virus transmission and pathogenesis. EMBO J 33(8):823–841

https://upload.wikimedia.org/wikipedia/commons/thumb/a/a0/Virus_Replication_large.svg/440px-Virus_Replication_large.svg.png. Zugegriffen am 01.11.2022

https://viralzone.expasy.org/6. Zugegriffen am 01.11.2022

https://www.wikiwand.com/de/Influenzavirus. Zugegriffen am 01.11.2022

Imai M, Kawaoka Y (2012) The role of receptor binding specificity in interspecies transmission of influenza viruses. Curr Opin Virol 2(2):160–167

Jones JE, Le Sage V et al (2021) Viral and host heterogeneity and their effects on the viral life cycle. Nat Rev Microbiol 19(4):272–282

Kastner M, Karner A et al (2017) Relevance of host cell surface glycan structure for cell specificity of influenza A virus. bioRxiv: 203349

Lakadamyali M, Rust MJ et al (2003) Visualizing infection of individual influenza viruses. Proc Natl Acad Sci 100(16):9280

Rust MJ, Lakadamyali M et al (2004) Assembly of endocytic machinery around individual influenza viruses during viral entry. Nat Struct Mol Biol 11(6):567–573

Shi Y, Wu Y et al (2014) Enabling the 'host jump': structural determinants of receptor-binding specificity in influenza A viruses. Nat Rev Microbiol 12(12):822–831

Suzuki Y (2013) Recent research on influenza virus receptor and the mechanism of its host range mutation. Glycoforum 16:A2

de Vries E, Tscherne DM et al (2011) Dissection of the influenza A virus endocytic routes reveals macropinocytosis as an alternative entry pathway. PLoS Pathog 7(3):e1001329

SARS-CoV-2 – Replikationszyklus

Baig AM, Khaleeq A et al (2020) Evidence of the COVID-19 virus targeting the CNS: tissue distribution, host-virus interaction, and proposed neurotropic mechanisms. ACS Chem Nerosci 11(7):995–998

Cantuti-Castelvetri L, Ojha R et al (2020) Neuropilin-1 facilitates SARS-CoV-2 cell entry and infectivity. Science 370(6518):856

Casas C (2017) GRP78 at the centre of the stage in cancer and neuroprotection. Front Neurosci 11:177

Cortese M, Lee J-Y et al (2020) Integrative imaging reveals SARS-CoV-2-induced reshaping of subcellular morphologies. Cell Host Microbe 28(6):853–866.e855

Daly JL, Simonetti B et al (2020) Neuropilin-1 is a host factor for SARS-CoV-2 infection. Science 370(6518):861

Fara A, Mitrev Z et al (2020) Cytokine storm and COVID-19: a chronicle of pro-inflammatory cytokines. Open Biol 10(9):200160

Hikmet F, Méar L et al (2020) The protein expression profile of ACE2 in human tissues. Mol Syst Biol 16(7):e9610

https://swissmodel.expasy.org/repository/species/2697049. Zugegriffen am 01.11.2022

https://viralzone.expasy.org/8996. Zugegriffen am 01.11.2022

https://viralzone.expasy.org/9077. Zugegriffen am 01.11.2022

https://viralzone.expasy.org/9096. Zugegriffen am 01.11.2022

https://www.deutsche-apotheker-zeitung.de/news/artikel/2020/11/06/neuropilin-1-als-wichtiger-co-faktor-identifiziert. Zugegriffen am 01.11.2022 https://www.embl.org/news/science/covid-replication/. Zugegriffen am 01.11.2022

https://www.mdr.de/wissen/corona-virus-schmerzempfindlichkeit100.html. Zugegriffen am 01.11.2022

https://www.mri.tum.de/news/coronavirus-neuropilin-1-koennte-tueroeffner-ins-zellinnere-sein. Zugegriffen am 01.11.2022

https://www.pharmawiki.ch/wiki/index.php?wiki=Covid-19. Zugegriffen am 01.11.2022

https://www.wikiwand.com/de/SARS-CoV-2. Zugegriffen am 01.11.2022

https://www.wikiwand.com/en/Coronavirus. Zugegriffen am 01.11.2022

Mody V, Ho J et al (2021) Identification of 3-chymotrypsin like protease (3CLPro) inhibitors as potential anti-SARS-CoV-2 agents. Commun Biol 4(1):93

Ortega JT, Zambrano JL et al (2020) Understanding severe acute respiratory syndrome coronavirus 2 replication to design efficient drug combination therapies. Intervirology 63(1-6):2–9

Rabi FA, Al Zoubi MS et al (2020) SARS-CoV-2 and coronavirus disease 2019: what we know so far. Pathogens 9(3):231

Robson F, Khan KS et al (2020) Coronavirus RNA proofreading: molecular basis and therapeutic targeting. Mol Cell 79(5):710–727

Sabirli R, Koseler A et al (2021) High GRP78 levels in Covid-19 infection: a case-control study. Life Sci 265:118781

Sigrist CJ, Bridge A et al (2020) A potential role for integrins in host cell entry by SARS-CoV-2. Antiviral Res 177:104759

Slanina H, Madhugiri R et al (2021) Coronavirus replication–transcription complex: vital and selective NMPylation of a conserved site in nsp9 by the NiRAN-RdRp subunit. Proc Natl Acad Sci 118(6):e2022310118

Surjit M, Lal SK (2008) The SARS-CoV nucleocapsid protein: a protein with multifarious activities. Infect Genet Evol 8(4):397–405

Tang T, Bidon M et al (2020) Coronavirus membrane fusion mechanism offers a potential target for antiviral development. Antiviral Res 178:104792

Trougakos IP, Stamatelopoulos K et al (2021) Insights to SARS-CoV-2 life cycle, pathophysiology, and rationalized treatments that target COVID-19 clinical complications. J Biomed Sci 28(1):9

Ueffing M, Bayyoud T et al (2020) Basic principles of replication and immunology of SARS-CoV-2. Der Ophthalmologe : Zeitschrift der Deutschen Ophthalmologischen Gesellschaft 117(7):609–614

V'kovski P, Kratzel A et al (2020) Coronavirus biology and replication: implications for SARS-CoV-2. Nat Rev Microbiol 19:155–170

Valencia DN (2020) Brief review on COVID-19: the 2020 pandemic caused by SARS-CoV-2. Cureus 12(3):e7386

Verdecchia P, Cavallini C et al (2020) The pivotal link between ACE2 deficiency and SARS-CoV-2 infection. Eur J Intern Med 76:14–20

Vougogiannopoulou K, Corona A et al (2021) Natural and nature-derived products targeting human coronaviruses. Molecules 26:448

Wang K, Chen W et al (2020) CD147-spike protein is a novel route for SARS-CoV-2 infection to host cells. Signal Transduct Target Ther 5(1):283

Zamorano Cuervo N, Grandvaux N (2020) ACE2: evidence of role as entry receptor for SARS-CoV-2 and implications in comorbidities. Elife 9:e61390

Zeng W, Liu G et al (2020) Biochemical characterization of SARS-CoV-2 nucleocapsid protein. Biochem Biophys Res Commun 527(3):618–623

Infektionstypen

Manjarrez-Zavala M, Rosete D et al (2013) Pathogenesis of viral respiratory infection. In: Respiratory disease and infection – a new insight, S 3–32

Schicksal virusinfizierter Zellen und Gewebe

Alenquer M, Amorim MJ (2015) Exosome biogenesis, regulation, and function in viral infection. Viruses 7:5066–5083

Bertheloot D, Latz E (2017) HMGB1, IL-1α, IL-33 and S100 proteins: dual-function alarmins. Cell Mol Immunol 14:43–64

Dror E, Dalmas E et al (2017) Postprandial macrophage-derived IL-1β stimulates insulin, and both synergistically promote glucose disposal and inflammation. Nat Immunol 18:283–292

http://web.biosci.utexas.edu/field/mic361a/patholog.htm. Zugegriffen am 01.11.2022

https://www.merckmanuals.com/home/infections/overview-of-viral-infections/overview-of-viral-infections. Zugegriffen am 01.11.2022

https://www.wikiwand.com/en/Viral_pathogenesis. Zugegriffen am 01.11.2022

Kang R, Chen R et al (2014) HMGB1 in health and disease. Mol Aspects Med 40:1–116

Li H, Liu L et al (2020) SARS-CoV-2 and viral sepsis: observations and hypotheses. Lancet 395(10235):1517–1520

Liu T, Zhang L et al (2017) NF-κB signaling in inflammation. Signal Transduct Target Ther 2(1):17023

Manjarrez-Zavala M, Rosete D et al. (2013) Pathogenesis of viral respiratory infection. In: Respiratory disease and infection – a new insight, S 3–32

Schulz, T. F. (2016). Infektionsverlauf und Pathogenität. Medizinische Mikrobiologie und Infektiologie. S. Suerbaum, G.-D. Burchard, S. H. E. Kaufmann and T. F. Schulz. Berlin, Heidelberg, Springer Berlin Heidelberg: 437-445.

Lipoxine

Andersson U, Ottestad W et al (2020) Extracellular HMGB1: a therapeutic target in severe pulmonary inflammation including COVID-19? Mol Med 26(1):42

Ding J, Cui X et al (2017) Emerging role of HMGB1 in lung diseases: friend or foe. J Cell Mol Med 21(6):1046–1057

https://www.cellsignal.at/pathways/toll-like-receptor-signaling-pathway. Zugegriffen am 01.11.2022

https://www.lipidmaps.org/resources/lipidweb/lipidweb_html/lipids/fa-eic/eicresol/index.htm. Zugegriffen am 01.11.2022

Iba T, Levy JH et al (2020) Coagulopathy of coronavirus disease 2019. Crit Care Med 48(9):1358–1364

Levi M, Thachil J (2020) Coronavirus disease 2019 coagulopathy: disseminated intravascular coagulation and thrombotic microangiopathy – either, neither, or both. Semin Thromb Hemost 46(07):781–784

Li G, Liang X et al (2013) HMGB1: the central cytokine for all lymphoid cells. Front Immunol 4:68

Moisy D, Avilov SV, Jacob Y et al (2012) HMGB1 protein binds to influenza virus nucleoprotein and promotes viral replication. J Virol 86(17):9122–9133

Stockert K. Lipidmediatoren und ihre Rolle bei Entzündungen und Allergien. Allergieprävention. 2020 Mar 25:185–245. German. https://doi.org/10.1007/978-3-662-58140-7_6. PMCID: PMC7122452

Street ME (2020) HMGB1: a possible crucial therapeutic target for COVID-19? Horm Res Paediatr 93(2):73–75

VanPatten S, Al-Abed Y (2018) High mobility group box-1 (HMGb1): current wisdom and advancement as a potential drug target. J Med Chem 61(12):5093–5107

Zawilska JB, Lagodzinski A et al (2021) COVID-19: from the structure and replication cycle of SARS-CoV-2 to its disease symptoms and treatment. J Physiol Pharmacol 72(4). https://doi.org/10.26402/jpp.2021.4.01

SARS-CoV-2: Eine Gesundheitskrise durch verpasste Chancen? Fallbeispiel Italien

Pierre Madl, Felicitas Kwasny, Clemens Arvay, Antonietta Gatti,
Livio Giuliani und Herbert Lettner

1   Einleitung

Der epidemische Verlauf der ersten Welle des schweren akuten respiratorischen Syndroms Coronavirus 2 (SARS-CoV-2) und seiner Erkrankung COVID-19 in Norditalien hatte dramatischste Auswirkungen in einigen Epizentren der Po-Ebene, die sich von den nordwest-

---

Wir widmen dieses Kapitel unserem im März 2023 verstorbenen Kollegen Clemens Arvay. Wir behalten ihn durch seine sorgfältige und sachkundige Arbeitsweise als ausgezeichneten Wissenschaftler und gewissenhaften Kollegen in Erinnerung, mit dem wir gerne an diesem Manuskript zusammengearbeitet haben.

P. Madl (✉)
Department of Biosciences & Medical Biology,
Naturwissenschaftliche Fakultät der Universität Salzburg, Salzburg, Österreich
e-mail: pierre.madl@plus.ac.at

F. Kwasny
Radiologisches Messlabor des Landes Salzburg,
Naturwissenschaftliche Fakultät der Universität Salzburg, Salzburg, Österreich

C. Arvay (Deceased)
Pflanzenwissenschaften - Institut für Biologie, Universität Graz, Graz, Österreich
e-mail: cg@arvay.info

A. Gatti
Fondazione Nanodiagnostics ETS, Laboratory Division, San Vito di Spilamberto (Modena), Italien
e-mail: gatti@nanodiagnostics.it

L. Giuliani
ICEMS (International Commission for Electromagnetic Safety),
ECERI (European Cancer and Environment Research Institute), Venice, Italien

H. Lettner
Radiologisches Messlabor des Landes Salzburg, Naturwissenschaftliche Fakultät
der Universität Salzburg, Salzburg, Österreich
e-mail: herbert.lettner@plus.ac.at

© Der/die Autor(en), exklusiv lizenziert an Springer-Verlag GmbH, DE, ein Teil von Springer Nature 2024

P. Panhofer (Hrsg.), *Prävention und Therapie viraler Epidemien*,
https://doi.org/10.1007/978-3-662-67508-3_6

lichen Provinzen wie Piemont und Lombardei bis in den Nordosten erstreckt, und erfasste sogar die Emilia Romagna und Venetien. Nach dem Auftreten der ersten Fälle am 30. Januar 2020 (zwei chinesische Touristen mit COVID-19-Symptomen, die am selben Tag ins Krankenhaus eingeliefert wurden), gefolgt von einem dritten Fall ein paar Tage später (ein italienischer Staatsbürger, der aus Wuhan, China, repatriiert wurde), kam es zu einem starken Anstieg der Fälle. In einer ersten Reaktion riefen die staatlichen Behörden dazu auf, zwischenmenschlich Distanz zu halten, gaben hygienische Verhaltensregeln bekannt, setzten die Verwendung von obligatorischen Gesichtsmasken durch und führten schließlich Quarantänemaßnahmen ein, um die Ausbreitung zu minimieren. Als jedoch die Zahl der COVID-19-Fälle Ende Februar 2020 explodierte, wobei die Lombardei mit 615 Fällen, die Emilia Romagna mit 217 und Venetien mit 191 Fällen ihren ersten Höchststand erreichte (WHO 2020d), verhängten die Behörden Reisebeschränkungen, kündigten Ausgangssperren an, schlossen Schulen, Museen, Theater und untersagten alle öffentlichen Versammlungen (Sportveranstaltungen etc.) in den am stärksten betroffenen Gebieten der Provinz Lombardei. Am 9. März 2020 wurden im ganzen Land COVID-19-Fälle registriert, und als sich die Situation weiter zuspitzte, stülpten die Behörden das „chinesische Modell" an Gegenmaßnahme den Landsleuten über, indem sie eine landesweite Abriegelung verkündeten, bei der nur noch essenzielle wirtschaftliche Aktivitäten erlaubt waren (Pepe et al. 2020). Diese Maßnahmen konnten jedoch nicht verhindern, dass 2 Wochen später ein neuer Höchststand an COVID-19-Positiven registriert wurde.

Ausgelöst wurde der medizinische Notfall auch durch die im Vergleich zu Nordeuropa geringere Anzahl von Intensivstationen in Italien (Walach und Hockertz 2020; WHO 2020d) und eine ungünstige demografische Konstellation mit einem höheren Anteil älterer Menschen >70 Jahre (Perone 2021). Der dramatisch inszenierte sowie medial aufgearbeitete Umgang, Verstorbene im Militärkonvoi aus Bergamo „abzutransportieren", löste Angst und Panik aus, die sich nicht nur auf die meisten Italiener beschränkten, sondern auch viele Menschen in ganz Europa allarmierten (Metzdorf 2021). Dieser in Szene gesetzte Alarmismus machte auch vor wissenschaftlichen Journalen nicht halt und veranlasste *The New England Journal of Medicine* (NEJM), einen irreführenden Fallbericht zu veröffentlichen, in dem asymptomatische Personen als infektiös beschrieben werden (Rothe et al. 2020), doch eine genauere Analyse der Arbeit lässt diesen Schluss nicht zu, da es eher ein Ausbreitungsmuster einer Grippe widerspiegelt.

Dennoch haben Italien sowie die meisten anderen EU-Mitgliedsstaaten sich erneut für die gleichen „Gegenmaßnahmen" stark gemacht, als die zweite Welle im Herbst 2020 einsetzte, anstatt alternative Strategien zu entwickeln, nachdem die erste Welle abebbte. Dementsprechend adressieren die Autoren dieses Kapitels zunächst die Probleme mit der städtischen Luftverschmutzung, betrachten Fakten und Zahlen aus verschiedenen Quellen, um dann die unverhältnismäßigen Gegenstrategien aufzugreifen, die sowohl von den italienischen Behörden ergriffen sowie in der Folge auch von anderen EU-Mitgliedsstaaten übernommen wurden, anstatt eine öffentliche, offene Diskussion über die zur Verfügung stehenden, weniger restriktiven Optionen zu führen, so wie es Schweden (PHAS 2021) oder der US-Bundesstaat Florida (FH 2021) vorexerzierten, ohne dass die Fallzahlen explodierten bzw. die Mortalität überhandnahm (EBMPHET 2020).

Tatsächlich kritisieren die Autoren hier die Methoden, mit denen die Ausbreitung der Krankheit eingedämmt werden soll, da diese die zugrunde liegenden Ursachen außer Acht lassen und die damit verbundenen Gesundheitsprobleme nicht begrenzen.

SARS-CoV-2 ist nicht zufällig aufgetaucht, sondern ist das Ergebnis kulminierender systemischer Veränderungen, die durch anthropogene Aktivitäten hervorgerufen wurden. Ziel dieses Beitrags ist es daher, Folgendes zu beleuchten: i) den aktuellen Status quo, insbesondere das Vorherrschen an bodennahen Luftschadstoffen und ihre komodulierende Wirkung auf Bioaerosole wie SARS-CoV-2, ii) die virale Sphäre, inkl. deren Dynamik und ihre Relevanz für die Humanbiologie, iii) die von Italien übernommenen Gegenstrategien, welche von den meisten EU-Mitgliedsstaaten adaptiert wurden, iv) als auch die Entwicklung von Impfstoffen, welche von den Behörden als einzig mögliche Ausstiegsperspektive angepriesen wurde.

2 Die persistent schlechte Luft in der Po-Ebene

2.1 Gesundheitliche Auswirkungen anhaltender Luftverschmutzung während der kalten Jahreszeit

Die starken regionalen Unterschiede in der Ausbreitung von COVID-19-Infektionen deuten auf mehrere zusammenwirkende, modulierende Faktoren hin, von denen in Bezug auf Norditalien die schlechte Luftqualität an oberster Stelle steht (Zoran et al. 2020). Verbrennungsmotoren, Gasthermen sowie industrielle Aktivitäten tragen zur Anreicherung von lungengängigen Schwebstoffen in der Luft bei. Darüber hinaus befinden sich 20 der 73 mit fossilen Brennstoffen betriebenen Großkraftwerke (>100 MW) und 27 der 56 Müllverbrennungsanlagen Italiens in der Po-Ebene. Eine riesige Anlage in der Gegend von Brescia-Bergamo emittiert eine Abgasfahne von Nanopartikeln, die sogar in Blutproben der Anwohner nachweisbar sind (Gatti und Montanarim 2015), wobei deren Bestimmung erst durch den Einsatz modernster nanotechnologischer Diagnoseinstrumente möglich wurde (Gatti und Montanari 2008).

Die Eintrittspforten für Luftschadstoffe sind vielfältig, wobei der Löwenanteil an Schwebstoffen aus der Luft über den Atemtrakt in den menschlichen Körper gelangt. Die grobe Partikelfraktion (bekannt als PM_{10}, mit aerodynamischen Durchmessern ≤ 10 µm) lagert sich überwiegend in der extrathorakalen Region wie Nase und Rachen ab und trägt in der Regel zur Trockenheit und Reizung der oberen Atemwege bei (Addey und Shephard 2012; Vallero 2014). Die Feinstaubfraktion (bekannt als $PM_{2,5}$, mit aerodynamischen Durchmessern von 2,5 µm) ist inhalierbar und erreicht die tieferen Atemwege (meist Bronchien und Bronchiolen), wo sie in hohen Konzentrationen die Lungenschleimhaut reizen und Husten auslösen kann (Hofmann 2011). Jedoch mehr als 90 % der luftgetragenen

Schadstoffe gehören zur Fraktion der ultrafeinen Partikel (UFP) (mit einem aerodynamischen Durchmesser <100 nm). Diese lungengängigen Aerosole dringen bis in den
Alveolarbereich vor, von wo sie leicht in den Blutkreislauf übertreten (Hofmann 2011).
Dort angekommen wirken diese Nanopartikel auf den gesamten Organismus und zeichnen
für zahlreiche Pathologien verantwortlich, die üblicherweise nicht mit Luftverschmutzung
in Verbindung gebracht werden (Oberdoerster et al. 2005).

> Selbst eine unterschwellige Schadstoffexposition mit Nanopartikeln und deren
> Verteilung im menschlichen Körper verursacht niedriggradige Entzündungen.

Diese Entzündung kann sich bei gleichzeitigem Kontakt durch pathogene Bioaerosole
schnell verschlechtern (Nemmar et al. 2002, 2003; Vainshelboim 2021).

Darüber hinaus ist Stickstoffdioxid (NO_2) in chronisch verschmutzter Luft ein kritischer Bestandteil und in Verbindung mit Feinstaub ein berüchtigter Auslöser von ent-
zündungsbedingten Kaskaden und oxidativem Stress, der die Zellfunktionen beeinträchtigt
(Lodovici und Bigagli 2011). Oxidativer Stress wirkt sich auf das vom Endothel generierte
Stickstoffmonoxid (NO) aus, was zum Aufbau schädlicher Marker wie Peroxynitrit führt
und das NO-vermittelte vasodilatierende Potenzial im Gefäßsystem einschränkt, wodurch
die Aktivierung/Aggregation von Blutplättchen gehemmt und die Proliferation glatter
Muskelzellen unterdrückt wird (Miller et al. 2012). NO_2 wird auch mit Bronchitis bei
asthmatischen Kindern in Verbindung gebracht und es ist dafür bekannt, dass eine reduzierte Lungenfunktionen schon bei viel niedrigeren Werten, als jene in Abb. 1 gezeigt,

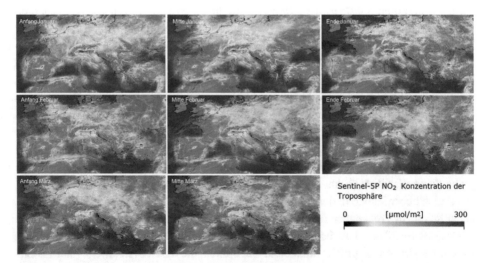

Sentinel-5P NO_2 Konzentration der Troposphäre

0   [µmol/m2]   300

Abb. 1 Momentaufnahmen des NO_2-Emissionsabfalls über der Po-Ebene nach dem Höhepunkt der
ersten COVID-19-Welle, wie sie von der Animation der European Space Agency (ESA) des gleiten-
den 10-Tage-Mittels erfasst wurden. (Zusammenstellung basierend auf Quelldaten der ESA 2020)

resultiert (Vallero 2014). Die nachteiligen Auswirkungen sind jedoch weit schwerwiegender, wenn exponierte Personen bereits an akuten Atemwegsinfektionen leiden (Chauhan und Johnston 2003).

Das Tropomi-Instrument an Bord des Copernicus-Satelliten Sentinel-5P ist ein hervorragendes Fernerkundungsinstrument und gibt das Ausmaß der über die gesamte Po-Ebene verteilten Schadstoffbelastung wieder, indem es eine Vielzahl von Luftschadstoffen, einschließlich der NO_2-Konzentrationen, über Europa darstellt. Abb. 1 visualisiert daher nicht nur die Verteilung der NO_2-Emissionen über Europa, sondern zeigt die Akkumulationszentren insbesondere über der Po-Ebene, als die erste COVID-19-Welle über Europa hinweg schwappte (ESA 2020). Die Daten veranschaulichen einen raschen Rückgang der NO_2-Konzentrationen insbesondere der Po-Ebene, der Benelux-Ländern sowie diverser Großstädte in ganz Europa - vornehmlich Mailand, Paris und Madrid, die mit den eingeleiteten medizinischen Notstandsmaßnahmen eingeleitet wurden.

NO_X-Produktion und Dieselabgaspartikel (DEP) gehen Hand in Hand, wobei letztere als starker Promotor für die Bildung atherosklerotischer Plaques bekannt sind, die wiederum in direktem Zusammenhang mit Herzinfarkten stehen (Miller et al. 2013). Diese verbrennungsbedingten Nebenprodukte stehen mit den erhöhten Sterblichkeitsraten der exponierten städtischen Bevölkerung unmittelbar in Verbindung (Cesaroni et al. 2013; Cesaroni et al. 2014. Dockery et al. 1993; Gan et al. 2011; Miller 2020).

Die Verteilung bodennaher Luftschadstoffe (wie NO_2, $PM_{2,5}$ und PM_{10}) in dieser Region Italiens überschreitet seit Jahren regelmäßig die gesetzlichen Grenzwerte von 35 Tagen/Jahr. Dies macht die Po-Ebene zum Brennpunkt der Luftverschmutzung nicht nur innerhalb Italiens, sondern katapultiert die Region sogar in die obersten Ränge der am stärksten verschmutzten Lebensräume auf EU-Ebene (Fattorini und Regoli 2020; Srivastava 2020; Zoran et al. 2020). Die häufigen Überschreitungen der gesetzlichen Grenzwerte (50/25 $\mu g\ m^{-3}$ für die tägliche $PM_{10}/PM_{2,5}$-Konzentration) sind in Abb. 2 ersichtlich. Abb. 2 zeigt, wie oft die Tagesmittelwerte die gesetzlichen Grenzwerte während der ersten und zweiten COVID-19-Welle überschritten haben, wohingegen Abb. 3 die gleichen Trends aus kontinentaler Sicht widerspiegelt (AirVisual 2020). Um zu verstehen, wie in dieser Darstellung der AQI-Index aus einer Vielzahl von Schadstoffen wie O_3, NO_2, PM_{10}, $PM_{2,5}$, SO_2, CO berechnet werden kann, verweisen wir auf Babu et al. (2020) sowie Zoran et al. (2020).

Im Wesentlichen führt der Cocktail aus toxischen Gasen und ultrafeinen Partikeln zu gesundheitsschädlichen Effekten, die sich kurzfristig als Atemwegserkrankungen äussern (Babu et al. 2020). Husten und Atemnot sind die häufigste Komplikation der NO_X-Toxizität, aber auch Augen-, Nasen- oder Rachenreizungen, Kopfschmerzen, Dyspnoe, Brustschmerzen, Diaphorese, Fieber, Bronchospasmen und Lungenödeme sind häufig (Ghorani-Azam et al. 2016). Dementsprechend ist es nicht verwunderlich, dass bei älteren Menschen (>65 Jahre) und bei Kindern (<8 Jahre) vermehrt Klinikaufenthalte aufgrund erhöhter PM- und NO_X-Exposition zu beobachten sind (Marino et al. 2015).

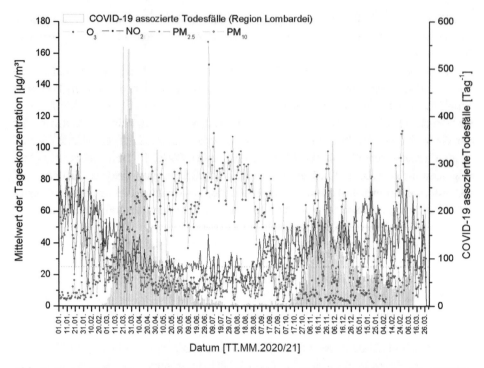

Abb. 2 Tagesmittelwerte von NO_2, O_3, $PM_{2,5}$ und PM_{10} der Stadt Mailand für das Jahr 2020/21; $PM_{2,5}$- und PM_{10}-Grenzwerte sind als gestrichelte Linien in *Rot* und *Grau* hervorgehoben (ARPA 2021). Die beobachteten Todesraten umfassen alle Todesfälle, die im weiteren Umkreis von Mailand (Provinz Lombardei) dokumentiert wurden. (ISS 2021)

Langfristige Exposition von verschmutzter Luft induziert organismisch weitreichende Effekte, insbesondere betrifft dies epigenetische Veränderungen (Madl 2012). Diese machen sich unmittelbar durch eine geringere Lebensqualität bemerkbar, führen aber längerfristig zu einem früheren Auftreten von Krankheiten, die sonst erst in einem viel späteren Lebensabschnitt evident werden, einschließlich vorzeitiger Todesfälle (aufgrund von Ischämie und kardiovaskulärer, -pulmonaler Mortalität) sowie der Induktion von Tumorprogression (Benbrahim-Tallaa et al. 2012; WHO 2012; Cesaroni et al. 2013). Nur bei einem geringen Prozentsatz der Krebs- und Herz-Kreislauf-Patienten ist die Erkrankung vererbungsbedingt (z. B.: 7 % bei Brustkrebs, 35 % bei Darmkrebs und 42 % bei Prostatakrebs), die restlichen Anteile sind auf nichtvererbte Umweltfaktoren zurückzuführen, also epigenetischen Ursprungs (Willett 2002). Darüber hinaus beträgt die Zahl der $PM_{2,5}$-assoziierten Frühgeburten weltweit 18 % aller Frühgeburten und impliziert, dass eine Reduzierung der mütterlichen $PM_{2,5}$-Exposition durch Luftreinhaltemaßnahmen das assoziierte Frühgeburtsrisiko abwenden könnte (Malley et al. 2017). Konkret konnten Zhao et al. (2011) zeigen, dass die täglichen Konzentrationen von Luftschadstoffen wie NO_2, PM_{10}, SO_2 positiv mit den Frühgeburten in Guangzhou, China, korrelieren. Mittlerweile geht

Abb. 3 Schnappschüsse des Luftgüteindex unter Einbeziehung des PM$_{2,5}$-Inventars, wie es vom AQI-Netzwerk für den Zeitraum März 2020 bis Dezember 2021 modelliert wurde. (Zusammenstellung basierend auf Daten von AirVisual 2021)

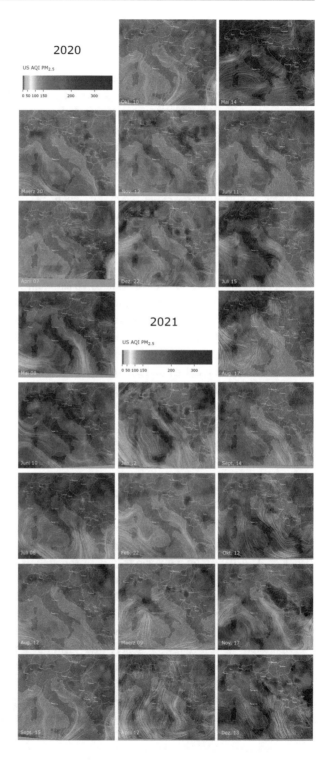

man sogar davon aus, dass eine pränatale Exposition von Luftschadstoffen in den in der EU üblichen Konzentrationen schädlich für die Gesundheit der schwangeren Frau und des ungeborenen Kindes ist (Abraham et al. 2018).

Die Sterblichkeit, welche auf Langzeitexposition von $PM_{2,5}$ zurückzuführen ist, wurde im Jahr 2015 auf etwa 4,5–4,8 % der weltweiten Todesfälle geschätzt, was 4,24 × 10^6 (3,70–4,78 × 10^6) Todesfällen und somit einer höheren Sterblichkeitsrate in verschmutzten Hotspots entspricht (Cohen et al. 2017). Insbesondere die Sterblichkeit aufgrund von Herz-Kreislauf-Erkrankungen (ischämische Herzkrankheiten [IHK] und zerebrovaskuläre Erkrankungen) dominieren die Rangliste der Pathologien (Bourdrel et al. 2017), für die ein linearer Zusammenhang mit $PM_{2,5}$ gefunden wurde (Miller 2020).

Leider gehört Italien immer noch zu jenen EU-Mitgliedsstaaten, die erhebliche Schwierigkeiten haben die EU-Grenzwerte für PM_{10} der Richtlinie 1999/30/EG (EU 1999) einzuhalten. Dementsprechend unerreichbar ist die Einhaltung im hoch industrialisierten und dicht besiedelten Gebiet der Po-Ebene, betreffend der EU-Grenzwerte für NO_2 (40 µg m^{-3}) und für $PM_{2,5}$ (25 µg m^{-3}) gemäss der Richtlinie 2008/50/EG (EU 2008).

Folglich fassten Martuzzi et al. (2006) zusammen, dass mit einer Reduzierung von PM_{10} auf 20 µg m^{-3} 0,7 % der dokumentierten kardialbedingten Hospitalisationen, 1,3 % der atemwegsassoziierten Einweisungen, 31,7 % der akuten Bronchitisfälle in der Altersklasse <15 Jahre und 1,7 % der chronischen Bronchitisfälle bei Personen >27 Jahre verhindert werden könnten. Die Autoren schreiben weiter, dass nicht nur 1259 Tage Bronchodilatatoreinsatz bei Kindern und >800.000 bei Erwachsenen vermeidbar wären, sondern auch >500.000 zusätzliche Tage mit einschlägigen Symptomen der unteren Atemwege bei Kindern und fast 8 Mio. bei Erwachsenen. Darüber hinaus wären fast eine halbe Million Tage reduzierter körperlicher Aktivität, 6 Mio. Tage leicht reduzierter Aktivität und der Verlust von fast 2 Mio. Arbeitstagen abwendbar.

2.2 Luftverschmutzung moduliert die virale Virulenz

Das Auftreten von Influenza-A-Stämmen während asiatischer Staubstürme zeigte deutlich den Zusammenhang zwischen viralen Infektionen und erhöhter PM-Konzentrationen (Chen et al. 2010). Beim humanen respiratorischen Synzytialvirus (HSRV), Auslöser von Lungenentzündungen bei Kindern, stiegen die Fallzahlen bei Inversionswetterlagen stark an (Ye et al. 2016), ebenso wie das Auftreten von Masernfällen in Abhängigkeit steigender $PM_{2,5}$-Konzentrationen (Chen et al. 2017); letzteres kletterte auf 196 %, wenn gleichzeitig erhöhte SO_2-Konzentrationen präsent waren (Peng et al. 2020).

Die kältere Jahreszeit erhöht generell die Zahl der medizinischen Notfälle, v. a. aufgrund von grippeähnlichen Erkrankungen und schweren akuten Atemwegsinfektionen, um das 5-Fache (Silva et al. 2014). Ebenso gibt es eine Korrelation der täglichen NO_2-Mittelwerte mit der Virussaison von Herbst bis Frühjahrsbeginn, denn erhöhte NO_2-Mittelwerte verschlimmern virusbedingte Entzündungen in den Atemwegen (Chauhan und Johnston 2003). In der Tat war die Exposition gegenüber stündlichen

NO_2-Spitzenwerten von bis zu 160 µg m^{-3} mit einem signifikanten Anstieg von Hals-entzündungen, Erkältungen und Schulabwesenheiten verbunden; höhere NO_2-Ex-positionen verstärkten rhinovirale Infektionen, da oxidationsabhängige Mechanismen die Produktion von Interleukin 8 (IL-8) auslösen. Bei bereits geschwächten Personen wurden Erreger wie humane Rhinoviren (HRV) und HSRV, die zu akuten Erkrankungen der obe-ren und unteren Atemwege führen, nachgewiesen, dies betraf die überwiegende Mehrheit der Kinder (>80 %) und Säuglinge (bis zu 100 %). Zwei holländische Arbeiten bestätigten diese Beobachtung, indem sie belegen, dass „atmosphärisches $PM_{2,5}$ ein hochsignifikanter Indikator für die Anzahl der bestätigten COVID-19-Fälle" sowie für „damit verbundene Klinikeinweisungen" ist (Andree 2020; Cole et al. 2020). In ähnlicher Weise belegt das Modell der UK-Biobank einen Zusammenhang zwischen einem erhöhten COVID-19-Infektionsrisiko und atmosphärischen $PM_{2,5}$- und PM_{10}-Verschmutzungsinventar (Travaglio et al. 2021). Die Ähnlichkeiten mit der Po-Ebene sind frappierend; sowohl die Nieder-landen als auch Norditalien unterliegen intensiven agroindustriellen Praktiken, die enorme Mengen an Ammoniak generieren, die wiederum zur PM-Akkumulation in der Luft bei-tragen (McRae und Russell 1984; Stemmler et al. 2006; Zhang et al. 2009).

Mit Ausnahme von O_3 (Abb. 2) hat die Einführung einer scharfen Ausgangssperre zu einer drastischen Reduzierung des Luftschadstoffinventars beigetragen, insbesondere bei $PM_{2,5}/PM_{10}$, Russ, NO_2, CO und VOC (Srivastava 2020). Zweifelsohne lässt sich sagen, dass eine längere Exposition mit Luftschadstoffen chronische Atemwegserkrankungen selbst bei jungen Menschen auslöste. Angesichts der Tatsache, dass ein Anstieg von $PM_{2,5}$ um eine Einheit einen 8 %igen Anstieg der COVID-19-Todesfälle provozierte (Perone 2021) und ein Anstieg von NO_2 um 1 ppb mit einem Anstieg der COVID-19-Vorfälle um 0,462 korrelierte (Suhaimi et al. 2020), hätten die Behörden diesen Zusammenhang eher erkennen müssen, anstatt diesen zu negieren (IAS 2020).

Obwohl Viren wesentliche und dominante Akteure in der mikrobiellen Ökologie sind (Moelling 2017; Ryan 2009; Sole und Elena 2019; Villarreal 2005), ist relativ wenig über ihre Pathophysiologie, relevante Schwellenwerte, mögliche Quellen, Transformations-modi und deren Schicksal in der unteren Troposphäre bekannt. Prussin et al. (2015) unter-suchten Gesamtkonzentrationen von virus- und bakterienähnlichen Partikeln an ver-schiedenen Stellen in Aussen- sowie Innenluft und fanden heraus, dass Aussenluft eine 2,6-mal höhere virale und bis 1,6-mal höhere bakterielle Partikelkonzentration aufweist als Innenluft. Dies ist jedoch kein Indikator für ihre Virulenz, wie bei den Entwicklungen an Bord des Kreuzfahrtschiffs „Diamond Princess" zu sehen war, die zu 619 gemeldeten Todesfällen führten. Modellierungen zufolge hätten sich diese auf 76 Fälle stabilisieren können, wenn eine frühzeitige Evakuierung durchgesetzt worden wäre (Rockloev et al. 2020). Demnach trug die schlecht gefilterte Innenluft an Bord des Schiffes dazu bei, eine luftgebundene Übertragung zu erleichtern (Almilaji. 2021). Bei einem ähnlichen Vorfall in Guangzhou (China) infizierte sich eine Gruppe von Gästen in einem Restaurant mit SARS-CoV-2, doch weder die Kellner noch die anderen zu diesem Zeitpunkt anwesenden Gäste steckten sich an (Li et al. 2020a). Wie auf dem Kreuzfahrtschiff „Diamond Princess" er-folgte die Infektion über eine stationäre „Umluftzirkulation", die für die anderen Bereiche im Lokal nicht vorhanden war.

Der wahrscheinlichste Übertragungsweg (neben Händeschütteln oder Oberflächen-kreuzkontaminationen) sind aerosolisierte Tröpfchen, die durch Niesen, Husten und Spre-chen produziert werden, – wobei letzteres mit nur 50 Partikeln pro Sekunde und 3–5 μm Durchmesser eher bescheiden ist; nur die Nasenatmung weist noch geringere Aerosolraten auf (Hadei et al. 2020). Personen, die akut mit Influenza infiziert sind, beherbergen ca. 10^9 cm^{-3} Viruspartikel in ihrem Blutkreislauf, von denen etwa 10^4 als aerosolierte Viren durch Husten oder Niesen freisetzbar sind (Yan et al. 2018). Diese Aerosole sind 4–8 μm groß und lassen sich leicht über einen Ventilator verteilen. Hadei et al. (2020) dokumen-tierten eine bimodale Verteilung von Niesaerosolen mit Durchmessern um 74 μm. Wäh-rend die feinere Fraktion 90 min in der Luft verblieb, tun dies die kleineren bis zu 30 h (Duguid 1946; Loudon und Roberts 1966; Xie et al. 2009). Viabilitätstests für SARS-CoV-2 unter Laborbedingungen haben jedoch gezeigt, dass das Virus bis zu 3 h in der Luft und infektiös bleiben kann, bei Adsorption an Oberflächen sogar über Tage hinweg (Dore-malert et al. 2020), was ein weiterer Beleg dafür ist, dass die luftgetragene Übertragung von Viruserkrankungen beim Menschen im Wesentlichen in Innenräumen stattfindet (Couch 1981; Moelling und Broecker 2020; Ahlawat et al. 2020). Die Virulenz unter Aus-senbedingungen ist relativ kurzlebig, da die entsprechenden Erreger eine Halbwertszeit von nur 15–30 min haben. Der größte Teil der Inaktivierung ist auf das 254 nm UV-Spektrum im Tageslicht zurückzuführen, das in Innenräumen in der Regel fehlt (Harm 1980).

Eine Untersuchung, die in einer US-Klinik unter Verwendung eines Röhrchenkollektors durchgeführt wurde, der für die Entnahme von Proben luftgetragener Mikroben konzipiert ist (Pan et al. 2016), ergab, dass sowohl die Proben als auch der Transfer und die Kultivie-rung in Vero-Zellen positiv auf SARS-CoV-2 getestet wurden (Lednicky et al. 2020). Interessanterweise erwies sich SARS-CoV-2 jedoch als harmlos im Vergleich zu drei an-deren humanen Atemwegsviren (Influenza-A H1N1 und H3N2 sowie humanes Coronavirus OC43), die in der Probencharge identifiziert wurden, – bei diesen drei liess sich in-vitro Zelltod induzieren. Dieser Befund ist für die Dateninterpretation relevant und könnte tat-sächlich zu einer völlig falschen Zuordnung des viralen Vektors führen. Es nährt auch be-stehende Bedenken, wonach eine geringe Anzahl durchgeführter SARS-CoV-2-Tests in Verbindung mit einer geringen Infektionsrate zu einem großen, fehlerhaften, positiven Vorhersagewert führen kann. In der Tat geben veröffentlichte Studien zur RT-PCR-Leistung („reverse transcription polymerase chain reaction") deutliche Hinweise darauf, dass bei der Interpretation von falsch-positiv/negativ Vorsicht geboten ist (Kucirka et al. 2020; Watson et al. 2020), da das Fehlen eines eindeutigen „Goldstandards" für COVID-19-Tests die Bewertung der Testgenauigkeit recht schwierig macht (Chang et al. 2020). Eine besondere Herausforderung ist die Zyklusschwelle (Cycle Threshold, CT) während des PCR-Verfahrens selbst; während bei einer CT von 25 etwa 70 % der Proben positiv sein können, sinkt dies bei einer CT von 30 bereits auf 20 % ab und erreicht bei einer CT von 35 lediglich noch 3 % positive Treffer (Jaafar et al. 2021). Dies impliziert, dass ein RT-PCR mit einem CT von 35 oder höher (so wie in den meisten US- und EU-Labors an-gewandt), eine lächerlich niedrige Wahrscheinlichkeit hat, positiv zu sein, bzw. mit

97 %iger Wahrscheinlichkeit „falsch positiv" ist. Offen gesagt ist das letztendlich die Bestätigung einer schon länger geäusserten Annahme, dass „der Nachweis von Influenza-virus-RNA oder -Nukleinsäuren durch die PCR nicht notwendigerweise den Nachweis eines lebensfähigen infektiösen Virus oder einer laufenden Influenzavirusreplikation bedeutet" (CDC 2020c). Darüber hinaus können Personen, denen ein PCR-positiver Status zugewiesen wurde, die aber asymptomatisch sind, nicht als COVID-19-Patienten klassifiziert, schlimmer noch, als Überträger bezeichnet werden (WHO 2020c).

An dieser Stelle sei auf eine in der italienischen Abgeordnetenkammer präsentierte Untersuchung verwiesen, die belegt, dass bei einigen Testkits die Wattetupfer durch Schwermetalle wie Ag, Al, Cu, Fe, Si, Ti und Zr angereichert sind (Gatti 2021). Bei jenen mit Si- und Zr-Bestandteilen besteht sogar die Gefahr, dass diese spröden Glasfasern beim Abstrich in der Mukosa fragmentieren und Läsionen verursachen. Ausserdem stellt sich die Frage, welchem Zweck die eingearbeiteten Nanopartikel wie z. B. Ag in den Tupfern dienen.

> Im Hinblick auf Studien zur Verbreitung von Viren und langfristiger Luftverschmutzung gibt es solide Literaturnachweise, die die Häufigkeit von Virusinfektionen mit atmosphärischen $PM_{2,5}$/PM_{10}-Konzentrationen korrelieren (Ciencewicki und Jaspers 2007; Sedlmaier et al. 2009).

Die Infektiosität von luftgetragenen und virusbeladenen PM-Tröpfchen hängt stark von den Umgebungsbedingungen ab, wobei erhöhte Temperaturen und Sonneneinstrahlung einen positiven Effekt auf die Virusinaktivierungsrate haben. In wärmeren Innenräumen mit niedriger relativer Luftfeuchtigkeit (rH <40 %) wird die Virusausbreitung aufgrund des Tröpfchenschwundes erleichtert, da dies zu längeren Suspensionszeiten führt (Ahlawat et al. 2020). Unter solchen Bedingungen erleichtert die Austrocknung der Epithelschleimhaut in Verbindung mit der längeren Verweilzeit von SARS-CoV-2 in der Raumluft die Übertragung. Luftfeuchtigkeit im physiologischen Bereich scheint wenig Einfluss auf die Lebensfähigkeit von SARS-CoV-2 zu haben. Höhere Werte (<90 %) hingegen können das Gegenteil fördern, indem sie die Viabilität erhöhen und damit zu einer höheren Virusausbreitungsrate führen (Despres et al. 2012). Nur sehr hohe rH-Werte (>95 %) scheinen aufgrund des hygroskopischen Wachstums des virusbeladenen Tröpfchens einen abschwächenden Einfluss auf die virale Virulenz auszuüben (Feng et al. 2020).

Einige Studien, die den Effekt des „trojanischen Pferdes" von Partikel-Tropfen-Aggregaten untersuchten, fanden interessante Zusammenhänge. Der Anteil des adsorbierten biologischen Materials während Smog-Ereignissen variiert stark und kann von 95,5 % bei PM_{10} und 93,0 % bei $PM_{2,5}$ für Bakterien und 4,5 % bei PM_{10} und 2,8 % bei $PM_{2,5}$ für Viren reichen (Qin et al. 2020). Dies verschiebt sich drastisch während gravierender Smog-Ereignisse; d. h. 80,8 % für PM_{10} und 86,1 % für $PM_{2,5}$ bakterielle Belastung und 0,1 % virale für beide PM-Klassen (Cao et al. 2014) und ist wahrscheinlich ein Grund dafür, warum in Asien die relativen Erkrankungszahlen nicht annähernd so hoch sind wie in der Po-Ebene, wo überwiegend die ultrafeine Aerosolfraktion dominiert. An Orten mit gravierenden Smog-Ereignissen wurde jedoch das humane Adenovirus C (AV-c) identifiziert, das dafür bekannt ist, Infektionen des oberen und unteren Atemtrakts bei Kindern zu verursachen. Ähnliche Korrelationen von chronischer Exposition gegenüber atmosphärischer Kontamination und der Verbreitung von SARS-COV-2 wurden in 71 italienischen Provinzen beobachtet (Fattorini und Regoli 2020).

Trotz der sehr variablen Prävalenz einzelner Viren ist das Gesamtauftreten einer viralen Atemwegsinfektion bei Patienten mit einer bestehenden Atemwegserkrankung auch bei einem normalen Influenzaausbruch im Laufe der Zeit relativ stabil und erreicht typischerweise in der kalten Jahreszeit seinen Höhepunkt (s. auch Abb. 4). In diesem Zusammenhang ist es erwähnenswert, dass Coronaviren bereits seit 2005 in jeder Grippesaison identifiziert wurden und immer in Koexistenz mit Parainfluenzaviren 1–4, Metapneumoviren, Adenoviren, Rhinoviren, HSRV sowie Influenza-A- und -B-Viren auftreten (Nickbakhsh et al. 2019). Bis dato sind etwa 7 gängige Coronaviren bekannt, von denen OC43, HKU1, NL63, 229E und SARS-CoV-2 global zirkulieren, wobei MERS-CoV und SARS-CoV mittlerweile zu vernachlässigen sind (Salle 2021).

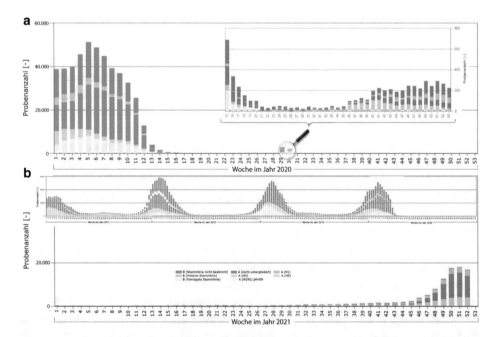

Abb. 4 Die Zirkulation von Influenzaviren der Nordhemisphäre, basierend auf der Anzahl positiver Proben von Influenzasubtypen, spiegelt einen drastischen Einbruch der Influenzafälle ab der 13. Woche des Jahres 2020 wider (**a**), welcher mit dem Auftreten von SARS-CoV-2 zusammenfällt. Erst im Jahr 2021 ist ab der 47. Woche wieder ein eindeutiger Anstieg erkennbar (**b**). (Zusammenstellung basierend auf Daten der GISRS 2022)

In der Tat sind Coronaviridae schon seit viel länger bekannt. Erste Berichte über die Existenz dieser Klasse von Viren stammen aus dem Jahr 1965, was Tyrrell et al. (1975) dazu veranlasste, sie versuchsweise als eigene taxonomische Einheit zu gruppieren. Seitdem wurde die weite Verbreitung von Coronaviren bei Erkältungen, insbesondere bei Kleinkindern mit Schnupfen, in Verbindung gebracht (Myint 1995; Gaunt et al. 2010). Dies könnte auf eine Kreuzreaktivität dieser Viren zwischen den mit einer Erkältung assoziierten Immunrepertoires hinweisen und impliziert, dass ein signifikanter Anteil der Bevölkerung relativ immun gegen COVID-19 sein könnte. Interessanterweise hat, wie aus Abb. 4 ersichtlich, das Auftreten von SARS-CoV-2 die vorherrschenden Influenzastämme, die normalerweise über Jahre hinweg beobachtet wurden, vollständig verdrängt. Diese Tatsache kann nicht auf die Verwendung von Gesichtsmasken zurückgeführt werden, da COVID-19 sich ausbreitete, obwohl viele Menschen über Monate hinweg Masken trugen.

2.3   Dynamik der sich entfaltenden COVID-19-Krise in Italien

Auf den ersten Blick würde die globale Dynamik, wie sie im COVID-19-Datenzentrum dokumentiert ist (Gardner et al. 2020), die Ernsthaftigkeit der Ereignisse deutlich machen, doch müssen zunächst einige Fragen zur Methodik der Datenerhebung und -verarbeitung gestellt werden. Wenn man bedenkt, dass frühere Influenzausbrüche mit etwas geringerer Intensität nur mässige Aufmerksamkeit bei Politikern und Medien weckten, ist man erstaunt, wie sehr in den letzten Monaten Sensationslust und Panikmache eingesetzt haben.

> Es wurde und wird immer noch nicht unterschieden zwischen Fällen, die mit SARS-CoV-2 infiziert, aber symptomfrei sind, und solchen, die an COVID-19-Symptomen leiden.

Anfängliche Schätzungen gingen davon aus, dass 40–70 % der Weltbevölkerung infiziert sein werden, was später auf 20–60 % revidiert wurde (Ioannidis 2020a). Ebenso wurde eine überhöhte Case Fatality Rate (CFR) von 3,4 % proklamiert (WHO 2020b), was vom Nobelpreisträger Michael Levitt (2020) sofort in Frage gestellt wurde.

Die Konsultation aktueller Daten, die vom Europäischen Zentrum für die Prävention und die Kontrolle von Krankheiten (ECDC 2018) zugänglich sind, zeigt eine etwas andere Situation der Gesamtmortalität (EuroMomo 2022). Unabhängig von der Todesursache wurde eine Übersterblichkeit während der ersten Welle nur in einigen der aufgelisteten 24 Länder beobachtet, v. a. in der Altersgruppe >65 Jahre, während andere Staaten sogar unter den langfristigen Trend fielen.

Abb. 5 zeigt ein zusammengesetztes Diagramm der ersten beiden COVID-19-Wellen während des Jahres 2020, in dem die höheren Sterblichkeitsraten den niedrigeren oder normalen Sterblichkeitsraten gegenübergestellt sind. Zusammen mit dem altersspezi-

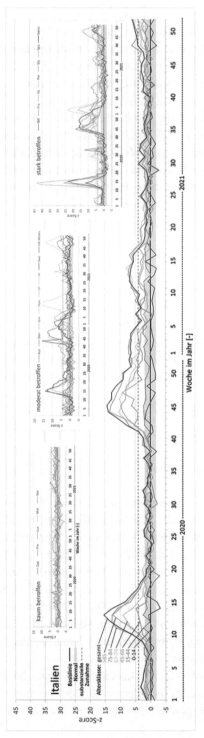

Abb. 5 Wöchentlicher Mortalitäts-Z-Score von Italien (*unten*) im Vergleich zu anderen EU-Ländern (*oben*) für das Jahr 2020 und den Beginn des Jahres 2021; der untere Teil zeigt die am meisten betroffenen Altersgruppen. (Abbildung basierend auf Daten der EuroMomo 2022)

fischen Mortalitätsmuster Italiens ist es möglich, die intensive Medienaufmerksamkeit über COVID-19 zu relativieren, da diese Daten alle Sterbefälle darstellen, unabhängig davon, ob eine Person mit oder infolge einer SARS-CoV-2-Infektion verstarb. Darüber hinaus macht diese Abbildung deutlich, dass nur die Fraktion der Personen >65 Jahre von besonderem Interesse ist. Die Konsultation der offiziellen italienischen Datenbank der Arbeitsgruppe (ISS 2020a) liefert zusätzliche Bestätigung. Abb. 2 des Mai-Berichts (ISS 2020b) zeigt deutlich, dass die am stärksten betroffene Kohorte in der Altersgruppe von 80–89 Jahren zu finden ist. Mit insgesamt 12.729 von 31.096 (bis zum Datum der Berichterstellung) beobachteten Todesfällen, zusammen mit den in der Altersgruppe >90 beobachteten Todesfällen (weitere 5227 Todesfälle), ergibt dies 57,74 %. Darin sind auch die häufigsten Komorbiditäten aufgeführt, wonach die Todesfälle in der Gruppe ohne Komorbidität nur 4,1 % betrugen (ganz ähnlich wie in den USA, wo nur 6 % der Todesfälle allein auf COVID-19 zurückzuführen sind) (CDC 2020b), während die Rate stetig auf 15,0 % mit einer einzigen Komorbidität, 21,4 % mit zwei und 59,6 % mit drei oder mehr Komorbiditäten anstieg.

Regionale Unterschiede der SARS-CoV-2-Infektionsfälle sind in Abb. 6 dargestellt, wie sie von regionalen Referenzlaboren diagnostiziert wurden (n = 227.204). Die südlichen Regionen sowie die Inseln meldeten naturgemäß eine geringere Anzahl von Fällen als die nördlich-zentral gelegenen Regionen Italiens. Unverständlicherweise unterschieden die italienischen Behörden nicht zwischen Regionen mit hohen und niedrigen Fallzahlen, sondern verhängten vollständige Ausgangssperren über das gesamte Land.

In Bezug auf die beobachteten Todesfälle ist die tatsächliche Rate in einer bestimmten Altersgruppe, die mit einer SARS-CoV-2-Infektion assoziiert ist, viel niedriger, als die in den Medien kursierenden Daten vermuten lassen. Basierend auf Daten vom 22. Mai 2020 errechneten Ioannidis et al. (2020) die COVID-19-Todesfälle in der Altersgruppe <65 Jahre auf etwa 2,7–11,2 % und für die Gruppe 65–79 Jahre auf 13,5–48,8 % in 11 europäischen Ländern. Der Löwenanteil aller Todesfälle innerhalb der EU entfiel jedoch auf Personen im Alter von 80 Jahren und lag zwischen 43,8–79,2 %. Diese Zahl stimmt gut mit den oben genannten italienischen ISS-Daten überein (57,74 %). Eine Neuberechnung der dokumentierten Daten ist in Abb. 7 dargestellt und verdeutlicht die in Italien beobachteten Todesfälle während des ganzen Jahres 2020 in denen die COVID-19-Krise ihre Höhepunkte erreichte. Demnach betrugen die Todesfälle selbst in der am schlimmsten betroffenen Altersgruppe (>80 Jahre) etwa 8,7 Personen pro 1000 Einwohner. Folglich ist für ein Hotspot-Gebiet wie Norditalien der eher moderate Anteil der COVID-19-Todesfälle im Verhältnis zu anderen, in dieser Altersgruppe vorherrschenden Krankheiten auffallend und stimmt sehr gut mit den von Ioannidis et al. veröffentlichten Ergebnissen überein, wonach das absolute Sterberisiko selbst in dieser Altersklasse in den COVID-19-Epizentren kaum 1,75 % und in anderen Provinzen <1/1000 erreichte (Ioannidis et al. 2020).

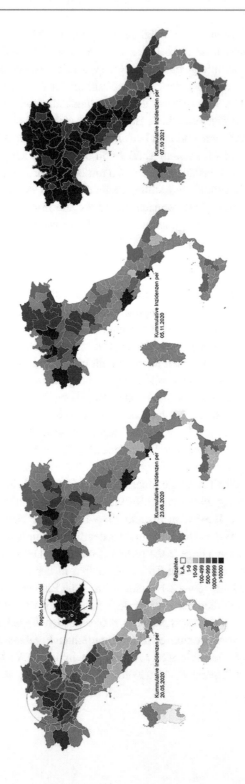

Abb. 6 Italienische COVID-Inzidenzen, wie sie während der ersten, der dazwischenliegenden zweiten und der dritten COVID-19-Welle diagnostiziert wurden. (Karte basierend auf Daten des ISS 2020b, 2021, 2022)

Abb. 7 SARS-CoV-2-
Infektions-assoziierte
Todesfälle im Verhältnis zur
Gesamtmortalitätsrate, zu
ischämischen Herzkrankheiten
(IHK), Tumorerkrankungen
und Atemwegserkrankungen
für die am stärksten betroffene
Altersgruppe in Italien (≥80
Jahre pro 1000 Einwohner für
die Jahre 2020/2021). Die
Daten basieren auf Eurostat
(2020a,b) und ISS
(2020b, 2022)

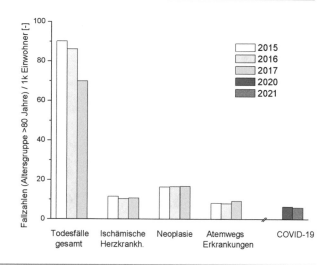

3   Ein Blick über SARS-CoV-2 und Luftverschmutzung hinaus

Basierend auf den obigen Erkenntnissen kann der Zusammenhang zwischen langfristiger Luftverschmutzung und einer übermässigen Stressbelastung für anfällige Personen nicht mehr geleugnet werden. Eine chronisch gereizte Epithelschleimhaut ist somit ein Einfallstor für potenzielle Infektionen. Um die Biodynamik von SARS-CoV-2 und die Eile betreffend einer raschen Lösung an der Virus- statt an der Luftverschmutzungsfront zu verstehen, lohnt es sich, in die Thematik etwas tiefer einzutauchen.

Die Virulenz von SARS-CoV-2 wurde dem kleinen Hüllprotein (E) zugeordnet, das SARS beim Menschen auslöst (zu den biomolekularen Details von Coronaviren s. King et al. [2011]). Es hat eine starke Affinität u. a. zu Zellen im tieferen Respirationstrakt und kann demgemäss zu Infektionen führen, die in drei verschiedenen Phasen auftreten:

1. Eine leichte Erkrankung mit Symptomen, die auf die oberen Atemwege beschränkt sind.
2. Eine nichtlebensbedrohliche Lungenentzündung; oder eine Lungenentzündung mit akutem Atemnotsyndrom (ARDS), die mit leichten Symptomen beginnt, die 7–8 Tage andauern und manchmal zu einer schnellen Verschlechterung und einem ARDS führen, welches eine medizinische Intervention erfordert (Heymann und Shindo 2020). Allerdings haben Personen <65 Jahre ein geringes Risiko, einen komplexen Verlauf der SARS-CoV-2-Infektion zu entwickeln. Komplikationen aufgrund der neuroinvasiven Fähigkeit von SARS-CoV-2 (Li et al. 2020b), wobei in 36,4 % der dokumentierten Fälle neurologische Symptome auftraten (Mao et al. 2020) – einschließlich Geruchs- und Geschmacksveränderungen (Spinato et al. 2020). Eine grobe Risikoabschätzung, sich SARS-COV-2 „zu holen" und infolgedessen an COVID-19 zu erkranken, ist anhand Abb. 8 ersichtlich.

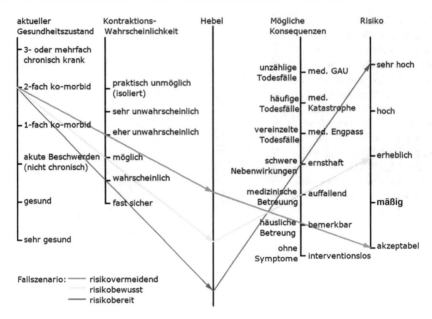

Abb. 8 Risikoabschätzung für einen Erwachsenen, die es ermöglicht, die Häufigkeit der Risiko-exposition, die damit verbundene Wahrscheinlichkeit eines unerwünschten Ergebnisses und die Schwere eines solchen Ergebnisses zu gewichten. Das oben gezeigte Szenario geht von einer hohen Wahrscheinlichkeit aus, sich mit dem Virus zu infizieren, wird durch die Häufigkeit zwischen-menschlicher Kontakte noch verstärkt und legt eine lebensstilbedingte Veranlagung zur Ausprägung der Krankheiten zugrunde. (Adaptiert nach Madl und Yip 2002).

Um sich tatsächlich mit SARS-COV-2 anzustecken, müssen jedoch bestimmte Voraussetzungen erfüllt sein, wie z. B. der bereits erwähnte Komorbiditätsfaktor, die vorherrschenden Hygienemaßnahmen (relevant für immunsupprimierte Personen), die interpersonelle Distanz sowie soziale Gepflogenheiten, wobei nicht vergessen werden sollte, dass die Resilienz durch einen gesundheitsfördernden Lebensstil gestärkt wer-den kann und somit das Risiko einer Ansteckung ebenso abfedert.

3. Bei schwerer COVID-19-Erkrankung sind die absoluten Zahlen der wichtigsten Lymphozytenuntergruppen signifikant und erheblich vermindert (Huang et al. 2020). Die dabei auftretenden dramatischen Auswirkungen betreffen kardiale und arrhythmi-sche Komplikationen (Kochi et al. 2020) bei 44,4 % der auf der Intensivstation be-handelten Patienten (Lazzerini et al. 2020), die zu einem erhöhten Mortalitätsrisiko führen (Shi et al. 2020) (s. dazu Abb. 9). Die Autopsie verstorbener älterer Patienten (medianes Alter 73 Jahre), bei denen SARS-CoV-2 diagnostiziert wurde, ergab in 58 % der Fälle eine Thromboembolie (Wichmann et al. 2020), gegenüber 71,4 % der Fälle einer pulmonalen Thrombose, die über alle Altersgruppen diagnostiziert wurde (Tang et al. 2020; Marongiu et al. 2020). Das ursächliche Zusammenspiel, warum das Spike-

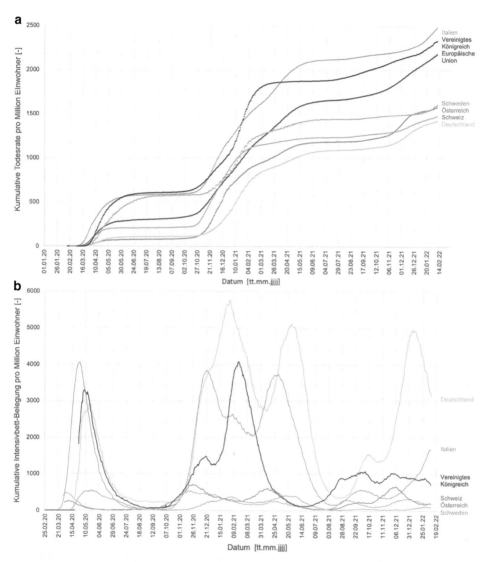

Abb. 9 Zahl der Todesfälle und Intensivbettversorgung aufgrund von COVID-19 in der EU und ausgewählten Ländern. (Nach Ritchie et al. 2020). **a** Offiziell bestätigte kumulative COVID-19-Todesfälle, wobei Italien zu den am stärksten betroffenen Ländern innerhalb der Eurozone gehört. Trotz des „liberalen" Umgangs konnte sich Schweden nach der ersten Welle von der heftigeren Dynamik abkoppeln und sich der Gruppe mit stringenteren Bewältigungsstrategien anschließen. **b** Belegung der Intensivstationsbetten mit COVID-19-Patienten in ausgewählten europäischen Ländern

protein in der Lage ist, vaskuläre Endothelzellen zu schädigen (ACE2 wird heruntergereguliert und folglich die mitochondriale Funktion gehemmt), wurde erst kürzlich gezeigt (Lei et al. 2021).

Unabhängig davon, ob der Ursprung von SARS-CoV-2 in einem Laborumfeld (Quay 2021; Wiesendanger 2021) oder über eine Zoonose (Segreto et al. 2021) zu suchen ist, wird deutlich, dass COVID-19 nicht die Pandemie des Jahrhunderts mit Millionen von postulierten Todesfällen ist. Allerdings haben „Übertreibung und Überreaktion" das Image von Wissenschaft, öffentlicher Gesundheit, Medien und Politik gleichermaßen schwer beschädigt. Ein exemplarisches Beispiel spiegelt sich in dem Für und Wider der Gesichtsmasken. Diese Diskussion ebbte selbst dann nicht ab, als die WHO (2020a) verkündete, dass sich SARS-CoV-2 v. a. über wässrige Tröpfchen verbreiten könnte, welche durch gewöhnliche Mund-Nasen-Schutzmasken abgeschirmt werden können. Erst am 4. Juli 2020, lange nachdem die erste Welle über Italien hinwegfegte, veröffentlichte die *New York Times* einen offenen Brief von 239 Wissenschaftlern „With One Big Claim: The Coronavirus is Airborne" (Mandavilli 2020), und propagierte die Verwendung der höherwertigen N95-Masken in Innenräumen. Diese Empfehlung basiert auf dem NIOSH-42CFR84-Standard (technisch identisch mit der Norm EN 149-2001), der die Eigenschaften von FFP2-Masken definiert und eine bis zu 95 %igen Schutz luftgetragener Partikel mit Durchmessern >30 µm proklamiert. Prinzipiell können weder N95- noch FFP2-Masken die geforderte Sicherheit bieten, da infektiöse Viruspartikel (Virionen), wie picoRNA-Viren inkl. SARS-CoV-2, MERS, H1N1, H2N5 oder Influenza A, allesamt im Größenbereich von 0,1 µm liegen (McIntosh 1974; King et al. 2011). Die erprobte Wirksamkeit einer N95-Maske (CDC 2020a) ist nur dann zu rechtfertigen, wenn die Virionen in mikrometergroße Aerosole eingebettet sind, um „filtrierbar" zu werden. Generell bieten diese höherwertigen Masken lediglich eine geringe bzw. moderat erhöhte Schutzeffizienz (Baka et al. 2021) gegenüber einfachen Mundtüchern. Der einzige Vorteil, den das Tragen einer Maske mit sich bringt, ist die drastische Reduzierung der Ausatemgeschwindigkeit und die damit einhergehende Begrenzung der Virusausbreitung (Hsiao et al. 2020). Personen, die nicht genau wissen, wie sie Gesichtsmasken richtig verwenden, insbesondere bei „billigeren" Versionen, schaffen jedoch potenziell mikroklimatische Bedingungen, die das Wachstum von Mikroorganismen und Viruspopulationen unter konstanten Befeuchtungsbedingungen bei längerem Gebrauch fördern (MacIntyre et al. 2015), sowie auch Kopfschmerzen aufgrund der Freisetzung von flüchtigen organischen Verbindungen (VOCs), die von vorgefertigten Einweggesichtsmasken freigesetzt werden (Lim et al. 2006). Einatembare Mikro- und Nanopartikel sowie Fasern bei längerem Gebrauch und Wiederverwendung von Einwegmasken wurden ebenso dokumentiert (Han und He 2021). Bei empfindlichen Personen führt die Inhalation dieser Fraktionen zu einer Reizung des Rachens oder zu Beschwerden in den Atemwegen, insbesondere bei Kindern und älteren Menschen. Darüber hinaus kommt es bei längerem Gebrauch zu Müdigkeit, Kopfschmerzen und Konzentrationsschwäche aufgrund der 5- bzw. 7-fachen pCO_2-Konzentration unter der Maske (Geiss 2021).

Bei empfindlichen Personen verschlimmern derlei inkubatorähnliche Bedingungen die Situation (da sowohl Viren als auch Bakterien lebensfähig bleiben), als dass sie zum Schutz vor potenziellen Krankheitserregern beitragen würden – insbesondere, wenn diese bereits an einer Atemwegsinfektion leiden, von COPD oder Asthma betroffen sind. Aus wissenschaftlicher Sicht ist der Nutzen von Gesichtsmasken immer noch umstritten und keinesfalls eine effektive und nebenwirkungsfreie Strategie zur Reduzierung von COVID-19-Infektionen (Scholkmann 2022). Vainshelboim (2021) fasst in seiner Meta-studie zusammen, dass die Wirksamkeit von Masken wissenschaftlich nicht belegt ist, ne-gative psychologische und physiologische Folgen eines andauernden Tragens von Masken aber bekannt sind. Die zahlreichen möglichen Nebenwirkungen, von Sauerstoffunterver-sorgung zu Immunsuppression bis hin zur Depression, sollten eine Verpflichtung zum Tra-gen von Masken höchstens unter speziellen Umständen erlauben, keinesfalls aber ein flächendeckender Langzeitlösungsansatz sein. Die Tatsache, dass ein Dialog zu diesem Thema kaum stattfindet und die Bevölkerung über die Risiken des ständigen Tragens von Gesichtsmasken nicht aufgeklärt wird, ist ein weiteres Beispiel dafür, wie eine Ent-koppelung der Wissenschaft vom öffentlichen Gesundheitswesen stattfindet.

Die weit verbreitete Anwendung von Sperrmaßnahmen in ganz Europa fördert einen Unglauben der Kontrollierbarkeit und gefährdet die Chancen einer angemessenen Re-aktion im Falle des Auftretens einer echten Pandemie (Ioannidis 2020b). Angesichts der harschen Reaktionen der italienischen und anderer EU-Regierungen kann man Remuzzi und Remuzzi (2020) nur beipflichten, dass der effektivste Weg, einen Virusausbruch in den EU-Mitgliedsstaaten einzudämmen, darin besteht, enge Kontakte auf individueller Ebene zu vermeiden und Strategien zu implementieren, die sich auf den Schutz älterer Menschen mit hohem Risiko konzentrieren (Ioannidis et al. 2020).

> Bedauerlicherweise hat der überschießende Alarmismus, der in den letzten Monaten ge-neriert wurde, sowie der jüngste Vorstoß in Richtung einer schnellen Impfung als die ein-zig proklamierte Lösung zusätzliche Kollateralschäden an mehreren Fronten verursacht.

Die wahren Herausforderungen liegen gänzlich woanders und betreffen den Wider-willen, Fragen des Lebensstils, der Ess-, Trink- und Rauchgewohnheiten usw. anzugehen, um immunstärkende Strategien auf persönlicher Ebene zu implementieren. Die weitere Front betrifft die Inklusion des gesamten Spektrums nichtallopathischer medizinischer Behandlungen, um die Widerstandsfähigkeit derjenigen Gruppen zu stärken, die am meis-ten von der aktuellen Gesundheitskrise betroffen sind. COVID-19 betrifft v. a. ältere Men-schen; d. h., das Durchschnittsalter der verstorbenen SARS-CoV-2-positiven Patienten lag bei 80 Jahren (ISS 2022). Nichts davon ist in großem Umfang in den vergangenen Monaten umgesetzt worden, was der Öffentlichkeit die Impfung als einzigen Ausweg aus dem der-zeitigen Ausnahmezustand suggeriert.

Der anhaltende staatliche Druck, die andauernden Ausgangssperren und persönlichen Einschränkungen zeigen bereits Auswirkungen auf der psychologischen Ebene, die eine weitere Front anspricht (Pirkis et al. 2020; BRF 2020). Betroffene weisen bereits alle An-zeichen einer posttraumatischen Belastungsstörung (PTBS) auf, wie sie in der Psycho-Neuro-Immunologie (PNI) gut beschrieben sind. Die Integration der Epigenetik in die PNI veranschaulicht die Prozesse, wie Umweltbedingungen im frühen Leben die DNA struk-turell verändern und im Laufe des Lebens entsprechende Wirkungen zeigen. Sie liefert eine physikalische Grundlage für die Plastizität der DNA und belegt, wie perinatale Umweltsignale auf den Phänotypen und somit über das gesamte Leben eines Individuums wirken (Meaney 2010). Obwohl die genauen physiologischen Hintergründe der PTBS nur teilweise bekannt sind, weiss man bereits, dass das Muster der Genexpression bei Menschen, die unter schweren und dauerhaften psychischen Folgen leiden, verändert ist. Untersuchungen mit 23 PTBS-Patienten und 77 gesunden Personen haben ergeben, dass mehr als 600 Gene nur in einer der Gruppen durch Methylierung an- oder abgeschaltet waren (Uddin et al. 2010). Etwa 38 für das Immunsystem wichtige Gene waren bei den dauerhaft traumatisierten Menschen falsch methyliert, was zu der Beobachtung passt, dass PTBS das Immunsystem schwächt. Viele Zellen, die am Gehirn- und Körperstoffwechsel beteiligt sind, zeigen während der frühen Entwicklung besondere Empfänglichkeit für Signale aus der Umwelt. Diese perinatale epigenetische Prägung kann die Persönlichkeit und die Anfälligkeit für Krankheiten während des gesamten Lebens beeinflussen. Dale Hay et al. (2010) berichteten, dass antisoziales und gewalttätiges Verhalten im Erwachsenenalter besonders häufig auftritt, wenn die Mutter während der Schwangerschaft an einer Depression litt. Eine andere Studie beschreibt, dass sich Kinder im ersten Lebensjahr kognitiv langsamer entwickeln, wenn ihre Mutter zu Beginn der Schwangerschaft einen hohen Spiegel des Stresshormons Kortisol im Blut hatte (Davis und Sandman 2010).

Die Gehirne von Kindern, die im Vorschulalter an einer klinischen Depression leiden, entwickeln sich im Vergleich zu den Gehirnen nichtbetroffener Gleichaltriger abnormal. Insbesondere ihre graue Substanz – ein Teil des Gehirns, der für die Verarbeitung von Emotionen wichtig ist – hat ein geringeres Volumen und ist im Kortex dünner (Luby et al. 2016). Und damit nicht genug: Aus neuropsychologischer Sicht ist auch die jugendliche Psyche während dieser Pandemie doppelt gefordert: Zum einen haben Jugendliche weniger Möglichkeiten, mit der Herausforderung konstruktiv umzugehen, zum anderen widersprechen Kontaktbeschränkungen in besonderem Maße den natürlichen Bedürfnissen vieler Jugendlicher. Es hat sich gezeigt, dass akuter und anhaltender Stress bei jungen Erwachsenen mit raschen Veränderungen des Volumens der grauen Substanz korreliert (Uhlig et al. 2022). Diese Tatsache ist besonders kritisch bei Personen, die wiederholt Stress in der Kindheit ausgesetzt waren, da dies bekanntermaßen zu neuropathologischen Veränderungen führt (Paus et al. 2008).

Mittlerweile weiss man, dass psychische Folgen toxischen Stresses an folgende Generationen u. a. sogar durch sog. Mikro-RNAs vererbt werden. Die Mikro-RNAs 449 und 34 sind besonders in den Spermien bei Männern selten, die in der Kindheit traumatisiert wurden. Dieser Mangel wird auch transgenerational an die Nachkommen weitergegeben. Dieser Zusammenhang ist insofern relevant, da diese RNAs wichtig für die Gehirnentwicklung sind. Man geht daher davon aus, dass diese epigenetische Vererbung die transgenerationale Weitergabe psychischer Risiken beim Menschen maßgeblich mitgestaltet.

> Leider hat die Schulmedizin die Aufmerksamkeit auf SARS-CoV-2 und seine Infektionsmechanismen gerichtet, ohne zu berücksichtigen, dass der Mensch viel mehr ist als nur ein mit einem Virus infizierter Körper.

Da die PNI eine ganzheitliche Vision der Medizin vertritt, warnt sie uns vor den negativen Auswirkungen anhaltender Stressbelastungen, wobei Kinder die anfälligste Gruppe sind (Swartz et al. 2017). In der Tat, je mehr Stressoren chronifiziert auftreten, desto mehr Komponenten des Immunsystems werden in einer potenziell schädlichen Weise beeinflusst (Segerstrom und Miller 2004).

Da bekannt ist, dass solche Stressbelastungen das Epigenom einer Person modulieren, korreliert es mit den Beobachtungen im Bereich der PNI, die lebenslange Auswirkungen durch solche Mehrfachstressbelastung in jungen Jahren finden (Gapp et al. 2018; Segerstrom und Miller 2004).

Der andauernde Psychoterror traumatisiert Kinder und kann unbehandelt zu einem Verlust der Lebenserwartung von bis zu 3 Jahren führen. Derart belastete Kinder werden statistisch gesehen früher Opfer chronischer Krankheiten und führen bei wiederholten negativen Kindheitserfahrungen, wie emotionalem Missbrauch, häuslicher Gewalt, sexuellem Missbrauch etc., zu einer um bis zu 2 Jahrzehnten verkürzten Lebenserwartung (Schubert 2016; Schubert persönliche Mitteilung). Da diese Folgen erst in Jahrzehnten zu sehen sein werden, ist es sehr bedenklich, dass die aktuelle allopathische Medizin seit über einem Jahr ausschließlich mechanistisch agiert.

Die vergangenen Monate zeigen auch, dass Jugendliche in der aktuellen Phase bereits schwer betroffen sind. Die Jungendpsychiatrien sind in einem nie da gewesenen Ausmaß ausgelastet, die jugendliche Kriminalitätsstatistik im Pandemiejahr ist so hoch wie seit 10 Jahren nicht mehr und die Krawalle mit Jugendlichen nehmen stetig zu (NZZ 2021).

Auf gesellschaftlicher Ebene ist es bedauerlich, zu beobachten, dass die gesamte Dynamik einen autonomen Verlauf genommen hat, der zur Aussetzung der visafreien Schengen-Zone führte und die Nationalitätenmentalität der Mitgliedsstaaten durch Grenzschließungen förderte, die in totalen Abriegelungen gipfelten. Dennoch waren diese extremen Maßnahmen nicht in der Lage, COVID-19-bedingte kritische Verläufe oder gar Todesfälle zu verhindern (Walach und Hockertz 2020; Chaudhry et al. 2020; Bendavid et al. 2021; Herby et al. 2022). Auf globaler Ebene lässt sich anhand der COVID-19-Krise ablesen, wie die Menschheit auf derlei Herausforderungen reagieren – ganz im Sinne der ursprünglichen Sorgen, die Garett Hardin in seinem *Science*-Artikel formulierte „the tragedy of the commons" (Hardin 1968). Es ist daher nicht gewagt, zu behaupten, dass die gegenwärtige Notlage einen dominierenden, 3000 Jahre alten, kulturellen Bauplan und sein Menschenbild in Frage stellt; die Logik des Wachstums, der Eroberung, der Beherrschung und der Ausbeutung scheinen nun tatsächlich an ihre Grenzen gestossen zu sein. Im globalen Kontext kann das Überleben nicht mehr durch ein neodarwinistisches Dogma der Herrschaft, Konkurrenz und das Überleben des Stärkeren erreicht werden, sondern ausschließlich durch Kooperation – sowohl politisch als auch wirtschaftlich. Offensichtlich hat die westliche Welt immer noch nicht verstanden, dass das Leben in einer kooperativen Situation entstand und in einer solchen auch weiter evolviert (Villarreal und Witzany 2021).

Daher müssen die jüngsten Ereignisse als Ansporn gesehen werden, die laufenden Praktiken zu überdenken und einen radikalen Wandel durchzusetzen, bei dem Umweltschutz, soziale Gerechtigkeit und Menschenrechte nicht nur Worte mit blasser Tinte auf verbleichendem Papier sind, sondern in die Moral aufgenommen und durch Gesetze verankert werden, wie es Hardin seinerzeit einforderte. Wir müssen anerkennen, dass das Anthropozän und mit ihm das sich wandelnde Bild der Menschheit auf eine kollektive Überlebensstrategie ausgerichtet werden muss. Anders als den Menschen als „Krone der Schöpfung" zu sehen, steht der *Homo sapiens* der Wissenschaft – insbesondere im Bereich der Biowissenschaften – nicht über der Natur, sondern ist Teil dessen und immer mit ihr verwoben. Überleben kann nicht eine Frage der Beherrschung, des Kampfes gegen „etwas" sein, sondern muss ein intelligentes Miteinander praktizieren und aushandeln.

> Wir kritisieren daher scharf, dass eine lose Gruppe von hochrangigen Experten mit weitreichenden politischen Verbindungen effiziente Kampagnen zur Beeinflussung der öffentlichen Meinung führt und dabei etablierte wissenschaftliche Erkenntnisse außer Acht lässt (Oreskes und Conway 2010; Engelbrecht und Köhnlein 2007).

Beispielhaft ist die seit geraumer Zeit zirkulierende Theorie, dass „Nikotin vor einem schweren COVID-19-Verlauf schützen soll". Es ist unverständlich, wie Fachzeitschriften diesem Ansinnen eine Bühne geben können (Horel und Keyzer 2021). Erschreckend in diesem Zusammenhang ist, dass sich immer wieder willfährige Wissenschaftler finden, die bei den Manipulationen seitens der Konzerne mitmachen und ihnen so den Deckmantel der seriösen Wissenschaft liefern. Genau damit untergräbt man die seriöse Forschung.

Außerdem hatten frühere Generationen von Wissenschaftlern eine viel breitere Grundhaltung zu gegebenen Themen, indem sie die Herausforderungen aus einer „generalistischen" Perspektive betrachteten. Die heutige Generation von Wissenschaftlern hat sich einer Art Selbstzensur unterzogen, indem sie sich auf eine Spezialistenperspektive beschränkt und die Multidisziplinarität meidet, die Forschungsfragen mit sich bringen (Madl 2006). Dies stellt eine Herausforderung dar und hat enorme Auswirkungen für staatliche Behörden bei der Suche nach Expertenrat, um angemessene Reaktionsstrategien zu entwerfen und umzusetzen. Keines der uns bekannten Expertengremien spiegelt jedoch diese Komplexität wider, sondern, wie die vergangenen Monate gezeigt haben, nur einen winzigen Ausschnitt und lässt die Behörden bei schwierigen Entscheidungsprozessen regelrecht im Dunkeln. Infolgedessen und angesichts der schwerwiegenden Reichweite der ausgesprochenen Empfehlungen kann ein kompaktes Gremium, das nur aus ausgewählten Experten besteht, nur unzureichend sein, so wie ein Gedicht, das mit nur wenigen Buchstaben des Alphabets geschrieben wurde, nicht in der Lage ist, die tieferen Intentionen des Verfassers zu offenbaren. Um den staatlichen Behörden eine umfassende Bewertung der Situation zu liefern, muss ein Expertengremium aus Vertretern aller wissenschaftlichen Disziplinen zusammengesetzt sein. Nur dann werden die politischen Entscheidungsträger in der Lage sein, uns sicher und mit Feingefühl durch diese Krise zu navigieren.

Eine solche größere Gruppe von Experten kam während des WEF-Treffens gegen Jahresende 2021 zusammen, was die EU-Kommission dazu veranlasste, den „Great Reset" (Schwab und Malleret 2020) zu initiieren. Diese Initiative sucht nach neuen Ideen, um einen neuen Ansatz zu katalysieren, wie unsere Gesellschaften geführt werden sollten, und schlug einen „reset" an der wirtschaftlichen, gesellschaftlichen, geopolitischen, ökologischen sowie technologischen Front vor. Dabei wurden vier wichtige Bausteine angesprochen, um dies zu erreichen: i) Ändern unserer Denkweise – wir haben es schon einmal geschafft, wir werden es wieder schaffen; ii) Schaffen neuer Metriken – Messen dessen, worauf es ankommt, wird alles verändern; iii) Entwerfen neuer Anreize – man bekommt das, wofür man bezahlt; iv) Bauen auf echte Verbindungen – Distanz schafft Bedrohung (Sutcliffe 2020). Tatsächlich hat eine aktuelle Studie gezeigt, dass infolge der anhaltenden SARS-CoV-2-Dynamik die Treibhausgasemissionen deutlich gesunken sind (LeQuéré et al. 2021), ebenso wie die NO_2-Emissionen in ganz Europa in den ersten Monaten des Jahres 2020 drastisch zurückgegangen sind (Abb. 1). Doch es wäre noch mehr nötig, wenn die Weltgemeinschaft das beim Klimaabkommen in Paris (UN 2015) vereinbarte Ziel (Begrenzung der globalen Erwärmung auf deutlich unter 2 °C, vorzugsweise auf 1,5 °C im Vergleich zum vorindustriellen Niveau) erreichen will. Der „Green Deal" als Teil dieser Agenda mag zwar wie ein Schritt in Richtung einer nachhaltigeren Gesellschaft klingen, steht aber in völligem Widerspruch zur angestrebten Durchsetzung der Globalisierung, dem Vorantreiben der digitalen Gesellschaft, insbesondere des digitalen Impfpasses (Reuters 2021) und letztlich dem Ziel der Massenimpfung als Testfall zur Bewältigung der aktuellen und kommenden Pandemien (WEF 2020). Diese Themen spiegeln eher einen zutiefst mechanistischen, top-down-dominierten Ansatz wider und sind mit den Prinzipien, die z. B. von der PNI umschrieben werden, nicht vereinbar. Dahinter verbirgt sich lediglich eine Regierungsform, von der man dachte, sie gehöre der Vergangenheit an.

Tatsächlich haben sich die Behörden mit dem Fortschreiten der Pandemie von der eigenen Bevölkerung entfernt, indem sie mit allen verfügbaren exekutiven Befugnissen agierten. Daher regen wir an, dass die Behörden in ganz Europa sich an einer gemeinsamen Anstrengung beteiligen, indem sie i) von protektionistischen Ad-hoc-Aktionen wie weiteren Grenzschließungen absehen, ii) die Öffentlichkeit weniger mit bürokratischen Hürden belasten, die z. T. auch mit außergewöhnliche Härten umgesetzt werden, iii) die Bürgerrechte vollständig wiederherstellen, iv) eine offene und öffentlich geführte Debatte über diese Krise auf der Grundlage von umfassenden Fakten führen und v) unsere mechanistische Herangehensweise bezüglich eines Bioaerosols kritisch betrachten, ohne gleich in eine Bunkermentalität zu verfallen, als ginge es nur um Leben und Tod.

4   Schlussfolgerungen

In Anbetracht der vorliegenden Daten halten wir es für gerechtfertigt, anthropogene Ursachen für die erhöhten COVID-19-Vorkommen anzunehmen. Die Spezifität der Rate, mit der sich die Zahl der Infektionen ausbreitete und damit bestimmte Gebiete in Norditalien betraf, zeigt starke Korrelationen mit der anhaltenden bodennahen Luftverschmutzung, insbesondere PM_{10}/$PM_{2,5}$, NO_2 während der kälteren Monate des Jahres. Defizite im italienischen Gesundheitssystem haben die darauffolgende Gesundheitskrise verschärft. Es ist bekannt, dass der physikalisch-chemische Cocktail in chronisch verschmutzter Luft die Resilienz der Bewohner der Po-Ebene durch unterdrückte immunologische Fähigkeiten negativ beeinflusst, wodurch sie i) anfälliger für Atemwegsinfektionen sind und gleichzeitig ii) als Verstärker für die ansonsten langsam ansteigende Progression von COVID-19 wirken (Perone 2021). Nichtsdestotrotz wurde in einer Pressemitteilung vom März 2020 vom Vorstand (und den unterzeichnenden Mitgliedern) der Italian Aerosol Society einhellig behauptet, dass ein direkter Zusammenhang zwischen überhöhter bodennaher PM-Konzentration und der Ausbreitung von SARS-CoV-2-Infektionsereignissen reine Spekulation sei (IAS 2020).

Die in norditalienischen Epizentren beobachteten Ereignisse machen deutlich, wie sich verschlechternde Umweltbedingungen das ökodynamische Gleichgewicht in Richtung menschverursachten Krankheiten verschieben (Madl und Hussain 2011). Diese Beobachtungen stehen synonym für diverse Herausforderungen, auch in Bezug auf die chronische Exposition mit elektromagnetischen Feldern (Rubik und Brown 2021). Obwohl sie von der ICNIRP in ihrem Online-Statement (ICNIRP 2020) geleugnet wird, kann die COVID-19-EMF-Korrelation nicht ausgeschlossen werden, da bekannt ist, dass eine anhaltende Exposition mit EMFs Distress-Effekte hervorrufen und letztlich die Resilienz in biologischen Systemen ungünstig beeinflussen (Czerski et al. 1974; Milham 2010; Nasim und Kim 2017). Eben weil die epigenetische Flexibilität die Plastizität während der Embryonalentwicklung beeinflusst und in weiterer Folge sich über die postnatale Phase hinaus bis ins Erwachsenenalter erstreckt, gibt es einen unbestreitbaren Zusammenhang zwischen epigenetischer Prägung durch Langzeitexposition (gegenüber ungesunder Luft, Wasser und Nahrung) und Entwicklungsstörungen sowie dem Beginn einer Krankheitsdynamik, die sich letztendlich in jüngeren Jahren manifestieren als wie üblich erst in höherem Alter (Madl 2012). Die während der ersten beiden Wellen beobachteten erhöhten Todesfälle, insbesondere in der Altersgruppe (≥ 80 Jahre), lassen den Schluss zu, dass umsichtige Vermeidung, Vorbeugung sowie ALARA („as low as reasonably achievable")-Prinzipien im Hinblick auf die Nachhaltigkeit von anthropogenen Siedlungen angewendet werden sollten. Um die bestmöglichen Strategien zur Bewältigung der aktuellen Krise zu erarbeiten, sollte das beratende staatliche Expertengremium auf alle wissenschaftlichen Disziplinen erweitert werden und sich nicht nur auf ausgewählte medizinische Einzelexperten beschränken. Wir möchten auch an die Anwendung des Vorsorgeprinzips in Gesundheitsstrategien erinnern, mit Berücksichtigung der Spezifität und der Anamnese der Individuen, v. a. hinsichtlich der Gesundheitskampagnen für die Allgemeinheit: d. h., i) eine Impfempfehlung nur dann auszusprechen, wenn ohne Vakzin die psychische und körperliche Integrität gefährdet ist; ii) das gesamte Spektrum der verfügbaren medizinischen Therapien (allopathisch und komplementär) einzusetzen, um die Resilienz zu erhöhen; iii) das Bewusstsein für die Bedeutung eines gesunden Lebensstils und einer gesunden Umwelt zu schärfen; iv) die psychologische Stressbelastung zu reduzieren, indem unverfälschte Nachrichten über die tatsächliche Virulenz des Virus bereitgestellt werden; v) den anhaltenden Umweltnotstand, insbesondere in den am stärksten betroffenen Gebieten wie der Po-Ebene, in den Griff zu bekommen.

Anstatt seit einem Jahr erfolglos zu versuchen, Infektionen gänzlich zu verhindern, sollten die Behörden eine kontrollierte Infektionsrate für eine bestimmte, wenig gefährdete Altersschicht akzeptieren und nur wenn nötig die anfälligste Gesellschaftsschicht teilweise durch Isolierung schützen.

> Die Abschwächung von COVID-19 und seinen Symptomen sollte unter Nutzung des gesamten Spektrums an verfügbaren Therapien, einschließlich komplementärer Ansätze stattfinden (z. B. Giuliani et al. 2021; Guerrero et al. 2020; Tanioka et al. 2021; Nguyen et al. 2022; Oristrell et al. 2022).

Da aber offiziell nach wie vor nicht zwischen einer infizierten, aber symptomfreien Person und einer Person, die Symptome zeigt, differenziert wird (zwei grundlegend verschiedene Zustände), wird dieser Lösungsansatz zurzeit nicht einmal in Erwägung gezogen. Es sollte nicht vergessen werden, dass die Kunst des Heilens immer noch eine Kunst ist und kein präziser mathematischer Algorithmus. Was in der Medizin immer noch zählen sollte, sind Erfahrung und nicht eine rezeptbuchartige Anweisungsliste zur Behandlung eines erkrankten Menschen.

Die Medizin ist keine exakte Wissenschaft. Sie ist eine angewandte Wissenschaft, und ihre Ausübung ist eine Kunst. (Panda 2006).

Diese Pandemie sollte daher kein Ansporn sein, die Aufmerksamkeit von dringlicheren Problemen abzuwenden, sondern COVID-19 so zu belassen, was es ist, – Teil des jährlichen Grippezyklus, verstärkt durch anthropogene Ursachen. Letztlich muss es auf eine sehr grundsätzliche Frage hinauslaufen: Wollen wir in Harmonie mit unserer sozioökologischen Umwelt leben und Teil von ihr sein oder wollen wir uns abschotten und unser Lebenserhaltungssystem als erbitterten Feind betrachten? Im letzteren Fall würde das Anthropozän wohl abrupt zu Ende gehen. Um es mit den Worten von John Maynard Keynes zu sagen: „Die Schwierigkeit liegt nicht so sehr darin, neue Ideen zu entwickeln, als vielmehr darin, den alten zu entkommen."

Literatur

Abraham E, Rousseaux S, Agier L, Giorgis-Allemand L, Tost J, Galineau J, Hulin A, Siroux V, Vaiman D, Charles MA, Heude B, Forhan A, Schwartz J, Chuffart F, Bourova-Flin E, Khochbin S, Slama R, Lepeule J (2018) EDEN mother-child cohort study group. Pregnancy exposure to atmospheric pollution and meteorological conditions and placental DNA methylation. Environ Int 118:334–347. https://doi.org/10.1016/j.envint.2018.05.007

Addey D, Shephard A (2012) Incidence, causes, severity and treatment of throat discomfort: a four-region online questionnaire survey. BMC Ear Nose Throat Disord 12(9). https://doi.org/10.1186/1472-6815-12-9

Ahlawat A, Wiedensohler A, Mishra SK (2020) An overview on the role of relative humidity in airborne transmission of SARS-CoV-2 in indoor environments. Aerosol Air Qual Res 20:1856–1861. https://doi.org/10.4209/aaqr.2020.06.0302

AirVisual (2020–2021) Real time 3D- animated air pollution map. Incen AG, Staad. https://www.iqair.com/earth?nav. Zugegriffen am März 2020 bis April 2021

Almilaji O (2021) Air recirculation role in the spread of COVID-19 onboard the diamond princess Cruise ship during a quarantine period. Aerosol Air Qual Res 21:200495. https://doi.org/10.4209/aaqr.200495

Andree BPJ (2020) Incidence of Covid-19 and connections with air pollution exposure: evidence from the Netherlands. World Bank Policy Research Working paper no. 9221. https://ssrn.com/abstract=3584842. Zugegriffen am 20.05.2020

ARPA (2021) Agenzia regionale per la protezione dell'ambiente della Lombardia. https://www.arpalombardia.it/Pages/Aria/qualita-aria.aspx. Zugegriffen am 05.03.2021

Babu SR, Rao NN, Kumar SV, Paul S, Pani SK (2020) Plausible role of environmental factors on COVID-19 transmission in the megacity Delhi. India Aerosol Air Qual Res 20:2075–2084. https://doi.org/10.4209/aaqr.2020.06.0314

Baka A, deCarvalho-Gomes H, Cenciarelli O, Funk T, Mougkou A, Plachouras D, Rosales-Klintz S, Suetens C, Tseroni M, Weist K (2021) Using face masks in the community: first update – Effectiveness in reducing transmission of COVID-19. ECDC, Stockholm (SWE). https://www.ecdc.europa.eu/sites/default/files/documents/covid-19-face-masks-community-first-update.pdf. Zugegriffen am 15.02.2021

Benbrahim-Tallaa L, Baan RA, Grosse Y, Lauby-Secretan B, ElGhissassi F, Bouvard V, Guha N, Loomis D, Straif K, International Agency for Research on Cancer Monograph Working Group (2012) Carcinogenicity of diesel-engine and gasoline-engine exhausts and some nitroarenes. Lancet Oncol 13(7):663–664. https://doi.org/10.1016/s1470-2045(12)70280-2

Bendavid E, Oh C, Bhattacharya J, Ioannidis JPA (2021) Assessing mandatory stay-at-home and business closure effects on the spread of COVID-19. Eur J Clin Invest 51(4):e13484. https://doi.org/10.1111/eci.13484

Bourdrel T, Bind MA, Béjot Y, Morel O, Argacha JF (2017) Cardiovascular effects of air pollution. Arch Cardiovasc Dis 110(11):634–642. https://doi.org/10.1016/j.acvd.2017.05.003

BRF (2020) Osservatorio Suicidi Covid-19 (Suicide Observatory Covid-19, Italian only); Brain Research Foundation, Lucca (ITA). https://www.fondazionebrf.org/osservatorio-suicidi-covid-19/. Zugegriffen am 05.02.2020

Cao C, Jiang WJ, Wang BY, Fang JH, Lang JD, Tian G, Jiang JK, Zhu TF (2014) Inhalable microorganisms in Beijing's $PM_{2.5}$ and PM_{10} pollutants during a severe smog event. Envir Sci Tech 48(3):1499–1507. https://doi.org/10.1021/es4048472

CDC (2020a) Respirator trusted-source information – surgical N95 respirators. The National Personal Protective Technology Laboratory (NPPTL), National Institute for Occupational Safety and

Health of the Centers for Disease and Control Prevention. https://www.cdc.gov/niosh/npptl/topics/respirators/disp_part/respsource3surgicaln95.html. Zugegriffen am 20.05.2020

CDC (2020b) Weekly updates by select demographic and geographic characteristics – provisional death counts for Coronavirus disease 2019 (COVID-19). Center for Disease Control. https://www.cdc.gov/nchs/nvss/vsrr/covid_weekly/index.htm. Zugegriffen am 15.06.2020

CDC (2020c) Overview of influenza testing methods. Center for Disease Control. https://www.cdc.gov/flu/professionals/diagnosis/overview-testing-methods.htm#other.   Zugegriffen   am 15.09.2020

Cesaroni G, Badaloni C, Gariazzo C, Stafoggia M, Sozzi R, Davoli M, Forastiere F (2013) Long-term exposure to urban air pollution and mortality in a cohort of more than a million adults in Rome. Environ Health Persp 121(3):324–331. https://doi.org/10.1289/ehp.1205862

Cesaroni G, Forastiere F, Stafoggia M, Andersen ZJ, Badaloni C, Beelen R, Caracciolo B, deFaire U, Erbel R, Eriksen KT, Fratiglioni L, Galassi C, Hampel R, Heier M, Hennig F, Hilding A, Hoffmann B, Houthuijs D, Jöckel KH, Korek M, Lanki T, Leander K, Magnusson PK, Migliore E, Ostenson CG, Overvad K, Pedersen NL, Penell J, Pershagen G, Pyko A, Raaschou-Nielsen O, Ranzi A, Ricceri F, Sacerdote C, Salomaa V, Swart W, Turunen AW, Vineis P, Weinmayr G, Wolf K, deHoogh K, Hoek G, Brunekreef B, Peters A (2014) Long term exposure to ambient air pollution and incidence of acute coronary events: prospective cohort study and meta-analysis in 11 European cohorts from the ESCAPE Project. BMJ Brit Med J 348:f7412. https://doi.org/10.1136/bmj.f7412

Chang MC, Hur J, Park D (2020) Interpreting the COVID-19 test results: a guide for physiatrists. Am J Phys Med Rehabil 99(7):583–585. https://doi.org/10.1097/PHM.0000000000001471

Chaudhry R, Dranitsaris G, Mubashir T, Bartoszko J, Riazi S (2020) A country level analysis measuring the impact of government actions, country preparedness and socioeconomic factors on COVID-19 mortality and related health outcomes. EClinicalMedicine 25:100464. https://doi.org/10.1016/j.eclinm.2020.100464

Chauhan AJ, Johnston SL (2003) Air pollution and infection in respiratory illness. Brit Med Bull 68(1):95–112. https://doi.org/10.1093/bmb/ldg022

Chen PS, Tsai FT, Lin CK, Yang CY, Chan CC, Young CY, Lee CH (2010) Ambient influenza and Avian influenza virus during dust storm days and background days. Environ Health Perspect 118(9):1211–1216. https://doi.org/10.1289/ehp.0901782

Chen G, Zhang WY, Lia SS, Williams G, Liu C, Morgan GG, Jaakkola JJK, Guo YM (2017) Is short-term exposure to ambient fine particles associated with measles incidence in China? A multi-city study. Environ Res 156:306–311. https://doi.org/10.1016/j.envres.2017.03.046

Ciencewicki J, Jaspers I (2007) Air pollution and respiratory viral infection. Inhal Toxicol 19:1135–1146. https://doi.org/10.1080/08958370701665434

Cohen AJ, Brauer M, Burnett R, Anderson HR, Frostad J, Estep K, Balakrishnan K, Brunekreef B, Dandona L, Dandona R, Feigin V, Freedman G, Hubbell B, Jobling A, Kan HD, Knibbs L, Liu Y, Martin R, Morawska L, Pope CA, Shin HS, Straif K, Shaddick G, Thomas M, Dingenen R, Donkelaar A, Vos T, CJL M, Forouzanfar MH (2017) Estimates and 25-year trends of the global burden of disease attributable to ambient air pollution: an analysis of data from the Global Burden of Diseases Study 2015. Lancet 389:1907–1918. https://doi.org/10.1016/S0140-6736(17)30505-6

Cole MA, Ozgen C, Strobl E (2020) Air pollution exposure and COVID-19. IZA Discussion paper no. 13367; ISSN: 2365-9793. https://ssrn.com/abstract=3628242. Zugegriffen am 15.06.2020

Couch RB (1981) Viruses and indoor air pollution. Bul NY Acad Med 57(10):907–921

Czerski P, Ostrowski K, Shore ML, Silverman C, Suess MJ, Waldeskog B, Shalmon E (1974) Biological effects and health hazards of microwave radiation. Proceedings of an International Symposium, Warshaw (PL)

Davis EP, Sandman CA (2010) The timing of prenatal exposure to maternal cortisol and psychosocial stress is associated with human infant cognitive development. Child Dev 81(1):131–148. https://doi.org/10.1111/j.1467-8624.2009.01385.x

Despres VR, Huffman JA, Burrows SM, Hoose C, Safatov AS, Buryak G, Froehlich-Nowoisky J, Elbert W, Andreae MO, Poeschl U, Jaenicke R (2012) Primary biological aerosol particles in the atmosphere: a review. Tellus B 64:15598. https://doi.org/10.3402/tellusb.v64i0.15598

Dockery DW, Pope CA, Xu XP, Spengler JD, Ware JH, Fay ME, Ferris BG, Speizer FE (1993) An association between air pollution and mortality in six U.S. cities. New Engl J Med 329:1753–1759. https://doi.org/10.1056/NEJM199312093292401

Doremalert N, Bushmaker T, Morris DH, Holdbrook MG, Gamble A, Williamson BN, Tamin A, Harcourt JL, Thornbug NJ, Gerber SI, Lloyd-Smith JO, Witt E, Munster VJ (2020) Aerosol and surface stability of SARS-CoV-2 as compared with SARS-CoV-1. N Engl J Med 382:1564–1567. https://doi.org/10.1056/NEJMc2004973

Duguid JP (1946) The size and the duration of air-carriage of respiratory droplets and droplet-nuclei. J Hyg 44(6):471–479

EBMPHET Consortium (2020) COVID-19 severity in Europe and the USA: could the seasonal influenza vaccination play a role? https://doi.org/10.2139/ssrn.3621446. https://ssrn.com/abstract=3621446. Zugegriffen am June 2020

ECDC (2018) Seasonal influenza vaccination and antiviral use in EU/EEA Member States – Overview of vaccine recommendations for 2017–2018 and vaccination coverage for 2015-2016 and 2016-2017 influenza season. European Centre for Disease Prevention and Control. https://doi.org/10.2900/721517.; https://www.ecdc.europa.eu/sites/default/files/documents/seasonal-influenza-antiviral-use-2018.pdf. Zugegriffen am 20.05.2020

Engelbrecht T, Köhnlein C (2007) Virus Mania – Avian Flu, cervical Cancer , SARS, BSE, Hepatitis C, AIDS, Polio. How the medical industry continually invents epidemics making billion-dollar profits at our expense. Trafford Publ. Victoria (BC); ISBN 978-1-4251-1467-1

ESA (2020) Coronavirus lockdown leading to drop in pollution across Europe. European Space Agency. https://www.esa.int/Applications/Observing_the_Earth/Copernicus/Sentinel-5P/Coronavirus_lockdown_leading_to_drop_in_pollution_across_Europe. Zugegriffen am 20.05.2020

EU (1999) Council Directive 1999/30/EC of 22 April 1999 relating to limit values for sulphur dioxide, nitrogen dioxide and oxides of nitrogen, particulate matter and lead in ambient air. Official Journal of the European Union, L163 (29/06/1999):41–60. http://eur-lex.europa.eu/LexUriServ/LexUriServ.do?uri=OJ:L:1999:163:0041:0060:EN:PDF. Zugegriffen am 20.05.2020

EU (2008) Council Directive 2008/50/EC of 21 May 2008 on ambient air quality and cleaner air for Europe. Official Journal of the European Union, L152 (11/06/2008):1–44. https://eur-lex.europa.eu/legal-content/EN/TXT/?uri=CELEX:32008L0050. Zugegriffen am 20.05.2020

EuroMomo (2022) European monitoring of excess mortality for public health action. http://www.euromomo.eu. Zugegriffen am 24.02.2022

EuroStat (2020a) Life expectancy at birth by sex. European Commission. https://ec.europa.eu/eurostat/databrowser/view/tps00205/default/bar?lang=en. Zugegriffen am 20.05.2020

EuroStat (2020b) Mortality and life expectancy statistics. European Commission. https://ec.europa.eu/eurostat/statistics-explained/index.php/Mortality_and_life_expectancy_statistics. Zugegriffen am 20.05.2020

Fattorini D, Regoli F (2020) Role of the atmospheric pollution in the COVID-19 outbreak risk in Italy. Environ Pol 264:114732. https://doi.org/10.1016/j.envpol.2020.114732

Feng Y, Marchal T, Sperry T, Yi H (2020) Influence of wind and relative humidity on the social distancing effectiveness to prevent COVID-19 airborne transmission: a numerical study. J. Aerosol Sci 147:105585. https://doi.org/10.1016/j.jaerosci.2020.105585

FH (2021) Plan for Florida's recovery. Florida Health. https://floridahealthcovid19.gov/plan-for-flo-ridas-recovery/. Zugegriffen am 17.02.2021

Gan WQ, Koehoorn M, Davies HW, Demers PA, Tamburic L, Brauer M (2011) Long-term exposure to traffic-related air pollution and the risk of coronary heart disease hospitalization and mortality. Environ Health Persp 119(4):501–507. https://doi.org/10.1289/ehp.1002511

Gapp K, Bohacek J, Grossmann J, Brunner AM, Manuella F, Nanni P, Mansuy IM (2018) Potential of environmental enrichment to prevent transgenerational effects of paternal Trauma. Neuropsychopharmacology 41(11):2749–2758. https://doi.org/10.1038/npp.2016.87

Gardner L, Dong E, CSSE (2020) The COVID-19 testing insight initiative. Coronavirus Resource Center. Center for Systems Science and Engineering at John Hopkins University. https://coronavirus.jhu.edu/map.html. Zugegriffen am 20.05.2020

Gatti A (2021) Elektronenmikroskopische Untersuchungen von Wattetupfer die üblicherweise zum Einsatz kommen. „Costituzione sospesa" Pressekonferenz der Abgeordneten Sara Cunial. https://www.radioradicale.it/scheda/633099/costituzione-sospesa. Zugegriffen am 31.03.2021

Gatti A, Montanari S (2008) Nanopathology the health impact of nanoparticles, Pan Stanford Pub. Singapore; ISBN 9-814-24100-8

Gatti A, Montanarim S (2015) Case studies in Nanotoxicology and Particle toxicology, Akademic Press Elsevier Publisher, London; ISBN 9-780-128-01215-4

Gaunt ER, Hardie A, Claas EC, Simmonds P, Templeton KE (2010) Epidemiology and clinical presentations of the four human coronaviruses 229E, HKU1, NL63, and OC43 detected over 3 years using a novel multiplex real-time PCR method. J Clin Microbiol 48(8):2940–2947. https://doi.org/10.1128/JCM.00636-10

Geiss O (2021) Effect of wearing face masks on the carbon dioxide concentration in the breathing zone. Aerosol Air Qual Res 21:200403. https://doi.org/10.4209/aaqr.2020.07.0403

Ghorani-Azam A, Riahi-Zanjani B, Balali-Mood M (2016) Effects of air pollution on human health and practical measures for prevention in Iran. J Res Med Sci. Isfahan Uniy Med Sci 21:65. https://doi.org/10.4103/1735-1995.189646

GISRS (2022) Influenza laboratory surveillance information provided by the Global Influenza Surveillance and Response System, WHO. https://apps.who.int/flumart/Default?ReportNo=10. Zugegriffen am 17.02.2022

Giuliani L, Chistè O, Poggi C, Mantarro M, Gervino GP, Morando C (2021) Procedimento e relativo dispositivo basati sull'uso di Campo Elettromagnetico atti a contrastare la diffusione di virus di tipo "Corona" in un organismo (Verfahren und zugehörige Vorrichtung basierend auf der Verwendung eines elektromagnetischen Feldes zur Bekämpfung der Ausbreitung von Corona-ähnlichen Viren im Organismus). Italienisches Patent No. 02021000003284

Guerrero R, Bravo LE, Muñoz E, Ardila EKG, Guerrero E (2020) COVID-19: the Ivermectin African Enigma. Colomb Med (Cali) 30;51(4):e2014613. https://doi.org/10.25100/cm.v51i4.4613

Hadei M, Hopke PK, Jonidi A, Shahsavani A (2020) A letter about the Airborne Transmission of SARS-CoV-2 based on the current evidence. Aerosol Air Qual Res 20:911–914. https://doi.org/10.4209/aaqr.2020.04.0158

Han J, He S (2021) Need for assessing the inhalation of micro(nano)plastic debris shed from masks, respirators, and home-made face coverings during the COVID-19 pandemic. Environ Pollut 268(Pt B):115728. https://doi.org/10.1016/j.envpol.2020.115728

Hardin G (1968) The tragedy of the commons. Science 162:1243–1248. https://doi.org/10.1126/science.162.3859.1243

Harm W (1980) Biological effect of UV radiation. Cambridge University Press (UK); ISBN: 78-0-521-29362-4

Hay DF, Pawlby S, Waters CS, Perra O, Sharp D (2010) Mothers' antenatal depression and their children's antisocial outcomes. Child Dev 1(1):149–165. https://doi.org/10.1111/j.1467-8624.2009.01386.x

Herby J, Jonung L, Hanke SH (2022) A literature review and meta analysis of the effects of lockdowns on COVID 19 mortality. Institute for Applied Economics, Global Health and the Study of Business Enterprise. John Hopkins University. SAE. No.200. https://sites.krieger.jhu.edu/iae/files/2022/01/A-Literature-Review-and-Meta-Analysis-of-the-Effects-of-Lockdowns-on-COVID-19-Mortality.pdf. Zugegriffen am 20.01.2022

Heymann DL, Shindo N (2020) COVID-19: what is next for public health? Lancet 395(10224):542–545. https://doi.org/10.1016/S0140-6736(20)30374-3

Hofmann W (2011) Modelling inhaled particle deposition in the human lung – a review. J Aerosol Sci 42(10):693–724. https://doi.org/10.1016/j.jaerosci.2011.05.007

Horel S, Keyzer T (2021) Covid 19: how harm reduction advocates and the tobacco industry capitalised on the pandemic to promote nicotine. BMJ 373:n1303. https://doi.org/10.1136/bmj.n1303

Hsiao TC, Chuang HC, Griffith SM, Chen SJ, Young LH (2020) COVID-19: an Aerosol's point of view from expiration to transmission to viral-mechanism. Aerosol Air Qual Res 20:905–910. https://doi.org/10.4209/aaqr.2020.04.0154

Huang W, Berube J, McNamara M, Saksena S, Hartman M, Arshad T, Bornheimer SJ, O'Gorman M (2020) Lymphocyte subset counts in COVID-19 patients: a meta-analysis. Cytometry A 97(8):772–776. https://doi.org/10.1002/cyto.a.24172

IAS (2020) Information on the relationship between air pollution and the spread of COVID-19. Italian Aerosol Society (Società Italiana di Aerosol), Bologna (IT). http://www.iasaerosol.it/attachments/article/96/Nota_Informativa_IAS_English.pdf. Zugegriffen am 20.05.2020

ICNIRP (2020) Covid-19 and RF EMF. Statement published on the ICNIRP webpage. https://www.icnirp.org/en/activities/news/news-article/covid-19.html. Zugegriffen am 20.05.2020

Ioannidis JPA (2020a) Coronavirus disease 2019: the harms of exaggerated information and non-evidence-based measures. Eu J Clin Invest 50(4):e13222. https://doi.org/10.1111/eci.13222

Ioannidis JPA (2020b) Infection fatality rate of COVID-19 inferred from seroprevalence data. Bull WHO 99(1):19–33F. https://doi.org/10.2471/BLT.20.265892

Ioannidis JPA, Axfors C, Contopoulos-Ioannidis DG (2020) Population-level COVID-19 mortality risk for non-elderly individuals overall and for non-elderly individuals without underlying diseases in pandemic epicenters. Environ Res 188:109890. https://doi.org/10.1016/j.envres.2020.109890

ISS (2020a) L'epidemiologia per la sanità pubblica, Istituto Superiore di Sanità. Roma. https://www.epicentro.iss.it/coronavirus/sars-cov-2-decessi-italia. Zugegriffen am 20.05.2020

ISS (2020b) Characteristics of SARS-CoV-2 patients dying in Italy report based on available data on May, August, and November, 2020. Istituto Superiore di Sanità. Roma. https://www.epicentro.iss.it/en/coronavirus/bollettino/Report-COVID-2019_21_may_2020.pdf. Zugegriffen am Mai bis Dezember 2020

ISS (2021) Characteristics of SARS-CoV-2 patients dying in Italy Report based on available data on January, 2021. Istituto Superiore di Sanità. Roma. https://www.epicentro.iss.it/en/coronavirus/bollettino/Report-COVID-2019_27_january_2021.pdf. Zugegriffen am 17.02.2021

ISS (2022) Characteristics of SARS-CoV-2 patients dying in Italy report based on available data on January 10th, 2022. Istituto Superiore di Sanità. Roma. https://www.epicentro.iss.it/en/coronavirus/bollettino/Report-COVID-2019_10_january_2022.pdf. Zugegriffen am 17.02.2022

Jaafar R, Aherfi S, Wurtz N, Grimaldier C, Van Hoang T, Colson P, Raoult D, La Scola B (2021) Correlation between 3790 quantitative polymerase chain reaction-positives samples and positive cell cultures, including 1941 severe acute respiratory syndrome Coronavirus 2 isolates. Clin Infect Dis 72(11):e921. https://doi.org/10.1093/cid/ciaa1491

King AMQ, Adams MJ, Carstens EB, Lefkowitz EJ (2011) Virus taxonomy – 9th report of the International Committee on Taxonomy of Viruses. Academic Press/Elsevier, Amsterdam; ISBN: 978-0-123-84684-6

Kochi AN, Tagliari AP, Forleo GB, Fassini GM, Tondo C (2020) Cardiac and arrhythmic complications in patients with COVID-19. J Cardiovasc Electr 31:1003–1008. https://doi.org/10.1111/jce.14479

Kucirka LM, Lauer SA, Laeyendecker O, Boon D, Lessler J (2020) Variation in false-negative rate of reverse transcriptase polymerase chain reaction–based SARS-CoV-2 tests by time since exposure. Ann Intern Med M20-1495. https://doi.org/10.7326/M20-1495

Lazzerini PE, Boutjdir M, Capecchi PL (2020) COVID-19, Arrhythmic Risk and Inflammation: Mind the Gap! Circulation 7;142(1):7–9. https://doi.org/10.1161/CIRCULATIONAHA.120.047293

Lednicky JA, Shankar SN, Elbadry MA, Gibson JC, Alam MM, Stephenson CJ, Eiguren-Fernandez A, Morris JG, Mavian CN, Salemi M, Clugston JR, Wu CY (2020) Collection of SARS-CoV-2 virus from the air of a clinic within a University Student Health Care Center and analyses of the viral genomic sequence. Aerosol Air Qual Res 20:1167–1171. https://doi.org/10.4209/aaqr.2020.05.0202

Lei Y, Zhang J, Schiavon CR, He M, Chen L, Shen H, Zhang Y, Yin Q, Cho Y, Andrade L, Shadel GS, Hepokoski M, Lei T, Wang H, Zhang J, Yuan JX, Malhotra A, Manor U, Wang S, Yuan ZY, Shyy JY (2021) SARS-CoV-2 Spike protein impairs Endothelial Function via Downregulation of ACE2. Circ Res 128:1323–1326. https://doi.org/10.1101/2020.12.04.409144

LeQuéré C, Peters GP, Friedlingstein P, Andrew RM, Canadell JG, Davis SJ, Jackson RB, Jones MW (2021) Fossil CO_2 emissions in the post-COVID-19 era. Nat Clim Chang 11:197–199. https://doi.org/10.1038/s41558-021-01001-0

Levitt M (2020) How accurate are the number of UK and US deaths predicted by Ferguson et al. (2020)? https://www.dropbox.com/s/35el2dfdgdi46on/. Zugegriffen am 20.05.2020

Li YG, Qian H, Hang J, Chen XG, Hong L, Liang P, Li JS, Xiao SL, Wei JJ, Liu L, Kang M (2020a) Evidence for probable aerosol transmission of SARS-CoV-2 in a poorly ventilated restaurant. medRxiv. https://doi.org/10.1101/2020.04.16.20067728

Li YC, Bai WZ, Hashikawa T (2020b) The neuroinvasive potential of SARS-CoV2 may play a role in the respiratory failure of COVID-19 patients. J Med Virol 92:552–555. https://doi.org/10.1002/jmv.25728

Lim EC, Seet RC, Lee KH, Wilder-Smith EP, Chuah BY, Ong BK (2006) Headaches and the N95 face-mask amongst healthcare providers. Acta neurologica Scandinavica 113(3):199–202. https://doi.org/10.1111/j.1600-0404.2005.00560.x

Lodovici M, Bigagli E (2011) Oxidative stress and air pollution exposure. J Toxicol 487074. https://doi.org/10.1155/2011/487074

Loudon RG, Roberts RM (1966) Droplet expulsion from the respiratory tract. Am Rev Respir Dis 95(3):435–442

Luby JL, Belden AC, Jackson JJ, Lessov-Schlaggar CN, Harms MP, Tillman R, Botteron K, Whalen D, Barch DM (2016) Early childhood depression and alterations in the trajectory of gray matter maturation in middle childhood and early adolescence. JAMA Psychiat 73(1):31–38. https://doi.org/10.1001/jamapsychiatry.2015.2356

MacIntyre CR, Seale H, Dung TC, Hien NT, Nga PT, Cughtai AA, Rahman B, Dwyer DE, Wang QY (2015) A cluster randomised trial of cloth masks compared with medical masks in healthcare workers. BMJ Open 5(4):e006577. https://doi.org/10.1136/bmjopen-2014-006577

Madl P (2006) Wissenschaftsjournalismus – holistisch betrachtet. In: Renger R, Fabris HH (Hrsg) Generalisten oder Spezialisten – Wie viel Fach braucht der Journalismus. Verlag des Kuratoriums für Journalistenausbildung, Salzburg, S 69–82

Madl P (2012) Exposure to nano-sized particles and the emergence of contemporary diseases with a focus on epigenetics. In Khare M (Hrsg) Air pollution – monitoring, Modelling and Health. In-Tech Publ. Rijeka (HR). https://doi.org/10.5772/31935

Madl P, Hussain M (2011) Lung deposition predictions of airborne particles and the emergence of contemporary diseases – Part II. theHealth 2(3):101–107

Madl P, Yip M (2002) Risk, Risk Factors, Risk Control, and Risk Assessment for Diving, Ch.3 In: Scientific Scuba Diver Course to AS/NZS 2299.2:2002. University of Queensland, Brisbane (AUS). https://biophysics.sbg.ac.at/transcript/SSD.pdf. Zugegriffen am April 2021

Malley CS, Kuylenstierna JC, Vallack HW, Henze DK, Blencowe H, Ashmore MR (2017) Preterm birth associated with maternal fine particulate matter exposure: a global, regional and national assessment. Environ Int 101:173–182. https://doi.org/10.1016/j.envint.2017.01.023

Mandavilli A (2020) 239 experts with one big claim: the Coronavirus is airborne. New York Times. https://www.nytimes.com/2020/07/04/health/239-experts-with-one-big-claim-the-coronavirus-is-airborne.html. Zugegriffen am 28.07.2020

Mao L, Jin HJ, Wang MD, Hu Y, Chen SC, He QW, Chang J, Hong CD, Zhou YF, Wang D, Miao XP, Li YN, Hu B (2020) Neurologic manifestations of hospitalized patients with Coronavirus disease 2019 in Wuhan, China. JAMA Neurol. https://doi.org/10.1001/jamaneurol.2020.1127

Marino E, Caruso M, Campagna D, Polosa R (2015) Impact of air quality on lung health: myth or reality? Ther Adv Chron Dis 6(5):286–298. https://doi.org/10.1177/2040622315587256

Marongiu F, Grandone E, Barcellona D (2020) Pulmonary thrombosis in 2019-nCoV pneumonia? J Thromb Haemost 18(6):1511–1513. https://doi.org/10.1111/jth.14818

Martuzzi M, Mitis F, Iavarone I, Serinelli M (2006) Health impact of PM_{10} and Ozone in 13 Italian cities. WHO Europe, Copenhagen; ISBN 928-90-2293-0

McIntosh K (1974) Coronaviruses: a comparative review. In: Arber W, Haas R, Henle W, Hofschneider PH, Jerne NK, Koldovský P, Koprowski H, Maaløe O, Rott R, Schweiger HG, Sela M, Syruček L, Vogt PK, Wecker E (Hrsg) Current topics in microbiology and immunology. Springer, Berlin (FRG), S 85–129. https://doi.org/10.1007/978-3-642-65775-7_3

McRae GJ, Russell AG (1984) Dry deposition of nitrogen-containing species. In: Hicks BB (Hrsg) Deposition both wet and dry Acid precipitation. Teasley series, Butterworth, Boston, S 153–193

Meaney MJ (2010) Epigenetics and the biological definition of gene environment interactions. Child Dev 81(1):41–79. https://doi.org/10.1111/j.1467-8624.2009.01381.x

Metzdorf J (2021) (original in German: Der Militärkonvoi aus Bergamo – Wie eine Foto-Legende entsteht. Kulturjournal, Bayrischer Rundfunk) https://www.br.de/kultur/wieso-das-foto-des-militaerkonvois-in-bergamo-fuercorona-steht-100.htm. Zugegriffen am 28.10.2021

Milham S (2010) Historical evidence that electrification caused the 20th century epidemic of "diseases of civilization". Med Hypotheses 74(2):337–345. https://doi.org/10.1016/j.mehy.2009.08.032

Miller MR (2020) Oxidative stress and the cardiovascular effects of air pollution. Free Radic Biol Med 151:69–87. https://doi.org/10.1016/j.freeradbiomed.2020.01.004

Miller MR, Shaw CA, Langrish JP (2012) From particles to patients: oxidative stress and the cardiovascular effects of air pollution. Future Cardiol 8(4):577–602. https://doi.org/10.2217/fca.12.43

Miller MR, McLean SG, Duffin R, Lawal AO, Araujo JA, Shaw CA, Mills NL, Donaldson K, Newby DE, Hadoke PW (2013) Diesel exhaust particulate increases the size and complexity of lesions in atherosclerotic mice. Part Fibre Toxicol 10:61. https://doi.org/10.1186/1743-8977-10-61

Moelling K (2017) Viruses, More friends than Foes. World Scientific, Singapore. ISBN 978-9-813-14782-9. https://doi.org/10.1142/9789813147836_0001

Moelling K, Broecker F (2020) Air microbiome and pollution: composition and potential effects on human health, including SARS Coronavirus infection. J Environ Publ Health 1646943, 14 pages. https://doi.org/10.1155/2020/1646943

Myint SH (1995) Human Coronavirus infections. In: Siddell SG (Hrsg) The Coronaviridae, Ch.18. Springer. https://doi.org/10.1007/978-1-4899-1531-3

Nasim I, Kim SM (2017) Human exposure to RF fields in 5G Downlink. arXiv:1711.03683v1; https://arxiv.org/pdf/1711.03683.pdf

Nemmar A, Hoet PHM, Vanquickenborne B, Dinsdale D, Thomeer M, Hoylaerts MF, Vanbilloen H, Mortelmans L, Nemery B (2002) Passage of inhaled particles in to the blood circulation in humans. Circulation 105(4):411–417. https://doi.org/10.1161/hc0402.104118

Nemmar A, Hoylaerts MF, Hoet PH, Vermylen J (2003) Size effect of intratracheally instilled particles on pulmonary inflammation and vascular thrombosis. Toxic Appl Pharmacol 186:38–45. https://doi.org/10.1016/s0041-008x(02)00024-8

Nguyen LC, Yang D, Nicolaescu V, Best TJ, Gula H, Saxena D, Gabbard JD, Chen SN, Ohtsuki T, Friesen JB, Drayman N, Mohamed A, Dann C, Silva D, Robinson-Mailman L, Valdespino A, Stock L, Suárez E, Jones KA, Azizi SA, Demarco JK, Severson WE, Anderson CD, Millis JM, Dickinson BC, Tay S, Oakes SA, Pauli GF, Palmer KE, Consortium TNCCC, Meltzer DO, Randall G, Rosner MR (2022) Cannabidiol inhibits SARS-CoV-2 replication through induction of the host ER stress and innate immune responses. Sci Adv:eabi6110. https://doi.org/10.1126/sciadv.abi6110

Nickbakhsh S, Mair C, Matthews L, Reeve R, Johnson PCD, Thorburn F, Wissmann B, Reynolds A, McMenamin J, Gunson RN, Murcia PR (2019) Virus – virus interactions impact the population dynamics of influenza and the common cold. PNAS 116(52):27142–27150. https://doi.org/10.1073/pnas.1911083116

NZZ (2021) Die Jugend zahlt einen hohen Preis für die Coronapolitik (Corona politics and the tribute the Young people have to pay). Neue Zuercher Zeitung. https://www.nzz.ch/schweiz/krawalle-in-st-gallen-die-wut-der-jugendlichen-entlaedt-sich-ld.1610001?reduced=true. Zugegriffen am 05.04.2021

Oberdoerster G, Oberdoerster E, Oberdoerster J (2005) Nanotoxicology: an emerging discipline evolving from studies of ultrafine particles. Environ Health Persp 113(7):823–839. https://doi.org/10.1289/ehp.7339

Oreskes N, Conway EM (2010) Merchants of doubt: how a handful of scientists obscured the truth on Issues from Tobacco Smoke to Global Warming. Bloomsbury Press, London (UK); ISBN: 978-1-608-19394-3

Oristrell J, Oliva JC, Casado E, Subirana I, Domínguez D, Toloba A, Balado A, Grau M (2022) Vitamin D supplementation and COVID-19 risk: a population-based, cohort study. J Endocrinol Invest 45:167–179. https://doi.org/10.1007/s40618-021-01639-9

Pan M, Eiguren-Fernandez A, Hsieh H, Afshar-Mohajer N, Hering SV, Lednicky J, Fan ZH, Wu CY (2016) Efficient collection of viable virus aerosol through laminar-flow, water-based condensational particle growth. J of Appl Microbiol 120:805–815. https://doi.org/10.1111/jam.13051

Panda SC (2006) Medicine: science or art? Mens Sana Monogr 4(1):127–138. https://doi.org/10.4103/0973-1229.27610

Paus T, Keshavan M, Giedd JN (2008) Why do many psychiatric disorders emerge during adolescence? Nat Rev Neurosci 9:947–957. https://doi.org/10.1038/nrn2513

Peng L, Zhao XG, Tao Y, Mi SQ, Huang J, Zhang QK (2020) The effects of air pollution and meteorological factors on measles cases in Lanzhou, China. Environ Sci Pollut Res 27:13524–13533. https://doi.org/10.1007/s11356-020-07903-4

Pepe E, Bajardi P, Gauvin L, Privitera F, Lake B, Cattuto C, Tizzon M (2020) COVID-19 outbreak response, a dataset to assess mobility changes in Italy following national lockdown. Sci Data 7:230. https://doi.org/10.1038/s41597-020-00575-2

Perone G (2021) The determinants of COVID-19 case fatality rate (CFR) in the Italian regions and provinces: an analysis of environmental, demographic, and healthcare factors. Sci Total Environ 755:142523. https://doi.org/10.1016/j.scitotenv.2020.142523

PHAS (2021) The Public Health Agency of Sweden's regulations and general guidelines relating to everyone's responsibility to prevent COVID-19 infections. Public Health Agency of Sweden.

https://www.folkhalsomyndigheten.se/the-public-health-agency-of-sweden/communicable-disease-control/covid-19/regulations-and-general-guidelines/. Zugegriffen am 28.05.2021

Pirkis JA, Gunnell D, Appleby L, Morrissey J (2020) Trends in suicide during the Covid-19 pandemic. BMJ 371:m4352. https://doi.org/10.1136/bmj.m4352

Prussin AJ, Garcia EB, Marr LC (2015) Total concentrations of virus and Bacteria in indoor and outdoor air. Environ Sci Tech Lett 2:84–88. https://doi.org/10.1021/acs.estlett.5b00050

Qin N, Liang P, Wu CY, Wang CQ, Xiong X, Wang TT, Zolfo M, Segata N, Qin HL, Knight R, Gilbert JA, Zhu TF (2020) Longitudinal survey of microbiome associated with particulate matter in a megacity. Genome Biol 21(1):55. https://doi.org/10.1186/s13059-020-01964-x

Quay SC (2021) A Bayesian analysis concludes beyond a reasonable doubt that SARS-CoV-2 is not a natural zoonosis but instead is laboratory derived. https://doi.org/10.5281/zenodo.4477212. https://zenodo.org/record/4477081 and https://zenodo.org/record/4477212 (deklassifiziert, freigegeben durch US-Behörden per Jän.'21)

Remuzzi A, Remuzzi G (2020) COVID-19 and Italy: what next? Lancet 395(10231):1225–1228. https://doi.org/10.1016/s0140-6736(20)30627-9

Reuters (2021) EU to propose digital vaccination passport in March, von der Leyen says. https://www.reuters.com/article/health-coronavirus-eu-von-der-leyen-idUSL5N2KZ28M. Zugegriffen am 15.03.2021

Ritchie H, Mathieu E, Rodés-Guirao L, Appel C, Giattino C, Ortiz-Ospina E, Hasell J, Macdonald B, Beltekian B, Roser M (2020) Coronavirus pandemic (COVID-19). https://ourworldindata.org/covid-deaths. Zugegriffen am 22.02.2022

Rockloev J, Sjoedin H, Wilder-Smith A (2020) COVID-19 outbreak on the Diamond Princess cruise ship: estimating the epidemic potential and effectiveness of public health countermeasures. J Travel Med:taaa030. https://doi.org/10.1093/jtm/taaa030

Rothe C, Schunk M, Sothmann P, Bretzel G, Froeschl G, Wallrauch C, Zimmer T, Thiel V, Janke C, Guggemos W, Seilmaier M, Drosten C, Vollmar P, Zwirglmaier K, Zange S, Wölfel R, Hoelscher M (2020) Transmission of 2019-nCoV infection from an asymptomatic contact in Germany. N Engl J Med 382(10):970–971. https://doi.org/10.1056/NEJMc2001468

Rubik B, Brown RR (2021) Evidence for a connection between coronavirus disease-19 and exposure to radiofrequency radiation from wireless communications including 5G. J Clin Transl Res 29;7(5):666–681. https://doi.org/10.18053/jctres.07.202105.007

Ryan F (2009) Virolution. FPR Books, London; ISBN 978-0-007-31512-3

Salle V (2021) Coronavirus-induced autoimmunity. Clin Immunol 226:108694. https://doi.org/10.1016/j.clim.2021.108694

Scholkmann F (2022) Particles and fragments in unused disposable face masks: a microscopic analysis. Int J Occup Saf Health 12(4):25–263. https://doi.org/10.3126/ijosh.v12i4.44903

Schubert C (2016) Selbstzerstörung bei Stress? Autoimmunerkrankungen aus Sicht der psychoneuroimmunologischen Forschung (Self-destruction due to stress? Autoimmune diseases from the point of view of psycho-neuro-immunological research, German only). Deutsche Heilpraktiker-Zeitschrift 11(01):30–34. https://doi.org/10.1055/s-0036-1579564

Schwab K, Malleret T (2020) Covid-19: the great reset. World Economic Forum, Geneva; ISBN 978-2-940631-11-7

Sedlmaier N, Hoppenheidt K, Krist H, Lehmann H, Lang H, Buettner M (2009) Generation of avian influenza virus (AIV) contaminated fecal fine particulate matter ($PM_{2.5}$): Genome and infectivity detection and calculation of immission. Vet Microbiol 139:156–164. https://doi.org/10.1016/j.vetmic.2009.05.005

Segerstrom SC, Miller GE (2004) Psychological stress and the human immune system: a meta-analytic study of 30 years of inquiry. Psychol Bull 130(4):601–630. https://doi.org/10.1037/0033-2909.130.4.601

Segreto R, Deigin Y, McCairn K, Sousa A, Sirotkin D, Sirotkin K, Couey JJ, Jones A, Zhang D (2021) Should we discount the laboratory origin of COVID-19? Environ Chem Lett 1–15. https://doi.org/10.1007/s10311-021-01211-0

Shi SB, Qin M, Shen B, Cai YL, Liu T, Yang F, Gong W, Liu X, Liang JJ, Zhao QY, Huang H, Yang B, Huang CX (2020) Association of cardiac injury with mortality in hospitalized patients with COVID-19 in Wuhan, China. JAMA Cardiol 5(7):802–810. https://doi.org/10.1001/jamacardio.2020.0950

Silva DR, Viana VP, Müller AM, Livi FP, Dalcina TR (2014) Respiratory viral infections and effects of meteorological parameters and air pollution in adults with respiratory symptoms admitted to the emergency room. Influenza Other Resp 8(1):42–52. https://doi.org/10.1111/irv.12158

Sole R, Elena SF (2019) Viruses as complex adaptive systems (Primers in complex systems) Princeton University Press, Princeton; ISBN: 978-0-691-15884-6

Spinato G, Fabbris C, Polesel J, Cazzador D, Borsetto D, Hopkins C, Boscolo-Rizzo P (2020) Alterations in smell or taste in Mildly symptomatic outpatients with SARS-CoV-2 infection. JAMA 323(20):2089–2090. https://doi.org/10.1001/jama.2020.6771

Srivastava A (2020) COVID-19 and air pollution and meteorology-an intricate relationship: a review. Chemosphere 263:1282–1297. https://doi.org/10.1016/j.chemosphere.2020.128297

Stemmler K, Ammann M, Donders C, Kleffmann J, George C (2006) Photosensitized reduction of nitrogen dioxide on humic acidas a source of nitrous acid. Nature 440:195–198. https://doi.org/10.1038/nature04603

Suhaimi NF, Jalaludin J, Latif MT (2020) Demystifying a possible relationship between COVID-19, air quality and meteorological factors: evidence from Kuala Lumpur, Malaysia. Aerosol Air Qual Res 20:1520–1529. https://doi.org/10.4209/aaqr.2020.05.0218

Sutcliffe H (2020) COVID-19: the 4 building blocks of the great reset. World Economic Forum. https://www.weforum.org/agenda/2020/08/building-blocks-of-the-great-reset. Zugegriffen am 11.02.2021

Swartz JR, Hariri AR, Williamson DE (2017) An epigenetic mechanism links socioeconomic status to changes in depression-related brain function in high-risk adolescents. Mol Psychiatry 22(2):209–214. https://doi.org/10.1038/mp.2016.82

Tang N, Li D, Wang X, Sun Z (2020) Abnormal coagulation parameters are associated with poor prognosis in patients with novel coronavirus pneumonia. J Thromb Haemost 18:844–847. https://doi.org/10.1111/jth.14768

Tanioka H, Tanioka S, Kaga K (2021) Why COVID-19 is not so spread in Africa: How does Ivermectin affect it? medRxiv (preprint). https://doi.org/10.1101/2021.03.26.21254377

Travaglio M, Yu Y, Popovic R, Selley L, Leal NS, Martins LM (2021) Links between air pollution and COVID-19 in England. Environ Pollut 268(Pt A):115859. https://doi.org/10.1016/j.envpol.2020.115859

Tyrrell DA, Almeida JD, Cunningham CH, Dowdle WR, Hofstad MS, McIntosh K, Tajima M, Zakstelskaya LY, Easterday BC, Kapikian A, Bingham RW (1975) Coronaviridae. Intervirology 5(1–2):76–82. https://doi.org/10.1159/000149883

Uddin M, Aiello AE, Wildman DE, Koenen KC, Pawelec G, Santos R, Goldmann E, Galea S (2010) Epigenetic and immune function profiles associated with posttraumatic stress disorder. PNAS 107(20):9470–9475. https://doi.org/10.1073/pnas.0910794107

Uhlig M, Reinelt JD, Lauckner ME, Kumral D, Schaare HL, Mildner T, Babayan A, Engert V, Villringer A, Gaebler M (2022) Rapid volumetric brain changes after acute psychosocial stress. bioRxiv 2021.12.01.470604. https://doi.org/10.1101/2021.12.01.470604

UN (2015) The Paris agreement. United Nations climate change. https://unfccc.int/process-and-meetings/the-paris-agreement/the-paris-agreement. Zugegriffen am 17.02.2021

Vainshelboim B (2021) Facemasks in the COVID-19 era: a health hypothesis. Med hypotheses 146:110411. https://doi.org/10.1016/j.mehy.2020.110411

Vallero D (2014) Fundamentals of Air pollution, 5 Aufl. Elsevier, Amsterdam; ISBN: 978-0-12-401733-7

Villarreal LP (2005) Viruses and the evolution of life. American Society for Microbiology Press, Washington (DC); ISBN: 1-55581-309-7

Villarreal LP, Witzany G (2021) Social networking of Quasi-species Consortia drive Virolution via Persistence. AIMS Microbiol 7(2):138–162. https://doi.org/10.3934/microbiol.2021010

Walach H, Hockertz S (2020) What association do political interventions, environmental and health variables have with the number of Covid--19 cases and deaths? A linear modeling approach. medRxiv, 2020.04.27.20081893. https://doi.org/10.1101/2020.06.18.201350102

Watson J, Whiting PF, Brush JE (2020) Interpreting a covid-19 test result. BMJ 369:m1808. https://doi.org/10.1136/bmj.m1808

WEF (2020) Building future resilience to global risks. World Economic Forum, Davos. https://www.weforum.org/agenda/2020/11/the-great-reset-building-future-resilience-to-global-risks/. Zugegriffen am 17.02.2021

WHO (2012) Diesel engine exhaust carcerogenic. Int Agency for Res on Cancer (IARC), Press release No.21. https://www.iarc.fr/news-events/iarc-diesel-engine-exhaust-carcinogenic/. Zugegriffen am 20.05.2020

WHO (2020a) Advice on the use of masks in the context of COVID-19. WHO/2019-nCov/IPC_Masks/2020.4. https://www.who.int/publications/i/item/advice-on-the-use-of-masks-in-the-community-during-home-care-and-in-healthcare-settings-in-the-context-of-the-novel-coronavirus-(2019-ncov)-outbreak. Zugegriffen am 05.06.2020

WHO (2020b) Director-General's opening remarks at the media briefing on COVID-19 – 3 March 2020. https://www.who.int/dg/speeches/detail/who-director-general-s-opening-remarks-at-the-media-briefing-on-COVID-19%2D%2D-3-march-2020. Zugegriffen am 20.05.2020

WHO (2020c) Report of the WHO-China joint mission on coronavirus disease 2019 (COVID-19). https://www.who.int/docs/default-source/coronaviruse/who-china-joint-mission-on-covid-19-final-report.pdf. Zugegriffen am 02.05.2020

WHO (2020d) An unprecedented challenge: Italy's first response to COVID-19. https://www.saluteinternazionale.info/wp-content/uploads/2020/12/WHO_Report_Zambon.pdf. Zugegriffen am 13.05.2020

Wichmann D, Sperhake JP, Lütgehetmann M, Steurer S, Edler C, Heinemann A, Heinrich F, Mushumba H, Kniep I, Schröder AS, Burdelski C, deHeer G, Nierhaus A, Frings D, Pfefferle S, Becker H, Bredereke-Wiedling H, deWeerth A, Paschen HR, Sheikhzadeh-Eggers S, Stang A, Schmiedel S, Bokemeyer C, Addo MM, Aepfelbacher M, Püschel L, Kluge S (2020) Autopsy findings and venous thromboembolism in patients with COVID-19. Ann Intern Med M20-2003. https://doi.org/10.7326/M20-2003

Wiesendanger R (2021) The origin of the Coronavirus pandemic (Studie zum Ursprung der Coronavirus-Pandemie). ResearchGate [Preprint]. https://doi.org/10.13140/RG.2.2.31754.80323

Willett WC (2002) Balancing life-style and genomics research for disease prevention. Science 296(5568):695–698. https://doi.org/10.1126/science.1071055

Xie XJ, Li YG, Sun HQ, Liu L (2009) Exhaled droplets due to talking and coughing. J R Soc Interface 6(Suppl 6):S703–S714. https://doi.org/10.1098/rsif.2009.0388.focus

Yan J, Grantham M, Pantelic J, deMesquita BJP, Albert B, Liu F, Ehrman S, Milton DK, Consortium E (2018) Infectious virus in exhaled breath of symptomatic seasonal influenza cases from a college community. PNAS 115(5):1081–1086. https://doi.org/10.1073/pnas.1716561115

Ye Q, Fu JF, Mao JH, Shang SQ (2016) Haze is a risk factor contributing to the rapid spread of respiratory syncytial virus in children. Environ Sci Pollut R 23:20178–20185. https://doi.org/10.1007/s11356-016-7228-6

Zhang L, Vet R, O'Brien JM, Mihele C, Liang Z, Wiebe A (2009) Dry deposition of individual nitrogen species at eight Canadian rural sites. J Geophys Res 114:D02301. https://doi.org/10.1029/2008JD010640

Zhao Q, Liang Z, Tao S, Zhu J, Du Y (2011) Effects of air pollution on neonatal prematurity in Guangzhou of China: a time-series study. Environ Health 10:2. https://doi.org/10.1186/1476-069X-10-2

Zoran MA, Savastru RS, Savastru DM, Tautan MN (2020) Assessing the relationship between surface levels of PM2.5 and PM10 particulate matter impact on COVID-19 in Milan, Italy. Sci Total Environ 738:1–12. https://doi.org/10.1016/j.scitotenv.2020.139825

Bildquellen

AirVisual (2020) Real time 3D- animated air pollution map. Incen AG, Staad. https://www.iqair.com/earth?nav. Zugegriffen am März 2020 bis april 2021

ARPA-repositiory; ARPA (2021) Agenzia regionale per la protezione dell'ambiente della Lombardia sowie deren mortalitaetsraten ausgehoben aus dem register der ISS: Sorveglianza integrata COVID-19: i principali dati nazionali. https://www.arpalombardia.it/Pages/Aria/qualita-aria.aspx (diese URL ist mehr noch via internet-archiv abrufbar: https://web.archive.org/web/20220519220048/https://www.arpalombardia.it/Pages/Aria/qualita-aria.aspx. Zugegriffen am 24.02.2022

ESA (2020) Coronavirus lockdown leading to drop in pollution across Europe. European Space Agency. https://www.esa.int/Applications/Observing_the_Earth/Copernicus/Sentinel-5P/Coronavirus_lockdown_leading_to_drop_in_pollution_across_Europe. Zugegriffen am 20.05.2020

EuroMomo (2022) European monitoring of excess mortality for public health action. http://www.euromomo.eu. Zugegriffen am 24.02.2022

GISRS (2022) Influenza laboratory surveillance information provided by the Global Influenza Surveillance and Response System. https://web.archive.org/web/20230307092922/https://apps.who.int/flumart/Default?ReportNo=10.Zugegriffen am 17.02.2022

ISS (2020a) L'epidemiologia per la sanità pubblica, Istituto Superiore di Sanità. Roma. https://www.epicentro.iss.it/coronavirus/sars-cov-2-decessi-italia. Zugegriffen am 20.05.2020

ISS (2020b) Characteristics of SARS-CoV-2 patients dying in Italy Report based on available data on May, August, and November, 2020. Istituto Superiore di Sanità. Roma https://www.epicentro.iss.it/en/coronavirus/bollettino/Report-COVID-2019_21_may_2020.pdf. Zugegriffen am Mai bis Dezember 2020

ISS (2021) Characteristics of SARS-CoV-2 patients dying in Italy Report based on available data on January, 2021. Istituto Superiore di Sanità. Roma. https://www.epicentro.iss.it/en/coronavirus/bollettino/Report-COVID-2019_27_january_2021.pdf. Zugegriffen am 17.02.2022

ISS (2022) Characteristics of SARS-CoV-2 patients dying in Italy Report based on available data on January 10th, 2022. Istituto Superiore di Sanità. Roma. https://www.epicentro.iss.it/en/coronavirus/bollettino/Report-COVID-2019_10_january_2022.pdf. Zugegriffen am 17.02.2022

Ritchie H, Mathieu E, Rodés-Guirao L, Appel C, Giattino C, Ortiz-Ospina E, Hasell J, Macdonald B, Beltekian B, Roser M (2020) Coronavirus pandemic (COVID-19). https://ourworldindata.org/covid-deaths. Zugegriffen am 22.02.2022

Saisonale Viruserkrankungen und Mundgesundheit

Irmgard Simma

1 Mundhygiene als Gesundheitsprophylaxe

Die gesundheitserhaltende Zahn- und Kariesprophylaxe nehmen in der Zahnmedizin immer schon eine zentrale Position ein. Sorgfältige Mundhygiene, das Entfernen von Zahnbelägen, von Plaque und Zahnstein, erfolgt mechanisch mit Zahnbürsten, Zahnzwischenraumbürsten, Zahnseide, Zahnpasten, antibakteriellen und antiviralen Mundspülungen. Diese wichtigen Maßnahmen dienen im schulmedizinischen Sinne zur Vorbeugung von Karies und Zahnfleischentzündungen sowie der Gesunderhaltung der Zähne, die wesentlich vom Speichelfluss mitbestimmt wird. In Stresssituationen ist dieser vermindert, was sich in Mundtrockenheit äußert, wodurch auch die Selbstreinigungskräfte des Speichels beeinträchtigt werden. So weist beispielsweise Halitosis (Mundgeruch) auf ein Ungleichgewicht des Mundmikrobioms hin und ist auf flüchtige Schwefelverbindungen zurückzuführen, die sich in den Zahnzwischenräumen, am Zungenbelag und Zungenrücken erkennen lassen.

Auch Erstinfektionen durch respiratorische Viren (und Bakterien) beginnen immer im Mund-, Nasen- und Rachenraum. Deshalb sollte vorbeugend gehandelt werden. Nach dem Zähneputzen sollte der Mundraum mit Tees und Antiseptika ausgespült bzw. gegurgelt werden. Antiseptische Mittel sollten weitgehend physiologisch unbedenklich und schluckbar sein, die physiologische Mundflora nur wenig beeinträchtigen, um eine schnelle Regeneration zu ermöglichen. Gerbstoffhaltige Pflanzenextrakte und Tees ermöglichen eine kapillarabdichtende antientzündliche Wirkung (Gingivitis, Parodontitis). Mundspülungen

I. Simma (✉)
Präsidentin der ÖGZMK Gesellschaft für Ganzheitliche Zahnheilkunde,
Praxis für ganzheitliche Zahnmedizin und Kieferorthopädie, Bregenz, Österreich

© Der/die Autor(en), exklusiv lizenziert an Springer-Verlag GmbH, DE, ein Teil von Springer Nature 2024

P. Panhofer (Hrsg.), *Prävention und Therapie viraler Epidemien*,
https://doi.org/10.1007/978-3-662-67508-3_7

und Gurgeln mit viruziden Mitteln sind eine gute Möglichkeit, die Verbreitung respiratorischer Viren zu reduzieren.

Mundhygienemaßnahmen und Zahnreinigungsverfahren beziehen sich auch auf das Gleichgewicht des Mundmikrobioms.

In Pandemiezeiten sind selbst Zahnpasten und Mundspülungen mit enthaltenem „Desinfektionsmittel" empfehlenswert: Spülen und Gurgeln mit natürlichen Wirkstoffen wie ätherischen Ölen, Grapefruitkernextrakten, Grüntee, Granatapfel, Aronia, Basenmineralmischungen, Basenzahncreme hemmen Viren und unterstützen die physiologische Mundflora für die Abwehrmechanismen

Risikofaktor Übersäuerung

Biofilme im Mund sind nicht per se gefährlich, sondern werden erst durch die Ernährung und andere Belastungsfaktoren zu einem Risiko, insbesondere in einem sauren Milieu. Ideal ist ein basischer pH-Wert von 7,5–8,5 mit gesunden Mikroorganismen, einer intakten Schleimhaut und einem starken Immun- und Energiesystem.

Fehlernährung, Zucker und Stress fördern jedoch eine Übersäuerung des Körpers und den damit verbundenen Entzündungen und Zahnschäden. In puncto Ernährung ist v. a. Zucker wesentlich. Durch die pH-Entgleisung kommt es zur Vermehrung von schädlichen Bakterien, Pilzen und Viren. Mit Basenpulver, Mineralien und Vitaminen lässt sich hier regulierend eingreifen.

2   Geschwächte Mundgesundheit – geschwächte Abwehr

Grundsätzlich bilden intakte Schleimhäute eine äußerst wirkungsvolle Schutzbarriere zwischen der Umwelt und dem Organismus. Eine funktionstüchtige Schleimhaut und ihr Epithel halten Keime, Toxine und andere Schadstoffe unter Kontrolle. Je weniger sie in ihrer Funktionalität eingeschränkt werden, desto effektiver können sich die Matrix und das Schleimhautlymphsystem – sowohl über die zelluläre als auch die humorale Immunantwort – mit den diversen Erregern auseinandersetzen.

Zu einer optimalen Funktionalität von Mund-, Nasen- und Rachenschleimhäuten sind eine ungehinderte Nasenatmung und der Lippenschluss sicherzustellen, um die Mundatmung zu vermeiden,.

Es muss das Ziel sein, die Schleimhäute vor inadäquaten Reizungen zu schützen, den Speichelfluss anzuregen sowie eine übermäßige Schleimbildung in der Mukosa zu vermeiden und die verschiedenen Signalwege vor den übersteuerten Zytokinen zu schützen.

Parodontitis, Sinusitis, Tonsillitis und Entzündungen der Mund- und Rachenschleimhaut wirken sich bis zur hyporeagiblen Darmschleimhaut (Leaky Gut – schleimhautassoziiertes lymphatisches Gewebe [MALT]) aus.

Die Mundgesundheit ist folglich für die Immunabwehr von entscheidender Bedeutung. Diverse Entzündungsparameter (Parodontitis, Herd- und Störfelder etc.) sowie die Silent Inflammation belasten die Gefäßversorgung und damit die gesamte Regulationsfähigkeit.

80 % der chronischen Entzündungen, die zu einer Überlastung und Schwächung der Immunabwehr führen, finden sich im Kopfbereich. In der Mundhöhle kommen solche Entzündungen und Störfelder besonders häufig vor bei:

- Zahnherden,
- toten Zähnen,
- apikalen Granulomen,
- Zahnfleischtaschen,
- Parodontitis,
- „funktionellem Störfeld" – Kiefergelenk.

Eine ebenso wesentliche Rolle spielen Entzündungen des lymphatischen Rachenrings, der Tonsillen und der Nasennebenhöhlen. Für die Differenzialdiagnose solcher Entzündung sind weitreichendere Testverfahren (Dental Screening) erforderlich. Auch die Verträglichkeit von Materialien muss überprüft werden.

Um Herde und Störfelder im Kieferbereich zu entfernen, sind zahnärztlich-chirurgische Interventionen notwendig. Zusätzlich ist häufig eine antientzündliche immunmodellierende Therapie wie z. B. orthomolekulare Substitution, Mikroimmuntherapie angezeigt, da chronische Entzündungen stets mit einem Anstieg von Interleukinen und Zytokinen einhergehen.

All diese Vorgehensweisen dienen dazu, das Immunsystem weniger zu belasten, Herde und Störfelder auszuschalten bzw. organbezogen anamnestisch zuzuordnen, insbesondere über die Zahnwechselbeziehungen der Mundakupunktur.

„Gesund beginnt im Mund" – die ganzheitlichen Aspekte der Mundgesundheit
Der Mundraum beeinflusst maßgeblich die allgemeine körperliche Gesundheit und muss gerade in Zeiten der Pandemie in Behandlungskonzepte miteinbezogen werden.

Mund und Nase bilden den Öffner zu allen Körpersystemen Die Mundgesundheit ist deshalb essenziell.

Die hohe Repräsentanz von Neurorezeptoren des Kausystems auf der Großhirnrinde, wie sie von Penfield und Rasmussen im Jahr 1950 erstmals beschrieben wurde, bestätigt die Wichtigkeit des Mundraums und seiner Projektionszonen.

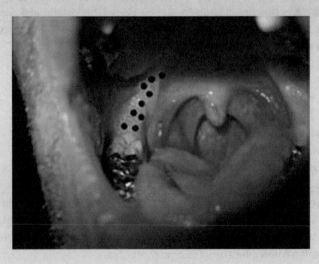

3 Matrix und Lymphsystem

Die Matrix, das Grundsystem nach Pischinger, das ernährende und entsorgende Lymphsystem für jede Organzelle, stellt mit seinen Eiweißstrukturen und den Proteoglykanketten hochreagible Strukturen zur Verfügung, die den Gel- und Sol-Zustand der Eiweißgitterstrukturen verändern und die zellulären Immunzellen stimulieren. Somit sind der lymphatische Rachenring, die Tonsillen und die Nasenschleimhäute Schlüsselstellen für eine funktionierende Immunabwehr.

Von spezieller Bedeutung ist auch der Gastrointestinaltrakt mit dem darmassoziierten lymphatischen Gewebe (GALT), wo sich rund 80 % aller Immunzellen befinden. Die Darmschleimhaut weist eine hohe Zahl an Ansammlungen von Lymphfollikeln auf, die Peyerschen Plaques. Fehlfunktionen in der Darmflora beeinträchtigen die zelluläre Abwehr und damit das gesamte Immunsystem.

Dies erklärt, weshalb in der Parodontologie bereits vor Jahren Symbioselenkungen für das Darmmilieu zur Regeneration der Mundschleimhaut angewendet wurden.

Die Schleimhäute in den Atemwegen sind mit dem respiratorischen Epithel besetzt, das für die Selbstreinigung der Atemwege verantwortlich zeichnet.

Dessen Flimmerhärchen (Zilien) sind in ständiger Bewegung und befördern dadurch eintretende Viren, Bakterien und andere Fremdstoffe, die im schleimigen Sekret gebunden wurden, aus der Nase und dem Respirationstrakt. So ist der Einsatz spezifischer Mund- und Nasenspülungen, die Viren und Bakterien inaktivieren, unerlässlich. Die Funktionalitäten der Schleimhaut werden durch Austrocknen und erhöhte Schleimbildung gemindert. Die Nasen- und Nasennebenhöhlen sind darüber hinaus eine Art „Thermostat" für die Atemluft, die hier erwärmt, vorgereinigt und angefeuchtet wird, bevor sie in die unteren Atemwege gelangt, ohne diese zu reizen.

3.1   Palpation: Diagnostik und Therapie

Die Palpation der sensiblen Mundschleimhaut eröffnet weitreichende Möglichkeiten für Diagnose und Therapie. Sie ist eine erste diagnostische Orientierung und kann durch Irritationen mit entsprechender Drucksensibilität auf Therapieareale hinweisen.

In der Kombination mit einer ganzheitlichen Anamnese, Inspektion und anderen diagnostischen Möglichkeiten kann eine Differenzialdiagnostik oftmals gesichert und primär auftretende Reizzustände schon vor einer manifesten Erkrankung behandelt werden.

3.2   Mundakupunktur: Wechselspiel zwischen Kausystem und Organismus

Die Mundschleimhaut durchzieht ein dichtes Netz an Akupunktur- und Reflexpunkten.

In Anbetracht dieser speziell sensiblen Schleimhauptpunkte kommt der bekannten immunmodulierenden Wirkung der Akupunktur besondere Bedeutung zu. Schwellungs- und Quellungszustände der Schleimhautareale lösen sich oft augenblicklich auf, sobald die Irritation des dazugehörigen Akupunkturpunktes beseitigt ist (Immediateffekte). Tastbare Irritationen und deren Beruhigung bedeuten daher einen Input in die regulativen Kapazitäten der Schleimhaut und des gesamten Immunsystems.

Das „Ausschalten" dieser lokalen Druckempfindlichkeiten erfolgt durch Dry Needling oder Injektion geringer Mengen eines Lokalanästhetikums. Sofern die irritierten Punkte exakt getroffen (Very-Point-Technik) und somit therapiert werden, bewirkt dies nicht nur eine Veränderung der lokalen Druckempfindlichkeit, sondern erklärt auch über das Reflexgeschehen in der Matrix die immunmodulierende Wirkung der Akupunktur (Abb. 1.)

Die Systematik der Zuordnungen von Zähnen und Schleimhautpunkten zum Meridiansystem definieren auftretende Fernwirkungen, die in zahlreichen klinischen Studien statistisch signifikant nachgewiesen werden konnten.

Abb. 1 Mundakupunktur:
Immunmodulierende
Entspannungspunkte
dargestellt im Vestibulum des
Oberkiefers (OK), lymphaktive
Areale im Vestibulum des
Unterkiefers (UK). (Mit
freundlicher Genehmigung von
Dr. J. Gleditsch)

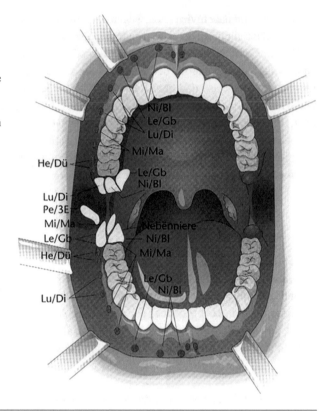

4 Der Speichelfluss und seine Bedeutung

Die in der Wangen-, Gaumen- und Rachenschleimhaut sowie im Zungengrund enthaltenen Speicheldrüsen produzieren täglich rund 0,5–1,5 l Speichel. Dieser hat vielfältige Aufgaben: So ist Speichel essenziell für die Befeuchtung und Regeneration der Mund- und Rachenschleimhaut und der Zunge. Er umspült die Zahnoberflächen und remineralisiert sie.

Ein optimaler Speichelfluss bietet zugleich wirkungsvollen Schutz gegen Angriffe von außen – seien es virale, bakterielle oder sonstige (Schwermetalle, Blütenstaub etc.). Umgekehrt bedingen Störungen in diesem Bereich auch eine Verminderung der Funktionalität der Eintrittsstellen, konkret der Schleimhäute in Mund, Nasen, Augen etc., und damit eine Beeinträchtigung des Immunsystems. Ein ausgeglichenes Verhältnis der mikrobiellen Keime, Homöostase genannt, erzeugt Harmonie in der Mundhöhle. Selbstregulierende Mechanismen suchen diesen harmonischen Zustand immer wieder herzustellen.

Diese Schutzmechanismen dürfen allerdings nicht überfordert werden. Eine Dysbiose verursacht Zahnkrankheiten, insbesondere Karies und Parodontitis, sowie eine Schwächung des Immunsystems. Die übliche Prophylaxe setzt v. a. auf chemische und mechanische Entfernung von Zahnbelägen durch 2-mal tägliches Zähneputzen.

Bakterien und auch Viren sind normale Bestandteile einer gesunden Mundflora, sofern das ökologische Gleichgewicht der Mundhöhle nicht gestört ist.

Speichel – das „goldene Elixier"

Speichel schützt Zähne und Schleimhaut vor thermischen, chemischen, bakteriellen und viralen Einflüssen. Der Speichel bestimmt die Säuren-Basen-Regulation von Mund und Rachen. Eine basische Zahn- und Mundpflege wirkt entsäuernd, entgiftend, säureneutralisierend und remineralisierend, fördert eine intakte Mundflora und bildet einen basischen Schutz für Zähne und Zahnfleisch.

Bereits in früherer Zeit wurde der Speichel als „goldenes Elixier" bezeichnet. Mit bestimmten Übungen kann der Speichelfluss angeregt werden (s. Abschn. 7.8).

Auch Einflüsse des vegetativen Nervensystems auf den Speichelfluss beeinträchtigen seine vielfältigen Aufgaben. Insbesondere Mundtrockenheit zählt zu den typischen physiologischen Auswirkungen von Stress, aber auch die Produktion von Immunzellen wird beeinträchtigt: ein Circulus vitiosus. Die geschwächte Schleimhautbarriere ermöglicht es eindringenden Viren, Bakterien etc. nahezu ungehindert in andere Körperbereiche vorzudringen, um dort Systeme und Funktionalitäten zu belasten.

5   Die Mundatmung und ihre Folgen

Auch die Mundatmung, nach Bahnemann ein „Grundübel erster Ordnung" und Ausdruck einer Funktionsstörung, hat gravierende Auswirkungen nicht nur auf die Mundgesundheit – von Kindheit an.

Die natürliche Atmung erfolgt durch die Nase, bei geschlossenem Mund und mit der Zunge in korrekter Position am Gaumen. Die Atemluft wird dabei nicht nur für die unteren Luftwege bereitgestellt, sondern der gesamte Organismus wird durch die Nasenatmung über den Sinus ethmoidales mit Energie (Prahner) versorgt. Bei der Nasenatmung werden in den Nasennebenhöhlen Luftwirbel erzeugt, die aktivierende Reize auf die Schleimhaut und die Verzweigung des Nervus trigeminus ausüben, der mit allen anderen Gehirnnerven in Verbindung steht.

Im Gegensatz dazu trocknet die Mundatmung die Schleimhaut aus und reizt den lymphatischen Rachenraum. Bei einer Überlastung der Schleimhäute werden die Nebenhöhlen, die reaktiv zu Polypenbildung neigen, zu wenig belüftet und das Risiko entzündlicher Erkrankungen – sowohl stiller Entzündungen als auch sichtbarer – steigt stark an. Auf diesen Reiz antworten das Immunsystem und die zelluläre Abwehr, die zunächst überfordert und schließlich geschwächt werden. Das lymphatische System reagiert mit persistierenden Schwellungen und Entzündungen.

Bahnemann hat die Folgen der Mundatmung wie folgt zusammengefasst:

- Lymph- und Venenstau mit Hyperplasie der Schleimhaut der Atemwege und der Nebenhöhlen: ein Circulus vitiosus – Status lymphaticus,
- Entwicklungsdefizite von Nase und Mittelgesicht (Integrative Medizin),
- ausgetrocknete Lippen,
- Auswirkungen auf die fünf Tonsillen,
- geschwollene Drüsenketten am Hals,
- Geruchsstörung,
- häufige Infekte im HNO-Bereich.

▶ Lymphstau = Circulus vitiosus (s. Anatomiebücher zu Lymphgefäßen in der Kopf-/
Halsregion).

5.1   Therapie der Mundatmung

Die Behandlung der Mundatmung umfasst folgende Elemente:

- Lippenschluss, Nasenatmung, Zungenposition, Myofunktion,
- Atem- und Entspannungsübungen,
- Akupunktur – Lymphbeltpunkte etc.,
- Lymphdrainage,
- Osteopathie (Crevenna Richard, von Gimborn Gabriele, Kainz Andreas: Intergrative
  Medizin),
- homöopathische Lymphmittel (z. B. Lymphdiaral),
- Säure-Basen-Haushalt – Ernährung (F.X. Mayr, Hildegard).

Die gestörte Myofunktion bei der Mundatmung erhöht die Infektanfälligkeit durch die
Reizung der Mundschleimhaut und des lymphatischen Rachenringes. Beispielsweise kann
eine falsche Zungenposition eine Fehlfunktion begünstigen, die sich in weiterer Folge
nicht nur in Zahnfehlstellungen, einer veränderten Kopfhaltung und Sprachproblemen,
sondern in chronischen gehäuften Infekten äußert.

6   Entzündliche Erkrankungen der Schleimhäute

Entzündungen der Schleimhäute schwächen das Gesamtsystem. Sie sind generell als eine
Reaktion auf Irritationen von außen und auch von innen zu sehen. Schleimhaut- und
Lymphknotenschwellungen gehen mit einer erhöhten Sekretproduktion einher.
  Die Schleimhäute reagieren darauf mit Schwellung (der Schleimhäute oder der Lymph-
knoten) und Sekretproduktion. Dadurch können evtl. zusätzliche Infektionen abgewehrt
werden oder sie nehmen einen leichteren Verlauf.

6.1   Nasennebenhöhlenentzündung (Sinusitis)

Eine beginnende Sinusitis äußert sich durch eine erhöhte Sekretproduktion. Die anschwellende Schleimhaut behindert die Nasenatmung und den Geruchssinn. Zu den weiteren Symptomen gehört allgemeine Abgeschlagenheit, mitunter begleitet von Fieber und Gesichtsschmerzen. Eine Entzündung der Kieferhöhlen kann zudem Zahnschmerzen im Oberkiefer vortäuschen.

Um die Schleimhautschwellung zu therapieren und die Nebenhöhlen wieder besser zu belüften, können neben den Mundakupunkturpunkten, auch Punkte des Perinasaldreiecks und andere eingesetzt werden.

Abschwellende Nasensprays bzw. -tropfen, Nasenspülungen (z. B. mit physiologischer Kochsalzlösung), schleimlösende Präparate (Sekretolytika), Inhalation, Rotlicht oder auch Nasenspülungen sowie Antibiotikatherapie wirken unterstützend.

6.2   Mundschleimhautentzündung (Stomatitis)

Eine Entzündung der Mundschleimhaut wird in der (zahn-)ärztlichen Praxis deutlich seltener diagnostiziert als eine Entzündung des Zahnfleisches (Gingivitis). Während die Gingivitis sich auf das Zahnfleisch beschränkt, sind von einer Stomatitis zumeist größere Areale des Mundes und des Gaumens betroffen. Oftmals liegt eine Grunderkrankung vor, die das Immunsystem belastet und die Entstehung von Stomatitiden begleitet.

Die Symptome einer Stomatitis, die sowohl akut als auch chronisch verlaufen kann, reichen von Rötungen, Schwellungen und Schmerzen im Kopfbereich über Aphthen, Erosionen, Ulzerationen und Nekroseherde bis zu Mundgeruch, Geschmacksverlust und Schluckbeschwerden. Bei einem milderen Krankheitsverlauf können zur Behandlung einer Stomatitis Naturheilmittel (z. B. Salbei, Kamille, Ringelblume etc. als Tee für eine schmerzlindernde und entzündungshemmende Mundspülung), homöopathische Globuli, Mittel aus der Traditionellen Chinesischen Medizin (TCM) und insbesondere auch die Mundakupunktur herangezogen werden.

7   Gesundheitsrisiko Stress und das regulative Potenzial des Kausystems

Stress gilt längst als ernst zu nehmende Zivilisationskrankheit. Der Leistungsdruck in der Gesellschaft wird immer höher und lässt immer weniger Raum für Ruhe und Stille. Die Pandemie hat dieses Problem weiter verschärft. Das Coronavirus und all seine Folgen haben auch auf der psychischen Ebene weitreichende Auswirkungen auf Menschen jeden Alters: von der Unsicherheit, was noch alles auf sie zukommen wird, über vielfältige Ängste (z. B. die Angst, selbst zu erkranken, die Angst um Bezugspersonen oder Existenzangst) bis hin zu Traurigkeit, Depression und Burn-out.

Eine hohe Stresslast wirkt sich auch auf das Kausystem und damit in direkter Folge auf die Schleimhautfunktion aus.

Was die Stressverarbeitung betrifft, verfügt das Kausystem über ein großes regulatives Potenzial innerhalb des Gesamtsystems – sowohl im Hinblick auf das Immunsystem als auch auf andere Funktionalitäten. Bisslage, Kiefergelenk, Zentralnervensystem und Muskulatur stehen in Wechselwirkung. Dies führt dazu, dass Anspannung und Stress auf die körperliche Organebene, das Kausystem, verlagert werden. Psychische Belastungen und Stress können über den Kauapparat durch Pressen und Knirschen hocheffizient verarbeitet werden. Dies jedoch nur, solange sich die physische und psychische Anspannung im Rahmen halten.

Anhaltend (zu) hoher Druck führt irgendwann zu einer Überlastung des regulativen Systems: Der Stress bleibt unverarbeitet und zieht zunächst eingeschränkte Funktionen im Kausystem nach sich. Die Überforderung zeigt sich anfangs noch in Form von unspezifischen Symptomen wie Erschöpfung, Kopfschmerzen oder Infektanfälligkeit.

Auf Funktionsstörungen und Blockaden folgt schließlich das Symptom bzw. die Krankheit.

7.1   Kraniomandibuläre Dysfunktionen (CMD) und ihre Auswirkungen

Werden Zähne dauerhaft zu stark aufeinandergepresst, gerät das Kausystem nicht nur sprichwörtlich unter Druck: Beim Bruxismus (Knirschen) wirken auf Ober- und Unterkiefer Kräfte, die rund 200-mal stärker sind als beim herkömmlichen Kauen. Dadurch werden nicht nur die Zähne belastet, sondern das gesamte stomatognathe System in seiner Funktion oft empfindlich gestört. Daraus resultieren Verspannungen der beteiligten Kau-, Kopf- und Gesichtsmuskulatur und in der Folge kraniomandibuläre Dysfunktionen (CMD) mit ihrem vielschichtigen Beschwerdebild.

Da Mundhöhle, Zähne, Kiefergelenk, Kaumuskulatur und Halswirbelsäule eine Funktionseinheit bilden, wirken sich CMD nicht nur auf den Kauapparat aus, sondern auch auf andere Körperregionen (s. Tab. 1). Bemerkenswert ist auch, dass sich funktionelle Störungen sowohl im Kau- als auch im Schleimhautsystem oftmals entsprechend den im Mundraum repräsentierenden Funktionskreisen der Fünf-Elemente-Lehre der Einzelzahnzuordnungen nach dem Schema von Voll und Kramer bemerkbar machen.

Tab. 1 Generelle Auswirkungen der kraniomandibulären Dysfunktion auf den Organismus

Mund	*Psyche*
– Zähneknirschen	– Stress
– Zähnepressen	– Müdigkeit
– Abrasionen	– Antriebslosigkeit
– Zahnschmerzen	– Schlafstörungen
– Kiefergelenksschmerzen	– Unruhe
– Kiefergelenksknacken	– Depression
– Kiefersperre	
– Parodontitis	
– Zungentaubheit	
– Zungenbrennen	
Kopf	*Ohr*
– Kopfschmerzen	– Tinnitus
– Druckgefühl auf dem Kopf	– Ohrgeräusche
– empfindliche Kopfhaut	– Hörminderung
– Gesichtsschmerzen	– Ohrenschmerzen
	– Ohren sind „zu"
	– Schwindel
Hals	*Augen*
– Halsschmerzen	– Lichtempfindlichkeit
– Heiserkeit	– Flimmern vor den Augen
– Kloß im Hals	– doppeltes Sehen
– Räuspern	– Schmerz hinter den Augen
– Schnarchen	– Sehstörungen
– Stimmveränderungen	
Nacken	*Körper*
– Nackenschmerzen	– Schulterschmerzen
– Nackensteife	– Rückenschmerzen
– Verspannungen	– Gelenksschmerzen
	– Taubheit in Armen und Beinen
	– Wirbelsäulenfehlfunktionen

7.2 Kraniomandibuläre Dysfunktionen – Okklusionsmedizin

Bei der Behandlung kraniomandibulärer Dysfunktionen gilt es, über den Zahnkontakt eine optimale Positionierung von Zähnen, Ober- und Unterkiefer, Bisslage, Kiefergelenk, und allen angrenzenden Strukturen zu erreichen und unbeeinträchtigte Funktionen des Kausystems zu ermöglichen.

Kopfhaltung, Halswirbelsäule, Schultern, Armlängen, die gesamte Wirbelsäule, Becken und Beinlängen stehen mit der Position des Unterkiefers mit den Muskelspannungen und dem Lymphsystem in unmittelbarem Zusammenhang. Fallspezifisch wird eine wirksame Therapie empfohlen, eine zahnärztliche Funktionsdiagnostik, myofunktionelles Training, Schienentherapie, um Unterkieferposition und Kiefergelenk zu korrigieren. Unterstützend wirken auch: Bewegungstherapie, Physiotherapie, Osteopathie, Lymphdrainage, Kraniosakraltherapie, Mundakupunktur etc.

Die Position des Unterkiefers bestimmt neben der Kopfhaltung auch die Spannung der vorderen Halsmuskulatur. Letzte wiederum wirkt sich auf das lymphaktive Areal entlang des Schlüsselbeins, den Lymphbelt, aus.

Lymphbelt
Die horizontale Ausbreitung von lymphwirksamen Punkten am Sternoklavikulargelenk und infraklavikulär sowie in gleicher Höhe auch dorsal steht in Wechselwirkung mit retromolaren Punkten und Vestibulumpunkten der Mundakupunktur. Die Punkte des Lymphbelts sind besonders häufig druckempfindlich bei langbestehenden Entzündungen und Lymphbelastungen. Oft weisen auch ein Quellungszustand am Kieferwinkel und Lymphknotenschwellungen am Hals auf die lymphatische Belastung hin.

Die Therapie der betroffenen Lymphbeltpunkte löst vielfach den Druckschmerz und die Verquellungen der zuvor palpierten Areale. Diese Sofortwirkungen durch Nadelakupunktur sind auch Ausdruck eines funktionsfähigen Regulationssystems. So stehen Punkte des Lymphbelts in unmittelbarer Wechselwirkung zu chronischen Entzündungen der Mundschleimhaut, des lymphatischen Rachenringes und der Nebenhöhlen, bieten vielfältige Hinweispunkte und sollten durch Klopfen in die Therapie miteinbezogen werden.

Auch bei einer geschwächten Immun- und Lymphfunktion sind die Punkte des Lymphbelts zu kontrollieren und in die Therapie miteinzubeziehen. Insbesondere bei infektanfälligen Kindern können sie regelmäßig durch Klopfen, Akupressur oder Einreiben mit einer Lymphsalbe massiert oder einer lokalen Laserbehandlung unterzogen werden. Zur Lymphtherapie eignen sich auch die prämolaren Vestibulumpunkte des Unterkiefers.

Lymphbelt, lymph- und immunwirksame Areale und ihre Wirkung
Die Punkte des Lymphbelts sowie weitere lymph- und immunwirksame Areale finden sich zirkulär am Hals im Bereich der C4-Segmente, ventral infraklavikulär in Höhe des oberen Sternalgebiets und der ersten Rippe, dorsal in Höhe des 7. Halswirbelkörpers. Im Rahmen entzündlicher Prozesse der Mund- und Rachenschleimhaut, des lymphatischen Rachenringes, treten im Bereich des Lymphbelts oftmals Punkte von erhöhter Druckdolenz auf.

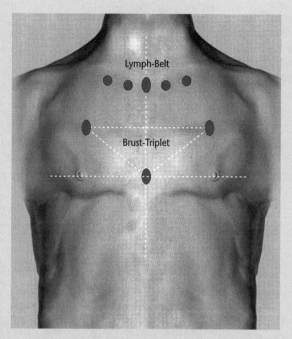

© Dr. Gleditsch

Die Punkte des Lymphbelts im oberen Sternumbereich haben eine Wirkung auf die Lymphgefäße, indem der retrosternal gelegene Thymus aktiviert wird (Abb. 2). (MAPS Gleditsch)

Je nach Schwere bzw. Chronizität der zugrunde liegenden Lymphstörung treten weitere, den Lymphbelt komplettierende druckdolente Punkte auf, die sich von der Mitte aus nach lateral fortsetzen und mit Nadelakupunktur therapiert werden können.

Ventral ist am häufigsten eine Druckdolenz im Areal des Sternoklavikulargelenks (meist Punkt Ni 27 bzw. Ni 27v) zu beobachten, evtl. aber auch an Punkten des Magen- und/oder Lungenmeridians. Dorsal ergeben sich weitere druckdolente Punkte primär dicht neben der Mittellinie, entsprechend den Paramedian-(Hua-Tuo-) Punkten. Gegebenenfalls treten weitere Punkte in jeweils gleichbleibenden Abständen in lateraler Fortsetzung auf; auch hier können TCM-Punkte mit Akupunktur einbezogen sein (z. B. Gb 21, Dü 14, 3E 15).

Alles im Fluss – Atmen als Lymphdrainage

In der verlängerten Einatemphase bei der Vollatmung weiten sich nicht nur die Blutgefäße, sondern auch die Lymphgefäße. Gleichzeitig entleert sich der Ductus thoracicus, der Stoffwechselschlacken sammelt und abtransportiert, in die Hohlvene (Vena cava) – die Wirkung entspricht einer Lymphdrainage (s. obige Abbildung.).

Lymphbezogene Reaktionspunkte entlang des Schlüsselbeins werden mit dem Begriff des Lymphbelts zusammengefasst. Es entsteht eine aktivierende Dynamik im gesamten System.

Abb. 2 Punkt auf dem
Sternum mit Wirkung auf die
ventralen Halsmuskeln und auf
den Lymphfluss im Kopf-Hals-
Bereich. (Gleditsch 2007, mit
freundlicher Genehmigung)

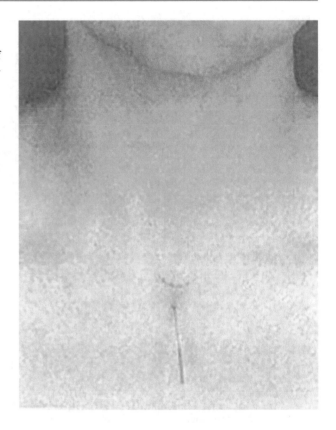

8   Die Mundgesundheit aktiv stärken

Wer die Widerstandskraft gegenüber Infekten steigern möchte, muss der Mundgesundheit
erhöhte Aufmerksamkeit schenken. Ansetzen lässt sich auf verschiedenen Ebenen: Entspannungstechniken helfen, Spannung im Körper und insbesondere auch im Kausystem
abzubauen und mit Stress besser umgehen zu können. Gezielte Reinigungsübungen und
Rituale unterstützen eine ungehinderte Nasenatmung und tragen dazu bei, Infekte im
HNO-Bereich zu vermeiden bzw. schneller auszukurieren. Auch Ernährung und Trink-
gewohnheiten tragen maßgeblich zu einer starken Abwehr und zur Stresskontrolle bei.
Ebenso die in Abschn. 7.8.1, 7.8.2 und 7.8.3 dargestellten Maßnahmen.

8.1 Lymphmittel: Lymphdrainage, Massagen, Osteopathie, Manualmedizin etc. – Atmungs- und Entspannungsübungen

An dieser Stelle seien zwei Basisübungen aus der Sophrologie empfohlen, die – regelmäßig praktiziert – die Schleimhäute stimulieren, die Mundfunktionen verbessern sowie auch bei stressbedingtem Bruxismus Abhilfe schaffen. Beim Üben schulterbreit, mit leicht gebeugten Knien stehen. Die Lippen sind geschlossen. Die Atmung erfolgt durch die Nase in den Bauch hinein. Die Zunge liegt oben am Gaumen an.

Zungenübungen

Anspannen der gesamten Gesichtsmuskulatur (Grimasse) – wieder entspannen und den Unterschied spüren.

Bei dieser Übung schnalzt man mit der Zunge, um die Zungenbeinmuskulatur zu lockern und den Gaumen zu spüren. Dann kreist man mit der Zunge vor den Zähnen nach rechts und nach links. Danach legt man die Zunge wieder an den Gaumen und nimmt die Veränderungen von Größe, Form, Kribbeln, Wärme und den vermehrten Speichelfluss wahr.

Durch diese Übung wird der Mundraum bewusst wahrgenommen, das Zahnfleisch und die Schleimhaut besser durchblutet und der Speichelfluss angeregt.

Nasenübung

Beim Einatmen Bauch, Brust und Schultern mit Atemluft füllen, dabei die gesamte Atemkapazität ausschöpfen, Atem anhalten und dann stoßartig durch die Nase ausatmen, den Druck spüren, Nasennebenhöhlen und Mittelgesicht wahrnehmen (Propriozeption

Diese Übung wirkt positiv auf den gesamten Nasenraum, die Ohren und den Oberkiefer. Sie versetzt die Nebenhöhlenschleimhäute in leichte Vibrationen und fördert die freie Nasenatmung. Das Gehirn sowie alle sauerstoffempfindlichen Gewebe reagieren auf das Anhalten des Atems: Die Gefäße erweitern sich reaktiv und der gesamte Zellstoffwechsel wird dadurch angeregt. Das stoßartige Ausatmen stimuliert die Schleimhäute der Nase und der Nebenhöhlen. Eine freie Atmung spielt überdies eine bekannt wichtige Rolle bei der Regulation des Säure-Basen-Haushalts (respiratorische Azidose und Alkalose).

8.2   Zusätzliche Maßnahmen für Mund und Nase

Diese Maßnahmen sollen die Funktion der Mund- und Nasenschleimhaut stimulieren und erhalten:

- *Basenmineralmischungen, Basenzahncreme, ätherische Öle,*
- *Mikroimmuntherapie (Bubendorfer Ursula Integrative Medizin),*
- *homöopathische Lymphsalben und -tropfen,*
- *Nasenspülungen:* Sowohl zur Prophylaxe als auch bei akuten Infekten oder Allergien sind Nasenspülungen oder Nasenduschen empfehlenswert. Sie reinigen den Nasenraum von Keimen und Nasensekret und halten die Schleimhaut feucht. Zumindest unter der Dusche Wasser in die Handflächen nehmen, mit der Nase „hochziehen" und stoßartig ausatmen.

8.3   Bewusste Ernährung

- *Viel trinken:* Am Morgen und über den Tag hinweg ausreichend und immer wieder warm trinken. Dadurch bleiben die Schleimhäute feucht. Tipp: Gleich nach dem Aufstehen ein großes Glas warmes (!) Wasser (evtl. mit Zitrone und Honig) und Basenmineralmischung trinken.
- *Ausreichend schlafen, Stress reduzieren.*
- *Bewegung:* in frischer Luft, Natur, Wald.
- *Entspannungs-, Atem- und Yogaübungen.*
- *Entsäuern:* Chronische Entzündungen sind immer ein Anzeichen für eine Übersäuerung des Körpers. Um den Säure-Basen-Haushalt ins Gleichgewicht zu bringen, helfen z. B. Basen-Mineral-Mischungen oder auch ein Glas warmes Wasser morgens vor dem Frühstück und basische Ernährung und Bewegung.
- *Essgewohnheiten – langsam und genussvoll kauen: Schmauen:*
- *Basisch und ketogen.*
- Wer bei allen Mahlzeiten „schmaut" (= SCHMecken und kAUEN), profitiert auf vielfältige Weise. Durch das intensive Kauen wird die Nahrung besser zerkleinert, der erhöhte Speichelfluss fördert die Verdauung, das Schmecken vermehrt Genuss und Achtsamkeit.
- Schmauen kann also als eine entschleunigende Anti-Stress-Therapie betrachtet werden, die das Immunsystem stärkt und durch erhöhte Ausschüttung von Endorphinen etc. zu einem gesteigerten Glücks- und Entspannungsgefühl führt. Konkret aktiviert das Schmauen die positiv stimulierenden Potenziale des Systems. So haben Forscher herausgefunden, dass die Immunzellen TH17 gesundheitsschädliche Keime im Speichel abwehren können. Diese Zellen werden im Mund vermehrt gebildet, je intensiver wir kauen. Weitere Informationen unter www.schmauen.de.

- *Stabilisierung der Membransysteme:* Omega-3-Fettsäuren (z. B. in Leinöl oder Fischöl), Vitamin B, Vitamin C und pflanzliche Enzyme sowie auch Symbiose-Lenkungen stabilisieren die Membransysteme und stärken die Immunabwehr.
- Koenzym Q10, Kurkuma, Grüntee, Granatapfel, Aronia, Zistrose.

9   Fazit

Schon bei Kindern stellt die Behandlung diverser Funktionsstörungen im Kausystem eine interdisziplinäre Herausforderung dar und kann vom Zahnarzt diagnostiziert und koordiniert werden.

Zahnfehlstellungen, offene Mundhaltung, kraniomandibuläre Dysfunktionen, Habits, orofasziale Dyskinesien, Status lymphaticus und abnorme Kopfhaltungen sind Folgen myofunktioneller Störungen im orofazialen Bereich und führen zu Störungen in der Zahnbogenentwicklung und der Mundgesundheit.

Funktionsstörungen sollten so früh wie möglich erkannt werden, um ein zweckmäßiges und effektives Handeln zu ermöglichen, um Infekte vorzubeugen. Orofaziale Dyskinesien stehen immer in Zusammenhang mit den vielfältigen Funktionen des Körpers. Sie müssen im Sinne der Biokybernetik als funktionelle Überbeanspruchung interpretiert werden. Der palpative Muskelbefund dient als Hinweisdiagnostik für aktuelle funktionelle Belastungen des Kausystems. Die Funktionskieferorthopädie hat von Kindheit an weitreichende ganzheitliche medizinische Bedeutung.

Die Therapie mit Mundakupunktur stärkt das Immunsystem und alle Schleimhautirritationen.

Die Einbeziehung der Lymphbeltpunkte verbessert den Lymphabfluss von Kopf und Hals, druckdolente Lymphstaus werden aufgelöst (Lymphangiospasmus).

Besonders in Zeiten einer Pandemie, stärken Kommunikation und positive soziale Kontakte auch über die positive Psychoneuroimmunologie das Immunsystem.

Literatur

Bahnemann F (1993) „Der Bionator in der Kieferorthopädie" Karl F. Haug, Heidelberg
Furtenbach M Myofunktionelle Therapien Kompakt I & II, Praesens Verlag
Frass M, Krenner L Integrative Medizin Evidenzbasierte komplementärmedizinische Methoden
Gleditsch J MAPS, MVS Medizinverlage Stuttgart (1. August 2002)
Mieg R Kranheitsherd Zähne – AKSE
Rossaint A, Lechner J, van Assche R (1991) Das cranio-sakrale-System, Hüthig, Heidelberg
Schöttel W Die craniomandibuläre Regulation, Medi PlusSchreckenbach, D.: An jedem Zahn hängt immer auch ein ganzer Mensch
Simma I (2021) Ordnung im Mund macht gesund. Springer, Berlin
Stacher A, Bergsmann O (1993) Grundlagen einer integrativen Ganzheitsmedizin. Facultas, Wien
Travell JG (1983) Myofascial pains and dysfunctions. The trigger point manual. Williams & Williams, Baltimore

Die Bedeutung des Darmes und der Mikrobiota bei viralen Krankheiten und Epidemien

Sepp Fegerl

Die menschliche *Gesundheit* und das *Krankheitsrisiko* während des gesamten Lebens hängen neben dem genetischen Hintergrund und Umweltfaktoren ganz entscheidend vom persönlichen Lebensstil, der Wirtsphysiologie und Nahrungsaufnahme ab. Dabei sind der Lebensstil und die eigene Ernährung weitgehend von jedem Menschen für sich selbst beeinflussbar (Jeong et al. 2022).

Der Mensch lebt in einer *hoch antigenen Umwelt* und hat sich Seite an Seite mit Mikroben entwickelt. Eine der großen Herausforderungen besteht darin, ein optimales Gleichgewicht zwischen Interaktion und Aufnahme einerseits und Schutz des Organismus andererseits zu erhalten. Dafür spielen die äußeren Grenzflächen von Haut, Schleimhäuten, Atemwegen und Verdauungstrakt eine entscheidende Rolle. Schon aus dem Größenvergleich der Kontaktoberflächen ergibt sich hieraus die enorme Bedeutung des Darmes. Dem entsprechend befinden sich gut 70 % der immunkompetenten Organe in diesem Bereich.

Das menschliche Immunsystem beschränkt die *Mikrobiota* auf ihre natürlichen Nischen im „Äußeren" und in den Einstülpungen des Körpers: die Epithelien, die den Körper bedecken (wie Haut und Schleimhaut), und den Darm, der genau genommen eine hohle Röhre ist, die den Körper mit dem Zufluss von externen Materialien (Nahrung) durchquert. Die Mikrobiota befindet sich also an der Schnittstelle zwischen unserem Körper und der Außenwelt, und die Interaktionen mit der Umwelt passieren genau hier an dieser Grenze. Die Mikrobiota ist gleichzeitig selbst und nichtselbst: Sie ist Teil unserer Biologie, besteht aber aus sich schnell entwickelnden Einheiten, die auf physiologischen, ökologischen und evolutionären Zeitskalen schnell auf äußere Störungen reagieren, die

S. Fegerl (✉)
Internationale Gesellschaft der Mayr-Ärzte, Salzburg, Österreich
e-mail: sepp@praxisfegerl.at

© Der/die Autor(en), exklusiv lizenziert an Springer-Verlag GmbH, DE, ein Teil von Springer Nature 2024

P. Panhofer (Hrsg.), *Prävention und Therapie viraler Epidemien*,
https://doi.org/10.1007/978-3-662-67508-3_8

sich auf unseren Phänotyp auswirken. Im Darm können die Bakterien entweder die Epithelschleimhaut oder die Digestapartikel besiedeln oder frei in Suspension in der flüssigen Phase leben. Die Besiedlung von Partikeln und Flüssigkeit wird z. T. durch die Transitzeit im Darm bestimmt (Dominguez-Bello et al. 2019).

Die überwiegende Mehrheit der *Darmbakterien* befindet sich innerhalb des, durch den unteren Gastrointestinaltrakt transportierten Verdauungsbreis. Für die Unterschiede in der Zusammensetzung und Menge der Taxa sind die Eigenschaften der lokalen Mikroumgebung ausschlaggebend. Im Dünndarm, wo der Transit schneller erfolgt und der Stoffwechsel von einfachen Zuckern und Aminosäuren bevorzugt wird, wird die Zusammensetzung von sich schnell teilenden, fakultativen Anaerobiern wie Proteobakterien und Lactobacillales dominiert. Im Gegensatz dazu ist der Fluss im Dickdarm langsamer, und der Stoffwechsel begünstigt die Fermentation komplexer Polysaccharide, die entweder aus unverdautem Pflanzenmaterial (Fasern) oder aus dem Schleim des Wirts stammen. Dies führt zu einem größeren Artenreichtum und einer Dominanz der zuckerspeichernden Bacteroidales und Clostridiales.

Im Dickdarm sind die Bakterien ebenfalls entlang der Querachse organisiert, von der Mitte des Lumens bis hin zur Schleimhaut. In Richtung des Epithels sind Muzinverwerter wie Akkermansia muciniphila und bestimmte Bacteroides spp. in der lockeren äußeren Schleimschicht angereichert, die sich beim Menschen mehrere hundert Mikrometer in das Lumen hinein erstreckt. Näher an der Schleimhaut selektiert ein Sauerstoffgradient für aerotolerante Taxa wie Proteobakterien und Actinobakterien, die mehr sauerstoffentgiftende Katalasen exprimieren als andere Lumenbewohner.

Das Entzündungsrisiko, das durch die Ansiedlung von Billionen von Mikroben in unserem Darm entsteht, wird durch immunologische und physikalische Barrieren minimiert, die die bakterielle Besiedlung der Darmschleimhaut einschränken (eine ausführliche Übersicht findet sich in Johansson und Hansson 2016).

Die am besten untersuchte physikalische Barriere für das Darmepithel ist das gastrointestinale gelbildende *Muzin* MUC2, das polymerisiert und ein netzartiges Mikrobensieb bildet. Bei Mäusen ist der Schleim im distalen Dickdarm am dicksten und dichtesten, wo er in zwei Schichten organisiert ist: die gestreifte, festsitzende innere Schicht, die im Allgemeinen frei von Bakterien ist, und die äußere, lockere Schicht, die einen Lebensraum und ein Gerüst für die Anheftung und Ernährung von Bakterien bietet. Die innere Schicht schließt Bakterien physisch aus und ist reich an angeborenen und adaptiven Immuneffektoren, die auf die Mikrobiota abzielen, und stellt somit auch eine biochemische Barriere dar. Die dicke, kontinuierliche, laminierte innere Schleimschicht haftet am Epithel und hält die meisten kommensalen Bakterien fern.

Wie die Zusammensetzung der Mikrobiota variiert auch der *Schleim* im gesamten Dickdarm, wobei er in Richtung Rektum dichter und kontinuierlicher wird, was z. T. auf einen geringeren Wassergehalt zurückzuführen ist. Interessanterweise schwankt die Schleimdicke auch in Abhängigkeit von zirkadianen Rhythmen, was die taxonomische Zusammensetzung des schleimhautassoziierten Ökosystems beeinflusst. Im Dünndarm, wo der Großteil der Nährstoffaufnahme stattfindet, ist der Schleim locker und durchlässig.

Dennoch sind die Räume zwischen den Zotten aufgrund der Sekretion von antimikrobiellen Peptiden weitgehend frei von Bakterien (Tropini et al. 2017).

Die Darmmikrobiota stellt eine *physische Barriere* für eindringende Krankheitserreger dar, durch kompetitive Ausgrenzung und Widerstand gegen die Kolonisierung, über Mechanismen wie die Besetzung von Anheftungsstellen, den Verbrauch von Nährstoffen und die Produktion antimikrobieller Substanzen. Die *Mikrobiota schützt* den Darm vor der Besiedlung mit exogenen Krankheitserregern und potenziell gefährlichen, autochthonen Mikroorganismen. Der Darm von Säugetieren wird von Billionen von Mikroorganismen besiedelt, und die meisten davon sind Bakterien, die sich in einer symbiotischen Beziehung mit dem Wirt entwickelt haben und den Zustand der Immunüberwachung des Organismus sicherstellen. Die zentrale Rolle der intestinalen Mikrobiota bei der Entwicklung der Schleimhautimmunität ist nicht überraschend, da im Darm zahlreiche Interaktionen mit der äußeren Umgebung stattfinden und die intestinale Epithelbarriere die intestinale Mikrobiota tolerieren muss, die den Großteil der Antigene darstellt, die den ansässigen Immunzellen präsentiert werden (Neish 2014).

Das *Bakteriom* im menschlichen Körper hat einen wesentlichen Einfluss auf die menschliche Gesundheit und Krankheit und steht bei bakteriellen und viralen Infektionen in ständiger Verbindung zum Immunsystem (Zafar und Saier 2023).

Was oft unbeachtet bleibt: *Nahrungszufuhr* ist einerseits lebensnotwendig, andererseits bedeutet sie jedoch immer Stress für den Organismus – leider oft gerade dann, wenn wir besondere Freude am Essen haben und es zu schnell, zu viel, zu oft, zu spät tun. Jede Nahrung ist zunächst einmal ein Antigen, das vorerst über komplexe Verdauungsprozesse in resorbierbare Moleküle zerlegt werden muss, um gut und ohne Abwehrreaktionen aufgenommen werden zu können. Die Nährstoffe aus der Nahrung werden im Darm absorbiert, ihre verstoffwechselten Nährstoffe und Metaboliten gelangen über die Pfortader in die Leber und sind dort an verschiedenen Stoffwechselprozessen beteiligt (Jeong et al. 2022).

Darmmakrophagen liegen strategisch dicht unter dem Darmepithel, meist in der Lamina propria, wo drei verschiedene, aber interaktive Komponenten – Darmmikrobiota, Immunzellen wie Makrophagen und intraepitheliale Endothelzellen – ein spezielles Netzwerk für die empfindliche und dynamische Regulierung der intestinalen Homöostase bilden (Chen et al. 2022).

Viele der Signale, die aus der *Umwelt* ankommen, mag es sich um UV-Strahlen, Nahrung, Temperatur, Bruchstücke und Moleküle von anderen Zellen und vieles andere mehr handeln, werden daher zunächst durch das Mikrobiom gefiltert, bevor sie die Außenmembran unserer Zellen erreichen. Das Mikrobiom dient damit als lebender und schützender Filter zwischen den Epithelien und der Umwelt (Bosch 2021).

Die Wechselwirkung zwischen der gesunden Darmmikrobiota und ihren Stoffwechselprodukten ist auch eine Grundlage für eine intakte Darmbarriere. Diese Prozesse, die vor einer Destabilisierung der Darmmikroben durch das potenzielle Eindringen pathogener Bakterien schützen, werden als *Kolonisationsresistenz* bezeichnet und sind für die Gesundheit wichtig (Kirundi et al. 2023).

Symbiotische Mikroben können eine solche *Kolonisationsresistenz* durch ganz unterschiedliche Mechanismen herbeiführen oder antimikrobielle Moleküle produzieren, die das Eindringen von fremden Mikroben aus der Umgebung verhindern und die Besiedlung hemmen (Kirundi et al. 2023).

Trotz einer unübersehbaren Fülle an Studien, die auf die *Bedeutung des Mikrobioms* für die menschliche Gesundheit verweisen, ist immer noch unklar, was wir unter einem gesunden oder vorteilhaften Mikrobiom zu verstehen haben. Ein Teil des Problems sind die großen individuellen Unterschiede zwischen den Mikrobiomen scheinbar gesunder Menschen, die sich auf die komplexen Interaktionen von persönlichen Umwelt-, genetischen und Lebensstilfaktoren zurückführen lassen. Deshalb kann ein gesundes Mikrobiom in unterschiedlichen Individuen durchaus aus unterschiedlichen Arten zusammengesetzt sein – wahrscheinlich muss das sogar so sein. Es kommt also nicht auf die einzelnen Arten, sondern auf ihre Funktionalität an. Genauso wie es kein perfektes oder gar „gesundes" Genom gibt, gibt es auch kein perfektes Mikrobiom. Wenn von einem gesunden oder „vorteilhaften" Mikrobiom gesprochen wird, sind daher mikrobielle Konsortien gemeint, die nicht nur mit der individuellen Lebensweise, der ökologischen, soziokulturellen und auch ökonomischen Umwelt harmonieren, sondern auch mit dem genetischen Hintergrund.

Diese Mikroben wenden einzigartige Strategien an, um in dieser weitgehend anaeroben Umgebung Energie zu gewinnen. Beim Abbau von Substraten aus der Nahrung und dem Wirt produziert die Darmmikrobiota eine breite Palette von *Stoffwechselprodukten*, die sich in hohen Mengen im Darm ansammeln. Diese Chemikalien beeinflussen die Wirtsbiologie, indem sie entweder auf Zellen im Magen-Darm-Trakt wirken oder in den Blutkreislauf gelangen und ihre Wirkung an entfernten Stellen im Körper entfalten. Angesichts der großen funktionellen Vielfalt des Darmmikrobioms und der unterschiedlichen Ernährungsgewohnheiten variiert das Repertoire der von der Mikrobiota stammenden Moleküle im Körper erheblich von Mensch zu Mensch. Funktionelle Studien des Mikrobioms zeigen zunehmend die spezifischen Auswirkungen, die Metaboliten auf die menschliche Gesundheit und Krankheit haben. Es gibt einige Strategien, die zeigen, dass die Modulation des mikrobiellen Stoffwechsels zur Behandlung von Krankheiten eingesetzt werden kann (Van Treuren und Dodd 2020).

Mikrobielle Metaboliten werden von der Darmschleimhaut aufgenommen. Sie sind als Signalmoleküle und Substrate für Stoffwechselreaktionen an der mukosalen Immunregulierung beteiligt, ein Prozess, der als „metabolische Reprogrammierung" bezeichnet wird. Kurzkettige Fettsäuren (SCFAs, hauptsächlich Acetat, Propionat und Butyrat) können beispielsweise über den Blutkreislauf zu entfernten Organen gelangen und dort immunmodulatorische und die Immunglobulinexpression induzierende sowie entzündungshemmende und antivirale Wirkungen entfalten (Jessen 2020).

Aus den Bronchien in den Darm

Zu beachten ist, dass sich ja auch die Atemwege in den Verdauungstrakt hinein „reinigen" und ihn so auch immunologisch mitbeschäftigen. Die *mukoziliäre Clearence* ist ein bedeutsamer Schutz- und Reinigungsmechanismus für unlösliche Partikel, Gifte, Allergene und Krankheitserreger aus der Atemluft und funktioniert unter physiologischen Bedingungen wie ein beständig laufendes Förderband – mit dem Mukus als Band und Billionen mundwärts schlagender Zilien als Antrieb. Dieses Expektorat wird meist unbemerkt geschluckt und gelangt, sofern es nicht ausgespuckt wird, mit allen seinen Inhaltsstoffen in den Darmtrakt. Bei einer Störung dieses Mechanismus kommt es zu einem „Reinigungshusten" (Wittig 2021).

Neben Bakterien gehören *Viren* zu den klassischen Erregern für Infektionskrankheiten, insbesondere auch für Erkältungs- und Atemwegserkrankungen. Die unspezifische Abwehr an allen Eingangsstellen in den Körper ist immer präsent und bildet eine erste Barriere gegen eindringende Keime und Partikel. Dazu gehören die Zilien des Atemtraktes oder Sekrete wie Speichel und Tränenflüssigkeit. Alle Schutzmaßnahmen können helfen, die das Eindringen der Erreger über die Schleimhäute oder Wunden verhindern. Im Körper dringen die Viruspartikel mithilfe bestimmter Oberflächenmoleküle nach einem Schlüssel-Schloss-Prinzip in die Zielzellen ein und zwingen sie zum Reproduzieren ihrer DNS oder RNS, um Kopien des Virus herzustellen bzw. das Virus zu replizieren. Dadurch wird aber die normale Zellfunktion gestört, sodass infizierte Zellen gewöhnlich absterben, dabei werden neue Viren freigesetzt. Je mehr neue Viren entstehen und Zellen zerstört werden, desto deutlicher sind Symptome spürbar. Diese entstehen zum einen durch die zerstörten Zellen, zum anderen aber auch durch weitere unspezifische Abwehrmaßnahmen des Körpers (Entzündungsreaktion), wie Fieber. Parallel zur unspezifischen Abwehr beginnt der Körper bereits damit, die spezifische Abwehr aufzubauen. Sie ist zwar hocheffizient, benötigt aber Zeit, bis sie bereit ist. Je stärker das körpereigene Immunsystem ist, desto schneller ist die spezifische Abwehr bereit und desto milder sind der Verlauf und kürzer die Dauer der Erkrankung (Wittig 2021).

Wenn Viren mit Schleimhautoberflächen in Kontakt kommen (z. B. vaginal, Atemwege oder Magen-Darm-Trakt), müssen sie drei breite *Verteidigungslinien* überwinden: die Schleimschicht, die angeborene Immunabwehr und die adaptive Immunabwehr. Es gibt Hinweise darauf, dass verschiedene kommensale und probiotische Bakterien jede dieser Verteidigungslinien beeinflussen, was große Bedeutung für eine Reihe von Virusinfektionen hat (Harper et al. 2021).

Viele virale Aktivitäten werden stark vermindert oder gehen sogar verloren, nachdem sie den Magen-Darm-Trakt passiert haben, da Magen- und Darmflüssigkeiten (niedriger pH-Wert, reich an Galle und Verdauungsenzymen) die virale Lipidhülle zerstören können, was die Infektiosität hemmt. So wird beispielsweise seit langem angenommen, dass SARS-CoV unter sauren Bedingungen (pH <3) inaktiviert wird. Darüber hinaus könnte virushaltiges Sputum, das von COVID-19-Patienten geschluckt wird, ein weiterer Weg der Darminfektion sein, da zähflüssiges Sputum die Virionen schützen und die *Virusinfektiosi-*

tät erhalten kann. Studien zu SARS („severe acute respiratory syndrome") haben gezeigt, dass Coronaviren das Lungengewebe schädigen und dann in den systemischen Kreislauf wandern, wo sie über den Blutkreislauf und das Lymphsystem in die Darmzellen gelangen.

Der *SARS-CoV*-Rezeptor ist das Angiotensin-konvertierende Enzym 2 (ACE2), an das die Spike-Proteine der Viren andocken. ACE2 wird nicht nur in der *Lunge*, sondern auch in *Darm, Leber, Bauchspeicheldrüse* und *Herz* exprimiert, wobei die meisten ACE2's im *viszeralen und subkutanen Fettgewebe* entstehen. Die höchste Expression von ACE2 im menschlichen Körper findet im Bürstensaum der Darmenterozyten statt, die deshalb als Einfallstor gelten, aber *auch rezeptorfreie Zellen* werden befallen (Triana et al. 2021).

Die Regulierung von SARS-CoV-2-induzierten Genen in SARS-CoV-infizierten Organoiden ist ähnlich wie bei Infektionen mit anderen Viren (Norovirus, Rotavirus, Enteroviren). Es wurde auch eine antivirale Signatur gefunden, die in menschlichen Zelllinien nach einer SARS-CoV-2-Infektion induziert wurde (Lamers et al. 2020).

SARS-CoV-2 dringt über ACE2 und TMPRSS2 in Zellen ein, wo es sich schnell repliziert, eine große Anzahl von Viren produziert und eine übermäßige Freisetzung von Entzündungszytokinen („Zytokinsturm"), wie IL-6, IL-1β, TNF-α und IFN, auslöst. Diese exzessive Produktion proinflammatorischer Zytokine führt zu umfangreichen Gewebeschäden. Die Virusreplikation nach dem Eindringen von SARS-CoV-2 in die Zellen veranlasst die Immunzellen, mit dem viralen Erreger assoziierte molekulare Muster über Mustererkennungsrezeptoren (PRRs) zu erkennen und zu binden, woraufhin die NF-κB-, IRF3- und JAK/STAT-Signalwege aktiviert werden, um die Expression von proinflammatorischen Faktoren, IFNs und IFN-stimulierten Genen (ISGs) zu induzieren. Darüber hinaus führen die Zerstörung oder Schädigung von Zellen durch SARS-CoV-2 zur Freisetzung von DAMPS („danger-associated molecular patterns"), die RIG-I-ähnliche Rezeptoren und NOD-ähnliche Rezeptoren aktivieren und in der Folge die Expression proinflammatorischer Faktoren fördern. Die Dysbiose nach einer SARS-CoV-2-Infektion schädigt die Darmbarriere weiter und fördert die Produktion von Entzündungsfaktoren wie CXCL10, IL-2, IL-4, IL-6, IL-10, IL-18 und TNF-α. In der Folge können opportunistische Krankheitserreger und Entzündungsfaktoren in den Blutkreislauf eindringen und systemische Entzündungen und Infektionen verursachen. Daher fördert die SARS-CoV-2-Infektion die Darmentzündung und verschlimmert die Dysbiose, was wiederum die Entzündung und das Fortschreiten der Krankheit verschlimmert und einen *Teufelskreis* auslöst. Wobei *jedoch ein gesundes Mikrobiom vor viralen Infektionen schützen kann* (Xiang und Liu 2022).

Einige mögliche Mechanismen der von *Bakterien vermittelten antiviralen Aktivität* auch gegen einige Coronaviren werden diskutiert:

- Bakterien könnten Viren abfangen und so die Adsorption und zelluläre Internalisierung des Virus verhindern.
- Bakterien könnten eine Verbindung zu Zellen herstellen, um einen antiviralen Schutz zu organisieren.
- Mikrobielle Metaboliten könnten eine direkte antivirale Wirkung haben (Baud et al. 2020).

Schützende Wirkungen einer funktionierenden Darmmikrobiota durch antivirale Reaktionen und die Inflammasom-Aktivierung sind bei der Immunabwehr gegen verschiedene Virusinfektionen nachgewiesen. Bestimmte Probiotika gelten als freundliche Bakterien, die während ihres Wachstums antivirale Substanzen absondern (Traina 2022).

Die *antiviralen Mechanismen* sind sowohl direkt als auch indirekt und umfassen: (1) verbesserte Barrierefunktion der Schleimhäute, (2) Sekretion von antiviralen antimikrobiellen Peptiden (AMPs), Bakteriozinen, (3) Hemmung der viralen Anheftung an Wirtszellen, (4) Modulation von antiviralen angeborenen und adaptiven Leukozytenfunktionen (Harper et al. 2021).

Die wesentliche Rolle der *kommensalen Mikrobiota* bei der Verstärkung antiviraler Reaktionen durch Modulation der Immunreaktionen bei Virusinfektionen, insbesondere im Atemtrakt, ist nachgewiesen. Darüber hinaus wird eine höhere Sterblichkeitsrate bei Atemwegsinfektionen mit einer Darmdysbiose in Verbindung gebracht, was möglicherweise auf eine verringerte Sekretion von regulatorischen Immunzellen (T-Zellen) im GIT und in den Atemwegen zurückzuführen ist. Probiotika-Ergänzungen haben eine signifikante Wirkung bei der Verbesserung von COVID-19-Symptomen wie Durchfall, Kopfschmerzen und Husten gezeigt und unterstützen das Gleichgewicht der Mikrobiota in der Darm-Lungen-Achse (Zyoud et al. 2023).

Bei *COVID-19*-Patienten nahmen Verrucomicrobia zu, während die Firmicutes einen Rückgang aufwiesen. Bei den nachweislich nützlichen Bakterien war ein Rückgang von Alistipes shahii, Bacteroides cellulosilyticus, Bacteroides eggerthii, Bifidobacterium pseudocatenulatum, Eubacterium eligens, Faecalibacterium prausnitzii und Lawsonibacter asaccharolyticus festzustellen. Diese Arten tragen dazu bei, eine physikalische Barriere zwischen der Mikrobe und dem Wirt aufrechtzuerhalten und die Verbreitung fremder Krankheitserreger durch antimikrobielle Peptide und sekretionssystemabhängigen bakteriellen Antagonismus zu verhindern. Darüber hinaus wiesen die COVID-19-Patienten eine hohe Anzahl opportunistischer Erreger wie Acinetobacter bereziniae, Bacteroides ovatus und Clostridium innocuum auf. In der Gruppe mit schweren systemischen Infektionen traten vermehrt Bacteroides nordii, Bifidobacterium longum, Blautia sp. CAG 257 und Burkholderia contaminans auf. Den metatranskriptomischen Daten zufolge waren die dominierenden Stoffwechselwege bei einigen dieser Bakterien die Glykolyse, die Zuckergärung und die Biosynthese von Methionin, Vitamin B12 und Teichoinsäure. Die Häufung von glykolytischen Stoffwechselwegen im Darmbakteriom könnte ein Grund für die verstärkte Entzündung bei COVID-19-Patienten sein, diese Stoffwechselwege waren schon zuvor mit einer SARS-CoV-2-Infektion in Verbindung gebracht worden (Liu et al. 2022).

Es wurde eine Hochregulierung mikrobieller *Virulenzgene* beobachtet, die zur Motilität, Adhärenz und zur Flucht der Mikroben vor Immunreaktionen beitragen könnten. Diese bakteriellen Pathogenitätsfaktoren haben das Potenzial, durch den undichten Darm in den Blutkreislauf zu gelangen und durch die Aktivierung von Mustererkennungsrezeptoren (TLRs und Nukleotid-Oligomerisierungsdomänen-ähnliche Rezeptoren) die Sekretion von Entzündungszytokinen zu fördern, was zu systemischen Entzündungen führt. Die stärksten Assoziationen für die Immunmarker wurden für die beiden opportunistischen

Krankheitserreger Burkholderia contaminans und Bacteroides nordii festgestellt (Zafar und Saier 2023).

Bei viraler Lungenentzündung werden häufig Entzündungskaskaden beobachtet. Probiotika oder Präbiotika trugen dazu bei, die Viruslast zu verringern und das Gesamtüberleben zu erhöhen, indem sie die antiviralen Zytokine IFN-α, IFN-γ, IL-1β und IL-12 hochregulierten und die anderen Zytokine IL-6 und TNF-α herunterregulierten. Patienten, die mit Probiotika oder Präbiotika behandelt wurden, hatten eine geringere Krankheitsschwere und weniger Infektionen.

Bei SARS-CoV-2 war das hohe Vorkommen von Mikroorganismen, die über den Proteinstoffwechsel an der Entwicklung einer *Fäulnisdysbiose* beteiligt sind, auffallend. So können sie zu einer erhöhten systemischen Entzündung beitragen. Darüber hinaus könnte die Identifizierung einer Dominanz von enzymatischen Reaktionen des Eiweißstoffwechsels im Darmmikrobiom von Personen mit schweren Symptomen darauf hindeuten, dass diese funktionellen Veränderungen zusammen mit einem geringeren Vorhandensein entzündungshemmender Verbindungen wie Butyrat eine fäulnisfördernde Darmdysbiose, die eine Verschlimmerung der systemischen Entzündung hervorruft, begünstigen könnten (Mancabelli et al. 2022).

Das Darmbakteriom von Patienten mit „*post-akutem COVID-19-Syndrom*" (PACS) war weniger vielfältig und wies geringere Mengen zahlreicher nützlicher Bakterien auf, darunter Bifidobacterium longum und Blautia wexlerae, sowie hohe Zahlen von Actinomyces johnsonii, Actinomyces sp S6 Spd3 und Atopobium parvulum. Nach 6 Monaten wiesen Patienten mit PACS im Vergleich zu den Kontrollpersonen, die nicht an COVID-19 erkrankt waren, signifikant niedrigere Werte von Bacteroides vulgatus, Blautia obeum, Collinsella aerofaciens, Roseburia, Faecalibacterium prausnitzii und Ruminococcus gnavus auf. Roseburia und Faecalibacterium haben bekannte immunmodulatorische Wirkungen und fördern die Immunhomöostase durch die Produktion kurzkettiger Fettsäuren (Liu et al. 2022).

Die bisherige Literatur über die Wirkung von *bakteriellen Metaboliten gegen Virusinfektionen* wurde überprüft und in einer neueren Studie drei bakterielle Metaboliten, Isopentenyladenosin (ein Adenosinanalogon), Tryptamin (ein Indolaminmetabolit) und 2,5-Bis(3-indolylmethyl)pyrazin, als wirksame Hemmstoffe von SARS-CoV-2 identifiziert. Alle drei Metaboliten sind strukturell und funktionell mit den von der Food and Drug Administration zugelassenen synthetischen Arzneimitteln (Remedisvir, Fluvoxamin bzw. Favipiravir) verwandt, die in den klinischen COVID-19-Studien untersucht wurden. Die drei Metaboliten wurden von vier Kommensalen des menschlichen Bakterioms produziert, darunter Bacteroides caccae, Prevotella nigrescens (beide produzieren Isopentyladenosin), Ruminococcus gnavus (Tryptamin) und Micrococcus luteus (2,5-Bis[3-indolylmethyl]pyrazin). Interessanterweise sind die ersten dieser Bakterienarten Kommensalen des menschlichen Darms (Piscotta et al. 2021).

Es ist an der Zeit, zu verstehen, wie unsere *Bakteriome* (Mund, Nase, Lunge und Darm) uns helfen können, nicht nur die Ausbreitung von Viren zu begrenzen, sondern auch den Verlust von Menschenleben zu verhindern. Da wir Millionen von Bakterienzellen haben, sind wir im Kampf gegen alle möglichen fremden Krankheitserreger (Viren, Bakterien, Protozoen und Pilze) stark von unseren bakteriellen Bewohnern abhängig, und das aktuelle Szenario mit SARS-CoV-2 ist nicht anders. Nützliche Bakterienarten sowie ihre immunmodulatorischen und antiviralen Stoffwechselprodukte können dem menschlichen Wirt im Kampf gegen SARS-CoV-2 helfen. Der dritte wichtige Akteur im Kampf gegen COVID-19, „das menschliche Immunsystem", muss sich in einem homöostatischen Zustand befinden, um SARS-CoV-2 zu bekämpfen. Diese Homöostase scheint stark durch das menschliche Bakteriom beeinflusst zu werden.

Ein weiterer interessanter Punkt, der derzeit übersehen wird, könnte die potenzielle Rolle sein, die das menschliche Bakteriom auf die *Wirksamkeit von Impfstoffen* haben könnte. Die Erzielung der gewünschten Immunreaktion auf Impfstoffe ist ein komplexer Prozess, der von zahlreichen Variablen wie dem Gesundheits- und Ernährungszustand, intrinsischen Wirtsfaktoren (Geschlecht, Alter und genetische Ausstattung) und Umweltfaktoren (geografischer Standort) gesteuert wird. Da das menschliche Bakteriom das Immunsystem wesentlich beeinflusst, kann man davon ausgehen, dass die im menschlichen Körper ansässigen Bakterien auch die Reaktion auf Impfstoffe beeinflussen. In naher Zukunft könnte es eine gute Option sein, vor der Verabreichung eines Impfstoffs eine Einschätzung der bakteriellen Vielfalt zu erhalten (Lynn et al. 2022).

Im Allgemeinen geht man davon aus, dass *Anti-, Pro- und Präbiotika* ihre therapeutische Wirkung durch günstige Veränderungen der Zusammensetzung der Darmmikrobiota, der mikrobiellen Stoffwechselprodukte und der Darmbarrierefunktion entfalten. Insbesondere können Antibiotika den bakteriellen Zelltod auslösen und die Methan- und Wasserstoffproduktion modulieren, was die Fermentationsaktivität der Mikrobiota widerspiegeln könnte. Ebenso nimmt man an, dass sowohl Probiotika als auch Präbiotika immunmodulatorische Wirkungen auf den Wirt haben. Probiotika führen zum Wachstum der verabreichten Bakterien, während Präbiotika das Wachstum spezifischer endogener Bakterien beeinflussen, die einen Beitrag zur Gesundheit liefern können (Iribarren et al. 2022).

Heute ist eine Fülle von Faktoren bekannt, die die mikrobielle Kolonisierung positiv wie negativ beeinflussen. Dazu gehören intensivierte Hygienepraktiken ebenso wie der übermäßige Gebrauch von Antibiotika, Alkohol und anderen Drogen sowie geänderte Praktiken bei der Geburt und der Säuglingsernährung und nicht zuletzt die verringerte Vielfalt in der Ernährung. Mikrobiome sind eigene Ökosysteme und bergen eine immense genetische Vielfalt und damit auch einen Reichtum an Enzymen und Stoffwechselprodukten.

Laut der International Scientific Association for Probiotics and Prebiotics (2013) werden *Probiotika* definiert als „lebende Mikroorganismen, die, wenn sie in angemessenen Mengen verabreicht werden, dem Wirt einen gesundheitlichen Nutzen bringen". Probiotika sind in fermentierten Lebensmitteln und in verschiedenen Nahrungsergänzungsmitteln zu finden, aber nur genau definierte Stämme mit wissenschaftlich nachgewiesenem Nutzen können verwendet werden. Der Begriff „*Präbiotikum*" wurde 1995 von Gibson und Roberfroid geprägt, und die aktuelle Definition (2016) lautet „ein Substrat, das selektiv von Mikroorganismen des Wirts verwertet wird und einen gesundheitlichen Nutzen bringt", d. h., der präbiotische Ballaststoff muss als Substrat für gesundheitsfördernde Mikroben im Darm dienen. Darüber hinaus werden *Synbiotika* definiert als „Mischungen aus Probiotika und Präbiotika, die sich positiv auf den Wirt auswirken". *Postbiotika* umfassen funktionelle bioaktive Substanzen, die aus mikrobiellen Fermentationsprozessen resultieren, einschließlich Stoffwechselprodukte wie kurzkettige Fettsäuren und bakterielle Zellbestandteile, die sich positiv auf die Gesundheit des Wirts auswirken (de Oliveira et al. 2021).

Besonders wenn es kaum oder gar keine präventiven Maßnahmen gibt, spielt ein gut funktionierendes Immunsystem eine entscheidende Rolle für die Abwehr einer Infektion. In den letzten 10 Jahren hat die Forschung die Bedeutung der Mikrobiota für die Funktion des Immunsystems hervorgehoben und verstärktes Interesse an der Modulation der Mikrobiota durch diätetische und pharmazeutische Präparate entwickelt. Probiotische Bakterien können Toll-Like-Rezeptoren (TLRs) ansprechen und aktivieren, was zur Aktivierung von NF-kB und IRFs in Immunzellen führt, die für die antivirale Abwehr wichtig sind. In-vitro-Studien mit Immunzellen haben auch die Fähigkeit von Probiotika und ihren Bestandteilen gezeigt, die Replikation von Viren einzuschränken (Lehtoranta et al. 2020).

Der gesundheitliche Nutzen *probiotischer Bakterien* bei viralen Erkrankungen hängt mit der Aufrechterhaltung der epithelialen Integrität der Epithelbarriere, der Produktion von antimikrobiellen Faktoren, dem Gleichgewicht zwischen proinflammatorischen und entzündungshemmenden Zytokinen und der verstärkten Produktion von antigenspezifischem sekretorischem IgA zusammen. Vor allem aber regulieren Probiotika nachweislich die Expression von Genen, die mit angeborenen immunvermittelten Zytokinreaktionen in der Darm- und auch in der Atemwegsschleimhaut zusammenhängen, wodurch ein entzündungshemmendes Milieu geschaffen wird und somit die antibakterielle und antivirale Immunität der Atemwegsschleimhaut positiv beeinflusst wird (Luoto et al. 2014).

Probiotische Präparate wurden als optimaler Ansatz zur *Wiederherstellung der Barrierefunktion* der Darmschleimhaut bei viralen Lungenentzündungen betrachtet. Sie können an den Toll-like-Rezeptor-4 binden und zu dessen Vermehrung beitragen, wodurch sie mit schädlichen Bakterien konkurrieren. Darüber hinaus tragen Probiotika und ihre Stoffwechselprofile, einschließlich Bacteriocin, Wasserstoffperoxid, antimikrobielle Peptide und Defensin, dazu bei, die lokale Immunität zu modulieren und Enterozyten und Becherzellen zur Schleimsekretion anzuregen, was wiederum die Schleimhautbarriere nachhaltig stärkt (Wang et al. 2021).

Die Ergänzung mit Probiotika war in Studien gut verträglich und reduzierte die nasopharyngeale Viruslast, die Lungeninfiltrate und die Dauer der Verdauungs- und Nichtverdauungssymptome im Vergleich zu Placebo. In der fäkalen Mikrobiota wurden keine signifikanten Veränderungen in der Zusammensetzung zwischen Probiotikum und Placebo gefunden, aber eine signifikante Erhöhung der spezifischen IgM und IgG gegen SARS-CoV2 im Vergleich zu Placebo.

Innerhalb der *Ernährungskomponenten* scheinen Polymere (hauptsächlich Ballaststoffe, Proteine, Fette und Polyphenole), die von menschlichen Enzymen nicht hydrolysiert werden, die Hauptleiter der Stoffwechselwege der Darmmikrobiota zu sein, die ihrerseits das menschliche Metabolom direkt beeinflussen. Spezifische Beziehungen zwischen Ernährung und Mikroben, Mikroben und Metaboliten, Mikroben und Immunfunktionen und Mikroben und/oder ihren Metaboliten und einigen menschlichen Krankheiten werden derzeit hergestellt. Das Ziel ist, über die Achse Ernährung-Mikrobiota-Gesundheit eine gewinnbringende Nutzung der Nahrung sowohl direkt als auch indirekt durch die Aktivität der Darmmikrobiota zu fördern (De Angelis et al. 2019).

Serumglukosekonzentrationen und nicht Fettleibigkeit gehen mit einer Dysfunktion der Darmbarriere beim Menschen einher oder verursachen diese möglicherweise sogar. Eine lange anhaltende Hyperglykämie führt zu einer Vielzahl potenziell verheerender, biochemischer und physiologischer Folgen, wie der Bildung „advanced glycation endproducts" (AGEs), Glukosetoxizität in der Bauchspeicheldrüse, makro- und mikrovaskuläre Komplikationen in praktisch jedem Organ, erhöhtem Infektionsrisiko und Sterblichkeit. Glukose wirkt dabei als Dirigent der intestinalen Barrierefunktion. Eine Hyperglykämie beeinträchtigt die homöostatische Integrität des Epithels erheblich, was zu einem anormalen Einstrom immunstimulierender mikrobieller Produkte und einer Neigung zur systemischen Ausbreitung von Darmpathogenen führt. Die Auswirkungen der Hyperglykämie auf die epitheliale Barrierefunktion könnten über den Gastrointestinaltrakt hinaus relevant sein und ebenso andere Schleimhautoberflächen betreffen (Thaiss et al. 2018).

Die *Ernährung* hat Einfluss auf das Metabolom und kann epigenetische Veränderungen in den Wirtszellen auslösen, die zu Genexpressionsmustern führen, die sich auf die Physiologie und Pathophysiologie auswirken können (Reva et al. 2023).

Der personalisierte Verzicht auf schädliche *Lebensmittel* und Ernährungsformen könnte zahlreiche Krankheiten verhindern und behandeln. Die Ernährung kann eine kontrollierbare Lebensstilentscheidung sein und könnte die personalisierte Medizin der Zukunft sein (Liang et al. 2023).

In der Konsequenz wird eine Precision Diet angestrebt, wie das auch in der modernen Mayr-Medizin durch die höchst personalisierte Anpassung der Fall ist und unter ständiger Verlaufskontrolle durch die ärztliche manuelle Bauchbehandlung praktiziert wird. Hierbei werden die Reaktionen auf die individuelle Lebens- und Ernährungsweise schnell und deutlich sichtbar und erlauben entsprechende Adaptationen.

Die *fäkale Mikrobiota* ist ein Indikator für die Mikrobiota des distalen Dickdarms, aber sie wird in Richtung Dünndarm immer weniger repräsentativ. Das offensichtliche Fehlen von Veränderungen im fäkalen Mikrobiom führt uns zu der Hypothese, dass die beobachteten klinischen Wirkungen entweder durch bakterielle Moleküle vermittelt werden, die von den probiotischen Stämmen produziert werden, oder durch die Anpassung des Wirtsmikrobioms an die Probiotikaeinnahme.

Zu den spezifischen bakteriellen Signalen an das Immunsystem des Wirts könnten kleine Moleküle gehören (z. B. kurzkettige Fettsäuren, Tryptophanmetaboliten, spezifische G-Protein-Rezeptor-Liganden), die sowohl auf Schleimhautimmunzellen wirken können, aber auch in den Blutkreislauf eindringen, um Immunzellen in peripheren Geweben zu beeinflussen (Gutiérrez-Castrellón et al. 2022).

Für die *praktische Umsetzung* der aktuellen Forschungsergebnisse gibt es leider noch ein paar Hindernisse. Trotz dem bisher erlangten umfangreichen Wissen über das Mikrobiom bleibt festzustellen, es werden zumeist jeweils nur einige wenige Keime und deren Wirkung untersucht. Es ist derzeit noch völlig unklar, wie eine gesunde Mikrobiota aussieht und ob es ein allgemeines Idealmikrobiom überhaupt gibt und geben kann.

Stuhlanalysen (Kultur, „next-generation sequencing", PCR …) sind aufwendig, relativ teuer und dauern einige Tage, bis das Ergebnis verfügbar ist. Die alleinige Verwendung von Stuhlproben erlaubt weder eine vollständige noch eine genaue Darstellung der longitudinalen und zeitlichen Variabilität der Zusammensetzung der Mikrobiota, der Virusaktivität, des Wirtsproteoms und der Gallensäuregehalte im dynamischen Milieu des Darmes. Unklar bleibt, wie Ernährung und Krankheit die Mikrobiota, das Metabolom, das Virom und das Proteom des Darms unterschiedlich beeinflussen (Shalon et al. 2023).

Ein zukunftsträchtiger Weg können *Metabolomanalysen* sein. Sie erfassen die kompletten Stoffwechselwege von vielen wichtigen Metaboliten, Aminosäuren, Peptiden, Lipiden, Zuckern oder organischen Säuren sowie Enzymen und Kofaktoren gleichzeitig. Durch gezielte Kombinationen von enthaltenen Analyten lassen sich Störungen viel präziser lokalisieren und können Therapieansätze zielgerichteter und effizienter erfolgen (Schütz 2020).

Lifestyle-Krankheiten (Fettleibigkeit, Asthma, Nahrungsmittelallergien, Herz-Kreislauf-Erkrankungen, chronische Darmentzündungen, Ösophagusreflux und Neurodermitis) nehmen dramatisch zu, seit Antibiotika immer häufiger zum Einsatz kommen. Es muss bewusst sein, dass eine erhöhte Hygiene auch zu mikrobiellen „Kosten" führt, weil die Funktionalität unseres Mikrobioms dadurch erheblich verringert wird (Bosch 2021).

In der Praxis ist festzustellen, dass Schädigungen von Darm und Leber aufgrund ihrer unspezifischen Beschwerden oft über sehr lange Zeit nicht entdeckt werden. Laborbefunde und bildgebende Verfahren sind in frühen Stadien oft sehr wenig aussagekräftig und werden oft als Normalbefunde interpretiert, während der Patient durchaus schon unter seinen Beschwerden leidet. Dafür dann keine medizinische Erklärung zu bekommen, erzeugt oft Stress und Unsicherheit. Auch ein praxistaugliches Behandlungskonzept wird von den Patienten zumeist vermisst.

In der Folge herrscht bei den Patienten zusätzlich noch Frustration über den Mangel an wahrgenommenen Fortschritten bei der Behandlung von häufigen gastrointestinalen Symptomen wie Schmerzen, Durchfall und Blähungen (Michael Camilleri 2019).

Hier kommt der klinischen und manuellen Untersuchung nach F. X. Mayr ein besonderer Stellenwert für eine frühe Diagnostik im subklinischen Stadium zu. Das Geniale dieser seit 100 Jahren bestens bewährten Diagnostik ist ihre Einfachheit! Diese sehr feinsinnige Bedside-Untersuchungstechnik stützt sich auf die Sinne des Arztes, auf Sehen, Hören, Riechen und Tasten und ermöglicht es, innerhalb kürzester Zeit eine umfassende

Diagnose stellen und die Beschwerden der Patienten nachvollziehen zu können. Dadurch können viele weitere bildgebende oder Laboruntersuchungen entweder vermieden oder viel gezielter eingesetzt werden.

Noch dazu muss man klar feststellen, dass weder ein Labor noch ein bildgebendes Verfahren die Informationen dieser klassischen Untersuchung ersetzen kann! Wer den Bauch begreifen will, muss ihn be-greifen. Die Befunde und pathophysiologischen Zusammenhänge sind auch von den Patienten leicht nachzuvollziehen, das schafft letztlich auch Vertrauen und die wichtige Therapieadhärenz. Und ganz wichtig für den Arzt ist die Möglichkeit, ohne großen Aufwand den Therapieerfolg am Patienten überprüfen und die Therapie entsprechend anpassen zu können.

Ein *gesunder Darm* wird mithilfe seiner Ringmuskulatur die Darmschleimhaut in engen Kontakt mit dem Verdauungsbrei bringen, um die enzymatische Aufspaltung und Resorption optimal zu ermöglichen. Danach wird im Zusammenspiel von Ring- und Längsmuskulatur dieser Darmabschnitt wieder frei gemacht und der Inhalt in das nächste Segment befördert. Diese gesunde Darmmotilität ist ein entscheidender Faktor für die Verweildauer der Nahrung und das mikrobielle Darmmilieu. Die Motilität des Dünndarms mit intakter antegrader Peristaltik ist ein wichtiger Schutzmechanismus gegen SIBO (Small Intestine Bacterial Overgrowth). Jede primäre oder erworbene Störung, die das neuromuskuläre System des Darms beeinträchtigt, kann aufgrund einer verringerten intestinalen Clearance zu einer bakteriellen Überwucherung führen (Shi et al. 2021).

Ein solcher gesunder, gut tonisierter Darm braucht auch nicht viel Platz im Bauch und ist bei der Untersuchung als schmerzfreies Darmkonvolut in der Nabelgegend zu tasten.

Eine *akute Überreizung* egal aus welchen Gründen, führt zu einer Gegenreaktion mit Verkrampfung und Schmerz, um eine Ruhigstellung und Schonung des betroffenen Abschnittes zu erreichen. Diese Überstimulation kann zu verstärkter Gallesekretion führen und zu einer Diarrhö aus den distalen Segmenten, während es im proximalen Darmanteil zu einer Stagnation kommt. Die spastische Tonuserhöhung führt auch zum sichtbaren Zusammenziehen im Bauchbereich, ebenso wie durch die systemische Wirkung der Endotoxine Veränderungen auch in anderen Geweben sichtbar werden (beispielsweise stellen sich die Haare auf, das Gesicht wirkt spitz und verkrampft) (Abb. 1).

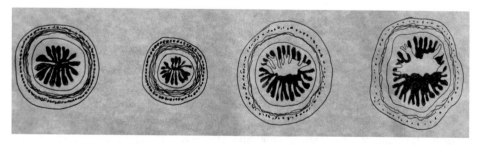

Abb. 1 Bidirektionales Tonusschema des Darmes (v. l. n. r.): *1* Normotonus mit gutem Kontakt von Schleimhaut und Nahrungsbrei; *2* Hypertonus mit Muskelspasmus; *3* Hypotonus mit Stagnation, Zersetzung und Gasbildung; *4* Atonie (z. B. bei Mega-/Dolichokolon). Diese sichtbaren Veränderungen haben auch entsprechende Auswirkungen auf die Motilität und Funktionalität der betroffenen Darmabschnitte. (© S. Fegerl 2023)

Wenn diese Kompensationsversuche nicht erfolgreich sind und die Entzündungsprozesse im Darm anhalten, dann beginnt ein Energiesparprozess, wie er auch aus dem
Schockgeschehen bekannt ist. Dazu kommt eine Freisetzung proinflammatorischer Zytokine (z. B. IL-6, IL-1b, TNF-α), die lokal einwirken, aber auch die Blut-Hirn-Schranke
passieren können und neurovegetative und neuropsychiatrische Symptome im Sinne eines
Sickness Behavior induzieren (Hannemann et al. 2019).

Das fördert neben einer allgemeinen Müdigkeit ebenso ein Nachlassen der Gewebe-
spannung und führt zur *Hypotonie* und Hypokinesie der betroffenen Darmabschnitte. Die
resultierende Stagnation begünstigt aber, wie schon oben dargestellt, wiederum eine bakterielle Fehlbesiedelung und Fehlverdauung, mit der Konsequenz einer weiteren Schädigung der Darmschleimhaut und den klassischen Entzündungszeichen Schmerz, Schwellung und Funktionseinschränkung. Schon von der äußerlichen Betrachtung (Abb. 2) wird
ein größerer Bauch sichtbar, weil ein hypotoner Darm weiter und länger wird und dadurch
mehr Platzbedarf hat und weil die bakteriellen Zersetzungsvorgänge u. a. zu Gasbildung
und ebenso mehr Ausdehnung führen.

Eine Folge der Barrierestörung ist eine, zumeist subklinische Entzündungsreaktion mit
druckempfindlichem Darm und einer Schwellung der ableitenden Mesenterien. Dieser in
der Tiefe gut tastbare, meist schmerzhafte feste Widerstand in der Nabelgegend wurde von
Mayr als *Ödem der Radix mesenterii* beschrieben. Durch angepasste Diät und manuelle
Bauchbehandlungen kann dieses Ödem sukzessive mit der Normalisierung der Darmver-
hältnisse wieder verschwinden.

Sehr oft findet sich neben der Ausdehnung des Darmes in alle Richtungen auch eine
Absenkung des gesamten Dünndarmpaketes, eine Enteroptose, als Ausdruck der Schwäche und Überforderung.

Vor diesem Hintergrund geben die oben dargestellten Bauchformen (Abb. 2) deutliche
Hinweise auf pathophysiologische Vorgänge in den Verdauungsorganen. Die folgende manuelle Untersuchung liefert zusätzlich wichtige Informationen über den Zustand der verschiedenen Darmabschnitte.

Das ist auch das Ziel der Mayr-Therapie, dass nach einer anfänglichen Reinigungs-
phase von pathogenen Inhaltsstoffen ein gutes Darmmilieu für eine breite Diversität der
Darmmikrobiota geschaffen und durch eine entsprechende Ernährung erhalten wird.

In einer Krise, sei es als Folge der COVID-19-Pandemie oder einer sich daraus er-
gebenden schweren Finanz- oder Wirtschaftskrise, hat das Folgen für unsere Gesundheit.
In Angst und Stress gerät das sensible Gleichgewicht aus Psyche, Nerven- und Immunsystem durcheinander. Der Mensch wird anfällig für Infektionen, Entzündungen und Allergien. Emotionale Belastung und Stress drücken nicht nur auf das Gemüt, sondern belasten zusätzlich das Immunsystem (Morey et al. 2015).

Es kommt zu einer anhaltend vermehrten Freisetzung von Kortisol und Katechol-
aminen mit negativen Auswirkungen für den Organismus. Stress, Burn-out oder oft auch
Depressionen gehen mit chronisch subklinischen Entzündungen einher, die zu einer Beeinflussung wichtiger Stoffwechselwege führen (Dantzer et al. 2008). Die daraus resultierenden Folgen können Entstehung und Verlauf von Erkrankungen maßgeblich beeinflussen.

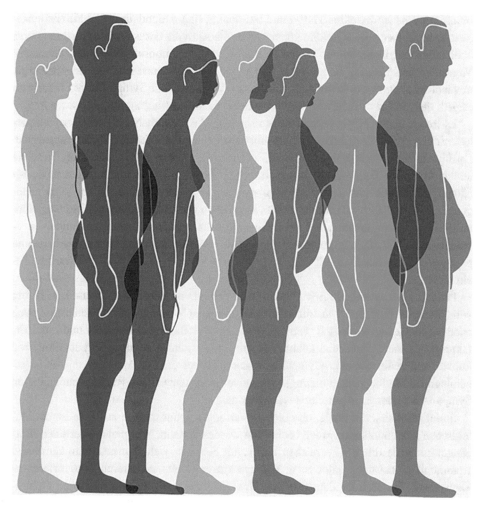

Abb. 2 Die Formveränderungen des Bauches durch Darmschädigung und die konsekutiven Haltungsveränderungen sind deutlich zu sehen. (© Internationale Gesellschaft der Mayr-Ärzte, mit freundlicher Genehmigung) (genaue Beschreibung im *Lehrbuch der F.X. Mayr-Medizin*: Witasek 2019)

1   Immunvermittelte Krankheitssymptome

Das Immunsystem und das zentrale Nervensystem stehen in einem engen und kontinuierlichen Informationsaustausch. Dadurch können auf der einen Seite Immunprozesse an Umweltbedingungen, physiologische Stressoren oder *psychologische Belastungen* angepasst werden. Auf der anderen Seite erhält das Gehirn über afferente Kommunikationswege Informationen über den Status des Immunsystems. Dies erlaubt es, das Verhalten an eine Krankheitssituation anzupassen, hierzu steuern Immunbotenstoffe wie die proinflammatorischen Zytokine TNF-α und Interleukin (IL)-6 nicht nur die lokale und systemische Immunantwort. Zytokine können auch die Aktivität des zentralen Nervensystems über unterschiedliche humorale und neurale Kommunikationswege wie den afferenten Vagusnerv beeinflussen. In der Folge kommt es zu Veränderungen neuroendokriner und metabolischer Prozesse sowie Änderungen des Verhaltens und Befindens, die unter dem Begriff des „Sickness Behavior" oder „Sickness Syndrome" zusammengefasst werden.

Es treten in der Folge verschiedene unspezifische Krankheitssymptome auf körperlicher und psychischer Ebene in Erscheinung, darunter eine erhöhte Schmerzsensitivität, Dysthymie und Ängstlichkeit, Fatigue, Veränderungen von Schlaf und Appetit sowie leichte kognitive Beeinträchtigungen. Im Falle einer akuten Entzündungsreaktion, bei akuten Infektionen oder nach einer Impfung – sind diese Symptome als eine zwar unangenehme, aber adaptive Reaktion unseres Körpers zu verstehen, da sie zu Schonung, sinnvoller Ressourcenallokation und zur Rekonvaleszenz beitragen. Bei chronischen oder rezidivierenden Entzündungsprozessen können die Symptome ebenfalls die körperliche und psychische Funktionsfähigkeit und die gesundheitsbezogene Lebensqualität deutlich beeinträchtigen.

Patient:innen entwickeln Erwartungen zum Verlauf von Erkrankungen und zum Erfolg von Therapien aufgrund von Informationen, die beispielsweise im ärztlichen Gespräch oder durch Medien vermittelt werden, sowie auf der Basis von Lernprozessen und Erfahrungen. Dementsprechend könnten positive Erwartungen zu einer Verbesserung von immunvermittelten Sickness-Symptomen oder einer besseren Wirkung von entzündungshemmenden Medikamenten beitragen, negative Erwartungen hingegen zu einer stärkeren Symptomatik oder unerwünschten Nebenwirkungen.

Somit stellt sich die Frage, ob durch Erwartungen grundsätzlich auch die immunbiologischen Kommunikationswege beeinflusst werden können, über welche periphere Entzündungssignale das ZNS erreichen und somit Sickness Behavior auslösen. Zu diesen Kommunikationswegen zählt u. a. die zytokinvermittelte Aktivierung des afferenten Vagusnervs. Dadurch werden über den Nucleus tractus soletarii verschiedene Gehirnregionen beeinflusst, welche an der Ausbildung des Sickness Behavior beteiligt sind (Schmidt et al. 2022).

Auch über den Zusammenhang zwischen psychischem wie physischem Stress und den schädigenden Auswirkungen auf das Darmmikrobiom und die Darmschleimhautbarriere gibt es ganz starke Evidenz. Einsamkeit führt zu einem Circulus vitiosus zwischen metabolischer und mentaler Krankheit und kann sich wie eine ansteckende Krankheit ausbreiten.

Ältere Patient:innen leiden unter besonders stressauslösenden Bedingungen, die sowohl auf die Wirkung des (SARS-CoV-2) Virus als auch auf das (von allen Seiten vermittelte) Bewusstsein der Pathologie zurückzuführen sind, sowie unter den physiologischen Bedingungen, die mit dem Alter einhergehen. Aufgrund eines altersbedingt veränderten Immunsystems, aber auch aufgrund häufiger Ernährungsdefizite sind ältere Menschen einem besonderen Infektionsrisiko ausgesetzt. Darüber hinaus wurde in Studien festgestellt, dass das *viszerale Fett* mit dem Alter zunimmt und eine Entzündung des viszeralen Fetts das Risiko für COVID-19-bedingte Komplikationen erhöht (Zhou et al. 2020).

Der ältere Patient weist zudem eine *Dysregulation der mikrobiellen Homöostase und Neurodegeneration* auf, die zu einem Zustand größerer Fragilität führen können. Dieser Zustand äußert sich in einer verringerten Funktionsreserve, einer verminderten Stressresistenz, einer erhöhten Krankheitsanfälligkeit, einer schlechteren Stimmung und einem erhöhten Risiko für gesundheitliche Beeinträchtigungen. Eine auf die spezifischen Bedürfnisse der einzelnen Altersgruppen zugeschnittene Supplementierung kann dazu beitragen, eine angemessene Grundlage für eine optimale Immunfunktion zu schaffen. Die verfügbaren klinischen Daten deuten darauf hin, dass eine Mikronährstoffsupplementierung das Risiko und den Schweregrad einer Infektion verringern und eine schnellere Genesung unterstützen kann (Zhou et al. 2020).

Was man als *Erfahrung aus der Pandemiezeit* gewonnen hat, ist, dass öffentliche Angstund Panikmache verheerende Auswirkungen auf das Immunsystem und damit auch auf das Krankheitsgeschehen hat.

Die Reaktion auf den Stress, der sich zusätzlich noch aus der erlebten sozialen Isolation ergibt, ob adaptiv oder maladaptiv, wird letztlich durch die Mitochondrien erzeugt. Daher erhöhen Maßnahmen, die die metabolische Fitness oder die mitochondriale bioenergetische Kapazität verbessern, die Stressresilienz. Es ist nachgewiesen, dass Ausdauertraining, Widerstandstraining oder Yoga zu schützenden Veränderungen der Biogenese, der Fusionsraten, des Volumens, der Struktur und der Funktion der Mitochondrien führen (Maggini et al. 2018).

Ebenso können Ernährungsumstellungen, die die Aufrechterhaltung eines gesunden Blutzuckerspiegels erleichtern und eine chronische Überernährung vermeiden helfen, die mitochondriale Funktion optimieren und die Stressresistenz stärken. In diesem Sinne induzieren eine ketogene Diät, *Kalorienrestriktion* und *intermittierendes Fasten* schützende Veränderungen in der mitochondrialen Dynamik, reduzieren den mitochondrienbezogenen oxidativen Stress und verbessern die energetische Leistung der mitochondrialen Atmung (Ahmed et al. 2023).

Es entsteht so ein Summationseffekt aus allgemeiner Angst, sozialer Isoliertheit und metabolischen Effekten über die Darm-Mikrobiom-Hirn-Achse. Hier bietet die Mayr-Medizin auf vielen Ebenen einen guten therapeutischen Ansatz. Die Kombination von Zuwendung, Berührung bei der manuellen Bauchbehandlung, Atmung, diätetischer Intervention und der Unterstützung der Darmgesundheit bringt in der Praxis schnell spürbare Verbesserungen.

2   Konsequenz für die Praxis

Das Mikrobiom bildet die wichtigste Schnittstelle zwischen Mensch und Umwelt, wird durch biosoziale Stressfaktoren und Verhaltensweisen beeinflusst und vermittelt Auswirkungen auf Gesundheit, Frailty und Alterungsprozesse (Finlay et al. 2019).

Entsprechend seiner Bedeutung für die Gesundheit und im Krankheitsgeschehen ist es wichtig, auf den Darm zu achten. Zur Aufrechterhaltung eines vorteilhaften Mikrobioms müssen viele Faktoren berücksichtigt werden: Neben individueller Konstitution und Vitalität haben Ernährung, Medikamente, Alkohol und Drogen, aber auch körperliche Aktivität, Stress, Schlaf und auch unsere sozialen Interaktionen einen Einfluss auf die Zusammensetzung und Funktionalität des Mikrobioms.

Zeiten erhöhter Belastung, wie sie auch Infekte (gleich welcher Genese), Impfungen oder Entzündungen darstellen, erfordern sinnvollerweise eine Anpassung der Lebens- und Ernährungsweise an die momentane Leistungsfähigkeit des Organismus.

Reparaturprozesse, Regeneration und Ernährung brauchen einen starken Vagus und freie Energie, unter Stress setzt der Organismus andere Prioritäten!

Symptome bei Infekt oder Entzündung müssen als eine zwar unangenehme, aber adaptive Reaktion unseres Körpers verstanden werden, da sie zu Schonung, sinnvoller Ressourcenallokation und zur Rekonvaleszenz anregen. Lediglich symptomunterdrückende Maßnahmen (wie Fiebersenkung) sollen daher nicht unkritisch zur Anwendung kommen.

Da bei akuten, chronischen oder rezidivierenden Entzündungsprozessen ebenfalls die körperliche und psychische Funktionsfähigkeit eingeschränkt sein können und die gesundheitsbezogene Lebensqualität deutlich beeinträchtigt wird, sind soziale Integration und Geborgenheit sowie ausreichende Regenerations- und Schlafphasen von eminenter Bedeutung.

Aus salutogener Betrachtung stehen dem Menschen also etliche präventive Interventionsmöglichkeiten auf biopsychoimmunologischer Ebene zur Verfügung, um die Selbstregulation zum Schutz auch vor schweren viralen Erkrankungen zu fördern.

Literatur

Ahmed M, Cerda I, Maloof M (2023) Breaking the vicious cycle: the interplay between loneliness, metabolic illness, and mental health. Front Psychiatry 14:1134865. https://doi.org/10.3389/fpsyt.2023.1134865

Baud D, Dimopoulou Agri V, Gibson GR, Reid G, Giannoni E (2020) Using probiotics to flatten the curve of coronavirus disease COVID-2019 pandemic. Front Public Health 8:186. https://doi.org/10.3389/fpubh.2020.00186. PMID: 32574290; PMCID: PMC7227397

Bosch TCG (2021) Mikrobiom als natürlicher Schutzfaktor: Perspektiven aus der Grundlagenforschung [The skin microbiome as a natural protection factor: insights from basic research]. Hautarzt 72(7):563–569. https://doi.org/10.1007/s00105-021-04831-3. Epub 2021 Jun 11. PMID: 34115160; PMCID: PMC8193591

Chen W, Liu D, Ren C, Su X, Wong C-K, Yang R (2022) A special network comprised of macrophages, epithelial cells, and gut microbiota for gut homeostasis. Cells 11:307. https://doi.org/10.3390/cells11020307

Dantzer R, O'Connor JC, Freund GG, Johnson RW, Kelley KW (2008) From inflammation to sickness and depression: when the immune system subjugates the brain. Nat Rev Neurosci 9(1) Nature Publishing Group:46–56. https://doi.org/10.1038/nrn2297

De Angelis M, Garruti G, Minervini F, Bonfrate L, Portincasa P, Gobbetti M (2019) The food-gut human axis: the effects of diet on gut microbiota and metabolome. Curr Med Chem 26(19):3567–3583. https://doi.org/10.2174/0929867324666170428103848. PMID: 28462705

Dominguez-Bello MG, Godoy-Vitorino F, Knight R, Blaser MJ (2019) Role of the microbiome in human development. Gut 68(6):1108–1114. https://doi.org/10.1136/gutjnl-2018-317503. Epub 2019 Jan 22. PMID: 30670574; PMCID: PMC6580755

Finlay BB, Pettersson S, Melby MK, Bosch TCG (2019) The microbiome mediates environmental effects on aging. Bioessays 41(10):e1800257. https://doi.org/10.1002/bies.201800257. Epub 2019 Jun 3. PMID: 31157928

Gutiérrez-Castrellón P, Gandara-Martí T, Abreu AT, Abreu Y, Nieto-Rufino CD, López-Orduña E, Jiménez-Escobar I, JiménezGutiérrez C, López-Velazquez G, Espadaler-Mazo J (2022) Probiotic improves symptomatic and viral clearance in Covid19 outpatients: a randomized, quadruple-blinded, placebo-controlled trial. Gut Microbes 14(1):2018899. https://doi.org/10.1080/1949097 6.2021.2018899

Hannemann J, Schmidt B, Breidenstein S, Schubert C (2019) Burn-out und Psychoneuroimmuno-logie: Entzündet sich der Mensch an der Gesellschaft?. Psychiatrie+Neurologie 2-2019

Harper A, Vijayakumar V, Ouwehand AC, ter Haar J, Obis D, Espadaler J, Binda S, Desiraju S, Day R (2021) Viral infections, the microbiome, and probiotics. Front Cell Infect Microbiol 10:596166. https://doi.org/10.3389/fcimb.2020.596166

Iribarren C, Maasfeh L, Öhman L, Simrén M (2022) Modulating the gut microenvironment as a treatment strategy for irritable bowel syndrome: a narrative review. Gut Microbiome 3(e7):1–40. https://doi.org/10.1017/gmb.2022.6

Jeong MK, Min BH, Choi YR, Hyun JY, Park HJ, Eom JA, Won SM, Jeong JJ, Oh KK, Gupta H et al (2022) Food and gut microbiota-derived metabolites in nonalcoholic fatty liver disease. Foods 11:2703. https://doi.org/10.3390/foods11172703

Jessen A (2020) Der Weg des Virus. Heilberufe 72(5):12–14. https://doi.org/10.1007/ s00058-020-1497-7. Epub 2020 May 4. PMID: 32336765; PMCID: PMC7174545

Johansson ME, Hansson GC (2016) Immunological aspects of intestinal mucus and mucins. Nat Rev Immunol 16(10):639–649. https://doi.org/10.1038/nri.2016.88. Epub 2016 Aug 8. PMID: 27498766; PMCID: PMC6435297

Kirundi J, Moghadamrad S, Urbaniak C (2023) Microbiome-liver crosstalk: a multihit therapeutic target for liver disease. World J Gastroenterol 29(11):1651–1668. https://doi.org/10.3748/wjg. v29.i11.1651. PMID: 37077519

Mart M. Lamers et al (2020) SARS-CoV-2 productively infects human gut enterocytes. Science 369:50–54. 3 July 2020

Lehtoranta L, Latvala S, Lehtinen MJ (2020) Role of probiotics in stimulating the immune system in viral respiratory tract infections: a narrative review. Nutrients 12(10):3163. https://doi. org/10.3390/nu12103163. PMID: 33081138; PMCID: PMC7602805

Liang L, Saunders C, Sanossian N (2023) Food, gut barrier dysfunction, and related diseases: a new target for future individualized disease prevention and management. Food Sci Nutr 11(4):1671–1704. https://doi.org/10.1002/fsn3.3229. PMID: 37051344; PMCID: PMC10084985

Liu Q, Mak JWY, Su Q, Yeoh YK, Lui GC-Y, Ng SSS, Zhang F, Li AYL, Lu W, Hui DS-C et al (2022) Gut microbiota dynamics in a prospective cohort of patients with post-acute COVID-19 syndrome. Gut 71:544–552. https://doi.org/10.1136/gutjnl-2021-325989

Luoto R, Ruuskanen O, Waris M, Kalliomäki M, Salminen S, Isolauri E (2014) Prebiotic and pro-biotic supplementation prevents rhinovirus infections in preterm infants: a randomized, place-bo-controlled trial. J Allergy Clin Immun 133(2):405–413, ISSN 0091-6749. https://doi. org/10.1016/j.jaci.2013.08.020

Lynn DJ, Benson SC, Lynn MA, Pulendran B (2022) Modulation of immune responses to vaccination by the microbiota: implications and potential mechanisms. Nat Rev Immunol 22:33–46. https://doi.org/10.1038/s41577-021-00554-7

Maggini S, Pierre A, Calder PC (2018) Immune function and micronutrient requirements change over the life course. Nutrients 10:1531

Mancabelli L, Milani C, Fontana F, Lugli GA, Tarracchini C, Viappiani A, Ciociola T, Ticinesi A, Nouvenne A, Meschi T, Turroni F, Ventura M (2022) Untangling the link between the human gut microbiota composition and the severity of the symptoms of the COVID-19 infection. Environ Microbiol 24(12):6453–6462. https://doi.org/10.1111/1462-2920.16201. Epub 2022 Sep 22. PMID: 36086955; PMCID: PMC9538590

Michael Camilleri MD (2019) The leaky gut: mechanisms, measurement and clinical implications in humans. Gut 68(8):1516–1526. https://doi.org/10.1136/gutjnl-2019-318427

Morey JN, Boggero IA, Scott AB, Segerstrom SC (2015) Current directions in stress and human immune function. Curr Opin Psychol 5:13–17. https://doi.org/10.1016/j.copsyc.2015.03.007. Elsevier

Neish AS (2014) Mucosal immunity and the microbiome. Ann Am Thorac Soc 11(Suppl. 1):S28–S32

de Oliveira GLV, Oliveira CNS, Pinzan CF, de Salis LVV, Cardoso CRB (2021) Microbiota modulation of the Gut-Lung axis in COVID-19. Front Immunol 12:635471. https://doi.org/10.3389/fimmu.2021.635471. PMID: 33717181; PMCID: PMC7945592

Piscotta FJ, Hoffmann HH, Choi YJ, Small GI, Ashbrook AW, Koirala B, Campbell EA, Darst SA, Rice CM, Brady SF (2021) Metabolites with SARS-CoV-2 inhibitory activity identified from human microbiome commensals. mSphere 6:e0071121. https://doi.org/10.1128/mSphere.00711-21

Reva K, Laranjinha J, Rocha BS (2023) Epigenetic modifications induced by the gut microbiota may result from what we eat: should we talk about precision diet in health and disease? Metabolites 13(3):375. https://doi.org/10.3390/metabo13030375. PMID: 36984815; PMCID: PMC10051796

Schmidt J, Reinold J, Klinger R, Benson S (2022) Systemische Entzündung, „Sickness Behavior" und Erwartungsprozesse: Welche Rolle spielen Erwartungen bei entzündungsassoziierten Symptomen? [Systemic inflammation, „sickness behavior" and expectations: what role do expectations play in inflammation-associated symptoms?]. Schmerz 36(3):166–171. https://doi.org/10.1007/s00482-021-00602-0. Epub 2021 Oct 29. PMID: 34714400; PMCID: PMC9156479

Schütz B (2020) Metabolom-Diagnostik – Angst- und Belastungsstörungen nach Pandemien oder weltweiten Krisen. Biovis Fachinformation 10/2020. https://www.biovis.eu/wp-content/uploads/Biovis_Metabolom-Diagnostik_DE.pdf

Shalon D, Culver RN, Grembi JA, Folz J, Treit PV, Shi H, Rosenberger FA, Dethlefsen L, Meng X, Yaffe E, Aranda-Díaz A, Geyer PE, Mueller-Reif JB, Spencer S, Patterson AD, Triadafilopoulos G, Holmes SP, Mann M, Fiehn O, Relman DA, Huang KC (2023) Profiling the human intestinal environment under physiological conditions. Nature 617(7961):581–591. https://doi.org/10.1038/s41586-023-05989-7. Epub 2023 May 10. PMID: 37165188; PMCID: PMC10191855

Shi H et al (2021) Small intestinal bacterial overgrowth and orocecal transit time in patients of nonalcoholic fatty liver disease. Eur J Gastroenterol Hepatol 33(1S):e535–e539. https://doi.org/10.1097/MEG.0000000000002157

Thaiss CA et al (2018) Hyperglycemia drives intestinal barrier dysfunction and risk for enteric infection. Science 359(6382):1376–1383. https://doi.org/10.1126/science.aar3318

Traina G (2022) The connection between gut and lung microbiota, mast cells, platelets and SARS-CoV-2 in the elderly patient. Int J Mol Sci 23(23):14898. https://doi.org/10.3390/ijms232314898. PMID: 36499222; PMCID: PMC9740794

Triana S, Metz-Zumaran C, Ramirez C, Kee C, Doldan P, Shahraz M, Schraivogel D, Gschwind AR, Sharma AK, Steinmetz LM, Herrmann C, Alexandrov T, Boulant S, Stanifer ML (2021) Single-cell analyses reveal SARS-CoV-2 interference with intrinsic immune response in the human gut. Mol Syst Biol 17(4):e10232. https://doi.org/10.15252/msb.202110232. PMID: 33904651; PMCID: PMC8077299

Tropini C, Earle KA, Huang KC, Sonnenburg JL (2017) The gut microbiome: connecting spatial organization to function. Cell Host Microbe 21(4):433–442. https://doi.org/10.1016/j.chom.2017.03.010. PMID: 28407481; PMCID: PMC5576359

Van Treuren W, Dodd D (2020) Microbial contribution to the human metabolome: implications for health and disease. Annu Rev Pathol 15:345–369. https://doi.org/10.1146/annurev-pathol-020117-043559. Epub 2019 Oct 17. PMID: 31622559; PMCID: PMC7678725

Wang F, Pan B, Xu S, Xu Z, Zhang T, Zhang Q, Bao Y, Wang Y, Zhang J, Xu C, Xue X (2021) A meta-analysis reveals the effectiveness of probiotics and prebiotics against respiratory viral infection. Biosci Rep 41(3):BSR20203638. https://doi.org/10.1042/BSR20203638. PMID: 33604601; PMCID: PMC7955103

Witasek A (2019) Lehrbuch der F.X. Mayr-Medizin. Springer Verlag. ISBN 978-3-662-58110-0

Wittig T (2021) Mukoziliäre Clearance bei COVID-19-Erkrankungen: Ein unterschätztes Gefahrengebiet in der Frühphase? [Mucociliary clearance in COVID-19 – an underestimated danger area in early phase of disease?]. MMW Fortschr Med 163(Suppl 5):21–27. https://doi.org/10.1007/s15006-021-0189-9. PMID: 34383284; PMCID: PMC8359637

Xiang H, Liu QP (2022) Alterations of the gut microbiota in coronavirus disease 2019 and its therapeutic potential. World J Gastroenterol 28(47):6689–6701

Zafar H, Saier MH Jr (2023) Understanding the relationship of the human bacteriome with COVID-19 severity and recovery. Cells 12(9):1213. https://doi.org/10.3390/cells12091213. PMID: 37174613; PMCID: PMC10177376

Zhou F, Yu T, Du R, Fan G, Liu Y, Liu Z, Xiang J, Wang Y, Song B, Gu X et al (2020) Clinical course and risk factors for mortality of adult inpatients with COVID-19 in Wuhan, China: a retrospective cohort study. Lancet 395:1054–1062

Zyoud SH, Shakhshir M, Abushanab AS, Koni A, Shahwan M, Jairoun AA, Al-Jabi SW (2023) Mapping the output of the global literature on the links between gut microbiota and COVID-19. J Health Popul Nutr 42(1):3. https://doi.org/10.1186/s41043-023-00346-w. PMID: 36653831

Labordiagnostik viraler Atemwegserkrankungen

Gernot Kriegshäuser, Michelle Passarge und Burkhard Schütz

1 Einleitung

Atemwegserkrankungen zählen zu den häufigsten Erkrankungen und Todesursachen beim Menschen weltweit, wobei ca. 80 % davon den akuten viralen Atemwegsinfektionen zugeschrieben werden können (Mahony et al. 2011). Zu den wichtigsten viralen Erregern gehören Influenzaviren, Coronaviren, das respiratorische Synzytialvirus (RSV), Adenoviren und Rhinoviren, wobei alle diese Viren sowohl Infektionen der oberen wie auch der unteren Atemwege versuchen können. Insbesondere Infektionen mit Influenzaviren und RSV können auf dem Boden bakterieller Superinfektionen und vorbestehender chronischer Erkrankungen tödlich enden, während Rhinoviren und Adenoviren, zwar eine geringere Letalität aufweisen, jedoch für hohe Erkrankungsraten verantwortlich sind (Azar und Lan-

G. Kriegshäuser (✉)
Ihr Labor - Ordinationsgemeinschaft für Labordiagnostik und Mikrobiologie GesbR,
Wien, Österreich

Department of Medical Genetics, Yerevan State Medical University, Yerevan, Armenia
e-mail: Gernot.kriegshaeuser@ihrlabor.at

M. Passarge
Public Health, St. Elizabeth University of Health and Social Work Bratislava,
Bratislava, Slowakei
e-mail: Michelle.Passarge@biovis.de

B. Schütz
Medizinische Wissenschaften, biovis Diagnostik MVZ GmbH,
Limburg an der Lahn, Deutschland
e-mail: burkhard.schuetz@biovis.de

© Der/die Autor(en), exklusiv lizenziert an Springer-Verlag GmbH, DE, ein Teil
von Springer Nature 2024
P. Panhofer (Hrsg.), *Prävention und Therapie viraler Epidemien*,
https://doi.org/10.1007/978-3-662-67508-3_9

dry 2018). Respiratorische Virusinfektionen sind daher auch aufgrund der hohen Anzahl an verursachten Krankenstandstagen von ökonomischer Bedeutung (Fendrick et al. 2003).

Einige dieser Viren zirkulieren schon seit Jahrhunderten in der menschlichen Bevölkerung, während andere erst kürzlich entstanden und auf den Menschen übertragen worden sind. Die Coronaviren, beispielsweise, kommen einerseits als typische Erkältungsviren regelmäßig in der Bevölkerung vor, andererseits können auch neue, teilweise hochpathogene Stämme auftreten, die Epidemien auslösen und somit eine grosse Bedrohung für die weltweite öffentliche Gesundheit darstellen können (Zhang et al. 2020).

Ende 2002 ist das Coronavirus des schweren akuten respiratorischen Syndroms (SARS-CoV) in China das erste Mal aufgetaucht und hat sich durch seine Verbreitung in 29 Ländern zu einer weltweiten Pandemie entwickelt. Rund 8000 Menschen waren davon betroffen und knapp 800 Personen sind gestorben (World Health Organisation 2015). 2012 ist das Coronavirus des Mittleren Ostens (MERS-CoV) auf der arabischen Halbinsel ausgebrochen und hat sich v. a. im Nahen Osten ausgebreitet, wobei mehr als 2000 Menschen, mit rund 800 Todesfällen, betroffen waren (Song et al. 2019). Im Dezember 2019 wurde in China ein neuartiges, grippeähnliches Coronavirus (SARS-CoV-2) entdeckt, das mit den Coronaviren MERS-CoV und SARS-CoV verwandt ist (World Health Organization 2020). Ausgehend von der chinesischen Provinz Hubei entwickelte sich die Coronavirus-Krankheit-2019 (COVID-19) im Januar 2020 in China zu einer Epidemie und breitete sich schliesslich weltweit aus, wobei die Weltgesundheitsorganisation (WHO) am 30. Januar 2020 die internationale Gesundheitsnotlage ausrief. Anfang März 2020 meldete die WHO erstmals über 100.000 Infizierte weltweit, woraufhin sie am 11. März 2020 die bisherige COVID-19-Epidemie offiziell zu einer Pandemie erklärte (World Health Organisation 2020).

Diese Ausbrüche brachten den Coronaviren weltweite Aufmerksamkeit und machten zugleich deutlich, wie sich Infektiosität und Pathogenität eines Virus verändern können, wenn Artgrenzen überschritten werden. Da verschiedene respiratorische Viren eine ähnliche Symptomatik hervorrufen können, lassen sich diese oftmals nicht einfach anhand der Symptome differenzieren. Daher ist die spezifische und zeitnahe Erregeridentifizierung essenziell, um eine geeignete Behandlung einzuleiten und damit das weitere Infektionsgeschehen möglichst früh zu unterbrechen (Zhang et al. 2020).

Coronaviren sind behüllte Einzelstrang-RNA-Viren ([PLUS_SPI]ssRNA), die neben dem respiratorischen Epithel auch andere Organe (Darm, Leber, zentrales Nervensystem) von Menschen und Tieren angreifen können (Weiss und Leibowitz 2011). Sequenzierungen haben gezeigt, dass das Genom von SARS-CoV-2 zu ca. 82 % mit dem des SARS-CoV und zu mehr als 50 % mit MERS-CoV identisch ist (Chen et al. 2020). Ebenso wie das SARS-CoV und das MERS-CoV gehört auch SARS-CoV-2 zur Gattung der β-Coronaviren und ihre Übertragung und Pathogenese sind in ihren Grundzügen sehr ähnlich. Die Mensch-zu-Mensch-Übertragung von SARS-CoV, MERS-CoV und SARS-CoV-2 erfolgt hauptsächlich über Atemtröpfchen, die beim Husten oder Niesen einer infizierten Person entstehen (Wang et al. 2020a). Während der SARS-CoV- und MERS-CoV-Epidemien wurde eine Vielzahl von molekularen und serologischen Diagnosemethoden etabliert, auf die bei SARS-CoV-2 zurückgegriffen werden konnte.

Konventionelle diagnostische Tests, wie Virenanzucht und direkter/indirekter Immunfluoreszenztest (IFA), sind zeit- und arbeitsintensiv und haben eine begrenzte Sensitivität (Zhang et al. 2020). In den letzten Jahrzehnten hat sich die Virusdiagnostik weiterentwickelt, von traditionellen Ansätzen bis hin zum schnellen Antigennachweis. Standardmäßig basiert die Diagnostik respiratorischer Virusinfektionen auf dem Direktnachweis des Virusgenoms via PCR-Verfahren. Moderne PCR-Analysen sind dank ihrer hohen Sensitivität und Spezifität in der Lage, zahlreiche Viren und schlecht kultivierbare bakterielle Erreger zu detektieren (LaDR informiert 2018). Eine präzise und rasche Identifizierung in der frühen Infektionsphase durch PCR-Tests kann, zusammen mit der Einleitung effektiver Präventionsmaßnahmen, die Virusausbreitung bremsen und dabei helfen, die epidemiologische Lage zu kontrollieren.

Vor dem Hintergrund der aktuellen COVID-19-Pandemie werden zudem serologische Antikörpertests eingesetzt, um frühere Infektionen und das Ausmass der humoralen Immunität gegen SARS-CoV-2 zu bestimmen (Kissler et al. 2020). In diesem Sinn erlauben vorhandene Antikörper gegen SARS-CoV-2 Rückschlüsse auf eine durchgemachte COVID-19-Infektion, wobei der quantitative Nachweis von neutralisierenden Antikörpern gegen SARS-CoV-2 zusätzlich Hinweise auf eine schützende Immunität gibt.

Es sind in der Zwischenzeit jedoch auch vermehrt Fälle von Personen aufgetreten, die selbst COVID-19-Symptome entwickelt hatten, jedoch seronegativ getestet wurden (Gallais et al. 2020). Das Fehlen von antiviralen Antikörpern nach der Exposition wurde zuvor auch schon bei anderen Virusinfektionen beschrieben. In diesen Fällen lieferte das Vorhandensein virusspezifischer T-Zellreaktionen den Beweis für eine vorangegangene Virusübertragung (Heller et al. 2013). Da antigenspezifische T-Zellen häufig mit sehr niedrigen Frequenzen auftreten, werden für ihre Charakterisierung sensitive Techniken, wie der Enzyme-Linked Immuno Spot (ELISpot)-Assay, verwendet. Dieses Verfahren kann zusätzlich wichtige Hinweise auf eine potenzielle Immunität oder den Schweregrad einer COVID-19 Infektion liefern.

Die folgenden Abschnitte greifen die verschiedenen diagnostischen Verfahren auf, anhand derer respiratorische Viren direkt und indirekt nachgewiesen werden können, und beschreiben am Bespiel von SARS-CoV-2 und Influenzaviren, unter welchen Umständen ein bestimmtes Nachweisverfahren sinnvoll sein kann.

2   Coronaviren

Coronaviren gehören in der Familie der *Coronaviridae* zur Unterfamilie *Coronavirinae*, die wiederum aus vier Gattungen bestehen: α-, β-, γ- und δ-Coronaviren (Cui et al. 2019). α- und β-Coronaviren können nur Säugetiere infizieren, wobei unter ihnen aktuell sieben humanpathogene Coronaviren bekannt sind. Während die vier humanen Coronaviren HCoV-NL63, HCoV-229E, HCoV-OC43 und HCoV-HKU1 bei immunkompetenten Personen lediglich eine leichte Erkrankung der oberen Atemwege hervorrufen, können die drei hochpathogenen SARS-, MERS- und SARS-CoV-2-Coronaviren ein schweres akutes

Atemwegsyndrom (SARS) auslösen (Yan et al. 2020). Fieber war das häufigste Symptom, das bei SARS-CoV-2-infizierten Patienten auftrat, gefolgt von trockenem Husten, Müdigkeit und Atemnot (Chu et al. 2020). Bei COVID-19-Patienten mit einem schweren Verlauf konnten neben einer Pneumonie auch Endorganschäden (Leber, Niere, Herz) sowie eine infektionsassoziierte Koagulopathie nachgewiesen werden (Yang et al. 2020).

Die aktuell limitierte Verfügbarkeit spezifischer antiviraler Therapien und die nach wie vor unsichere Datenlage hinsichtlich Immunität und Transmission geimpfter bzw. genesener Personen machen die schnelle und zuverlässige Virusdiagnostik unerlässlich, um Ansteckungsraten zu senken und neue Ausbrüche zu verhindern.

2.1   Direktnachweis über PCR-Verfahren

Spezifische Primer und Standardarbeitsanweisungen für nukleinsäurebasierte Testmethoden (NAT) können etabliert werden, sobald Teile des viralen Genoms bekannt sind (Yan et al. 2020). Aufgrund seiner Einfachheit, der leichten Durchführung und der umfassenden Validierung ist das Real-Time-Reverse-Transcription-Polymerase-Chain-Reaction-Verfahren (RT-PCR) aktuell die bevorzugte und am häufigsten verwendete NAT-Methode für RNA-Viren. So gehört die RT-PCR auch zur Basisdiagnostik für den direkten Nachweis von Coronaviren (Corman et al. 2020a). Die PCR-Technologie spielt in der frühen Phase der Virusinfektion eine wichtige Rolle, in der sich die Viren im Nasenrachenraum stark vermehren. Die Inkubationszeit einer SARS-CoV-2-Infektion beträgt 2–14, in der Regel jedoch 5–7 Tage, wobei ein PCR-positiver Nasenrachenabstrich ca. 2 Tage vor Symptombeginn erwartet werden kann. Die korrekte Probennahme ist der erste und wichtigste präanalytische Schritt, wobei der Nachweis virusspezifischer SARS-CoV-2-RNA typischerweise aus nasopharyngealen Abstrichen, Speichel, Sputum, Rachen- und bronchoalveolären Spüllösungen sowie aus Stuhl gelingt (Yan et al. 2020).

Die Qualität der Proben kann durch mehrere Schritte beeinflusst werden, einschließlich der Durchführung der Probennahme, des Transports und der Lagerung. Nasopharyngeale Abstriche müssen durch die Nasenlöcher parallel zum Gaumen und oropharyngeale Abstriche in den hinteren Pharynx und den Tonsillenbereich eingeführt werden (US CDC 2020a). Aber auch bei korrekter Probennahme lassen sich SARS-CoV-2-Viren nicht immer finden. Mehrere Studien berichten, dass die Kombination von naso- und oropharyngealen Abstrichen die Sensitivität des Virusnachweises verbessern kann (Kim et al. 2011; Ek et al. 2019). So beträgt die Nachweisquote von SARS-CoV-2 bei Rachenabstrichen abhängig von der Viruslast oft weniger als 50 %, während sie bei kombinierten Nasenrachenabstrichen mit 63 % deutlich höher liegt (Wang et al. 2020b). Gelingt ein PCR-Nachweis trotz typischer Symptome wie Fieber, trockenem Husten oder Erschöpfung nicht, schließt das eine SARS-CoV-2-Infektion daher nicht aus. Eine PCR-Untersuchung von tief expektoriertem Sputum kann in solchen Fällen sinnvoll sein, da die Nachweisraten hier höher sind (Wang et al. 2020b).

2.1.1 Spezifität der RT-PCR

Das Genom eines typischen Coronavirus enthält u. a. eine konservierte Replikasedomäne (ORF1ab) sowie vier Gene, S, E, M und N, die die Strukturproteine Spike-, Hüllen-, Membran- und Nukleokapsidproteine kodieren (Cui et al. 2019). Für den Routinenachweis von MERS-CoV wurden von der WHO RT-PCR-Assays empfohlen, die gleichzeitig auf das E-Gen und ORF1ab abzielen (WHO, 2018). Für die Testung von SARS-CoV wurden PCR-Verfahren entwickelt, die u. a. das S- und N-Gen, sowie ORF1ab nachweisen können und somit eine spezifische Identifizierung ermöglichen (Nitsche et al. 2004).

Zu Beginn der COVID-19-Pandemie setzten viele Labore zum Nachweis von SARS-CoV-2 PCR-Verfahren ein, die nur das E-Gen des Virus erkannten. Diese Tests waren kostengünstig und zeichneten sich durch eine hohe Sensitivität aus (Cohen und Kessel 2020). In dieser Zeit wurden jedoch zahlreiche Personen positiv auf das Virus getestet, ohne dass entsprechende Symptome vorlagen. Durch örtliche Gesundheitsämter angeregte Nachtestungen ergaben einen negativen Befund. Die Ursache für diese Diskrepanz lag darin, dass das E-Gen lediglich die Hülle des Coronavirus kodiert und ein positiver Nachweis dieses E-Gens nicht spezifisch auf SARS-CoV-2 hindeutet, sondern auch andere β-Coronaviren, wie z. B. Sarbecoviren, erfasst (Corman et al. 2020b).

In der Zwischenzeit wurden zahlreiche kommerzielle Assays entwickelt, die spezifisch SARS-CoV-2-RNA detektieren und dabei nicht nur auf einer alleinigen Bestimmung des E-Gens beruhen. Ein Großteil dieser Verfahren ist für den Nachweis von zwei oder drei Regionen des SARS-CoV-2-Genoms ausgelegt, die gleichzeitig amplifiziert und untersucht werden. So wurden beispielsweise zweistufige RT-PCR-Assays entwickelt, die auf das ORF1b- und N-Gen abzielen, und dreistufige Assays, die das E- und N-Gen sowie das RNA-abhängige RNA-Polymerase-(RdRp-)Gen nachweisen (Chu et al. 2020; Corman et al. 2020a). In Deutschland empfahl die Charité den E-Gen-Assay als „First-Line-Screening" und den Nachweis des RdRp-Gens als Bestätigungstest zu etablieren, während Wissenschaftler der Hongkong Universität dafür plädierten, den Nachweis des N-Gens als Vorscreening und den ORF1b-Assay als Bestätigungstest durchzuführen (Corman et al. 2020a; HKU Med 2020). Um die Zuverlässigkeit der Ergebnisse zu gewährleisten, ist es entscheidend, dass geeignete Kontrollen errichtet werden. So empfiehlt u. a. die chinesische nationale Gesundheitskommission sowie die US-amerikanischen CDC (Centers for Disease Control and Prevention), dass alle untersuchten Regionen eines Assays positiv getestet werden sollen, um einen positiven Fall zu identifizieren (National Health Commission of China 2020; US CDC 2020b). Wenn nur ein Gen positiv nachgewiesen wurde, ist das Ergebnis nicht eindeutig und es muss erneut getestet werden, um sicherzustellen, dass es sich in der Tat um eine SARS-CoV-2-Infektion und nicht um andere Coronaviren handelt.

2.1.2 C_T-Werte und Viruslast

Bei PCR-Tests ist es wichtig, nicht nur Kenntnis über das Vorhandensein, sondern auch über die Menge vorliegender SARS-CoV-2-RNA, zu gewinnen. Aufschluss darüber gibt der sog. Cycle Threshold (C_T-Wert). Bei einer SARS-CoV-2-RT-PCR wird in einem ersten

Schritt virale RNA in DNA umgeschrieben. In einem zweiten Schritt erfolgt dann die eigentliche PCR. Dabei steigt ein Fluoreszenzsignal proportional zur Menge der amplifizierbaren DNA an, wodurch auf die ursprünglich vorhandene Menge an RNA in der untersuchten Probe zurückgeschlossen werden kann. Erreicht die Fluoreszenz innerhalb einer bestimmten Anzahl von PCR-Zyklen einen bestimmten Schwellenwert (C_T-Wert), wird die Probe als positiv gewertet (Wölfel et al. 2020). Der C_T-Wert gibt folglich die Zahl an Amplifikationszyklen an, die erforderlich ist, um das Virus mittels PCR nachzuweisen. Er steht in umgekehrtem Verhältnis zur Viruslast (Tom und Mina 2020).

So finden sich bei Patienten mit einer sehr hohen Viruslast in der Regel C_T-Werte unter 20. Mittlere C_T-Werte von 25 lassen auf das Vorhandensein von annähernd 10^6 Viren/ml schließen. Bei C_T-Werten von 30 kann man mit ca. 10.000 Viren/ml rechnen, während C_T-Werte über 33 oder 34 auf weniger als 1000 Viren/ml hindeuten (Zou et al. 2020). Studien haben gezeigt, dass eine Zellkulturvermehrung von SARS-CoV-2 bei einem C_T-Wert >33 nicht mehr möglich ist (La Scola et al. 2020). Die Autoren schlussfolgern daher, dass, aufgrund der geringen Viruslast, Patienten mit einem C_T-Wert über 34 nicht mehr infektiös sind und keine Ansteckungsgefahr für ihre Mitmenschen darstellen. Dies berücksichtigt auch das Robert Koch-Institut (RKI) bei der Festlegung seiner Entlassungsrichtlinien aus der Isolierung (Stand Februar 2021) (CDC 2021).

Um die Sensitivität des SARS-CoV-2-Nachweises zu erhöhen und auch geringste Virusmengen bei beginnenden Infektionen erfassen zu können, wurde bei vielen PCR-Tests der C_T-Cut-off-Wert auf 40 erhöht (Tom und Mina 2020). Damit wird die Detektionsgrenze des Verfahrens erreicht, wobei die gesteigerte Sensitivität zu Lasten der Spezifität geht und falsch-positive Ergebnisse häufiger werden. Fraglich positive SARS-CoV-2-PCR-Tests mit C_T-Werten über 35 sind nicht selten und sollten immer kontrolliert werden. Sie können auf eine Probennahme in einer frühen Inkubations- oder einer Rekonvaleszenzphase hinweisen oder Ausdruck einer schlechten Probenqualität sein.

Das PCR-Verfahren ist ein sehr sensitives und wertvolles Instrument zum Nachweis von SARS-CoV-2. Ein positives PCR-Ergebnis muss jedoch nicht zwangsläufig bedeuten, dass die Person immer noch ansteckend ist oder an einer SARS-CoV-2-Infektion leidet. Einerseits könnte die detektierte RNA von nicht mehr vermehrungsfähigen oder inaktivierten Viren stammen (Wölfel et al. 2020). Andererseits wird vermutet, dass eine Mindestmenge an vermehrungsfähigen Viren für die Weitergabe an andere vorhanden sein muss.

2.1.3 Multiplex-PCR-Assays und der Nachweis von SARS-CoV-2-Varianten

Man geht davon aus, dass seit Beginn der Pandemie weltweit zahlreiche SARS-CoV-2-Varianten im Umlauf sind. Jüngste Meldungen über Virusvarianten aus Grossbritannien, Brasilien, Südafrika oder Dänemark haben das Interesse und die Besorgnis über die Auswirkungen viraler Veränderungen geweckt (WHO 2021; CDC 2021).

Im September 2020 trat in England die neue Coronavirusvariante B.1.1.7 auf, die Mutationen im Bereich des Spike-Gens aufweist und in einigen Ländern schnell zur vorherrschenden SARS-CoV-2-Variante geworden ist. Diese scheint mit einer erhöhten Übertragbarkeit assoziiert zu sein, wobei Wissenschaftler bisher keine Hinweise darauf gefunden haben, dass die B.1.1.7 einen Einfluss auf die Schwere der Erkrankung oder die Wirksamkeit von Impfstoffen hat (Xie et al. 2021; Greaney et al. 2021).

In Südafrika wurde im Oktober 2020 eine weitere Variante von SARS-CoV-2 mit der Bezeichnung B.1.351 beschrieben. Hier konnten Studien zeigen, dass die entsprechenden Veränderungen im Spike-Protein die Neutralisation durch Antikörper beeinträchtigen kann. Bisher sind allerdings keine Daten bekannt, dass diese Variante die Schwere des Krankheitsverlaufes negativ beeinflusst (Wu et al. 2021).

Auch P.1, eine brasilianische SARS-CoV-2-Variante, zeigt Mutationen im Bereich des Spike-Proteins. Es gibt Hinweise darauf, dass einige der Mutationen dieser Variante die Übertragbarkeit und die Fähigkeit von Antikörpern, das Virus zu erkennen und zu neutralisieren, beeinträchtigen kann (Weisblum et al. 2020).

Um auch Virusvarianten erfassen zu können, wurden Multiplex-PCR-Assays entwickelt (Seegene Inc 2021). Diese neuen Tests berücksichtigen bis zu zehn Zielbereiche, darunter mehrere Coronavirusgene (E-, RdRp-, N- und S-Gen) sowie Gene für die vorherrschenden Virusvarianten. Hierzu gehören u. a. die britische B.1.1.7-, die südafrikanische B.1.351-, die brasilianische P.1- sowie die US-amerikanische B.1.1.207-Variante. Moderne Multiplex-PCR-Analysen erlauben es so, SARS-CoV-2-Varianten sicher nachzuweisen und zu differenzieren. (Seegene Inc 2021).

2.2   Indirekter Virusnachweis

2.2.1   Serologische Tests

Serologische Tests bestimmen Antikörper im Blut, wobei in der Regel Immunglobulin-M (IgM)-, IgG- oder neutralisierende Antikörper unterschieden werden (Centers for Disease Control and Prevention 2020). Antikörpernachweise kommen zum Einsatz, wenn bereits eine Immunreaktion erfolgt ist. Serologische Tests können folglich zur Untersuchung einer laufenden Pandemie, für die Ermittlung der Seroprävalenz und zur retrospektiven Beurteilung des Ausmasses eines Virusausbruchs durchgeführt werden (Yan et al. 2020). Antikörpernachweise sprechen für eine vorhandene Immunität und damit für ein geringeres Risiko einer erneuten Infektion. Obwohl die Serokonversion einen zuverlässigen Hinweis auf eine durchgemachte Infektion liefert, hinkt der serologische Test dem Nachweis des viralen Genoms durch molekulare PCR-Tests hinterher, sodass er für die Akutdiagnostik einer frischen Infektion ungeeignet ist.

So konnte beispielsweise bei SARS-CoV eine höhere neutralisierende Antikörperreaktion mit einem längeren Krankheitsverlauf assoziiert werden (Gu et al. 2005). Bei den meisten MERS-Patienten korrelierten die Konzentrationen von IgG- und neutralisierenden Antikörpern umgekehrt proportional zur gemessenen Viruslast (Corman et al. 2015). Darüber hinaus war eine frühe MERS-CoV-Antikörperreaktion mit einer geringeren

Krankheitsschwere assoziiert (Park et al. 2015). Somit ist das Testen von Antikörpern hilfreich für die Überwachung und die Vorhersage des Krankheitsverlaufs sowie für die epidemiologische Abschätzung der Herdenimmunität.

2.2.2 IgM-, IgG- und neutralisierende Antikörper

IgM-Antikörper stellen die erste humorale Immunantwort des Körpers dar und werden als Reaktion auf das Virusantigen produziert. Sie sind primär während des frühen Krankheitsverlaufs vorhanden und meist 3–6 Tage nach Symptombeginn detektierbar, wobei bei einer SARS-CoV-2 Erkrankung im Mittel ca. 5 Tage nach Eintreten der Beschwerden mit einem positiven IgM-Antikörpernachweis gerechnet werden kann (Long et al. 2020a). IgM-Antikörper persistieren dabei nicht selten 6–8 Wochen, wodurch auch ihre Bestimmung wichtige Hinweise auf eine durchgemachte Erkrankung liefern kann.

IgG-Antikörper werden als humorale Immunantwort auf den Erreger gebildet und dienen als Langzeitnachweis einer Infektion. Sie finden sich in der Regel ab dem 10.–18. Tag nach Einsetzen der Symptome, bei SARS-CoV-2 durchschnittlich am 14. Tag, können jedoch auch stark verzögert auftreten (Long et al. 2020a). Vorhandene IgG-Antikörper sprechen demnach für eine überstandene Infektion. Abb. 1 stellt am Beispiel von SARS-CoV-2 einen schematischen Überblick dar, wann welche Nachweismethode in Abhängigkeit der auftretenden Viruslast und der gebildeten spezifischen Antikörper sinnvoll sein kann.

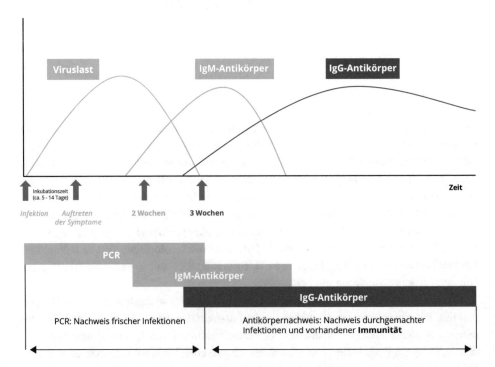

Abb. 1 Zeitlicher Verlauf der Viruslast und der gebildeten SARS-CoV-2-spezifischen Antikörper als Grundlage für die Wahl der Nachweismethode. (Biovis' Diagnostik MVZ GmbH)

Neutralisierende Antikörper sind IgG-Antikörper, die Zellen vor dem Eindringen eines Erregers schützen können, indem sie dessen biologische Wirkung neutralisieren. Coronavirus-neutralisierende Antikörper richten sich in erster Linie gegen die trimeren Spike-Glykoproteine auf der Virusoberfläche, die den Eintritt in die Wirtszellen vermitteln (Wang et al. 2020c). Das SARS-Virus bindet über sein Spike-Protein an das menschliche Angiotensin-konvertierende Enzym 2 (ACE2), um in die Zelle einzudringen. Impfstoffbemühungen konzentrieren sich auf die Bildung neutralisierender Antikörper, die durch Bindung an das virale Spike-Protein das Eintreten in die Wirtszelle blockieren und somit den Krankheitsausbruch verhindern können (Turoňová et al. 2020). Das Vorhandensein von neutralisierenden Antikörpern wird allgemein als Zeichen des Schutzes gegen einen Erreger angesehen. Bislang ist allerdings noch unklar, ob neutralisierende Antikörper gegen SARS-CoV-2 eine langfristige Immunität bieten und Patienten vor einer erneuten Infektion schützen.

2.2.3 Sensitivität und Spezifität der Antikörpertests

Für den Nachweis von SARS-CoV-2 werden v. a. Enzyme-Linked Immunosorbent Assays (ELISA) oder Chemilumineszenz-Assays (CLIA) eingesetzt, weil sie einen hohen Probendurchsatz bei vergleichsweise kurzen Durchlaufzeiten ermöglichen (Yan et al. 2020). ELISA-basierte Testverfahren benutzen häufig rekombinante immunogene und virusspezifische Antigene, wodurch eine hohe Spezifität und Sensitivität erreicht wird (Chan et al. 2017). Studien zeigen jedoch, dass eine Kreuzreaktivität zwischen pathogenen SARS-Viren und endemischen β-Coronaviren (z. B. HCoV-OC43, HCoV-HKU1) möglich ist, wodurch falsch-positive Ergebnisse entstehen können (Yan et al. 2020; Chan et al. 2013). Gerade bei Flächenuntersuchungen, bei denen Patienten nach überstandenen grippalen Infekten und meist fehlenden PCR-Tests wissen wollen, ob eine COVID-19-Erkrankung durchgemacht worden war und ob sie über eine humorale Immunität verfügen, muss ein Antikörpertest über eine hohe Spezifität verfügen. Um die Spezifität zu steigern, empfiehlt es sich deshalb, serologische Tests einzusetzen, die auf unterschiedliche Zielregionen der Antigene abzielen, wie z. B. auf das S- und N-Protein von SARS-CoV-2. Damit können durch Kreuzreaktionen hervorgerufene falsch-positive Ergebnisse vermieden werden (Kohmer et al. 2020; Zhao et al. 2020).

Die Sensitivität eines Antikörpertests ist maßgeblich davon abhängig, zu welchem Zeitpunkt des Infektionsverlaufes er eingesetzt wird. So konnte eine Studie anhand von über 170 PCR-positiv getesteten Patienten zeigen, dass die Sensitivität eines IgM-Antikörpernachweises in der frühen Phase der Infektion (Tag 1–7) bei unter 29 % und die von IgG bei ca. 19 % lag. Im weiteren Krankheitsverlauf stieg die Sensitivität des IgM-Nachweises von ca. 73 % (Tag 8–14) auf fast 95 % (Tag 15–39), während die des IgG-Nachweises von 54 % auf knapp 80 % in der 3. Woche nach Symptombeginn zunahm. Die kumulative seropositive Rate erreichte am 39. Tag 100 %, was deutlich macht, dass eine gleichzeitige Bestimmung von IgM- und IgG-Antikörpern sinnvoll ist (Zhao et al. 2020).

Der alleinige Nachweis von SARS-CoV-2-spezifischen Antikörpern in der frühen Phase einer COVID-19-Infektion ist folglich nur beschränkt aussagekräftig und sollte mit einem geeigneten PCR-Test kombiniert werden. Die Antikörperbestimmung in der Spätphase der Erkrankung, nach überstandener Infektion oder auch nach Impfung kann hingegen wertvolle Informationen über die epidemiologische Situation und die aktuelle humorale Immunität liefern (Guo et al. 2020).

2.3 Immunitätsnachweis

2.3.1 Immunitätsnachweis von SARS-CoV-2 durch Antikörper

Zu Beginn der Pandemie lag ein wesentlicher Fokus darauf, Antikörperreaktionen gegen SARS-CoV-2 von potenziell COVID-19-Erkrankten zu charakterisieren, um zu verstehen, wer infiziert war und wie viele Patienten durch vorhandene Antikörper eine schützende Immunität aufgebaut hatten. Möchte man aber wissen, ob eine anhaltende Immunität gegen SARS-CoV-2 vorliegt, genügt es nicht, IgG-Antikörpernachweise durchzuführen. Selbst bei einem positiven Befund mit einem Test, der über eine hohe Spezifität verfügt, können Antikörperspiegel innerhalb weniger Wochen abnehmen, v. a. bei Patienten mit milden bis asymptomatischen Krankheitsverläufen (Wu et al. 2020; Seow et al. 2020). Dies kann einen entscheidenden Einfluss auf die Immunität gegenüber SARS-CoV-2 in der breiten Bevölkerung haben.

2.3.2 Nachweis von antigenspezifischen T-Zellen und zelluläre Immunität

Trotz der hohen Sensitivität von Antikörpertests gibt es Patienten mit negativen oder grenzwertigen Antikörperbefunden nach einer SARS-CoV-2-Infektion (Krüttgen et al. 2020). Aber auch bei negativem Antikörpernachweis kann eine Immunität vorliegen. Sie beruht dann nicht auf einer humoralen, sondern auf einer zellulären Immunität, hervorgerufen durch das Vorhandensein von SARS-CoV-2-spezifischen T-Zellen. Darauf weisen mehrere Studien hin, die bei Personen nach PCR-bestätigter SARS-CoV-2-Infektion zwar keine IgG-Antikörper nachweisen konnten, wohl aber virusspezifische T-Zellreaktionen (Gallais et al. 2020; Long et al. 2020b; Sekine et al. 2020). Deshalb wird nun auch vermehrt der Fokus auf die Bestimmung von antigenspezifischen T-Zellreaktionen durch Enzyme-Linked-Immuno-Spot-Analysen (ELISpot) gelegt, deren Nachweis einen Beleg für eine T-Zell-Immunität gegen SARS-CoV-2 darstellen kann (Nelde et al. 2020).

Unser Immunsystem besteht aus einer angeborenen und einer adaptiven (erworbenen) Immunität, wobei beide sowohl eine zelluläre als auch eine humorale Komponente besitzen. Die adaptive Immunantwort ist imstande, spezifische Antigene von Krankheitserregern zu erkennen und daraufhin gezielt sowohl zelluläre Abwehrmechanismen einzuleiten als auch Antikörper zu produzieren (humorale Abwehr).

Die T-Lymphozyten stellen das zentrale Element des adaptiven Immunsystems dar und sind Ausgangspunkt für die zelluläre und humorale Immunantwort (Huber et al. 2014). T-Zellen kontrollieren u. a. virale Infektionen und liefern ein immunologisches Gedächtnis, das einen lang anhaltenden Schutz ermöglicht (Huber et al. 2014; Swain et al. 2012). T-Helferzellen (CD4+-T-Zellen) bilden sich aus naiven T-Zellen, nachdem diese mit viralen Antigenen in Kontakt gekommen sind. Einmal aktiviert, teilen sich die T-Helferzellen und sezernieren bestimmte Zytokine, die die Immunantwort regulieren. Dadurch entstehen erregerspezifische T-Zellklone, die selektiv pathogene Antigene erkennen und als Effektor- (CD8[+]) oder Gedächtnis-T-Zellen im Blut zu finden sind (Swain et al. 2012). T-Effektorzellen (T-Killerzellen) zerstören dabei virusbefallene Wirtszellen. Die aktivierten T-Helferzellen können zudem Plasmazellen anregen und darüber die entsprechende Antikörperproduktion anstoßen (Charles et al. 2001). In Abb. 2 ist ein schematischer Überblick über die Immunabwehr gegenüber Viren dargestellt.

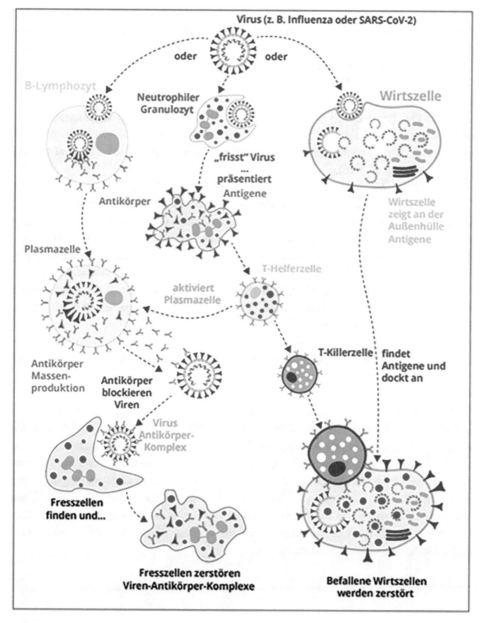

Abb. 2 Immunabwehrmechanismen bei viralen Infektionen. (Biovis' Diagnostik MVZ GmbH)

Die antigenspezifischen T-Zellen schütten funktionsspezifische Zytokine aus, sodass deren Bestimmung Rückschlüsse auf vorhandene Infektionen und Immunreaktionen erlaubt. Zahlreiche Studien haben dabei gezeigt, dass SARS-CoV-2-reaktive T-Zellen überwiegend Th1-Zellen sind und hauptsächlich Interferon (IFN)-γ, Interleukin (IL)-2 und Tumornekrosefaktor (TNF)-α ausschütten (Altmann und Boyton 2020).

Befällt das Virus den Menschen ein zweites Mal werden vorhandene Gedächtniszellen aktiviert, die die Fähigkeit besitzen maßgeschneiderte Immunreaktionen anzustoßen, die zu einer schnellen Inaktivierung des Virus führen. Erregerspezifische T-Zellen und insbesondere ihre T-Gedächtnisfraktion sind im Blut lediglich in geringen Zellzahlen zu finden. Daher sind nur sehr empfindliche Techniken wie der ELISpot-Assay in der Lage, T-Zell-Untergruppen nachzuweisen und zu analysieren (Zhang 2012).

Die Fluoreszenz-ELISpot-Methode ist ein hochempfindlicher Immuno-Assay, der spezifische Moleküle (z. B. Zytokine, Chemokine und Immunglobuline) misst, die von einzelnen aktivierten Zellen nach Stimulation mit bestimmten Antigenen freigesetzt werden. Dadurch kann die Anzahl spezifisch aktivierter, zytokinfreisetzender T-Zellen sowie die Intensität der Zytokinsekretion der jeweiligen T-Zellen quantitativ bestimmt werden (Möbs und Schmidt 2016).

Die ELISpot-Methode gilt als eine der empfindlichsten zellulären Assays auf dem Markt. Sie kann eine zytokinfreisetzende T-Zelle aus 100.000 Zellen detektieren (Zhang 2012). Durch seine hohe Sensitivität eignet sich dieser Assay v. a. für Untersuchungen unterrepräsentierter Zellpopulationen, wie sie bei spezifischen Immunreaktionen gefunden werden. Die ELISpot-Methode ist somit sehr vielfältig anwendbar und es lassen sich damit sowohl akute Erkrankungen als auch chronisch entzündliche Prozesse erfassen. Darüber hinaus eignet sich der T-Zell-ELISpot sowohl für die Therapieüberwachung als auch in der Entwicklung von Impfstoffen, in welcher die Fähigkeit gemessen wird, potente T-Zellreaktionen hervorzurufen.

Herkömmliche ELISpot-Assays erlauben häufig lediglich die Analyse eines einzelnen Zytokins (z. B. IFN-γ). Modernere ELISpot-Tests ermöglichen hingegen den gleichzeitigen Nachweis von zwei Zytokinen (IFN-γ und IL-2) pro Zelle. Dabei bleiben die gewohnt hohe Spezifität und Sensitivität dieses Verfahrens erhalten.

IFN-γ ist ein proinflammatorisches Zytokin, das hauptsächlich von aktivierten T-Zellen und NK-Zellen gebildet wird. Die Sezernierung von IFN-γ durch Effektorzellen (z. B. zytotoxische T-Zellen) ist charakteristisch für Th1-Reaktionen, sodass die starke Produktion von IFN-γ typischerweise mit einer effektiven Wirtsabwehr gegen intrazelluläre Pathogene assoziiert ist (Zhang 2012). IL-2 ist ein Zytokinsignalmolekül und reguliert die Aktivitäten der T-Lymphozyten. Es fördert die Aktivierung und Expansion von T-Zellen sowie die Differenzierung von CD8-T-Zellen zu Gedächtniszellen (Bachmann und Oxenius 2007). Somit ist IL-2 ein wichtiger Faktor, anhand dessen die Bildung von T-Gedächtniszellen beurteilt werden kann.

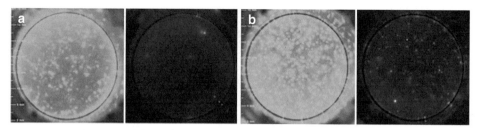

Abb. 3 SARS-CoV-2-Fluoreszenz-ELISpot. Grünfluoreszenz: IFN-γ-Ausschüttung; Rotfluoreszenz: IL-2-Auschüttung. **a** Starke IFN-γ-Antwort bei ausbleibendem IL-2-Signal. Nachweis von T-Effektorzellen gegen SARS-CoV-2. **b** Starke IFN-γ- und IL-2-Antwort als Hinweis auf eine SARS-CoV-2-Infektion mit bereits vorhandenen Gedächtniszellen. (Biovis' Diagnostik MVZ GmbH)

Bei einem SARS-CoV-2-ELISpot lässt der alleinige Nachweis von IFN-γ produzierenden Effektorzellen folglich auf eine Immunreaktion im Rahmen einer akuten SARS-CoV-2-Infektion schließen (Thijsen et al. 2020). Die Detektion von IL-2 oder das gleichzeitige Auftreten von IFN-γ und IL-2 sprechen für das Vorhandensein von Gedächtniszellen, die Hinweise auf eine zurückliegende SARS-CoV-2-Infektion bzw. eine bestehende zelluläre Immunität liefern. Abb. 3 zeigt einen Fluoreszenz-ELISpot am Beispiel SARS-CoV-2-reaktiver T-Zellen.

2.3.3 Indikationen für den Nachweis von antigenspezifischen T-Zellen

Die Untersuchung erregerspezifischer T-Zellen kann zum indirekten Nachweis einer vorangegangenen COVID-19-Erkrankung verwendet werden. Zahlreiche Studien konnten diesbezüglich zeigen, dass sowohl ein negativer PCR-Test, als auch nichtvorhandene IgM- und IgG-Antikörper eine SARS-CoV-2-Infektion nicht sicher ausschliessen können (Gallais et al. 2020; Krüttgen et al. 2020; Sekine et al. 2020). Vor allem bei asymptomatischen Patienten oder Patienten mit leichten Symptomen finden sich oft keine oder nur geringe Antikörperspiegel, die, wenn vorhanden, häufig bereits in der frühen Rekonvaleszenzphase wieder abnehmen (Wu et al. 2020; Long et al. 2020).

Aktuelle immunologische Forschungen deuten darauf hin, dass bei einer SARS-CoV-2-Infektion die zellulären und humoralen Immunreaktionen auch entkoppelt voneinander ablaufen können, entweder weil eine milde Infektion eine zelluläre Immunantwort ohne nachweisbare Antikörper ausgelöst hat, oder weil die Antikörperantwort vorübergehend war und bereits zu einem Zeitpunkt nachgelassen hat, zu dem das T-Zell-Gedächtnis noch robust war (Huber et al. 2014; Thijsen et al. 2020). Daraus lässt sich schließen, dass serologische Antikörpertests, die IgM- und IgG-Antikörper im Blut messen, nur einen Teil der vorangegangenen Infektionen erfassen, da bei einigen COVID-19-Patienten das Virus bereits durch das zelluläres Immunsystem zerstört wurde und somit keine Antikörper produziert wurden, jedoch eine starke, spezifische T-Zellreaktion gefunden werden kann (Gallais et al. 2020; Sekine et al. 2020). Über den ELISpot-Nachweis von SARS-CoV-2-spezifischen T-Effektor- oder Gedächtniszellen lassen sich vorangegangene COVID-19-Infektionen somit effektiv nachweisen (Seder et al. 2008). Aktuellen Studien zufolge gelingt dies bei 75 % (Gallais et al. 2020) bzw. 100 % (Grifoni et al. 2020) aller untersuchten, re-konvaleszenten COVID-19-Patienten, also häufiger als mit Antikörpernachweisen. T-Zell-reaktionen sind daher möglicherweise empfindlichere Indikatoren für eine SARS-CoV-2-Exposition als Antikörper.

Lassen sich SARS-CoV-2-spezifische T-Zellen nachweisen, ist das nicht nur ein Beweis für einen vorangegangenen Viruskontakt, der Befund kann auch für eine vorhandene zelluläre Immunität sprechen. Dies ist v. a. dann der Fall, wenn sich über den Nachweis von IL-2 Hinweise auf bestehende Gedächtniszellen zeigen, die bei einem erneuten SARS-CoV-2-Kontakt die Fähigkeit besitzen, maßgeschneiderte Immunreaktionen anzustoßen, die zu einer schnellen Eliminierung des Virus führen (Seder et al. 2008; Zhao et al. 2016; Channappanavar et al. 2014). Ersten Studien zufolge können SARS-CoV-2-spezifische T-Zell-Antworten im ELISpot über einen langen Zeitraum nachgewiesen werden (Thijsen et al. 2020; Gallais et al. 2020). Aus diesem Grund könnte die Messung der zellulären Immunität einen dauerhafteren und zuverlässigeren Marker der Immunität bei COVID-19 darstellen als Antikörpertests (Seder et al. 2008). Dieses Muster einer relativ kurzlebigen Antikörperantwort und einer dauerhafteren T-Zell-Immunität wird zudem auch durch die Erfahrungen mit den eng verwandten SARS-CoV- und MERS-Infektionen gestützt (Channappanavar et al. 2014; Zhao et al. 2017). So konnten bei SARS-CoV-Patienten von 2003 im Jahr 2020 zwar keine Antikörper mehr, jedoch immer noch SARS-CoV-spezifische T-Gedächtniszellen gefunden werden (Le Bert et al. 2020).

3   Influenzaviren

Die Erreger der Influenza (oder Grippe), Influenzavirus A, B und C, gehören zur Familie der Orthomyxoviren. Der Ausdruck „influenza" wurde erstmals in Italien geprägt und leitet sich vom lateinischen Begriff „influere" (einfließen) ab. Dieser sollte die unheilvolle Stellung der Planeten und Sterne auf die damals rätselhafte Krankheit („influentia coeli" = „himmlischer Einfluss") beschreiben. (Popp 2020). In England wurde dann Mitte des 18. Jahrhunderts der Begriff Influenza gebräuchlich, während man in Frankreich die Krankheit „la grippe" nannte.

Von der Influenza sind alle Altersgruppen betroffen, allerdings weisen insbesondere (Klein-)Kinder eine hohe Morbidität auf, müssen ebenso häufig wie ältere Menschen hospitalisiert werden und tragen damit entscheidend zum Infektionsgeschehen bei (Knuf und Kunze 2016). Die „echte Grippe" ist eine, insbesondere nach Infektion mit dem Influenza-A-Virus, schwere Erkrankung und nicht zu verwechseln mit dem, im allgemeinen Sprachgebrauch häufig verwendeten Begriff „grippaler Infekt", welcher eine relativ leicht verlaufende Atemwegserkrankung, ausgelöst durch verschiedene respiratorische Viren, z. B. humane Rhinoviren, Adenoviren, Coronaviren, beschreibt.

3.1   Orthomyxoviren

Die Gattungen Alpha-, Beta-, Gamma- und Deltainfluenzavirus aus der Familie der *Orthomyxoviridae* sind behüllte Viren mit einer einzelsträngigen segmentierten RNA negativer Polarität ([-]ssRNA) als Genom. Jede Gattung enthält jeweils eine Virusspezies, nämlich Influenza-A-,-B-,-C- und -D-Virus. Die RNA-Segmentierung (8 Segmente bei Influenza-A- und -B-Viren, 7 Segmente bei Influenza-C- und -D-Viren) ist neben der Fehleranfälligkeit der viralen Replikation und der damit verbundenen Mutationsfreudigkeit, eine wichtige Grundlage für die ausgeprägte genetische Variabilität der Influenzaviren.

Während Influenza-B- und -C-Viren in der Regel nur beim Menschen vorkommen, findet sich das Reservoir der Influenza-A-Viren in Wasservögeln. Influenza-A-Viren haben ein breites Wirtsspektrum und können Menschen als auch andere Säugetiere infizieren. Das Influenza-C-Virus spielt als Humanpathogen keine wesentliche Rolle. Influenza-D-Viren werden in Rindern und Schweinen gefunden, ob sie auch Menschen infizieren können und die Infektion zur Erkrankung führt, ist noch unklar (Pöhlmann und Schmitt 2020).

3.2   Aufbau und Klassifikation

Die genomische RNA des Influenza-A-Virus kodiert für 10 essenzielle sowie weitere speziesspezifische Proteine. Jedes der 8 RNA-Segmente bildet zusammen mit dem Nukleoprotein (NP) und den Proteinen der RNA-Polymerase (PB1, PB2, PA) einen eigenen helikalen Ribonukleoproteinkomplex, das Nukleokapsid. Die Zuordnung eines Virusstamms zu den 4 Gattungen erfolgt anhand der antigenen Eigenschaften des NP und der jeweiligen Matrixproteine. Das Nukleokapsid wird von einer Lipidhülle umgeben, welche sich von der Membran der Wirtszelle ableitet.

Die Oberflächenglykoproteine Hämagglutinin (HA) und Neuraminidase (NA) sind in die Lipidhülle eingelagert und ragen als sog. Spikes aus dieser heraus (Abb. 4 und 5).

HA enthält die antigenen Determinanten für die Virusneutralisation bzw. die Hemmung der Hämagglutination und bestimmt in diesen Funktionen die serologische Spezifität der Subtypen (Wutzler 2009). HA-Moleküle bestehen aus 2 Untereinheiten, HA1 und HA2, die mittels limitierter Proteolyse durch Wirtsproteasen freigesetzt werden. Erst durch diesen Schritt wird das Influenzavirus in die Lage versetzt, eine Zelle zu infizieren.

HA1 vermittelt die Bindung an den entsprechenden Rezeptor auf der Zelloberfläche (Membranproteine oder Lipide konjugiert mit Neuraminsäure). HA2 katalysiert die Fusion der Virushülle mit endosomalen Membranen.

Das NA-Molekül ist essenziell für die Freisetzung von Viruspartikeln, indem es endständige Neuraminsäurereste sowohl von der Membran der Wirtszelle als auch der Virushülle und dem Mukus entfernt. Abb. 5 zeigt den typischen Aufbau eines Viruspartikels.

Abb.4 Elektronenmikroskopische Aufnahme eines Viruspartikels (Influenza A). Die Spikes an der Virusoberfläche sind deutlich erkennbar. (Tidona und Darai 2011)

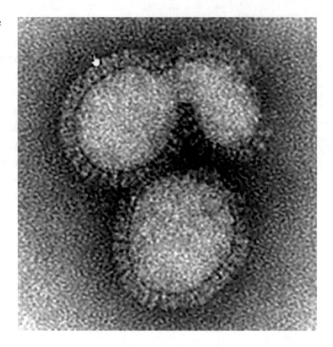

Abb. 5 Schematischer Aufbau eines Viruspartikels (Influenza A und B). (Suerbaum et al. 2020)

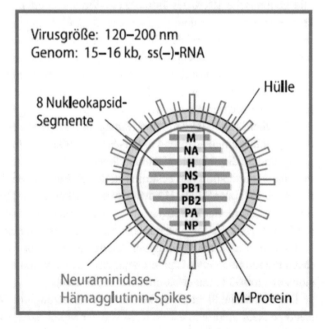

3.3 Antigen-Drift und -Shift

Durch die relative hohe Fehlerrate während der RNA-Replikation, diese wird auf ca. 10^{-5} geschätzt (die RNA-Polymerase macht nach ca. 100.000 eingebauten Nukleotiden einen Fehler), können Virusvarianten entstehen (Antigen-Drift). Solche Drift-Varianten sind für die saisonalen Influenzaausbrüche verantwortlich. Beim Antigen-Shift kommt es zum Austausch von, für HA oder NA kodierenden RNA-Segmenten bei gleichzeitiger Infektion einer Wirtszelle mit unterschiedlichen Influenzaviren, wobei durch diesen Vorgang ein völlig neuer Subtyp des Influenza-A-Virus entstehen kann. Durch Antigen-Shift entstandene Virusvarianten verursachen Influenzapandemien (Wutzler 2009). Bei solchen Pandemien trifft ein Virus mit stark veränderten antigenen Eigenschaften auf eine immunologisch naive Bevölkerung ohne schützende neutralisierende Antikörper oder T-zelluläre Immunität.

Durch einen über Jahre anhaltenden Antigen-Shift entstand im Jahr 2009, ausgehend von Mexiko, das pandemische Influenza-A-Virus H1/N1 pdm09, eine Reassortante mit Anteilen aviärer, eurasischer Schweine-, nordamerikanischer Schweine- und dem zirkulierenden Influenza-A-Virus (H3/N2) (Knuf und Kunze 2016). Bei Influenza-B-Viren findet man keine Subtypen, allerdings existieren 2 genetisch distinkte Linien (B/Victoria und B/Yamagata).

3.4 Epidemiologie

Influenzaausbrüche lassen sich bis ins Altertum zurückverfolgen. Nach dem griechischen Arzt Hippokrates (ca. 460–370 v. Chr.), sollte v. a. der kalte Nordwind den „Fluss" (Schnupfen) erregen. Die grippale Symptomatik erklärte man sich damals mit dem Herabfließen („katarrhein") der schleimigen Gehirnschlacken („phlegma"), als Stellvertreter des kaltfeuchten Elements, in andere Körperregionen (Popp 2020).

Die erste und gleichzeitig verheerendste Pandemie war die Spanische Grippe, welche durch den Influenza-A-Virus-Subtyp H1/N1 ausgelöst wurde und zwischen 1918 und 1919 weltweit an die 50 Mio. Todesopfer forderte (Spreeuwenber et al. 2018). Seither gab es drei weitere große Influenza-A-Virus-Pandemien: die Asiatische Grippe (H2/N2) von 1957–1958 mit 1–4 Mio. Toten, die Hong-Kong-Grippe (H3/N2) von 1968–1969 mit 1–4 Mio. Opfern und die Schweinegrippe (H1/N1) von 2009–2010 mit 100.000–400.000 Todesfällen (Krammer et al. 2018). Abb. 6 gibt einen Überblick über die aufgetretenen Influenzapandemien der vergangenen 100 Jahre. Der Erreger der Hong-Kong-Grippe Subtyp H3/N2 zirkuliert weiterhin weltweit in der menschlichen Bevölkerung. Im Jahr 1977 kam es zusätzlich zu einem Wiederauftreten eines Subtyp-H1/N1-Virus, welcher sehr ähnliche antigene Eigenschaften wie das 1957 verschwundene Virus aufwies (Pöhlmann und Schmitt 2020).

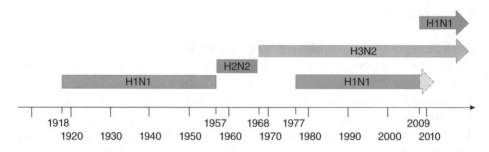

Abb. 6 Influenzapandemien des 20. und 21. Jahrhunderts. (Suerbaum et al. 2020)

Der wirtschaftliche Schaden einer globalen Influenzapandemie ist enorm und wird aktuell auf ca. 500 Mrd. USD pro Jahr geschätzt (Fan et al. 2018). Obwohl häufig unterschätzt, ist auch die saisonale Grippe mit hohen wirtschaftlichen Einbußen verbunden und stellt die nationalen Gesundheitssysteme Jahr für Jahr erneut auf die Probe. Schätzungen zufolge erkranken weltweit jährlich um die 1 Mrd. Menschen an der saisonalen Grippe, und sie ist bei diesen für ca. 290.000–650.000 Todesfälle zumindest mitverantwortlich. Diesbezüglich findet man die höchsten Mortalitätsraten in Subsahara-Afrika, Südostasien und bei älteren Menschen über 75 Jahren (Iuliano et al. 2018).

3.5   Übertragung und Immunität

Die Ansteckung mit Influenzaviren erfolgt hauptsächlich über Tröpfen, wie sie beim Niesen oder Sprechen entstehen, aber auch Schmierinfektionen z. B. nach dem Kontakt der Hände mit viruskontaminierten Sekreten sind möglich.

Die Haupteintrittspforte für Influenzviren ist das respiratorische Epithel, und damit kommt der Schleimhautimmunität über sekretorische IgA-Antikörper eine besondere Bedeutung zum Schutz vor Reinfektion zu. Die humorale Immunantwort richtet sich hauptsächlich gegen das HA und die NA an der Virusoberfläche, allerdings sind nur Antikörper gegen das HA-Molekül in der Lage, die Infektion einer Zelle zu verhindern und damit das Virus zu neutralisieren. Antikörper gegen die NA scheinen allerdings die Schwere des Krankheitsverlaufs positiv beeinflussen zu können. Das nichtadaptive zelluläre Immunsystem spielt sowohl in der Kontrolle der initialen Virusreplikation im respiratorischen Epithel als auch bei der Regulation der adaptiven T- und B-Zell-Antworten eine wichtige Rolle (Pöhlmann und Schmitt 2020).

3.6   Labordiagnostik

Bei Verdacht auf eine Influenzainfektion ist der direkte Virusnachweis aus den oberen oder unteren Atemwegen (Nasen- und Rachenabstriche, Rachenspüllösungen, Bronchiallavage, Biopsien von Trachealschleimhaut, Lungengewebe oder Myokard) die Diagnostik der Wahl und sollte idealerweise innerhalb der ersten 4 Krankheitstage erfolgen. Abstriche von Nase oder Rachen dürfen auf keinen Fall austrocknen und müssen daher in ein flüssiges Transportmedium überführt werden. Der Probentransport sollte möglichst schnell und gekühlt (4–10 °C) erfolgen. Die Langzeitstabilität der Proben ist nur bei einer Lagerungstemperatur von − 70 °C gewährleistet (Heckler und Klenk 2009).

Die wichtigsten direkten Nachweisverfahren umfassen aktuell, neben der Viruskultur, den Immunfluoreszenztest (IFT), die Real Time Reverse Transcription Polymerase Chain Reaction (RT-PCR) und den Antigennachweis mittels Enzyme-linked Immunosorbent Assay (ELISA). Die größte Bedeutung in der differenzialdiagnostischen Abklärung einer akuten Influenza kommt dabei der RT-PCR und den Antigenschnelltests zu.

Antikörperbestimmungen sind in der Akutdiagnostik von untergeordneter Bedeutung, da zwei Seren im Abstand von 14 Tagen gewonnen werden müssen, um einen signifikanten Titeranstieg (Serokonversion) feststellen zu können. Die Standardverfahren zum Immunitätsnachweis, also dem Nachweis schützender Antikörper, umfassen die Bestimmung von neutralisierenden Antikörpern mittels Neutralisations- oder Hämagglutinationshemmtest.

3.7 Direkter Virusnachweis

3.7.1 Viruskultur

Standardkultur

Die Anzucht der Viren in Säugetierzellkultur oder embryonierten Hühnereiern ist seit den 1940er-Jahren ein Standardverfahren in der Diagnostik viraler Infektionen. Dazu wird die klinische Probe für 7–10 Tage unter den entsprechenden Bedingungen in der Zellkultur vermehrt. Sobald ein zytopathischer Effekt (degenerative Veränderungen der Morphologie infizierter Zellen) zu erkennen ist, erfolgt die Identifizierung des Influenzavirus aus den infizierten Zellen der Viruskultur z. B. mittels IFT oder RT-PCR. Etablierte Zellkulturlinien umfassen „Madin Darby canine kidney" (MDCK), A549, „mink lung epithelial cell line" (MvLu), „rhesus monkey kidney" (RhMK) und „African green monkey kidney" (AGMK) (Vemula et al. 2016). Bei der Anzucht von Influenzaviren auf embryonierten Hühnereiern können sehr hohe Virustiter (bis 10^8 Viren/ml) erzielt werden, ein Vorteil gegenüber etablierten Zellkulturlinien wie z. B. MDCK, bei welcher die Ausbeute um 2–3 Zehnerpotenzen niedriger liegt. Darüber hinaus ist das, aus embryonierten Hühnereiern gewonnene Viruslysat stabil und kann für die Impfstoffentwicklung verwendet werden (Heckler und Klenk 2009).

Kurzkulturen (Shell Vial Assay)

Der Shell Vial Assay (SVA) ist ebenfalls eine Viruskultur, allerdings werden hier die Viren in kleinen Shell Vials (verschließbare Glaszylinder) auf entsprechenden Säugetierzellen vermehrt. Nach 24–48 h wird die infizierte Zellkultur mit einem Influenzavirus-spezifischen, fluoreszenzmarkierten, monoklonalen Antikörper gefärbt. Der SVA liefert somit nicht nur Ergebnisse in kürzerer Zeit, sondern ist auch sensitiver als die Standard-kultur (Vemula et al. 2016).

3.7.2 Immunfluoreszenztest (IFT)

Der IFT dient dem direkten Antigennachweis in Epithelzellen welche, im Rahmen von Nasenrachenabstrichen oder Spülungen des oberen/unteren Respirationstrakts gewonnen wurden. Dazu werden die zu untersuchenden Zellen an einen Objektträger gebunden, um das Influenzaantigen mit einem spezifischen Antikörper unter dem Fluoreszenzmikroskop nachzuweisen (Abb. 7). Die Antikörper können dabei entweder direkt mit einem Fluoreszenzfarbstoff gekoppelt sein (direkter IFT) oder der Farbstoff ist an einen Anti-Antikörper gebunden (indirekter IFT). Der IFT dient hauptsächlich der Detektion und Differenzierung von Influenza-A- und -B-Viren, allerdings eignet er sich nicht für die Influenza-A-Subtypisierung. Im Vergleich zur Viruskultur liegt die Sensitivität des IFT für den Nachweis der Erreger der saisonalen Influenza zwischen 60–80 % (Ginocchio et al. 2009). Während der Influenza-A (H1/N1)-Pandemie im Jahr 2009 erreichte der IFAT, mit der RT-PCR als Referenzmethode, Sensitivitäten zwischen 38 % und 93 % (Leonardi et al. 2010; Ganzenmueller et al. 2010). Darüber hinaus eignet sich der IFT mit einer Testdauer von ungefähr 2 h für die Influenzaakutdiagnostik, allerdings ist die mikroskopische Auswertung durchaus subjektiv und wird maßgeblich von der Erfahrung des Untersuchers beeinflusst.

3.7.3 Nukleinsäurebasierte Testmethoden (NAT)

Aktuell existieren eine Reihe NATs, um virusspezifische RNA, nach Extraktion, in klinischen Proben nachweisen zu können. Diese umfassen primäre Amplifikationsmethoden, wie die RT-PCR (Azar und Landry 2018; Zhang et al. 2020; Vemula et al. 2016), den Loop-Mediated Isothermal Amplification-Based Assay (LAMP) (Poon et al. 2020; Kubo et al. 2010), den Simple Amplification-Based Assay (SAMBA) (Wu et al. 2010, 2013), die

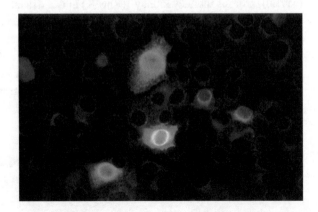

Abb. 7 Fluoreszenzmi-kroskopische Aufnahme von Influenza-infizierten Zellen (*grün*) in einem Immunfluoreszenztest (IFT). (Suerbaum et al. 2020)

Nucleic Acid Sequence-Based Amplification (Moore et al. 2004; Wang et al. 2013), bis hin zu Microarrays (Dawson et al. 2006, 2007) und Sequenzierstrategien, wie die Sanger- (Vemula et al. 2016), Pyro- (Levine et al. 2011) oder die Next-Generation-Sequenzierung (NGS) (Rutvisuttinunt et al. 2013; Ren et al. 2013; Greninger et al. 2010). All diese Ansätze haben eine deutlich höhere Sensitivität als antigenbasierte serologische Tests, Methode der Wahl für die Diagnose der akuten Influenzainfektion ist allerdings die RT-PCR. Sie bietet den qualitativen als auch quantitativen Virusnachweis innerhalb von 1–2 h und eignet sich auch zur Subtypisierung.

Die RT-PCR ist ein in der Regel ein dreistufiger Prozess, bei welchem, nach Extraktion der viralen RNA, diese in copyDNA (cDNA) umgeschrieben (revers transkribiert) werden muss, um in der PCR vervielfältigt werden zu können. Daher wird zuerst eine Reverse Transkriptase (RT) eingesetzt, eine RNA-abhängige DNA-Polymerase, mit deren Hilfe RNA in cDNA umgeschrieben wird. Die cDNA kann im Anschluss als Ausgangsmaterial in einer PCR verwendet werden, um spezifische Sequenzen aus dieser zu amplifizieren. Die Detektion der Amplifikate kann mittels Ethidiumbromid-Gelelektrophorese und in der Real-time-Variante mittels Schmelzkurvenanalyse oder fluoreszenzmarkierter sequenzspezifischer Sonden erfolgen (Zhang et al. 2020).

3.7.4 Enzyme-Linked Immunosorbent Assay (ELISA)

Der ELISA ist ein Festphasen-Immunoassay und dient dem direkten Antigennachweis. Dazu werden virale Antigene in der Patientenprobe, z. B. von einem Rachenabstrich, an eine mit monoklonalen Antikörpern beschichtete Mikrotiterplatte (Festphase) gebunden. Ein zweiter enzymgekoppelter Antikörper dient dem Nachweis des gebundenen Antigens (Sandwich-ELISA). Dabei wird das zugesetzte Substrat von dem antikörpergekoppelten Enzym umgesetzt, und es kommt zu einem Farbumschlag in den Näpfchen der Mikrotiterplatte, welche mit einer influenzapositiven Probe inkubiert wurden. Die Signalstärke ist eine mittels Photometrie sehr genau bestimmbare Funktion der Antigenkonzentration, sodass der ELISA, nach Erstellen einer Eichkurve anhand von Standardverdünnungen, auch für quantitative Nachweise verwendet werden kann (Vemula et al. 2016).

Darüber hinaus kann dieses Verfahren, bei einer Testdauer von 2–4 h, auch auf Hochdurchsatzplattformen etabliert werden. Verglichen mit NATs, erreicht der ELISA Sensitivitäten zwischen 50–90 %, die wohl größte Limitation dieser Methode. Neuere Entwicklungen basieren auf alternativen Detektionsmethoden wie z. B. der Europium Nanopartikel Immunoassay (ENIA) (Zhang et al. 2014). Dieser Test verwendet monoklonale Antikörper gegen die Nukleoproteine von Influenza-A- und -B-Viren, um das Antigen in der klinischen Probe auf der Festphase zu fixieren. Der zweite Antikörper (Sandwich-Prinzip) ist mit dem chemischen Element Europium (Eu) markiert und dessen Bindung an das Antigen kann fluorometrisch gemessen werden. Der direkte Antigennachweis mittels Fluorometrie, d. h., jedes gebundene Europium-Antikörper-Konjugat sendet ein Fluoreszenzsignal aus, ist deutlich sensitiver, und zwar ungefähr um das 16-Fache, als herkömmliche, auf photometrischen Messungen beruhende ELISAs (Zhang et al. 2014),

3.7.5   Point-of-care-Diagnostik (Schnelltests)

Antigenschnelltests für die Point-of-care (POC)-Diagnostik verwenden membran-
gebundene monoklonale Antikörper gegen virale Nukleoproteine und werden als immun-
chromatografische Methode (Lateral Flow Immunoassay) oder als Membranenzym-
Immunoassay angeboten. Als Probenmaterial eignen sich Nasen- oder Rachenabstriche,
aus denen Viruspartikel extrahiert und Nukleoproteine freigesetzt werden. Der Nachweis
gebundener viraler Nukleoproteine erfolgt visuell anhand eines gefärbten Niederschlags,
welcher durch die enzymatische Aktivität eines, sich in Lösung befindlichen und ebenfalls
gegen virale Nukleoproteine gerichteten Enzym-Antikörper-Konjugats entsteht. Antigenschnelltests liefern Resultate in weniger als 30 min und eignen sich für den Nachweis bzw.
die Differenzierung von Influenza-A- und/oder -B-Viren, allerdings ist keine Influenza-A-
Subtypisierung möglich (Vemula et al. 2016).

Die Spezifität für den Nachweis der Erreger der saisonalen Influenza ist ausgezeichnet
und liegt zwischen 95 % und 99 % (Cruz et al. 2010; Harper et al. 2009). Die Sensitivitäten
für verschiedene Influenza-Viren (A oder B, saisonal oder pandemisch) und gemessen an
der RT-PCR variieren zwischen 10 % und 70 % (Cruz et al. 2010; Chartrand et al. 2012;
Drexler et al. 2009; Gordon et al. 2010, 2009; Louie et al. 2010). Interessanterweise liegt
die durchschnittliche Sensitivität der Antigenschnelltests bei Kindern um ca. 13 % höher
als bei Erwachsenen. Dies wird auf Unterschiede in der Viruslast (Kinder > Erwachsene)
und auf die Dauer der Virusausscheidung (bei Kindern länger als bei Erwachsenen)
zurückgeführt (Cruz et al. 2010).

3.8   Indirekter Virusnachweis (serologische Methoden)

3.8.1   Hämagglutinationshemmtest (HHT)

Der HTT dient zum Nachweis subtypenspezifischer Antikörper und beruht auf der Fähigkeit dieser Antikörper, die Hämagglutination, also die Verklumpung von suspendierten
Erythrozyten, durch Influenzaviren zu inhibieren. Die Testerythrozyten können dabei vom
Menschen, aber auch von Hühnern, Meerschweinchen oder Pferden stammen (Vemula
et al. 2016). Anwendungen des HTT umfassen die Titerbestimmung nach Impfung oder
die Erhebung von Populationsimmunitäten gegen bestimmte Subtypen, da Influenzaviren
eine lebenslange Immunität gegen den jeweiligen Subtyp bewirken (Heckler und Klenk
2009). Impftiter von 1:40 sprechen für eine Schutzrate von 50 %, höhere Titer von 1:160 %
schützen zu 90 % vor einer Infektion (Hobson et al. 1972). Der HTT ist billig und einfach
in der Durchführung, allerdings ist die Sensitivität für den Nachweis aviärer Influenza-A-
Viren, speziell vom Subtyp H5N1 gering (Stephenson et al. 2009). Darüber hinaus kann
der HHT aber auch zur serologischen Bestimmung unbekannter Isolate, also zum Antigennachweis, mit bekannten Antiseren verwendet werden.

3.8.2 Virusneutralisationstest (VNT)

Der VNT dient dem direkten Nachweis neutralisierender, d. h. schützender Antikörper, wobei eine Unterscheidung zwischen frischer und alter Infektion nicht möglich ist, es sei denn, man trennt Immunglobuline IgG und IgM vor der Durchführung. Beim VNT werden serielle Verdünnungen der Patientensera mit einer vordefinierten Anzahl an Viren in Zellkultur inkubiert und unter dem Mikroskop bestimmt, ab welcher Serumverdünnung ein zytopathischer Effekt (degenerative Veränderungen der Morphologie infizierter Zellen) zu beobachten ist. Diese Verdünnungsstufe entspricht dann dem Neutralisationstiter und damit dem Titer der schützenden Antikörper (Vemula et al. 2016). Obwohl der VNT eine höhere Sensitivität als der HTT ausweist, ist dessen Anwendbarkeit begrenzt, da infektiöses Virus und Biosafety-Level (BSL)-2$^+$- und -3-Laboratorien benötigt werden (Stephenson et al. 2009).

3.8.3 Komplementbindungsreaktion (KBR)

Bei der KBR werden seriell verdünnte Serumproben mit einem Antigen (Influenzavirus) bzw. virusinfizierten Zellen vermischt. Der gebildete Antigen-Antikörper-Komplex aktiviert das Komplement in frischem Meerschweinchenserum, welches nach dem Ablauf der Antikörper-Antigen-Reaktion hinzugefügt wird. Durch ein Indikatorsystem, welches aus antikörperbeladenen Erythrozyten z. B. Schaferythrozyten besteht, und einem Anti-Erythrozyten-Kaninchenhyperimmunserum (nichtagglutinierende IgG-Antikörper), wird der Verbrauch an Komplementfaktoren bestimmt. Wurde in der Hauptreaktion kein Komplement verbraucht, wird es an den antikörperbeladenen Erythrozyten aktiviert, die dadurch, leicht ablesbar, lysiert werden. Die höchste Serumverdünnung, die eine Lyse der Erythrozyten verhindert, ergibt den Titer der komplementbindenden Antikörper. Durch die KBR werden besonders gut Antikörper vom Typ IgM und IgG3 erfasst, da diese das Komplementsystem besser aktivieren als andere Immunglobulinklassen (IgA kann Komplement gar nicht oder nur geringfügig aktivieren) (Heckler und Klenk 2009).

Ziel des KBR und beweisend für eine Influenzainfektion, ist der Nachweis eines 4-fachen Titeranstiegs (Serokonversion) in einem Serumpaar, welches zu Krankheitsbeginn und 14 Tage danach abgenommen wurde. Aufgrund eines hohen Antikörpertiters in einer einzelnen Serumprobe, kann nicht sicher auf eine rezente Influenzaerkrankung geschlossen werden, da es bei Influenza häufig zu Reinfektionen kommen kann bzw. hohe Antikörpertiter durchaus über einen längeren Zeitraum persistieren können (Willers et al. 1971).

Literatur

Altmann DM, Boyton RJ (2020) SARS-CoV-2 T cell immunity: specificity, function, durability, and role in protection. Sci Immunol 5(49):6160. https://doi.org/10.1126/sciimmunol.abd6160

Azar MM, Landry ML (2018) Detection of influenza a and b viruses and respiratory syncytial virus by use of clinical laboratory improvement amendments of 1988 (CLIA)-waived point-of-care assays: a paradigm shift to molecular tests. J Clin Microbiol 56(7). https://doi.org/10.1128/JCM.00367-18

Bachmann MF, Oxenius A (2007) Interleukin 2: From immunostimulation to immunoregulation and back again. EMBO Rep 8(12):1142–1148. https://doi.org/10.1038/sj.embor.7401099

CDC (2021) Science brief: emerging SARS-CoV-2 variants I CDC

Centers for Disease Control and Prevention (2020) Interim guidelines for COVID-19 antibody testing I CDC. https://www.cdc.gov/coronavirus/2019-ncov/lab/resources/antibody-tests-guidelines.html. Zugegriffen am 11.08.2020

Chan JFW, Sridhar S, Yip CCY, Lau SKP, Woo PCY (2017) The role of laboratory diagnostics in emerging viral infections: the example of the Middle East respiratory syndrome epidemic. J Microbiol 55(3):172–182. https://doi.org/10.1007/s12275-017-7026-y. Microbiological Society of Korea

Chan KH et al (2013) Cross-reactive antibodies in convalescent SARS patients' sera against the emerging novel human coronavirus EMC (2012) by both immunofluorescent and neutralizing antibody tests. J Infect 67(2):130–140. https://doi.org/10.1016/j.jinf.2013.03.015

Channappanavar R, Fett C, Zhao J, Meyerholz DJ, Perlman S (2014) Virus-Specific Memory CD8 T Cells Provide Substantial Protection from Lethal Severe Acute Respiratory Syndrome Coronavirus Infection. J Virol 88(19):11034–11044. https://doi.org/10.1128/jvi.01505-14

Charles J, Janeway A, Travers P, Walport M, Shlomchik MJ (2001) T cell-mediated immunity. In: Immunobiology: the immune system in health and disease, 5. Aufl. Garland Science, New York

Chartrand C, Leeflang MM, Minion J, Brewer T, Pai M (2012) Accuracy of rapid influenza diagnostic tests: a meta-analysis. Ann Intern Med 156:500–511

Chen Y, Liu Q, Guo D (2020) Emerging coronaviruses: genome structure, replication, and pathogenesis. J Med Virol 92(4):418–423. https://doi.org/10.1002/jmv.25681

Chu DKW et al (2020) Molecular diagnosis of a novel coronavirus (2019-nCoV) causing an outbreak of pneumonia. Clin Chem 66(4):549–555. https://doi.org/10.1093/clinchem/hvaa029

Cohen AN, Kessel B (2020) False positives in reverse transcription PCR testing for SARS-CoV-2. medRxiv. https://doi.org/10.1101/2020.04.26.20080911

Corman VM et al (2015) Viral shedding and antibody response in 37 patients with Middle East respiratory syndrome coronavirus infection. Clin Infect Dis 62(4):477–483. https://doi.org/10.1093/cid/civ951

Corman VM et al (2020a) Detection of 2019 novel coronavirus (2019-nCoV) by real-time RT-PCR. Eurosurveillance 25(3). https://doi.org/10.2807/1560-7917.ES.2020.25.3.2000045

Corman VM et al (2020b) Diagnostic detection of 2019-nCoV by real-time RT-PCR. World Health Organization 17:1–13. https://www.who.int/docs/default-source/coronaviruse/protocol-v2-1.pdf

Cruz AT, Demmler-Harrison GJ, Caviness AC, Buffone GJ, Revell PA (2010) Performance of a rapid influenza test in children during the H1N1 2009 influenza a outbreak. Pediatrics 125:e645–e650

Cui J, Li F, Shi ZL (2019) Origin and evolution of pathogenic coronaviruses. Nat Rev Microbiol 17(3):181–192. https://doi.org/10.1038/s41579-018-0118-9. Nature Publishing Group

Dawson ED, Moore CL, Smagala JA, Dankbar DM, Mehlmann M, Townsend MB, Smith CB, Cox NJ, Kuchta RD, Rowlen KL (2006) MChip: a tool for influenza surveillance. Anal Chem 78:7610–7615

Dawson ED, Moore CL, Dankbar DM, Mehlmann M, Townsend MB, Smagala JA, Smith CB, Cox NJ, Kuchta RD, Rowlen KL (2007) Identification of A/H5N1 influenza viruses using a single gene diagnostic microarray. Anal Chem 79:378–384

Drexler JF, Helmer A, Kirberg H, Reber U, Panning M, Muller M, Hofling K, Matz B, Drosten C, Eis-Hubinger AM (2009) Poor clinical sensitivity of rapid antigen test for influenza A pandemic (H1N1) 2009 virus. Emergy Infect Dis 15:1662–1664

Ek P, Böttiger B, Dahlman D, Hansen KB, Nyman M, Nilsson AC (2019) A combination of naso- and oropharyngeal swabs improves the diagnostic yield of respiratory viruses in adult emergency department patients. Infect Dis (Auckl) 51(4):241–248. https://doi.org/10.1080/23744235.201 8.1546055

Fan VQ, Jamison DT, Summers LH (2018) Pandemic risk: how large are the expected losses? Bull Wolrd Health Organ 96(2):129–134

Fendrick AM, Monto AS, Nightengale B, Sarnes M (2003) The economic burden of non-influenza-related viral respiratory tract infection in the United States. Arch Intern Med 163(4):487–494. https://doi.org/10.1001/archinte.163.4.487

Gallais F et al (2020) Intrafamilial exposure to SARS-CoV-2 induces cellular immune response without seroconversion. medRxiv:2020.06.21.20132449. https://doi.org/10.1101/2020.06.2 1.20132449

Ganzenmueller T, Kluba J, Hilfreich B, Puppe W, Verhagen W, Heim A, Schulz T, Henke-Gendo C (2010) Comparison of the performance of direct fluorescent antibody staining, a point-of-care rapid antigen test and virus isolation with that of RT-PCR for the detection of novel 2009 influenza A(H1N1) virus in respiratory specimens. J Med Microbiol 59:713–717

World Health Organization (2020) WHO | Pneumonia of unknown cause – China: disease outbreak news. https://www.who.int/csr/don/05-january-2020-pneumonia-of-unkown-cause-china/en/. Zugegriffen am 07.04.2020

Ginocchio CC, Zhang F, Manji R, Arora S, Bornfreund M, Falk L, Lotlikar M, Kowerska M, Becker G, Korologos D et al (2009) Evaluation of multiple test methods for the detection of the novel 2009 influenza A (H1N1) during the New York City outbreak. J Clin Virol 45:191–195

Gordon A, Videa E, Saborio S, Lopez R, Kuan G, Reingold A, Balmaseda A, Harris E (2009) Performance of an influenza rapid test in children in a primary healthcare setting in Nicaragua. PLoS ONE 4:e7907

Gordon A, Videa E, Saborio S, Lopez R, Kuan G, Balmaseda A, Harris E (2010) Diagnostic accuracy of a rapid influenza test for pandemic influenza A H1N1. PLoS ONE 5:e10364

Greaney AJ et al (2021) Comprehensive mapping of mutations in the SARS-CoV-2 receptor-binding domain that affect recognition by polyclonal human plasma antibodies. Cell Host Microbe 29(3):463–476.e6. https://doi.org/10.1016/j.chom.2021.02.003

Greninger AL, Chen EC, Sittler T, Scheinerman A, Roubinian N, Yu G, Kim E, Pillai DR, Guyard C, Mazzulli T et al (2010) A metagenomic analysis of pandemic influenza A (2009 H1N1) infection in patients from North America. PLoS ONE 5:e13381

Grifoni A et al (2020) Targets of T Cell Responses to SARS-CoV-2 Coronavirus in Humans with COVID-19 Disease and Unexposed Individuals. Cell 181(7):1489–1501.e15. https://doi.org/10.1016/j.cell.2020.05.015

Gu J et al (2005) Multiple organ infection and the pathogenesis of SARS. J Exp Med 202(3):415–424. https://doi.org/10.1084/jem.20050828

Guo L et al (2020) Profiling early humoral response to diagnose novel coronavirus disease (COVID-19). Clin Infect Dis 71(15):778–785. https://doi.org/10.1093/cid/ciaa310

Harper SA, Bradley JS, Englund JA, File TM, Gravenstein S, Hayden FG, McGeer AJ, Neuzil KM, Pavia AT, Tapper ML et al (2009) Seasonal influenza in adults and children – diagnosis, treatment, chemoprophylaxis, and institutional outbreak management: clinical practice guidelines of the Infectious Diseases Society of America. Clin Infect Dis 48:1003–1032

Heckler R, Klenk HD (2009) Orthomyxoviren: Influenzaviren. In: Burkhardt F et al (Hrsg) Mikrobiologische Diagnostik. Georg Thieme,

Heller T et al (2013) Occupational exposure to hepatitis C virus: early T-cell responses in the absence of seroconversion in a longitudinal cohort study. J Infect Dis 208(6):1020–1025. https://doi.org/10.1093/infdis/jit270

Hobson D, Curry RC, Beare AS et al (1972) The role of serum haemagglutinin-inhibiting antibody in protection against challenge virus infection with A2 and B virus. J Hyg 70:767

Huber SR, van Beek J, de Jonge J, Luytjes W, van Baarle D (2014) T cell responses to viral infections – opportunities for peptide vaccination. Front Immunol 5. https://doi.org/10.3389/fimmu.2014.00171. Frontiers Research Foundation

Iuliano AD, Roguski KM, Chang HH, Muscatello DJ, Palekar R, Tempia S et al (2018) Estimates of global seasonal influenza-associated respiratory mortality: a modelling study. Lancet (London, England) 391(10127):1285–1300

Kim C et al (2011) Comparison of Nasopharyngeal and Oropharyngeal swabs for the diagnosis of eight respiratory viruses by real-time reverse transcription-PCR assays. PLoS One 6(6). https://doi.org/10.1371/journal.pone.0021610

Kissler SM, Tedijanto C, Goldstein E, Grad YH, Lipsitch M (2020) Projecting the transmission dynamics of SARS-CoV-2 through the postpandemic period. Science 368(6493):860–868. https://doi.org/10.1126/science.abb5793

Knuf M, Kunze A (2016) Influenza – Epidemiologie und neue Impfkonzepte. Monatsschr Kinderheilkd 164:1004–1011

Kohmer N, Westhaus S, Rühl C, Ciesek S, Rabenau HF (2020) Brief clinical evaluation of six high-throughput SARS-CoV-2 IgG antibody assays. J Clin Virol 129:104480. https://doi.org/10.1016/j.jcv.2020.104480

Krammer F, Smith GJD, Fouchier RAM, Peiris M, Kedzierska K, Doherty PC et al (2018) Influenza. Nat Rev Dis Primers 4(1):3

Krüttgen A, Cornelissen CG, Dreher M, Hornef M, Imöhl M, Kleines M (2020) Comparison of four new commercial serologic assays for determination of SARS-CoV-2 IgG. J Clin Virol 128. https://doi.org/10.1016/j.jcv.2020.104394

Kubo T, Agoh M, Mai le Q, Fukushima K, Nishimura H, Yamaguchi A, Hirano M, Yoshikawa A, Hasebe F, Kohno S et al (2010) Development of a reverse transcription-loop-mediated isothermal amplification assay for detection of pandemic (H1N1) 2009 virus as a novel molecular method for diagnosis of pandemic influenza in resource-limited settings. J Clin Microbiol 48:728–735

La Scola B et al (2020) Viral RNA load as determined by cell culture as a management tool for discharge of SARS-CoV-2 patients from infectious disease wards. Eur J Clin Microbiol Infect Dis 39(6):1059–1061. https://doi.org/10.1007/s10096-020-03913-9

LaDR informiert (2018) Respiratorische Screening-PCR. Ausgabe 267. https://www.ladr.de/fileadmin/migrated/_02_pdfs/01_medizin/03_information/ladr-informiert/116070_LADR_Info_267_Respiratorische_Screening_PCR_181210.pdf

Le Bert N et al (2020) SARS-CoV-2-specific T cell immunity in cases of COVID-19 and SARS, and uninfected controls. Nature. https://doi.org/10.1038/s41586-020-2550-z

Leonardi GP, Mitrache I, Pigal A, Freedman L (2010) Public hospital-based laboratory experience during an outbreak of pandemic influenza A (H1N1) virus infections. J Clin Microbiol. 48:1189–1194

Levine M, Sheu TG, Gubareva LV, Mishin VP (2011) Detection of hemagglutinin variants of the pandemic influenza A (H1N1) 2009 virus by pyrosequencing. J Clin Microbiol 49:1307–1312

Long QX et al (2020a) Antibody responses to SARS-CoV-2 in patients with COVID-19. Nat Med 26(6):845–848. https://doi.org/10.1038/s41591-020-0897-1

Long QX et al (2020b) Clinical and immunological assessment of asymptomatic SARS-CoV-2 infections. Nat Med 26(8):1200–1204. https://doi.org/10.1038/s41591-020-0965-6

Long QX et al (2020) Clinical and immunological assessment of asymptomatic SARS-CoV-2 infections. Nat Med 26(8):1200–1204. https://doi.org/10.1038/s41591-020-0965-6

Louie JK, Guevara H, Bston E, Dahlke M, Nevarez M, Kong T, Schechter R, Glaser CA, Schnurr DP (2010) Rapid influenza antigen test for diagnosis of pandemic (H1N1) 2009. Emergy Infect Dis 16:824–826

Mahony JB, Petrich A, Smieja M (2011) Molecular diagnosis of respiratory virus infections. Crit Rev Clin Lab Sci 48(5–6):217–249. https://doi.org/10.3109/10408363.2011.640976

Möbs C, Schmidt T (2016) Research Techniques Made Simple: Monitoring of T-Cell Subsets using the ELISPOT Assay. J Invest Dermatol 136(6):55–e59. https://doi.org/10.1016/j.jid.2016.04.009

Moore C, Hibbitts S, Owen N, Corden SA, Harrison G, Fox J, Gelder C, Westmoreland D (2004) Development and evaluation of a real-time nucleic acid sequence based amplification assay for rapid detection of influenza A. J Med Virol 74:619–628

National Health Commission of China (2020) Guideline for laboratory testing of COVID-19

Nelde A et al (2020) SARS-CoV-2 T-cell epitopes define heterologous and COVID-19-induced T-cell recognition. Res Square. https://doi.org/10.21203/rs.3.rs-35331/v1

Nitsche A, Schweiger B, Ellerbrok H, Niedrig M, Pauli G (2004) SARS coronavirus detection. Emerg Infect Dis 10(7):1300–1303. https://doi.org/10.3201/eid1007.030678

Park WB et al (2015) Kinetics of serologic responses to mers coronavirus infection in humans, South Korea. Emerg Infect Dis 21(12):2186–2189. https://doi.org/10.3201/eid2112.151421

Pöhlmann S, Schmitt C (2020) Orthomyxoviren: Influenza. In: Suerbaum S et al (Hrsg) Medizinische Mikrobiologie und Infektiologie. Springer

Poon L, Chu D, Peiris M (2020) Detection of 2019 novel Coronavirus (2019-nCoV) in suspected human cases by RT-PCR. World Health Organization. https://www.who.int/docs/default-source/coronaviruse/peiris-protocol-16-1-20.pdf

Poon LL, Leung CS, Chan KH, Lee JH, Yuen KY, Guan Y, Peiris JS (2005) Detection of human influenza A viruses by loop-mediated isothermal amplification. J Clin Microbiol 43:427–430

Popp W (2020) Eine kleine Geschichte der Grippe. HyKoMed

Ren X, Yang F, Hu Y, Zhang T, Liu L, Dong J, Sun L, Zhu Y, Xiao Y, Li L et al (2013) Full genome of influenza A (H7N9) virus derived by direct sequencing without culture. Emergy Infect Dis 19:1881–1884

Rutvisuttinunt W, Chinnawirotpisan P, Simasathien S, Shrestha SK, Yoon IK, Klungthong C, Fernandez S (2013) Simultaneous and complete genome sequencing of influenza A and B with high coverage by Illumina MiSeq Platform. J Virol Methods 193:394–404

Seder RA, Darrah PA, Roederer M (2008) T-cell quality in memory and protection: Implications for vaccine design. Nat Rev Immunol 8(4):247–258. https://doi.org/10.1038/nri2274

Seegene Inc (2021) Seegene's latest COVID-19 test can simultaneously target 4 genes of SARS-CoV-2 and recognize multiple virus variants. https://www.seegene.com/press_release/seegenes_latest_covid_19_test_can_simultaneously_target_4_genes_of_sars_cov_2_and_recognize_multiple_virus_variants_2021. Zugegriffen am 16.01.2024

Sekine T et al (2020) Robust T cell immunity in convalescent individuals with asymptomatic or mild COVID-19. bioRxiv, p. 2020.06.29.174888. https://doi.org/10.1101/2020.06.29.174888

Seow J et al (2020) Longitudinal evaluation and decline of antibody responses in SARS-CoV-2 infection. medRxiv:2020.07.09.20148429. https://doi.org/10.1101/2020.07.09.20148429

Song Z et al (2019) From SARS to MERS, thrusting coronaviruses into the spotlight. Viruses 11(1). https://doi.org/10.3390/v11010059. MDPI AG

Spreeuwenber P, Kroneman M, Paget J (2018) Reassessing the global mortality burden of the 1918 influenza pandemic. Am J Epidemiol. 187(12):2561–2567

Stephenson I, Heath A, Major D, Newman RW, Hoschler K, Junzi W, Katz JM, Weit JP, Zambon MC, Wood JM (2009) Reproducibility of serologic assays for influenza A (H5N1). Emerg Infect Dis 15:1252–1259

Suerbaum S, Burchard GD, Kaufmann SHE, Schulz F (2020) Medizinische Mikrobiologie und Infektiologie. Springer Berlin, Heidelberg

Swain SL, McKinstry KK, Strutt TM (2012) Expanding roles for CD4 PLUS_SPI T cells in immunity to viruses. Nat Rev Immunol 12(2):136–148. https://doi.org/10.1038/nri3152. Nature Publishing Group

Thijsen S et al (2020) Elevated nucleoprotein-induced interferon-γ release in COVID-19 patients detected in a SARS-CoV-2 enzyme-linked immunosorbent spot assay. J Infect 81(3):452–482. https://doi.org/10.1016/j.jinf.2020.06.015

Tidona C, Darai G (2011) The Springer Index of Viruses. Springer New York, NY

Tom MR, Mina MJ (2020) To interpret the SARS-CoV-2 test, consider the cycle threshold value. Clin Infect Dis. https://doi.org/10.1093/cid/ciaa619

Turoňová B et al (2020) In situ structural analysis of SARS-CoV-2 spike reveals flexibility mediated by three hinges. Science 370(6513):203–208. https://doi.org/10.1126/science.abd5223

US CDC (2020a) Specimen collection guidelines. https://www.cdc.gov/coronavirus/2019-nCoV/lab/guidelines-clinical-specimens.html. Zugegriffen am 16.01.2024

US CDC (2020b) CDC's diagnostic test for COVID-19 only and supplies. https://stacks.cdc.gov/view/cdc/90576. Zugegriffen am 16.01.2024

Vemula SV, Zhao J, Liu J, Wang X, Biswas S, Hewlett I (2016) Current approaches for diagnosis of influenza virus infections in humans. Viruses 8:96

Wang C, Horby PW, Hayden FG, Gao GF (2020a) A novel coronavirus outbreak of global health concern. Lancet 395(10223):470–473. https://doi.org/10.1016/S0140-6736(20)30185-9. Lancet Publishing Group

Wang C et al (2020c) A human monoclonal antibody blocking SARS-CoV-2 infection. Nat Commun 11(1):1–6. https://doi.org/10.1038/s41467-020-16256-y

Wang J, Tai W, Angione SL, John AR, Opal SM, Artenstein AW, Tripathi A (2013) Subtyping clinical specimens of influenza A virus by use of a simple method to amplify RNA targets. J Clin Microbiol 51:3324–3330

Wang W et al (2020b) Detection of SARS-CoV-2 in different types of clinical specimens. J Am Med Assoc 323(18):1843–1844. https://doi.org/10.1001/jama.2020.3786

Weisblum Y et al (2020) Escape from neutralizing antibodies 1 by SARS-CoV-2 spike protein variants. Elife 9:1. https://doi.org/10.7554/eLife.61312

Weiss SR, Leibowitz JL (2011) Coronavirus pathogenesis. Adv Virus Res 81:85–164. Academic Press Inc

WHO (2018) WHO | laboratory testing for Middle East respiratory syndrome coronavirus. World Health Organization

WHO (2021) WHO | SARS-CoV-2 variants. World Health Organization

Willers H, Höpken W, Knocke KW (1971) Laboratoriumsdiagnostik der Influenzavirus-Infektionen – Technik der Komplementbindungsreaktion. Ärztl Lab 3:69–77

Wölfel R et al (2020) Virological assessment of hospitalized patients with COVID-2019. Nature 581(7809):465–469. https://doi.org/10.1038/s41586-020-2196-x

World Health Organisation (2015) Summary of probable SARS cases with onset of illness from 1 November 2002 to 31 July 2003

World Health Organisation (2020) Coronavirus disease (COVID-19) situation reports

Wu F et al (2020) Neutralizing Antibody Responses to SARS-CoV-2 in a COVID-19 Recovered Patient Cohort and Their Implications. SSRN Electron J., p. 2020.03.30.20047365. https://doi.org/10.1101/2020.03.30.20047365

Wu K et al (2021) mRNA-1273 vaccine induces neutralizing antibodies against spike mutants from global SARS-CoV-2 variants. bioRxiv:2021.01.25.427948. https://doi.org/10.1101/2021.01.25.427948

Wu LT, Curran MD, Ellis JS, Parmar S, Ritchie AV, Sharma PI, Allain JP, Jalal H, Zambon M, Lee HH (2010) Nucleic acid dipstick test for molecular diagnosis of pandemic H1N1. J Clin Microbiol 48:3608–3613

Wu LT, Thomas I, Curran MD, Ellis JS, Parmar S, Goel N, Sharma PI, Allain JP, Lee HH (2013) Duplex molecular assay intended for point-of-care diagnosis of influenza A/B virus infection. J Clin Microbiol 51:3031–3038

Wutzler P (2009) Virologische Grundlagen. In: Zepp F, Ruf BR (Hrsg) H1N1 Update 2009 – Kompendium Influenza 2009. Springer/Ärzte Zeitung VerlagsGmbH, Heidelberg/Neu-Isenburg, S S2–S16

Xie X et al (2021) Neutralization of N501Y mutant SARS-CoV-2 by BNT162b2 vaccine-elicited sera. bioRxiv:2021.01.07.425740. https://doi.org/10.1101/2021.01.07.425740

Yan Y, Chang L, Wang L (2020) Laboratory testing of SARS-CoV, MERS-CoV, and SARS-CoV-2 (2019-nCoV): current status, challenges, and countermeasures. Rev Med Virol 30(3). https://doi.org/10.1002/rmv.2106. John Wiley and Sons Ltd

Yang X et al (2020) Clinical course and outcomes of critically ill patients with SARS-CoV-2 pneumonia in Wuhan, China: a single-centered, retrospective, observational study. Lancet Respir Med 8(5):475–481. https://doi.org/10.1016/S2213-2600(20)30079-5

Zhang H (2012) INF-gamma Release ELISpot Assay. Bio-Protocol 2(6). https://doi.org/10.21769/bioprotoc.120

Zhang N et al (2020) Recent advances in the detection of respiratory virus infection in humans. J Med Virol 92(4):408–417. https://doi.org/10.1002/jmv.25674. John Wiley and Sons Inc

Zhang P, Vemula SV, Zhao J, Du B, Mohan H, Liu J, El Mubarak HS, Landry ML, Hewlett I (2014) A highly sensitive europium nanoparticle-based immunoassay for detection of influenza A/B virus antigen in clinical specimens. J Clin Microbiol 52:4385–4387

Zhao J et al (2016) Airway Memory CD4+ T Cells Mediate Protective Immunity against Emerging Respiratory Coronaviruses. Immunity 44, no. 6, pp. 1379–1391. https://doi.org/10.1016/j.immuni.2016.05.006

Zhao J et al (2017) Recovery from the Middle East respiratory syndrome is associated with antibody and T cell responses. Sci Immunol 2(14):5393. https://doi.org/10.1126/sciimmunol.aan5393

Zhao J et al (2020) Antibody responses to SARS-CoV-2 in patients with novel coronavirus disease 2019. Clin Infect Dis 71(16):2027–2034. https://doi.org/10.1093/cid/ciaa344

Zou L et al (2020) SARS-CoV-2 viral load in upper respiratory specimens of infected patients. N Engl J Med 382(12):1177–1179. https://doi.org/10.1056/nejmc2001737

Teil II

Praxisteil: Integrativmedizinische Therapien

Rationale Phytotherapie bei viralen Infekten

Johannes Saukel

Die Basis unseres Wissens über nutzbringende therapeutische Verwendungen von Tieren, Pflanzen, Pilzen, Flechten und Bakterien liegt in der Erfahrung unserer Ahnen. Traditionelle Medizin (TM) wird laut WHO definiert:

> TM refers to health practices, approaches, knowledge and beliefs incorporating plant, animal and mineral based medicines, spiritual therapies, manual techniques and exercises, applied singularly or in combination to treat, diagnose and prevent illnesses or maintain well-being. (WHO 2022)

In Europa bekannte traditionelle Therapiesysteme sind:

- die seit vielen Jahren angewendete *TCM* (Traditionelle Chinesische Medizin) (Li et al. 2020),
- die *Ayurveda* (traditionelle indische Medizin), übersetzt „die Lehre vom Leben",
- die *TEM* (traditionelle europäische Medizin) sowie
- in jüngerer Zeit auch wieder die *Volksmedizin* verschiedener kultureller Regionen Europas.

Zur Volksmedizin liegen eigene Forschungen des Autors vor (Saukel und Kubelka 1994; Gerlach et al. 2006; Saric-Kundalic et al. 2009, 2010, 2011).

Wichtig ist der Hinweis auf die Bedeutung der Naturheilmittel für Mensch und Tier in ärmeren Regionen dieser Erde. Westliche Medizin ist dort oft nicht vorhanden und nicht leistbar, daher gibt es Forschung zur Volksmedizin auf allen Kontinenten (z. B. Oladele

J. Saukel (✉)
Department für Pharmazeutische Wissenschaften, Universität Wien, Wien, Österreich
e-mail: johannes.saukel@univie.ac.at

© Der/die Autor(en), exklusiv lizenziert an Springer-Verlag GmbH, DE, ein Teil von Springer Nature 2024
P. Panhofer (Hrsg.), *Prävention und Therapie viraler Epidemien*,
https://doi.org/10.1007/978-3-662-67508-3_10

et al. 2020). Ein jüngst erschienener Artikel in Nature spricht von Ethnomedizin/-Botanik als „science of survival" (Vandebroek et al. 2020).

Bemerkenswert ist, dass viele traditionell genutzte Arzneien biologischen Ursprungs mittlerweile sehr gut untersucht sind, und die überlieferten Anwendungen in vielen Fällen durch wissenschaftliche Erklärungen untermauert werden konnten (z. B. aus eigenen Untersuchungen des Autors, Vogl et al. 2013). Ein treffliches Beispiel hierzu sind die Untersuchungen an der seit Jahrtausenden verwendeten Arzneipflanze *Sambucus nigra* (Bartak et al. 2020). Da die volksmedizinische Nutzung über lange Zeiträume überliefert wurde und nur bewährte Rezepturen und Anwendungen im Gedächtnis der Bevölkerung erhalten blieben, liegt hier eine spezielle Form der evidenzbasierten Arzneimittel-anwendung zugrunde. Wichtig ist dabei allerdings, die geringere Lebenserwartung der Menschen in den vergangenen Jahrhunderten mit in die Überlegungen einzubeziehen.

Diese Aussagen gelten natürlich auch für die anderen oben angeführten Therapiesysteme.

Alle traditionellen Therapiesysteme unseres Planeten zeigten von jeher Wege auf, Er-krankungen mit aus der Natur stammenden Arzneien und daraus hergestellten Zu-bereitungen zu bekämpfen. Da in früher Zeit die Ursache von Infektionskrankheiten nicht bekannt war, wurde hauptsächlich eine Symptombehandlung durchgeführt, die nahe-liegender Weise nicht immer zur Heilung geführt hat. Vielfach wurde jedoch schon früh erkannt, dass es eine „böse Luft", oder wie auch immer das Phänomen benannt wurde, gibt, die die Krankheit „mit sich bringt".

Die Zielrichtung der modernen Forschung in der Phytotherapie (Pharmakognosie, pharmazeutische Biologie) ist die Aufdeckung von molekularen Strukturen der Wirkstoffe aus Organismen (Pflanzen, Pilzen, Algen, Tieren, Flechten, Bakterien) und der molekula-ren Strukturen in Viren und Bakterien sowie der Strukturen in den Wirtsorganismen (Nutz-pflanzen, Nutztieren, Menschen), die für die Aufnahme und Vermehrung der Viren und Bakterien wesentlich sind.

Um sowohl die Wirkungen von synthetisch hergestellten Arzneistoffen als auch diese von Phytotherapeutika verstehen zu können, sind nähere Kenntnisse über die Struktur/ Funktion der antiviralen Moleküle und der Strukturen im betroffenen Organismus un-bedingt erforderlich.

Im folgenden Abschnitt wird versucht, einen Überblick über Beeinflussungsmöglich-keiten von – und Behandlungsmöglichkeiten bei viralen Infektionen zu geben.

1   Strategien zur Entwicklung neuer antiviraler Medikamente

Angriffspunkte antiviraler Medikamente
- Behinderung der Virusaufnahme in den Organismus, in Zellen
- Behinderung der Virusreplikation
- Bekämpfung der auftretenden Krankheitssymptome

Sehr häufig werden diese Angriffspunkte unter „antiviraler Wirkung" verstanden, und die einzelnen Strategien zuweilen vermengt. Wie gezeigt wurde, sind Bau und Replikationszyklus der Virentypen unterschiedlich. Daraus ergeben sich verschiedene Strategien zur Arzneimittelfindung.

Am Beispiel der akuten *COVID-19-Pandemie* zeigen sich wegen der massiven Auswirkungen auf alle Bereiche des menschlichen Lebens und dem Ruf nach wirksamen Arzneimitteln die verschiedenen Forschungsstrategien sehr deutlich. Im Folgenden sind die wesentlichen Forschungsstrategien der Pandemiejahre dargestellt.

1.1 Methode 1: Umnutzung (Repurposing) von zugelassenen Arzneimitteln

Vorteil
Zahlreiche Nutzungsparameter sind bekannt; Zulassung vorhanden.

Nachteil
Vorhandene Arzneistoffe können zufällig auch gegen das Coronavirus wirken; wegen möglicher neuer Stoffwechselwege im Zuge der Infektion könnten im Organismus bisher unbekannte Nebenwirkungen auftreten.

Zur *Umnutzung* ist etwa die Interseite von der Firma Bayer interessant (https://www.aspirin.de/erkaeltung/informationen-zum-coronavirus). Hier werden im Kontext von CO-VID-19 gegen die Symptome Fieber, Schmerzen und Entzündung Acetylsalicylsäure (ASS), Paracetamol und Ibuprofen als hilfreich angeführt. Zur symptomatischen Behandlung bei trockenem Husten werden Eibisch, Pentoxyverin und Dextromethorphan empfohlen. Die beiden letzteren Arzneimittel können jedoch unangenehme Wechselwirkungen mit anderen Medikamenten verursachen.

Es gibt allerdings auch schon einige Publikationen zur Verwendung von ASS bei einer COVID-19-Erkrankung (z. B. Bianconi et al. 2020; Chow et al. 2020). Chow et al. (2020) zeigen in einer kleinen Studie, dass ASS einige positive Wirkungen bei COVID-19-Patienten aufweist.

Bemerkenswert ist, dass ASS ursprünglich aus Salicylsäurederivaten entstammte, die aus einigen bewährten Arzneipflanzen, wie etwa aus der Gattung *Filipendula* (Mädesüß), gewonnen und umgebaut wurden. Diese Substanzgruppe zeigt in diversen Studien eine sehr gute entzündungshemmende Wirkung. Allerdings gibt es auch kritische Stimmen, die vor der Verwendung von ASS in höheren Dosen und anderen nichtsteroidalen Entzündungshemmern warnen (z. B. Beasley et al. 2008; Stockert 2020).

Vor allem *Filipendula ulmaria* ist ein altbekanntes Mittel bei grippalen Infekten. In diesem Zusammenhang ist die Arbeit von Glatthaar-Saalmüller et al. (2017) interessant. Sie zeigt in vitro eine eindeutige Wirkung der ASS gegenüber Erkrankungen mit Influenzaviren, respiratorischem Synzytialvirus (RSV), Coxsackieviren, Adenovirus 5 und Herpes-simplex-Virus 1 (HSV 1).

1.2 Methode 2: In-silico-Methoden

In-silico-Methoden umfassen virtuelles Screening, molekulare Andockversuche, Datenbanknutzung und weitere computergestützte Methoden. Hier werden Daten aus den beteiligten Wissensgebieten mithilfe von modernen Algorithmen und Hochleistungscomputern verknüpft und statistisch ausgewertet.

Vorteil

Ein zeitsparendes Auffinden von Bindungsmöglichkeiten potenzieller Arzneistoffe mit molekularen Strukturen der Viren oder körpereigenen Strukturen. Diese zeigen aber „nur" theoretische molekulare Interaktionsmöglichkeiten oder von relevanten Datenbanken und der darin enthaltenen Informationen und v. a. m.

Nachteil

Stoffwechselwege im Körper (Aufnahme, Metabolisierung, Abbau) werden nicht oder nur zum Teil berücksichtigt. Für eine Zulassung gefundener Substanzen oder Extrakte als Arzneimittel ist aber weiterhin der gesamte Ablauf klinischer Studien notwendig.

Computergestützte Methoden (in silico) sind in den letzten Jahrzehnten entwickelte Verfahren, die überaus beeindruckende Ergebnisse liefern (Matthews et al. 1999; Zhang et al. 2020a, Rahman et al. 2020; Zhang et al. 2020b; Vardhan und Sahoo 2020; Mpiana et al. 2020; Kumar et al. 2020; Dubey und Dubey 2020; Chidambaram et al. 2020; Azim et al. 2020; Gordon et al. 2020; Luo et al. 2020).

1.3 Methode 3: Nutzung traditionell verwendeter Arzneipflanzen

Vorteil

Gegen viele Symptome viraler Erkrankungen gibt es *lang erprobte Arzneipflanzen* und zahlreiche entsprechende Publikationen dazu, die detailliert die Wirkmechanismen erklären (z. B. bei Influenza, Herpes, Hepatitis, COVID-19 …). Darüber hinaus zeigen sich meist unterschiedliche Wirkprinzipien resultierend aus den verschiedenen, in einer Pflanzenart gemeinsam vorkommenden Arzneistoffen.

Nachteil

Neuartige Erkrankungen, wie etwa COVID-19, haben noch keine punktgenaue traditionelle Anwendung. Arzneipflanzen können aber sehr gut zur Behandlung bereits bekannter Symptome eingesetzt werden!

In Europa traditionell verwendete Arzneipflanzen gegen virale Infektionen sind etwa *Sambucus nigra* (Holunder), *Filipendula ulmaria* (Mädesüß), *Allium cepa* (Zwiebel), *Plantago lanceolata* (Spitzwegerich), *Althaea officinalis* (Eibisch), *Peucedanum ostruthium* (Meisterwurz), *Angelica sp.* (Engelwurz oder Brustwurz), *Salvia officinalis* (Salbei), *Thymus sp.* (Thymian), *Armoracea rusticana* (Kren/Meerrettich), *Ribes nigrum* (Schwarze Ribisel/Johannisbeere), *Tilia sp.* (Linde), *Beta vulgaris* (Rote Rübe), *Primula sp.* (Schlüsselblume), *Verbascum sp.* (Wollblume/Königskerze) …

2 Antivirale Naturstoffe und Extrakte von arzneistoffliefernden Organismen

Naturstoffe zur Behandlung von Krankheiten sind schon seit dem 18. Jahrhundert Forschungsthemen in Pharmazie, Chemie, Biologie und Medizin. Eine informative Zusammenstellung von Naturstoffen und daraus abgeleiteter Strukturen aus den Jahren 1981–2019 findet sich in Newman und Cragg (2020).

Raut et al. (2017) diskutieren den Begriff „Reverse Pharmacology" (RP) in all seinen Facetten. *RP* bezieht sich darauf, dass aus Beobachtungen zur Heilwirkung oder/und Giftigkeit von Arzneimitteln aus der Natur logische Rückschlüsse zur Wirkung, Verträglichkeit oder Toxizität gezogen werden konnten und können. Das heißt, im Gegensatz zur „blinden" Synthese von chemischen Substanzen und der Testung in vitro und in vivo, können die oft über Jahrhunderte gewonnenen Erfahrungen der traditionellen Nutzung von Arzneimitteln aus der Natur viel Zeit und Geld in der Forschung sparen. Die RP beschreitet den Weg über die beobachteten Wirkungen und Nebenwirkungen zur → Anwendung von Extrakten → Identifizierung von potenziell enthaltenen Arzneistoffen → Überprüfung der Wirksamkeit einzelner Arzneistoffe und damit zu einer von der Natur ausgehenden Kausalkette.

Zur Ethnomedizin, -pharmakologie, -botanik oder wie auch immer die Fachbegriffe genannt werden, gibt es eine fast unüberschaubare Zahl an Publikationen. Ein Beispiel zur Umsetzung dieser Informationen ist die Anlage von Datenbanken z. B. VOLKSMED (Saukel und Kubelka 1994), Ethnobotanical Database Ewé (De Souza und Hawkins 2020). In der VOLKSMED-Datenbank wurden tausende Interviews mit Menschen aus dem Alpenraum, vom Balkan, aus Portugal und Anatolien zur Verwendung von Arzneipflanzen, -tieren, -pilzen und -mineralien eingebracht. Zu den Stichworten Fieber, Verkühlung, virale Infekte, Erkrankungen der Atemwege finden sich rund 7000 Eintragungen. Die Hitliste zeigt in abfallender Reihenfolge der Zahl der Nennungen folgende Pflanzenarten: *Sambucus nigra* (Holunder), *Allium* cepa (Küchenzwiebel), *Plantago lanceolata* (Wegerich), *Althaea officinalis* (Eibisch), *Tussilago farfara* (Huflattich), *Salvia officinalis* (Salbei), *Thymus sp.* (Thymian und Quendel), *Cetraria islandica* (Islandmoos/Kramperltee), *Tilia sp.* (Linde), *Armoracia rusticana* (Kren/Meerrettich), *Pimpinella sp.* (Bibernelle) …

Andere Arbeiten beleuchten generell antivirale Arzneipflanzen oder Pflanzenextrakte. Ein Beispiel ist etwa die Arbeit von Pour et al. (2019). Hier werden an einem allgemeinen Schaubild einer Virusreplikation die verschiedenen Ansatzpunkte für synthetisch hergestellte, aber auch für natürlich vorkommende Substanzen, überwiegend aus dem Pflanzenreich, dargestellt. Kapoor et al. (2017) zeigen auf, welche Stoffgruppen aus Arzneipflanzen wo im Infektionsgeschehen eingreifen. So können etwa bestimmte *Alkaloide* die Virusadhäsion und das Wachstum von *HSV*- und *HIV*-Viren hemmen, *Polysaccharide* hindern neben der Virusadhäsion auch die Replikation.

Im ersten Teil dieses Abschnittes werden die Ergebnisse von In-silico-Methoden und im zweiten Teil solche, die zudem auf In-vitro- oder In-vivo-Forschungen beruhen, dargestellt.

2.1   In-silico-Methoden

Netzwerkpharmakologie („network pharmacology") ist zu einem modernen Werkzeug in der Arzneipflanzenforschung geworden. Eine sehr gute Übersicht gibt Noor et al. (2022). Das Grundprinzip dieses Forschungsansatzes ist es, alle verfügbaren Informationen von Arzneipflanzen, etwa die ihrer Inhaltsstoffe, mit allen verfügbaren Informationen über Genetik, Stoffwechselwege und molekulare Ziele im kranken Organismus und in beteiligten Protisten, Bakterien und Viren zu verknüpfen. Die Arbeit gibt eine Darstellung der zeitlichen Entwicklung dieser Disziplin. Die benötigten Informationen finden sich in Datenbanken, die von diversen Arbeitsgruppen immer weiter aufgefüllt werden. Es wird auch darauf hingewiesen, dass die In-silico-Ergebnisse mit In-vitro- oder/und In-vivo-Methoden validiert werden müssen.

Einige Beispiele für Datenbanken und ihre jeweilige Funktion sind hier aufgeführt:

- *TCMSP* enthält von ca. 500 Arzneipflanzen der TCM rund 30.000 Inhaltsstoffe sowie ca. 3500 molekulare Ziele und ca. 800 damit verbundene Krankheiten (https://tcmspw. com/tcmsp.php).
- *SwissTargetPrediction* beinhaltet molekulare Ansatzpunkte für Arzneistoffe im Menschen (http://www.swisstargetprediction.ch/).
- *STRING* befasst sich mit Protein-Protein-Interaktionen (https://string-db.org/).
- *OMIM* ist eine Gendatenbank des Menschen (https://www.omim.org/).
- *GeneCards* listet krankheitsbezogene Gene des Menschen auf (https://www.genecards.org/).

- *KEGG* ist eine Enzyklopädie von Genen und Genomen (https://www.genome.jp/kegg/pathway.html).
- *DAVID* enthält biologische Zusammenhänge mit den dazu bekannten Informationen (https://david.ncifcrf.gov/).

Die Verknüpfung von Daten aus den verschiedensten Fachgebieten der Biologie, Pharmazie und Medizin mit dem Prinzip der *RP* unter Verwendung der modernen In-silico-Methodik erfährt immer größere Bedeutung und Beliebtheit.

In zwei der vielen aktuellen Arbeiten zum Thema *COVID-19* erläutern Niu et al. (2020) und Zhang et al. (2020a) einige Arbeitsmethoden sehr anschaulich. Beispielsweise zeigen Lagunin et al. (2020) auf, wie mit diesen Methoden nach molekularen Zielen für die Behandlung von Demenz geforscht wird.

Ein ausführlicher dargelegtes Beispiel ist die Verknüpfung des *Xia-Sang-Ju (XSJ)-Granulates* mit Informationen aus verschiedenen Datenbanken (Peng 2020). *XSJ-Granulate* bestehen aus Prunellae spica (Xia Ku Cao), Mori folium (Sang Ye) und Chrysanthemi Indici flos (Ye Ju Hua) und werden gewöhnlich gegen Fieber, Kopfschmerzen und Affektionen der Mundschleimhaut eingesetzt. Solche Symptome spielen auch bei einer COVID-19-Erkrankung eine Rolle. Der Fokus dieser Arbeit liegt aber v. a. auf der postulierten blutdrucksenkenden Wirkung der enthaltenen Arzneipflanzen.

Dazu wurden von 359 extrahierten Substanzen 45 pharmakologisch aktive selektiert. Diese Auswahl korrespondiert mit 237 molekularen Zielen. 189 Gene sind an der Regulation des Bluthochdrucks beteiligt, davon sind 11 Gene mit 28 der 45 als aktiv eingestuften Inhaltsstoffen verbunden. Die 28 Inhaltsstoffe sind daher therapeutisch relevant. Der Estrogenrezeptor 2 (*ESR2*) war das meist angesprochene Ziel der Inhaltsstoffe, während *NR3C1* („nuclear receptor subfamily 3 group C member 1") die häufigsten Interaktionen mit anderen Genen zeigte. Zudem konnten die verschiedenen durch die Inhaltsstoffe vom XSJ-Granulat angeregten Stoffwechselwege aufgezeigt werden.

Als Schlussfolgerung der Arbeit von Peng (2020) wird das vielfach verwendete Konzept der *Vielstoffgemische → Mehrfachziele → Vielfacheffekte* („multiple compounds – multiple targets – multiple effects") gestärkt, das ein wichtiges Grundprinzip der *rationalen Phytotherapie* und damit natürlich auch der *TCM* ist.

Niu et al. (2020) untersuchten die Einflussmöglichkeiten von Inhaltsstoffen verschiedener TCM-Rezepturen auf das ACE2-System. *ACE2* ist eine prominente Andockstelle für das Coronavirus. Gesucht wurden Moleküle, die die Expression von ACE2-Molekülen verringern, und solche, die eine Stummschaltung der notwendigen Gene vermitteln können. Für eine Stummschaltung wird eine Mikro-RNA (miRNA) benötigt, die entsprechend hochreguliert werden muss. *miRNAs* sind regulatorische, nichtcodierende RNAs. *HNF4A* („hepatocyte nuclear factor 4 alpha"), *PPARG* („peroxisome proliferator-activated receptor gamma") und die beiden miRNAs, *hsa-miR-2113* und *hsa-miR-421*, zeigten sich als stark beeinflussende Faktoren für die ACE2-Expression. Das Flavonoid

Quercetin reduziert die ACE2-Expression durch die Regulierung der miRNAs. Weitere die ACE2-Produktion hemmende Moleküle sind das Flavonoid Glabridin und die Gallussäure aus Liquiritiae radix. Gallussäure und Quercetin kommen selbstverständlich auch in anderen Arzneipflanzen vor!

Die Arbeit von Shawky et al. (2020) versucht zu klären, welche Rolle Arzneipflanzen und deren Inhaltsstoffe zur Milderung des Krankheitsverlaufes einer SARS-CoV-2-Infektion beitragen könnten. Dafür wurden die schon angesprochenen Strategien benutzt, zum einen die antivirale Aktivität von Inhaltsstoffen im Zusammenhang mit der *SARS-CoV-2-RNA-Synthese* und zum anderen die Modulierung des Immunsystems zur Verbesserung der Virusabwehr. Molekulare Andockstudien der wichtigen viralen Enzyme *3Cl^pro*, *PL^pro* und *RdRp* legen nahe, dass die Naturstoffe Rocymosin B, Verbascoside, Rutin, Caftarsäure, Luteolin-7-Rutinoside, Fenugreekine und Cyanidin 3-(600-malonylglucoside) hohes Potenzial besitzen. Die vorher angesprochenen Publikationen zeigen eindrucksvoll, welche Arzneipflanzen mit welchen der oben genannten Proteine interagieren. Die Ergebnisse weisen darauf hin, dass die Arzneipflanzen *Glycyrrhiza glabra*, *Hibiscus sabdariffa*, *Cichorium intybus*, *Chrysanthemum coronarium*, *Nigella sativa*, *Anastatica hierochuntica*, *Euphorbia species*, *Psidium guajava* und *Epilobium hirsutum* nennenswerte Mengen der Komponenten mit Wirkungen auf das Immunsystem aufweisen. Die molekularen Ziele sind Zytokine, welche durch Quercetin, Ursolsäure, Kaempferol, Isorhamnetin, Luteolin, Glycyrrhizin und Apigenin getroffen werden. Die angesprochenen Stoffwechselwege inkludieren den TNF-, NOD-like-, Toll-like-, NFk-B- und den JAK-STAT3-Stoffwechselweg. All jene gehen mit einem Entzündungsgeschehen und mit der angeborenen sowie der adaptierten Immunantwort einher. Diese Studie identifiziert somit Naturstoffe, die mit den Geschehnissen einer SARS-CoV-2-Infektion verbunden sind, und legt die Brücke zu zukünftigen In-vitro- und In-vivo-Studien.

Als letztes Beispiel dieser Methodik dient die Arbeit von Ren et al. (2020). Diese legt dar, dass die TCM weltweit klinische Erfahrungen gesammelt hat und über tausende von Jahren zur Vorbeugung und Behandlung von wahrscheinlich viralen Infekten mit Lungenentzündungen angewandt wurde. Im Laufe ihrer Verwendung haben sich viele Rezepturen entwickelt. Das Ziel der Arbeit war, die Quintessenz der Rezepturen zur Vorbeugung und Behandlung der „Pestilenz" im weiteren Sinn herauszuarbeiten. Es wurde ein Screening-System, basierend auf einer gezielten Datensuche („data mining"), auf molekularen Andockstudien („molecular docking") und auf Methoden der Netzwerkpharmakologie angewendet, um die am häufigsten gemeinsam benutzten Arzneipflanzen und die mit den jeweiligen Inhaltsstoffen verbundenen molekularen Mechanismen aufzuspüren.

Ergebnisse

Aus 96.606 klassischen Rezepturen wurden 574 zu den Schlüsselwörtern „Warme Erkrankungen" (Wenbing), „Pestilenz" (Wenyi or Yibing) oder „Seuchen" (Shiyi) identifiziert. Es wurden die 40 häufigsten Arzneipflanzen, 36 Arzneipflanzenpaare und 6 Dreierkombinationen errechnet. Zusätzlich wurden die wichtigsten Angriffspunkte identifiziert, und die Inhaltsstoffe der gefundenen Arzneipflanzen in Andockstudien untersucht. In der Summe zeigten 66 Wirkstoffe aus 26 Arzneipflanzenarten gute Verbindungsmöglichkeiten mit SARS-CoV-2-Zielen. Wichtige Arten sind Gancao (Glycyrrhizae radix et rhizoma), HuangQin (Scutellariae radix), Dahuang (Rhei radix et rhizoma) und Chaihu (Bupleuri radix). Diese enthielten auch die meisten wirksamen Inhaltsstoffe. Die Berechnungen zeigten auch, dass die Zweierkombination aus Glycyrrhizae radix et rhizoma und Scutellariae radix hohe Affinität mit molekularen Angriffspunkten aus dem Bereich des Immunsystems und des Entzündungsgeschehens haben. In Tab. 1 (nach Ren et al. 2020, Tab. 2) sind die 40 herausgearbeiteten Arzneipflanzen gelistet.

Der Spitzenreiter Glycyrrhizae Radix et Rhizoma wurde schon vor vielen Jahren als antiviral wirksame Arzneipflanze publiziert (s. Pompei et al. 1979). Weiter geben Ren et al. (2020) in ihrer Tab. 5 eine anschauliche Übersicht von den durch die Inhaltsstoffe aus Glycyrrhizae Radix et Rhizoma und Scutellariae Radix beeinflussten Stoffwechselwege wie etwa jene im endokrinen System, verschiedene den Zellzyklus beeinflussende Systeme, das Entzündungsgeschehen und das Immunsystem betreffende Wege.

2.2 In-vitro- und In-vivo-Methoden

Die Zahl an Publikationen, die In-vitro- und In-vivo-Methoden zum Thema haben, geht in den letzten Jahren in die Hunderte. Im Folgenden werden einige wenige der publizierten Arbeiten vorgestellt.

Wie zuvor schon kurz erläutert, sind HMGB1-Proteine wichtig im Kontext mit viralen Erkrankungen. Daher wird hier auf pflanzliche HMGB1-Hemmer eingegangen.

Wu et al. (2015) diskutieren ausführlich verschiedene Mechanismen der *HMGB1-Hemmung*. Einige Arzneipflanzen haben sich als effektive Hemmer erwiesen, wie etwa *Angelica sinensis, Ligusticum sinensis, Salvia miltiorhiza, Carthamus tinctorius, Paeonia lactiflorae, Prunella vulgaris*, das Flavonoid Persicarin (*Oenanthe javanica, Persicaria hydropiper*), Glycyrrhizin, Chlorogensäure, Epigallocatechingallat (grüner Tee, *Camelia sinensis*).

Bereits vor 10 Jahren publizierten Jun et al. (2012) die Wirkung alkoholischer Extrakte aus *Prunella vulgaris* auf Mauszellen mit einer durch Hochregulierung der Haem-Oxygenase-1-induzierten Sepsis. Es konnte eine reduzierte Freisetzung von *HMGB1* beobachtet werden. *Prunella vulgaris* ist eine im angelsächsischen Raum und in Asien hoch geschätzte und sehr vielseitig eingesetzte Arzneipflanze. Weitere Hinweise auf hemmende Wirkung der Extrakte von *Prunella vulgaris* gibt die Arbeit von Wyganowska-Swiatkowska et al. (2020). Zu *Prunella* finden sich in der Literaturdatenbank des Autors 350 Arbeiten, die die Behandlungsmöglichkeiten von Infektionskrankheiten (HIV, SARS-CoV, Herpes …), Tumorerkrankungen, Lungenerkrankungen, Schilddrüsenerkrankungen, Lipidstoffwechselstörungen, Blutdruckregulation u. v. a. mit verschiedenen Methoden darlegen.

Tab. 1 40 Wesentliche Arzneidrogen zur Prävention/Behandlung von viralen Infektionen und deren Begleiterscheinungen, gelistet nach abfallender Nennungshäufigkeit. (Mod. nach Ren et al. 2020)

	Pinyin-Name	Drogenname	Häufigkeit	%
1	Gancao	Glycyrrhizae Radix et Rhizoma	296	51,57
2	Huangqin	Scutellariae Radix	123	21,43
3	Dahuang	Rhei Radix et Rhizoma	103	17,94
4	Baishao	Paeoniae Alba Radix	97	16,9
5	Chenpi	Citri reticulatae Pericarpium	91	15,85
6	Chaihu	Bupleuri Radix	74	12,89
7	Jiegeng	Platycodonis Radix	74	12,89
8	Cangzhu	Atractylodes Rhizoma	69	12,02
9	Danggui	Angelicae Sinensis Radix	69	12,02
10	Shengdi	Rehmanniae Radix	69	12,02
11	Shigao	Gypsum Fibrosum	69	12,02
12	Gegen	Puerariae Lobatae Radix	66	11,5
13	Houpu	Magnolia Officinalis Cortex	65	11,32
14	Chuanxiong	Chuanxiong Rhizoma	63	10,98
15	Fangfeng	Saposhnikoviae Radix	62	10,8
16	Shexiang	Moschus	62	10,8
17	Huanglian	Coptidis Rhizoma	61	10,63
18	Qianghuo	Notopterygii Rhizoma et Radix	60	10,45
19	Xuanshen	Scrophulariae Radix	58	10,1
20	Baizhi	Angelicae Dahuricae Radix	57	9,93
21	Renshen	Ginseng Radix et Rhizoma	55	9,58
22	Xionghuang	Realgar	55	9,58
23	Fuling	Poria	54	9,41
24	Zhiqiao	Aurantii Fructus	54	9,41
25	Maidong	Ophiopogonis Radix	53	9,23
26	Jiangcan	Bombyxbatryticatus	52	9,06
27	Lianqiao	Forsythiae Fructus	52	9,06
28	Zhimu	Anemarrhenae Rhizoma	52	9,06
29	Banxia	Pinelliae Rhizoma	51	8,89
30	Bohe	Menthae Haplocalycis Herba	51	8,89
31	Zhusha	Cinnabaris	51	8,89
32	Shengma	Cimicifugae Rhizoma	48	8,36
33	Mahuang	Ephedra Herba	46	8,01
34	Zhizi	Gardeniae Fructus	44	7,67
35	Chantui	Cicadae Periostracum	41	7,14
36	Tianhuafen	Trichosanthis Radix	41	7,14
37	Shengjiang	Zingiber Rhizoma recens	40	6,97
38	Xixin	Asari Radix et Rhizoma	40	6,97
39	Huashi	Talcum	38	6,62
40	Huoxiang	Pogostemonis Herba	38	6,62

Das sehr informative Review von Jassim und Naji (2003) gibt einen Überblick über einige hundert Arzneipflanzen und darin enthaltene Arzneistoffe mit dem Fokus auf deren antivirale Aktivitäten. Es werden die Stoffklassen sowie ihr Vorkommen in entsprechenden Pflanzengruppen und ihre potenziellen molekularen Ziele im jeweiligen Organismus aufgezeigt. Hier auszugsweise einige Beispiele:

- *Cumarine* (Rutaceae, Apiaceae, Asteraceae) → Interaktion mit Nukleinsäuren.
- *Alkaloide* (Colchicaceae: *Colchicum autumnale*; Solanaceae: *Atropa belladona*) → Interaktion mit Nukleinsäuren und Virusproteinen.
- *Polyacetylene* (Asteraceae, Apiaceae, Campanulaceae) → Interaktion mit Lipidmembranen
- *Polysaccharide* (Lamiaceae: *Prunella vulgaris, Stevia rebaudiana*) → verhindern das virale Andocken.
- *Flavonoide* → mit sehr vielen Beispielen, die etwa RNA-Synthese blockieren können.
- *Terpenoide* wie Sesquiterpene, Triterpene, Saponine (Primulaceae: *Anagallis arvensis*; Cannabaceae: *Cannabis sativa*; Rosaceae: *Geum japonicum*; Fabaceae: *Glycyrrhiza glabra*; Oleaceae: *Olea europaea*) → wirken auf Zellmembrane oder hemmen virale DNA-Synthese.
- *Lignane* (Cupressaceae: *Juniperus sp.*; Schisandraceae: *Kadsura sp.*) → können Virusreplikation blockieren.
- *Ribosomen-inaktivierende Proteine (RIPs)* (Caryophyllaceae: *Dianthus caryophyllum, Saponaria officinalis*; Phytolaccaceae: *Phytolacca americana*) → hemmen die virale Proteinsynthese.
- *Pokeweed-antivirale Proteine* (*Phytolacca americana*) → inaktivieren HIV-infizierte Zellen.

Die Entwicklung von In-vitro-Testsystemen zeigt die Arbeit von Esimone et al. (2005). Die grundlegende Idee war das Einschleusen des Luziferasegens in verschiedene Viren (Lenti-, Retro- und Adenoviren), um eine Transkription der viralen Erbsubstanz sichtbar machen zu können (die Luziferase verursacht das Leuchten der weiblichen Leuchtkäfer). Diese Vektoren wurden zur Infektion von Zellkulturen benutzt. Falls eine Transkription viraler Erbinformation erfolgt, leuchten die Zellen auf. Anschließend wurden diesen gentechnisch veränderten Zellkulturen verschiedene Pflanzenextrakte zugegeben. Bei ausgebliebener Virusreplikation konnten keine Lichtsignale beobachtet werden. Als besonders aktiv gegen Lenti- und Adenoviren erwies sich ein Extrakt der Flechte *Ramalina farinacea*.

Guo et al. (2006) führen verschiedene Pflanzenarten aus der *TCM* an, die gegen Coxsackieviren eingesetzt werden können. Der Typ B dieses Virus verursacht Myokarditiden und andere schwere Erkrankungen wie etwa juveniler Diabetes, chronisches Erschöpfungssyndrom, amyotrophe Lateralsklerose u. a. Über 100 wässrige Extrakte von Pflanzenarten aus der TCM wurden hergestellt und mit einem MTT-basierenden kolorimetrischem Assay (Chattopadhyay et al. 2009; https://www.sciencedirect.com/topics/neuroscience/mtt-assay)

getestet. Sechzehn Arten zeigten, in unterschiedlicher Ausprägung, antivirale Wirkung. Die stärkste virale Inaktivierung wiesen *Cyrtomium fortunei, Ephedra sinica, Paeonia veitchii, Sargentodoxa cuneata, Sophora tonkinensis* und *Spatholobus suberectus* auf. Aktiv gegen andere Enteroviren wie etwa Coxsackievirus Typ B5, Polioviren, *Echovirus*-9, -29 sind *Sargentodoxa cuneata, Sophora tonkinensis, Paeonia veitchii, Spatholobus suberectus* und *Cyrtomium fortunei*. Die Autoren regen weitere Untersuchungen an.

Die Arbeit von Nolkemper et al. (2006) behandelt die In-vitro-Anti-Herpes-Wirksamkeit (HSV-1 und -2, Acyclovir-resistenter Typ von HSV-1) verschiedener Arten aus der Familie der Lamiaceae. Wässrige Extrakte von Melisse (*Melissa officinalis*), Pfefferminze (*Mentha x piperita*), Braunelle (*Prunella vulgaris*), Rosmarin *(Rosmarinus officinalis)*, Echt-Salbei (*Salvia officinalis*) und Echt-Thymian *(Thymus vulgaris)* wurden mithilfe eines Neutralisationstests („plaque reduction assays", s. https://www.wikiwand.com/de/Neutralisationstest) untersucht. Es zeigte sich, dass alle Extrakte dann eine optimale Wirksamkeit entfalteten, wenn die Zellen präventiv behandelt wurden → antiabsorptive Wirkung. Zum Thema von HSV-Infektionen gibt es zahlreiche weitere Publikationen.

Einen guten, auch historischen Überblick der diversen Methoden zur In-vitro- oder In-vivo-Testung wird in der Arbeit von Chattopadhyay et al. (2009) gegeben. Darüber hinaus werden auch Ergebnisse zur antiviralen Wirkung von Arzneipflanzen der Ayurveda und der TCM sowie von isolierten Inhaltsstoffen dargestellt.

Einige Ergebnisse zu bekannteren Pflanzenarten
- *Influenzaviren*: Blutroter Storchenschnabel (*Geranium sanguineum*) → reduziert die Infektiosität in vitro und in vivo; Holunder *(Sambucus nigra)* → zeigt in einer randomisierten, placebokontrollierten Doppelblindstudie eine effiziente Behandlungsmöglichkeit.
- *Hepatitis-B-Virus (HBV)*: Japanischer Staudenknöterich (*Polygonum cuspidatum*) → hemmt das Wachstum von Hepatitis-B-Viren in einer Zelllinie.
- *VHSV* („viral haemorrhagic septicaemia virus"): → erzeugt eine anzeigepflichtige Erkrankung von Fischen und wird von Blattextrakten aus der Olive (*Olea europaea*) in seiner Replikation gehemmt.
- *SARS-CoV*: Spinnenlilie (*Lycoris radiata*) → das Alkaloid Lycorin zeigt antivirale Wirkung.
- *Humanes Immundefizienz-Virus (HIV)*: Bittere Blattblüte (*Phyllanthus amarus*) → inhibiert die Replikation in vitro und in vivo; Olive (*Olea europaea*) inhibiert die Übertragung von HIV-1-Viren von Zelle zu Zelle.

Im gleichen Jahr erschien ein Review über Arzneipflanzen aus dem asiatischen Raum und die daraus hergestellten Extrakte mit antiviraler Wirkung (Hafidh et al. 2009). Einige wesentliche Ergebnisse sind:

- *Epstein-Barr-Virus*: Rutaceae (*Citrus hystrix*); Zingiberaceae (*Alpinia galangal*).
- *Herpes-simplex-Viren (HSV)*: Anacardiaceae (*Mangifera indica*); Apocynaceae (*Nerium indicum*); Asteraceae (*Artemisia princeps var. orientalis*); Ericaceae (*Cassiope fastigiata*); Fabaceae (*Astragalus membranaceus*); Hydrocotylaceae (*Centella asiatica*); Lamiaceae (*Thymus linearis*); Fabaceae (*Pithecellobium clypearia*); Loranthaceae (*Elytranthe sp., Scurrula ferruginea*); Lythraceae (*Punica granatum*); Melastomataceae (*Melastoma malabathricum*); Meliaceae (*Aglaia odorata*); Moraceae (*Maclura cochinchinensis*); Myrsinaceae/Primulaceae (*Ardisia squamulosa*); Piperaceae (*Piper aduncum*); Rhamnaceae (*Ventilago denticulate*); Rosaceae (*Agrimonia pilosa*); Rubiaceae (*Serissa japonica*); Saxifragaceae (*Astilbe rivularis*); Saxifragaceae (*Bergenia ciliate*); Ulmaceae (*Holoptelia integrifolia*).
- *RSV*: Piperaceae (*Piper aduncum*); Loranthaceae (*Scurrula ferruginea*); Asteraceae (*Blumea laciniata, Elephantopus scaber, Laggera pterodonta*); Rubiaceae (*Mussaenda pubescens*); Araliaceae (*Schefflera octophylla*); Lamiaceae (*Scutellaria indica*); Selaginellaceae (*Selaginella sinensis*).
- *Poliovirus*: Loranthaceae (*Elytranthe sp., Scurrula ferruginea*); Melastomataceae (*Melastoma malabathricum*); Piperaceae (*Piper aduncum*).
- *HSV*: Alliaceae (*Allium oreoprasum*); Apocynaceae (*Nerium indicum*); Asparagaceae (*Asparagus filicinus*); Hypericaceae (*Hypericum japonicum*); Lamiaceae (*Scutellaria baicalensis, Elsholtzia rugulosa*); Myricaceae (*Myrica rubra*); Primulaceae (*Androsace strigilosa*); Rosaceae (*Prunus mume, Chaenomeles sinensis*); Saxifragaceae (*Bergenia ligulata*); Scrophulariaceae *(Verbascum thapsus*).

Im Text werden die Art des Extraktes und die Testmodelle aufgelistet. Die dort zitierten Arbeiten sind eine Fundgrube für Methodik und Extraktherstellung.

Ähnlich reichliche Information mit einer Liste von Arzneipflanzen und Virustypen enthält die Arbeit von Pushpa et al. (2013). Es zeigen sich naturgemäß viele Übereinstimmungen mit Hafidh et al. (2009), jedoch sind auch zahlreiche neue Literaturstellen aufgenommen.

Kirchmair et al. (2011) beschäftigen sich mit der Pathogenität von *Influenza-A-* und *-B-Viren* und von gegen Oseltamivir resistenten Stämmen derselben. Es werden einerseits die In-silico-Methoden"shape-focused virtual screening" und „protein-ligand docking" und anderseits der „chemiluminescence-based NA inhibition assay" verwendet, um potenzielle Arzneistoffe auf ihre Neuraminidasehemmung hin zu untersuchen. Ausgewählt wurde Katsumadain (s. auch Nam und Seo 2012) und einige Flavonoide. Fünf neue Verbindungen wurden durch das virtuelle Screening gefunden. Speziell Artocarpin (Trihydroxyflavon aus *Artocarpus*-Arten, Moraceae) zeigte eine hohe Affinität zu drei H1N1-Oseltamivir-sensitiven-Influenza-A-Stämmen. Zudem inhibierte diese Substanz Oseltamivir-resistente H1N1-Stämme.

Eine weitere Publikation aus der Arbeitsgruppe von Rollinger (Walther et al. 2016) suchte nach dual agierenden NA-Hemmern. Es hat sich gezeigt, dass zusätzlich zur Influenza oft auch noch eine Infektion mit *Streptococcus pneumoniae* erfolgt. Dieses Bakterium hat ebenfalls NA's (NanA und NanB), die große strukturelle Ähnlichkeiten zur NA der Influenzaviren aufweisen und wahrscheinlich am häufig letalen Synergismus teilhaben, indem sie die virale Replikation fördern könnten. Daher ist die Suche nach Substanzen, die die virale und die bakterielle NA hemmen, ein vorrangiges Forschungsziel. An Zellsystemen, die mit Influenzaviren infiziert wurden und die mit NanA und NanB (aus einer rekombinanten Produktion in *Escherichia coli*) versetzt wurden, konnte bewiesen werden, dass die bakteriellen NA's in einem definierten Konzentrationsbereich einen wesentlichen Anteil an der vermehrten Virusreplikation haben. Diese Synergie wurde durch Neuraminidasehemmer Oseltamivir, Kadsumadain A und Artocarpin unterbrochen. Zanamivir zeigte hierbei keinen Effekt.

Choi et al. (2019) stellen eine weitere antivirale Substanz, Geraniin (ein Gerbstoff i. w. S.) aus *Geranium thunbergii* u. a. Geraniaceae, die als NA-Hemmer wirkt, vor. Der ethanolische Extrakt und die Reinsubstanz Geraniin zeigten in vitro hohe antivirale Aktivität gegenüber Influenza A und B durch eine NA-Hemmung. Die Arbeit ist methodisch sehr interessant und gut verständlich.

Eng et al. (2019) legen den Schwerpunkt auf Anwendungen der TCM. In einigen Grafiken werden anschaulich die Angriffspunkte von Inhaltsstoffen dargestellt. Sehr ausführlich wird auf die Interaktionen der Bestandteile einzelner Phytotherapeutika mit anderen Arzneimitteln, mit der aufgenommenen Nahrung und dem Mikrobiom eingegangen. Die Arbeit enthält auch eine sehr umfangreiche Literaturliste zu den genannten Themen.

Die Publikation von Xian et al. (2020) fasst viele Ergebnisse zusammen. Es werden einige chinesische Rezepturen im Einsatz gegen SARS-CoV vorgestellt. Folgende Arzneipflanzen haben sich in der Praxis bewährt: *Forsythia sp.*, *Lonicera sp.* und *Rheum sp.*. Gegen die Proteasen 3CL^{pro} und PL^{pro} haben sich folgende Inhaltsstoffe von *Angelica sinensis* als wirksam erwiesen: Chalcone, Flavanone und Cumarine. Diese Stoffe zeigen eine dosisabhängige Hemmung von SARS-CoV durch Einschränkung der Aktivität von 3CL^{pro} und PL^{pro}. Weitere Naturstoffe wie Hesperetin und Sinigrin aus *Isatis tinctoria* (s. auch Lin et al. 2005); Celastrol, Pristimerin, Tingenon und Iguesterin von *Tripterygium regelii* sowie Quercetin-Derivate haben antivirale Eigenschaften, die ebenfalls gegen 3CL^{pro} gerichtet sind. Inhaltsstoffe von *Salvia miltiorrhiza* wie Tanshinon I–VII und das von *Alnus japonica* gewonnene Hirsutenon hemmen dosisabhängig durch eine Beeinflussung von PL^{pro}.

Das umfangreiche Review von Vougogiannopoulou et al. (2021) enthält genaue Informationen des molekularen Geschehens bei einer SARS-CoV-Infektion. Zudem erläutert es die Geschichte der Entdeckung der Gruppe der Coronaviren und deren Bekämpfungsmöglichkeiten. Es finden sich zu den wichtigsten Inhaltsstoffen Abbildungen der chemischen Strukturen und der angewendeten In-vitro- oder In-vivo-Methoden. Hervorgehoben werden etwa die pflanzlichen Stoffe Baicalin, Baicelein, Andrographolid als Inhibitoren von 3CL^{pro}.

Die folgenden Arbeiten beschäftigen sich hauptsächlich mit der antiviralen Wirkung von Stoffgruppen (Anthocyane, Cumarine, Lignane …).

Pour et al. (2019) besprechen zahlreiche Themen in Zusammenhang mit viralen Infekten. Die dort befindliche Abbildung 2 zeigt einen allgemein gültiger viraler Replikationszyklus dargestellt, und die Wirkorte von synthetischen Arzneimitteln sowie von pflanzlichen Inhaltsstoffen veranschaulicht und im Text erläutert.

Antivirale Wirkung planzlicher Inhaltsstoffe bei einigen viralen Infekten (Pour et al. 2019) *HIV*: In der Behandlung wurden mit pflanzlichen Stoffen beträchtliche Fortschritte gemacht. Diverse Terpenoide, Cumarine und Flavonoide zeigen vielversprechende Wirkungen bezüglich einer erfolgreichen Prävention und signifikanten Abschwächung der HIV-Infektion. Flavonoide hemmen das Andocken und die Aufnahme von Viren, die Funktion der reversen Transkriptase (übersetzt RNA in DNA) und von Proteasen sowie die Reifung neuer Viruspartikel. Auch Cumarine können die reverse Transkriptase hemmen. Trizyklische Cumarine unterdrücken die Aktivierung von NF-κB und stören zusätzlich die HIV-Replikation.

- *Influenzaviren*: Verschiedene Flavonoide i. w. S., Polyphenole, Alkaloide, Anthocyane werden als Antiinfluenzamittel, die die NA hemmen, vorgestellt.
- *HBV*: Anti-HBV-Effekte zeigen Polyphenole, Isochlorogensäure, Dehydrocheilanthifolin und ähnliche Alkaloide. Curcumin führt zur Abregulation des Koaktivators der Transkription und inhibiert damit die Replikation und Genexpression.
- *HCV*: Flavonoide greifen an verschiedenen Stellen des Replikationszyklus → Ladanein blockiert die Aufnahme, Quercetin, Luteolin und Apigenin inhibieren die Replikation, Naringenin blockiert den Viruszusammenbau. Das Lignan Honokiol zeigt antivirale Wirkung, indem es die Aufnahme oder die Replikation inhibiert. Des Weiteren hemmt Silymarin die Aufnahme, den Viruszusammenbau und die Zell-Zell-Übertragung. Zudem zeigt es immunmodulatorische und antiinflammatorische Effekte.
- *HSV*: Zur Behandlung von HSV-Infektionen wurden neue molekulare Mechanismen und Wirkstoffe wie Anthrachinone, Terpenoide, Polyphenole, Flavonoide (z. B. Houttuynoide), Proanthocyanidine, Gerbstoffe und weitere gefunden.

Pour et al. (2019) referieren im Hauptteil ihrer Arbeit ausführlich über Anthocyane und verwandte Verbindungen:

- *Influenzavirus A, B: Ribes nigrum* → Anheftung und Entlassung; *Sambucus nigra* → NA-Hemmung; Mischung aus *Fragaria vesca*, *Rubus idaeus*, *Vaccinium myrtillus* und *Vaccinium vitis-idaea* → Virusreplikation; *Morus alba* → Anheftung, Aufnahme und ROS-vermittelte Zellzerstörung; *Theobroma cacao* → Erhöhung der NK-Zellen-

Aktivität und Stärkung des Immunsystems; *Lycium barbarum* → Schwächung der Zytokine in der Lunge und Erhöhung der T-Zellen-basierten IL-2-Produktion; *Aronia melanocarpa* → Hemmung der Virusreproduktion im Anfangsstadium; *Vaccinium macrocarpon* → Störung der Anheftung.

- *Coxsackievirus (CV-B1):* Mischung aus *Fragaria vesca, Rubus idaeus, Vaccinium myrtillus* und *Vaccinium vitis-idaea* → Hemmung der Virusreplikation.
- *HSV 1, 2*: diverse Lamiaceaen → Störung der Anheftung; *Solanum melongena* → Hemmung der Replikation und der Virusproteine sowie der NOX4-Expression.

In der Arbeit werden auch einige klinische Studien angeführt, die an Patienten mit grippalen Infekten oder echter Grippe durchgeführt wurden. Verwendet wurden käufliche Extrakte aus Holunderbeeren (*Sambucus nigra*) wie Sambucol®, Sirupe und Kapseln. Generell waren eine deutliche Linderung der Symptome und ein rascheres Abklingen der Erkrankung zu beobachten. In einer weiteren Studie wurde ein polyphenolreiches Getränk aus grünem Tee (*Camellia sinensis*), Traubensamen und -haut (*Vitis vinifera*) und Shiitake-Pilzen (*Lentinula edodes*) verabreicht. Auch in dieser Studie waren eine deutliche Verbesserung der Symptome und eine Verkürzung der Erkrankungsdauer zu erkennen. Eine Studie mit Sanddornfruchtextrakt (*Hippophae rhamnoides*) ergab zwar keine Verbesserung der Erkrankung, aber eine deutliche Abnahme der CRP-Werte.

Eine weitere Stoffgruppe, die in zahlreichen Pflanzenfamilien und in den verschiedensten chemischen Variationen vorkommt, sind die Cumarine. Die verschiedenen Untergruppen werden vom Cumarin, einem bizyklischen Benzopyron, das in der Tonkabohne erstmals gefunden wurde, abgeleitet. Bisher sind mehr als 500 natürlich vorkommende Verbindungen bekannt geworden. Wichtige Gruppen sind Hydroxycumarine, Furanocumarine, Pyranocumarine, Dicumarole und die Aflatoxine.

Bekannte europäische Arzneipflanzen mit Cumarinen sind etwa Waldmeister (*Galium odoratum*), Steinklee (*Melilotus sp.*), Weinraute (*Ruta graveolens*), Braunelle (*Prunella sp.*), zahlreiche Doldenblütler (Apiaceae) wie Engelwurz (= Brustwurz, *Angelica sp.*), Bibernelle (*Pimpinella sp.*), Liebstöckel (*Levistium officinale*), Meisterwurz (*Peucedanum ostruthium*) und Korbblütler (Asteraceae) wie Schafgarbe (*Achillea sp.*), Kamille (*Matricaria chamomilla*) und Wermut (*Artemisia absinthium*).

Über die therapeutischen Anwendungen und Nebenwirkungen von Cumarinen gibt es zahlreiche Beiträge. So finden sich auf der sehr empfehlenswerten Suchplattform PUBFACTS (https://www.pubfacts.com/) 12.270 Arbeiten zu dieser Stoffgruppe.

Schon vor etwa 20 Jahren berichteten Barnard et al. (2002) über die antiviralen Eigenschaften der Cumarine gegen das Masernvirus.

In einer Übersichtsarbeit von Hassan et al. (2016) werden sehr ausführlich die verschiedenen chemischen Strukturen natürlich vorkommender, aber auch synthetischer Vertreter dieser Stoffgruppe dargestellt. Es wird die antivirale Wirkung mit der jeweiligen chemischen Struktur der verschiedenen Cumarine korreliert:

- *HIV:* 4-Hydroxycumarine, Arylcumarine, Coumestan, Di- und Pyranocumarin.
- *HCV:* Furanocumarine.
- *Influenzaviren:* Coumestan.

Ausgehend vom Coumestan wurden zahlreiche Derivate entwickelt. So konnten Zhang et al. (2019) zeigen, dass ein solches gut gegen *Mycobacterium tuberculosis* eingesetzt werden kann.

Eine Übersichtsarbeit von Mishra et al. (2020) listet bei Infektionen mit folgenden Viren nachgewiesene antivirale Effekte auf: HIV, Influenzaviren, Enteroviren, Coxsackieviren, Hepatitisviren, Dengue-Fieber- und Chikungunyaviren. Die gefundenen Mechanismen zeigen etwa Hemmung von Proteinen, die eine Rolle bei der Virusaufnahme, bei der Replikation und bei der Regulation einiger wichtiger zellulärer Stoffwechselwege haben.

Wichtig ist, den Blick auch auf andere therapeutische Eigenschaften der Cumarine zu lenken. Die Arbeit von Guo et al. (2012) beschäftigt sich mit Imperatorin. Das ist ein in wichtigen Arzneipflanzen aus der Familie der Apiaceae vorkommendes Cumarin. Es bewirkt die Abschwächung einer Lipopolysaccharid-induzierten Entzündung durch die Abschwächung der NF-κB- und MAPKs-Aktivierung. Imperatorin führt zu einer Abregulierung von entzündungsfördernden Zytokinen. Dieser Effekt ist auch bei einer SARS-CoV-Infektion günstig.

Kozioł und Skalicka-Woźniak (2016) geben einen Überblick zu weiteren Wirkungen von Imperatorin. Es wird über die Wirkung und die ihr zugrunde liegenden Mechanismen auf das zentrale Nervensystem (Zheng et al. 2020), die Antitumorwirkungen (Wu et al. 2020; Marrelli et al. 2021) und auch über das antivirale Potenzial berichtet. Die Arbeit enthält eine Liste von prominenten asiatischen Arzneipflanzen wie *Angelica dahurica*, *Glehnia littoralis*, *Peucedanum officinale*, *Prangos sp.*, *Saposhnikovia divaricata*, *Saussurea sp.* u. a. sowie ihre verschiedenen traditionellen Anwendungen. Xian et al. (2020) erläutern den positiven Einfluss von Imperatorin auf die antiinflammatorischen und die als Remodeling bezeichneten Veränderungen in der Lunge bei Asthma. Wang et al. (2021) zeigen anhand von Tierversuchen und in vitro die Behandlungsmöglichkeit von allergischem Asthma auf.

Durch die große Anzahl an Publikationen (444), die auf der Suchplattform PUBFACTS aufgelistet sind, wird die Bedeutung von Imperatorin hervorgehoben.

Lee et al. (2020) berichten über die Wirkungen von Furanocumarinen aus der TCM-Droge *Angelica dahurica* gegen Influenzaviren (H1N1 und H9N2). Die verantwortlichen Arzneistoffe sind Isoimperatorin, Oxypeucedanin, Oxypeucedaninhydrat und Imperatorin. Diese zeigen im „cytopathic effect (CPE) inhibition assay" (https://antiviral.creative-diagnostics.com/cytopathic-effect-inhibition-assay.html) eine stärkere Wirkung als Ribavirin. Oxypeucedanin inhibiert die Synthese von NA und NP in einer dosisabhängigen Form. Weiter wirkt diese Substanz gegen die Apoptose von virusinfizierten Zellen und inhibiert die Expression von Caspase-3, die an der Apoptose beteiligt ist.

Abschließend zum Thema Cumarine, möchte ich den Kreis zur traditionellen Nutzung der für Imperatorin namensgebenden Art *Peucedanum ostruthium* (= *Imperatoria ostruthium*) schließen. Leonhart Fuchs hat im Kräuterbuch von 1543 folgendes zur Anwendung dieser Arzneipflanze geschrieben (auszugsweise):

> Die wurtzel/der samen/kraut unnd safft der Meisterwurtz seind treffenlich nütz und gut wider allerley gifft. Sollen in sonderheyt zu der zeit der Pestilentz wider den vergifften bösen lufft gebraucht werden. Sie zerteylen und verzeren die groben/zähen/kalten flüß im leib. Seind gut zu dem husten der von kellte kompt. Sie verzeren auch die groben feüchtigkeyt so sich umb die brust gesamlet hat. .... Er ist gut zu der kalten lungen/dem keichen/unnd andern dergleichen gebresten der brust.
>
> (Leonhart Fuchs. *Das Kräuterbuch von 1543*, http://www.waimann.de/capitel/293.html#Abb_437)

Als Rück- und Ausblick inmitten der SARS-CoV-2-Pandemie ist ein neu erschienenes Review von Ren et al. (2021) über die präventive und therapeutische Anwendung von TCM-Methoden bestens geeignet. In dieser Arbeit wird der zeitliche Ablauf der Pandemie dargestellt. Die beobachteten Symptome werden aufgelistet, die wichtigste traditionelle chinesische Literatur angeführt und in Grafiken der Ansatz der TCM dem der westlichen Medizin gegenüber gestellt. In Tab. 3 dieser Arbeit werden TCM-Rezepturen gelistet, die darin enthaltenen Arzneipflanzen und ihre wichtigsten Inhaltsstoffe sowie die bisher bekannten molekularen Angriffspunkte angegeben und mit einer Wirksamkeitsrate verknüpft. In Tab. 4 ebendort werden häufige Arzneipflanzenkombinationen, die aktiven Inhaltsstoffe, die molekularen Ziele und Stoffwechselwege aufgeführt. Die Arbeit enthält weiter verschiedene TCM-Interventionen mit Rezepturen und Anwendungshinweisen sowie mit den therapeutischen Effekten und den richtigen Anwendungszeitpunkten.

Die westlich orientierte Phytotherapie muss neidlos den Vorsprung in der Forschung und Beobachtung der TCM anerkennen.

Abschließend sei noch angemerkt, dass viele neuere Forschungsergebnisse darauf hinweisen, dass bei viralen Erkrankungen der wesentlichste Hebel die frühzeitig einsetzende und genau passende Behandlung ist.

Die Zahl der Publikation der letzten Jahre hat gezeigt, dass unermüdlicher Forschergeist weitere wertvolle Beiträge zur Bewältigung der momentanen und aller zukünftigen Pandemien zu Tage fördern wird. Die Erkenntnis, dass die Anwendung von Arzneipflanzen ressourcensparende, erfolgreiche Behandlungsmöglichkeiten eröffnen, wird sich hoffentlich auch in Kreisen der westlichen Schulmedizin durchsetzen.

Literatur

Rationale Phytotherapie bei viralen Infekten

Bartak M, Lange A et al (2020) Antiviral and healing potential of Sambucus nigra extracts. Bionatura 5(3):1264–1270. Zitiert von WHO. https://pesquisa.bvsalud.org/global-literature-on-novel-coronavirus-2019-ncov/resource/en/covidwho-822548. Zugegriffen am 01.11.2022

Gerlach S, Saukel J et al (2006) Pflanzen in der österreichischen Volksmedizin. Die VOLKS-MED-DATENBANK. Sci Pharm 74:36

http://www.who.int/mediacentre/factsheets/fs134/en/print.html. Zugegriffen am 01.11.2022

Li Z-Y, Tuya et al (2020) Usage of ethnomedicine on COVID-19 in China. Zhongguo Zhong Yao Za Zhi 45:2265–2274

Oladele JO, Ajayi EI et al (2020) A systematic review on COVID-19 pandemic with special emphasis on curative potentials of Nigeria based medicinal plants. Heliyon 6(9):e04897

Saric-Kundalic B, Klatte-Asselmeyer V et al (2009) Ethnobotanical use of wild and cultivated plants in traditional medicine of Middle Bosnia and Herzegovina. Planta Med 75(9):933–933

Saric-Kundalic B, Dobes C et al (2010) Ethnobotanical study on medicinal use of wild and cultivated plants in middle, south and west Bosnia and Herzegovina. J Ethnopharmacol 131(1):33–55

Saric-Kundalic B, Dobes C et al (2011) Ethnobotanical survey of traditionally used plants in human therapy of east, north and north-east Bosnia and Herzegovina. J Ethnopharmacol 133(3):1051–1076

Saukel J, Kubelka W (1994) VOLKSMED-Datenbank, Volksmedizinisch verwendete Arzneipflanzen in Oesterreich. Sientia Pharmaceutica 62(2):100

Vandebroek I, Pieroni A et al (2020) Reshaping the future of ethnobiology research after the COVID-19 pandemic. Nat Plants 6(7):723–730

Vogl S, Picker P et al (2013) Ethnopharmacological in vitro studies on Austria's folk medicine – an unexplored lore in vitro anti-inflammatory activities of 71 Austrian traditional herbal drugs. J Ethnopharmacol 149(3):750–771

Strategien zur Entwicklung neuer antiviraler Medikamente

Azim KF, Ahmed SR et al (2020) Screening and druggability analysis of some plant metabolites against SARS-CoV-2: an integrative computational approach. Inf Med Unlocked 20:100367

Beasley R, Clayton T et al (2008) Association between paracetamol use in infancy and childhood, and risk of asthma, rhinoconjunctivitis, and eczema in children aged 6–7 years: analysis from Phase Three of the ISAAC programme. Lancet 372(9643):1039–1048

Bianconi V, Violi F, Fallarino F et al (2020) Is acetylsalicylic acid a safe and potentially useful choice for adult patients with COVID-19? Drugs 80:1383–1396. https://doi.org/10.1007/s40265-020-01365-1

Chidambaram SK, Ali D et al (2020) In silico molecular docking: evaluation of coumarin based derivatives against SARS-CoV-2. J Infect Public Health 13(11):1671–1677

Chow JH et al (2021) Aspirin use is associated with decreased mechanical ventilation, ICU admission, and in-hospital mortality in hospitalized patients with COVID-19. Anesth Analg 132(4):930–941. https://doi.org/10.1213/ANE.0000000000005292

Dubey K, Dubey R (2020) Computation screening of narcissoside a glycosyloxyflavone for potential novel coronavirus 2019 (COVID-19) inhibitor. Biomed J 43(4):363–367

Glatthaar-Saalmüller B, Mair KH, Saalmüller A (2017) Antiviral activity of aspirin against RNA viruses of the respiratory tract-an in vitro study. Influenza Other Respir Viruses 11(1):85–92. https://doi.org/10.1111/irv.12421. Epub 2016 Sep 22. PMID: 27542891; PMCID: PMC5155651

Gordon DE, Hiatt J et al (2020) Comparative host-coronavirus protein interaction networks reveal pan-viral disease mechanisms. Science 370(6521):eabe9403

https://www.aspirin.de/coronavirus/. Zugegriffen am 01.11.2022

Kumar Y, Singh H et al (2020) In silico prediction of potential inhibitors for the main protease of SARS-CoV-2 using molecular docking and dynamics simulation based drug-repurposing. J Infect Public Health 13(9):1210–1223

Luo E, Zhang D et al (2020) Treatment efficacy analysis of traditional Chinese medicine for novel coronavirus pneumonia (COVID-19): an empirical study from Wuhan, Hubei Province, China. Chin Med 15(1):34

Matthews DA, Dragovich PS et al (1999) Structure-assisted design of mechanism-based irreversible inhibitors of human rhinovirus 3C protease with potent antiviral activity against multiple rhinovirus serotypes. Proc Natl Acad Sci USA 96(20):11000–11007

Mpiana PT, Ngbolua K-T-N et al (2020) Identification of potential inhibitors of SARS-CoV-2 main protease from Aloe vera compounds: a molecular docking study. Chem Phys Lett 754:137751

Rahman, M. A.-O., T. Saha, et al (2020) Virtual screening, molecular dynamics and structure-activity relationship studies to identify potent approved drugs for Covid-19 treatment (1538-0254 (Electronic))

Stockert K. Lipidmediatoren und ihre Rolle bei Entzündungen und Allergien. Allergieprävention. 2020 Mar 25:185–245. German. https://doi.org/10.1007/978-3-662-58140-7_6. PMCID: PMC7122452

Vardhan S, Sahoo SK (2020) In silico ADMET and molecular docking study on searching potential inhibitors from limonoids and triterpenoids for COVID-19. Comput Biol Med 124:103936

Zhang D-h, Wu K-L et al (2020a) In silico screening of Chinese herbal medicines with the potential to directly inhibit 2019 novel coronavirus. J Integr Med 18:152–158

Zhang Y, Xie Y et al (2020b) Network pharmacology integrated molecular docking analysis of potential common mechanisms of Shu-Feng-Jie-Du capsule in the treatment of SARS, MERS, and COVID-19. Nat Prod Commun 15(11):1934578X20972914

ANTIVIRALE NATURSTOFFE ODER EXTRAKTE VON ARZNEISTOFFLIEFERNDEN ORGANISMEN

Kapoor R, Sharma B et al (2017) Antiviral phytochemicals: an overview. Biochem Physiol 06(02):220

Newman DJ, Cragg GM (2020) Natural products as sources of new drugs over the nearly four decades from 01/1981 to 09/2019. J Nat Prod 83(3):770–803

Pour PM, Fakhri S et al (2019) The signaling pathways, and therapeutic targets of antiviral agents: focusing on the antiviral approaches and clinical perspectives of anthocyanins in the management of viral diseases. Front Pharmacol 10:1–23

Raut A, Chorghade M et al (2017) Reverse Pharmacology. In: Innovative approaches in drug discovery. Academic Press, London, S 89–126

Saukel J, Kubelka W. (1994) VOLKSMED-Datenbank, Volksmedizinisch verwendete Arzneipflanzen in Oesterreich. Sientia Pharmaceutica 62(2):100

de Souza E d NF, Hawkins JA (2020) Ewé: a web-based ethnobotanical database for storing and analysing data. Database 2020:baz144

In silico Methoden

http://www.swisstargetprediction.ch/. Zugegriffen am 01.11.2022

https://david.ncifcrf.gov/. Zugegriffen am 01.11.2022

https://string-db.org/. Zugegriffen am 01.11.2022

https://tcmspw.com/tcmsp.php. Zugegriffen am 01.11.2022

https://www.genecards.org/. Zugegriffen am 01.11.2022

https://www.genome.jp/kegg/pathway.html. Zugegriffen am 01.11.2022

https://www.omim.org/. Zugegriffen am 01.11.2022

Lagunin AA, Ivanov SM et al (2020) Combined network pharmacology and virtual reverse pharmaco-logy approaches for identification of potential targets to treat vascular dementia. Sci Rep 10(1):257

Niu W, Wu F et al (2020) Network pharmacology analysis to identify phytochemicals in traditional Chinese medicines that may regulate ACE2 for the treatment of COVID-19. Evid Based Comple-ment Alternat Med 2020:7493281

Noor F, Tahir ul Qamar M et al (2022) Network pharmacology approach for medicinal plants: review and assessment. Pharmaceuticals 15. https://doi.org/10.3390/ph15050572

Peng M (2020) Network pharmacology analysis uncovers the potential anti-hypertensive mecha-nisms of Xia Sang Ju granule. J Explor Res Pharmacol 000:1–10

Pompei R, Flore O et al (1979) Glycyrrhizic acid inhibits virus growth and inactivates virus partic-les. Nature 281(5733):689–690

Ren X, Shao X-X et al (2020) Identifying potential treatments of COVID-19 from Traditional Chi-nese Medicine (TCM) by using a data-driven approach. J Ethnopharmacol 258:112932–112932

Shawky E, Nada AA et al (2020) Potential role of medicinal plants and their constituents in the mi-tigation of SARS-CoV-2: identifying related therapeutic targets using network pharmacology and molecular docking analyses. RSC Adv 10(47):27961–27983

Zhang Y, Xie Y et al. (2020) Network pharmacology integrated molecular docking analysis of poten-tial common mechanisms of Shu-Feng-Jie-Du capsule in the treatment of SARS, MERS, and COVID-19. Nat Product Commun 15(11):1934578X20972914

In vitro und in vivo Methoden

Barnard DL, Xu Z et al (2002) Coumarins and pyranocoumarins, potential novel pharmacophores for inhibition of measles virus replication. Antiviral Chem Chemother 13(1):39–59

Chattopadhyay D, Sarkar MC et al (2009) Recent advancements for the evaluation of anti-viral ac-tivities of natural products. New Biotechnol 25(5):347–368

Choi J-G, Kim YS et al (2019) Antiviral activity of ethanol extract of Geranii Herba and its compo-nents against influenza viruses via neuraminidase inhibition. Sci Rep 9(1):12132

Eng YS, Lee CH et al (2019) Unraveling the molecular mechanism of traditional Chinese medicine: formulas against acute airway viral infections as examples. Molecules 24(19):3505

Esimone CO, Grunwald T et al (2005) In vitro pharmacodynamic evaluation of antiviral medicinal plants using a vector-based assay technique. J Appl Microbiol 99:1346–1355

Guo J-P, Pang J et al (2006) In vitro screening of traditionally used medicinal plants in China against enteroviruses. World J Gastroenterol 12(25):4078–4081

Guo W, Sun J, Jiang L et al (2012) Imperatorin attenuates LPS-induced inflammation by suppressing NF-κB and MAPKs activation in RAW 264.7 macrophages. Inflammation 35:1764–1772

Hafidh R, Abdulamir AS et al (2009) Asia is the mine of natural antiviral products for public health. Open Complement Med J 1:58–68

Hassan MZ, Osman H et al (2016) Therapeutic potential of coumarins as antiviral agents. Eur J Med Chem 123:236–255

http://www.waimann.de/capitel/293.html#Abb_437. Zugegriffen am 01.11.2022

https://antiviral.creative-diagnostics.com/cytopathic-effect-inhibition-assay.html. Zugegriffen am 01.11.2022

https://www.ncbi.nlm.nih.gov/books/NBK304356/. Zugegriffen am 01.11.2022 https://www.pubfacts.com/. Zugegriffen am 01.11.2022

https://www.sciencedirect.com/topics/neuroscience/mtt-assay. Zugegriffen am 01.11.2022

https://www.wikiwand.com/de/Neutralisationstest. Zugegriffen am 01.11.2022

Jassim SAA, Naji MA (2003) Novel antiviral agents: a medicinal plant perspective. J Appl Microbiol 95(3):412–427

Jun M, Kim H et al (2012) Ethanol extract of Prunella vulgaris var. lilacina inhibits HMGB1 release by induction of heme oxygenase-1 in LPS-activated RAW 264.7 cells and CLP-induced septic mice. Phytother Res 26:605–612

Kirchmair J, Rollinger JM et al (2011) Novel neuraminidase inhibitors: identification, biological evaluation and investigations of the binding mode. Future Med Chem 3(4):437–450

Kozioł E, Skalicka-Woźniak KA-O (2016) Imperatorin-pharmacological meaning and analytical clues: profound investigation. Phytochem Rev 15:627–649

Lee BW, Ha TKQ et al (2020) Antiviral activity of furanocoumarins isolated from Angelica dahurica against influenza a viruses H1N1 and H9N2. J Ethnopharmacol 259:112945

Lin CW, Tsai C-H, Tsai FJ et al (2005) Anti-SARS coronavirus 3C-like protease effects of Isatis indigotica root and plant-derived phenolic compounds. Antiviral Res 68:36–42

Marrelli M, Perri MR et al (2021) Assessment of photo-induced cytotoxic activity of Cachrys sicula and Cachrys libanotis enriched-coumarin extracts against human melanoma cells. Plants 10(1):123

Mishra S, Pandey A et al (2020) Coumarin: an emerging antiviral agent. Heliyon 6(1):e03217

Nam J-W, Seo E-K (2012) Structural characterization and biological effects of constituents of the seeds of Alpinia katsumadai (Alpina Katsumadai Seed). Nat Prod Commun 7(6):1934578X1200700626

Nolkemper S, Reichling J et al (2006) Antiviral effect of aqueous extracts from species of the Lamiaceae family against Herpes simplex virus type 1 and type 2 in vitro. Planta Med 72(15):1378–1382

Pour PM, Fakhri S et al. (2019) The signaling pathways, and therapeutic targets of antiviral agents: focusing on the antiviral approaches and clinical perspectives of anthocyanins in the management of viral diseases. Front Pharmacol 10:1–23

Pushpa R, Nishant R et al (2013) Antiviral potential of medicinal plants: an overview. Int Res J Pharm 4:8–16

Ren W, Liang P et al (2021) Research progress of traditional Chinese medicine against COVID-19. Biomed Pharmacother 137:111310

Vougogiannopoulou K, Corona A et al (2021) Natural and nature-derived products targeting human coronaviruses. Molecules 26:448

Walther E, Xu Z et al (2016) Dual acting neuraminidase inhibitors open new opportunities to disrupt the lethal synergism between Streptococcus pneumoniae and influenza virus. Front Microbiol 7:357

Wang N, Wang J et al (2021) Imperatorin ameliorates mast cell-mediated allergic airway inflammation by inhibiting MRGPRX2 and CamKII/ERK signaling pathway. Biochem Pharmacol 184:114401

Wu AH, He L et al (2015) Novel mechanisms of herbal therapies for inhibiting HMGB1 secretion or action. Evid Based Complement Alternat Med 2015:456305

Wu Y, Xu J et al (2020) A review on anti-tumor mechanisms of coumarins. Front Oncol 10:592853

Wyganowska-Swiatkowska M, Nohawica M et al (2020) Influence of herbal medicines on HMGB1 release, SARS-CoV-2 viral attachment, acute respiratory failure, and sepsis. A literature review. Int J Mol Sci 21. https://doi.org/10.3390/ijms21134639

Xian Y, Zhang J et al (2020) Bioactive natural compounds against human coronaviruses: a review and perspective. Acta Pharm Sin B 10(7):1163–1174

Zhang Y, Jiang W et al (2019) Pharmacological mechanism of Astragalus and Angelica in the treatment of idiopathic pulmonary fibrosis based on network pharmacology. Eur J Integr Med 32:101003

Zheng XX, Zhang KY et al (2020) Imperatorin ameliorates learning and memory deficits through BDNF/TrkB and ERK/CaMKIIα/CREB signaling in prenatally-stressed female offspring. Phytother Res 34(9):2408–2418

TCM-Phytotherapie und klassische Akupunktur bei viralen Epidemien

Peter Panhofer, Florian Ploberger, Katharina Krassnig,
Beatrice Ratzenhofer-Komenda, Michaela Bijak,
Verena Baustädter, Alexander Meng und Erich Stöger

Ergänzende Information Die elektronische Version dieses Kapitels enthält Zusatzmaterial, auf das über folgenden Link zugegriffen werden kann [https://doi.org/10.1007/978-3-662-67508-3_11].

P. Panhofer (✉)
Professur für Komplementärmedizin, Zentrum für Allgemeinmedizin und Evidenzbasierte Methoden, Medizinische Fakultät, Sigmund Freud PrivatUniversität, Wien, Österreich
e-mail: peter.panhofer@med.sfu.ac.at

F. Ploberger
ÖAGTCM (Österreichische Ausbildungsgesellschaft für Traditionelle Chinesische Medizin), Wien, Österreich
e-mail: mail@florianploberger.com

K. Krassnig · V. Baustädter
Wiener Schule für Traditionelle Chinesische Medizin, Baden, Österreich
e-mail: ck.krassnig@wstcm.at; v.baustaedter@wstcm.at

B. Ratzenhofer-Komenda
Graz, Österreich
e-mail: ratzenhoferb@aon.at

M. Bijak · A. Meng
Österreichische Gesellschaft für Akupunktur - ÖGA, Wien, Österreich
e-mail: office@akupunktur.at; office@akupunktur.at

E. Stöger
Universität Wien, Institut für Pharmakognosie, Göming, Österreich
e-mail: erich.stoeger@univie.ac.at

© Der/die Autor(en), exklusiv lizenziert an Springer-Verlag GmbH, DE, ein Teil von Springer Nature 2024
P. Panhofer (Hrsg.), *Prävention und Therapie viraler Epidemien*,
https://doi.org/10.1007/978-3-662-67508-3_11

1 Einführung

1.1 Traditionelle Chinesische Medizin

Akupunktur, Moxibustion und bestimmten Massageformen zählen in China zu den „äuße-ren" Therapien. Diese dienen dazu, die Qi-Zirkulation zu regulieren. Sie sind immer dann indiziert, wenn das Qi bewegt, Stagnationen gelöst oder Überschüssiges abgeleitet werden muss. Während mit der Akupunktur Störungen im Meridiansystem, Qi- und Yang-Störungen meist gut beeinflusst werden können, verlangen Zustände wie ein Blut- und Yin-Mangel (wenn man sie überhaupt mit Akupunktur behandeln möchte) eher diätetische Maßnahmen bzw. chinesische Kräuter.

Die Arzneimitteltherapie nennt man „innere" Medizin. Sie ist bei verschiedenen Er-krankungen der inneren Organe, Problemen der Körpersäfte (*jīnyè*) und des Bluts (*xuè*) indiziert. Wenn man Leere-Zustände tonisieren möchte, ist sie kaum durch andere Metho-den zu ersetzen. Egal, ob es ein Qi-, Blut-, Yin- oder Yang-Mangel ist, der bei einem Patienten behoben werden soll, diese Mangelzustände können durch chinesische Kräu-ter – wenn der Verdauungstrakt ausreichend gut funktioniert – effizienter ausgeglichen werden als durch Akupunkturbehandlungen, da die Akupunktur hauptsächlich mit dem vorhandenen Qi des Patienten arbeitet. Voraussetzung ist, dass der Verdauungstrakt des Patienten die Fähigkeit besitzt, die Wirkstoffe, die in einer chinesischen Kräuterrezeptur enthalten sind, aufzunehmen bzw. zu extrahieren.

Darüber hinaus gibt es eher unspezifische, aber sehr wichtige präventive Methoden, wie Diätetik und Körperübungen (Qigong und Taijiquan), die hauptsächlich im Rahmen der allgemeinen Gesundheitspflege eingesetzt werden.

Natürlich ist es sinnvoll, die verschiedenen Methoden zu kombinieren, denn „ein herausragender Arzt ist fähig, viele Techniken zu nutzen, um die Behandlung flexibel an wechselndes Klima, Umgebung, Lebensstil und andere Variablen der Erkrankten anzu-passen", wie es im „Huang Di Nei Jing" (*Der Innere Klassiker des Gelben Kaisers*) sinn-gemäß heißt (Fu 2019).

Die Kräuterheilkunde des modernen China entstammt der alten Traditionellen Chinesi-schen Medizin (TCM), entwickelt sich aber stetig weiter. Dies ist auch daran zu erkennen, dass die in diesem Buch enthaltenen Empfehlungen aus verschiedenen historischen Epo-chen stammen. Zahlreiche Empfehlungen stammen aus der östlichen Han-Dynastie (25–220 n. Chr.) und der Tang-Dynastie (618–907 n. Chr.), in welcher Zeit die chinesische Kaiserkultur ihre Ursprünge hatte. Weitere stammen aus der Qing-Dynastie (1644–1911 n. Chr.). Ein kleiner Anteil geht auf die Jin-, Song-, Yuan- und Ming-Dynastien zurück. Die restlichen entstammen der modernen Zeit.

1.2 Traditionelle Chinesische Phytotherapie

Die Phytotherapie ist historisch gesehen die Mutter der heutigen konventionellen Pharmakologie. Die traditionelle Phytotherapie beruht sowohl auf traditionellen Medizinsystemen (TCM, Ayurveda etc.) als auch auf modernen naturwissenschaftlichen Standards (z. B. Inhaltsstoffforschung). Sie folgt einem ganzheitlichen Ansatz und ist komplex. Ihre allgemeinen und speziellen Maßnahmen stärken das Immunsystem, bereinigen das Terrain (Umgebung/Milieu/Nährboden) und unterstützen damit den Körper, Infektionen abzuwehren und geschädigtes Gewebe wiederherzustellen. Phytotherapie ganzheitlich und personalisiert zu betreiben, erfordert eine integrative (Störungs-)Musterdiagnose und ein breites Pflanzen- und Anwendungswissen.

Die TCM als lebendiges und sich ständig weiterentwickelndes Medizinsystem integriert ebenfalls modernes Pflanzenwissen. Im Unterschied zur westlichen Phytotherapie hat sie ihr traditionelles System des Anwendungswissens, z. B. die Störungsmusterdiagnostik, beibehalten. Traditionelle Medizinsysteme zeichnen sich durch ihre genaue klinische Beobachtung und ihren großen Erfahrungsschatz – ihr Anwendungswissen – über pflanzliche Arzneien aus. Zur Bekämpfung von Infektionen entwickelten sie allgemeine und spezielle Behandlungsprinzipen. Ein bekanntes Beispiel dafür ist die Diaphorese (zum Schwitzen bringen) am Anfang einer Infektion mit Fieber, welche in der westlichen und östlichen traditionellen Phytotherapie angewandt wird.

Die Phytotherapie ist in China die bedeutendste und am häufigsten angewendete Therapieform der TCM. Heutzutage werden in China bis zu drei Viertel der Patienten mit der TCM-Arzneimitteltherapie behandelt. Die Materia medica der TCM umfasst laut einigen Quellentexten über 40.000 Rezepturen – und mehrere Tausend Einzelkräuter, von denen ungefähr 500 in Deutschland und Österreich verwendet werden können.

1.3 Westliche Arzneipflanzen und TCM

Ein modernes Integrationsprojekt der Phytotherapie(n) ist, westliche Arzneipflanzen nach den diagnostischen und therapeutischen Prinzipien der TCM anzuwenden. Ein biochemischer Review untersuchte die antiviralen Phytomoleküle von traditionellen asiatischen und europäischen Heilkräutern (Kapoor et al. 2017). Neben Proteinen, Polysacchariden und Polyphenolen haben Alkaloide, Lektine, Terpene und Flavonoide einen Einfluss auf die Virusoberfläche, die Expression von Virusproteinen an der Zelloberfläche, inhibieren die reverse Transkriptase und hemmen die Virusreplikation. Die antiviralen Effekte wurden bei Influenzaviren, Ebola-Virus, Herpesviren, Hepatitis-C-Virus (HCV), humanem Immundefizienz-Virus (HIV) und Retroviren nachgewiesen.

2 Grundbegriffe und Definitionen

2.1 Vorstellung der Methode

Als „Traditionelle Chinesische Medizin" (TCM: „zhōngyī") wird jene Heilkunde bezeichnet, die sich in China seit mehr als 2000 Jahren entwickelt hat. Ihr ursprüngliches Verbreitungsgebiet umfasst den ostasiatischen Raum, neben China auch Vietnam, Korea und Japan. Auf dieser Grundlage entwickelten sich spezielle Varianten in diesen Ländern, wie z. B. die japanische Kampō-Medizin. Die TCM ist die traditionelle Medizin mit dem größten Verbreitungsgebiet, besonders die Akupunktur wird heute weltweit praktiziert.

Der Begriff „*zhōngyi*" ist sowohl mit „chinesische Medizin" als auch „TCM-Arzt" übersetzbar. Die im Westen gebräuchliche Bezeichnung „Traditionelle Chinesische Medizin", also TCM, ist in China unüblich. Zu den therapeutischen Verfahren der chinesischen Medizin zählen neben der bedeutenden chinesischen Arzneimitteltherapie und der Akupunktur auch die Moxibustion (Erwärmung von Akupunkturpunkten mit Beifußkraut). Zusammen mit Massagetechniken wie Tuina Anmo und mit Bewegungsübungen wie Qigong und Taijiquan und mit einer am Wirkprofil der Arzneien ausgerichteten Diätetik werden die Verfahren heute gerne als die fünf Säulen der chinesischen Therapie bezeichnet. In den letzten Jahrzehnten hat die TCM in Europa einen enormen Aufschwung erlebt. Die Nachfrage nach ÄrztInnen, die mit den Methoden der TCM arbeiten, nimmt in der Bevölkerung stetig zu. War es zu Beginn die Akupunktur, die sich im Westen durchsetzen konnte, so steht heute vielfach die Phytotherapie mit chinesischen Heilkräutern im Mittelpunkt des Interesses.

2.2 Immunsystem aus Sicht der TCM

Natürlich ist es so, dass man Aspekte der Physiologie und Pathologie in unserer konventionellen westlichen Medizin sowie der TCM unterschiedlich beschreibt. Das „Immunsystem" der konventionellen Medizin weist zahlreiche Parallelen zum „Abwehr-Qi" (*wèiqì*) der TCM auf. In der TCM wird von verschiedenen Arten von „Qi" gesprochen. Zu den bedeutendsten zählen das „Nähr-Qi" und das „Abwehr-Qi" (*wèiqì*).

2.2.1 Nähr-Qi

Das „Nähr-Qi" ist das Qi, das in den Blutgefäßen fließt. Nährend heißt es, da es reich an Nährstoffen ist. Es fließt laut TCM-Konzepten gemeinsam mit dem Blut in den Adern. Das Nähr-Qi entsteht aus der Kombination von den aus der Nahrung gewonnenen und vom Verdauungstrakt transportierten Nährstoffen und dem von der Lunge aus der Luft eingeatmeten Qi. Das Nähr-Qi entspricht in der konventionellen Medizin den Makronährstoffen (Proteine, Fette, Kohlenhydrate) und dem Sauerstoff aus der Luft. Nach seiner Generierung wird das Nähr-Qi in die Meridiane entsandt, um dort im Kreislauf der zwölf Hauptmeridiane zu fließen.

Die Hauptfunktionen des Nähr-Qi als Yin-Substanz sind Blutbildung und Ernährung des Körpers. In der TCM besteht das Blut hauptsächlich aus zwei Teilen: aus Nähr-Qi und aus Körpersäften (*jīnyè*). Das Nähr-Qi kann Körpersäfte (*jīnyè*) aus der verdauten Nahrung aufnehmen und zur Blutbildung in die Blutgefäße transportieren. Alle (Zang-Fu) Organe, Meridiane und Gewebe selbst sowie deren Funktionen sind für ihr Funktionieren vom Nähr-Qi abhängig.

2.2.2   Abwehr-Qi

Das Abwehr-Qi (*wèiqì*) der TCM dient der Verteidigung des Körpers und entspricht somit dem „Immunsystem". Es heißt auch Abwehr-Yang, da es im Gegensatz zum Nähr-Qi dem Yang zugeordnet ist.

Wèiqì entsteht laut Konzepten der TCM aus energetisch reichhaltiger Nahrung und dem eingeatmeten Qi der Frischluft. Die Verteilung des Abwehr-Qi (*wèiqì*) folgt einerseits dem Fluss des Nähr-Qi entlang der zwölf Hauptmeridiane (in den Blutgefäßen), andererseits fließt es wegen seines Energiereichtums auch frei (im Lymphsystem und der extrazelluären Matrix) und wird im gesamten Körper verteilt.

Das Abwehr-Qi (*wèiqì*) hat drei Hauptfunktionen: Erstens schützt es die Körperoberfläche vor dem Eindringen externer „pathogener Faktoren". Es durchdringt die Muskelfasern und die Haut, reguliert das Öffnen und Schließen der Poren und verhindert damit die Invasion von äußeren „pathogenen Faktoren". Bei einem Mangel an Abwehr-Qi (*wèiqì*) ist der Körper den Attacken von „pathogenen Faktoren" ausgesetzt und für Krankheiten anfälliger. Zweitens wärmt und ernährt das Abwehr-Qi (*wèiqì*) die Zang-Fu-Organe sowie Haut, Haare und Muskeln, um die normale Körpertemperatur beizubehalten und die Funktionen von Organen und Geweben sicherzustellen. Bei Abwehr-Qi-Mangel sind daher Kältesymptome zu beobachten. Demgegenüber entsteht durch eine Stagnation von Abwehr-Qi (*wèiqì*) zu viel Hitze. Wenn also äußere Wind-Kälte die Körperoberfläche attackiert, reagiert der Körper mit Fieber und Schüttelfrost. Das Fieber entsteht aus der Stagnation des Abwehr-Qi (*wèiqì*), während der Schüttelfrost die Folge einer mangelhaften Erwärmung durch Abwehr-Qi (*wèiqì*) ist. Die dritte Funktion ist die Regulierung des Öffnens und Schließens der Schweißporen. Schweiß entsteht aus Körpersäften (*jīnyè*) und Blut (*xuè*), seine Ausscheidung ist jedoch vom Abwehr-Qi (*wèiqì*) abhängig. Sind die Poren aufgrund eines Angriffs äußerer „pathogener Faktoren" fest geschlossen, dann kann das Abwehr-Qi (*wèiqì*) nicht austreten, es entsteht Fieber, aber kein Schweiß. Bei Mangel an Abwehr-Qi (Wei-Qi-Mangel) kommt es zu spontanem Schwitzen. Sind Nähr- und Abwehr-Qi (*wèiqì*) im Einklang zueinander, dann sind Schweißabsonderung und Körpertemperatur normal. Bei einer Störung dieser Balance kommt es zu übermäßigem Schwitzen oder Fieber mit Schüttelfrost.

2.3   Krankheit aus Sicht der TCM

Ein chinesischer Arzt betrachtet einen ausgewogenen, harmonischen Zustand sowohl zwischen Yin und Yang als auch innerhalb der fünf Wandlungsphasen als Gesundheit.

Das Yin-Yang-System wurde das erste Mal 500 v. Chr. in dem Buch „*Der Klassiker des Gelben Kaisers*" („Huang Di Nei Jing") erwähnt (Fu 2019). Der Text ist das älteste überlieferte Werk in der Geschichte der TCM. Darin steht beschrieben, dass alles Existierende sich in zwei Polaritäten einteilen lässt. Yin und Yang stehen in einer wechselseitigen Abhängigkeit zueinander. Yin steht für das Weibliche und Dunkle, das Zusammenziehende,

Tab. 1 Die 5 Elemente/Wandlungsphasen bei Mensch und Umwelt. (Kubiena 2010)

Element	Holz	Feuer	Erde	Metall	Wasser
Yin-Organ	Leber	Herz	Milz-Pankreas	Lunge	Niere
Yang-Organ	Gallenblase	Dünndarm	Magen	Dickdarm	Blase
Saison	Frühling	Frühsommer	Spätsommer	Herbst	Winter
Richtung	Osten	Süden	Mitte	Westen	Norden
Pathogener Faktor	Wind	Hitze, Feuer	Feuchtigkeit	Trockenheit	Kälte
Emotion	Zorn	Freude, Manie	Grübeln, Sorge	Trauer, Depression	Angst, Schreck
Geschmack	Sauer	Bitter	Süß	Scharf	Salzig
Farbe	Grün-blau	Rot	Gelb	Weiß	Schwarz
Saft	Tränen	Schweiß	Speichel	Nasensekret	Schleimhaut-Mukus
Sensorisches Organ	Augen	Zunge	Lippen, Mund	Nase	Ohr
Körpergewebe	Sehnen, Nägel	Gefäße, Haare	Muskelfleisch	Haut, Körperhaar	Knochen, Kopfhaar
Psyche	Trieb	Intellekt	Vegetativum	Kreativität	Wille

Kalte und Chronische, während Yang für das Aktive, Männliche, Zentrifugale und das Wärmende steht. Von Bedeutung ist in diesem Zusammenhang, dass keine Polarität ohne die andere bestehen kann (Kubiena 2010).

An Hand der fünf Wandlungsphasen (gleichbedeutend mit der nicht ganz korrekten Simplifizierung „fünf Elemente") unterteilen die Chinesen jegliche Erscheinung der Welt, d. h. alles Existierende (Kubiena 2010). Nicht nur Organe und Krankheiten werden den fünf Wandlungsphasen zugeordnet, sondern jede Eigenschaft, Körperfunktion, die Jahreszeiten, Farben, Geschmäcker usw. (Tab. 1) (Kubiena 2010).

2.4 COVID-19 aus Sicht der TCM

2.4.1 Pestilenzartiges, epidemisches Pathogen (*yì lì zhī qì*)

Die COVID-19-Erkrankung gehört zur Kategorie der „*yì*" (epidemischen)-Krankheiten in der Traditionellen Chinesischen Medizin. Die TCM-Ätiologie ist die Ansteckung durch „*yì lì*" (epidemisches Übel) (Home 2022).

„*Yì*" (epidemische)-Krankheiten weisen zwei wichtige Besonderheiten auf:

1. Sie sind charakterisiert durch einen schnellen Ausbruch, einhergehend mit einer raschen Ausbreitung.
2. Der Erreger ruft bei unterschiedlichen Personen die gleichen Symptome hervor, wie Fieber, Husten, Atemstörungen und Kurzatmigkeit, mit einer raschen Weiterentwicklung. Zu Beginn zeigen die Patienten zwar nur Fieber, Husten und möglicherweise gastrointestinale Symptome, diese schreiten jedoch meist schnell in ein schweres

Stadium fort, das mit hohem Fieber und schwerer Atemnot bis hin zu Atemversagen und schweren Organschädigungen einhergeht.

Diese beiden Besonderheiten werden schon im „Klassiker des Gelben Kaisers" („*huáng dì nèi jīng*") und später vom TCM-Arzt „*Wú yòu kĕ*" (1582–1652) als Hinweis für ein epidemisches Pathogen beschrieben (Fu 2019). Dieses pestilenzartige Pathogen (*yìqì*) bedingt zwar eine Infektionserkrankung, ist aber weder ein normaler „äußerer pathogener Faktor" (*wàigăn*) im Sinne der chinesischen Medizin, noch eine normale saisonale Erkrankung, ausgelöst durch „die sechs bioklimatischen Übel (*liùyín*)" (Wind, Kälte, Feuer, Sommerhitze, Feuchtigkeit, Trockenheit), oder eine allgemeine sonstige Erkrankung (*zábìng*).

Während die *liùqì* bzw. *liùyín* (Wind, Kälte, Hitze usw.) saisonale Krankheitserreger sind, treten pestilenzartige Pathogene und epidemische Pathogene (*yì lì zhī qì*) unabhängig von saisonalen und klimatischen Faktoren auf.

Im „Klassiker des Gelben Kaisers" („*huáng dì nèi jīng*") steht in Kapitel 72 des *sù wèn* im *cì fǎ lùn*, dass es fünf Arten von Pestilenz (*wǔ yì zhī qì*) gibt, die von Mensch zu Mensch übertragen werden können (Fu 2019): „Sowohl bei Kindern als auch bei Erwachsenen sind die Symptome die gleichen." Wenn das pestilenzartige Qi erscheint, kann es sich schnell in ein toxisches Qi (*dúqì*) umwandeln. Dieses Pathogen (*xiéqì*) kann durch „*tiānpìn*", d. h. die Nase, eindringen oder auch entweichen.

Im TCM-Werk „*wēn yì lùn*" ist dieses pestilenzartige Pathogen (*yì xié*) oder epidemische Pathogen (*lì qì/yì lì zhī qì*) ein besonderes Qi oder Pathogen (*xié*).

2.4.2 Vitales Qi (*zhèngqì*) vs. Pathogen (*xiéqì*)

Glaubt der Akupunkturklassiker (*nèi jīng*) noch, dass wenn „das *zhèngqì* stark genug ist, selbst das stärkste Gift keinen Einfluss auf den Körper ausüben kann" und es zu keinem Ausbruch der Erkrankung kommen kann, so behauptet der berühmte *wēn bìng* – Arzt und Autor des *wēn yì lùn* – *Wú Yòu Kĕ* sogar, dass, unabhängig vom *zhèngqì* (vitalen Qi) und vom Alter, ein epidemisches Pathogen (*yì lì zhī qì*) eindringen und eine Krankheit auslösen kann.

Im Widerspruch dazu sehen wir bei dem neuen SARS-CoV-2-Virus sehr wohl, dass viele Patienten, die durch das Pathogen infiziert wurden, keine bis nur milde Symptome zeigen, während geschwächte, alte und vorerkrankte Patienten durch das Virus stark angegriffen werden und sogar sterben können.

Auch darauf wies *Wú Yòu Kĕ* hin: „… wenn das vitale Qi (*zhèngqì*) kraftvoll und stark ist, wird man sich an üblen Pathogenen nicht so leicht anstecken, aber wenn das aufrichtige Qi (*zhèngqì*) schwach oder mangelhaft ist, dann können äußere Übel (*wàixié*) den menschlichen Körper während der Atmung infizieren." Dann werden „Menschen, deren *zhèngqì* schwach ist, krank, wenn sie von einem äußeren Übel getroffen werden."

2.4.3 Lokalisation des Pathogens

Das Pathogen zeigt sich vornehmlich in der Lunge bzw. auf der Ebene der Lungen-Leitbahn. Dazu sagt *Yè Tiān Shì* (1667–1746) im *wēn rè lùn*: „Wenn man von einem Wärme-Pathogen (*wēnxié*) angegriffen wird, wird das Pathogen zuerst den oberen Erwärmer (*shàngjiāo*) angreifen und in die Lunge eindringen und anschließend entgegengesetzt das Perikard attackieren."

Das *huáng dì nèi jīng* sagt, dass die Lunge ein zartes und kostbares Organ sei (Fu 2019): „Die Lunge ist delikat und zart und rein, sie ist voll beim Einatmen und leer beim Ausatmen, die Lunge überdacht die Eingeweide; und alle Blutgefäße werden von der Lunge geregelt."

Äußere Pathogene, wie Wind, Kälte, Feuchtigkeit, Feuer, Sommerhitze und Trockenheit, dringen über die Haut und Poren (*shānghán*) sowie über den Mund und die Nase (*wēnbìng*) in die Lunge ein und affizieren sie. So erzeugen diese Pathogene, unabhängig vom Pathogentyp und vom Ort des Eindringens, auf der Lungenebene Symptome, wie Fieber, Husten und Atemnot, sowie bei stärkeren Verläufen Bluthusten und Atemversagen, so wie es auch beim pestilenzartigen Pathogen (*yìxié*) der Fall ist.

Nach dem *wēn bìng tiáo biàn* von *Wú Jū Tōng* (1758—1836) können zusätzlich Blutungen im oberen Erwärmer entstehen, wenn das Lungen-Qi und das Lungen-Yin angegriffen werden. In diesem Fall wird es für die Patienten lebensbedrohlich.

Neben der Lunge kann auch der Verdauungstrakt durch das SARS-CoV-2-Virus angegriffen werden, der im Sinne der chinesischen Medizin dem Element Erde mit Magen (Yang-Organ) und Bauchspeicheldrüse/Milz (Yin-Organ) entspricht. Das Yin-Organ der Erde wird besonders dann attackiert, wenn das Pathogen durch Feuchtigkeit oder Nässe bedingt ist. Ein Feuchtigkeit-Wärme-Pathogen (*shīwēn xié*) hat eine besondere Affinität zum mittleren Erwärmer (*zhōngjiāo*) und erzeugt Bauchdruck und -schmerzen, Durchfall und eine geschwollene Zunge mit dickem, schmierigem, fettigem oder sogar fauligem Belag. Dies sind deutliche Zeichen für ein Feuchtigkeitstoxin (*shīdú*).

2.4.4 Zusammenfassung

Zusammenfassend lässt sich sagen, dass wir es mit einem äußeren epidemischen Pathogen zu tun haben, das insbesondere die Lungen-Leitbahn attackiert, bei gleichzeitiger Schwäche des *zhèngqì*. Das Pathogen ist charakterisiert durch Feuchtigkeit-Nässe, Hitze und Toxine oder durch Feuchtigkeit, die Hitze und Toxine produziert, bei gleichzeitig vorherrschender Schwäche, sowie einer sich entwickelnden Blutstase und Blutungen in der Lunge.

3 Anamnese und Diagnostik

Die Traditionelle Chinesische Medizin (TCM) gebraucht für die Diagnostik – entsprechend ihrer Entstehungszeit – ausschließlich die Sinnesorgane (Frass et al. 2019). Im Großen und Ganzen handelt es sich um vier Methoden:

- Anamnese: Zuhören.
- Diagnostik: Hören und Riechen.
- Diagnostik-Sehen: Inspektion, Zungendiagnostik.
- Diagnostik-Palpation: Pulsdiagnostik.

3.1　TCM-Anamnese

Die ausführliche Befragung ist ein besonders wichtiger Faktor in der Arzt-Patient-Beziehung. Der Patient fühlt sich ernst genommen, und der Arzt bekommt eine Menge wertvoller Informationen. Zuerst wird gefragt nach aktuellen Beschwerden, Art und Zeitpunkt des ersten Auftretens (beispielsweise von Schmerzen) und danach, welche Zusammenhänge der Patient selbst vermutet (besonderes Ereignis, Überanstrengung, Infekt, psychische Belastung, Emotionen etc.). Es schließen sich Fragen an nach Vorerkrankungen, aktueller Medikation und danach, was dem Patienten angenehm ist und was nicht (warm, kalt, feucht, trocken, Wind etc.), Appetit/Lust auf einen bestimmten Geschmack, Stuhl, Harn, Zustand von Sinnesorganen (Hören, Sehen, Riechen etc.), Gedächtnis, Energie, Psyche. Bei Frauen ist die Frage nach Geburten und Menstruation wesentlich, bei Männern nach Potenzproblemen. Nach Beendigung der Befragung werden Zunge und Puls begutachtet.

3.2　TCM-Diagnostik

3.2.1　Hören in der TCM

Gehört werden kann die Stimme, der Atem und evtl. der Husten. Ist die Stimme laut und kräftig, die Atmung hörbar rasselnd und der Husten bellend bis gurgelnd, so handelt es sich wahrscheinlich um ein Fülle-Syndrom. Ist die Stimme leise, der Atem flach-hechelnd und der Husten mehr ein kraftloses Hüsteln, so weist dies auf ein Mangel-Syndrom hin.

3.2.2　Riechen in der TCM

Es geht darum, ob überhaupt ein Geruch wahrnehmbar ist oder nicht. Intensiver Gestank entsteht nicht bei Kälte, sondern durch Hitze, insbesondere wenn Feuchtigkeit dazukommt. Intensiv stinken können Atem, Schweiß, Auswurf, Nasensekret, Urin, Stuhl, Fluor, Menstruationsblut.

3.2.3　Sehen in der TCM

Die Inspektion vermittelt bereits auf den ersten Blick einen Eindruck der Gesamterscheinung und der Vitalität des Patienten (Konstitution, Körperbau und Qi). Besonders beachtet wird die Farbe von Gesicht, Lippen und Zunge. Grundsätzlich geben die Farben bestimmte Hinweise:

- Weiß/blass: Kälte oder Yang-Mangel.
- Rot: Hitze, wobei es auf den Grad der Röte ankommt – ausgeprägtes Rot entsteht durch Anwesenheit des Pathogens Hitze, helles oder blasses Rot weist auf Mangel-Hitze hin.
- Blau/zyanotisch oder livider Touch: Blut-Stagnation, Kälte.

3.2.4 TCM-Zungendiagnostik

Speziell die Zungendiagnostik ist in der TCM sehr ausgefeilt. Betrachtet werden jeweils Zungenbelag und Zungenkörper (Ploberger und Vinod 2009). Die Zunge ist ein relativ verlässlicher Indikator für bereits länger bestehende Probleme. Soeben erst stattgehabte Infektionskrankheiten zeigen sich nicht sofort am Zungenbild.

Zungenbelag

Der Belag zeigt mit seiner Dicke die An- oder Abwesenheit „pathogener Faktoren" an, mit seiner Farbe deren Natur. Ein gelber Belag weist auf Hitze hin, ein weißer Belag auf Kälte.

Zungenkörper

Dieser transportiert Informationen über den Zustand von Qi, Blut, Körpersäften und evtl. über betroffene Organe.

Vorgehen bei der Zungendiagnose:

- Position: Der Patient sollte die Zunge kurz und ohne Kraft herausstrecken. Bei einem längeren Herausstrecken verfärbt sich die Zunge bläulich, dies sollte nicht als Stagnation missinterpretiert werden.
- Licht: Tageslicht sollte bevorzugt werden. Falls dies nicht möglich ist, möglichst immer die gleiche Beleuchtungsquelle verwenden!
- Tageszeit: Es wird empfohlen, am Morgen die Zunge zu betrachten.
- Cave: Nahrungsmittel und Getränke verfärben die Zunge.

Allgemein gilt, dass eine große Zunge auf eine kräftige Konstitution hinweist, während eine zarte Zunge auf eine eher schwache Konstitution schließen lässt.

Die Zungenform gibt Hinweise über die Säfte (jīnyè).

- Ein Zuviel an Säften, auch durch Stagnationen hervorgerufen, führt zu einer Schwellung im dazugehörenden Bereich; bei einem Mangel bilden sich Risse und die Zunge zieht sich zusammen.
- Je breiter die Zunge ist, desto mehr Feuchtigkeit besteht.
- Je dicker die Zunge ist, desto mehr Schleim-Stagnation weist der Patient auf.
- Zahnabdrücke sind ein Hinweis für einen Milz-Yang-Mangel.
- Rote Papillen deuten auf Hitze, toxische Hitze oder einen pathogenen Faktor hin.

Zungenbeweglichkeit:

- Diese gibt Hinweise über das Zheng Qi und über Wind-Symptome.
- Eine normale Zunge ist gut beweglich und symmetrisch.
- Eine massive Nieren-Qi-Schwäche und auch eine Schleim-Stagnation zeigen sich im Unvermögen, die Zunge kraftvoll herauszustrecken.

- Bei Blut-Mangel und innerem Wind zittert die Zunge.
- Bei einer Schleim-Stagnation weicht die Zunge auf eine Seite ab.

Venen am Zungengrund: Diese können zusätzlich beurteilt werden. Der Patient wird aufgefordert, die Zungenspitze an den oberen Gaumen bzw. die oberen Schneidezähne zu legen.
Folgende Beurteilung ist möglich:

- Starke, kräftige Venen deuten auf eine kräftige Konstitution hin.
- Dünne, zarte Venen deuten auf eine schwache Konstitution hin.
- Rote Venen: Hitze.
- Blasse Venen: Kälte bzw. Yang-Mangel.
- Zyanotische Venen: Stagnation (cave: diese Farbe ist bei fast allen Menschen zu finden).
- Gelbliche Farbe der Venen deutet auf einen Milz-Qi- und Milz-Yang-Mangel hin.

3.2.5 Palpation in der TCM
Damit lassen sich die Haut und die darunter liegenden Schichten begutachten: kalt, heiß, trocken, feucht.

3.2.6 TCM-Pulsdiagnostik
Die Pulsdiagnostik liefert eine Momentaufnahme, ähnlich wie eine Blutdruckmessung. Deshalb sollte diese erst durchgeführt werden, wenn der Patient sich an die Situation in der Arztpraxis gewöhnt hat. Differenzierte Pulsdiagnostik in der TCM ist Erfahrungssache, aber einige Parameter sind für jedermann einfach zu beurteilen (Ploberger und Vinod 2009).

Pulsstärke
Unter normalen Bedingungen sollte der Puls mittelstark sein, d. h. weder zu schwach noch zu stark. Ein mittelstarker Puls ist ein Zeichen dafür, dass Qi und Blut ausreichend vorhanden sind und die Zang-Fu-Organe keinen pathologischen Veränderungen unterworfen sind.

Sollte ein Puls auffallend stark sein, so ist dies ein Hinweis auf eine Überaktivität des Yangs. Diese Überaktivität des Yang kann zweierlei Ursachen haben: Einerseits kann es sich um eine Invasion eines sog. pathogenen Faktors, der Hitze von außen in den Körper bringt, handeln. Andererseits kann es ein relativer Überschuss des Yang aufgrund eines Yin-Mangels sein. So wird beispielsweise ein voller (*shī*) Puls als Hinweis für eine Überaktivität des Yang bzw. der Hitze im Körper angesehen. Ein Puls, der schwächer (*xú*) und gleichzeitig schneller (*shuò*) als ein normaler Puls ist, deutet im Normalfall auf einen Yin-Mangel hin.

Pulshöhe bzw. Pulstiefe
Unter normalen Umständen sollte der Puls hauptsächlich auf dem mittleren Niveau zu tasten sein. Dabei sollte er auch bei leichtem, aber auch starkem Druck, tastbar sein; dies jedoch schwächer als mit mittlerem Druck.

Ein Puls, der bei mittlerem Druckniveau am stärksten zu palpieren ist, zeigt, dass das Magen-Qi kräftig ist und Qi und Blut ausreichend vorhanden sind.

Sollte ein Puls hauptsächlich oberflächlich *(fú)* zu tasten sein, gibt es zwei Interpretationsmöglichkeiten: Ist der Puls gleichzeitig oberflächlich *(fú)* und voll *(shí)*, so handelt es sich um einen Überschuss aufgrund eines pathogenen Erregers, der von außen in den Körper eindringt. Ist ein oberflächlicher *(fú)* Puls gleichzeitig leer *(xú)*, d. h., kann der Puls bei mittlerem und starkem Druck (also in der Tiefe) nur schwer wahrgenommen werden, so handelt es sich um einen Leere-Zustand, speziell des Yin. In diesem Fall wird das Yang durch das Yin nicht kontrolliert und steigt an die Oberfläche auf.

Ein Puls, der nur in der Tiefe, nicht jedoch mit mittlerem und leichtem Druck (an der Oberfläche) zu tasten ist, gibt Hinweise darauf, dass das Qi nicht an die Oberfläche zirkulieren kann. Dies kann aufgrund eines pathogenen Erregers, der in das Innere des Körpers eingedrungen ist, oder aufgrund eines Mangels an Qi und Yang verursacht sein.

Zusammengefasst ist also ein hauptsächlich oberflächlicher *(fú)*, aber auch ein hauptsächlich tiefer *(chén)* Puls ein Hinweis auf eine pathologische Veränderung des Körpers.

Pulsgeschwindigkeit
Die rhythmische Herzkontraktion ist die Ursache für den rhythmischen Pulscharakter, den wir an den Unterarmen tasten können. Die normale Pulsgeschwindigkeit ist laut alter TCM-Literatur 4–5 Schläge pro Atemzug.

Ein Atemzug entspricht dabei dem gesamten Zyklus des Einatmens, der Pause und des Ausatmens. Hierbei wird der Atemzug des Therapeuten zur Interpretation herangezogen. Es wird davon ausgegangen, dass der Therapeut gesund ist. Pro Atemzug sollten, wie beschrieben, 4–5 Pulsschläge stattfinden. Die Pulsgeschwindigkeit ist von mehreren Faktoren abhängig: allen voran von der Qualität des Yang-Qi des Körpers. Das Yang-Qi ist für die Bewegung innerhalb des Körpers zuständig.

Ein schneller *(shuò)* Puls kann auf eine Überaktivität des Yang hinweisen. Dieser schnelle *(shuò)* Puls kann aufgrund eines wirklichen Überschusses (aufgrund des Eindringens des pathogenen Erregers: Hitze) im Körper entstehen oder aufgrund eines sog. Leere-Feuers (aufgrund eines Yin-Mangels).

Je stärker der Überschuss des Yang ist, desto schneller wird die Qualität des Pulses werden. Im Falle eines Yin-Mangels ist der Puls nicht nur schnell *(shuò)*, sondern zusätzlich an der Oberfläche zu tasten *(fú)*, da das aufsteigende Yang durch das verminderte Yin nicht kontrolliert wird.

Ein langsamer *(chí)* Puls wird normalerweise bei Kälte bzw. einem Yang-Mangel gefunden. Es kann aber auch ein Hinweis auf eine Feuchte-Hitze innerhalb des Körpers sein. Im Falle einer Feuchte-Hitze innerhalb des Körpers blockiert die Feuchtigkeit die Zirkulation von Qi und Blut im Körper und verursacht deswegen einen langsamen *(chí)* Puls.

Pulsrhythmus
Unter normalen Umständen sollte der Puls rhythmisch sein. Physiologisch wird davon ausgegangen, dass der Puls in der Ein- bzw. Ausatemphase diskret schneller bzw. langsamer wird.

Um die Rhythmik des Pulses beurteilen zu können, sollten zumindest 50 Puls-schläge getastet werden. In der TCM wird davon ausgegangen, dass es Aufgabe des Herz-Qi ist, das Blut in den Blutgefäßen zu bewegen. Das Herz-Qi ist für die Rhythmik des Pulses hauptverantwortlich. Ein rhythmischer Puls ist ein Hinweis auf eine normale Qualität des Herz-Qi. Ein unrhythmischer Puls zeigt an, dass die Qualität des Herz-Qi beeinträchtigt ist.

Darüber hinaus kann ein unrhythmischer Puls aber auch Hinweis auf eine Veränderung innerhalb anderer Organe sein. Generell gilt ein unrhythmischer Puls in der TCM als Zeichen für eine schwere Dysbalance des Körpers. Unrhythmische Pulse, wie z. B. der inter-mittierende (*dài*) Puls, treten erst bei einer massiven Erschöpfung eines der Organe auf.

Natürlich ist der Pulsschlag vom Lebensalter, vom Geschlecht, von der Konstitution, von der emotionalen Verfassung, von der Tageszeit, von einer evtl. Medikamentenein-nahme etc. abhängig. Wichtig bei der Interpretation des Pulses ist, ob der erhobene Puls-befund mit den Symptomen des Patienten übereinstimmt. So sollte z. B. ein Mensch mit einer Hitze-Konstitution einen schnellen (*shuò*) Puls aufweisen, ein Mensch mit einer schwachen Konstitution einen leeren (*xú*) Puls, etc.

Pulslokalisationen

In China wird im klinischen Alltag hauptsächlich die Pulsdiagnostik am Handgelenk ver-wendet. Dabei wird der Pulsschlag über der Arteria radialis beider Handgelenke getastet. Die Pulsdiagnostik am Handgelenk ist deswegen bedeutsam, da an der Pulstaststelle die Lungenmeridiane langziehen.

Eine der vielen Lehrsätze der TCM lautet: „Die Lunge ist auf die 100 pulsierenden Ge-fäße ausgerichtet." Die Gefäße treffen sich nach Lehre der chinesischen Medizin am Punkt Taiyuan (Lunge 9 am Handgelenk). Dieser Punkt befindet sich über der distalen Beuge-falte des Handgelenks. Die Pulstastung am Handgelenk wird in der chinesischen Medizin *cūn kǒu* genannt. Taiyuan (Lunge 9) entspricht in der chinesischen Medizin der *cūn*-Region (*cūn* bedeutet wörtlich übersetzt „Zoll"). Er sollte stets mit der Fingerspitze des Zeigefingers getastet werden.

Bedeutsam ist, dass die linke Hand des Therapeuten die rechte Hand des Patienten tas-tet bzw. die rechte Hand des Therapeuten die linke Hand des Patienten. Die Lokalisation des Punktes Jingqu (Lunge 8) wird in der Pulsdiagnostik *chǐ* genannt (*chǐ* bedeutet wört-lich übersetzt „Elle"). Hier wird die Fingerbeere des Ringfingers aufgesetzt. Es befindet sich ein Cun (1 Cun entspricht 1 Fingerbreite) proximal des Punktes Taiyuan (Lunge 9).

Zwischen diesen beiden Punkten liegt die Pulstaststelle Guan, wörtlich übersetzt „Schranke". Diese Region wird mit dem Mittelfinger getastet. Bei der Pulstastung emp-fiehlt sich folgendes Vorgehen: Zu Beginn wird die mittlere Pulstaststelle über dem Pro-cessus styloideus radii mit dem Mittelfinger aufgesucht und Zeigefinger und Ringfinger seitlich danebengelegt.

Kombinierte Zungen- und Pulsdiagnostik

Man unterscheidet in der TCM-Diagnostik zwischen Leere-Zuständen (Tab. 2) und Fülle-Zuständen (Tab. 3).

Tab. 2 Puls und Zunge bei Leere-Zuständen. (Ploberger und Vinod 2009)

Pathologie	Puls	Zungenkörper	Zungenfarbe	Zungenbelag
Pathogener Erreger	Oberflächlich	Normal	Normal	Dünn ohne Wurzel
Qi-Stagnation	Gespannt	Geschwollen	Normal	Normaler dünner Belag
Blut-Stagnation	Rau	Fleckig	Normal	Normaler dünner Belag
Feuchte-Kälte	Breit Gleitend Langsam Voll	Breit, Zahnabdrücke	Blass	Dick, feucht, weiß
Feuchte-Hitze	Breit Gleitend Schnell Voll	Breit	Rot	Dick, feucht, gelblich
Schleim-Kälte	Gleitend Breit	Dick	Hellrot Weiß	Dick, fettig, weiß
Schleim-Hitze	Gleitend Schnell	Dick	Rot	Dick, fettig, gelblich bis braun
Zäher Schleim	Dünn	Dick		Klebrig, trocken, gelblich bis braun, halbseitiger Belag, streifenförmig
Nahrungsmittel-Stagnation	Gleitend Schnell	Normal	Normal	Dick, klebrig, gelblich

Tab. 3 Puls und Zunge bei Fülle-Zuständen. (Ploberger und Vinod 2009)

Pathologie	Puls	Zungenkörper	Zungenfarbe	Zungenbelag
Qi-Mangel	Kurz Leer Langsam	Kurz, feucht	Blass	Wenig, dünn und feucht
Blut-Mangel	Dünn Schnell	Schmal, trocken	Blass	Wenig, dünn, weiß, trocken
Yang-Mangel	Tief Leer Langsam	Kraftlos, weich, breit	Blass Lila Blau	Feucht
+ Feuchtigkeit + Blut-Stagnation	Breit Rau		Venen blau bis schwarz	
Yin-Mangel	Oberflächlich Schnell Leer	Dünn, schmal, kurz, trocken, senkrechte Risse	(Dunkel)Rot	Kaum Belag

3.2.7 TCM-Diagnostik bei SARS-CoV-2-Infektion und COVID-19

SARS-CoV-2 ist ein epidemisches Pathogen (*xié*), welches die COVID-19-Erkrankung bedingt. Das Pathogen breitet sich schnell aus, zeigt neben heftigen und kritischen Verläufen auch keine Symptome oder nur sehr milde Verläufe, abhängig von der Körperkraft, dem *zhèngqì* (aufrechtes Qi, welches die Homöostase aufrecht hält).

COVID-19 betrifft mehrere Organsysteme: Lunge, Herz, Gehirn, Nieren und Gefäße (Ochs und Garran 2020). Die Fieberreaktion des Körpers auf die Infektion ist unterschiedlich stark ausgeprägt, die Symptomatik ist sehr variabel und kann unterschiedlich lange anhalten. Hitze und Feuchtigkeit attackieren insbesondere die Lungen-Leitbahn, aber auch den mittleren Erwärmer (Verdauungssystem) und schwächen das gesamte Qi (Lebensenergie). Die SARS-CoV-2-Pandemie wird daher aufgrund des klinischen Bildes nach TCM als Feuchtigkeitstoxin-Epidemie gewertet. Je nach vorherrschendem Klima, Konstitutionstyp oder auch nach Krankheitsstadium zeigt sich die Feuchtigkeit entweder als Kälte-Feuchtigkeit oder als Hitze-Feuchtigkeit (Lantern-COVID-online-issue 2022).

Die Untersuchungen in Wuhan zeigten, dass SARS-CoV-2-Infizierte in der klassischen Puls- und Zungendiagnostik typische Zeichen dieser Feuchtigkeitsproblematik aufwiesen. PatientInnen mit einer Lungenentzündung durch SARS-CoV-2 haben in der Regel einen dicken, schleimigen, weißen oder gelben Zungenbelag. Der fast typisch auftretende verdickte Zungenbelag weist auf die Art und die Ausbreitung des Feuchtigkeitstoxins hin. Die Veränderungen des Zungenbelages werden zur Beurteilung des Krankheits- und Therapieverlaufes herangezogen (Abb. 1).

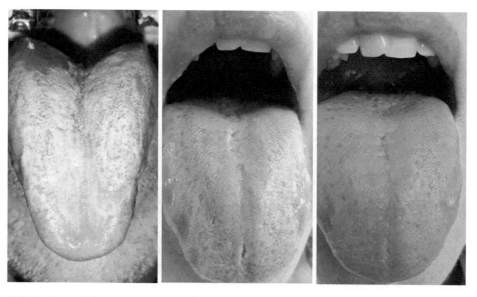

Abb. 1 Zungenbilder von behandelten COVID-19-Fällen

Die ganzheitliche und individuelle Diagnostik der TCM erfasst den Verlauf der CO-VID-19-Erkrankung sehr präzise. Um das Potenzial der westlichen Arzneipflanzen voll ausschöpfen zu können, muss man die westlichen Arzneipflanzen nach TCM und Forschungsstand kennen, aber auch die COVID-19-Erkrankung aus westlicher und TCM-Sicht verstehen.

Abgesehen von den bekannten Symptomen mit Lungenbeteiligung, Verlust von Ge-schmacks- und Geruchssinn, kann auch der Magen-Darm-Trakt befallen sein. Die Symptome sind in diesem Fall Übelkeit, Appetitverlust und gestörtes Stuhlverhalten wie Durchfälle, aber auch Obstipation (Jin et al. 2020a; Lin et al. 2020; Yeoh et al. 2021; Zuo et al. 2021).

Die nationalen Guidelines des General Office der NHCC (National Health Commission of China) und klinische TCM-Experten unterteilen die COVID-19-Erkrankung in ein Sta-dium der medizinischen Beobachtung in der Präventionsphase mit teilweise unspezi-fischer Müdigkeit und Fieber sowie ein Stadium der klinischen Therapie bei milder bis kritischer Manifestation von COVID-19 (Abb. 2) (The General Office of National Health Commission Office of State TCM Administration 2020; Chan et al. 2020; Chen 2020).

Entzündung und Hitze, lokal oder als Fieber, sind die häufigsten und wichtigsten Re-aktionen (= Antworten) des Organismus auf schädigende Einflüsse. Die meisten Hitze-Erkrankungen entstehen aufgrund viraler oder bakterieller Infektionen und gelten als wichtigste Pathogene, die eine immunologische Abwehrreaktion hervorrufen (Panossian und Brendler 2020). Mittlerweile belegen auch zahlreiche wissenschaftliche Studien die immunmodulatorische Wirksamkeit der traditionellen chinesischen Arzneimitteltherapie bei Viren allgemein und bei SARS-CoV-2-Erkrankung im Speziellen und die antiviralen Eigenschaften der Inhaltsstoffe (Capodice und Chubak 2021; Mirzaie et al. 2020). Bei-

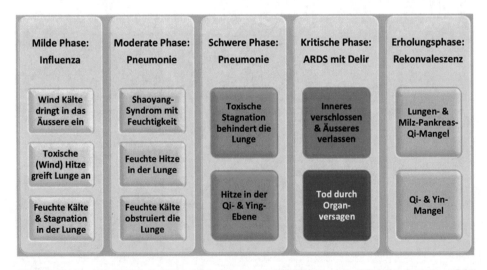

Abb. 2 Phasen der SARS-CoV-2-Infektion und von COVID-19 nach TCM-Syndromen. *ARDS* akutes Atemnotsyndrom. (The General Office of National Health Commission Office of State TCM Administration 2020; Chan et al. 2020; Chen 2020)

spielsweise blockieren Ephedrinverbindungen in Ephedra sinica, dem Chinesischen Meerträubel, das Andocken des SARS-CoV-2-Proteins an den ACE2-Rezeptor (Lv et al. 2021; Hamming et al. 2004).

Zu den antiviralen Eigenschaften westlicher Arzneipflanzen gab es bereits vor der Pandemie viele Studiendaten (Glatthaar-Saalmüller et al. 2011; SAA und Naji 2003; Popovych et al. 2020). Sie wirken überall dort antiviral, wo sich der Virus vermehrt – von der Anheftung an die Wirtszelle über Schritte der Transkription und Replikation bis zur Abschwächung des Zytokinsturmes – sie wirken immunsystemregulierend und unterstützend beim Reparieren von Gewebeschäden.

Phytochemikalien/Naturstoffe, wie Verbindungen aus der Gruppe der Alkaloide, Terpene, Polyphenole und Cumarine, können den oxidativen Stress im Rahmen eines Lungenversagens durch die Down-Regulation von Entzündungsmediatoren verhindern bzw. mildern (Majnooni et al. 2020; Wyganowska-Swiatkowska et al. 2020).

Das Klima in Wuhan ist eher als feucht-kalt zu klassifizieren, während wir im deutschsprachigen Raum im Winter eher ein trocken-kaltes Klima haben. Die TCM-Rezepturen müssen somit diesbezüglich für die Therapie in Europa etwas angepasst werden.

Das zeitliche Stadium des Befalls – akut, subakut oder chronisch – ist prognostisch und für die Therapieauswahl von Bedeutung. Die Forschung bestätigt, wie wichtig bei viralen Erkrankungen eine frühzeitige und passende Behandlung ist.

Zusammenfassend richtet sich die multimodale TCM-Therapie nach

- den spezifischen Symptomen der Infektion,
- der Stärke des pathogenen Erregers,
- nach dem zeitlichen Stadium (akut, subakut, chronisch),
- dem generellen Zustand des Terrains,
- der Stärke der Toxikosebelastungen,
- den spezifischen und unspezifischen Abwehrreaktionen des Immunsystems

und empfiehlt phasenadaptierte Therapiestrategien.

4 Therapie und Maßnahmen

4.1 TCM-Behandlungsplan mit Phytotherapeutika

Die TCM-Diagnostik beobachtet und evaluiert v. a. die Abwehrreaktionen des Körpers, damit Pathogene nicht tiefer in den Körper eindringen können. Um eine geeignete Therapie zu planen, bewertet man zunächst folgende Punkte:

1. Nützen die Abwehrmechanismen oder verletzen Reaktionen wie Hitze/Fieber/Entzündung die Abwehrkraft?
2. Wie stark ist die Abwehrkraft und wie stark das Pathogen?

Die Abwehrkraft wird durch die Konstitution entscheidend mitbestimmt, in der TCM wird sie auch als Yang des Körpers bezeichnet (kraftvolles Yang, geschwächtes Yang).

4.1.1 Punkt 1: Nutzen und Risiko der Abwehrreaktion Hitze

Hier gibt es zwei Szenarien:

1. Fieber oder Entzündung sind moderat und wenig gefährlich. Therapeutisch folgt man der Körperreaktion und hilft dem Abwehrsystem, die Immunaktivität zu stärken und die entzündlichen Abfallstoffe über Haut, Lymphe und Nieren abzutransportieren. Dies geschieht durch Arzneipflanzen, die die Diaphorese und Harnausscheidung anregen. Bettruhe, Flüssigkeitszufuhr und leichte Kost unterstützen den Heilungsverlauf.
2. Die Fieber-/Hitzereaktion ist zu stark oder dauert zu lange an. Dies führt zu Austrocknung und verletzt die Abwehrkraft. Therapeutisch werden hier fiebersenkende Arzneipflanzen verschrieben, welche v. a. Hitze über die Leber ausleiten. Spasmolytika, befeuchtende laxierende Arzneipflanzen oder beruhigende Arzneipflanzen werden je nach klinischem Bild unterstützend eingesetzt.

4.1.2 Punkt 2: Konstitution der Person, Stärke der Abwehrkraft und des Pathogens

Die TCM definiert verschiedene Konstitutionstypen. Eine kräftige Konstitution, die eine starke Hitze-Abwehrreaktion mit hohem Fieber und akuter Entzündung zeigt, nennt sie „Shao Yang-" und/oder „Tai Yang- Feuertypen". Die Yang-Energie des Körpers, die u. a. für Wärme und Abwehr dient, richtig einzuschätzen, ist essenziell. Das ermöglicht eine genaue Diagnose, aus der Prognose und weiterer Verlauf gefolgert werden. Danach werden die Arzneipflanzen ausgewählt.

Im Gegensatz dazu haben Yin-Konstitutionen mit Kälte, Anämie und Schwäche eine unzureichende Abwehrreaktion mit sog. leerer Hitze. Diese Leere- oder Mangel-Hitze entsteht nicht durch äußere pathogene Faktoren, sondern aus dem inneren Ungleichgewicht „Yin-Mangel (fehlende Kühlung) und relativer Yang-Überschuss". Dieses Störungsmuster zeigt sich oft in chronischen, subakuten, verschleppten, katarrhalischen oder serösen Entzündungen. Die „Leere-Hitze" manifestiert sich u. a. als Hitzegefühl am Nachmittag oder Abend, als Nachtschweiß und Hitzegefühl an Handflächen und Fußsohlen. Diese Art der Konstitution wird als „Shao-Yin -" und „Tai-Yin-Erd-Konstitution" beschrieben.

Beide Grundtypen haben unterschiedliche Symptome und brauchen unterschiedliche Arzneipflanzen.

4.2 Westliche Arzneipflanzen und TCM – ein modernes Integrationsmodell

Das moderne Integrationsmodell „westliche Arzneipflanzen und TCM" führt die Erkenntnisse der traditionellen östlichen und westlichen konventionellen Medizinsysteme mit naturwissenschaftlicher und moderner klinischer Forschung zusammen (Ross 2012).

Ernährung und/oder restorative und adaptogene Arzneipflanzen stellen das gesunde Terrain wieder her.

„Adaptogen" bezeichnet biologisch aktive Pflanzenstoffe, die dem Organismus helfen, sich erhöhten körperlichen und emotionalen Stresssituationen anzupassen (engl. „to adapt" = sich anpassen) (Panossian und Brendler 2020; Hossain et al. 2021). Forschungen legen nahe, dass Adaptogene bei der Prophylaxe und Behandlung von Virusinfektionen in allen Stadien der Infektion und zur Genesung eingesetzt werden können.

Die ganzheitliche Diagnostik nach TCM ist hier das wichtigste Fundament einer erfolgreichen Behandlung. Die Arzneipflanzen werden nach TCM-Kategorien erfasst und gemäß TCM-Therapieprinzipien individuell zusammengestellt.

Die Arzneipflanzen werden nach 3 Kriterien ausgewählt:

1. Passend nach Musterdiagnose und Therapieprinzipien nach TCM.
2. Grundzustand des Körpers und seiner Gewebe (Terrain).
3. Spezifische Krankheitssymptome.

Nicht nur die richtige Diagnose, auch das Wissen über westliche Arzneipflanzen aus Tradition und Wissenschaft braucht man für eine wirksame Rezeptur. Die moderne Pharmakognosie hat auf biomolekularer Ebene schon viel über virale Infektionen und die spezifische Wirkung von Arzneipflanzen erforscht. Damit wird die Spezifität einer Arzneipflanze für eine bestimmte virale Erkrankung zunehmend auch wissenschaftlich belegbar. Die Auswahl erfolgt in einem Suchprozess, in dem Forschungsdaten und traditionelles Wissen ständig abgeglichen werden.

In der TCM wird besonders auf die Temperaturwirkung und die spezifischen TCM-Funktionen der Kräuter geachtet, um eine Kräutermischung zusammenzustellen.

Man unterscheidet zwischen wärmend-kühlenden, neutralen, wärmenden, kühlenden und kalten (westlichen) Arzneipflanzen (Tab. 4) (Ross 2012; Bäumler 2012; Buhner 2020; Sticher et al. 2014).

4.3   TCM-Behandlungsplan mit additiver Akupunktur

Anfang Februar 2020 empfahl die CAAM-Gesellschaft (CAAM: China Association of Acupuncture & Moxibustion) die Anwendung von Akupunktur und Moxibustion bei CO-VID-19 (Liu et al. 2020a). 2020 hat auch das „Lotus" Institut der Integrativen Medizin neben der Kräutertherapie die Akupunktur als wichtige Add-on-Therapie zu seinen Behandlungsempfehlungen hinzugefügt (Chen 2020).

PatientInnen können selber bestimmte Akupunkturpunkte durch Wärme von Moxa-Zigarren oder Moxa-Schachteln stimulieren, während Akupunkteure die Akupunkturpunkte bis auf den Bauchnabel Shenque (Konzeptionsgefäß 8) nadeln.

Tab. 4 Antiinfektiös wirksame Arzneipflanzen. (Ross 2012; Bäumler 2012; Buhner 2020; Sticher et al. 2014)

Botanischer Name	Deutscher Name	TCM-Funktion(en)	Pharmakologische Wirkungen
Wärmend-kühlend			
Thymi Herba	Thymian	Eliminiert Restpathogen zerstreut Qi (Lunge) reguliert Qi Infektanfälligkeit Atemwegsinfekte	Antibakteriell, antiviral, antimykotisch, antiphlogistisch, spasmolytisch, expektorierend
Salviae officinalis Folium	Salbei	Öffnet Oberfläche vertreibt Wind-Hitze, Wind-Kälte & Hitzetoxine Halsentzündung	Diaphoretisch, antiphlogistisch, antiviral, antibakteriell, antimykotisch
Thujae Cacumen	Lebensbaum	Tonisiert Wei Qi & Lungen-Qi eliminiert Restpathogen, bewegt Qi, eliminiert Nässe & Schleim Stärkung der Immunabwehr Infektanfälligkeit	Antiviral, immunstimulierend, expektorierend
Lobeliae Herba	Indianertabak	Reguliert Qi der Lunge, klärt Lungen-Hitze und Schleim-Hitze der Lunge; Asthma, Schmerzen im Brustkorb, Spasmen der Bronchialmuskulatur	Antipyretisch, atemstimulierend, spasmolytisch, expektorierend
Neutral			
Grindeliae Flos	Goldkörbchen	Reguliert Lungen-Qi eliminiert zähen Schleim, Bronchitis, Keuchhusten	Antibakteriell, antiphlogisisch, sekretolytisch, expektorierend antimykotisch
Pruni serotina Cortex	Traubenkirsche	Reguliert Qi der Lunge klärt leere Hitze	Antitussiv, antiasthmatisch
Wärmend			
Cinnamomi Ramulus	Zimtzweige	Eliminiert Wind-Kälte öffnet Oberfläche bewegt Stagnation von Yang akute Erkältung	Kreislaufregulierend, herzstärkend, schmerzlindernd, antibiotisch, diaphoretisch, fiebersenkend, beruhigend, hypnotisch, hustenlindernd
Origani Herba	Oregano	Eliminiert Wind-Kälte reguliert Qi der Lunge öffnet den Brustkorb	Husten, Brustschmerzen, Erschöpfung, Bronchitis, Masern, Influenza; antiviral, antibakteriell, analgetisch, antirheumatisch, chronische Infektion

Tab. 4 (Fortsetzung)

Botanischer Name	Deutscher Name	TCM-Funktion(en)	Pharmakologische Wirkungen
Commiphora Myrrha	Myrrhe	Bewegt Blut und Qi wärmt eliminiert Feuchtigkeit und Schleim	Antiseptisch, antipyretisch, entzündungshemmend, schmerzstillend
Zingiberis Rhizoma	Ingwer	Wärmt Inneres öffnet Oberfläche	Antibiotisch, antimykotisch, hemmt Thrombozytenaggregation
Astragali Radix	Tragant	Tonisiert Qi, hebt Yang	Adaptogen, immunstimulierend, normalisiert Immunreaktion, hepatoprotektiv
Pimpinella anisi Fructus	Anis	Eliminiert Lungen-Schleim	Atemwegskatarrhe, sekretolytisch, antibakteriell, spasmolytisch
Allii sativi Bulbus	Knoblauch	Wärmt Magen und Milz	Antibiotisch, antimikrobiell, antiphlogistisch, antiasthmatisch, fibrinolytisch, antiparasitär, antihypertensiv, immunstimulierend
Allii cepae Bulbus	Zwiebel	Vertreibt Wind-Kälte, löst Schleim, bewegt Qi PLUS_SPI Blut, akuter grippaler Infekt, Bronchitis, Gesichtsödeme	Antimikrobiell, antiasthmatisch, fibrinolytisch, thrombozytenaggregationshemmend, antiphlogistisch
Peucedani Radix	Meisterwurz	Stärkt die Mitte, bei Asthma, Bronchitis,	Antiphlogistisch, antipyretisch, immunstimulierend
Amoraceae rusticanae Radix	Kren	Katarrhe der Luftwege, Harnwegsinfekte	Antimikrobiell (Staphylococcus aureus, E. coli), spasmolytisch
Angelicae archangelicae Radix	Engelwurz	Tai-Yang-Wind-Kälte-Syndrom, tonisiert Qi: Lunge, Milz, Wei Qi klärt Schleim schweißtreibend Husten mit zähem Schleim, Schwäche, Kälte, Müdigkeit	Antimikrobiell, antiphlogistisch, antiasthmatisch, antitoxisch, gerinnungshemmend, antianämisch, blutdrucksenkend
Calami Rhizoma	Kalmus	Transformiert Nässe & Schleim-Kälte	Antimikrobiell, Verdauungsstörung

(Fortsetzung)

Tab. 4 (Fortsetzung)

Botanischer Name	Deutscher Name	TCM-Funktion(en)	Pharmakologische Wirkungen
Kühlend			
Prunellae Spica	Kleine Braunelle	Kühlt Hitze, löst Knoten, eliminiert Schleim, beruhigt aufsteigendes Leber-Yang; Kopfschmerz, Schwindel, schmerzende Augen	Antiphlogistisch, antihypertensiv, antibiotisch, antiviral
Sambuci Flos	Holunderblüten	Vertreibt Wind-Hitze, eliminiert Feuchtigkeit, Schleim aus Lunge und Blase; grippale Infekte, Sinusitis, Katarrhe der Luftwege	Diaphoretisch, antiviral, antiphlogistisch
Filipendulae Herba	Mädesüß	Öffnet Oberfläche, kühlt Hitze (Magen, Muskeln, Gelenke, Haut), vertreibt Wind-Feuchtigkeit-Hitze, Wind-Hitze	Diaphoretisch, antiphlogistisch, analgetisch, Erkältungskrankheiten
Echinaceae angustifolia Radix	Igelstachelbart	Öffnet Oberfläche, vertreibt Wind-Hitze, kühlt Hitze (Lunge), kühlt toxische Hitze, eliminiert Restpathogen, Feuchtigkeit, tonisiert Abwehr Qi	Immunmodulierend, antiviral, antiphlogistisch, antimykotisch
Lichen islandicus	Isländisches Moos	Nährt Yin von Lunge, Magen, Niere, nährt Flüssigkeiten, Blut	Antiphlogistisch, Bronchialkatarrh, chronischer Reizhusten, Rachenentzündung
Andrographitis Herba	Andrographiskraut, Kalmegh	Kühlt toxische Hitze, eliminiert feuchte Hitze, Herpes, Halsschmerzen, Husten; Indische Echinacea	Antiinflammatorisch, antiviral, antioxidativ, restorativ
Pulmonariae Herba	Lungenkraut	Atemwegserkrankungen, Expektorans, Muzilaginosum	Traditionelle Anwendung bei Atemwegserkrankungen
Plantaginis Herba	Spitzwegerich	Eliminiert Schleim-Hitze der Lunge, kühlt Hitze im Magen; Katarrhe der Luftwege	Antiphlogistisch, antiviral, antibakteriell, broncholytisch

Tab. 4 (Fortsetzung)

Botanischer Name	Deutscher Name	TCM-Funktion(en)	Pharmakologische Wirkungen
Altheae Radix	Eibisch	Tonisiert Yin von Lunge und Magen; kühlt Leere-Hitze, stillt Husten; reizlindernd	Immunstimulierend, antiinflammatorisch, antitussiv, analgetisch, komplementaktivierend
Droserae Herba	Sonnentau	Reguliert Lungen-Qi, öffnet den Thorax, Heiserkeit, alle Hustenarten	Antiasthmatisch, antitussiv
Ribis nigri Fructus	Schwarze Ribisel	Eliminiert Wind-Hitze und Feuchtigkeit Nässe-Hitze-Bi	Antiphlogistisch, antiexsudativ
Kalt			
Asclepiadis Tuber	Knollige Seidenpflanze	Kühlt Hitze, vertreibt Wind-Hitze, eliminiert Schleim-Hitze (Lunge) Bronchitis, Pleuritis, Pneumonie, Husten, Krämpfe, Fieber	Diaphoretisch, sekretolytisch, antipyretisch, expektorierend, antiphlogistisch, spasmolytisch

- In der Präventionsphase und bei Verdacht auf eine SARS-CoV2-Infektion werden folgende Punkte gestochen/erwärmt: bilateral Zusanli (Magen 36) für je 15 min und Qihai (Konzeptionsgefäß 6) oder Zhongwan (Konzeptionsgefäß 12) für 10 min nach dem Mittagessen oder vor dem Abendessen.
- In der milden Phase werden folgende Punkte stimuliert: die „4 Tore" Hegu (Dickdarm 4) und Taichong (Leber 3) für 15 min, bilateral Zusanli (Magen 36) für je 10 min und eine Moxa-Schachtel auf den Bauchnabel Shenque (Konzeptionsgefäß 8) für 15 min jeweils am Vormittag und am Nachmittag.
- In der Rekonvaleszenzphase werden zur Stärkung der Funktionskreise „Metall" (Atmungs-Qi: Respirationstrakt, Immunsystem) und „Erde" (Nahrungs-Qi: Verdauung, Transformation) an folgenden Akupunkturpunkten Nadeln oder Wärme appliziert: bilateral Zusanli (Magen 36) & Kongzui (Lunge 6) für 15 min mit der Moxa-Zigarre, und Zhongwan (Konzeptionsgefäß 12) & Shangwan (Konzeptionsgefäß 13) sowie Dazhui (Lenkergefäß 14), Feishu (Blase 13), Geshu (Blase 17) über die Moxa-Schachtel für 30 min, jeweils 1-mal täglich.

Im Mai 2020 präsentierte Dr. Ge Youwen der China Academy of Chinese Medical Sciences bei einem WFAS-Vortrag (World Federation of Acupuncture and Moxibustion Societies) ein 18-Punkte-Programm für PatientInnen mit einem akuten COVID-19-Verlauf als Kombination zur TCM-Kräutertherapie und zur konventionellen Medizin (Tab. 5) (Ge 2023).

Tab. 5 Akupunkturprogramm nach Dr. Ge Youwen bei akuten COVID-19-Verläufen. (Ge 2023)

Element Feuer	Element Erde	Element Metall	Element Wasser	Element Holz	Extra-Meridian
Guanchong (Sanjiao 1)	Taibai (Milz-Pankreas 3)	Chize (Lunge 5)	Taixi (Niere 3)	Taichong (Leber 3)	Fengfu (Lenkergefäß 16)
Yemen (Sanjiao 2)	Yinlingquan (Milz-Pankreas 9)	Lieque (Lunge 7)	Kunlun (Blase 60)	Fengchi (Gallenblase 20)	
Zhigou (Sanjiao 6)	Fenglong (Magen 40)	Shaoshang (Lunge 11)	Tonggu (Blase 66)	Zuqiaoyin (Gallenblase 43)	
Yanggu (Dünndarm 5)		Shangyang (Dickdarm 1)			

4.4 Therapieschema der TCM bei viralen Epidemien und Pandemien

Mehrere standardisierte Kräuterpräparate wurden während früherer Virusepidemien von der Antike bis zur jüngsten COVID-19-Pandemie verwendet. Der berühmteste antike TCM-Klassiker zur Behandlung von Erkältungskrankheiten, das *Shang Han Lun*, wurde vom TCM-Arzt *Zhang Zhong Jing* im 2. Jahrhundert n. Chr. veröffentlicht (Liu und Buck 2015). Das *Wen Bing Lun* ist eine Abhandlung von Rezepturen über Erkrankungen, die durch Hitze entstehen. Nach Ausbruch der Pest in China im 16. Jahrhundert n. Chr. unterschied der TCM-Arzt *Ye Tian Shi* zwischen klassischen Erkältungskrankheiten im Wen-Kapitel und schweren Hitzekrankheiten (epidemische Krankheiten wie Influenza, Ebola, SARS, MERS und COVID-19) im Bing-Kapitel (Wen 2003).

Die Erfassung einer neuartigen „Pandemie" ist ein historisch wesentlicher Bestandteil in der TCM. China hat in seiner Geschichte bereits mehrere schwere Pandemien bewältigt und auch auf die Corona-Epidemien sehr rasch und effizient reagiert. Jede neue Erkrankungsform und jeder neue Erreger werden nach den Grundlagen der TCM analysiert, beurteilt und die Behandlung mit traditionellen Arzneimitteln angepasst.

In der TCM werden immer die Beziehungen der Organsysteme zueinander beurteilt, mit dem Ziel, Disharmonien im Körper auszubalancieren. Dies gilt auch beim Coronavirus. Es geht in der TCM immer um die Diagnostik des sog. Disharmoniemusters. Gesundheit herrscht aus TCM-Sicht, wenn wir uns in einem ausgeglichenen System befinden. Dieses System wird durch körperliche, psychische und emotionale Faktoren beeinflusst. Aus Sicht der TCM ist klar, dass das Körperliche und das Psychische einander beeinflussen. Hinzu kommen in der TCM dann noch die sog. „Xie Qi", die krankhaften, pathogenen Faktoren, z. B. des Klimas. Genügend Schlaf, kein Stress und eine vernünftige Ernährung können dienlich sein, ein gutes Abwehrsystem aufzubauen. Die Akuttherapie mit TCM zielt darauf ab, die PatientInnen schnell wieder aus der Disharmonie zu holen. Viele TCM-Kräuter haben multiple nachgewiesene Effekte auf virale Infekte (Li et al. 2018).

SARS war die erste Pandemie des 21. Jahrhunderts und wurde durch das SARS-CoV-Beta-Coronavirus verursacht. Während der SARS-Pandemie 2002–2003 wurden bei einer Vielzahl von TCM-Kräutern die Anti-SARS-CoV-Wirksamkeit und der molekularbiologische und biochemische Modus operandi nachgewiesen (Tab. 6) (Yang et al. 2020).

Viele TCM-Rezepturen konnten auf Basis dieser wissenschaftlichen Forschungserkenntnisse erfolgreich gegen das SARS-CoV eingesetzt werden (Tab. 7) (Yang et al. 2020).

Die Schweinegrippe-Pandemie wurde 2009–2010 durch einen Subtyp des H1N1-Influenzavirus verursacht. Eine Metaanalyse mit systematischem Review (MASR) von randomisierten kontrollierten Studien (RCT) und klinischen kontrollierten Studien (CCT) zeigt einen signifikanten Effekt von TCM-Kräutern in der Prävention von H1N1-Influenza (RCT: RR 0,35; $p = 0,0002$/RCT PLUS_SPI CCT: RR 0,33; $p < 0,00001$) und von SARS (Luo et al. 2020).

Tab. 6 Antivirale Effekte von TCM-Kräutern bei SARS-CoV. (Yang et al. 2020)

Arzneimittel (Pin Yin)	Arzneimittel (Lateinisch)	Antivirale Aktivität bei SARS-CoV
Banlangen	Isatidis Radix	Inhibition der Spaltungsaktivität des SARS-3CLpro-Enzyms
Yuxingcao	Houttuyniae Herba	Inhibition der viralen SARS-3CLpro-Enzymaktivität
		Blockade der viralen RNA-abhängigen RNA-Polymerase-Aktivität (RdRp)
		Immunmodulation
Huangqin	Scutellariae Radix	Inhibition von nsP13 durch Effekt auf die ATPase-Aktivität
		Inhibition des Angiotensin-Conversion-Enzyms (ACE)
Gancao	Glycyrrhizae Radix	Inhibition der viralen Adsorption und Penetration
Dahuang	Rhei Radix et Rhizoma	Inhibition der viralen SARS-3CLpro-Enzymaktivität
		Inhibition der Interaktion des SARS-CoV-Spike-Proteins und ACE2
Shouwuteng	Polygoni multiflori Caulis	Inhibition der Interaktion des SARS-CoV-Spike-Proteins und ACE2
Chunpi	Ailanthi Cortex	Inhibition der Zellinvasion von SARS-CoV
Wubeizi	Galla sinensis	Bindung an das Oberflächen-Spike-Protein von SARS-CoV

Tab. 7 Antivirale Effekte von TCM-Kräuterrezepturen bei SARS-CoV. (Yang et al. 2020)

TCM-Rezeptur	Antivirale Aktivität bei SARS-CoV
Yinqiao San	Verbesserung der mukosalen Immunfunktion des oberen Respirationstraktes
Yupingfeng San	Antivirale, antiinflammatorische und immunregulatorische Aktivität
Sangyu Yin	Antivirale und immunregulatorische Aktivität
Lianhua Qingwen	Antivirale, antiinflammatorische und immunregulatorische Aktivität
Shuanghuanglian	Immunosuppressive Aktivität & Anti-SARS-CoV-2-Effekte
Maxingshigan Tang	Anti-SARS-CoV-Aktivität

Der therapeutische Fokus liegt auf der Qi-Tonisierung (Stärkung des Immunsystems) und der Ausleitung von Hitze (Fieber) und Feuchtigkeit (Ödeme, Lungenstauung).

Bemerkenswert ist auch, dass es Hinweise dafür gibt, dass gegen Arzneipflanzen offenbar keine mikrobiellen Resistenzen gebildet werden (Dhama et al. 2014; Masoumian und Zandi 2017).

4.5 COVID-19 als epidemische Krankheit (Yi Bing)

4.5.1 Der ganzheitliche Blick der TCM auf SARS-CoV-2 und COVID-19 speziell

Aufgrund der Evidenzlage durch zahlreiche Studien bei SARS und auch der positiven klinischen Erfahrung mit der TCM bei der COVID-19-Epidemie in China, wurde der wissenschaftliche Fokus der registrierten prospektiven klinischen Studien in gleichem Maß auf die konventionelle antivirale wie auch die komplementäre TCM-Therapie gesetzt.

Ab dem 10. Februar 2020 kündigte die chinesische Regierung eine Änderung der Behandlungsstrategie der COVID-19-infizierten Patienten an: In der Folge wurden alle bestätigten positiven Fälle zusätzlich zur bisherigen konventionell-medizinischen Therapie mit den Methoden der TCM, v. a. der chinesischen Pharmakologie, behandelt. Als die nationale Gesundheitskommission der chinesischen Regierung (NHCC: National Health Commission of China) im Februar 2020 verordnete, TCM in die Therapiestrategien gegen COVID-19 zu integrieren, veröffentlichten Chen et al. das aktuelle Behandlungsschema von COVID-19 mit TCM-Phytotherapie, Akupunktur und Moxibustion (Chen 2020). 3100 TCM-Ärzte wurden in die Provinz Hubei gebracht, um auf der Basis der Syndromdifferenzierung Behandlungskonzepte zu entwickeln. Rasch wurden die wichtigsten Störungsmuster durch ein hochrangiges chinesisches Expertengremium analysiert und die TCM-Diagnostik und -Behandlungsprinzipien formuliert. Diese flossen umgehend in die Prävention und Behandlung durch chinesische Arzneimittel ein (Chen 2020; Lihong 2020). Die TCM-Therapien wurden zu Beginn der Coronakrise im „Hubei Provincial Hospital of Traditional Chinese Medicine" in Wuhan eingesetzt. Wan et al. präsentierten eine COVID-19-Kohorte von 135 Krankenhauspatienten aus Nordostchina. Alle Patienten erhielten eine antivirale Therapie, 44 % Antibiotika, 27 % Kortikosteroide und fast 92 % bekamen eine additive TCM-Kräutertherapie (Wan et al. 2020). Es gibt keine spezifische klassische Rezeptur gegen das Coronavirus, da dieser Subtyp auch für die TCM neu ist. Die Behandlungsempfehlungen werden laufend optimiert und evaluiert.

4.5.2 Die Krankheitsstadien/Verlaufsformen der SARS-CoV-2-Infektion

Die TCM fokussiert auf eine Auflösung von Feuchtigkeit im frühen Krankheitsstadium, besser noch prophylaktisch im Vorfeld, um eine Transformation in eine sog. Yangming-Hitze, was einer Hitze-Stauung im Bereich des Dickdarms/Magens entspricht, zu verhindern. Gelingt dies nicht, kann eine sog. toxische Hitze mit Stagnation entstehen, die Flussrichtung des Qi ändert sich. Aufgrund der Syndromdifferenzierung wurde eine Rezeptur zur offiziellen Behandlung von COVID-19 definiert, die sich aus vier Rezepturen der klassischen Rezepturensammlung „*Shang Han Lun*" zusammensetzt. Die Rezeptur trägt den Namen „*Qing Fei Pai Du Tang*" und hat 19 verschiedene Pflanzen zum Inhalt. Diese Rezeptur hat einen scharfen und kühlenden Charakter, sie „befreit das Äußere", sie klärt Hitze und Schleim und fördert die Drainage von Feuchtigkeit (Zhong et al. 2020). Diese Kräuterformel wird bei toxischer Hitze in der Lunge verabreicht. Vier wichtige TCM Rezepturen sind in dieser Formel enthalten: *Xiaochaihu Tang*, *Wuling San*, *Shegan Mahuang Tang*, *Maxingshigan Tang* (Du et al. 2020).

4.6   COVID-19-Stadien: TCM-Kräutertherapie und klassische Akupunktur

In jeder Phase der SARS-CoV-2-Infektion und der COVID-19-Erkrankung gibt es in China empfohlene und bewährte TCM-Kräuterformeln als additive Therapieoption (Yang et al. 2020).

4.6.1   COVID-19-Prävention mit fernöstlicher TCM-Phytotherapie und Akupunktur

Die Patienten haben keine Symptome, Zunge und Puls sind physiologisch und innerhalb normaler Grenzen. Behandlungen zielen darauf ab, das Immunsystem vor oder während Virusinfektionen und der Grippe zu stärken, und helfen, frühe Symptome zu lindern und die Verweildauer des Virus im Körper zu verkürzen.

Im Gegensatz zur konventionellen Medizin, die in der Prävention den Fokus auf Impfung, Social Distancing, Schutzkleidung und Quarantäne-Shutdowns setzt, gibt es in der TCM eine Vielzahl an medikamentösen Therapien mit TCM-Kräutern (Yang et al. 2020; Luo et al. 2020). Die besten Effekte zeigten TCM-Kräuter, welche das Qi tonisieren und die Feuchtigkeit ausleiten. Insgesamt werden Heilkräuter aus 5 Kategorien der TCM-Wirksamkeit besonders häufig eingesetzt: Hitze klärend, Feuchtigkeit trocknend und Toxine entfernend; aromatisch, Feuchtigkeit auflösend; Hitze klärend mit blanden Kräutern; Milz-Pankreas belebend, Feuchtigkeit entfernend; Appetit anregend, Verdauung ankurbelnd.

Akupunktur & Moxibustion: bilateral Zusanli (Magen 36), Qihai (Konzeptionsgefäß 6), Zhongwan (Konzeptionsgefäß 12) für 10 min, 2-mal täglich, einmal am Nachmittag und einmal in der Nacht.

Fernöstliche TCM-Kräuterformeln:

* *Buzhong Yiqi Tang* (externe Tab. 1[1]) (Li et al. 2022; Xiong et al. 2020).
* *Huoxiang Zhengqi San/Tang/patentierte Kapseln* (externe Tab. 2) (Chan et al. 2020; Xiong et al. 2020; Zhang et al. 2021a; Zhai et al. 2021).

---

[1]Alle im Folgenden erwähnten externen Tabellen sind in dem PDF enthalten, das über den Link in Abschn. „Elektronisches Zusatzmaterial" am Ende des Kapitels heruntergeladen werden kann.

- *Yuping Feng San* (externe Tab. 3) (Chan et al. 2020; Chen 2020; Luo et al. 2020; Zhang et al. 2021a).
- *Chen's COVID-Präventionsphasen-Formula* (externe Tab. 4) (Chen 2020).
- *NHCC-COVID-Pneumoniepräventions-Formula* (externe Tab. 5) (Jin et al. 2020b).
- *WSTCM-COVID-Präventionsphasen-Formula Nr. 1* (externe Tab. 6).
- *WSTCM-COVID-Präventionsphasn-Formula Nr. 2* (externe Tab. 7).

4.6.2   Prävention mit westlicher TCM-Phytotherapie

Die phytotherapeutische Behandlung der COVID-19-Erkrankung mit westlichen Arzneipflanzen und TCM folgt denselben Empfehlungen, an unsere Gegebenheiten und Möglichkeiten angepasst und die Diagnose und Therapie entsprechend der Symptomatik, der Konstitution und dem Klima der Region gewählt.

Nach dem Temperaturverhalten unterteilt man in wärmend-kühlende, neutrale, wärmende und kühlende antivirale Kräuter (Majnooni et al. 2020; Wyganowska-Swiatkowska et al. 2020). Aus diesen Pflanzen wird nach individueller Diagnostik ein Tee bestehend aus 4–8 Pflanzen zusammengestellt. Im Fall der COVID-19-Erkrankung gibt es bereits sehr gute, durch Forschung belegte Hinweise auf westliche Arzneipflanzen, die spezifisch in den Replikationszyklus von SARS-CoV-2 eingreifen und damit die Immunabwehr stärken (Bäumler 2012; Sticher et al. 2014; Ali et al. 2021; Alhazmi et al. 2021).

Folgende Grundrezeptur eines immunstärkenden Tees hat sich sehr bewährt (externe Tab. 8). Diese Teemischung stärkt das Abwehr-Qi und die Verdauung. Sie wird je nach Erfordernis modifiziert.

Viren und Bakterien dringen bei Tröpfcheninfektion durch Nase und Mund ein. In den Epithelien der Schleimhäute des oberen Atmungstraktes manifestieren sich virale oder bakterielle Infektionen zuerst.

Um Tröpfcheninfektionen von Anfang an entgegenzuwirken, ist v. a. in Epidemiezeiten neben richtigem Händewaschen die Hygiene in Nase und Mund von essenzieller Bedeutung (Stathis et al. 2021). Mundspülungen und Gurgellösungen mit unterschiedlichen Pflanzenmischungen sind also im Repertoire von PhytotherapeutInnen effektive Therapieoptionen. So veröffentlicht die Österreichische Gesellschaft für Phytotherapie auf ihrer Homepage bewährte Rezepturen (https://www.phytotherapie.at).

1. Bewährte Phytotherapeutika mit antiviraler Wirkung werden zur Verbesserung der allgemeinen Immunitätslage vor Beginn der Grippe- und Erkältungssaison gegeben (Shamsa et al. 2010). Gut beforschte und bewährte Phytoprodukte zur Verbesserung der körperlichen Abwehr sind z. B. Echinacea/Sonnenhut-Tropfen oder Kaloba/Kapland-Pelargonie-Tropfen
2. Tinkturmischung aus westlichen Arzneipflanzen zur Prävention von Atemwegsinfektionen.

Diese Kombination eignet sich für eine kurzfristige Vorbeugung gegen Virusinfektionen bei Aufenthalt in Risikoumgebungen. In der TCM gibt man die besonders bei Exposition mit äußeren Pathogenen und einer vorliegenden Abwehr-Qi-Schwäche (externe Tab. 9).

4.6.3 Milde COVID-19-Akutphase: Influenza mit TCM-Phytotherapie und Akupunktur

Influenza: Wind-Kälte dringt in das Äußere ein

Klinische Symptome: Meist leichtes Fieber, Abneigung gegen Erkältung, Schüttelfrost, Kopfschmerzen, kitzelnder Hals, Muskelkater der Gliedmaßen, kein Schwitzen.

WM-Diagnose: Lungen-CT negativ.

TCM-Diagnose: Blasse Zunge mit weißem und dünnem Belag, schwebender Puls.

Behandlungsstrategie: Wind ausstoßen, das Äußere freigeben, Toxine entfernen.

a) *Fernöstliche TCM-Kräuterformeln:*

- *Chaige Jieji Tang* (externe Tab. 10) (Chen 2020).
- *Gegen Tang befreit* das Äußere von Wind-Kälte (externe Tab. 11) (Chen 2020; Eng et al. 2019).
- Diese TCM-Formel wird bei Virusinfektionen in der Frühphase eingesetzt. Die Wirksamkeit der Einzelkräuter und deren Wirkstoffe wurden biochemisch und molekularbiologisch nachgewiesen. Ebenso wurden die molekularen Mechanismen der Inhibition der Virusreplikation und der Signaltransduktion der Inflammatorischen Antwort der TCM-Kräuter publiziert (Eng et al. 2019).
- *Huoxiang Zhengqi San/Tang/patentierte Kapseln* (externe Tab. 2).
- *Mahuang Tang* gegen die Invasion von Wind-Kälte (externe Tab. 12) (Luo et al. 2020; Eng et al. 2019).
- Der Behandlungsschwerpunkt liegt auf den Indikationen Influenza, Infektionen der oberen Atemwege, akuter und chronischer Bronchitis sowie Asthma. Die Einzelkräuter und deren Wirkstoffe konnten in Studien auf biochemischer und molekularbiologischer Ebene den klaren Nachweis der Wirksamkeit erbringen. Die molekularen Mechanismen der TCM-Kräuter inhibieren die Virusreplikation und beeinflussen die Signaltransduktion der inflammatorischen Antwort (Eng et al. 2019).
- *Xiaoqing Long Tang* gegen Eindringen von Wind-Kälte (externe Tab. 13) (Eng et al. 2019).
- Die TCM-Formel wird v. a. bei Patienten mit einem Qi-Mangel von Lunge, Milz-Pankreas und/oder Nieren gegen Krankheitserreger angewendet. Die Einzelkräuter und die Mechanismen der Wirksamkeit wurden molekularbiologisch untersucht (Eng et al. 2019).
- *Toujie-Quwen-Granulat (ehemals: „Pneumonia No.1 Prescription")* (externe Tab. 14) (Li et al. 2022; Xiong et al. 2020; Zhang et al. 2021a; Zhai et al. 2021; Wang et al. 2021a; Du et al. 2021a; Du et al. 2021b).
- *Xuanfei-Zhisou-Mixtur* (externe Tab. 15) (Xiong et al. 2020).
- *Chen's COVID Influenza Formula Nr. 1* (externe Tab. 16) (Chen 2020).

a) *Westliche TCM-Kräuterformeln:*

- *Zimtzweige-Tinktur (Guizhi Tang Jia) nach WSTCM* bei Wind-Kälte-Invasion (externe Tab. 17).

Klinische Symptome: Exposition, positiver PCR-Test und Anfangsstadium schwächere Konstitution: Frösteln und Gliederschmerzen, rauer Hals, Schnupfen und Kopfschmerz, wenig Schweiß.
TCM-Wirkung: Öffnet die Oberfläche, vertreibt Pathogen.

Influenza: Toxische (Wind) Hitze greift Lunge an

Klinische Symptome: Fieber, Abneigung gegen Kälte, Schmerzen, trockener Hals mit trockenem Husten, spärlichem Auswurf, Schmerzen in den Gliedmaßenmuskeln, Schwäche, Kopfschmerzen.
WM-Diagnostik: Die CT zeigt beide Lungen mit gestreuten Milchglasarealen.
TCM-Diagnose: rote Spitze und Seiten der Zunge mit dünnem weißem oder gelbem Belag, schwebender und schneller Puls.
Behandlungsstrategie: Wind entfernen, Oberfläche befreien; Hitze klären, Toxine entfernen.

a) *Fernöstliche TCM-Kräuterformeln:*

- *Baimu Qingre Jiedu Formula* (externe Tab. 18) (Li et al. 2022).
- *Fangfeng Tongsheng San* (externe Tab. 19) (The General Office of National Health Commission Office of State TCM Administration 2020; Jin et al. 2020b).
- *Patentiertes Jinhua-Qinggan-Granulat* (externe Tab. 20) (Li et al. 2022; Xiong et al. 2020; Zhang et al. 2021a; Zhai et al. 2021; Du et al. 2021a; Du et al. 2021b; Wang et al. 2022; Wang et al. 2021b).
- *Jinyinhua-Sud* (externe Tab. 21) (Zhang et al. 2021a; Du et al. 2021a; Du et al. 2021b).
- *Lianhua-Qingke-Granulat Vs. 1* (externe Tab. 22) (Du et al. 2021a).
- *Patentierte(s) Lianhua-Qingwen-Kapseln/Granulat* (externe Tab. 23) (Li et al. 2022; Zhang et al. 2021a; Zhai et al. 2021; Wang et al. 2021a; Du et al. 2021a; Du et al. 2021b; Wang et al. 2022).
- *Qingfei Paidu* (externe Tab. 24) (Chen 2020; Wan et al. 2020; Zhong et al. 2020; Du et al. 2020; Li et al. 2022; Zhang et al. 2021a; Zhai et al. 2021; Wang et al. 2021a; Wang et al. 2022; Zhang et al. 2020a).
- *Qingre Kang Du (Dekokt)* (externe Tab. 25) (Li et al. 2022).
- *Qing Wen Bai Du San* (externe Tab. 26) (Chen 2020).
- *Reyanning-Mixtur* (externe Tab. 27) (Xiong et al. 2020; Zhang et al. 2021a; Du et al. 2021a).
- *Shenhuang-Granulat* (externe Tab. 28) (Zhou et al. 2021a).
- *Shuanghuangli(An)-Dekokt* (externe Tab. 29) (Xiong et al. 2020; Zhang et al. 2021a).

- *Patentierte Shufeng-Jiedu-Kapseln* (externe Tab. 30) (Xiong et al. 2020; Zhang et al. 2021a; Zhai et al. 2021).
- *Xuanfei-Qingre-Dekokt* (externe Tab. 31) (Li et al. 2022; Wang et al. 2021a).
- *Yin Qiao San* (externe Tab. 32) (Chen 2020).
- *Zhejiang Provinz Nr. 1 Formula* (externe Tab. 33) (Zhai et al. 2021).
- *Chen's COVID Influenza Formula Nr. 2* (externe Tab. 34) (Chen 2020).

b) *Westliche TCM-Kräuterformeln:*

- *Färberwaid-Akuttinktur bei COVID nach WSTCM* (externe Tab. 35).

Symptome: starke Konstitution, hohes Fieber, Halsschmerzen.

Wirkung: klärt Hitze, epidemisches Toxin, schützt Yin und Flüssigkeiten; antiviral, antiphlogistisch, fiebersenkend, immunmodulatorisch.

Achtung: Die Temperaturwirkung ist stark kühlend, daher nur kurzzeitig geben und Vorsicht bei Kältezeichen!

Influenza: Feuchte Kälte und Stagnation in der Lunge

Klinische Symptome: Abneigung gegen Kälte, Fieber oder kein Fieber, trockener Hals mit trockenem Husten, chronische Müdigkeit und Schwäche, Engegefühl in der Brust, Magenbeschwerden, Übelkeit, Durchfall.

TCM-Diagnostik: blasse Zunge mit fettigem weißem Belag, schlüpfriger Puls.

Behandlungsstrategie: Wind entfernen, die Oberfläche befreien; feuchte Kälte zerstreuen.

Akupunktur: Leichte und mittelschwere Fälle: bilateral Hegu (Dickdarm 4), Taichong (Leber 3), Zusanli (Magen 36), Shenque (Konzeptionsgefäß 8).

Moxibustion: bilateral Hegu (Dickdarm 4) und Taichong (Leber 3) für 15 min, bilateral Zusanli (Magen 36) für 10 min, Shenque (Konzeptionsgefäß 8) mit Moxa-Box für 15 min, 2-mal am Tag, einmal am Morgen und einmal am Nachmittag.

Fernöstliche TCM-Kräuterformeln:

- *Hanshiyi Formula = NHCC-COVID-Feuchte-Kälte-Formula Nr. 1* (externe Tab. 36) (The General Office of National Health Commission Office of State TCM Administration 2020; Zheng et al. 2021).
- *Kangbingdu-Yihao-Dekokt* (externe Tab. 37) (Ji et al. 2022).
- *She/Ye Gan Mahuang Tang* befreit Oberfläche von Wind-Kälte-Pathogen (externe Tab. 38) (Chen 2020; Eng et al. 2019).
- Der Einsatz erfolgt bei Influenzasymptomen mit Enterovirus- und Cocksackievirus-Atemwegsinfekten und Asthmaerkrankungen. Antivirale Wirkstoffe und molekulare Mechanismen der pflanzlichen Wirksamkeit wurden publiziert (Eng et al. 2019).
- *Feuchte-Toxine-Lungenstagnations-Formula* (externe Tab. 39) (Xiong et al. 2020).
- *Ningxia Hui Region Nr. 1 Feuchte-Kälte-Formula* (externe Tab. 40) (Zhai et al. 2021).
- *NHCC-COVID-Feuchte-Kälte-Formula Nr. 2* (externe Tab. 41) (The General Office of National Health Commission Office of State TCM Administration 2020).

- *NHCC-COVID-Feuchte-Kälte-Formula Nr. 3* (externe Tab. 42) (The General Office of National Health Commission Office of State TCM Administration 2020).
- *Chen's COVID-Feuchte-Kälte-Formula Nr. 1* (externe Tab. 43) (Chen 2020).

4.6.4 Moderate COVID-19-Akutphase: Pneumonie mit TCM-Phytotherapie und Akupunktur

Moderate Pneumonie: Shaoyang-Syndrom mit Feuchtigkeit
Klinische Symptome: Am Nachmittag ist das Fieber stärker ausgeprägt, abwechselnd Schüttelfrost mit Fieber, Husten, Atemnot, trockenem Mund und bitterem Geschmack, Engegefühl in der Brust, Erstickungsgefühl, Fülle und Ausdehnung der Brust und des Hypochondriums, Reizbarkeit, Übelkeit oder Erbrechen, kein Appetit, Schwäche. Ähnlich wie im Anfangsstadium einer Lungenentzündung.

WM-Diagnose: Das CT-Bild zeigt beide Lungen mit mehreren verstreuten oder großen Milchglasarealen.

TCM-Diagnostik: leicht rote Zunge mit dickem, fettigem, weißem oder gelbem Belag; saitenförmiger, schneller Puls.

Behandlungsstrategie: Harmonisierung des Shaoyang-Syndroms, Klären der feuchten Hitze.

Fernöstliche TCM-Kräuterformeln:

- *Chailing-Pingwei-Dekokt* (externe Tab. 44) (Xiong et al. 2020).
- *Ganlu Xiaodu Dan (Dekokt/Pille)* (externe Tab. 45) (Chen 2020; Xiong et al. 2020).
- *Guizhi-Erzhen-Dekokt* (externe Tab. 46) (Ji et al. 2022).
- *Haoqin-Qingdan-Dekokt* (externe Tab. 47) (Xiong et al. 2020).
- *Houpo-Xialing-Dekokt* (externe Tab. 48) (Xiong et al. 2020).
- *Maxing Shigan Jia Xiao Chaihu Tang* (externe Tab. 49) (Wang et al. 2021a).
- *Qingfei-Dayuan-Granulat (ehemals: „Pneumonia No. 1")* (externe Tab. 50) (Xiong et al. 2020; Zhai et al. 2021).
- *San Ren Tang Vs. 1* (externe Tab. 51) (Chen 2020).
- *San Ren Tang Vs. 2* (externe Tab. 52) (Li et al. 2022).
- *San Ren Tang Vs. 3* (externe Tab. 53) (Wang et al. 2021a).
- *Xaio Chaihu Tang* (externe Tab. 54) (Chen 2020; Wang et al. 2021a).
- *Kraftvolle-Pneumonie-Formula Nr. 1*(externe Tab. 55) (Xiong et al. 2020).
- *Chen's COVID-Pneumonie-Formula Nr. 1* (externe Tab. 56) (Chen 2020).

Moderate Pneumonie: Feuchte Hitze in der Lunge
Klinische Symptome: Niedriges Fieber oder Abwesenheit von Fieber, trockener Husten, spärlicher Auswurf, Halsschmerzen, Müdigkeit, Schwäche, Appetitlosigkeit, Engegefühl in der Brust, Magenbeschwerden, Übelkeit oder Erbrechen, loser Stuhl.

WM-Diagnostik: Die CT zeigt beide Lungen mit mehreren verstreuten oder großen Herden mit Milchglastrübung.

TCM-Diagnostik: Blasse oder rosa geschwollene Zunge mit Zahnabdrücken; weißer oder fettiger weißer Belag; weicher oder schlüpfriger Puls.

Behandlungsstrategie: Feuchtigkeit transformieren, Toxine entfernen; Lungen-Qi befreien und pathogenen Faktor entfernen.

a) *Fernöstliche TCM-Kräuterformeln:*

- *Caoguo Zhimu Tang* (externe Tab. 57) (Chen 2020).
- *Huhuang Paidu Formula* (externe Tab. 58) (Li et al. 2022).
- *Huhuang-Paidu-Jia-Cangzhu-Kräuterinhalation* (externe Tab. 59) (Li et al. 2022).
- *Lianhua-Qingke-Granulat Vs. 2* (externe Tab. 60) (Zhang et al. 2021a; Wang et al. 2021a).
- *Maxing Shigan Tang Vs. 1* (externe Tab. 61) (Xiong et al. 2020; Eng et al. 2019; Wang et al. 2021a).
- Hauptindikation ist die moderate Pneumonie mit feuchter Hitze in der Lunge. Die molekularen Mechanismen und Pathways der TCM-Kräuter wurden in Hinblick auf die Hemmung der Virusreplikation und die Reduktion der Inflammation und Gewebeschädigung von Eng et al. veröffentlicht (Eng et al. 2019).
- *Maxing-Shigan-Dayuan-Yin-Dekokt* (externe Tab. 62) (Zhang et al. 2021a).
- *Maxing Shigan Jia Xiao Chaihu Tang* (externe Tab. 61 PLUS_SPI externe Tab. 54).
- *Maxing Xuanfei Jiedu Tang* (externe Tab. 63) (Xiong et al. 2020; Zhang et al. 2021a; Wang et al. 2021a; Du et al. 2021a).
- *Maxing Yigan Tang* (externe Tab. 64) (Chen 2020).
- *Xiao Xianxiong Tang* (externe Tab. 65) (Chen 2020).
- *Xuanfei Baidu Tang* (externe Tab. 66) (Zhai et al. 2021; Wang et al. 2021a).
- *Wang's COVID-CHM-2-Formula* (externe Tab. 67) (Xiong et al. 2020).
- *Chen's COVID-Pneumonie-Formula Nr. 1* (externe Tab. 56) (Chen 2020).
- *Chen's COVID-Pneumonie-Formula Nr. 2* (externe Tab. 68) (Chen 2020).
- *NHCC-COVID-Feuchte-Hitze-Formula* (externe Tab. 69) (The General Office of National Health Commission Office of State TCM Administration 2020).
- *NHCC-COVID-Feuchtigkeits-Stagnation-der-Lunge-Formula* (externe Tab. 70) (The General Office of National Health Commission Office of State TCM Administration 2020).
- Maxing Shigan Tang (externe Tab. 61) wird gerne mit Jiawei Dayuang Tang (externe Tab. 91) (Fan et al. 2020) oder Xiao Chaihu Tang (externe Tab. 54) (Wang et al. 2021a) kombiniert.

b) *Westliche TCM-Kräuterformeln:*

- *Kleine Thoraxblockadetinktur nach WSTCM* (externe Tab. 71).

Moderate Pneumonie: Feuchte Kälte obstruiert die Lunge

Klinische Symptome: Abneigung gegen Kälte, trockener Hals mit Husten, Erstickungs-gefühl, Engegefühl in der Brust, Asthma und Keuchen, die sich während der Anstrengung verschlimmern.

TCM-Diagnostik: Blasse Zunge mit fettigem weißem Belag, schlüpfriger Puls.

Behandlungsstrategie: Feuchte Kälte zerstreuen, Stagnation lösen, Lungen-Qi befreien.

Akupunktur: Leichte und mittelschwere Fälle: bilateraler Hegu (Dickdarm 4), Taichong (Leber 3), Zusanli (Magen 36), Shenque (Konzeptionsgefäß 8).

Moxibustion: bilaterales Hegu (Dickdarm 4) und Taichong (Leber 3) für 15 min, bi-laterales Zusanli (Magen 36) für 10 min, Shenque (Konzeptionsgefäß 8) mit Moxa-Box für 15 min, 2-mal am Tag, einmal am Morgen und einmal am Nachmittag.

a) *Fernöstliche TCM-Kräuterformeln:*

- *Hanshiyi Formula = NHCC-COVID-Feuchte-Kälte-Formula Nr. 1* (externe Tab. 36) (The General Office of National Health Commission Office of State TCM Ad-ministration 2020; Zheng et al. 2021).
- *Qiwei-Dekokt* (externe Tab. 72) (Xiong et al. 2020).
- *Shiduyufei-Dekokt* (externe Tab. 73) (Zhang et al. 2021a).
- *Ningxia Hui Region Nr. 1 Feuchte-Kälte-Obstruktion-Formula* (externe Tab. 74) (Zhai et al. 2021).
- *NHCC-COVID-Feuchte-Kälte-Formula Nr. 2* (externe Tab. 41) (The General Office of National Health Commission Office of State TCM Administration 2020).
- *NHCC-COVID-Feuchte-Kälte-Formula Nr. 4* (externe Tab. 75) (The General Office of National Health Commission Office of State TCM Administration 2020).

b) *Westliche TCM-Kräuterformeln:*

- *Qi & Yang stärkende COVID-Tinktur nach WSTCM* (externe Tab. 76).

Symptome: Erschöpfung, Kälte, Hypotonie, Kraftlosigkeit, weicher bis flüssiger Stuhl, Husten, Schleim, Kurzatmigkeit.

Achtung: Die Rezeptur ist stärker wärmend – Vorsicht bei Hitzezeichen!

4.6.5 Schwere COVID-19-Akutphase: Pneumonie mit TCM-Phytotherapie und Akupunktur

Schwere Pneumonie: Toxische Stagnation behindert die Lunge

Klinische Symptome: Husten, erstickendes Gefühl, Engegefühl in der Brust, Asthma und Keuchen, die sich während der Anstrengung verschlimmern, beschleunigte Atmung, Durst, Reizbarkeit, rotgelber Urin.

WM-Diagnostik: Die CT zeigt beide Lungen mit mehreren verstreuten oder großen Be-reichen mit Milchglastrübung und fibrotischen Veränderungen.

TCM-Diagnose: Dunkle violette Zunge, gelber trockener Zungenbelag oder dicker und fettiger gelber Belag; schneller, rauer Puls.

Behandlungsstrategie: Toxine entfernen, Keuchen stoppen.

Fernöstliche TCM-Kräuterformeln:

- *Bai Hu Jia Renshen Tang* (externe Tab. 77) (Chen 2020).
- *Huashi Baidu Tang* (externe Tab. 78) (Li et al. 2022; Zhai et al. 2021).
- *Jiashen-Baidu-Dekokt* (externe Tab. 79) (Ji et al. 2022).
- *Jinye-Baidu-Granulat* (externe Tab. 80) (Ji et al. 2022).
- *Qingfei-Touxie-Fuzheng-Dekokt* (externe Tab. 81) (Xiong et al. 2020; Zhang et al. 2021a; Wang et al. 2021a; Du et al. 2021b).
- *Si Tu Tang* (externe Tab. 82) (Chen 2020).
- *Pneumonie-Nr.-2-Formula Vs. 1* (externe Tab. 83) (Li et al. 2022; Wang et al. 2021a).
- *Pneumonie-Nr.-2-Formula Vs. 2* (externe Tab. 84) (Xiong et al. 2020).
- *Toxinblockade-in-der-Lunge-Formula* (externe Tab. 85) (Ang et al. 2020).
- *Yidu-Toxinblockade-in-der-Lunge-Formula* (externe Tab. 86) (Xiong et al. 2020; Wang et al. 2021a).
- *Huabei-Provinz-Nr.-2-Formula* (externe Tab. 87) (Zhai et al. 2021).
- *Zhejiang-Provinz-Nr.-2-Formula* (externe Tab. 88) (Zhai et al. 2021).
- *Chen's COVID-Pneumonie-Formula Nr. 3* (externe Tab. 89) (Chen 2020).
- *NHCC-COVID-schwere-Pneumonie-Formula Nr. 1* (externe Tab. 90) (The General Office of National Health Commission Office of State TCM Administration 2020).

Schwere Pneumonie: Hitze in Qi- und Ying-Ebene (4-Schichten-Modell)

Klinische Symptome: Starkes Fieber, Durst, Atemnot, verschwommenes Sehen oder fleckiger Hautausschlag, Erbrechen von Blut, Blutungen oder Krämpfe in den Gliedmaßen.

WM-Diagnostik: Die CT zeigt beide Lungen mit verstreuter Milchglastrübung und fibrotischen Veränderungen.

TCM-Diagnose: Zungenkörper hat wenig oder keinen Belag, der Puls ist schnell, fadendünn oder groß und leer.

Behandlungsstrategie: Hitze und Feuer klären, Toxine entfernen, Organ Yin befeuchten, Blut kühlen.

Fernöstliche TCM-Kräuterformeln:

- *Jiawei Da(Yuan) Formula (= modifiziertes Dayuan-Dekokt)* (externe Tab. 91) (Li et al. 2022; Zhang et al. 2021a; Wang et al. 2021a; Du et al. 2021a).
- *Patentierte Reduning-Infusion* (externe Tab. 92) (Zhai et al. 2021; Xu et al. 2021).
- *Patentierte Shengmai-Injektion/Infusion* (externe Tab. 93) (Zhai et al. 2021; Chun et al. 2021).
- *Patentierte Shenmai-Injektion/Infusion* (externe Tab. 94) (Zhai et al. 2021; Chun et al. 2021).
- *Patentierte Xingnaojing-Injektion/Infusion* (externe Tab. 95) (Zhai et al. 2021; Chun et al. 2021).

- *Patentierte Xiyanping-Injektion/Infusion* (externe Tab. 96) (Zhai et al. 2021; Chun et al. 2021).
- *NHCC-COVID-schwere-Pneumonie-Formula Nr. 2* (externe Tab. 97) (The General Office of National Health Commission Office of State TCM Administration 2020; Ang et al. 2020).

4.6.6 Kritische COVID-19-Akutphase: ARDS und Delir mit TCM-Phytotherapie

Insgesamt muss angemerkt werden, dass in Europa PatientInnen mit ARDS aufgrund von COVID-19 nicht mit TCM-Kräuter-Dekokten oder -Infusionen behandelt werden, während dies in den asiatischen Ländern, v. a. in China, an Kliniken mit TCM-Abteilungen regelmäßig praktiziert wird.

Klinische Symptome: Reizbarkeit und geistige Inkohärenz, Brennen im Bauch- und Brustbereich oder Hitzegefühl, kalte Extremitäten, beschleunigte Atmung und Notwendigkeit einer assistierten Betmung.

WM-Diagnostik: Die CT zeigt beide Lungen mit mehreren verstreuten oder großen Arealen mit Milchglastrübung und fibrotischen Veränderungen.

TCM-Diagnostik: scharlachrote purpurne Zunge, trockener gelber oder gelblichbrauner Belag; schwebender, voller Puls, der in der Tiefe leer oder wurzellos ist.

Behandlungsstrategie: Das Verschlossene öffnen, das Verlassene konsolidieren.

Fernöstliche TCM-Kräuterformeln:

- *An Gong Niuhuang Wan* (externe Tab. 98) (Chen 2020).
- *Keguan-1-Granulat* (externe Tab. 99) (Wang et al. 2021a).
- *Liushen Wan* (externe Tab. 100) (Ji et al. 2022).
- *Patentierte Reduning-Infusion* (externe Tab. 92) (Zhai et al. 2021; Xu et al. 2021).
- *Patentierte Shenfu-Tang-Injektion/Infusion* (externe Tab. 101) (The General Office of National Health Commission Office of State TCM Administration 2020; Chen 2020; Xiong et al. 2020; Zhai et al. 2021; Jin et al. 2020b).
- *Si Ni Jia Renshen Tang* (externe Tab. 102) (Chen 2020).
- *Suhexiang Wan* (externe Tab. 103) (The General Office of National Health Commission Office of State TCM Administration 2020).
- *Patentierte Tanreqing-Infusion* (externe Tab. 104) (Xiong et al. 2020; Zhai et al. 2021).
- *Patentierte Xiyanping-Injektion/Infusion* (externe Tab. 96) (Zhai et al. 2021; Chun et al. 2021).
- *Patentierte Xuebijing-Infusion* (externe Tab. 105) (Li et al. 2022; Xiong et al. 2020; Zhang et al. 2021a; Zhai et al. 2021; Wang et al. 2021a; Wang et al. 2022).
- *Zi Xue San/Dan* (externe Tab. 106) (Chen 2020).

Shenfu Tang (externe Tab. 101) wird gerne mit den Dekokten An Gong Niuhuang Wan (externe Tab. 98) oder Zi Xue San/Dan (externe Tab. 106) kombiniert.

4.6.7 COVID-19-Rekonvaleszenzphase mit TCM-Phytotherapie und Akupunktur

Erholungsphase: Lungen- und Milz-Pankreas-Qi-Mangel-Syndrom

Klinische Symptome: Müdigkeit, Atemnot, Anorexie, Übelkeit, Fülle, kein Fieber, trockener Husten, Engegefühl in der Brust, trockener Mund, schwacher Stuhl, Unbehagen.

WM-Diagnostik: Die CT zeigt, dass die Entzündung und die pulmonalen interstitiellen Veränderungen nachlassen.

TCM-Diagnose: Hellrote Zunge, dicker oder fettiger Belag; Faden- und schneller Puls.

Behandlungsstrategie: Milz-Pankreas-Qi nähren, Lunge und Milz-Pankreas tonisieren, Kollaterale öffnen.

Akupunktur und Moxa: Wiederherstellung von Lunge und Milz-Pankreas und Zheng Qi: bilateral Dazhui (Lenkergefäß 14), Geshu (Blase 17), Feishu (Blase 13), Zusanli (Magen 36), Kongzui (Lunge 6). Moxa alle Punkte einmal täglich für 15 min.

Fernöstliche TCM-Kräuterformeln:

- *Buzhong Yiqi Tang* (externe Tab. 1) (Li et al. 2022; Xiong et al. 2020).
- *Shenling Baizhu San* (externe Tab. 107) (Zhang et al. 2021b; Bensky und Barolet 2009).
- *Shengmai San/Yin* (externe Tab. 108) (The General Office of National Health Commission Office of State TCM Administration 2020; Xiong et al. 2020).
- *Xiang Sha Liu Jun Zi Tang Jia* (externe Tab. 109) (The General Office of National Health Commission Office of State TCM Administration 2020).
- *Guangdong-Provinz-Nr.-2-Formula* (externe Tab. 110) (Zhai et al. 2021).

COVID-19-Erholungsphase: Qi- und Yin-Mangel-Syndrom

Klinische Symptome: Müdigkeit, trockener Mund, Durst, Atemnot, Herzklopfen, Schwitzen, Appetitlosigkeit, trockener Husten und wenig Auswurf.

TCM-Diagnostik: trockene hellrote Zunge ohne Belag; Puls schwach, fein und beschleunigt.

Behandlungsstrategie: Milz-Pankreas-Qi nähren, Lunge und Milz-Pankreas tonisieren, Kollaterale öffnen.

Akupunktur und Moxa: Wiederherstellung von Zheng Qi und Yin: bilaterale Dazhui (Lenkergefäß 14), Geshu (Blase 17), Feishu (Blase 13), Zusanli (Magen 36), Kongzui (Lunge 6), Sanyinjiao (Milz-Pankreas 6). Moxa alle Punkte einmal täglich für 15 min.

a) *Fernöstliche TCM-Kräuterformeln:*

- *Shashen Mai Dong Tang* (externe Tab. 111) (Chen 2020).
- *Shengmai San/Yin* (externe Tab. 108) (The General Office of National Health Commission Office of State TCM Administration 2020; Xiong et al. 2020).
- *Zhuye Shigao Tang Jia* (externe Tab. 112) (The General Office of National Health Commission Office of State TCM Administration 2020).

- *Chen's COVID-Rekonvaleszenz-Formula* (externe Tab. 113) (Chen 2020).
- *NHCC-COVID-Rekonvaleszenz-Formula* (externe Tab. 114) (The General Office of National Health Commission Office of State TCM Administration 2020).

b) *Westliche TCM-Kräuterformeln:*

- *Qi und Yin stärkende COVID-Tinktur nach WSTCM* (externe Tab. 115).
- *Basisrezeptur bei postfebriler Erschöpfung nach WSTCM* (externe Tab. 116).

5   Case Report

Herr S. M., ein 25-jähriger normalgewichtiger Student, kontaktierte die TCM-Ärztin im Oktober 2020 5 Tage nach Erhalt des positiven Testergebnisses des PCR-Testes auf SARS-CoV-2 über die für ratsuchende COVID-Patienten gegründete Plattform „TCMconnect" und schilderte seine Beschwerden. Diese und alle weiteren „Visiten" erfolgten telemedizinisch.

5.1   Case Report: Decursus morbi

Tag 6 ab COVID-19-Krankheitsbeginn (Erstgespräch)

Die Krankheit hatte vor nunmehr 5 Tagen mit Kopfweh und Gliederschmerzen begonnen. Dazu gesellte sich eine ausgeprägte Atemnot, wobei beschwerdefreie Intervalle mit jenen einer beängstigenden Dyspnoe wechselten. Die Dyspnoe nahm in Rückenlage nicht zu, er klagte auch über trockenen Husten, Engegefühl und leichte Schmerzen im Oberkörper mit nicht genau definierbarer Lokalisation. Tiefes Durchatmen war nicht möglich. Das Ausmaß der Atemnot beurteilte er als beträchtlich und beängstigend (Tab. 8).

Das Pulsoximeter, das er als ehrenamtlicher Sanitäter besaß, zeigte am Finger 98 %. Pulsfrequenz 98/min. Kein Auswurf, kein hörbares Atemgeräusch wie Giemen.

Vom Temperaturempfinden her war ihm leicht warm zumute, kein Schüttelfrost, Abneigung gegen Kälte. Körpertemperatur axillär: 36,1–36,2 °C.

Tab. 8 Quantifizierung verschiedener Symptome an Tag 6 und Tag 12 der COVID-19-Erkrankung

Skalierung der Symptome (0–10)	Tag 6	Tag 12
Grad der Atemnot (0 = keine, 10 = höchste)	7	1
Belästigung durch den Husten (0 = keine, 10 = höchste)	3	2
Einschränkung der Leistungsfähigkeit (0 = keine, 10 = höchste)	3	7
Reduktion des Appetites bzw. Verlangens nach Essen (0 = keine Redukton, 10 = größte)	4	7
Schweregefühl in den Extremitäten (0 = keines, 10 = größtes)	7	0
Reduktion des Geruchssinnes (0 = keine Reduktion, 10 = größte)	5,5	3
Reduktion des Geschmackssinnes (0 = keine, 10 = größte)	5,5	3

Anamnestisch war allergisches Asthma in der Pubertät bekannt, im Erwachsenenalter war Herr S. M. beschwerdefrei. Der Hausarzt verschrieb Zink, Vitamin D, einen Kortison-spray und ein inhalatives Betamimetikum.

Allgemeine Symptome gemäß der TCM-Diagnostik:
Mildes *Schwitzen* am Tag und in der Nacht.

Sein *Schlaf* war initial ungestört und nicht von Atemnot unterbrochen; diese verspürte er allerdings nach dem Aufwachen.

Am Abend traten in Ruhe dumpfe Schmerzen am Kopf, im Nacken- und Rücken-bereich, in den Knien und Muskeln der unteren Extremität auf.

Seine Leistungsfähigkeit bei einem Gefühl allgemeiner Schwäche und Müdigkeit be-urteilte er mit 3 (Tab. 8).

Er war sehr *durstig*, Geruchs- und Geschmackssinn waren eingeschränkt.

Organ- und funktionskreisbezogene Symptome gemäß der TCM
Lunge: Heiserkeit, trockener Hals, Riechvermögen eingeschränkt. Laut seiner Aussage rief das Atmen einen metallischen Geschmack hervor. Trockener Husten am Morgen mit nicht allzu großer subjektiver Beeinträchtigung (Tab. 8). Keine Expektoration von Schleim.

Milz-Pankreas: weicher Stuhl, keine Blähungen, aber abdominelles Spannungsgefühl. Müdigkeit. Schweregefühl besonders in den Beinen (Tab. 8).

Appetit: vermindert (Tab. 8).

Gallenblase: Kürzlich aufgetreten war ein bitterer Mundgeschmack.

Niere: Urin klar und reichlich, keine Nykturie. Knieschmerzen. Zähne gesund. Kein Tinnitus.

Leber: Milde dumpfe Kopfschmerzen und Spannungsgefühl im Kopf, das er anhand der visuellen Analogskala mit 3 beurteilte.

Herz: keine Rhythmusstörungen, aber Beeinträchtigung der Merkfähigkeit. Geschmackssinn eingeschränkt.

Blut: Konzentrationsschwierigkeiten beim Studieren in Heimarbeit und Online-Learning.

Sinnesorgane: ausgeprägte Reduktion des Geruchs- und Geschmackssinnes (Tab. 8). Permanenter bitterer Mundgeschmack. Taube Zunge.

Psychosoziale Situation: Herr S. M. hatte engen Kontakt via Videotelefonie zu Familie und Freunden und wirkte emotional ausgeglichen.

Ernährung: jeden Tag regelmäßige warme frisch gekochte Mahlzeiten, Vorliebe für Gemüse und Obst.

Herr S. M. übermittelte sein Zungenbild elektronisch: die Zunge imponierte blass, ver-größert, feucht, mit Zahneindrücken und Rötung im Bereich des Lungenareales, an der Spitze und entlang der Zungenränder, der Zungenbelag leicht gelblich und stellenweise aufgelockert (Abb. 3).

Aus der Zusammenschau der Befunde ergaben sich folgende *TCM-Diagnosen*:

- Ansammlung von Schleim im Oberen und Mittleren San Jiao.
- Hitze attackiert die Lunge.
- Externer Wind attackiert das Abwehr-Qi (Wei Qi).

Abb. 3 Case Report:
Zungenbild am Tag 6 der
COVID-19-Erkrankung

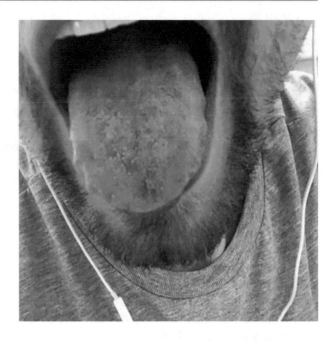

- Milz-Pankreas-Qi-Mangel.
- Tai-Yang-Präsentation mit Übergang in die Shao-Yang-Präsentation (bitterer Mundgeschmack, abdominelles Spannungsgefühl, rasch wechselnde Symptomatik).

Aufgrund dieser Anamnese folgte die nachstehend angeführte Verschreibung als Dekokt:

TCM-Rezeptur Nr. 1: Einnahme an den Tagen 7–11 ab Erkrankungsbeginn (Tab. 9).

Therapiestrategie: Befreiung der Oberfläche, Hitzekühlung, Toxinelimination, Reduktion der Kongestion in der Lunge.

Begründung: Obwohl sich das Hauptgeschehen noch an der Oberfläche abspielte, deutete das Nichtdurchatmenkönnen auf eine restriktive Ventilationsstörung hin, deren Ursache in Anschoppung von Flüssigkeit (Feuchtigkeit) in der Lunge gelegen sein könnte. Die periphere Sättigung lag zum Zeitpunkt des Erstgespräches im Normalbereich, was zunächst beruhigend wirkte. Allerdings konnte die Verfasserin in jahrelanger intensivmedizinischer Erfahrung in der Behandlung respiratorisch beeinträchtigter Patienten beobachten, dass die Sättigung bis unmittelbar vor der respiratorischen Erschöpfung aufrechterhalten wurde, die häufig zu Intubation und maschineller Beatmung führte. Somit spiegelte die aktuelle Sättigung eine Momentaufnahme wider und es war nicht abzuschätzen, in welche Richtung sich das Geschehen entwickeln würde – vonseiten der TCM her betrachtet, in Richtung Oberfläche oder Tiefe, zumal es bereits Anzeichen für einen Übergang in eine Shao-Yang-Präsentation gab (bitterer Mundgeschmack, abdominelles Spannungsgefühl, rasch wechselnde Symptomatik). Aus diesem Grunde wurden dem Dekokt die mit „ PLUS_SPI „ bezeichneten Kräuter hinzugefügt. Auch musste berücksichtigt werden, dass am Wochenende keine Neuverschreibungen möglich sind, sodass man versuchte, der Krankheit einen Schritt zuvorzukommen, und die Rezeptur vorausschauend um einige Einzelkräuter zur Therapie des nächsten Stadiums erweiterte.

Tab. 9 Case Report – TCM-Rezept Nr. 1: Yin Qiao San Jia Qing Wen Bai Du San Jia Jian. (Chen und Chen 2012)

Arzneimittel (Pin Yin)	Arzneimittel (Lateinisch)	Geschmack Temperatur	Organbezug	TCM-Wirkung	Pharmakologische Wirkung/ Forschung	Tagesdosis (g)
Jinyinhua	Lonicerae japonicae Flos	Süß kalt	Lu, Ma, Di	Eliminiert Hitze, Wind-Hitze und Toxine	Antibiotisch, antipyretisch	10
Lianqiao	Forsythiae Fructus	Bitter kühl	Lu, He, Gb	Eliminiert Hitze und Toxine	Antibiotisch, antiinflammatorisch	10
Jingjie	Schizonepetae Herba	Scharf warm	Lu, Le	Vertreibt Wind, mildert Juckreiz und Muskelkrämpfe, stoppt Blutungen	Antibiotisch, antipyretisch, analgetisch, hämostyptisch	10
Niubangzi	Arctii Fructus	Scharf, bitter kalt	Lu, Ma	Vertreibt Wind-Hitze und Wind-Hitze-Toxine	Antibiotisch, antidiabetisch, hepatoprotektiv	10
Bohe	Menthae Herba	Scharf kühl	Lu, Le	Vertreibt Wind-Hitze, zerstreut Feuchte-Hitze im Abdomen	Antipyretisch, diaphoretisch, antiinflammatorisch	10
Gancao	Glycyrrhizae Radix	Süß neutral	MP, Ma, Lu, He	Tonisiert MP und Qi, eliminiert Hitze und Toxine, befeuchtet Lu, stoppt Husten	Gluko- und Mineralokortikoidwirkung, antiinflammatorisch, analgetisch	10
Danzhuye	Lophatheri Herba	Süß kalt	He Ma, Dü	Eliminiert Hitze aus He, DüDa und Qi-Schicht	Antipyretisch, schwach diuretisch	10
Lugen	Phragmitis Rhizoma	Süß kalt	Lu, Ma	Eliminiert Hitze aus Lu und oberem San Jiao, reguliert Lu-Qi	Spasmolytisch (Darm), sedierend	10
Huanglian	Coptidis Rhizoma	Bitter kalt	He, Le, Ma, Di	Eliminiert Feuchte-Hitze v. a. im mittleren San Jiao, Feuer aus Le, He und Feuertoxine	Antibiotisch, antiviral, antipyretisch, antiinflammatorisch	6
Huangqin	Scutellariae Radix	Bitter kalt	Lu, Gb, Ma, Di	Eliminiert Feuchte-Hitze und Toxine, zähmt Feuer, stoppt Blutungen	Antiinflammatorisch, antipyretisch, leicht diuretisch, hepatoprotektiv	6
Chaihu	Bupleuri Radix	Bitter, scharf kühl	Le, Gb	Entlastet das Äußere, verteilt Le-Qi; wirkt bei Shao-Yang-Muster	Analgetisch, sedierend, immunstimulierend	10
Zhi Banxia	Pinelliae Rhizoma	Scharf warm	MP, Ma, Lu	Führt rebellierendes Ma-Qi zurück, trocknet Feuchtigkeit, löst Knoten	Hustenstillend, schleimlösend, antiemetisch, antineoplastisch	8
Kuxingren	Armeniacae Semen	Bitter warm	Lu, Di	Leitet rebellierendes Lu-Qi abwärts, befeuchtet Darm und Lunge	Antitussiv, antiasthmatisch	10

Yin Qiao San beseitigt Wind-Hitze und eliminiert Toxine, eine häufig angewandte Wen-Bing-Rezeptur bei Influenza, Tonsillitis und akuten Infekten der oberen Atemwege. Qing Wen Bai Du San (Dekokt, das Epidemien beseitigt und Toxine überwindet) ist in der o. a. Rezepturkombination modifiziert und eliminiert Hitze und Toxine (Chen und Chen 2014).

Tag 8 ab Erkrankungsbeginn

30-minütige Atemnot am Morgen, trockener unproduktiver Husten, kein Fieber. Eine tiefe Inspiration war noch immer nicht möglich. Herr S. M. hatte das Gefühl, einen entzündeten Hals zu haben. Körpertemperatur 35,9 °C.

Tag 9

Kopfschmerzen am Abend, aber Normalisierung der Atmung. Das Schweregefühl in den Beinen war noch vorhanden, aber deutlich gebessert, die Schmerzen waren verschwunden, Geruch- und Geschmackssinn noch beeinträchtigt. Das Durstgefühl war nur gering vorhanden.

Tag 10

Keine respiratorischen Probleme in Ruhe, kein Kältegefühl mehr. Die allgemeine körperliche Belastbarkeit war noch immer herabgesetzt und Müdigkeit vorhanden. Es fiel Herrn S. M. jedoch mittlerweile leichter, tief durchzuatmen.

Merk- und Konzentrationsfähigkeit besserten sich allmählich. Es war zum ersten Mal möglich, 2 h lang vollkommen konzentriert zu studieren. Der Verlust des Geschmackssinnes war in dieser Phase das unangenehmste Symptom.

Tag 11 Das Zungenbild zeigte eine deutliche Veränderung mit gelbem Zungenbelag (Hitze), der Substanzdefekte aufwies (Lingua geographica: Yin-Mangel). Die Zunge war insgesamt verdickt, feucht imponierend (Mitteschwäche) und in den vorderen Arealen gerötet (Abb. 4).

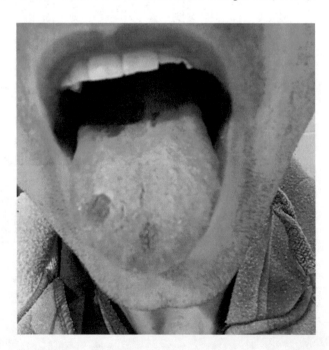

Abb. 4 Case Report: Zungenbild am Tag 11 der COVID-19-Erkrankung

Tag 12 Insgesamt berichtete Herr S. M. über eine deutliche Besserung des Zustandes: die Atemnot hatte sich drastisch verringert, der Husten wurde kaum mehr als störend empfunden, die Leistungsfähigkeit nahm zu. Der Appetit stellte sich wieder ein, das Schweregefühl in den Extremitäten nahm ab. Geruchs- und Geschmackssinn schienen wiederzukehren und waren weniger reduziert (Tab. 8).

Tag 13 Tag der Überraschung: Herr S. M. fühlte sich plötzlich erschöpfter und schwächer als an den vorangegangenen Tagen. Keine Ruhedyspnoe, allerdings war eine tiefe Inspiration wiederum kaum möglich und stark eingeschränkt. Der Husten war noch immer in mäßigem Ausmaß vorhanden. Es zeichnete sich ein physischer und psychischer Einbruch ab. Der psychologische Aspekt, einer potenziell lebensbedrohlichen Erkrankung ausgesetzt zu sein, und die Isolation in der Quarantäne waren in dieser Situation äußerst belastend.

TCM-Diagnose: Feuchte Hitze befällt die Lunge (Abb. 5).

Das Wiederauftreten der respiratorischen Symptomatik ließen auf einen akuten Rückfall oder ein tieferes Eindringen des Pathogens schließen, weswegen der Patient noch am selben Tag eine neue Rezeptur als Dekokt erhielt:

TCM-Rezeptur Nr. 2: Einnahme an den Tagen 13–15 ab Erkrankungsbeginn (Tab. 10).

Therapiestrategie: Transformation von Feuchtigkeit und Schleim, Eliminieren der Feuchte-Hitze, Öffnen der Lunge.

Abb. 5 Case Report: Zungenbild am Tag 13 der COVID-19-Erkrankung

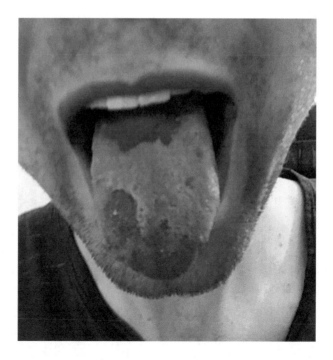

Tab. 10 Case Report – TCM-Rezept Nr. 2: Ma Xing Yi Gan Tang Jia Xiao Xian Xiong Tang Jia Caoguo Zhimu Tang. (Chen und Chen 2012)

Arzneimittel (Pin Yin)	Arzneimittel (Lateinisch)	Geschmack Temperatur	Organbezug	TCM-Wirkung	Pharmakologische Wirkung/Forschung	Tagesdosis (g)
Mahuang	Ephedrae Herba	Scharf, bitter warm	Lu, Bl	Öffnet die Oberfläche, eliminiert Wind-Feuchtigkeit	Diaphoretisch, antipyretisch, antiasthmatisch, ZNS-Stimulans, antibiotisch	4
Yiyiren	Coicis Semen	Süß kühl	MP, Ma, Lu	Tonisiert MP, eliminiert Feuchtigkeit, lindert Schmerzen	Analgetisch, antipyretisch, sedierend; muskelentspannend	10
Gualou Pi	Trichosanthis Pericarpium	Süß kalt	Di, Lu, Ma	Eliminiert Hitze aus Lu und Ma, löst Schleim, lindert Brustschmerzen	Koronardilatierend, analgetisch, antitussiv	5
Caoguo	Tsaoko Fructus	Scharf, aromatisch warm	MP, Ma	Eliminiert Kälte und Feuchtigkeit aus mittlerem San Jiao	Hustenstillend, antiasthmatisch, antibiotisch	5
Zhimu	Amenarrhenae Rhizoma	Bitter, süß kalt	Lu, Ma, Ni	Eliminiert Hitze/Mangel-Hitze in allen 3 San Jiao, drainiert Ni-Feuer; nährt Yin, stillt Durst, befeuchtet	Antibiotisch, antipyretisch, antidiabetisch	5
Gancao	Glycyrrhizae Radix	Süß neutral	MP, Ma, Lu, He	Tonisiert MP und Qi; eliminiert Hitze und Toxine, befeuchtet Lu, stoppt Husten	Gluko- und Mineralokortikoidwirkung, antiinflammatorisch, analgetisch	10
Baidoukou	Amomi Rotundus Fructus	Scharf, aromatisch warm	Lu, Ma, MP	Wärmt den mittleren San Jiao, trocknet Feuchtigkeit, reguliert Qi-Fluss	Antiemetisch, Darmperistaltik steigernd	5
Kuxingren	Armeniacae Semen	Bitter warm	Lu, Di	Leitet rebellierendes Lu-Qi abwärts, befeuchtet Darm und Lunge	Antitussiv, antiasthmatisch	5
Huanglian	Coptidis Rhizoma	Bitter kalt	He, Le, Ma, Di	Eliminiert Feuchte-Hitze v. a. im mittleren San Jiao, Feuer aus Le, He und Feuertoxine	Antibiotisch, antiviral, antipyretisch, antiinflammatorisch	6
Yuxingcao	Houttuyniae Herba	Scharf kühl	Lu	Eliminiert Hitze und Toxine, drainiert Abszesse	Antiviral, antibiotisch, hämostyptisch, Phagozytoseaktivierung	10
Fa Banxia	Pinelliae Rhizoma preparatum	Scharf warm	MP, Ma, Lu	Führt rebellierendes Ma-Qi zurück, trocknet Feuchtigkeit, löst Knoten	Hustenstillend, schleimlösend, antiemetisch, antineoplastisch	5

Begründung: Ma Xing Yi Gan Tang öffnet die Oberfläche und eliminiert Feuchtigkeit. Xiao Xian Xiong (kleineres Dekokt, das in den Thorax sinkt) eliminiert Hitze, löst Schleim und öffnet die Brust. Caoguo Zhimu Tang drainiert Feuchtigkeit aus dem San Jiao, nährt das Yin und stillt Durst (Chen und Chen 2014).

Das Therapieziel in dieser Phase der Zustandsverschlechterung bestand hauptsächlich darin, eine Flüssigkeits-/Schleimretention in der Lunge möglichst rasch zu verringern, um eine Diffusionsstörung und etwaige Hypoxie zu vermeiden.

Tag 15 Der Patient berichtete erleichtert von einer raschen Besserung der Symptome: Der Husten war zwar noch vorhanden, die Dyspnoe sogar bei Belastung (Stufensteigen) verschwunden; die physische Leistungsfähigkeit blieb jedoch insgesamt noch herabgesetzt. Herr S. M. konnte wieder eine tiefe Inspiration durchführen. Der Geschmackssinn hatte sich nach Angaben von Herrn S. M. nahezu normalisiert.

Tag 16 Im Zungenbild von Tag 16 sah man eine Abnahme des gelben Belages (Abb. 6)

Tag 17 Herr S. M. verzeichnete eine völlige Wiederherstellung des Geschmackssinnes, einen besseren Appetit und eine deutliche Steigerung des Konzentrationsvermögens.

Da die akute Präsentation nicht mehr vorhanden war, wurde eine neue Rezeptur verordnet, die besonders die Regeneration unterstützen und dauerhaften Folgeerscheinungen der Krankheit wie Long-COVID vorbeugen sollte.

Abb. 6 Case Report: Zungenbild am Tag 16 der COVID-19-Erkrankung

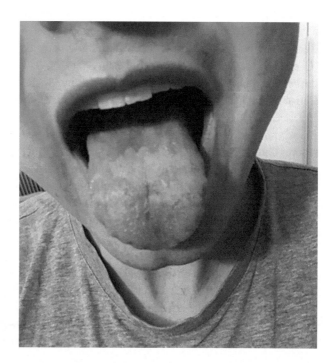

TCM-Rezeptur Nr. 3: Einnahme an den Tagen 17–30 ab Erkrankungsbeginn (Tab. 11).
Therapiestrategie: Tonisieren von Qi, Nähren von Yin, Stärken des Lungen-Qi.
Begründung: *Shashen Mai Dong Tang* ist eine klassische Wen-Bing-Rezeptur zum Aufbau des Yin von Milz und Lunge und zum Nähren der Körpersäfte. Sie eliminiert Leere-Hitze und lindert trockenen Husten (Chen und Chen 2014).

Nach 7 Monaten Herr S. M. übersandte ein Zungenbild, in dem man noch Zeichen der Mitteschwäche (geschwollener Zungenkörper), des Yin-Mangels (abgepellter Belag) und der Leber-Qi-Stagnation (aufgewölbte Zungenränder) erkennen konnte, wobei anzumerken ist, dass er beruflich und fortbildungsmäßig starkem Stress ausgesetzt war (Abb. 7).

Nach einigen Wochen der reduzierten Belastbarkeit befand er sich seinen Angaben gemäß nunmehr in einem besseren Zustand als vor der Krankheit und widmete der körperlichen Ertüchtigung fortan mehr Zeit. Hin und wieder hatte er einige Wochen lang nach der Erkrankung in geringem Ausmaß Schwierigkeiten, sich zu konzentrieren. Subjektiv hatte Herr S. M. die beratende und phytotherapeutische Unterstützung als sehr hilfreich empfunden. Er wies nach diesem Zeitraum noch immer einen ausreichend hohen Spiegel an neutralisierenden Antikörpern auf.

5.2 Case Report: Diskussion

Im Jahr 2020 wurden Empfehlungen eines Gremiums hochrangiger chinesischer ÄrztInnen veröffentlicht, die entsprechend den Krankheitsstadien der SARS-CoV-2-Infektion Rezepturen beinhalteten, mit denen die ÄrztInnen gute Therapieerfolge erzielt hatten (Chen 2020). Die Wahl der beschriebenen Arzneimittel basierte auch auf Erkenntnissen, die bei den Infektionswellen mit SARS-CoV-1 und MERS-CoV gewonnen worden waren. Einige dieser Rezepturen kamen bei Herrn S. M. in modifizierter Form zum Einsatz.

Die Grundlage für die Auswahl der Rezepturen und deren Modifikation bildete eine genaue Syndromdiagnostik, auf deren Basis die Rezepturen entsprechend der klinischen Situation und Dynamik des Geschehens angepasst werden konnten. *TCM-Rezeptur Nr. 1* (Tab. 9) ist von der Temperatur her kalt und birgt das Risiko der allzu großen Abkühlung und Yin-Schädigung in sich. Zu dem Zeitpunkt des Erstgespräches, bei dem der Patient beklemmende Atemnot schilderte, war rasches und entschlossenes Handeln bei potenziell lebensgefährlichem Verlauf geboten. Es ging v. a. darum, die Oberfläche zu öffnen und das Abwehr (Wei)-Qi zu stärken.

Die antivirale Wirkung vieler in den Rezepturen enthaltener Kräuter ist wissenschaftlich belegt (Wyganowska-Swiatkowska et al. 2020; Anand et al. 2021; Wang et al. 2021c). Dies soll im Folgenden anhand einiger ausgewählter Einzelkräuter aus den drei verabreichten Rezepturen kurz aufgezeigt werden.

In der von Chen et al. (Chen 2020) als „*Chen's COVID-Influenza-Formula Nr. 2*" bezeichneten Rezeptur (externe Tab. 34), die als Erstverschreibung gegeben wurde, wirken

Tab. 11 Case Report – TCM-Rezept Nr. 3: Shashen Mai Dong Tang (modifiziert). (Chen und Chen 2012)

Arzneimittel (Pin Yin)	Arzneimittel (Lateinisch)	Geschmack Temperatur	Organbezug	TCM-Wirkung	Pharmakologische Wirkung/Forschung	Tagesdosis (g)
Shashen	Glehniae/Adenophorae Radix	Süß kühl	Lu, Ma	Tonisiert Yin von Le, Ni, Lu; bildet Säfte	Herzstärkend, Körpertemperatur absenkend	8
Maimendong	Ophiopogonis Radix	Süß, bitter kühl	MP, Ma, He	Tonisiert Yin/Blut, befeuchtet Lu und Darm, beruhigt Shen	Antibiotisch, roborierend, positiv inotrop, antiarrhythmisch	8
Wuweizi	Schisandrae Fructus	Sauer warm	Ni, Lu, He	Adstringierend, verhindert den Verlust von Lu-Qi, festigt Ni Jing, stoppt Schwitzen und Diarrhö, beruhigt Shen	Kognitiv stärkend, blutdruckregulierend, antibiotisch, steigert Atemfrequenz/-tiefe, immunstimulierend, Magensäureproduktion hemmend	8
Renshen	Ginseng Radix et Rhizoma	Süß, bitter warm	Lu, MP	Tonisiert Blut, Qi v. Mi, Lu, Yuan-Qi; bildet Säfte; beruhigt Shen	Steigert ACTH-Sekretion und Gonadotropinausschüttung, positiv inotrop, antidiabetisch, immunstimulierend	6
Laifuzi	Raphani Semen	Scharf, süß neutral	MP, Ma, Lu	Senkt Qi ab, lindert Husten, löst Nahrungsstagnation	Antibiotisch, fördert Stuhlgang	8
Sigualou	Luffae Retinervus Fructus	Süß neutral	Lu, Ma, Le	Vertreibt Wind, öffnet Leitbahnen, eliminiert Toxine, löst Schleim	Hepatoprotektiv, fördert Laktation, gering positiv inotrop und diuretisch, analgetisch	8
Chanpi	Citri reticulatae Pericarpium	Scharf, bitter warm	Lu, MP	Reguliert Qi v. MP/Ma, löst Schleim, eliminiert Feuchtigkeit im mittleren San Jiao	Antiasthmatisch, antiinflammatorisch, Darmperistaltik steigernd, hustenstillend	5
Zisuzi	Perillae Fructus	Scharf warm	Lu, Di	Mildert Keuchatmung, lindert Husten, löst Schleim, befeuchtet Darm	Antitussiv, antiasthmatisch	6
Zhe Beimu	Fritillariae Thunbergii Bulbus	Bitter kalt	He, Lu	Löst wirksam Schleim, lindert Husten, eliminiert Hitze, zerstreut Knoten	Antitussiv, bronchospasmolytisch, schleimlösend	6
Huangqin	Scutellariae Radix	Bitter kalt	Lu, Gb, Ma, Di	Eliminiert Feuchte-Hitze und Toxine, zähmt Feuer, stoppt Blutungen	Antiinflammatorisch, antipyretisch, hepatoprotektiv, gering diuretisch	8
Kuxingren	Armeniacae Semen	Bitter warm	Lu, Di	Leitet rebellierendes Lu-Qi abwärts, befeuchtet Darm und Lunge	Antitussiv, antiasthmatisch	6
Gancao	Glycyrrhizae Radix	Süß neutral	MP, Ma, Lu, He	Tonisiert MP und Qi, eliminiert Hitze und Toxine, befeuchtet Lu, stoppt Husten	Gluko- und Mineralokortikoidwirkung, antiinflammatorisch, analgetisch	5

Abb. 7 Case Report:
Zungenbild 7 Monate nach
COVID-19-Erkrankung

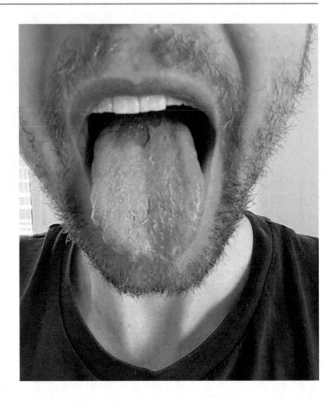

beispielsweise die beiden Kaiserarzneien, *Lianqiao* und *Jinyinhua,* antiviral: Forsythiae
Fructus, enthält das Lignan Phyllirin (KD-1), das in vitro die Replikation von SARS-
COV-2 hemmt und die Produktion von Entzündungsmediatoren reduziert (Ma et al. 2020).
Lonicerae japonicae Flos wird seit Jahrhunderten bis heute bei Epidemien zur Toxin-
elimination eingesetzt. Die antivirale Wirkung gegen Influenza-A-Viren wird der Hem-
mung der Neuraminidase durch die Chlorogensäure, die in dieser Pflanze enthalten ist, zu-
geschrieben (Ding et al. 2017). Durch die Methode des „molecular docking" lässt sich in
der Computersimulation zeigen, dass das Paar Forsythiae Fructus und Lonicerae japonicae
Flos die optimale Bindungsenergie zum Andocken an den ACE-2-Rezeptur und an das
SARS-CoV2-3CL-Hydrolyseenzym aufweist, um so die Wirkweise und Pathogenität des
Virus zu schwächen (Gao et al. 2020).

   Gancao befindet sich in allen Rezepturen, die Herrn S. M. verordnet wurden. Glycyrrhizae Radix/Rhizoma ist meist in hoher Dosis in vielen Rezepturen vorhanden, die in
China gegen COVID-19 eingesetzt werden. Abgesehen von seiner antiinflammatorischen
und antioxidativen Wirkung wurde der antivirale Effekt von Glycyrrhizin bereits an
SARS-CoV-1 gezeigt, was auch eine Wirkung auf SARS-CoV-2 vermuten lässt, weil die
beiden Virenstämme eine ähnliche Genomstruktur aufweisen. An Vero-Zellen verhindert
Glycyrrhizin die Adsorption sowie Penetration und Replikation des Virus. In einer klinischen Untersuchung führte die intravenöse Verabreichung von Glycyrrhizin zur radiologisch verifizierten Verbesserung der Anschoppung von Flüssigkeit in der Lunge und zur
Resolution von Dystelektasen (Chrzanowski et al. 2021).

Als sich nach vorübergehender Besserung des Allgemeinzustandes am Tag 13 eine erneute Exazerbation der Krankheit mit Verdacht auf eine beginnende Lungenentzündung abzeichnete, galt das Therapieziel durch die *TCM-Rezeptur Nr. 2* (Tab. 10) der Wiederherstellung der Homöostase im Flüssigkeitshaushalt durch schleimlösende und transformierende Kräuter, um Feuchtigkeit, Hitze und Schleim aus dem oberen San Jiao zu entfernen.

Die Kaiserarznei *Mahuang,* Ephedrae Herba, wurde in der TCM seit Jahrtausenden vielfach zur Behandlung von Infekten der oberen Atemwege und Asthma angewandt und ist gegenwärtig in vielen Rezepturen gegen COVID-19 enthalten. Es konnte mittels HPLC-TOF-MS (Hochdruckflüssigkeitschromatographie – Massenspektrometrie) gezeigt werden, dass drei Verbindungen aus dieser Droge (Ephedrin, Pseudoephedrin und Methylephedrin) an bestimmte Aminosäuren des ACE-2-Rezeptors andocken und somit eine kompetitive Hemmung bewirken (Lv et al. 2021).

Kuxingren, Armeniacae Semen amarum, ist entzündungshemmend und *Yuxingcao*, Houttuyniae cordatae Herba, inhibiert die Virusreplikation von SARS-CoV (Lau et al. 2008; Shi et al. 2021a).

Nach raschem Abklingen der Akutsymptomatik sollte die *TCM-Rezeptur Nr. 3* (Tab. 11) die Erholungsphase unterstützen und einer Spätfolge im Sinne eines Long-COVID vorbeugen. *Shashen Mai Dong Tang* und dessen Modifikationen werden in China häufig in der Rekonvaleszenzphase zur Roborierung nach Infekten, Chemotherapie oder Bestrahlung verabreicht. *Shashen*, Glehniae seu adenophorae Radix, und *Maimendong*, Ophiopogonis Radix, induzieren die Bildung von Körperflüssigkeiten, wodurch trockene Schleimhäute befeuchtet werden und trockener Husten gelindert wird, was besonders für COVID-19-PatientInnen hilfreich ist. Ophiopogonis Radix wird vielfach in Rezepturen bei chronischer Herzinsuffizienz und koronarer Herzkrankheit adjuvant eingesetzt, weil Ophiopogonin positiv inotrop wirkt und die Apoptose der Herzmuskelzellen hemmt (Chen und Chen 2012; Nie et al. 2020).

Die eigene Erfahrung zeigt, nicht nur am Beispiel von Herrn S. M., dass eine frühzeitige, evtl. auch je nach Zustandsbild intensive phytotherapeutische Intervention den Krankheitsverlauf positiv beeinflussen kann. Die Traditionelle Chinesische Medizin bietet im Sinne der Integrativen Medizin eine wertvolle Therapieoption zur Behandlung der Infektion mit SARS-CoV-2.

6 Studien und Evidenzlage

6.1 Externe Literatur zu COVID-19

Gemäß den international etablierten SIGN (Scottish Intercollegiate Guidelines Network)-Kriterien wird die höchste Evidenzklasse bei Metaanalysen und systematischen Reviews (MASR) sowie bei Interventionsstudien und hier v. a. bei den randomisiert kontrollierten Studien (RCT: Randomized Controlled Trial) erreicht (Baird und Lawrence 2014). Ein breit angelegtes „Evidence Mapping" im Journal of Clinical Epidemiology (https://www.jclinepi.com: Impact Factor 2021: IF 7,407) erhob das Reporting und die methodologische Qualität von 243 systematischen Reviews (SR) zur weltweiten COVID-19-Literatur (Li et al. 2021a). Prognose (42,8 %), klinische Manifestation (28,4 %) und Therapien (26,7 %) machen den Großteil der SRs aus. Die Hälfte der SRs kam aus Entwicklungsländern, wobei China klar auf Platz 1 war (76/243: 31,3 %), gefolgt von Iran (15/243: 6,2 %) und Indien (14/243: 5,8 %). Bei den „westlichen" Industriestaaten wurden die Top-3-Positionen von den USA (31/243: 12,8 %), Italien (24/243: 9,9 %) und Großbritannien (22/243: 9,1 %) belegt. Die meisten SRs (91,8 %) wurden in englischer Sprache verfasst, wobei zunehmend mehr Literatur in chinesischer Sprache über die Publikationsplattform CNKI (China National Knowledge Infrastructure) publiziert wird.

Die Qualität der SRs wurde in Hinblick auf die Methodologie mittels AMSTAR-2-Checkliste (Shea et al. 2017) und auf das Reporting anhand der PRISMA-P-Checkliste (Shamseer et al. 2015) evaluiert. Sowohl bei AMSTAR-2 (Dokumentation >50 %: 4/16: 25 %) wie auch bei PRISMA (Dokumentation >50 %: 13/27: 48,1 %) lag der Anteil der dokumentierten Items weit unter der qualitativ geforderten Norm.

Beim Thema „COVID-19-Therapie" zeigte sich bei der Methodologie in zwei Drittel der SRs und beim Reporting in einem Drittel eine niedrige Qualität. So betrug der mediane PRISMA-Score nur 11 (Q1–Q3: 9–18) von 27.

6.2 Integrative Therapiestrategien bei stationären COVID-19-PatientInnen

Die NHCC hat schon sehr früh nach Ausbruch der COVID-19-Krise in China Guidelines herausgebracht und neben der konventionellen Medizin mit antiviralen Medikamenten, Antibiotika und Kortisontherapie die Wichtigkeit der TCM-Phytotherapie und sogar der Akupunktur bei der Behandlung der COVID-19-Beschwerden unterstrichen.

Eine Kohorte von 135 hospitalisierten Patienten aus der nordöstlichen Region Chongqing erhielt ein antivirales Grundschema, einschließlich Interferon und Lopinavir PLUS_SPI Retinavir (100 %), mit zusätzlichen Antibiotika (43,7 %) und Kortikosteroiden (26,7 %). Die große Mehrheit bekam additiv eine TCM-Phytotherapie (91,8 %) (Wan et al. 2020).

Ein systematischer Review unterstrich die Integration von Immuntherapeutika, Mikronährstoffen (Vitamine & Spurenelemente) und TCM-Phytomedizin zur Immunstärkung bei (pandemischen) viralen Erkrankungen (Zhang und Liu 2020).

6.3 Integrative konventionelle und TCM-Therapie bei COVID-19-PatientInnen

6.3.1 TCM-Rezepturen nach COVID-19-Verlaufsphasen und TCM-Syndromen

Seit Ausbruch der COVID-19-Pandemie fanden sich in der zugänglichen externen Literatur (PubMed, Google Scholar) 107 verschiedene TCM-Kräuterrezepturen aus Asien, überwiegend China. Insgesamt wurde der Schweregrad der COVID-19-Erkrankung in 6 Phasen unterteilt.

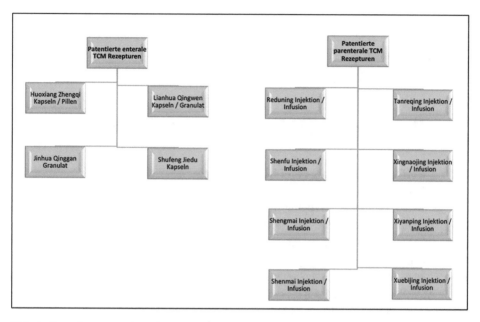

Abb. 8 Patentierte enterale und parenterale TCM-Rezepturen bei COVID-19. (Zhai et al. 2021)

In der Prävention (Phase 1) wurden 6 TCM-Rezepturen eingesetzt. Der Großteil der TCM-Formeln wurde in der milden Influenzaphase (Phase 2: 33) und den Phasen der moderaten Pneumonie (Phase 3: 35) sowie schweren Pneumonie (Phase 4: 21) verabreicht. Beim kritischen ARDS-Verlauf (Phase 5) wurden 11 TCM-Rezepturen in das Therapiekonzept integriert. 10 Kräuterrezepturen wurden in der Rekonvaleszenzphase (Phase 6) verschrieben. Jeder Phase wurden TCM-Syndrome zugeordnet, die wiederum mit entsprechenden TCM-Kräuterrezepturen behandelt wurden.

In China wurden 12 Kräuterformeln als COVID-19-TCM-Rezepturen patentiert (12/107: 11,2 %), wobei zwei Drittel der patentierten Formeln parenteral appliziert werden (8/12: 66,7 %) (Abb. 8) (Zhai et al. 2021).

Eine aktuelle MASR von 18 RCTs zeigte bei 1540 PatientInnen mit schweren und kritischen viralen (COVID-19) Pneumonien eine signifikante Wirkungssteigerung (OR: 4,61; $p < 0{,}00001$) und Nebenwirkungsreduktion (OR: 0,36; $p = 0{,}0006$) der konventionellen Standardtherapie durch Integration von TCM-Infusionen/Injektionen (Chun et al. 2021).

6.3.2 Häufigkeit des Einsatzes von TCM-Kräutern bei COVID-19

Mehrere MASR erhoben die Einsatzfrequenz der einzelnen TCM-Kräuter in der COVID-19-Pandemie (Xiong et al. 2020; Fan et al. 2020; Kang et al. 2022; Luo et al. 2021). In der Erhebung von Kang et al. zählen zu den Top 5 TCM-Kräutern *Gancao* (Radix Glycyrrhizae: Qi-Tonikum), *Kuxingren* (Semen Armeniacae amarum: Schleim und Husten entfernend), *Mahuang* (Herba Ephedrae: Oberfläche befreiend) & *Shigao* (Gypsum fibrosum: Hitze klärend), *Fuling* (Poria: Feuchtigkeit ausleitend) & *Lianqiao* (Fructus Forsythiae: Hitze klärend, Toxine entfernend) und *Huangqin* (Radix Scutellariae baicalensis: Hitze klärend,

Feuchtigkeit trocknend) (Kang et al. 2022). In der eigenen Erhebung kommt noch *Zhi Banxia* (Rhizoma Pinelliae: Schleim-Kälte ausleitend) in das Top-5-Ranking hinzu.

9 Kräuterformeln der Wiener Schule für TCM (WSTCM) wurden anhand der klinischen Erfahrung mit COVID-19-PatientInnen in Österreich hinzugefügt.

6.4 Metaanalysen und systematische Reviews (MASR) zur TCM-Phytotherapie

6.4.1 Evidence Mapping von MASR zur additiven COVID-19-Phytotherapie

Ein aktuelles Evidence Mapping des Buchkapitelautors zum Einsatz von TCM-Phytotherapien beim SARS-CoV-2-Virus ergab 51 Metaanalysen und systematische Reviews (MASR) zum integrativen Einsatz von TCM-Kräutern in Kombination mit der konventionellen Medizin (KoM). In den letzten 3 Jahren wurden neben 44 klassischen MASR auch 3 Netzwerkmetaanalysen (Ji et al. 2022; Jin et al. 2020; Wu et al. 2021a), eine klassische MASR mit integrierter Netzwerkmetaanalyse (Wu et al. 2021b) und 3 systematische Reviews der vorhandenen MASR (Zhang et al. 2021a; Ang et al. 2022; Wu et al. 2022a) zu diesem Thema publiziert. Über drei Viertel der untersuchten 51 MASR wurden in englischer Sprache verfasst (40/51: 78,4 %), während 11 Metaanalysen für die AutorInnen des Buchkapitels nur in chinesischer Sprache verfügbar waren (Abb. 9).

Alle 3 Reviews der MASR (Zhang et al. 2021a; Ang et al. 2022; Wu et al. 2022a) zeigen, dass über 60 % und bis zu 100 % der MASR die Daten prospektiver interventioneller Studien, also RCTs und NRCTs, zusammengefasst und analysiert haben. Die Qualität der Evidenz und damit die Aussagekraft und Verlässlichkeit ist in MASR umso höher, je größer der Anteil der (N)RCTs ausfällt. In der eigenen Datenerhebung erörtern knapp zwei Drittel der klassischen MASR (28/45: 62,2 %) ausschließlich interventionelle Studien. Der Anteil der englisch-sprachigen MASR schwankt zwischen 60 % und 100 %. Die eigene Analyse der 45 klassischen MASR zeigt ein Viertel chinesisch-sprachige Publikationen (Abb. 9).

6.4.2 Anzahl von TCM-Rezepturen in MASR zur additiven COVID-19-Phytotherapie

Im Rahmen der MASR wurden im Median 6 (Q1–Q3: 1–8) TCM-Rezepturen untersucht. Xiong et al. (2020) (27 TCM-Rezepturen) und Li et al. (2022) (21 TCM-Rezepturen) haben die meisten TCM-Rezepturen evaluiert. Bei einem Viertel der MASR (12/45: 26,7 %) wurden neben Standardformeln auch individuelle TCM-Kräutermischungen angewendet. Eine MASR beschäftigte sich mit den Auswirkungen einer additiven TCM-Therapie auf Symptome des Gastrointestinaltraktes und die Leberfunktion und publizierte keine konkreten Kräuterformeln (Shi et al. 2021b) (Abb. 10).

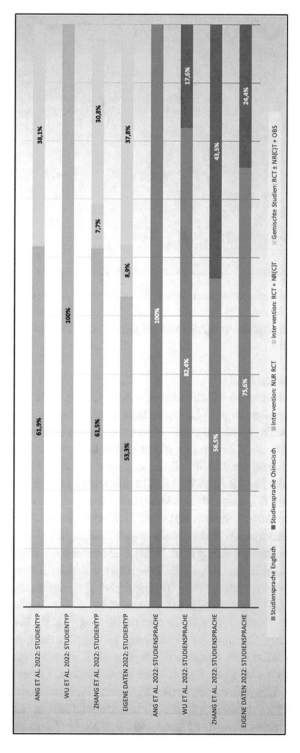

Abb. 9 Systematische Reviews von MASR zur Integrativen TCM-Phytotherapie: Studientyp und Sprache. (Zhang et al. 2021a; Ang et al. 2022; Wu et al. 2022a). *NR(C)T* Non Randomized (Controlled) Trial; *OBS* Observational Study, *RCT* Randomized Controlled Trial

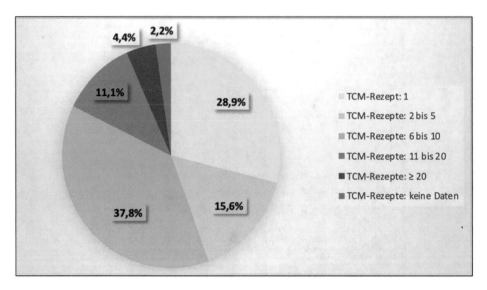

Abb. 10 Anzahl der TCM-Kräuterrezepturen in den MASR zur Integrativen TCM-Phytotherapie

6.4.3 Outcome-Parameter in MASR zur additiven COVID-19-Phytotherapie

Übersicht der publizierten MASR

Im Anfangsjahr 2020 wurden 16 MASR (davon 1 Netzwerk-MASR) publiziert, wobei über ein Drittel in Chinesisch (6/16: 37,5 %) verfasst wurde. Im Jahr 2021 waren es 24 MASR (davon 2 Netzwerk-MASR), darunter ein Fünftel in chinesischer Sprache (5/24: 20,8 %). Bis Ende August 2022 fanden sich bisher 8 MASR (davon 1 Netzwerk-MASR) und 3 systematische Reviews von MASR, alle in englischer Sprache verfasst.

Knapp zwei Drittel der MASR (29/45: 64,4 %) evaluierten ausschließlich interventionelle Studien (RCT, NR[C]T), während in 16 MASR auch Beobachtungsstudien inkludiert wurden. Im Median wurden 10 Studien (Q1–Q3: 7–16) systematisch analysiert, wobei Kang et al. mit 57 (Interventions- und Beobachtungs-)Studien und 15.520 PatientInnen die höchsten Zahlen publizierten (Kang et al. 2022). Die mediane Studienteilnehmerzahl pro MASR lag bei 1094 PatientInnen (Q1–Q3: 719–1629), wobei MASR im Median mehr PatientInnen in Interventionsstudien (840 [Q1–Q3: 590–1487]) untersuchten als in Beobachtungsstudien (629 [Q1–Q3: 280–1218]).

Die meisten MASR erhoben folgende Outcome-Parameter: Anzahl der untersuchten Studien und PatientInnen, Stadium der Erkrankung (asymptomatisch, mild, moderat, schwer, kritisch, konvaleszent), Heilungsrate und Wirksamkeit, Konversion zum schweren Krankheitsverlauf, Verbesserung der Kardinalsymptome (Husten, Fieber und Fatigue), Verbesserung in der Lungencomputertomografie, und Nebenwirkungen der konventionellen ± TCM-Therapien. Mortalität, Krankenhausaufenthalt, Laborparameter (CRP, Leukozyten, Lymphozyten, IL-6: Interleukin-6, TNF-α: Tumornekrosefaktor-α,

GOT: Glutamat-Oxalacetat-Transaminase, GPT: Glutamat-Pyruvat-Transaminase, PCT: Procalcitonin etc.) und Zeit bis zu negativem SARS-CoV-2-PCR-Test wurden seltener evaluiert.

Outcome von Wirksamkeit und Heilungsrate

8 von 10 MASR (35/45: 80 %) präsentierten Wirksamkeit und/oder Heilungsrate als Outcome-Parameter. Fast alle MASR (35/36: 97,2 %) fanden einen signifikanten TCM-Effekt, bis auf die Studie von Zhou et al. mit 470 PatientInnen in 6 RCTs (Heilung: RR: 1,63; p = 0,52/Wirksamkeit: RR: 1,25; p = 0,12) (Zhou [周方方] F et al. 2021). Die in chinesischer Sprache publizierte Arbeit zeigte zwar eine signifikante Besserung des Hustens (RR: 1,51; p = 0,0003) und der Fatigue (RR: 1,97; p = 0,005), die Fiebersenkung und Verbesserung des Lungen-CT waren allerdings nicht signifikant. Insgesamt hatte die Studie neben der geringen Fallzahl eine niedrige methodologische und Reporting-Qualität.

Outcome der Konversionsrate zu schwerem Verlauf

7 von 10 MASR (32/45: 71,1 %) publizierten die Konversionsrate zu einem schweren CO-VID-19-Verlauf. Bemerkenswerterweise war die Reduktion des schweren COVID-19-Verlaufes durch eine Add-on-TCM-Phytotherapie bei 100 % der MASR signifikant. Diese Daten decken sich mit den Ergebnissen zur Wirksamkeit und Heilungsrate einer additiven TCM-Phytotherapie.

Outcome von Husten, Fieber und Fatigue

9 von 10 MASR (40/45: 88,9 %) beurteilten das Kardinalsymptom Husten. Über 90 % der MASR (38/40: 95 %) konnten auch hier eine signifikante Reduktion des Hustens zeigen. Allerdings fehlte bei einer positiven MASR die Signifikanz in der Subgruppenanalyse. Yu et al. fanden bei der Gruppe der NRCTs keinen statistischen Einfluss auf Husten (RR: 1,64; p = 0,12) (Yu et al. 2022). Beide negativen MASR inkludierten RCTs und Beobachtungsstudien in die Datenanalyse und sowohl die methodologische als auch die Reporting-Qualität waren niedrig (Ouyang [欧阳嘉慧] J et al. 2021; Yan et al. 2021).

Bei schweren und kritischen COVID-19-Verläufen konnte eine additive TCM-Therapie die mechanische Ventilation (RR: 0,28; p = 0,01) und Entstehung von ARDS (RR: 0,30; p = 0,01) signifikant reduzieren (Wang et al. 2021a).

Knapp 90 % der MASR (40/45: 88,9 %) evaluierten das viral bedingte Fieber als Kardinalsymptom. Drei Viertel der MASR (30/40: 75 %) zeigten eine signifikante Fiebersenkung mit Add-on-Phytotherapie. Die 10 nichtsignifikanten MASR waren von gemischter (niedriger und moderater) methodologischer und Reporting-Qualität (Xiong et al. 2020; Du et al. 2021a, 2021b; Kang et al. 2022; Zhou [周方方] F et al. 2021; Ouyang [欧阳嘉慧] J et al. 2021; Yan et al. 2021; Pang et al. 2020; Zhou et al. 2021b; Wu et al. 2022b). Bei einer positiven MASR zeigte die Subgruppenanalyse der RCTs ebenfalls keinen signifikanten Effekt der TCM-Kräutermischungen auf die Fiebersenkung (RR: 1,27; p = 0,25) (Yu et al. 2022).

Drei Viertel der MASR (35/45: 77,8 %) analysierten das Kardinalsymptom Fatigue. 9 von 10 MASR (32/35: 91,4 %) unterstrichen die signifikante Besserung der Fatigue anhand der TCM-Kräuter. Die 3 negativen MASR wiesen eine gemischte methodologische und Reporting-Qualität auf (Du et al. 2021b; Ouyang [欧阳嘉慧] J et al. 2021; Liang et al. 2021), wobei Liang et al. bei moderater Qualität der Evidenz einen starken positiven Trend (RR: 1,44; p = 0,06) zeigen konnten (Liang et al. 2021). Eine weitere positive MASR fand bei der Subgruppenanalyse der RCTs einen Trend, jedoch keine Signifikanz bei der Senkung der Fatigue (RR: 1,44; p = 0,06) (Yu et al. 2022).

Outcome der Lungen-CT-Verbesserung

Zwei Drittel der MASR (31/45: 68,9 %) untersuchten die Rate der radiologischen Verbesserung der Lunge. Der überwiegende Teil der MASR (29/31: 93,5 %) zeigte im CT eine signifikante Regression des inflammierten Lungengewebes, wobei beide negativen MASR von Cai et al. (RR: 1,26; p = 0,09) und Zhou et al. (RR: 1,62; p = 0,09) bei geringer methodologischer als auch Reporting-Qualität einen positiven Trend bei den CT-Befunden aufweisen konnten (Zhou [周方方] F et al. 2021; Cai [蔡 鑫] X et al. 2020).

Outcome der Nebenwirkungen

Drei Fünftel der MASR (27/45: 60 %) erörterten das Nebenwirkungsspektrum der konventionellen und TCM-Therapien. Bei keiner MASR fand sich eine signifikant erhöhte Nebenwirkungsrate durch die Add-on-TCM-Phytotherapie. Diese Datenanalysen bestätigen klar die Sicherheit des Einsatzes von TCM-Kräutern im Rahmen der COVID-19-Erkrankung. Im Gegenteil dazu konnte die Erweiterung der COVID-19-Behandlung durch die TCM-Phytotherapie bei fast einem Siebtel der MASR (4/27: 14,8 %) eine Reduktion der Gesamtnebenwirkungen erzielen (Chun et al. 2021; Hu et al. 2020; Zhang et al. 2020b; Liu [刘令令] L et al. 2021). In der Subgruppenanalyse der retrospektiven Kohorte mit fast 12.500 COVID-19-PatientInnen fand sich ebenfalls ein signifikanter Rückgang der Nebenwirkungen (Kang et al. 2022).

Neben der klassischen Nebenwirkungsrate wurde auch die „totale Nebenwirkungsrate" evaluiert. Die sog. Total Adverse Rate fasst die „adverse events" mit den „serious adverse events" und den Zustandsverschlechterungen („conversion to severe cases" PLUS_SPI „critical illness cases") sowie der Letalitätsrate zusammen und wird durch die Gesamtzahl dividiert. Li et al. detektierten diese reduzierte „Total Adverse Rate" (150 vs. 189 Fälle; OR: 0,63: p = 0,006) zugunsten der integrierten konventionellen und TCM-Therapie (Li et al. 2022).

6.4.4 Outcome der Netzwerk-MASR

3 Netzwerkmetaanalysen (Ji et al. 2022, 2020; Wu et al. 2021a) und eine klassische MASR mit integrierter Netzwerkmetaanalyse (Wu et al. 2021b) verglichen verschiedene konventionelle und TCM-COVID-19-Therapien miteinander sowie unterschiedliche TCM-Kräuterrezepturen untereinander.

Eine breit gefächerte Netzwerkmetaanalyse untersuchte 32 pharmakologische guidelinekonforme Interventionen bei 46 COVID-19- und 20 SARS-Studien (Wu et al. 2021a).

Die unterschiedlichen Therapien der 66 RCTs mit 19.095 PatientInnen wurden hinsichtlich Heilungsrate, Mortalität und Nebenwirkungen einander gegenübergestellt. Lediglich
das Hinzufügen von TCM (OR: 2,16; 95 % CI: 1,60, 2,91) und Kortison (OR: 1,17; 95 %
CI: 1,05, 1,30) zeigte bei der Heilungsrate signifikante Effekte im Vergleich zum alleinigen Therapiestandard. Eine signifikante Reduktion der Mortalität war ebenfalls nur bei
TCM (OR: 0,34; 95%CI: 0,20, 0,56) und Kortison (OR: 0,84; 95%CI: 0,75, 0,96) zu verzeichnen. Die gesamten unerwünschten Ereignisse (OAE: Overall Adverse Events) konnten nur mithilfe von TCM (OR: 0,52; 95 % CI: 0,38, 0,70) und Remdesivir (OR: 0,27; 95
% CI: 0,14, 0,52) signifikant gesenkt werden. Somit war die TCM die einzige Add-on-
Intervention, die alle 3 Outcome-Parameter signifikant verbessern konnte.

Ji et al. verglichen 24 Add-on-TCM-Rezepturen miteinander und erhoben mehrere
Outcome-Parameter, darunter Krankenhausaufenthaltdauer und gemischte Ereignisse
(„composite events") (Ji et al. 2022). In 34 Interventionsstudien (18 RCTs: 52,9 %) wurden bei 3443 PatientInnen die mediane Differenz (MD), die Odds Ratio (OR) sowie das
Areal unter dem kumulativen Ranking (SUCRA: Surface Under the Cumulative Ranking)
der unterschiedlichen TCM-Rezepturen erhoben. Jinyinhua-Sud (externe Tab. 21), Qingfei Paidu Tang (externe Tab. 24) und Reduning-Infusionen (externe Tab. 92) wiesen bei
beiden oben genannten Outcome-Parametern signifikante Erfolge auf. Der Krankenhausaufenthalt wurde durch 120 ml Jinyinhua-Sud (MD: −6,52; SUCRA: 85,61 %) am effektivsten verkürzt, gefolgt von Reduning-Infusionen (MD: -5,21; SUCRA: 78,01 %) und
Qingei Paidu Tang (MD: −3,33; SUCRA: 63,33 %). Die Reduktion der Composite Events
wurde ebenfalls von 120 ml Jinyinhua-Sud (MD: −24,46; SUCRA: 84,24 %) angeführt,
gefolgt von Qingfei Paidu Tang (OR: −18,29; SUCRA: 79,43 %) und Reduning-Infusionen
(MD: −17,03; SUCRA: 78,09 %). Weiter zeigte ein Forrest Plot, dass Qingfei Paidu Tang
als Add-on im Vergleich zur Standardtherapie die klinischen COVID-19-Symptome signifikant senken konnte (MD: −0,75; 95 % CI: −1,04, −0,47).

Jin et al. stellten bei 598 PatientInnen in 5 RCTs eine COVID-19-Standardbehandlung
einer Standardtherapie mit jeweils einer von 4 TCM-Kräuterformeln gegenüber (Jin et al.
2020). Die Wirksamkeit wurde anhand der OR- und der SUCRA-Kurven bestimmt. Die
besten (signifikanten) Ergebnisse bezüglich Befundregression im Lungen-CT wurden in
absteigender Folge erzielt durch Lianhua Qingke (externe Tab. 22) (OR: 12,06; p <0,05;
SUCRA: 85,7 %), Xuebijing (externe Tab. 105) (OR: 9,80; p < 0,05; SUCRA: 82,1 %) und
Qingfei Touxie Fuzheng (externe Tab. 81) (OR: 2,25; p < 0,05; SUCRA: 50,5 %). Die Integration von Lianhua Qingwen (externe Tab. 23) (OR: 2,25; p >0,05; SUCRA: 28,8 %) er-
brachte keine signifikante Verbesserung des Lungen-CT gegenüber der Standardtherapie.

Wu et al. führten neben einer klassischen MASR auch noch eine Netzwerkmetaanalyse
der 8 angegebenen TCM-Rezepturen durch (Wu et al. 2021b). Die klinische Wirksamkeit
war bei Toujie Quwen (externe Tab. 14) (OR: 4,94; 95 % CI: 1,92, 14,20; SUCRA: 86,50
%) und Shufeng Jiedu (externe Tab. 30) (OR: 2,91; 95 % CI: 1,50, 5,71; SUCRA: 62,50
%) am höchsten im Vergleich zur alleinigen Standardtherapie. Shufeng Jiedu reduzierte
ebenso die Kardinalsymptome Fieber (OR: −1,3; 95 % CI: −2,27, −0,38; SUCRA: 96,43
%), Husten (OR: −2,36; 95 % CI: −4,44, −0,79; SUCRA: 87,78 %) und Fatigue

(OR: −23,55; 95 % CI: −61,99, −3,06; SUCRA: 87,95 %) signifikant. Lianhua Qingke (externe Tab. 60) konnte Husten (OR: −1,79; 95 % CI: −3,45, −0,39; SUCRA: 71,87 %) und Fatigue (OR: −21,89; 95 % CI: −60,45, −2,54; SUCRA: 86,50 %) ähnlich erfolgreich behandeln. Eine Verbesserung der Lungen-CT-Befunde wurde mit Lianhua Qingke (OR: −2,83; 95%CI: −6,32, −0,84; SUCRA: 88,16 %) und Xuebijing (externe Tab. 105) (OR: −2,62; 95 % CI: −6,02, −0,59; SUCRA: 84,56 %) am besten erreicht. Die Konversion zum schweren Krankheitsverlauf konnte mit Lianhua Qingke (OR: −12,29; 95 % CI: −38,73, −1,19; SUCRA: 10,63 %) und Masing Xuanfei Jiedu (externe Tab. 63) (OR: −13,38; 95 % CI: −47,69, 0,16; SUCRA: 12,52 %) am effektivsten gesenkt werden. Punkto Sicherheit hatten Shufeng Jiedu (OR: −0,86; 95 % CI: −1,89, 0,09; SUCRA: 9,84 %) und Lianhua Qingweng (externe Tab. 23) (OR: −0,49; 95 % CI: −0,94, −0,05; SUCRA: 22,83 %) die geringsten Nebenwirkungen.

6.4.5   Sicherheit der MASR-Ergebnisse

Evidenzklasse laut SIGN-Kriterien

Neben dem Studientyp (MASR, RCT) ist auch die Qualität der Evidenz für die Evidenzklasse laut SIGN-Kriterien wesentlich, um die Verlässlichkeit der Daten zu gewährleisten und Therapieempfehlungen, z. B. für Guidelines, nach verschiedenen Härtegraden zu beurteilen. International wird die Vertrauenswürdigkeit der Evidenz durch die GRADE (Grading of Recommendations Assessment, Development and Evaluation)-Einteilung bewertet (Guyatt et al. 2008).

Die Qualität der Evidenz kann aus fünf Gründen herabgestuft (Risiko einer Verzerrung [RoB: Risk of Bias], Ungenauigkeit, Inkonsistenz, Indirektheit und Publikationsbias) und aus drei Gründen hochgestuft werden (großes Ausmaß eines Effekts, Dosis-Wirkungs-Gradient und Effekt einer plausiblen Restverzerrung) (Luo et al. 2021; Pang et al. 2020). Gemäß der GRADE-Beurteilung ist die direkte Evidenz aus RCTs von hoher Qualität, während die Evidenz aus Beobachtungsstudien als niedrige Qualität gewertet wird.

Risiko der Studienverzerrung: Risk of Bias

Insgesamt wurden in fast allen MASR (43/45: 95,6 %) Instrumente zur Evaluierung des Risk of Bias eingesetzt. Eine MASR in chinesischer Sprache publizierte kein entsprechendes Werkzeug zur Risikostratifizierung und die AutorInnen des Buchkapitels hatten keinen Zugriff zum Online-Zusatzmaterial („supplementary material") des chinesischen Journals, um zu prüfen, ob die fehlenden Informationen vielleicht dort zu finden sind (Yang [杨猛] M et al. 2020). Eine weitere MASR evaluierte eine Vielzahl von konventionellen und TCM-Therapien gegen COVID-19 und erwähnte auch den Einsatz von 3 Instrumenten (RoB, NOS [Newcastle Ottawa Scale] und IHE [Institute of Health Economics]) zur Risikoerhebung (Wang et al. 2021d). Allerdings wurden keine Daten zur Studienverzerrung veröffentlicht.

Generell wurde bei RCTs in den Jahren 2020, 2021 und 2022 das Risk of Bias Tool (RoB: 41/45: 91,1 %) der Cochrane Collaboration eingesetzt. Bei den meisten RCTs kam das RoB 1 (Higgins et al. 2011) mit 7 Punkten (35/41: 85,4 %) zum Einsatz, gefolgt vom

RoB 2 (Sterne et al. 2019) mit 6 Punkten (5/41: 12,2 %). Eine MASR verwendete ein modifiziertes RoB 1 mit 8 Punkten (Shi et al. 2021b). Eine MASR fügte zum RoB 1 noch die Jadad-Skala (Jadad et al. 1996) mit 5 Punkten zur Erhebung der Qualität von RCTs hinzu (Hu et al. 2020). Eine MASR von 8 RCTs verwendete die Jadad-Skala in Kombination mit der NOS (Stang 2010), die eigentlich nur für analytische Beobachtungsstudien vorgesehen ist (Li et al. 2021b).

In zwei MASR, die neben den RCTs auch nichtrandomisierte kontrollierte Interventionsstudien (NRCT) inkludierten, wurden die Risikoanalyseinstrumente ROBINS-I (Risk Of Bias In Non-randomised Studies of Interventions) (Sterne et al. 2016) und MINORS (Methodological Index for NOn-Randomized Studies) (Slim et al. 2003) erhoben (Yu et al. 2022; Zhang et al. 2022). Zhang et al. führten zwar die Anwendung von RoB 1 an, präsentierten aber keine Daten zur Risikostratifizierung für die zwei evaluierten RCTs (Zhang et al. 2022).

Von den 16 MASR (35,6 %) von kombinierten Interventions- und Beobachtungsstudien ergänzten 6 Metaanalysen RoB 1 durch NOS (Wang et al. 2021b; Kang et al. 2022; Luo et al. 2021; Shi et al. 2021b; Liu et al. 2020b; Jiang et al. 2021) und eine MASR fügte noch die Jadad-Skala als drittes Instrument hinzu (Wu et al. 2021b). Liu et al. (2021) verwendeten neben RoB 1 und NOS noch die AHRQ (Agency for Healthcare Research and Quality)-Checkliste (Viswanathan et al. 2008) und Wang et al. (2021d) das IHE-Analyse-Tool (Guo et al. 2016) zur Dokumentation von Fallserien (Case Series). Sechs MASR nutzten nur das RoB-1-Instrument (Wang et al. 2022; Ouyang [欧阳嘉慧] J et al. 2021; Yan et al. 2021; Cai [蔡 鑫] X et al. 2020; Qi [漆国株] G et al. 2020; Wu [吴雨沁] Y et al. 2020) und 1 MASR publizierte kein Risiko-Assessment-Instrument (Yang [杨猛] M et al. 2020).

Das RoB-Instrument beurteilt die Verzerrung verschiedener Studienparameter (Randomisierung, Verblindung etc.) anhand einer Skala von 0–100 %. Das spezifische Bias-Item wird nach einem Ampelsystem in 3 Grade eingestuft: geringes Bias-Risiko (grün), unklares Bias-Risiko (gelb) und hohes Bias-Risiko (rot). Um hier eine objektive Zusammenfassung der Bias-Analyse zu erreichen, wurden die 3 Grade mit Punkten bewertet: grün = 1 Punkt, gelb = ½ Punkt und rot = 0 Punkte. Die Punkte der einzelnen Bias-Items wurden zusammengezählt und durch die Gesamtzahl der RoB-Items geteilt (RoB 2 = 6 Punkte, RoB 1 & RoBINS-I = 7 Punkte, modifiziertes RoB 1 = 8 Punkte). Je höher der Prozentsatz, desto geringer ist das Bias-Risiko und die Beeinträchtigung der Qualität der Evidenz. Der LeRoB (Level des RoB) wird in 6 Grade zwischen 0–100 % unterteilt. Von den 41 MASR haben knapp zwei Drittel einen „relevanten LeRoB (gelb)" (26/41: 63,4 %), mehr als ein Fünftel hat einen „moderaten LeRoB (hellgrün)" (9/41: 22,0 %) und eine MASR erreicht einen „milden LeRoB (grün)" (Jiang et al. 2021). Ein Zehntel präsentiert sich mit einem „schwerwiegenden LeRoB (orange)" (4/41: 9,8 %) und eine MASR sogar mit einem „kritischen LeRoB (rot)" (Zhuang et al. 2021).

Bei Vergleich von mildem bis moderatem LeRoB (grün) mit dem relevanten LeRoB (gelb) und dem schweren bis kritischen LeRoB (rot) in Hinblick auf den prozentuellen Anteil von signifikanten Ergebnissen und nichtsignifikanten Nebenwirkungen zeigt sich klar, dass der Schweregrad des Bias keinen Einfluss auf die Wirksamkeit, dieReduktion des schweren COVID-19-Verlaufes, das Kardinalsymptom Husten, die Verbesserung des Lungen-CT und die nichtrelevanten Nebenwirkungen einer Add-on-Phytotherapie im Vergleich zu einer solitären konventionellen Behandlung hat (Abb. 11). Bei den Kardinalsymptomen Fieber und Fatigue hatte der Schweregrad des Bias eine Auswirkung auf den Outcome, wobei ein schwerer und kritischer LeRoB den Prozentsatz der relevanten Ergebnisse stärker reduzierte als ein milder und moderater LeRob. Einzig beim Parameter Heilungsrate korrelierte der Schweregrad des LeRoB mit einer Senkung signifikanter Ergebnisse.

Besonders die Verblindung von StudienteilnehmerInnen und Personal sowie die Verblindung des Outcomes stellen bei den meisten MASR den Hauptgrund für ein Downgrading des RoB-Levels dar.

Die Abklärung eines Publikations-Bias erfolgte bei drei Viertel der MASR (34/45: 75,6 %), wobei er bei 6 MASR niedrig (6/34: 17,6 %), bei 4 MASR (4/34: 11,7 %) möglich und bei 2 MASR moderat (2/34: 5,9 %) war. Bei knapp der Hälfte der MASR (16/34: 47,1 %) wurde er nicht bewertet, da die meisten dieser Metaanalysen weniger als 10 Publikationen analysiert haben.

Datenbankregistrierung und Funding

Fast drei Viertel der MASR (32/45: 71,1 %) hatten ein vom chinesischen Staat finanziertes Funding. Weniger als die Hälfte der MASR (20/45: 44,4 %) waren in einer gängigen Datenbank eingetragen. Der Großteil war bei PROSPERO (16/20: 80 %) registriert, weiter war jeweils eine MASR bei INPLASY, Open Science Framework, State Admin TCM und Research Registry angemeldet.

Qualität der Evidenz: Sensitivitätsanalyse, PRISMA und GRADE

Eine Sensitivitätsanalyse wurde bei über der Hälfte der MASR (25/45: 55,6 %) durchgeführt, wobei 4 MASR durch Weglassen einer Studie die Heterogenität relevant verbessert und den p-Wert verändert haben.

Ein wichtiges Kriterium für eine gute Reporting-Qualität ist eine ausgefüllte PRISMA-Checkliste, welche gewährleistet, dass alle wichtigen Punkte einer MASR in der Publikation angeführt werden. Beim aktuellen Evidence Mapping zeigte sich, dass über die Hälfte der MASR (25/45: 55,6 %) eine PRISMA-Checkliste ausgefüllt und auch publiziert haben.

Die Qualität der Evidenz anhand der GRADE-Bewertung wurde bei lediglich einem Fünftel der MASR (10/45: 22,2 %) erhoben. Drei Fünftel der MASR (60 %) trafen klinisch relevante Aussagen zu Ergebnissen der TCM-Add-on-Therapie. 4 MASR, die ausschließlich RCTs beurteilt haben (Li et al. 2022; Wang et al. 2021a; Pang et al. 2020; Zhou et al. 2021b), zeigten eine moderate bis hohe Qualität der Evidenz aufgrund der gängigen Kriterien (Abb. 12). Zwei weitere MASR, welche neben RCTs auch Beobachtungsstudien (OBS: OBservational Studies) in die Analyse inkludiert hatten, konnten ebenfalls eine moderate Qualität der Evidenz nachweisen, obwohl die Inklusion von Beobachtungsstudien die Qualität der Evidenz automatisch abstuft (Shi et al. 2021b; Jiang et al. 2021).

In internationalen Guidelines soll die Qualität der Evidenz gemäß GRADE-Kriterien zumindest *moderat* bis *hoch* sein, damit Therapien Einzug in die Leitlinien finden. So lassen sich anhand des aktuellen Evidence Mappings zur Add-on-TCM-Phytotherapie folgende Empfehlungen abgeben: Vor allem bei den Outcome-Parametern „Reduktion des

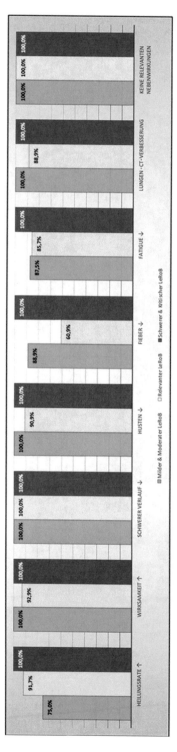

Abb. 11 Einfluss des Schweregrades des Studienbias (*LeRoB*) auf Outcome-Parameter einer Add-on-TCM-Therapie

Publikation	Studientyp / Patientenzahl	Wirksamkeit ↑ / Heilung ↑	Schwerer Verlauf ↓	Husten ↓	Fieber ↓	Fatigue ↓	Lungen-CT-Besserung	Mechanische Ventilation ↓	Keine relevanten Nebenwirkungen
Li et al. 2022 Chin Med 2022	22 RCT: 1789 Pat	GRADE: HOCH OR: 2,84 p>0,00001	GRADE: HOCH OR: 0,42 p>0,0002	GRADE: MODERAT OR: 2,52 p>0,03	GRADE: HOCH OR: 3,63 p>0,002	GRADE: MODERAT OR: 3,32 p>0,009	GRADE: MODERAT OR: 2,13 p>0,00001	Keine Daten	GRADE: HOCH OR: 0,67 p>0,27
Wang et al. 2021 Front Pharmacol 2021	25 RCT: 2222 Pat	GRADE: MODERAT* RR: 1,20 p>0,01	GRADE: MODERAT RR: 0,39 p>0,02	ARDS: GRADE: MODERAT RR: 0,28 p>0,01	Keine Daten	Keine Daten	GRADE: MODERAT RR: 1,22 p>0,01	GRADE: MODERAT RR: 0,30 p>0,01	Keine Daten
Zhou et al. 2021 J Alternat Complement Med 2021	10 RCT: 1285 Pat	GRADE: NIEDRIG* RR: 1,15 p>0,004	GRADE: MODERAT RR: 0,58 p>0,0002	GRADE: MODERAT RR: 1,32 p>0,0001	GRADE: SEHR NIEDRIG RR: 1,10 p>0,25	Keine Daten	GRADE: MODERAT RR: 1,23 p>0,0001	Keine Daten	Keine Daten
Pang et al. 2020 Front Pharmacol 2020	11 RCT: 1259 Pat	Keine Daten	GRADE: MODERAT RR: 0,47 p>0,0001	GRADE: NIEDRIG RR: 1,37 p>0,0004	GRADE: MODERAT RR: 1,18 p>0,27	GRADE: NIEDRIG RR: 1,37 p>0,04	Keine Daten	Keine Daten	Keine Daten
Shi et al. 2021 IUBMB life 2021	19 RCT: 2696 Pat; 29 OBS: 2008 Pat	Keine Daten	GRADE: MODERAT RR: 0,46 p>0,00001	Keine Daten	Keine Daten	Keine Daten	Keine Daten	Keine Daten	Keine Daten
Jiang et al. 2021 Phytother Res 2021	19 RCT: 1796 Pat; 16 OBS: 2012 Pat	GRADE: NIEDRIG RR: 2,45 p>0,00001	GRADE: NIEDRIG RR: 0,30 p>0,00001	Keine Daten	Keine Daten	Keine Daten	GRADE: MODERAT RR: 1,21 p>0,00001	Keine Daten	GRADE: NIEDRIG RR: 0,77 p>0,18

Abb. 12 Hohe und moderate Qualität der Evidenz: 6 Metaanalysen zur additiven TCM-Phytotherapie bei COVID-19

schweren COVID-Verlaufes" (Grade *moderat* bis *hoch*), „Besserung der Lungen-CT" (Grade *moderat*) und „Reduktion der mechanischen Ventilation" (Grade *moderat*) erweist sich eine Therapieergänzung durch eine TCM-Phytotherapie als evidenzbasiert und signifikant nutzbringend. Die Wirksamkeit (Grade *hoch*) und Heilungsrate (Grade *moderat*) ist durch die TCM-Kräutertherapie ebenfalls signifikant erhöht, wobei die Kardinalsymptome „Husten" (Grade *moderat*), inkl. „ARDS" (Grade *moderat*) und „Fatigue" (Grade *moderat*), signifikant reduziert werden können. Das Kardinalsymptom „Fieber" zeigt divergente Ergebnisse. Einerseits konnte die aktuelle MASR von Li et al. aus dem Jahr 2022 eine signifikante Fiebersenkung durch TCM-Kräutertherapien bei COVID-19 finden (Grade *hoch*) (Li et al. 2022), andererseits zeigte eine MASR von 2020 (Grade *moderat*) (Pang et al. 2020) keinen signifikanten Einfluss einer additiven TCM-Therapie. In Hinblick auf die Sicherheit einer additiven TCM-Phytotherapie zeigte sich kein signifikant erhöhtes Nebenwirkungsprofil (Grade *hoch*) in der aktuellen MASR von Li et al. (2022).

In der aktuellen Datenanalyse fanden sich 4 klinisch relevante Outcome-Parameter mit einer hohen Qualität der Evidenz (Grad *hoch*: Wirksamkeit ↑, schwerer Verlauf ↓, Fieber ↓, keine relevanten Nebenwirkungen) und 5 Parameter mit moderater Qualität der Evidenz (Grade *moderat*: Heilung ↑, Husten ↓, Fatigue ↓, Lungen-CT-Besserung, mechanische Ventilation ↓). Wu et al. führten einen systematischen Review von 17 MASR (ausschließlich RCTs) durch und fanden 8 Outcome-Parameter mit moderater Qualität (Grade *moderat*: Wirksamkeit ↑, Lungen-CT-Besserung, Erholung von den klinischen Symptomen, Dauer der klinischen Symptome ↓, schwerer Verlauf ↓, Heilung ↑, Mortalität ↓, Risiko der klinischen Exazerbation ↓) und einen Parameter mit hoher Qualität (Grade *hoch*: klinische CO-VID-19-Symptome ↓ durch LIANHUA QINGWEN), wobei MASR aus dem Jahr 2022 noch nicht analysiert worden sind (Wu et al. 2022a). Ein weiteres Evidence Mapping von MASR (RCT PLUS_SPI OBS) erhob 28 Outcome-Parameter mit moderater Qualität (Grade *moderat*: Wirksamkeit ↑, Lungen-CT-Besserung, Fieber ↓, Husten ↓, Fatigue ↓, Muskelschmerzen ↓, Angst ↓, Diarrhö ↓, Appetitverlust/Anorexia ↓, Kurzatmigkeit ↓, Sputum ↓, Engegefühl Thorax ↓, Dyspnoe ↓, Übelkeit ↓, Halsschmerzen ↓, Zeitspanne der Heilung ↓, schwerer Verlauf ↓, Heilung ↑, Zeitspanne der Heilung ↓, Mortalität ↓, klinische Exazerbation ↓, Krankenhausaufenthalt ↓, Procalcitonin ↓, neutrophile Granulozyten ↓, D-Dimer ↓, Lymphozyten-Ratio ↓, Sauerstoffsättigung ↑, SARS-CoV-2-PCR-Negativitätskonversion ↑) und zwei Parameter mit hoher Qualität (Grade *hoch*: Alanin-Aminotransferase ↓, Aspartat-Aminotransferase ↓), wobei viele Parameter (z. B. Laborwerte) als Outcome-Indikatoren von geringer klinischer Relevanz sind (Zhang et al. 2021a). Die Ergebnisse der zwei Studien decken sich größtenteils mit der eigenen Datenanalyse.

Qualität der MASR: AMSTAR-2

Die drei systematischen Reviews der MASR zur additiven TCM-Phytotherapie bei CO-VID-19 evaluierten die Qualität der MASR anhand der AMSTAR-2-Checkliste. Zwei Publikationen bewerteten den Großteil der MASR als niedrig und sehr niedrig in der Qualität (Ang et al. 2022; Wu et al. 2022a). Im Gegensatz dazu beurteilten Zhang et al. den überwiegenden Teil der MASR als qualitativ moderat (Zhang et al. 2021a). Keine der MASR wurde als qualitativ hochwertig eingestuft (Abb. 13).

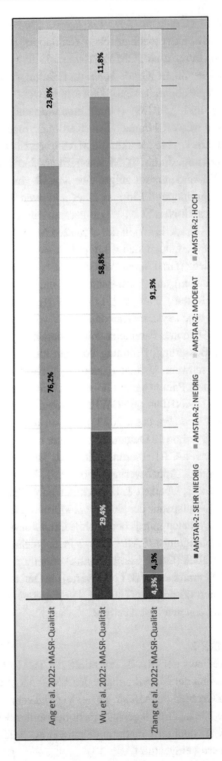

Abb. 13 AMSTAR-2-Qualität der Metaanalysen und systematischen Reviews (MASR) zur additiven TCM-Phytotherapie

7 Zusammenfassung und Schlussfolgerung

In der ganzheitlichen (phytotherapeutischen) Medizin sind die sorgfältige Beobachtung und der „Arzt-Patient-Dialog" zur genauen Erfassung, Diagnostik und Therapieplanung wichtig. Das bewährte sich bei der neu auftretenden Krankheit COVID-19.

Phytotherapie ist generell eine therapeutische Option, die *mit* dem Menschen/dem Organismus/dem Körper als Ganzes arbeitet. Auch bei infektiösen Erkrankungen können wir mit ganzheitlicher Phytotherapie die Schutz- und Abwehrreaktionen des Organismus sinnvoll unterstützen, moderieren und den Krankheitsverlauf und die Rekonvaleszenz stärkend begleiten.

Sehr hilfreich für die Praxis der Phytotherapie ist das Anwendungswissen der TCM. Dieses ist systematisch organisiert, ganzheitlich und individuell. Für uns als AnwenderInnen der Phytotherapie mit westlichen Arzneipflanzen stellt die TCM eine wesentliche Erweiterung und Bereicherung der Phytotherapie dar.

Die phytopharmakologische Forschung untermauert die stärkende Wirkung und den regulierenden Einfluss von Naturstoffen/Pflanzeninhaltsstoffen auf das menschliche Immunsystem. Hier wären viel mehr klinische Untersuchungen und Studien vonnöten.

Seit Februar 2020 stellte sich in der Praxis die Herausforderung, die neue Erkrankung COVID-19 systematisch zu erfassen und phytotherapeutisch erfolgreich zu behandeln. Dies konnte durch vertiefte Wissensintegration, genaue Beobachtung, engmaschige Patientenbetreuung, intensivierten kollegialen Austausch und den Blick „über den Tellerrand hinaus" gut bewältigt werden. Die spezifischen Erkenntnisse über SARS-CoV-2 und das Immunsystem mit seinen Stärken und Schwächen zusammen mit dem großen Wissen der Phytotherapien aus Ost und West ermöglichen uns heute eine pandemiespezifische, individuell passgenaue, phytotherapeutische Verschreibung.

Die moderne Phytotherapie, beruhend auf Tradition, aktuellen Forschungsergebnissen aus der Inhaltsstoffanalytik und Molekularbiologie, bietet eine sinnvolle Therapieoption für die SARS-CoV-2-Infektion und ihre Folgen. Sie kann präventiv, therapeutisch oder rehabilitativ angewendet werden.

Ein Unterschied in der Denkweise besteht darin, dass dieses auf exakter Syndromdifferenzierung beruhende Medizinsystem auf das Individuum und nicht auf eine einheitliche Therapie eines Kollektivs ausgerichtet ist und eine individuelle maßgeschneiderte Therapie offeriert. Hinter *einer* westlichen Diagnose stehen in der TCM stets mehrere. Jede Kollektivbildung bedeutet eine Abstraktion auf eine Diagnose und verzichtet auf den ganzheitlichen Aspekt. Die Erfolge der TCM-ÄrztInnen, die sich meist beider Medizinsysteme bedienen, sprechen für sich.

Es zeigt sich, dass die Integration der westlichen und östlichen Wissensmodelle zu einem Erkenntnisgewinn, einer zunehmender Expertise und besseren klinischen Ergebnissen in der differenzierten phytotherapeutischen Beratung und Behandlung von PatientInnen führt.

Literatur

Alhazmi HA, Najmi A, Javed SA, Sultana S, Al Bratty M, Makeen HA et al (2021) Medicinal plants and isolated molecules demonstrating immunomodulation activity as potential alternative therapies for viral diseases including COVID-19. Front Immunol 12:637553

Ali SG, Ansari MA, Alzohairy MA, Almatroudi A, Alomary MN, Alghamdi S et al (2021) Natural products and nutrients against different viral diseases: prospects in prevention and treatment of SARS-CoV-2. Medicina (Kaunas) 57:169

Anand AV, Balamuralikrishnan B, Kaviya M, Bharathi K, Parithathvi A, Arun M et al (2021) Medicinal plants, phytochemicals, and herbs to combat viral pathogens including SARS-CoV-2. Molecules 26:1775

Ang L, Song E, Lee HW, Lee MS (2020) Herbal medicine for the treatment of coronavirus disease 2019 (COVID-19): a systematic review and meta-analysis of randomized controlled trials. J Clin Med 9:E1583

Ang L, Song E, Zhang J, Lee HW, Lee MS (2022) Herbal medicine for COVID-19: An overview of systematic reviews and meta-analysis. Phytomedicine 102:154136

Baird AG, Lawrence JR (2014) Guidelines: is bigger better? A review of SIGN guidelines. BMJ Open 4:e004278

Bäumler S (2012) Heilpflanzenpraxis heute: Band 1 Arzneipflanzenportraits – mit Zugang zum Elsevier-Portal, 2. Aufl. München, Urban & Fischer Verlag/Elsevier GmbH

Bensky D, Barolet R (2009) Formulas & strategies, 2. Aufl. Eastland Press, Seattle, WA

Buhner SH (2020) Pflanzliche Virenkiller. Immunstärkung und natürliche Heilmittel bei schweren und resistenten Virusinfektionen.: Heilkräuter, die helfen, wenn … abwehren und Infektionen bekämpfen können. Unveränd. Nachdruck 2020. (Deutsche, erweiterte und aktualisierte Edition). Herba Press, Aschaffenburg

Cai (蔡 鑫) X, Tang F, Ma W, Zhang S (2020) Zhongxiyi jiehe zhiliao xinxing guanzhuang¬bingdu feiyan liaoxiao de Meta fenxi (中西医结合治疗新型冠状病毒肺炎疗效的 Meta分析)/Meta-analysis of the combination of traditional Chinese and western medicine in the treatment of COVID-19. Baotou yixueyuanxuebao (包头医学院学报)/J Baotou Med Coll. 36:95–8.

Capodice JL, Chubak BM (2021) Traditional Chinese herbal medicine-potential therapeutic application for the treatment of COVID-19. Chin Med 16:24

Chan KW, Wong VT, Tang SCW (2020) COVID-19: an update on the epidemiological, clinical, preventive and therapeutic evidence and guidelines of integrative Chinese-western medicine for the management of 2019 novel coronavirus disease. Am J Chin Med 48:737–762

Chen JK (2020) Lotus I How COVID-19 (2019-nCoV) is currently treated in China with TCM [Internet]. https://www.elotus.org/article/how-covid-19-2019-ncov-currently-treated-china-tcm. Zugegriffen am 28.03.2020

Chen JK, Chen TT (2012) Chinesische Pharmakologie I: 523 Arzneimonographien, 1. Aufl. Verlag Systemische Medizin, Bad Kötzing

Chen JK, Chen TT (2014) Chinesische Pharmakologie II: Rezepturen und Therapiestrategien, 1. Aufl. Systemische Medizin, Bad Kötzing

Chrzanowski J, Chrzanowska A, Graboń W (2021) Glycyrrhizin: an old weapon against a novel coronavirus. Phytother Res 35:629–636

Chun HS, Choi SH, Song HS (2021) A meta-analysis of treatment effects on viral pneumonia using TCM injections specified in the clinical guideline for COVID-19 in China. J Pharmacopuncture 24:107–121

Dhama K, Tiwari R, Chakraborty S, Saminathan M, Kumar A, Karthik K et al (2014) Evidence based antibacterial potentials of medicinal plants and herbs countering bacterial pathogens especially in the era of emerging drug resistance: an integrated update. Int J Pharmacol 10:1–43

Ding Y, Cao Z, Cao L, Ding G, Wang Z, Xiao W (2017) Antiviral activity of chlorogenic acid against influenza A (H1N1/H3N2) virus and its inhibition of neuraminidase. Sci Rep 7:45723

Du H-Z, Hou X-Y, Miao Y-H, Huang B-S, Liu D-H (2020) Traditional Chinese medicine: an effective treatment for 2019 novel coronavirus pneumonia (NCP). Chin J Nat Med 18:206–210

Du X, Shi L, Cao W, Zuo B, Zhou A (2021a) Add-on effect of Chinese herbal medicine in the treatment of mild to moderate COVID-19: a systematic review and meta-analysis. PLoS One 16:e0256429

Du X-Q, Shi L-P, Cao W-F, Chen Z-W, Zuo B, Hu J-Y (2021b) Add-on effect of honeysuckle in the treatment of coronavirus disease 2019: a systematic review and meta-analysis. Front Pharmacol 12:708636

Eng YS, Lee CH, Lee WC, Huang CC, Chang JS (2019) Unraveling the molecular mechanism of traditional chinese medicine: formulas against acute airway viral infections as examples. Molecules 24:3505(1–29)

Fan AY, Gu S, Alemi SF, Research Group for Evidence-based Chinese Medicine (2020) Chinese herbal medicine for COVID-19: Current evidence with systematic review and meta-analysis. J Integr Med 18:385–394

Frass M, Krenner L, Dembowsky K (2019) Integrative Medizin: Evidenzbasierte komplementärmedizinische Methoden. Springer; 1. Auflage (30. Oktober 2019):1–1145; ISBN-13: 978-3662488782

Fu J (2019) The Yellow emperor's classic of medicine – essential questions: translation of Huangdi Neijing Suwen, 1. Aufl. WSPC, New Jersey

Gao L-Q, Xu J, Chen S-D (2020) In Silico screening of potential Chinese herbal medicine against COVID-19 by targeting SARS-CoV-2 3CLpro and angiotensin converting enzyme II using molecular docking. Chin J Integr Med 26:527–532

Ge Y (2023) International Anti-Epidemic Lecture – Acupuncture Prescribing and Research Progress by Qingfei Paidu Decoction (世界针灸学会联合会) [Internet]. http://wfas.org.cn/news/detail.html?nid=5540&cid=9. Zugegriffen am 01.02.2023

Glatthaar-Saalmüller B, Rauchhaus U, Rode S, Haunschild J, Saalmüller A (2011) Antiviral activity in vitro of two preparations of the herbal medicinal product Sinupret® against viruses causing respiratory infections. Phytomedicine 19:1–7

Guo B, Moga C, Harstall C, Schopflocher D (2016) A principal component analysis is conducted for a case series quality appraisal checklist. J Clin Epidemiol 69:199–207.e2

Guyatt GH, Oxman AD, Kunz R, Falck-Ytter Y, Vist GE, Liberati A et al (2008) Going from evidence to recommendations. BMJ 336:1049–1051

Hamming I, Timens W, Bulthuis MLC, Lely AT, Navis GJ, van Goor H (2004) Tissue distribution of ACE2 protein, the functional receptor for SARS coronavirus. A first step in understanding SARS pathogenesis. J Pathol 203:631–637

Higgins JPT, Altman DG, Gøtzsche PC, Jüni P, Moher D, Oxman AD et al (2011) The Cochrane Collaboration's tool for assessing risk of bias in randomised trials. BMJ. 343:d5928

GAMED| Wiener Internationale Akademie für Ganzheitsmedizin [Internet]. https://www.gamed.or.at/de/Gamed. Zugegriffen am 13.07.2022

Hossain S, Urbi Z, Karuniawati H, Mohiuddin RB, Moh Qrimida A, Allzrag AMM et al (2021) Andrographis paniculata (Burm. f.). Wall. ex Nees: An Updated Review of Phytochemistry, Antimicrobial Pharmacology, and Clinical Safety and Efficacy. Life (Basel). 11:348

Hu C, Liang M, Gong F, He B, Zhao D, Zhang G (2020) Efficacy of Lianhua Qingwen compared with conventional drugs in the treatment of common pneumonia and COVID-19 Pneumonia: a meta-analysis. Evid Based Complement Alternat Med 2020:5157089

Jadad AR, Moore RA, Carroll D, Jenkinson C, Reynolds DJ, Gavaghan DJ et al (1996) Assessing the quality of reports of randomized clinical trials: is blinding necessary? Control Clin Trials 17:1–12

Ji Z, Hu H, Qiang X, Lin S, Pang B, Cao L et al (2022) Traditional Chinese medicine for COVID-19: a network meta-analysis and systematic review. Am J Chin Med 50:883–925

Jiang F, Xu N, Zhou Y, Song J, Liu J, Zhu H et al (2021) Contribution of traditional Chinese medicine combined with conventional western medicine treatment for the novel coronavirus disease (COVID-19), current evidence with systematic review and meta-analysis. Phytother Res 35:5992–6009

Jin L, Xu Y, Yuan H (2020) Effects of four types of integrated Chinese and Western medicines for the treatment of COVID-19 in China: a network meta-analysis. Rev Assoc Med Bras 66(6):771–777

Jin X, Lian J-S, Hu J-H, Gao J, Zheng L, Zhang Y-M et al (2020a) Epidemiological, clinical and virological characteristics of 74 cases of coronavirus-infected disease 2019 (COVID-19) with gastrointestinal symptoms. Gut 69:1002–1009

Jin Y-H, Cai L, Cheng Z-S, Cheng H, Deng T, Fan Y-P et al (2020b) A rapid advice guideline for the diagnosis and treatment of 2019 novel coronavirus (2019-nCoV) infected pneumonia (standard version). Mil Med Res 7:4

Kang X, Jin D, Jiang L, Zhang Y, Zhang Y, An X et al (2022) Efficacy and mechanisms of traditional Chinese medicine for COVID-19: a systematic review. Chin Med 17:30

Kapoor R, Sharma B, Kanwar SS (2017) Antiviral phytochemicals: an overview. Biochem Physiol [Internet]. https://www.omicsgroup.org/journals/antiviral-phytochemicals-an-overview-2168-9652-1000220.php?aid=90826. Zugegriffen am 06.05.2020

Kubiena G (2010) Grundlagen der traditionellen chinesischen Medizin. Maudrich; 1. Edition (8. November 2010):1-160; ISBN-13: 978-3851759259

Lantern-COVID-online-issue [Internet]. Chinazentrum. https://www.chinazentrum.uni-kiel.de/de/forschung-internationaler-austausch/covid-19-asiatische-medizinen/weitere-informationen-aus-china-und-taiwan/lantern-covid-online-issue. Zugegriffen am 13.07.2022

Lau K-M, Lee K-M, Koon C-M, Cheung CS-F, Lau C-P, Ho H-M et al (2008) Immunomodulatory and anti-SARS activities of Houttuynia cordata. J Ethnopharmacol 118:79–85

Li F, Jiang Y, Yue B, Luan L (2021b) Use of traditional Chinese medicine as an adjunctive treatment for COVID-19: A systematic review and meta-analysis. Medicine (Baltimore) 100:e26641

Li L, Xie H, Wang L, Zhang A, Mou X, Lin Y et al (2022) The efficacy and safety of combined Chinese herbal medicine and western medicine therapy for COVID-19: a systematic review and meta-analysis. Chin Med 17:77

Li W, Wang X-H, Luo Z, Liu L-F, Yan C, Yan C-Y, et al. (2018) Traditional Chinese medicine as a potential source for HSV-1 therapy by acting on virus or the susceptibility of host. Int J Mol Sci 19(10):3266. https://doi.org/10.3390/ijms19103266

Li Y, Cao L, Zhang Z, Hou L, Qin Y, Hui X et al (2021a) Reporting and methodological quality of COVID-19 systematic reviews needs to be improved: an evidence mapping. J Clin Epidemiol 135:17–28

Liang S-B, Fang M, Liang C-H, Lan H-D, Shen C, Yan L-J, et al. (2021) Therapeutic effects and safety of oral Chinese patent medicine for COVID-19: A rapid systematic review and meta-analysis of randomized controlled trials. Complement Ther Med 60:102744

Lihong L (2020) Report from the Front Line in Wuhan [Internet]. ClassicalChineseMedicine.org. https://classicalchinesemedicine.org/report-from-front-line-wuhan/. Zugegriffen am 16.07.2022

Lin L, Jiang X, Zhang Z, Huang S, Zhang Z, Fang Z et al (2020) Gastrointestinal symptoms of 95 cases with SARS-CoV-2 infection. Gut 69:997–1001

Liu (刘令令) L, Duan F, Du Q, Cui C (2021) Zhongxiyi jiehe zhiliao xinxinguanzhuang¬bingdu feiyan linchuang liaoxiao ji anquanxing xitong pingjia yu Meta fenxi (中西医结合治疗新型冠状病毒肺炎临床疗效及安全性系统评价与 Meta 分析)/A review and Meta-analysis of clinical efficacy and safety of the integrative medicine on COVID-19. Zhongyi linchuang yanjiu (中医临床研究)/Clin. J Chin Med 13:24–30

Liu G, Buck C (2015) Foundations of Theory for Ancient Chinese Medicine: Shang Han Lun and Contemporary Medical Texts, 1. Aufl. Singing Dragon, London; Philadelphia

Liu M, Gao Y, Yuan Y, Yang K, Shi S, Zhang J et al (2020b) Efficacy and safety of integrated traditional Chinese and western medicine for corona virus disease 2019 (COVID-19): a systematic review and meta-analysis. Pharmacol Res 158:104896

Liu M, Gao Y, Yuan Y, Yang K, Shi S, Tian J et al (2021) Efficacy and safety of herbal medicine (Lianhuaqingwen) for treating COVID-19: a systematic review and meta-analysis. Integr Med Res 10:100644

Liu W-H, Guo S-N, Wang F, Hao Y (2020a) Understanding of guidance for acupuncture and moxibustion interventions on COVID-19. (Second edition) issued by CAAM. World J Acupunct Moxibustion 30:1–4

Luo H, Tang Q-L, Shang Y-X, Liang S-B, Yang M, Robinson N, et al (2020) Can Chinese medicine be used for prevention of corona virus disease 2019 (COVID-19)? A review of historical classics, Research evidence and current prevention programs. Chin J Integr Med 26(4):243–250

Luo X, Ni X, Lin J, Zhang Y, Wu L, Huang D et al (2021) The add-on effect of Chinese herbal medicine on COVID-19: a systematic review and meta-analysis. Phytomedicine 85:153282

Lv Y, Wang S, Liang P, Wang Y, Zhang X, Jia Q et al (2021) Screening and evaluation of anti-SARS-CoV-2 components from Ephedra sinica by ACE2/CMC-HPLC-IT-TOF-MS approach. Anal Bioanal Chem 413:2995–3004

Ma Q, Li R, Pan W, Huang W, Liu B, Xie Y et al (2020) Phillyrin (KD-1) exerts anti-viral and anti-inflammatory activities against novel coronavirus (SARS-CoV-2) and human coronavirus 229E (HCoV-229E) by suppressing the nuclear factor kappa B (NF-κB) signaling pathway. Phytomedicine 78:153296

Majnooni MB, Fakhri S, Shokoohinia Y, Kiyani N, Stage K, Mohammadi P et al (2020) Phytochemicals: potential therapeutic interventions against coronavirus-associated lung injury. Front Pharmacol 11:588467

Masoumian M, Zandi M (2017) Antimicrobial activity of some medicinal plant extracts against multidrug resistant bacteria. Zahedan J Res Med Sci [Internet]. Brieflands. https://brieflands.com/articles/zjrms-10080.html#abstract. Zugegriffen am 16.07.2022

Mirzaie A, Halaji M, Dehkordi FS, Ranjbar R, Noorbazargan H (2020) A narrative literature review on traditional medicine options for treatment of corona virus disease 2019 (COVID-19). Complement Ther Clin Pract 40:101214

Nie H, Li S, Liu M, Zhu W, Zhou X, Yan D (2020) Yiqi Fumai injection as an adjuvant therapy in treating chronic heart failure: a meta-analysis of 33 randomized controlled trials. Evid Based Complement Alternat Med 2020:1876080

Ochs S, Garran TA (2020) Chinese Medicine and COVID-19 [Internet]. Passiflora Press. https://passiflora-press.com/product/chinese-medicine-and-covid-19/. Zugegriffen am 13.07.2022

Ouyang (欧阳嘉慧) J, Jiang Z, Zhang M, Wang Y, Wang Z, Bai R, et al. (2021) Zhonyiyao zhiliao qingxing, putongxing xinxingguanzhuang¬bingdu feiyan de liaoxiao yu anquanxing de Meta fenxi (中医药治疗轻型、普通型新型冠状病毒肺炎 疗效和安全性的 Meta分析)/Efficacy and Safety of Traditional Chinese Medicine for Patients with Mild or Common COVID-19: A Meta-analysis. Zhongguo zhongyi jizheng (中国中医急症)/Emerg J Tradit Chin Med 30:17–26.

Pang W, Liu Z, Li N, Li Y, Yang F, Pang B et al (2020) Chinese medical drugs for coronavirus disease 2019: a systematic review and meta-analysis. Integr Med Res 9:100477

Panossian A, Brendler T (2020) The role of adaptogens in prophylaxis and treatment of viral respiratory infections. Pharmaceuticals (Basel). 13:E236

Ploberger F, Vinod V (2009) Pulsdiagnose in der Chinesischen und Ayurvedischen Medizin, 1. Aufl. BACOPA, Schiedlberg

Popovych VI, Beketova HV, Koshel IV, Tsodikova OA, Kriuchko TA, Abaturov AE et al (2020) An open-label, multicentre, randomized comparative study of efficacy, safety and tolerability of the 5 plant-extract BNO 1012 in the Delayed Antibiotic Prescription Method in children, aged 6 to 11 years with acute viral and post-viral rhinosinusitis. Am J Otolaryngol 41:102564

Qi (漆国栋) G, Qi W, Jiang Q, Shen K, Zhang X, Zhang L (2020) Lianhuaqingwen jiehe xiyi fang´an dui xinguan feiyan putongxing huanzhe liaoxiao de xitong pingjia (连花清瘟结合西医方案对新冠肺炎普通型患者疗效的 系统评价)/The efficacy of Lianhua Qingwen combined with western medicine scheme on COVID-19 general type patients: a systematic review. Clin J Tradit Chin Med. 32:1195–1199

Ross J (2012) Westliche Arzneien und Chinesische Medizin: Ein integratives Konzept rationaler Phytotherapie, 2., Studienausgabe Edition. Systemische Medizin, Stuttgart

SAA J, Naji MA (2003) Novel antiviral agents: a medicinal plant perspective. J Appl Microbiol 95:412–427

Shamsa F, Ohtsuki K, Hasanzadeh E, Rezazadeh S (2010) The anti-inflammatory and anti-viral effects of an ethnic medicine: glycyrrhizin. Undefined [Internet]. https://www.semanticscholar.org/paper/THE-ANTI-INFLAMMATORY-AND-ANTI-VIRAL-EFFECTS-OF-AN-Shamsa-Ohtsuki/d2588616dfaf30cfb12546108873ad7f00a590be. Zugegriffen am 16.07.2022

Shamseer L, Moher D, Clarke M, Ghersi D, Liberati A, Petticrew M et al (2015) Preferred reporting items for systematic review and meta-analysis protocols (PRISMA-P) 2015: elaboration and explanation. BMJ 350:g7647

Shea BJ, Reeves BC, Wells G, Thuku M, Hamel C, Moran J et al (2017) AMSTAR 2: a critical appraisal tool for systematic reviews that include randomised or non-randomised studies of healthcare interventions, or both. BMJ 358:j4008

Shi M, Peng B, Li A, Li Z, Song P, Li J et al (2021a) Broad anti-viral capacities of Lian-Hua-Qing-Wen capsule and Jin-Hua-Qing-Gan granule and rational use against COVID-19 based on literature mining. Front Pharmacol 12:640782

Shi S, Wang F, Li J, Li Y, Li W, Wu X et al (2021b) The effect of Chinese herbal medicine on digestive system and liver functions should not be neglected in COVID-19: An updated systematic review and meta-analysis. IUBMB Life 73:739–760

Slim K, Nini E, Forestier D, Kwiatkowski F, Panis Y, Chipponi J (2003) Methodological index for non-randomized studies (minors): development and validation of a new instrument. ANZ J Surg 73:712–716

Stang A (2010) Critical evaluation of the Newcastle-Ottawa scale for the assessment of the quality of nonrandomized studies in meta-analyses. Eur J Epidemiol 25:603–605

Stathis C, Victoria N, Loomis K, Nguyen SA, Eggers M, Septimus E et al (2021) Review of the use of nasal and oral antiseptics during a global pandemic. Future Microbiol 16:119–130

Sterne JA, Hernán MA, Reeves BC, Savović J, Berkman ND, Viswanathan M et al (2016) ROBINS-I: a tool for assessing risk of bias in non-randomised studies of interventions. BMJ 355:i4919

Sterne JAC, Savović J, Page MJ, Elbers RG, Blencowe NS, Boutron I et al (2019) RoB 2: a revised tool for assessing risk of bias in randomised trials. BMJ. 366:l4898

Sticher O, Heilmann J, Zündorf I (2014) Hänsel/Sticher Pharmakognosie Phytopharmazie. 10., vollst. überarb. Aufl. 2015 Edition. Wissenschaftliche Verlagsgesellschaft, Stuttgart

The General Office of National Health Commission Office of State TCM Administration. Diagnosis and Treatment Protocol for COVID-19 (Trial Version 7) – Chinadaily.com.cn [Internet]. https://covid-19.chinadaily.com.cn/a/202003/27/WS5e7c25baa310128217282337.html. Zugegriffen am 28.03.2020

Viswanathan M, Ansari MT, Berkman ND, Chang S, Hartling L, McPheeters M, et al. (2008) Assessing the risk of bias of individual studies in systematic reviews of health care interventions. Methods guide for effectiveness and comparative effectiveness reviews [Internet]. Agency for Healthcare Research and Quality (US), Rockville (MD). http://www.ncbi.nlm.nih.gov/books/NBK91433/. Zugegriffen am 26.10.2022

Wan S, Xiang Y, Fang W, Zheng Y, Li B, Hu Y, et al. (2020) Clinical Features and Treatment of COVID-19 Patients in Northeast Chongqing. J Med Virol 92(7):797–806

Wang C, Sun S, Ding X (2021c) The therapeutic effects of traditional Chinese medicine on COVID-19: a narrative review. Int J Clin Pharm 43:35–45

Wang H, Xu B, Zhang Y, Duan Y, Gao R, He H et al (2021a) Efficacy and safety of traditional Chinese medicine in coronavirus disease 2019 (COVID-19): a systematic review and meta-analysis. Front Pharmacol 12:609213

Wang M, Wu T, Zuo Z, You Y, Yang X, Pan L et al (2021d) Evaluation of current medical approaches for COVID-19: a systematic review and meta-analysis. BMJ Support Palliat Care. 11:45–52

Wang Q, Zhu H, Li M, Liu Y, Lai H, Yang Q et al (2021b) Efficacy and safety of Qingfei Paidu decoction for treating COVID-19: a systematic review and meta-analysis. Front Pharmacol 12:688857

Wang Y, Greenhalgh T, Wardle J, Oxford TCM Rapid Review Team (2022) Chinese herbal medicine („3 medicines and 3 formulations") for COVID-19: rapid systematic review and meta-analysis. J Eval Clin Pract 28:13–32

Wen J-M (2003) Warm disease theory: Wen Bing Xue, 1. Aufl. REDWING BOOK DIST, Brookline

Wu (吴雨沁) Y, Zou L, Yu X, Sun D, Li S, Tang L, et al. (2020) Zhongxiyi jiehe zhiliao xinxing guanzhuang¬bingdu feiyan de xitong pingjia (中西医结合治疗新型冠状病毒肺炎的系统评价)/ Clinical effects of integrated treatment of traditional Chinese and western medicine on COVID-19: a systematic review. Shanghai zhongyiyao zazhi (上海中医药杂志)/Shanghai J Tradit Chin Med 54:30–6

Wu H, Dai R, Wu X, Li Q, Lu H, Yang J et al (2022b) Efficacy and safety of Chinese medicine for COVID-19: a systematic review and meta-analysis. Am J Chin Med 50:333–349

Wu H-T, Ji C-H, Dai R-C, Hei P-J, Liang J, Wu X-Q et al (2022a) Traditional Chinese medicine treatment for COVID-19: An overview of systematic reviews and meta-analyses. J Integr Med S2095-4964(22):00072–00073

Wu S-S, Zhou Q-X, Zeng X-Y, Zhang J-X, Yang Z-R, Yang Q-Q et al (2021a) Comparative effectiveness and safety of 32 pharmacological interventions recommended by guidelines for coronavirus disease 2019: a systematic review and network meta-analysis combining 66 trials. Chin Med J (Engl) 134:1920–1929

Wu X, Li W, Qin Z, Xue L, Huang G, Luo Z et al (2021b) Traditional Chinese medicine as an adjunctive therapy for mild and common COVID-19: a systematic review and network meta-analysis. Medicine (Baltimore) 100:e27372

Wyganowska-Swiatkowska M, Nohawica M, Grocholewicz K, Nowak G (2020) Influence of herbal medicines on HMGB1 release, SARS-CoV-2 viral attachment, acute respiratory failure, and sepsis. A literature review. Int J Mol Sci 21:E4639

Xiong X, Wang P, Su K, Cho WC, Xing Y (2020) Chinese herbal medicine for coronavirus disease 2019: a systematic review and meta-analysis. Pharmacol Res 160:105056

Xu X, Zhang J, Zheng W, Yang Z, Zhao X, Wang C et al (2021) Efficacy and safety of Reduning injection in the treatment of COVID-19: a randomized, multicenter clinical study. Ann Palliat Med 10:5146–5155

Yan L-Z, Mao F-W, Cao Y-H, Xie M (2021) Clinical effects of the combination of traditional Chinese and western medicines on coronavirus disease 2019: a systematic review and meta-analysis. J Tradit Chin Med. 41:499–506

Yang (杨猛) M, Yang S-H, Yang M, You D-Y (2020) Zhongyao lianhuaqingwen zhiliao xinxing guanzhuangbingdu feiyan de xitong pingjia (中药连花清瘟治疗新型冠状病毒肺炎的系统评价)/ Systematic Review on the Treatment of Novel Coronavirus Pneumonia with Chinese Herbal Lianhua Qingwen. Zhongguo yaopin pingjia (中国药品评价)/Chin J Drug Eval. 2020;37:126–30.

Yang Y, Islam MS, Wang J, Li Y, Chen X (2020) Traditional Chinese medicine in the treatment of patients infected with 2019-new coronavirus (SARS-CoV-2): a review and perspective. Int J Biol Sci 16:1708–1717

Yeoh YK, Zuo T, Lui GC-Y, Zhang F, Liu Q, Li AY et al (2021) Gut microbiota composition reflects disease severity and dysfunctional immune responses in patients with COVID-19. Gut 70:698–706

Yu R, Zhang S, Zhao D, Yuan Z (2022) A systematic review of outcomes in COVID-19 patients treated with western medicine in combination with traditional Chinese medicine versus western medicine alone. Expert Rev Mol Med 24:e5

Zhai H, Wang Y, Yang Y (2021) Use of patented traditional Chinese medicine against COVID-19: a practical manual. WORLD SCIENTIFIC/CHEMICAL INDUSTRY PRESS, CHINA, New Jersey

Zhang L, Liu Y (2020) Potential interventions for novel coronavirus in China: A systematic review. J Med Virol 92:479–490

Zhang L, Ma Y, Shi N, Tong L, Liu S, Ji X et al (2022) Effect of Qingfei Paidu decoction combined with Western medicine treatments for COVID-19: a systematic review and meta-analysis. Phytomedicine 102:154166

Zhang T, He Y, Xu W, Ma A, Yang Y, Xu K-F (2020a) Clinical trials for the treatment of Coronavirus disease 2019 (COVID-19): a rapid response to urgent need. Sci China Life Sci 63(5):774–776

Zhang T, Li X, Chen Y, Zhao L, Tian J, Zhang J (2021a) Evidence mapping of 23 systematic reviews of traditional Chinese medicine combined with western medicine approaches for COVID-19. Front Pharmacol 12:807491

Zhang W-B, Liu L-N, Wang Z, Liu Y (2020b) Meta-analysis of the efficacy and safety of Lianhua Qingwen combined with western medicine in the treatment of common patients with new coronary pneumonia. J Hainan Med Univ [Internet]. https://pesquisa.bvsalud.org/global-literature-on-novel-coronavirus-2019-ncov/resource/en/czh-662. Zugegriffen am 21.10.2022

Zhang Y, Lu L, Liu Y, Yang A, Yang Y (2021b) Predicting the molecular mechanism of Shenling Baizhu San in treating convalescent patients with COVID-19 based on network pharmacology and molecular docking. Natural Product Commun 16:1934578X2110460

Zheng Y, Jin D, Lin J, Zhang Y, Tian J, Lian F et al (2021) Understanding COVID-19 in Wuhan from the perspective of cold-dampness: clinical evidences and mechanisms. Front Med (Lausanne) 8:617659

Zhong LLD, Lam WC, Yang W, Chan KW, Sze SCW, Miao J et al (2020) Potential targets for treatment of coronavirus disease 2019 (COVID-19): a review of Qing-Fei-Pai-Du-Tang and Its major herbs. Am J Chin Med 48:1051–1071

Zhou (周方方) F, Pu L, Rong X, Liu J, Yang Y, Liu W (2021) Zhongyao tangji lianhe xiyao zhiliao xinxingguanzhuang-bingdu feiyan de liaoxiao yu anquanxing de Meta fenxi (中药汤剂联合西药治疗新型冠状病毒肺炎的 疗效与安全性的 Meta分析)/Efficacy and safety of Chinese herbal decoction combined with western medicine in treatment of COVID-19: a meta-analysis. Shiyong yixue zazhi (实用医学杂)/J Pract Med 37:564–8

Zhou L-P, Wang J, Xie R-H, Pakhale S, Krewski D, Cameron DW et al (2021b) The effects of traditional Chinese medicine as an auxiliary treatment for COVID-19: a systematic review and meta-analysis. J Altern Complement Med 27:225–237

Zhou S, Feng J, Xie Q, Huang T, Xu X, Zhou D et al (2021a) Traditional Chinese medicine shenhuang granule in patients with severe/critical COVID-19: a randomized controlled multicenter trial. Phytomedicine 89:153612

Zhuang J, Dai X, Wu Q, Cai H, Fu X, Zhang W et al (2021) A meta-analysis for Lianhua Qingwen on the treatment of Coronavirus disease 2019 (COVID-19). Complement Ther Med 60:102754

Zuo T, Liu Q, Zhang F, Lui GC-Y, Tso EY, Yeoh YK et al (2021) Depicting SARS-CoV-2 faecal viral activity in association with gut microbiota composition in patients with COVID-19. Gut 70:276–284

Laserakupunktur und Integrative Lasermedizin

Gerhard Litscher

1 Laserakupunktur

1.1 Einleitung

Die Wirkung von Licht ist in der Medizin seit Tausenden von Jahren bekannt. Der Vater der sog. modernen westlichen Medizin, Hippokrates, setzte bereits auf der griechischen Insel Kos eine Heliotherapie zur Behandlung von Kranken ein. Darüber hinaus gab es in der westlichen Medizin seit etwa Mitte des letzten Jahrhunderts wissenschaftliche Behandlungsstrategien mit unterschiedlichen Lichtquellen (Körbler 1967; Litscher 2020a). In Verbindung mit der Traditionellen Chinesischen Medizin (TCM) hat der berühmte Arzt Sun Simiao aus der chinesischen Provinz Shanxi für die Beschreibung des Stellenwertes der in der Tang-Dynastie etablierten Lichttherapie zur Stärkung des sog. Qi große Bedeutung erlangt (Song 2012).

Der weltweit erste Laser wurde vor mehr als 60 Jahren entwickelt. Zu diesem Zeitpunkt hätte wohl niemand gedacht, dass der Begriff „Lichtverstärkung durch stimulierte Strahlungsemission" (LASER = Light Amplification by Stimulated Emisson of Radiation) selbst in der evidenzbasierten traditionellen Medizin zum Synonym für Genauigkeit, Präzision, Stimulation und therapeutische Option der Zukunft werden würde. Es war Albert Einstein, der diese stimulierte Emission 1916 zum ersten Mal beschrieb (Einstein 1916). Nachdem Charles H. Townes den sog. MASER (Mikrowellenverstärkung durch stimulierte Strahlungsemission) implementiert hatte, war Theodore Maimans erster Laser am 16. Mai 1960 erstmals in Betrieb (Bahr und Litscher 2018).

G. Litscher (✉)
TCM Forschungszentrum Graz, Medizinische Universität Graz, Graz, Österreich
e-mail: gerhard.litscher@medunigraz.at

© Der/die Autor(en), exklusiv lizenziert an Springer-Verlag GmbH, DE, ein Teil von Springer Nature 2024

P. Panhofer (Hrsg.), *Prävention und Therapie viraler Epidemien*,
https://doi.org/10.1007/978-3-662-67508-3_12

Die wissenschaftliche Literatur zur Laserakupunktur ist recht umfangreich, wenngleich die Mechanismen und Wirkungen jedoch noch nicht bis in das kleinste Detail nachgewiesen wurden. Die wissenschaftliche Datenbank PubMed (Stand 3. November 2022) enthält 1177 referenzierte Veröffentlichungen zur Laserakupunktur. Jüngste Studien mit biomedizinischem Equipment, in denen die Auswirkungen der Laser- und Nadelakupunktur verglichen wurden, haben zu einem besseren Verständnis beigetragen und gezeigt, dass Laserlicht erfolgreich, effizient und sicher bei Akupunkturbehandlungen eingesetzt werden kann (Bahr und Litscher 2018).

Das Auftreten des Virus SARS-CoV-2, welches die als COVID-19 (Coronavirus Disease-19) bezeichnete Atemwegserkrankung verursacht, soll in China bereits im September 2019 begonnen haben (Forster et al. 2020; Coronavirus o. J.) und führte schließlich im April 2020 zu einer Pandemie (Litscher 2020b). „Zwischen dem 13. September und 7. Dezember begann sich das Coronavirus dann zu verbreiten – immer mehr Menschen wurden infiziert", so Peter Forster, Erstautor einer im *Proc. Natl. Acad. Sci. USA* (Impact-Faktor 9,58) veröffentlichten Arbeit (Forster et al. 2020; Coronavirus o. J.).

Das vorliegende Kapitel soll u. a. einen kurzen Einblick über die derzeitige Situation und das Wissen zur Laserakupunktur und Lasermedizin im Zusammenhang mit COVID-19 geben. Ein Buchbeitrag zu einem höchst aktuellen Thema wie COVID-19 kann jedoch nur eine Momentaufnahme sein, da wohl in kaum einem anderen medizinischen Fachgebiet die Erarbeitung neuer Erkenntnisse und Strategien schneller voranschreitet als zur gegenständlichen Thematik.

1.2   Definition der Laserakupunktur

Der Begriff Laserakupunktur wurde 1978 in der Zeitschrift *Omni* erstmals bei der Einführung eines Lasersystems der deutschen Firma Messerschmitt-Bölkow-Blohm (MBB) verwendet (Litscher 2020a; Bell 1978). Bis vor kurzem gab es jedoch keine generell akzeptierte Definition des Begriffs Laserakupunktur. Am 5. Oktober 2018 wurde die folgende allgemeine Definition der Laserakupunktur während einer Konsensussitzung (Vorsitzender: Gerhard Litscher) auf dem 12. Internationalen Weltverband für Photobiomodulationstherapie (WALT) in Nizza, Frankreich, erörtert. In dieser Sitzung einigten sich der Vorsitzende, alle eingeladenen Redner und 28 ExpertInnen aus der ganzen Welt auf die vorgeschlagene Definition der Laserakupunktur. Am darauffolgenden Tag wurde der Vorschlag vom Vorsitzenden im Rahmen einer weiteren Konsensussitzung dem WALT-Plenum vorgestellt, und der gesamte WALT-Vorstand (Vorsitzender: Praveen Arany, Präsident der WALT) genehmigte ebenfalls die vorgeschlagene Definition, die wie folgt lautet (Litscher 2018).

> Photonische Stimulation von Akupunkturpunkten und -bereichen, um therapeutische Wirkungen zu initiieren, die denen der Nadelakupunktur und verwandter Therapien zusammen mit den Vorteilen der Photobiomodulation (PBM) ähnlich sind.

1.3 COVID-19, TCM, Akupunktur und Laserakupunktur

Etwas Wichtiges zuallererst: Mit Akupunktur/Laserakupunktur wird man COVID-19 nicht heilen können. Dennoch scheint es angebracht, über die Möglichkeit, eine Linderung der Symptome, wie es Anfang 2020 in Wuhan begonnen wurde, zu praktizieren, in einem Buch über evidenzbasierte Komplementärmedizin zu berichten.

Nachdem Coronavirus-Infektionen in China bereits im Februar 2020 täglich tausendfach zugenommen hatten, schätzten bereits damals EpidemiologInnen, wann der Ausbruch seinen Höhepunkt vermutlich erreichen wird. Einige mutmaßten, dass es noch Monate dauern wird und dass das Virus zuerst Millionen – oder nach einer damaligen Schätzung Hunderte von Millionen – Menschen infizieren wird (Cyranoski 2020; Litscher und Liang 2020). Was im Februar 2020 von einigen aber auch für unwahrscheinlich gehalten wurde, scheint sich nun zu bestätigen. Mit Stand Mitte Juli 2020 waren weltweit bereits geschätzte 13 Mio. Personen mit dem Virus infiziert, heute mit Stand November 2022 sind es geschätzt mehr als 600 Mio. Durch die Omikron-Varianten dürfte die Zahl jedoch erheblich höher liegen.

Die TCM wird seit Hunderten von Jahren auch zur Vorbeugung und Linderung von Epidemien eingesetzt. Die Pockenprävention in China war eine epochale Initiative in der Geschichte der Humanpräventivmedizin. Das „National Health Committee" in China hat mehrere Ausgaben des „Diagnose- und Behandlungsplans" für die neuartige „Coronavirus-Pneumonie (NCP)" (nach WHO: COVID-19) herausgegeben. Der Plan legt voll und ganz Wert auf die Diagnose und Behandlung der integrierten Traditionellen Chinesischen und westlichen Medizin, leitet die klinische Behandlungsarbeit effektiv, betont aber auch insbesondere die Rolle der chinesischen Medizin, und richtet ein Konsultationssystem für die integrierte Traditionelle Chinesische und westliche Medizin ein. Im ganzen Land wurde in China eine Behandlung von COVID-19 mit integrierter chinesischer und westlicher Medizin durchgeführt. Es gab auch spezialisierte wissenschaftliche Forschungseinrichtungen, Krankenhäuser und Unternehmen, die gemeinsam eine Online-Konsultation von TCM-ExpertInnen für COVID-19-PatientInnen durchführen (Litscher und Liang 2020).

Die Behandlung nach dem „Nationalen Plan" leitet die klinische Praxis der TCM-Therapie so früh wie möglich ein, reduziert Fieber, verbessert rechtzeitig und effektiv Husten-, Asthma- und Magen-Darm-Symptome und verbessert die Heilungsrate. Die Kombination von TCM und westlicher Medizin kann Symptome von PatientInnen mit leichter NCP wirksam lindern. Bei mittelschweren und schweren Verläufen kann die integrative Behandlung die Lungenexsudation verringern und die weitere Entwicklung der Krankheit hemmen (Litscher 2020b; Litscher und Liang 2020).

Akupunktur und Moxibustion sind wichtige Bestandteile der TCM. In der Vergangenheit wurden brennende Moxablätter als Moxibustion an Akupunkturpunkten verwendet, um Epidemien vorzubeugen. Moxibustion hat durch die Stimulierung von Akupunkturpunkten die Funktion, Yang zu erwärmen, Kälte zu zerstreuen, Meridiane zu aktivieren, Yang zu stärken und Toxine zu entfernen. Moderne Forschungen zur Moxibustion haben ihre offensichtliche Wirkung auf die Regulierung der Immunfunktion und des autonomen Nervensystems offenbart (Litscher 2020b; Litscher und Liang 2020).

Für die weitere Prävention, Diagnose und medizinische Behandlung von COVID-19 hat die „China Association of Acupuncture-Moxibustion (CAAM)" als Gruppenmitglied des Weltverbands der Akupunktur-Moxibustion-Gesellschaften (WFAS) ExpertInnen für Akupunktur und Moxibustion zusammengebracht. Diese ExpertInnengruppe für die Prävention und Kontrolle von COVID-19 begann sofort nach Bekanntwerden der damaligen Epidemie zu arbeiten. Die Gruppe hat Richtlinien zur Akupunktur- und Moxibustionsintervention bei der neuartigen Coronavirus-Pneumonie formuliert und veröffentlicht.

Obwohl einige Untersuchungen gezeigt haben, dass Moxa antivirale Bestandteile enthält, wird der Einfluss von Rauch berücksichtigt, wenn er in der geschlossenen Umgebung der Isolationsstation verwendet wird, sodass Akupressuranwendung, Pressen von Kugeln (Samen) auf Ohrakupunkturpunkte und Massage usw. in der Praxis jedoch weiterverbreitet sind als manuelle Nadelakupunktur. Die allgemein empfohlenen Akupunkturpunkte für Moxibustion und Akupunkturpunktanwendung sind Zusanli (Ma 36), Guanyuan (KG 4) Dazhui (LG 14), Fengmen (Bl 12) und Feishu (Bl 13), andere Akupunkturpunkte wie Zhongwan (KG 12) und Shenque (KG 8) werden entsprechend den Symptomen angewendet. Die Akupunkturtherapie kann die Symptome wie Appetitlosigkeit, Husten, Schlaflosigkeit und Kopfschmerzen der COVID-19-PatientInnen wirksam verbessern (Litscher 2020b; Litscher und Liang 2020; Lu et al. 2020).

China hatte bereits bis 20. Februar 2020 mehr als ein Dutzend Krankenhäuser allein in Wuhan zur Behandlung von PatientInnen mit mildem COVID-19-Verlauf neu errichtet. Einige der PatientInnen trainieren Qigong unter Anleitung von ÄrztInnen. Qigong kann die Schmerzsituation und die Müdigkeit der COVID-19-PatientInnen verbessern (Litscher 2020b; Litscher und Liang 2020).

Obwohl TCM für COVID-19 offensichtlich von Beginn an sehr sinnvoll eingesetzt werden kann (Luo et al. 2019), weist die herkömmliche Nadelakupunktur einige Einschränkungen auf. In dieser besonderen medizinischen Situation bestehen das Infektionsrisiko sowie Einschränkungen bei der praktischen Handhabung. Für beide gibt es bereits Alternativen. Computergesteuerte Laserakupunktur ist eine der Möglichkeiten (Litscher und Liang 2020; Litscher und Litscher 2018), und robotergesteuerte Akupunktur (Litscher und Liang 2020; Lan und Litscher 2019) ist heutzutage nicht weit von der klinischen Anwendung entfernt.

1.4   COVID-19: Wirksamkeit Integrativer Medizin?

In Wuhan wurden in der Folge im ersten Halbjahr 2020 insgesamt 16 provisorische Krankenhäuser gebaut, aber nur eines mit dem Namen „Jiangxia" ist hauptsächlich auf TCM spezialisiert. 564 PatientInnen mit leichten Symptomen von COVID-19 wurden dort in der ersten Phase der Pandemie u. a. mit traditionellen Kräutern und anderen Methoden wie beispielsweise Akupunktur behandelt (Litscher 2020b; Liang und Litscher 2020; Litscher 2020c).

Während des COVID-19-Erstausbruchs schickte China über 3200 Personen vom medizinischen Personal aus seinen 600 TCM-Krankenhäusern in die Provinz Hubei. Die staatliche Verwaltung für TCM (SATCM) entsandte außerdem ein ExpertInnenteam unter der Leitung der drei Professoren Zhang Boli, Huang Luqi und Tong Xiaolin zum damaligen Zentrum der Epidemie (Litscher 2020c).

Die Kombination aus TCM und westlicher Medizin half wirksam, Fieber, trockenen Husten, Kopfschmerzen, Halsschmerzen, Müdigkeit, Durchfall und andere Symptome von PatientInnen mit leichtem COVID-19 zu lindern. Insbesondere trat der Übergang von leicht-mittelschwerer zu schwerkritischer Phase von COVID-19 bei 10 % der PatientInnen auf, die nur westliche Medizin erhielten, verglichen mit nur 4,1 % der PatientInnen, die sowohl in die westliche als auch in die TCM-Therapie integriert waren. Diese Daten wurden vom Leiter Professor Zhang Boli bestätigt (Litscher 2020c).

China wollte seine TCM-Erfahrungen während der COVID-19-Pandemie mit anderen Ländern weltweit teilen. Bislang hat die globale Krise aber nicht zu einer weltweiten TCM-Standardisierung für solche Pandemien geführt und die TCM ist als wertvoller Teil der Integrativmedizin bis heute hauptsächlich asiatischen Ländern vorbehalten (Litscher 2020c). Auf der derzeitigen Basis der Datenlage scheint eine Kombination westlicher und TCM-Maßnahmen in der westlichen Welt nur nach Ausschöpfung der konventionellen Maßnahmen gerechtfertigt, so berichteten zumindest eine Autorin und zwei Autoren aus der Schweiz und Deutschland bereits im April 2020 (Fleckenstein et al. 2020).

2 Integrative Lasermedizin

2.1 Forschung, Licht und COVID-19

Studien zu Beginn der COVID-19-Pandemie zeigen, dass auch Fototherapien ein Potenzial zur Verringerung der Auswirkungen von Coronavirus-Erkrankungen aufweisen, und in der wissenschaftlichen Literatur wurden schon damals Vorschläge gemacht, wie die Gesundheitsbranche moderne Lichttechnologien in den Kampf gegen COVID-19 und andere Infektionen integrieren kann (Litscher und Weber 2020; Litscher 2020d).

In einer wissenschaftlichen Übersichtsarbeit mit dem Titel „Light as a potential treatment for pandemic coronavirus infections: a perspective" fasste Chukuka Enwemeka, ehemaliger Präsident der World Association for Photobiomodulation Therapy (WALT), im *Journal of Photochemistry and Photobiology B* bereits im Mai 2020 zusammen, dass bisherige Resultate zeigen, dass violett/blaues (400–470 nm) Licht gegen zahlreiche Bakterien antimikrobiell ist (Enwemeka et al. 2020). Er beschreibt in der Arbeit, dass es Hinweise gibt, dass blaues Licht auch mehrere Viren inaktiviert und dass bei Versuchstieren rotes und nahes Infrarotlicht Atemwegserkrankungen reduzieren kann. Diese Komplikationen sind ja oft mit einer Coronavirus-Infektion verbunden. Die Ergebnisse erfordern

Anstrengungen, um den klinischen Wert von Licht weiter zu untersuchen, und nicht darauf zu warten, dass eine weitere Pandemie als Erinnerung dient. Die Allgegenwart kostengünstiger Laser und Leuchtdioden (LEDs) macht es relativ einfach, sichere, kostengünstige, lichtbasierte Geräte zu entwickeln, mit denen Infektionen reduziert, aber auch Geräte, Krankenhauseinrichtungen, Rettungsfahrzeuge, Privathaushalte und andere Einrichtungen desinfiziert werden können, wie Pilotstudien gezeigt haben (Litscher 2020d; Enwemeka et al. 2020).

Neuere Arbeiten erhöhen die Dringlichkeit, das Potenzial von Licht als mögliches antivirales Mittel weiter zu untersuchen. Wenn überzeugende klinische Ergebnisse den Erfolg auch bei COVID-19 belegen könnten, wäre dies ein revolutionärer Paradigmenwechsel (Litscher und Weber 2020).

2.2 Photobiomodulation und photodynamische Therapie

Lasermedizin wie beispielsweise Photobiomodulation (PBM) oder photodynamische Therapie (PDT) und wie zuvor bereits erwähnt Laserakupunktur können ein gewisses Potenzial zur Interaktion und Linderung der Symptome der mitunter schwer verlaufenden Krankheit COVID-19 besitzen. Die Datenbanken PubMed, Google Scholar oder China National Knowledge Infrastructure (CNKI) listen allerdings wenige Ergebnisse für den Suchbegriff „PBM oder PDT und COVID-19" auf, was einerseits auf den Mangel an validierten wissenschaftlichen klinischen Studien zu diesem Thema hinweist (Abb. 1). Andererseits jedoch bedeutet dies selbstverständlich nicht, dass der Laser – in welcher technischen Variante auch immer – keinen Einfluss auf COVID-19 hat oder haben kann. Die Entwicklung therapeutischer Laserverfahren wird nach Überzeugung des Autors dieses Beitrages auch in Zukunft nicht nur bei Epidemien oder Pandemien eine wichtige Rolle spielen (Litscher 2020d).

Im Zusammenhang mit COVID-19 stellt sich nun die Frage: Kann Lasermedizin und Laserakupunktur für COVID-19 verwendet werden? Im Folgenden sollen ausgewählte Bereiche der aktuellen wissenschaftlichen Literatur zur innovativen Lasermedizin und COVID-19 kritisch zusammengefasst und erläutert werden (Litscher 2020d).

Integrativmedizin, einschließlich TCM mit Akupunktur, hat sich bei der Rehabilitation von COVID-19-PatientInnen, wie bereits beschrieben, als wirksam erwiesen (Litscher 2020b; Lu et al. 2020; Liang und Litscher 2020; Li et al. 2020).

Wissenschaftliche Laser-Gesellschaften, die sich mit dem Thema befassen, finden es derzeit allerdings sehr schwierig, Leitlinien für eine angemessene Behandlung oder Symptomlinderung mit der Lasertherapie zu empfehlen. Eine sorgfältige Interpretation der bislang veröffentlichten Artikel zu COVID-19 und PBM bzw. PDT (Enwemeka et al. 2020; Domínguez et al. 2020; Fekrazad 2020; Fernandes et al. 2020; Camacho 2020; Ferreira 2020; Litscher und Litscher 2016; Litscher 2021; Litscher und Ailioaie 2021; Liebert et al. 2022; Vetrici et al. 2021; Conrado et al. 2021; Yang et al. 2020; de Matos et al. 2021;

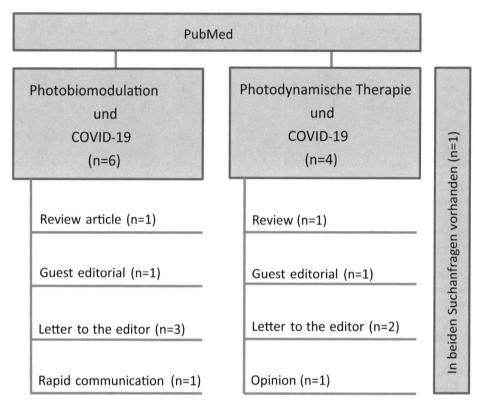

Abb. 1 PubMed-Ergebnisse zu COVID-19 und Photobiomodulation bzw. photodynamischer Therapie (Stand April 2022)

Nejatifard et al. 2021; Ailioaie und Litscher 2020, 2021a) offeriert jedoch ein großes Potenzial für relativ neue Methoden im Bereich der Integrativen Lasermedizin (s. beispielsweise Abb. 2). Voreilige nichtevidenzbasierte Schlussfolgerungen müssen jedoch unbedingt vermieden werden.

Domínguez et al. (2020) beschreiben in einem Brief an den Herausgeber der Zeitschrift *Photobiomodulation, Photomedicine and Laser Surgery* mit dem Titel „Kann uns die transdermale Photobiomodulation zur Zeit von COVID-19 helfen?" verschiedene Möglichkeiten der nichtinvasiven Laserblutbestrahlung, die bereits in zahlreichen Gebieten in Russland und Deutschland eingesetzt wurde (Litscher und Litscher 2018; Weber 2018). Leider können Domínguez et al. (2020) keine bestätigten Ergebnisse im Zusammenhang mit COVID-19 aufzeigen. Am 24. April 2020 dokumentierten sie u. a.: „Wir empfehlen die Identifizierung und Behandlung von Hyperentzündungen mithilfe einer nichtinvasiven Therapie mit nachgewiesenen Sicherheitsprofilen, um der unmittelbaren Notwendigkeit zu begegnen, die steigende Mortalität durch transdermale Projekte zu verringern. Empfohlen wird PBM mit einer Anwendung von 5–30 min pro Tag für 3–5 Tage mit sichtbarem oder unsichtbarem Diodenlaser." (Domínguez et al. 2020).

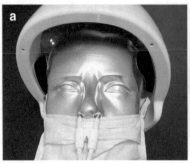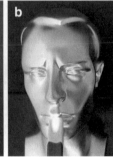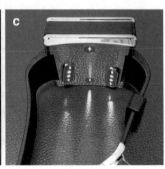

Abb. 2 Stimulationsbeispiele zur Photobiomodulation und photodynamischen Therapie aus dem eigenen Forschungsbereich des TCM-Forschungszentrums der Medizinischen Universität Graz. Neben der transkraniellen LED (Light Emitting Diode)-Stimulation (**a**) ist eine Lichtstimulus-applikation etwa über einen Nasenadapter (**a**) (Rot-, Infrarot-, Blau- und/oder ultraviolette Licht-bestrahlung) möglich. Auch die lokale Applikation über einen sog. Rachenadapter (**b**) oder die sys-temische Behandlung über eine Blutbestrahlung im Bereich der A. radialis und der A. ulnaris über eine sog. Laseruhr (**c**) (Litscher und Litscher 2016; Litscher 2021) ist durchaus denkbar. Zusätzlich zur Blutbestrahlung können dabei auch wichtige Akupunkturpunkte im Bereich der Handgelenks-furche stimuliert werden. (Litscher und Ailioaie 2021)

Fekrazad zitiert einen guten Überblick über PBM und COVID-19 in einem Gast-editorial in derselben Zeitschrift *Photobiomodulation, Photomedicine and Laser Surgery* bereits am 23. April 2020 (Fekrazad 2020). Er beschreibt die Möglichkeiten von PBM und antiviraler PDT als einen optionalen neuartigen Ansatz im COVID-19-Management. Er schreibt: „Natürlich kann in Zukunft die Verwendung einer anderen Modalität von PBM und PDT weiterentwickelt werden, und durch die Verwendung monoklonaler Antikörper könnten wir gezielt auf Lungengewebe abzielen. Es kann sogar verbessert werden, indem Nanotechnologie eingesetzt wird, neue Photosensitizer werden in Nanotechnologie her-gestellt und auf das Zielgewebe appliziert, um bessere Ergebnisse zu erzielen." (Fekra-zad 2020*)*.

Die wissenschaftliche Literatur zur Lasermedizin bietet weltweit vielversprechende Ansätze für Versuche, bakterielle und virale Infektionen beim Menschen zu kontrollieren, obwohl noch keine endgültigen Beweise für die Eindämmung von COVID-19 verfügbar sind. Beispielsweise haben Kingsley et al. (2018) in den USA das Potenzial von sicht-barem monochromatischem violett/blauem Licht (405 nm) als nichtthermische Inter-vention für Viren in Lebensmitteln wie Beeren, die anfällig für Norovirus-Kontaminationen sind, untersucht. Kingsley et al. zeigten, dass die Verwendung von Singulett-Sauerstoff bei Lebensmittel in Kombination mit Licht im sichtbaren Spektrum ein Mittel zur In-aktivierung lebensmittelbedingter Viren darstellen könnte.

Eine weitere Studie aus dem Iran untersuchte die Auswirkungen von Riboflavin (RB) in Kombination mit unterschiedlichen Dosen von ultraviolettem Licht (UV) auf das Thrombozytenkonzentrat (PC), das mit drei Virusmodellen infiziert war (Mirshafiee et al. 2015). Die Studie berichtete, dass sich die RB/UV-Behandlung als vielversprechende

Technik zur Reduzierung von Krankheitserregern erwies und nur begrenzte Auswirkungen auf die Thrombozytenqualität hatte (Mirshafiee et al. 2015).

Eine Studie aus Australien (Faddy et al. 2016) zeigte, dass die Behandlung mit RB und UV-Licht die Dengue-Virus-Titer (DENV 1–4) moderat senkt.

Autoren aus Schweden gaben bereits im Jahr 2019 (Makdoumi et al. 2019) an, dass eine hohe Dosis Blaulicht möglicherweise bakterielle Infektionen behandeln könnte, ohne dass menschliche Hautzellen verloren gehen. Sie wiesen darauf hin, dass die PDT unter Verwendung von RB und blauem Licht weiter untersucht werden sollte, da sie bei der Behandlung von Hauterkrankungen in Zusammenhang mit der Hyperproliferation von Keratinozyten eingesetzt werden kann. Schon im Jahr 2014 entwickelten Forscher aus Peking (Zhu et al. 2015) ein Behandlungsgerät mit RB und UV-Licht zur Inaktivierung von Viren in frisch gefrorenem Plasma (FFP) und zeigten eine verbesserte Effizienz der Virusinaktivierung, obwohl die Gesamtaktivität der Plasmafaktoren gleich reduziert war.

Risikominderungsstrategien für transfusionsbedingte akute Lungenverletzungen (TRALI) beinhalten die bevorzugte Verwendung männlicher Spender bei der Bereitstellung von FFP (Jimenez-Marco et al. 2014). Autoren aus Spanien weisen auf die Einfachheit und Durchführbarkeit hin, die die Implementierung von RB- und UV-Lichtbehandeltem FFP ermöglicht (Jimenez-Marco et al. 2014).

Im Jahr 2018 berichteten zwei Autoren aus Großbritannien (Gwynne und Gallagher 2018) in einem sog. Perspective Article, dass blaues Licht zweifellos das Potenzial habe, ein hochwirksames antimikrobielles Mittel zu werden. Die wichtigsten Fragen, einschließlich der Toxizitätsmechanismen und insbesondere des Beitrags porphyrinunabhängiger Mechanismen, müssen jedoch noch beantwortet werden (Gwynne und Gallagher 2018).

2016 untersuchten Autoren aus Colorado (Keil et al. 2016) die Wirksamkeit von RB und UV-Licht gegen das in menschlichem Plasma getestete Coronavirus (MERS-CoV) des respiratorischen Syndroms im Nahen Osten und berichteten, dass RB und UV-Licht das Risiko einer Transfusionsübertragung von MERS-CoV verringern könnte.

Die verfügbare wissenschaftliche Literatur enthält bisher nur wenige Veröffentlichungen zur Laserakupunktur in Zusammenhang mit COVID-19, die vom Potenzial dafür sprechen. Fekrazad erwähnte bereits im April 2020, dass der Laserakupunktur mehr Aufmerksamkeit geschenkt werden muss (Fekrazad 2020). Liang und Litscher befassten sich in einem Leitartikel bereits am 26. Februar 2020 mit den Perspektiven der robotergesteuerten (Laser-)Akupunktur in Zusammenhang mit hochinfektiösen Krankheiten wie COVID-19 (Lan und Litscher 2019).

Hat nun PDT Potenzial bei der Behandlung von COVID-19-Patienten? Moghissi et al. vom Yorkshire Laser Center in Großbritannien entwickelten in den letzten Jahren eine neue Methodik, welche bei Infektionen der Atemwege angewendet werden kann (Moghissi et al. 2020). Das Verfahren basiert auf der Verwendung eines Zerstäubers zur Abgabe des Photosensitizers. Das Medikament wird durch Licht von 650–660 nm aktiviert. Die Autoren schlugen angesichts der zu dieser Zeit fehlenden Behandlungsmöglichkeiten von COVID-19 PDT am 19. Juni 2020 als mögliche therapeutische Option vor (Moghissi et al. 2020).

In einem Brief an den Editor von *Photodiagnosis und Photodynamic Therapy* schreiben Dias et al. am 8. Mai 2020, dass es viele vorklinische Studien und photodynamische Protokolle für Atemwegserkrankungen gibt und sicherlich Möglichkeiten von Behandlungsstrategien auch gegen Infektionskrankheiten wie COVID-19 vorliegen (Dias et al. 2020). Sie schreiben aber auch, dass weitere Studien erforderlich sind und dass sie am Entwurf eines „idealen" photodynamischen Protokolls arbeiten (Dias et al. 2020).

Interessant ist auch der Übersichtsartikel von Weiss et al. vom 10. Juni 2020 (Weiss et al. 2020). In einer multidisziplinären Perspektive, die verschiedene Bereiche wie Virologie, Biologie, Medizin, Ingenieurwesen, Chemie, Materialwissenschaften und Computerwissenschaften umfasst, skizzieren die AutorInnen, wie auf Nanotechnologie basierende Strategien den Kampf gegen COVID-19 sowie gegen Infektionskrankheiten unterstützen können. Nanopartikel könnten aufgrund ihrer Eigenschaften und/oder ihrer Fähigkeiten Viren, Bakterien, Pilze oder Hefen photothermisch oder durch Photokatalyse inaktivieren. Darüber hinaus könnte das Konzept der *„Nanoimmunität durch Design"* (Weiss et al. 2020) helfen, Materialien für die Immunmodulation zu entwerfen, die entweder die Immunantwort stimulieren oder unterdrücken, was in Zusammenhang mit der Impfstoffentwicklung für SARS-CoV-2-Anwendung finden könnte. Neben der Prävention von Krankheiten und dem therapeutischen Potenzial spielt die Nanotechnologie eine wichtige Rolle in der Diagnostik und kann die Entwicklung einfacher, schneller und kostengünstiger Methoden unterstützen, um das Vorhandensein von SARS-CoV-2 zu überwachen. Die Nanotechnologie ist, so Weiss et al., von entscheidender Bedeutung, um COVID-19 entgegenzuwirken, und wird bei der Vorbereitung auf künftige Pandemien ebenso wichtig sein (Weiss et al. 2020).

Almeida et al. berichten am 11. Juni 2020, dass eine antimikrobielle photodynamische Therapie (aPDT) unter Verwendung bekannter, sicherer und kostengünstiger Photosensitizer zur Bekämpfung von COVID-19 beitragen könnte (Almeida et al. 2020). Dies wäre auf unterschiedliche Weise möglich: Entweder um Infektionen vorzubeugen oder um photoaktive Stoffe (z. B. Masken, Schutzanzüge, Handschuhe etc.) zu entwickeln, um Oberflächen, Luft und Abwasser unter künstlichem Licht und/oder natürlichem Sonnenlicht zu desinfizieren (Almeida et al. 2020).

In den ersten 2 Jahren der COVID-19-Pandemie wurden auf dem Gebiet der PBM und der PDT zahlreiche Veröffentlichungen von Übersichtsarbeiten bewerkstelligt (Abb. 1). Systematische Übersichtsartikel sind jedoch äußerst selten (Conrado et al. 2021; Yang et al. 2020; de Matos et al. 2021; Nejatifard et al. 2021) und es gibt eine Metaanalyse (Conrado et al. 2021). Klinische Studien (Liebert et al. 2022; Vetrici et al. 2021) sind noch rarer; um es deutlicher auszudrücken, diese liegen bislang nicht im geeigneten Ausmaß (n = 2) vor (vergleiche Abb. 1).

Die Entwicklung therapeutischer Verfahren wird auch in Zukunft eine wichtige Rolle bei COVID-19 spielen, zumal die konsequente Eindämmung von SARS-CoV-2 aus epidemiologischer Sicht derzeit die einzig sinnvolle Strategie zu sein scheint. Andere Strategien, wie die schnelle Infektionskontrolle oder die Ausrottung des Virus, scheinen derzeit erfolglos.

Der Versuch, eine schnelle Herdenimmunität herzustellen, ist nicht unumstritten, da noch nicht bekannt ist, wie lange Menschen nach einer Infektion mit SARS-CoV-2 immun sein werden. Darüber hinaus wird eine Infektion nicht empfohlen, da die langfristigen Auswirkungen von COVID-19 („Long COVID") auf Organe wie beispielsweise Lunge, Herz und Gehirn noch nicht im Detail festgestellt wurden.

PBM und PDT sind sehr interessante und vielversprechende Ansätze zur Behandlung verschiedener Krankheiten (Ailioaie und Litscher 2021b; Ailioaie et al. 2022a, b; Preis et al. 2022; Litscher 2022; Ailioaie et al. 2022c). In der Literatur fehlen jedoch derzeit (November 2022) noch immer valide Forschungsergebnisse zu PBM und verwandten Methoden wie Laserakupunktur und COVID-19 (Ailioaie et al. 2022c). Umfassende klinische Studien sind aber aus der Sicht des Autors eine Prämisse für erfolgreiche medizinische Behandlungen.

Danksagung

Das Kapitel wurde mithilfe von Informationsquellen von Professor Fengxia Liang, Direktorin des Instituts für Akupunktur und Moxibustion der Hubei Universität für Chinesische Medizin in Wuhan, China, verfasst. Prof. Liang war 2017 Gastwissenschaftlerin an der Medizinischen Universität Graz in Österreich bei Professor Gerhard Litscher, der wiederum Gast- und Honorarprofessor an der Hubei Universität für Chinesische Medizin in Wuhan und am Hubei Provincial Collaborative Innovation Center für präventive Behandlung durch Akupunktur und Moxibustion, ebenfalls in Wuhan, ist.

Finanzierung

Es gab keine Finanzierung für diesen Buchbeitrag.

Literatur

Ailioaie LM, Litscher G (2020) Molecular and cellular mechanisms of arthritis in children and adults: new perspectives on applied photobiomodulation. Int J Mol Sci 21(18):6565. https://doi.org/10.3390/ijms21186565

Ailioaie LM, Litscher G (2021a) Probiotics, photobiomodulation, and disease management: controversies and challenges. Int J Mol Sci 22(9):4942. https://doi.org/10.3390/ijms22094942

Ailioaie LM, Litscher G (2021b) Photobiomodulation and sports: results of a narrative review. Life 11:1339. https://doi.org/10.3390/life11121339

Ailioaie LM, Ailioaie C, Litscher G (2022a) Implications of SARS-CoV-2 infection in systemic juvenile idiopathic arthritis. Int J Mol Sci 23:4268. https://doi.org/10.3390/ijms23084268

Ailioaie LM, Ailioaie C, Litscher G, Chiran DA (2022b) Celiac disease and targeting the molecular mechanisms of autoimmunity in COVID pandemic. Int J Mol Sci 23:7719. https://doi.org/10.3390/ijms23147719

Ailioaie LM, Ailioaie C, Litscher G (2022c) Light as a cure in COVID-19: a challenge for medicine. Photonics 9(10):686. https://doi.org/10.3390/photonics9100686

Almeida A, Faustino MAF, Neves MGPMS (2020) Antimicrobial photodynamic therapy in the control of COVID-19. Antibiotics (Basel) 9(6):320. https://doi.org/10.3390/antibiotics9060320

Bahr FR, Litscher G (Hrsg) (2018) Laser acupuncture and innovative laser medicine. Bahr & Fuech-
    tenbusch, Munich
Bell TE (1978) Laser acupuncture. Continuum Omni 1:43–47
Camacho AD (2020) Author's response to Ferreira: can transdermal photobiomodulation help us at
    the time of COVID-19? An update. Photobiomodul Photomed Laser Surg 38(6):328–331. https://
    doi.org/10.1089/photob.2020.4899
Conrado PCV, Sakita KM, Arita GS, Galinari CB, Gonçalves RS, Lopes LDG, Lonardoni MVC,
    Teixeira JJV, Bonfim-Mendonça PS, Kioshima ES (2021) A systematic review of photodynamic
    therapy as an antiviral treatment: potential guidance for dealing with SARS-CoV-2. Photodia-
    gnosis Photodyn Ther 34:102221. https://doi.org/10.1016/j.pdpdt.2021.102221
Coronavirus: Erster Fall schon am 13 (o.J.) September? https://www.nau.ch/amp/news/ausland/
    coronavirus-mehr-als-150000-todesopfer-weltweit-65694944. Zugegriffen am 02.06.2020
Cyranoski D (2020) When will the coronavirus outbreak peak? Nature News, February 18. https://
    doi.org/10.1038/d41586-020-00361-5
Dias LD, Blanco KC, Bagnato VS (2020) COVID-19: beyond the virus. The use of photodynamic
    therapy for the treatment of infections in the respiratory tract. Photodiagnosis Photodyn Ther
    31:101804. https://doi.org/10.1016/j.pdpdt.2020.101804
Domínguez A, Velásquez SA, David MA (2020) Can transdermal photobiomodulation help us at the
    time of COVID-19? Photobiomodul Photomed Laser Surg. https://doi.org/10.1089/pho-
    tob.2020.4870
Einstein A (1916) Zur Theorie der Strahlung. Erstveröffentlichung in: Mitteilungen der Physikali-
    schen Gesellschaft Zürich 18:47–62
Enwemeka CS, Bumah VV, Masson-Meyers DS (2020) Light as a potential treatment for pandemic
    coronavirus infections: a perspective. J Photochem Photobiol B 207:111891. https://doi.
    org/10.1016/j.jphotobiol.2020.111891
Faddy HM, Fryk JJ, Watterson D, Young PR, Modhiran N, Muller DA et al (2016) Riboflavin and
    ultraviolet light: Impact on dengue virus infectivity. Vox Sang 111:235–241. https://doi.
    org/10.1111/vox.12414
Fekrazad R (2020) Photobiomodulation and antiviral photodynamic therapy as a possible novel ap-
    proach in COVID-19 management. Photobiomodul Photomed Laser Surg. https://doi.
    org/10.1089/photob.2020.4868
Fernandes AB, Lima CJ, Villaverde AGJB, Pereira PC, Carvalho HC, Zângaro RA (2020) Photobio-
    modulation: shining Light on COVID-19 [published online ahead of print, 2020 Jun 9]. Photo-
    biomodul Photomed Laser Surg. https://doi.org/10.1089/photob.2020.4882
Ferreira MVL (2020) Response to: can transdermal photobiomodulation help us at the time of CO-
    VID-19? Photobiomodul Photomed Laser Surg 38(6):326–327. https://doi.org/10.1089/pho-
    tob.2020.4895
Fleckenstein J, Füzeki E, Banzer W (2020) Die Anwendung der Traditionellen Chinesischen Medi-
    zin (TCM)/Akupunktur in der Therapie und Prävention von SARS-CoV-2-Infektionen. Deutsche
    Zeitschrift für Akupunktur 63(2):70–73
Forster P, Forster L, Renfrew C, Forster M (2020) Phylogenetic network analysis of SARS-CoV-2
    genomes. Proc Natl Acad Sci USA 117:9241–9243. https://doi.org/10.1073/pnas.2004999117
Gwynne PJ, Gallagher MP (2018) Light as a broad-spectrum antimicrobial. Perspective article.
    Front Microbiol 9:119. https://doi.org/10.3389/fmicb.2018.00119
Jimenez-Marco T, Ruiz-Alderton D, Bautista-Gili AM, Girona-Llobera E (2014) Role of riboflavin-
    and UV light-treated plasma in prevention of transfusion-related acute lung injury. Transfus Med
    Hemother 41:172–175. https://doi.org/10.1159/000363205
Keil SD, Bowen R, Marschner S (2016) Inactivation of Middle East respiratory syndrome corona-
    virus (MERS-CoV) in plasma products using a riboflavin-based and ultraviolet light-based
    photochemical treatment. Transfusion 56:2948–2952. https://doi.org/10.1111/trf.13860

Kingsley DH, Perez-Perez RE, Boyd G, Sites J, Niemira BA (2018) Evaluation of 405-nm monochromatic light for inactivation of Tulane virus on blueberry surfaces. J Appl Microbiol 124:1017–1022. https://doi.org/10.1111/jam.13638

Körbler J (1967) Zur Geschichte der Entwicklung der Sonnenlichtbehandlung. Hippokrates 38(4):145–150

Lan KC, Litscher G (2019) Robot-controlled acupuncture – an innovative step towards modernization of the ancient traditional medical treatment method. Medicines 6:87. https://doi.org/10.3390/medicines6030087

Li M, Yang X, Li K, Xie YQ (2020) Traditional Chinese Medicine for novel coronavirus pneumonia treatment: main force or supplement? Tradit Med Res 5:62–64. https://doi.org/10.12032/TMR20200204158

Liang FX, Litscher G (2020) COVID-19 (Coronavirus Disease-19): Traditional Chinese Medicine including Acupuncture for Alleviation – a report from Wuhan, Hubei Province in China. OBM Integr Complement Med 5:4

Liebert A, Bicknell B, Laakso EL, Jalilitabaei P, Tilley S, Kiat H, Mitrofanis J (2022) Remote photobiomodulation treatment for the clinical signs of Parkinson's disease: a case series conducted during COVID-19. Photobiomodul Photomed Laser Surg 40(2):112–122. https://doi.org/10.1089/photob.2021.0056

Litscher G (2018) Definition of laser acupuncture and all kinds of photo acupuncture. Medicines (Basel), 30; 5(4):E117. https://doi.org/10.3390/medicines5040117

Litscher G (2020a) History of laser acupuncture: a narrative review of scientific literature. Med Acupunct 32(4):201–208. https://doi.org/10.1089/acu.2020.1438

Litscher G (2020b) Effectiveness of integrated medicine in COVID-19? Editorial Med Acupunct. https://doi.org/10.1089/acu.2020.29143.lch

Litscher G (2020c) COVID-19: Wirksamkeit integrativer Medizin? Akupunktur & Aurikulomedizin 46(2):9

Litscher G (2020d) Can laser medicine and laser acupuncture be used for COVID-19? Selected areas of the current scientific literature. Editorial. OBM Integrative and Complementary Medicine 5(2):6. https://doi.org/10.21926/obm.icm.2002026

Litscher G (2021) Laser watch – new generation 2021: Modern integrative photomedicine equipment for photobiomodulation. OBM Integrat Compl Med 6(4):7. https://doi.org/10.21926/obm.icm.2104037

Litscher G (2022) Integrative medicine and helmet constructions – a feature article about milestones and perspectives. Sci 4:38. https://doi.org/10.3390/sci4040038

Litscher G, Ailioaie LM (2021) Comments on new integrative photomedicine equipment for photobiomodulation and COVID-19. Photonics 8:303. https://doi.org/10.3390/photonics8080303

Litscher G, Liang FX (2020) COVID-19 (Coronavirus Disease-19): Traditionelle Chinesische Medizin einschließlich Akupunktur zur Linderung – Ein Bericht aus Wuhan, Hubei Provinz in China. Akupunktur & Aurikulomedizin 46(1):9–10

Litscher G, Litscher D (2016) A laser watch for simultaneous laser blood irradiation and laser acupuncture at the wrist. Integr Med Int 3:75–81. https://doi.org/10.1159/000448099

Litscher G, Litscher D (2018) Scientific aspects of innovative laser medicine. In: Bahr F, Litscher G (Hrsg) Laser acupuncture and innovative laser medicine. Bahr & Fuechtenbusch, München, S 13–77

Litscher G, Weber M (2020) Forschung, Licht und COVID-19. Editorial. Akupunktur & Aurikulomedizin 46(2):8

Lu P, Wang S, Tang Z (2020) Feasibility analysis of early intervention of moxibustion in the prevention and treatment of novel coronavirus pneumonia. Acta Chin Med 19:1–12

Luo Y, Wang CZ, Hesse-Fong J, Lin JG, Yuan CS (2019) Application of Chinese medicine in acute and critical medical conditions. Am J Chin Med 47:1223–1235. https://doi.org/10.1142/S0192415X19500629

Makdoumi K, Hedin M, Bäckman A (2019) Different photodynamic effects of blue light with and without riboflavin on methicillin-resistant Staphylococcus aureus (MRSA) and human keratinocytes in vitro. Lasers Med Sci 34:1799–1805. https://doi.org/10.1007/s10103-019-02774-9

de Matos BTL, Buchaim DV, Pomini KT, Barbalho SM, Guiguer EL, Reis CHB, Bueno CRS, Cunha MRD, Pereira ESBM, Buchaim RL (2021) Photobiomodulation therapy as a possible new approach in COVID-19: a systematic review. Life (Basel) 11(6):580. https://doi.org/10.3390/life11060580

Mirshafiee H, Sharifi Z, Hosseini SM, Yari F, Nikbakht H, Latifi H (2015) The Effects of ultraviolet light and Riboflavin on inactivation of viruses and the quality of platelet concentrates at laboratory scale. Avicenna J Med Biotechnol 7:57–63

Moghissi K, Dixon K, Gibbins S (2020) Does PDT have potential in the treatment of COVID 19 patients? [published online ahead of print, 2020 Jun 24]. Photodiagnosis Photodyn Ther 101889. https://doi.org/10.1016/j.pdpdt.2020.101889

Nejatifard M, Asefi S, Jamali R, Hamblin MR, Fekrazad R (2021) Probable positive effects of the photobiomodulation as an adjunctive treatment in COVID-19: a systematic review. Cytokine 137:155312. https://doi.org/10.1016/j.cyto.2020.155312

Preis E, Wojcik M, Litscher G, Bakowsky U (2022) Editorial on the "Special issue in honor of Dr. Michael Weber's 70th birthday: Photodynamic Therapy: Rising Star in Pharmaceutical Applications". Pharmaceutics 14:1786. https://doi.org/10.3390/pharmaceutics14091786

Song ZM (2012) Historical origin of Jiu Tangshu biography of Sun Simiao. Zhonghua Yi Shi Za Zhi 42(5):264–271. (Chinesisch)

Vetrici MA, Mokmeli S, Bohm AR, Monici M, Sigman SA (2021) Evaluation of adjunctive photobiomodulation (PBMT) for COVID-19 pneumonia via clinical status and pulmonary severity indices in a preliminary trial. J Inflamm Res 14:965–979. https://doi.org/10.2147/JIR.S301625

Weber M (2018) Photodynamic low-level-laser-therapy (PDT) – new options in oncology. In: Bahr F, Litscher G (Hrsg) Laser acupuncture and innovative laser medicine. Bahr & Fuechtenbusch, Munich, S 147–151

Weiss C, Carriere M, Fusco L, Capua I, Regla-Nava JA, Pasquali M, Scott JA, Vitale F, Unal MA, Mattevi C, Bedognetti D, Merkoçi A, Tasciotti E, Yilmazer A, Gogotsi Y, Stellacci F, Delogu LG (2020) Toward nanotechnology-enabled approaches against the COVID-19 pandemic. ACS nano 14(6):6383–6406. https://doi.org/10.1021/acsnano.0c03697

Yang H, Hu J, Li P, Zhang C (2020) Ultraviolet germicidal irradiation for filtering facepiece respirators disinfection to facilitate reuse during COVID-19 pandemic: a review. Photodiagnosis Photodyn Ther 31:101943. https://doi.org/10.1016/j.pdpdt.2020.101943

Zhu L, Pan J, Wei C, Wang H, Xiang R, Zhang J et al (2015) The effectiveness of riboflavin photochemical-mediated virus inactivation and changes in protein retention in fresh-frozen plasma treated using a flow-based treatment device. Transfusion 55:100–107. https://doi.org/10.1111/trf.12775

Ozontherapie bei Covid-19-Erkrankung

Renate Thiele

1 Einführung und Vorstellung der Methode

Ozon kann einen wertvollen Beitrag zur Prävention und Therapie einer Infektion infolge des Coronavirus und ihrer klinischen Auswirkungen leisten. Betroffene können vor, während oder nach einer Infektion mit SARS-CoV-2 sehr von einer Ozontherapie profitieren.

Im medizinischen Kontext findet sowohl das technische als auch das medizinische Ozongas Verwendung. Aufgrund seiner desinfizierenden Wirkung ist technisches Ozon effektiv einsetzbar bei der Dekontamination von Räumen, der Händereinigung und beim Toxinabbau sowie in verschiedenen Bereichen wie Schwimmbädern, Aquarien, Kläranlagen und der Lebensmittelindustrie.

Die Verabreichung von medizinischem Ozon als Heilmittel, das mit 100 % reinem Sauerstoff hergestellt wird, kann in unterschiedlichen Anwendungsformen erfolgen. Empfohlene Ozontherapien sind die große und kleine Eigenblutbehandlung (GEB und KEB), die Natriumchlorid-Sauerstoff-Ozon-Tropfinfusion, die rektale Insufflation und verschiedene topische Optionen wie Suppositorien, Salben und Beutelbegasung.

Mikrothromben kommen bei einer Covid-19-Erkrankung wesentlich häufiger vor als bei anderen viralen Erkrankungen. Sie treten nicht nur in der Lunge, sondern auch in anderen Organen wie Niere, Leber, Herz, ZNS und Skelettmuskulatur auf. Diese virusassoziierte Hyperkoagulabilität beeinflusst den Krankheitsverlauf entscheidend. Mithilfe der systemischen Ozontherapie lassen sich die durch SARS-CoV-2 verursachten Hyperkoagulationen bzw. multiplen Thrombosen in kleinen und großen Gefäßen überwinden, die Immunreaktionen können positiv reguliert und das durch die Infektion ausgeschöpfte

R. Thiele (✉)
Vizepräsidentin der Österreichischen Gesellschaft für Ozontherapie, Leonding, Österreich
e-mail: renate@dr-thiele.at

© Der/die Autor(en), exklusiv lizenziert an Springer-Verlag GmbH, DE, ein Teil
von Springer Nature 2024
P. Panhofer (Hrsg.), *Prävention und Therapie viraler Epidemien*,
https://doi.org/10.1007/978-3-662-67508-3_13

antioxidative Potenzial wieder aufgebaut werden. Ozon lässt sich bei richtiger Anwendung als adjuvantes Heilmittel nebenwirkungsfrei zum Vorteil der Patienten sowie der Personen oder Berufsgruppen, die Kontakt zu Erkrankten haben, einsetzen.

Wissenschaftlichen Berichten zufolge gibt es bereits erste Erfahrungen mit medizinischem Ozon sowohl in der Prävention zur Immunstärkung als auch in der kurativen Therapie der akuten Covid-19-Erkrankung und auch in der Nachsorge zur besseren und rascheren Regeneration der klinischen Symptome des sog. Post-Covid- oder Long-Covid-Syndroms.

Medizinisches Ozon wird in österreichischen Kliniken derzeit mit Ausnahme der Ozonnukleolyse bei Bandscheibenvorfällen noch nicht angewendet. Im Bereich der niedergelassenen Ärzte gibt es Praxen, v. a. für Allgemeinmedizin, die Patienten mit diesem sehr effektiven Heilmittel versorgen. Im Folgenden werden vielversprechende Untersuchungsergebnisse, Beobachtungen und Berichte aus der Ozonforschung vorgestellt, um dazu beizutragen, dass Ozontherapien bald Eingang in die klinischen Therapieschemata finden mögen.

2   Definitionen und Grundbegriffe

▶ **Oxidativer Stress** Hauptursache sind freie Radikale, die als Nebenprodukte bei der Energiegewinnung in den Mitochondrien und bei Entzündungsprozessen (Abwehrreaktionen) entstehen. Sie sind äußerst reaktionsfreudig, da sie ein ungepaartes Elektron aufweisen und deshalb zur Erhöhung ihrer chemischen Stabilität andere Moleküle um ein Elektron „berauben". Diese werden dann ihrerseits zu Radikalen. In der Folge kommt es zu Kettenreaktionen, welche zellschädigend wirken (RNA, DNA und andere Moleküle und Zellstrukturen können in ihrer Form und Funktionalität stark verändert werden).

▶ **Antioxidative Kapazität (AOK)** Antioxidanzien fangen als starke Reduktionsmittel freie Radikale ab. Jede Zelle ist zum Schutz vor Radikalen mit der sog. antioxidativen Kapazität ausgestattet, welche die Summe aus antioxidativ wirkenden Stoffen wie Vitamin C und E, Peptiden wie Glutathion, Kofaktoren wie Selen, Zink, Mangan, Magnesium, Molybdän und Enzymen wie Superoxiddismutasen (SOD 1–3), Katalasen etc. umfasst. Die AOK ist abhängig von der Versorgung des Körpers mit den entsprechenden Stoffen oder Bestandteilen über die Ernährung, mit z. B. Aminosäuren zur Bildung von Peptiden.

▶ **Ozon** Ozon, ein dreiatomiges Sauerstoffmolekül, ist sehr reaktionsfreudig, aber instabil. Aus einem O_3-Molekül entstehen unter Energiefreisetzung ein O_2-Molekül und ein freies Sauerstoffatom (Radikal). Das freie Sauerstoffatom versucht sofort, einen Reaktionspartner zu finden. Ist kein zweites Sauerstoffatom vorhanden, kann es praktisch mit jedem anderen Stoff (Ausnahme: Edelmetalle) reagieren und diesen oxidieren. Vorzugsweise geschieht das mit isolierten Doppelbindungen ungesättigter Fettsäuren, die Bestandteile der Zellmembran sind, sowie auch Aminosäuren wie Cystein. Die therapeutische Anwendung der Ozonwirkung beruht v. a. auf dem Effekt des niedrig dosierten, kontrollierten oxidativen Stresses, ausgelöst durch Ozonperoxide. Diese führen u. a. über die Induktion von Schutzfaktoren zur Anregung des intrazellulären antioxidativen Systems.

3 Wirkung und Einsatzmöglichkeiten von Ozon

3.1 Industrielles Ozon zur Desinfektion

Hier steht die direkte Zerstörung durch direkten Kontakt mit dem Erreger bzw. die Oxidation als Zerstörungsmechanismus im Vordergrund. Die maximale mikrozide Wirksamkeit wird in wässrigen Medien oder bei hoher Luftfeuchtigkeit erreicht.

> **Ozon zur Desinfektion im medizinischen Bereich (Dubuis et al. 2020; Moccia et al. 2020)**
> - Desinfektion der kontaminierten Umgebung, z. B. von Oberflächen in Krankenhäusern, auf denen sich das Virus möglicherweise abgelagert hat
> - Desinfektion der Raumluft
> - Wichtige Option zur Wasserdesinfektion und damit zur Optimierung der Händedesinfektion im Schleusenbereich von Operationssälen

▶ Die Anwendung muss stets unter Beachtung der erlaubten maximalen Arbeitsplatzkonzentration erfolgen, da eingeatmetes Ozon bei Überschreiten dieser ätzend auf das Lungenepithel wirken kann. Ozongas ist ab 0,02 mg/m^3 über die Nase wahrnehmbar, also bereits in einem nichttoxischen Bereich.

Viren wurden während ihrer Wechselwirkung mit Ozon untersucht. Nach 30 s Ozoneinwirkung waren 99 % der Viren inaktiviert und zeigten Schäden an ihren Hüllproteinen, wodurch eine weitere Anheftung an Wirtszellen nicht mehr möglich war und ein Bruch der Virus-RNA erfolgte (Roy et al. 1997; Kekez und Sattar 1997; Hudson et al. 2007).

> **Wichtigste Vor- und Nachteile von Ozon gegenüber anderen Dekontaminationsgasen oder -flüssigkeiten**
>
> *Vorteile:*
> - Unkomplizierte Herstellungsweise
> - Keine bedenklichen Abbauprodukte
> - Überall einsetzbar
> - Als Gas erreicht Ozon alle Bereiche innerhalb eines Raumes
>
> *Nachteile:*
> - Es müssen ozontaugliche Materialien verwendet werden, da es bei Stoffen wie Gummi, Naturkautschuk u. ä. bei längerer Exposition zu unerwünschten Oxidationsfolgen kommen kann
> - Es müssen Geräte mit integriertem Aktivkohlefilter verwendet werden

- Ansonsten sollten die Räume für ca. 1–6 h nicht betreten werden (eine Dekontamination in Anwesenheit von Personen ist nicht möglich, da Ozon als
  Atemgift eine potenzielle Toxizität für den Menschen hat [Verätzung der Mund-
  und Bronchialschleimhaut])

Für die Desinfektion muss kein 100 % reiner medizinischer Sauerstoff verwendet werden. Es kann Raumluft von einem Ozonhygienegerät oder aber Industriesauerstoff aus
Flaschen angesaugt und zwischen zwei Metallplatten elektrisiert werden, sodass es zur
Spaltung von Sauerstoffmolekülen kommt und sich die freien Sauerstoffatome wieder zu
3-wertigem Sauerstoff (Ozon) verbinden können.

3.2 Ozon als Heilmittel

Bei systemischer Anwendung wirkt Ozon indirekt durch Peroxidbildung in flüssigen Medien wie dem Blut.

Entscheidend für eine erfolgreiche Behandlung viraler Erkrankungen mit Ozon ist die
Wahl der richtigen Dosierung (Low-dose-Therapie). Das Virus verursacht im Körper oxidativen Stress, der durch eine Therapie nicht verstärkt werden soll. Somit sollte Ozon systemisch ausschließlich niedrigdosiert angewendet werden.

Die lokale Ozonanwendung, z. B. bei Hautläsionen, wie sie auch im Rahmen von Covid-19 vorkommen können, führt zur direkten Zerstörung des Erregers durch Oxidation
der Virushülle.

Medizinisches Ozon als Heilmittel vor, während und nach Infektion mit SARS-CoV-2
- Stärkung des Immunsystems
- Senken der Viruslast, v. a. durch Oxidation und somit Blockieren der Virus-Spikes
  (eine der Schlüsselpositionen im Infektionsweg)
- Blockade der Virusreplikation durch irreversible Schädigung der Virus-RNA
- Zerstörung der Viruszelle durch Peroxidüberschuss (aufgrund von fehlender antioxidativer Kapazität bzw. Peroxidintoleranz des Virus) und Phagozytoseaktivierung
- Vorbeugen von bakteriellen Superinfektionen
- Verhindern der Symptome, insbesondere der Hyperkoagulation, da mithilfe der
  i.v.-NaCl-Ozon-Sauerstoff-Therapie eine permanente Antikoagulation erreicht
  werden kann
- Förderung der Durchblutung durch
  - Erhöhung der Sauerstoffabgabe in das Gewebe bzw. Steigerung der Sauerstoffaffinität (Abschn. 5.4),

- Relaxierung der Gefäße durch NO-Bildung
- Verhindern der „Geldrollenbildung" der Erythrozyten durch Veränderung der Oberflächenladung
- Steigerung der antioxidativen Kapazität der Körperzellen über den Schlüsselfaktor Nrf2 (siehe neu hochgeladene Studie)
- Regulation bzw. Modulation der Immunantwort vor allem über den Schlüsselfaktor NfκB, aber auch IL1, IL10 zur
  - Verbesserung des Gesundheitszustands bzw. rascheren Genesung
  - Verhinderung unkontrollierter Entzündungen wie z.B. dem sog. Zytokinsturms ausgelöst durch SARS CoV-2
  - Vermeidung, Linderung oder bestenfalls Heilung chronischer Verläufe

Ein weiterer wichtiger Ansatz in der Ozontherapie ist die Kombination mit der orthomolekularen Medizin.

Ozon hat auch eine potenzielle Wirkung als Autovakzin, wenn es in Form einer kleinen Eigenbluttherapie i.m. verabreicht wird (Abschn. 8.2).

Verschiedene Ozongeräte für den medizinischen Gebrauch sind auf dem Markt verfügbar; das Prinzip ist bei allen, wie folgt: Die Hochvoltgeräte erzeugen durch stille elektrische Entladung aus 100 % reinem medizinischem Sauerstoff zu einem regulierbaren Prozentsatz Ozon. Das Mischungsverhältnis O_2/O_3 liegt bei 0,01–5 % Ozon zu 99,9–95 % Sauerstoff.

▶ Bei korrekter Anwendung ist die Ozontherapie nebenwirkungsfrei und ohne Umweltbelastung.

3.3 Anwendungsmöglichkeiten von Ozon bei Covid-19-Erkrankung

Methoden der Ozontherapie, die für eine Covid-19-Behandlung infrage kommen bzw. sinnvoll und effektiv sind
- Große Eigenblutbehandlung (GEB) – i.v. (Abschn. 8.1)
- Kleine Eigenblutbehandlung (KEB) – i.m. (Abschn. 8.2)
- NaCl-Ozon-Sauerstoff-Therapie – i.v. (Abschn. 8.3)
- Rektale Insufflation (Abschn. 8.4)
- Haut- und Wundbegasung (Abschn. 8.5)
- Ozonisiertes Olivenöl und Vaseline (Abschn. 8.6)
- Ozonwasser (Abschn. 8.7)

4   Erklärungsmodell der Krankheitsentstehung von Covid-19 sowie der effektiv heilsamen Ozonwirkung

Wir unterscheiden zwischen den Möglichkeiten des medizinisch und Industriell/technisch einsetzbaren Ozons. Die Behandlungen mit medizinischem Ozon sind wirksam 1. zur In-aktivierung der oxidationsempfindlichen Virusspikes, 2. zur Verhinderung der Virusreplikation durch Bruch der Virus-RNA 3. bei Komplikationen durch Hyperkoagulabilität und 4. bei Ent-zündungen durch die virusbedingte Aktivierung von nukleärem Faktor κB (NF-κB) und Inter-leukin-10 (IL-10) (Zytokinsturm) sowie 5. zur Verhinderung der direkten virusbedingten Sup-pression des Kernfaktors Nrf2 und die dadurch folgende Blockierung des ARE (Antioxidans-Response-Element). 6. bei Covid-assoziierten Hautläsionen. Schließlich kann technisches Ozon zur Desinfektion und in weiterer Folge zum Toxinabbau angewendet werden.

4.1   Hyperkoagulabilität

▶   Es handelt sich bei der Covid-19-Erkrankung um eine immuninflammatorische Koagulopathie infolge einer virusinduzierten Gefäßerkrankung.

Die direkte Infektion von Endothelien und Typ-2-Pneumozyten über Angiotensin-Converting-Enzym-Typ-2-Rezeptoren (ACE2-Rezeptoren) führt zur Barrierestörung und erhöhten Permeabilität der alveolokapillären Membran. Die ACE2-Rezeptoren wurden als Rezeptoren für SARS-CoV-2-Spikes identifiziert (Xia et al. 2020; Li et al. 2003). Sie re-gulieren und blockieren den Faktor Nrf2 („nuclear respiratory factor 2"). Ozon löst eine schnelle modulierte Nrf2-Aktivierung aus, und es ist sehr wahrscheinlich, dass es sich hierbei um einen der entscheidenden physiologischen Schlüsselmechanismen handelt, auf dessen Prinzip die positive Ozonwirkung zurückzuführen ist (Abb. 1).

Das Coronavirus mit seinen typischen Spikes konnte in den Endothelien sichtbar ge-macht werden. Die SARS-CoV-2-Infektion führt auch direkt zur Zerstörung der Endothel-zellen und zur Aktivierung von Thrombozyten und diversen Immunzellen, wie T-Lymphozyten, neutrophilen Granulozyten, Monozyten, schließlich zur überschießenden Ausschüttung inflammatorisch wirkender Zytokine, z. B. Interleukin-6 (IL-6), Tumornekrosefaktor-α (TNF-α), und letztendlich auf diesem Weg zur Thrombenbildung.

Bei den Spike-Proteinen konnten tryptophan- und cysteinreiche C-terminale Domänen identifiziert werden, die für die Fusion mit den Rezeptoren der Wirtszelle wichtig sind. Cystein und Tryptophan sind oxidationsempfindlich (Madu et al. 2009). Ozonmetaboliten können die Cysteinreste oxidieren, was es dem Virus zumindest erschwert, in die Zellen zu gelangen bzw. an den Rezeptoren anzudocken. Zudem wird die Virusreplikation ver-hindert, da es auch zusätzlich zum Bruch der einsträngigen RNA kommt.

Für das Spike-Protein wird Cathepsin L als Aktivierungsprotease postuliert, da die In-hibition dieser ubiquitär exprimierten Cysteinprotease zu einer Blockierug der SARS-CoV-2-Infektion führt. Katalytisch aktiv ist Cathepsin L bei pH-Werten zwischen 3,0 und 6,5. Das Enzym ist irreversibel inaktiv bei einem pH-Wert >7 (Kursawe 2008).

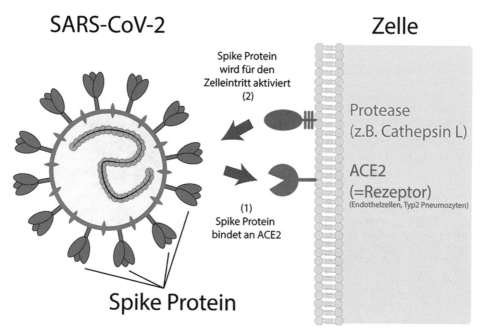

Abb. 1 Eintritt von SARS-CoV-2 in die Zelle. *1* Zellrezeptor als Viruspforte (ACE2), *2* Cathepsin L als Aktivierungsprotease (pH-abhängig). (© Erik Thiele)

Das Virus kann überall dort andocken, wo sich Zellen befinden, die ACE2 exprimieren:

- Epithelzellen der Atemwege,
- Alveolarepithelzellen,
- vaskuläre Endothelzellen,
- Makrophagen der Lunge,
- Enterozyten,
- Gliazellen,
- olfaktorisches Epithel der Riechschleimhaut – hier sind insbesondere die Stützzellen Angriffspunkt für das Virus. Allerdings liegen neben diesen die Stammzellen, die als „Kollateralschaden" bei der Infektion mitbetroffen sind. Als einziges Sinnesorgan im Körper sind sie in der Lage, sich wieder zu erholen und zu regenerieren, sodass der Geruchssinn nach Abheilen der Infektion wieder voll funktionsfähig werden kann (Abb. 2).

Eine generelle Gegenreaktion auf Sauerstoffmangel ist die sog. *Angiogenese*, die insbesondere bei Covid-19-Patienten beobachtet werden kann und somit ein typisches Merkmal darstellt. Von den beiden Formen der Angiogenese – Aussprossung und intussuszeptive Angiogenese – konnte bei vor dem Tod lange in der Klinik behandelten Covid-19-Patienten insbesondere letztere 3-mal so häufig wie bei Influenza-Patienten beobachtet werden. Ähnliche Verläufe einer überschießenden Immunantwort wurden in der Vergangenheit bereits bei anderen schweren Viruserkrankungen im Endstadium beobachtet, möglicherweise handelt es sich hierbei also nicht unbedingt um ein rein Covid-19-typisches Symptom.

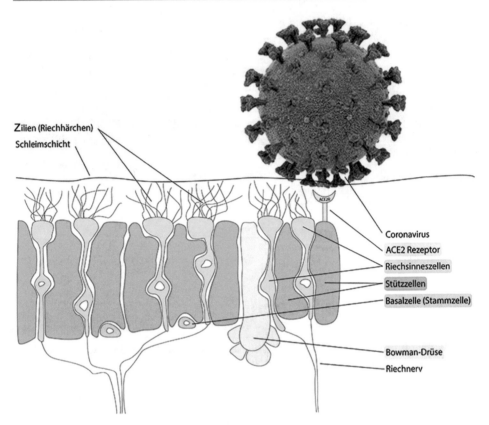

Abb. 2 Aufbau der Riechschleimhaut. Andocken des Coronavirus an den ACE2-Rezeptor im Bereich der Stützzellen. (© Erik Thiele)

Der entzündungsbedingte Schaden der Blutgefäße mit seinen Folgen könnte auch andere Symptome der Erkrankung wie Schlaganfälle, Herzinfarkte oder *Aneurysmenbildung* etc. erklären. Eine weitere Hypothese der Aneurysmenbildung geht von einem infektionsbedingten Zink- und Kupferdefizit aus. Die kupferbasierte Lysyloxidase spielt u. a. im Kollagenstoffwechsel eine zentrale Rolle (Shike 2009). Bei Covid-19 könnte Kupfermangel zumindest als Kofaktor in der Entstehung infrage kommen.

Zink und Kupfer sind antioxidativ wirksame Spurenelemente bzw. Kofaktoren der Superoxiddismutasen (SOD) (Ha Won und Weintraub 2016). Die SARS-CoV-2-Infektion verursacht starken oxidativen Stress, der Körper schüttet SOD aus und verbraucht damit SOD, Zink und Kupfer im Übermaß – bis hin zum Mangel. Zudem übernimmt Kupfer bei Zinkmangel die Funktion von Zink, und häufig wird dadurch ein Zinkmangel verschleiert, und es fällt lediglich ein Kupfermangel auf. Die Zufuhr von Zink bzw. beider Spurenelemente könnte wichtig in der Vorsorge sein.

▶   Je früher Ozon eingesetzt wird, desto geringer werden die Viruslast und deren Folgen sein. Die Ozon-Sauerstoff-Therapie kann bei richtiger Anwendung nebenwirkungsfrei zum Vorteil des Patienten eingesetzt werden.

4.2 Hautläsionen

Hautläsionen, die als Manifestation der Virämie auch sehr häufig im Zusammenhang mit anderen Virusinfektionen vorkommen, treten bei bestätigten SARS-CoV-2-Infektionen in 20,4 % der Fälle auf. Vor allem kann klinisch eine bis zur Generalisierung reichende, zumeist aber nur im Bereich des Rumpfes auftretende Urtikaria beobachtet werden, Gesicht und Schleimhäute sind ausgenommen. Auch Varizella-Zoster-ähnliche Erytheme, Purpura oder Petechien, eine Akrozyanose bis hin zur Trockengangrän der Finger und Zehen sowie Entzündungsreaktionen in Form von kutanen Vaskulitiden der unteren Extremitäten können die Covid-19-bedingte Lungenentzündung begleiten. In 40,9 % der Fälle wurde als Beschwerde auch Juckreiz beschrieben.

Doch kann auch häufiges Händewaschen, die Verwendung von Reinigungsmitteln, das Tragen von Handschuhen und Schutzkleidung zu Kontaktallergien oder Ekzemen führen; so konnten bei 59,6 % der in Gesundheitsberufen Tätigen akneähnliche Hautausschläge beobachtet werden.

Professor Oksana A. Bitkina (Nischni Novgorod, Russland) hat Ergebnisse aus der ganzen Welt gesammelt, in ihrem Artikel verglichen und festgestellt, dass durch die hohe Patientenzahl im Rahmen einer Pandemie eine stationäre Behandlung, die bisher State-of-the-Art bei ausgedehnten Dermatosen war, nicht mehr möglich ist und die Optionen der ambulanten und der Telemedizin gefördert werden müssen (Publikationen abrufbar unter www.ozon-sauerstoff.at). Zur Durchführung der Ozonbehandlung s. Abschn. 8.5.

5 Immunsystem aus Sicht der Methode bzw. Wirkmechanismen des Ozons bei Virusinfektionen

Ozon ist auch ein körpereigenes Produkt des Immunsystems in der Phase der Antikörperbildung. Sobald die Produktion der Antikörper zur Abwehr von Infektionen beginnt, exprimiert der Körper auch Ozon. Mit der systemischen Ozontherapie wird also genau genommen ein körpereigner physiologischer Abwehrmechanismus unterstützt (Abb. 3).

Wirkmechanismen von Ozon bei Virusinfektionen
- Direkte und indirekte Inaktivierung von Viren
- Verhindern einer bakteriellen Super- oder Koinfektion durch Inaktivierung der Bakterien
- Regulation bzw. Modulation des Immunsystems
- Verbesserung der Durchblutung und des Zellstoffwechsels
- Hypokoagulative Wirkung
- Regulation des zellulären Redoxsystems bzw. Verbesserung der antioxidativen Kapazität der Zellen
- Analgetische Wirkung

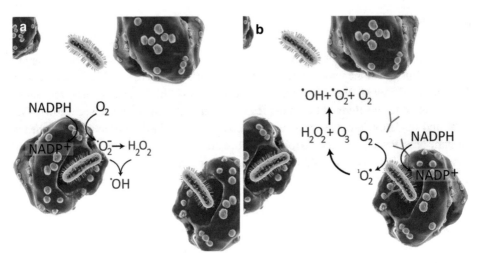

Abb. 3 a, b Der Bioregulator Ozon. **a** Durch ein Bakterium aktiviert, produziert der neutrophile Granulozyt aus Sauerstoff (O_2) Superoxidradikale (H_2O_2) und Hydroxyradikale (OH). **b** Wird der neutrophile Granulozyt durch spezifische Antikörper aktiviert, kann auch Ozon nachgewiesen werden. (© Erik Thiele). *NADP* Nicotinamid-Adenin-Dinukleotid-Phosphat

5.1   Inaktivierung von Viren

Die Virusinaktivierung erfolgt aufgrund zweier Ozonwirkungsweisen:

- direkt oder extrazellulär,
- indirekt oder intrazellulär.

Extrazelluläre Wirkung
Die Oxidation der oxidationsempfindlichen Aminosäuren wie Cystein-Anteile der Spike-Proteine durch freie Radikale führt

- zur Blockierung der Viren beim Andocken an die Wirtszelle und
- zur *Abnahme der Virulenz* und damit der Infektiosität.

Die Oxidation der Zellmembran führt bei fehlender antioxidativer Kapazität zur *Phagozytoseaktivierung*.

▶   **Intrazelluläre Wirkung** Ozon selbst gelangt nicht in die Zellen!

Die Oxidation der Virushülle führt zur

- *Peroxidbildung und -einschleusung* in das Virus, wodurch es aufgrund seiner Peroxidintoleranz bzw. fehlenden antioxidativen Kapazität zerstört wird.
- Auch kommt es durch Oxidation der Virus-RNA zur irreversiblen Schädigung und schließlich ebenfalls zum Untergang des Virus bzw. zur Phagozytoseaktivierung.

5.2 Verhinderung einer bakteriellen Super- oder Koinfektion

Eine *Inaktivierung von Bakterien* beruht auf folgenden Ozonwirkungen (Viebahn-Hänsler und Knoch 2006, VII, 1.1):

- Oxidation der Bakterienmembran durch freie Radikale und Phagozytoseaktivierung,
- Störung der Permeabilität der Bakterienmembran durch Oxidation der enthaltenen Glykoproteine und Glykolipide,
- direkte toxische Lyse des Bakteriums,
- Peroxideinschleusung in das Bakterium analog zum Effekt bei Viren (s. oben),
- hohe Empfindlichkeit des Bakteriums aufgrund seiner kurzen Generationszeit,
- aufgrund der Veränderung des anaeroben Milieus in Richtung aerob kommt es zur Schädigung oder zum Tod von Anaerobiern (niedrige Sauerstofftoleranz) wie *Pseudomonas*, Mykoplasmen, Clostridien, *Gardenerella vulgaris* u. a.

5.3 Regulation bzw. Modulation des Immunsystems

Effekte von Ozon auf das Immunsystem (Bocci et al. 1993):

- Freisetzung von körpereigenem Interferon-γ (IFNγ).
- Aktivierung der Superoxiddismutasen (SOD).
- Freisetzung des *Transforming Growth Factor* TGF-β aus Makrophagen und Thrombozyten.
- Suppression von IL-1, TNF-α und folglich Supprimierung von NF-κB (nukleärer Faktor κB).

NF-κB ist ein spezifischer Transkriptionsfaktor, der v. a. in B-Lymphozyten vorkommt und in der Regulation der Immunantwort durch Transkription von Adhäsionsproteinen und Zytokinen, der Zellproliferation und der Apoptose von Zellen eine große Rolle spielt. NF-κB wird einerseits durch TNF-α und IL-1, andererseits auch direkt durch die RNA-Viren wie dem Coronavirus stimuliert. Ozon ist wie auch Kortisol ein wichtiger Hemmfaktor von NF-κB.

- Suppression von IL-10, das von Viren und Bakterien produziert wird, um das Immunsystem des Wirts zu unterdrücken,

IL-10 wird von allen Immunzellen, aber v. a. von Monozyten produziert und schützt den Organismus durch Regulation einer überschießenden Immunantwort (Entzündung) vor Gewebeschäden. Es kann aber auch zu einer Immunparalyse in Situationen inadäquater Immundefizienz mit erhöhtem Infektrisiko und erhöhter Mortalität kommen. Viren können sich diese zentrale Rolle von IL-10 zunutze machen und somit einerseits eine persistierende Infektion etablieren und andererseits gleichzeitig die Immunabwehr unterdrücken. Besonders in der akuten Phase einer Entzündung ist dies von Bedeutung, so auch beim Coronavirus, aber auch bei anderen Virusinfektionen. Das Ausmaß der Entzündung wird bestimmt durch IL-10 (z. B. Zytokinsturm ca. am 7. Tag der Covid-19-Erkrankung) und ist schwer durch Medikamente zu steuern (Rojas et al. 2017). Nur Ozon kann diese Situation derzeit modulieren.

- Erhöhung von IFN-γ, das eine makrophagenaktivierende und somit phagozytose-
  induzierende antivirale Wirkung zeigt; dies im Besonderen in Gegenwart von Kochsalz.

Vitamin C hat, gleichzeitig mit Ozon verabreicht, eine gegenteilige Wirkung (Viebahn-
Hänsler und Knoch 2006).

5.4   Verbesserung der Durchblutung und des Zellstoffwechsels

Maßgeblich sind folgende Faktoren:

- *Ozonwirkungen auf die Erythrozyten:*
  - Verbesserung ihrer rheologischen Eigenschaften, indem es zu einer Negativierung
    der Oberflächenspannung kommt und somit eine Geldrollenbildung verhindert wird,
    weil negative Ladungen sich gegenseitig abstoßen und so die Durchblutung auch bis
    in die kleinsten peripheren Gefäße funktioniert.
  - Bildung sog. begabter Erythrozyten (Viebahn-Hänsler und Knoch 2006, VII, 2.2.1)
    durch bessere Bestückung der Erythrozyten mit 3-Diphosphoglycerat (DPG) als
    Nebeneffekt des erhöhten Glutathionumsatzes und der Glykolyseaktivierung durch
    die Hydroperoxide, welche durch Reaktion von Ozon mit den isolierten Doppel-
    bindungen ungesättigter Fettsäuren der Erythrozytenmembranen entstehen, wodurch
    die Sauerstoffaffinität zum Gewebe erhöht wird bzw. auch noch bei niedrigem
    Sauerstoffpartialdruck in der Peripherie Sauerstoff in das Gewebe abgegeben
    werden kann,
    der Zellstoffwechsel verbessert wird und mehr ATP gebildet werden kann.
- *Induktion biochemischer Reaktionen,* wie die Bildung von Stickstoffmonoxid (*NO*) im
  Endothel, was zu einer Relaxation der glatten Muskelzellen bzw. zur Erweiterung der
  Gefäßlumina führt.

5.5   Hypokoagulative Wirkung

Ein frühzeitiger Einsatz von Ozon blockiert die über NFκB eingeleiteten proinflammatorischen Wege und somit auch die darauffolgende Thrombenbildung wie auch
eine fortschreitende Virusreplikation bzw. Viruslast.

Tab. 1 Selektive Wirkung der therapeutischen Ozondosis auf das blutstillende System

Parameter	Therapeutische Ozondosis	Hohe Ozondosis
Blutviskosität	↓	↑
Erythrozytenaggregation	↓	↑
Hämatokrit	Normotrop	↑
Blutsenkungsgeschwindigkeit	↓	↑
Erythrozytenelastizität	↑	↓

Ozon kann aber auch selektiv mit dem Gerinnungssystem interagieren.

▶ Voraussetzung sind therapeutische Dosen, da Ozon zu einer lang anhaltenden Hypo-koagulation von mehreren Monaten führen kann (Tab. 1; Bocci 2006).

5.6 Zelluläre Redoxregulation bzw. Verbesserung der antioxidativen Kapazität der Zellen

Ozon bedingt auf Basis des Criegee-Mechanismus eine messbare Erhöhung antioxidativer Enzyme wie SOD, Katalasen, Peroxidasen etc.

Der resultierende Elektronenmangel ist Ursache für das selektive Reaktionsverhalten des Ozonmoleküls als stark elektrophilem Agens gegenüber organischen Verbindungen (Ozonolyse). Die höchste Reaktivität besteht gegenüber isolierten Doppelbindungen, z. B. in ungesättigten Fettsäuren in wässriger Lösung als Bestandteil der Zellmembran.

Die Ozonolyse führt zur Bildung von Ozonlipoperoxiden, welche Glutathion im Zyto-plasma oxidieren. Daraufhin kann Nrf2 nicht abgebaut werden, es wandert in den Zell-kern, aktiviert das ARE (antioxidative System) und löst die Freisetzung von Antioxidan-zien (wie SOD, Katalasen, hypoxieinduzierender Faktor HIF-1α, Glutathionperoxidase und -reduktase) aus (Bocci und Aldinucci 2006; Sagai und Bocci 2011; Bocci et al. 1993).

Im Knochenmark werden die Erythroblasten auf diesen Impuls hin besser mit Antioxi-danzien versorgt, um die reifen Erythrozyten gegen Oxidation und freie Radikale wider-standsfähiger zu machen.

5.7 Analgetische Wirkung

Schmerzen können ein Teil des Symptomenkomplexes im Rahmen einer Covid-19-Erkrankung oder eines Post-Covid-Syndroms sein.

Sehr häufig dürfte die Ursache eine durch Herpes zoster bedingte Neuralgie sein. Die zugrunde liegende Herpes-Reaktivierung könnte auf die immense Belastung bzw. Über-lastung des Immunsystems zurückzuführen sein. Sehr oft ist dies auch bei einfachen Grippeerkrankungen zu beobachten, die teilweise ebenfalls eine Reaktivierung von Her-pes labialis oder Herpes zoster auslösen.

Aufgrund dieser Ätiogenese ist daher zu erwarten, dass eine Antiviruskombinationstherapie mit Valaciclovir, Vitamin B, L-Lysin und Ozon i.v. verabreicht, relativ rasch zur Genesung führt.

▶ Die Schmerztherapie sollte keine einfache Symptomtherapie sein, sondern die Ursache beheben; ansonsten leidet der Patient sehr, da Zoster-Neuralgien sehr therapieresistent und schmerzhaft sein können.

5.8   Parameter zur Optimierung der Ozontherapie

• *Low-dose-Prinzip* bei chronischen Erkrankungen (Viebahn-Hänsler et al. 2012).
  – Ozon folgt in seiner pharmakologischen Wirkung dem *Prinzip der Hormesis*: *Systemisch angewendet zeigen niedrige Konzentrationen hohe Wirksamkeit*, die aber mit zunehmender Konzentration sinkt, da die antioxidative Kapazität überschritten wird und schließlich die toxische Wirkung von Ozon zum Tragen kommt (Bocci 2005). Eine für den Patienten zu hohe Dosis bedeutet oxidativen Stress, Ozon wirkt dann wie ein triviales toxisches Radikal und kann nicht mehr seine Wirkung als modulierender milder oxidativer Impuls entfalten.
  – Dieses Prinzip kann auch beim Post-Covid-Syndrom angewendet werden.
  – *Je akuter Erkrankungen bzw. Infektionen* sind, desto höher ist zumeist die antioxidative Kapazität, desto „höher" kann – in Abhängigkeit von Konstitution, Alter, Gewicht des Patienten und dem Vorhandensein der Kofaktoren – die Dosis gewählt werden.

▶ Infusionen sollten häufiger und mit niedrigeren Dosen gegeben werden; weniger Applikationen mit zu hoher Dosierung sind kontraproduktiv. Weniger ist mehr!

• Insbesondere die *Kofaktoren des Zitronensäurezyklus*, der durch Ozon befeuert wird, sollten immer in ausreichendem Maß vorhanden sein bzw. bei Bedarf zugeführt werden.
  – Hierzu zählen: *Magnesium, Selen, Mangan, Vitamin B1, B2, B3, B6 und B12, Eisen, Biotin, α-Liponsäure, glukogene Aminosäuren.*
  – Bei Mangel sollte aber auch die *Ursache* geklärt werden, wie Magnesiummangel bei Kortisoneinnahme oder Darmdysbiose mit Durchfall.
• *Kofaktoren der Glutathionperoxidase und -reduktase* wie Selen und Vitamin B3 sollten ebenfalls überprüft werden.

6   Virale Epidemien aus Sicht der Methode

Zunächst muss festgestellt werden, dass im Bereich viraler Epidemien umfassende Erfahrungen fehlen, denn dafür ist die moderne Ozontherapie zu jung.

Erstmals wurde Ozon schon im I. Weltkriegs in Zusammenhang mit Infektionen, auch im Rahmen chirurgischer Eingriffe, erfolgreich eingesetzt, also zu einer Zeit ohne bzw. vor der Entwicklung der Antibiotika. Schon damals war die antibakterielle und durchblutungssteigernde Wirkung von Ozon bekannt. Allerdings gab es noch keine Ozongeneratoren, die mit heutigen technischen Standards vergleichbar sind, sodass die damaligen Behandlungen heute als obsolet gelten, denn es wurde das Ozon-Sauerstoff-Gas direkt intravenös oder intraarteriell verabreicht und damit manche tödliche Embolie gesetzt.

Dies führte einerseits zu zeitweisen Verboten dieser Therapie und motivierte andererseits zur Entwicklung besserer Methoden, wie sie heute verfügbar sind.

Erfolgreiche Therapievorerfahrungen im Bereich viraler Erkrankungen, wie Hepatitis, Herpes-Infektionen oder Grippe, existieren weltweit. Zahlreiche Studien dazu finden sich in den medizinischen Online-Bibliotheken (wie Pubmed, International Scientific Committee of Ozone Therapy: https://isco3.org).

Erste gute Erfahrungswerte gibt es neuerdings durch Covid-19, und diese sind vielversprechend und zeigen eine bemerkenswerte Effektivität der Ozontherapien (Abschn. 8).

7 Anamnese und spezifische Diagnostik bei Anwendung der Methode

7.1 Anamnese

- Ausschluss Eisenmangel sowie Anämie,
- Ausschluss Schilddrüsenüberfunktion oder thyreotoxische Krise,
- Ausschluss arterielle Hypertonie oder hypertone Krise,
- Ausschluss Hypoglykämie,
- Ausschluss frische Blutungen, Menorrhagien, Hämophilie und andere Defekte des Gerinnungssystems, Thrombozytopenie in ausgeprägter Form (Viebahn-Hänsler und Knoch 2006, V, 6.1),
- Ausschluss Schwangerschaft in den ersten 3 Monaten,
- Ausschluss legaler oder illegaler Drogenkonsum,
- Ausschluss Allergie auf Zusatzstoffe bei GEB wie Heparin (Heparin kann durch Natriumcitrat ersetzt werden),
- Ausschluss bestehende Leukämie,
- Ausschluss Favismus,
- Einnahme gerinnungshemmender Medikamente,

▶ Antikoagulanzien sollen am Tag der Ozontherapie nach Rücksprache mit dem Arzt abgesetzt werden.

- Beachten von Interaktionen mit dem Antioxidans Vitamin C: Ozon oxidiert Vitamin C. Ein angemessener Abstand, mindestens bis zum nächsten Tag, ist empfehlenswert; somit wird der Dominoeffekt auf den dosierten, modulierend wirkenden oxidativen Stress nicht vorzeitig unterbrochen, wie z. B. die Bildung von γ-Interferon.

Die Wirkung von Ozon auf die Antioxidanzien Vitamin E und Vitamin C im Blutplasma wurde quantitativ untersucht (Viebahn-Hänsler 2008; Abschn. 3.2). Das Plasma wurde einer ständigen Ozonkonzentration von 16 ppm ausgesetzt und die Wirkung über einen Zeitraum von 4 h gemessen. Während Vitamin C von Ozon oxidiert wird, reagiert Vitamin E praktisch nicht.

▶   Vitamin C unmittelbar vor oder während einer Ozontherapie zu verabreichen, ist nicht sinnvoll.

7.2   Laboruntersuchungen

Glutathion (GSH) und oxidiertes Glutathion (GSSG)
GSH und GSSG werden am besten mittels Labordiagnostik überwacht, um die antioxidative Kapazität nicht zu überfordern; dies ist in die Berechnung der Ozondosis einzubeziehen. Wird der Patient nach einer Ozontherapie sehr müde, so muss auch daran gedacht werden, die Ozondosis bei Bedarf zu reduzieren und erst langsam im Verlauf der nächsten Sitzungen wieder zu steigern, denn die Müdigkeit könnte u. a. auch ein klinischer Hinweis auf zu starken oxidativen Stress sein.

Gamma-Glutamyl-Transferase (γ-GT, GGT)
γ-GT wird als zusätzlicher Übersichtsparameter für das Ausmaß einer Belastung durch oxidativen Stress bestimmt (cave: dieser Parameter kann fälschlicherweise als ein Zuviel an Alkoholkonsum interpretiert werden, sodass oxidativer Stress nicht in Betracht gezogen wird).

Glutathionperoxidase und -reduktase und deren Kofaktoren
Glutathionperoxidase und –reduktase sind weitere Parameter zur Bestimmung der Leberentgiftungskapazität; bei Bedarf können die Kofaktoren Selen oder Vitamin B substituiert werden.

Superoxiddismutasen (SOD)
SODs sind Einzelparameter für die antioxidative Kapazität und sollten vor und nach Ozontherapiezyklen bestimmt werden, auch um etwaige Blockaden durch Toxine oder Schwermetalle auszuschließen.

Tab. 2 Einteilung der Symptomschwere bei Glukose-6-Phosphat-Dehydrogenase-Mangel (Favismus)

WHO-Klasse	Enzymaktivität	G6PD-Defizienz	Symptome
I	Sehr niedrig	Schwer	Chronische nichtspärische hämolytische Anämie
II	1–10 %	Schwer	Intermittierende Hämolyse
III	10–60 %	Mäßig	Induzierte intermittierende Hämolyse
IV	60–100 %	Nein	–
V	>110 %	Nein	–

G6PD Glukose-6-Phosphat-Dehydrogenase

ATP und Koenzym Q10

ATP und Koenzym Q10 können vor und nach Ozonbehandlungen von Interesse sein, um eine Aussage bezüglich der Mitochondrienkapazität zu erhalten bzw. um eine vorhandene Mitochondriopathie auszuschließen.

Glukose-6-Phosphat-Dehydrogenase (G6PD)

Ein Favismus (Defekt im G6PD-Gen) sollte durch Bestimmung der G6PD-Aktivität bei anamnestischem Verdacht bzgl. geografischer Herkunft des Patienten oder bei Aspirinunverträglichkeit ausgeschlossen werden. Favismus kann, je nach Ausprägung des genetisch bedingten G6PD-Mangels, zu redzidivierenden Hämolysen und zu chronischen Anämien führen (Tab. 2).

8 Behandlungsmethoden

▶ Bei der Anwendung der einzelnen Therapien ist unbedingt an die Notwendigkeit ozonresistenter Utensilien zu denken.

Eine umfassende Darstellung der im Folgenden aufgeführten Methoden findet sich in Pleyer und Thiele (2019).

8.1 Große Eigenblutbehandlung (GEB)

Bei dieser extrakorporalen Blutbehandlungsmethode wird mithilfe einer sterilen Einmalvakuumflasche ein Aderlass (50–150 ml) normobar (ohne Druck) in einem geschlossenen System durchgeführt. Anschließend wird das Eigenblut mit einer auf den Patienten exakt abgestimmten Menge an Ozon-Sauerstoff-Gasgemisch (mittels Einmalspritze) angereichert und dann unmittelbar wieder als Tropfinfusion reinfundiert.

Durch die Verwendung der sog. Mikro-Bubble-Technik kann der Effekt der GEB optimiert werden.

Mit dieser Methode konnten in Zusammenhang mit SARS-CoV-2 bereits erfolgreich Behandlungen durchgeführt werden, und mittlerweile wurden auch erste Studien veröffentlicht (z. B. Hernandez et al. 2021) (Abschn. 11).

8.2 Kleine Eigenblutbehandlung (KEB)

Bei Infektionen kann die KEB, i.m. oder s.c. verabreicht, wie eine Impfung wirken. Eine kleine Virusmenge wird mit ca. 2–3 ml Eigenblut entnommen, mit Ozon versetzt, dann i.m. ventrogluteal nach Hochstetter oder s.c. im Bereich der Hüfte injiziert. Da das Virus durch die Zugabe von Ozon überwiegend zerstört wird, kann die verabreichte Menge mehr oder weniger wie eine minimale *„Totimpfung"* fungieren und das *Immunsystem stärken*.

▶ Es ist empfehlenswert, die Injektion sehr langsam zu verabreichen, da diese sonst schmerzhaft sein kann.

8.3 NaCl-Ozon-Sauerstoff-Therapie

Es werden 250 ml einer 0,9 %igen NaCl-Lösung mit einem dosierten Ozon-Sauerstoff-Gemisch angereichert und dem Patienten infundiert.

Auch mit dieser Methode sind bereits erfolgreiche Behandlungen gelungen, und es wurden vorläufige Studien durchgeführt (s. auch Abschn. 10.3).

8.4 Rektale Insufflation (Ozondarmbegasung)

Diese Methode kann alternativ zu den i.v.-Anwendungsformen praktiziert werden und ist auch für Kinder und Kleinkinder geeignet. Korrekt angewendet, ist sie schmerzfrei und gut verträglich. In der Praxis zeigt sich, dass ca. 2 Darmbegasungen der Wirkung einer i.v.-Behandlung entsprechen.

Ein mit Ozonöl oder Ozonvaseline oberflächlich benetzter Katheter wird in Rechtsseitenlage in das möglichst entleerte Rektum des Patienten eingeführt und über diesen Katheter das Ozon-Sauerstoff-Gasgemisch in den Darm suffliert. Die Dosierung wird gemäß Indikation, Alter und Allgemeinzustand des Patienten gewählt.

Das Ozon kann durch die Darmwand diffundieren und somit nicht nur lokale, sondern auch systemische Wirkung erzielen (Fernández-Cuadros et al. 2021).

8.5 Haut- und Wundbegasung

Je nach Ausmaß der Hautsymptome bzw. Beschwerden kommt entweder eine Beutel-begasung, evtl. auch eine Ozonsauna, zur Anwendung oder eine Kombinationstherapie mit einer systemischen Ozonbehandlung (NaCl-Ozon-Sauerstoff-Infusion, GEB, KEB) oder eine lokale Behandlung (Ozonsalbe).

Bei der Beutelbegasung wird ein spezieller ozonverträglicher Einmalkunststoffbeutel mit Ventil verwendet, über das Ozon sowohl insuffliert als auch abgesaugt werden kann. Die betroffene Stelle bzw. Extremität wird immer mit Aqua bidest., das keine oxidierbaren Bestandteile enthält, befeuchtet, bevor der Beutel angelegt und mittels Venenstauband verschlossen wird. Ozon braucht eine hohe Luftfeuchtigkeit oder ein wässriges Medium, um maximal wirken zu können, sodass zusätzlich ein feuchter Tupfer vor dem Verschließen in den Beutel gelegt werden kann. Die Luft im Beutel muss möglichst gut abgesaugt werden, damit keine toxischen Verbindungen wie Stickoxide entstehen, die zu Verätzungen führen könnten.

Schließlich kann das Ozon-Sauerstoff-Gasgemisch in den Beutel geleitet werden, bis der gewünschte Füllzustand bzw. die gewünschte Dosierung erreicht ist. Am Ende der Einwirkzeit wird das Ozongemisch wieder abgesaugt.

Gerade anaerob superinfizierte Wunden oder Ekzeme können damit besonders gut behandelt werden.

8.6 Ozonisiertes Olivenöl und Vaseline

Darreichungsformen als *Salbe, Zäpfchen (rektal oder vaginal)* und *Kapseln* haben sich mittlerweile bewährt. Sie sind verbreitet, obwohl der Geruch gewöhnungsbedürftig ist.

▶ Ozonisierte Vaseline kann nur äußerlich angewendet werden, Olivenöl auch innerlich.

Ozon geht mit freien Fettsäuren eine Bindung ein, und es kommt zur Bildung sog. Ozonide (Washüttl und Viebahn 1982). Diese werden durch den Kontakt zu biologischem Material freigesetzt und oxidieren direkt die Keime auf der Haut oder in Hautläsionen, wie sie bei Covid-19-Erkrankungen oft auftreten, mit dem Ziel der Wundreinigung und der Vorbeugung einer Superinfektion.

8.7 Ozonwasser

Diese Form der Anwendung eignet sich besonders, um als Mundspülung die Inzidenz *beatmungsassoziierter Pneumonien* zu reduzieren.

Topische Wirkung von Ozon
- Direkter mikrobizider Effekt – bakterizid, virusinaktivierend, fungizid
- Wundreinigende Wirkung
- Verbesserte Wundheilung
- Immunmodulierend

9 Behandlungskonzepte

9.1 Prävention

In der Prävention sind zwei Einsatzmöglichkeiten für Ozon zu unterscheiden:

- Immunstärkung zum Schutz vor (schwerer) Erkrankung,
- Desinfektion.

Erwachsenen kann sowohl eine systemisch wirksame Therapie mit GEB, KEB, rektaler Insufflation oder die NaCl-Ozon-Sauerstoff-Methode und Kindern <12 Jahre eine Therapie mit Ozon-Olivenöl-Suppositorien wie auch eine Kombinationstherapie mit Vitaminen und Spurenelementen angeboten werden.

9.2 Akutphase

Auch in der Akutphase sind die o. g. Anwendungen von Bedeutung.

Je nach Ausmaß des klinischen Erscheinungsbildes erfolgt eine angemessene Dosierung in Form einer systemischen Anwendung entweder intravenös oder als rektale Insufflation und bei Bedarf zusätzlich intramuskulär zur Dezimierung der Viruslast, zur Verbesserung der Fließeigenschaften des Blutes (Tab. 1), zur Unterstützung der körpereigenen Immunabwehrmechanismen und Erhöhung der antioxidativen Kapazität. Beim Auftreten von Hautsymptomen wird auch eine lokale Applikation kombiniert. Bei Kindern <12 Jahre und bei Schwangeren ab dem 3 Monat (vorher obsolet) sind rektale Insufflationen, topische Möglichkeiten oder Suppositorien zu bevorzugen.

9.3 Rekonvaleszenz

Ziele der Behandlung in der Rekonvaleszenz sind:

- Immunaufbau, Stärkung und Vitalisierung, Anhebung der antioxidativen Kapazität,
- Behandlung von verbliebenen Symptomen,

- Schutz vor Wiedererkrankung,
- Desinfektion.

Die Therapie unterscheidet sich nicht prinzipiell von der in anderen Phasen, allerdings ist streng auf eine *Low-dose-Dosierung* zu achten. Bei Kindern <12 Jahre sind wieder die nichtvenös zu applizierenden Varianten anzuwenden.

Für alle Phasen der Erkrankung kann generell angemerkt werden, dass eine zusätzliche Verabreichung von Vitaminen und Spurenelementen und Aminosäuren oft sinnvoll ist, um den Mechanismus zur Steigerung der antioxidativen Kapazität wirkungsvoll zu unterstützen. Korrekterweise immer unter begleitender Laboranalyse.

10 Fallbeispiele und klinische Erfahrung

10.1 Akute Covid-19-Erkrankung

Case-Report
- Patient männlich, geb. 1963.
- Symptome: Müdigkeit, subfebril, Muskelschmerzen, Kopfschmerzen, v. a. in den Augen.
- Therapie ab dem 3. Tag der Erkrankung: 1. Woche 3 × NaCl-Ozon-Sauerstoff i.v. 2400–6300 µg/l steigernd, dann 2 × pro Woche, insgesamt 10 Anwendungen.
- *Ergebnis:* Keine Verschlechterung der Erkrankung bzw. Symptome, rasche Besserung bis zur Beschwerdefreiheit.

(Persönliche Mitteilung Dr. med. Winfried Koller, Pinggau/Steiermark).

10.2 Post-/Long-Covid-Erkrankung

Case-Report mit Schwächegefühl
- Patient männlich, geb. 1960.
- Symptome: Schwächegefühl.
- Therapie:
  - NaCl-Ozon-Sauerstoff i.v. 1. Woche 3 × 1000–6300 µg/l steigernd, dann 2 × pro Woche, insgesamt 10 Anwendungen.
  - 2 × pro Woche Vitamin C 7,5 g i.v.
- *Ergebnis:* Beschwerdefreiheit (der Patient konnte anschließend mit guter Kondition in den Skiurlaub fahren).

(Persönliche Mitteilung Dr. med. Winfried Koller, Pinggau/Steiermark).

- Case-Report mit FatiguePatient männlich, geb. 1958.
- Symptome: Fatigue, Atembeschwerden.

- Therapie:
  - NaCl-Ozon-Sauerstoff i.v. 1. Woche 3 × 1000–6300 µg/l steigernd, dann 2 × pro Woche, insgesamt 10 Anwendungen.
  - 2 × pro Woche Vitamin C, 2 × pro Woche Selen.
- *Ergebnis:* Besserung ab der 1. Ozoninfusion, nach der Serie subjektiv zufriedenstellendes Ergebnis; die Leistungsfähigkeit wurde wieder erreicht, zudem Verbesserung der Stoffwechselparameter Cholesterin, Triglyzeride, Blutzucker.

(Persönliche Mitteilung Dr. med. Winfried Koller, Pinggau/Steiermark).

Case-Report mit starken Schmerzen in der unteren Extremität
- Patient weiblich, geb. 1978.
- Symptome: Müdigkeit, keine Leistungsfähigkeit, starke Schmerzen in beiden Beinen (Unter- und Oberschenkel), Knochen und Muskeln.
- Therapie:
  - Ozon,
  - Vitamin B,
  - L-Lysin,
  - Valaciclovir.
- *Ergebnis:* Beschwerdefreiheit, zunehmende Leistungsfähigkeit; Patientin konnte ihre Arbeit wieder aufnehmen

(Dr. med. Renate Thiele, Leonding).

Case-Report mit starker Müdigkeit
- Patient weiblich, geb. 1941.
- Symptome: starke Müdigkeit und Abgeschlagenheit, Muskelschmerzen.
- Therapie:
  - NaCl-Sauerstoff-Ozon plus Magnesium plus Vitamin B,
  - Vitamin C abwechselnd 1 × pro Woche über 6 Wochen plus Magnesium plus Vitamin B.
- *Ergebnis:* Beschwerdefreiheit.

(Dr. med. Renate Thiele, Leonding).

10.3 Vorläufige Ergebnisse aus der klinischen Erfahrung

Bericht aus dem vom Gesundheitsministerium der Russischen Föderation eingerichteten Krankenhaus für Infektionskrankheiten für Patienten mit Covid-19 seit März 2020
- 143 Patienten im Alter zwischen 18 und 94 Jahren, leicht, mittelschwer oder schwer an Covid-19 erkrankt.

- Therapie:
  - Ozonisierte Kochsalzlösung, die unmittelbar vor Verabreichung hergestellt wurde, Infusionsvolumen jeweils 400 ml, Ozonkonzentration 4–5 mg/l, Gabe jeden 2. Tag, insgesamt 6 Anwendungen;
  - alternierend 2 × pro Woche 600 mg Glutathion und 1 g Vitamin C.
- *Ergebnis:* Schnelle Normalisierung der Körpertemperatur, Verringerung der Atemnot in Ruhe und bei Belastung, Verbesserung der Sauerstoffsättigung, rasche Abnahme von CRP und Ferritin, Zunahme der Lymphozyten und des Hämoglobins, Abnahme von Thrombozyten, Fibrinogen und D-Dimer innerhalb von 5 Tagen. Weniger Krankenhausaufenthaltstage der Ozongruppe im Vergleich zur Nichtozongruppe; kein Patient zeigte im Verlauf eine Verschlechterung. Die Therapie wurde insgesamt sehr gut toleriert, es gab keine Komplikationen.

Vorläufige Studie am Stadtkrankenhaus Nr. 2 in Tiflis, Georgien (Professor E. Nazarov)

- 40 Patienten, männlich und weiblich.
- Therapie: Systemische NaCl-Ozon-Sauerstoff-Therapie täglich, Dauer 10 Tage.
- *Ergebnis:* Die stationäre Aufenthaltsdauer konnte auf 10–14 Tage reduziert werden. Die Dauer der Viruselemination betrug 8–10 Tage (Abb. 4 und 5).

Abb. 6 zeigt die Entwicklung des Lungenparenchyms vor und nach 10 Tagen i.v.-verabreichter ozonisierter Kochsalzlösung.

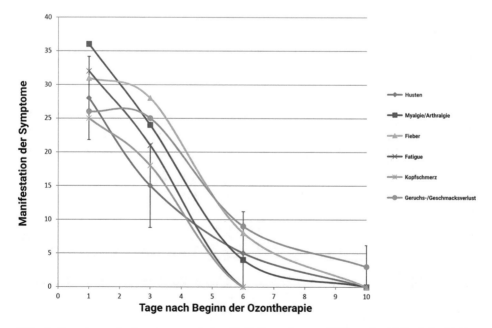

Abb. 4 Symptomverlauf unter systemischer NaCl-Ozon-Sauerstoff-Therapie. (© Prof. Dr. E. Nazarov, mit freundlicher Genehmigung)

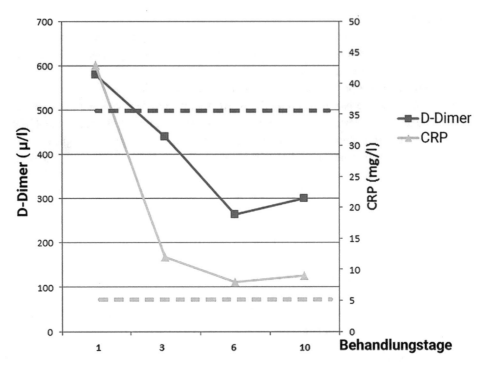

Abb. 5 Dynamik des Spiegels von D-Dimer und C-reaktivem Protein (CRP) bei Patienten mit einer durch SARS-COV-2-verursachten Erkrankung während der Behandlung mit ozonisierter Kochsalzlösung. (© Prof. Dr. E. Nazarov, mit freundlicher Genehmigung)

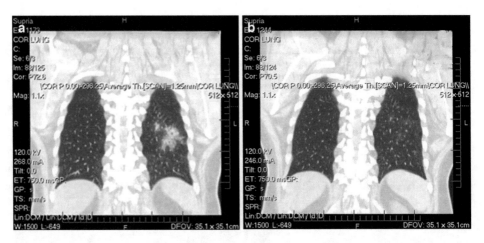

Abb. 6 Beispiele für CT-Scans von Patienten mit SARS-CoV-2-Infektion unter NaCl-Ozon-Sauerstoff-Therapie. Vor (**a**) und 10 Tage nach (**b**) NaCl-Ozon-Sauerstoff-Therapie. (© Prof. Dr. E. Nazarov, mit freundlicher Genehmigung)

Kontrollierte klinische Vorstudie: Ist der Ozonvorkonditionierungseffekt mit dem Nrf2/EpRE-Aktivierungsweg in vivo verbunden? (Lamberto et al. 2014)
- Gesunde Probanden erhielten 3 GEB im Abstand von 2 Tagen.
- *Ergebnis:* Die Daten zeigten zum ersten Mal in vivo die Aktivierung des Nrf2-Signalwegs durch eine niedrige Dosis von Ozon und die Förderung des Rückkopplungsmechanimus, der die Synthese von Proteinen induziert, was das Zellüberleben gemeinsam begünstigt.

11 Studien und Evidenzlage

11.1 Studie 1: Shah et al. (2021)

Randomisierte Kontrollstudie einer Patientengruppe in einer Covid-Versorgungseinrichtung in Indien, genehmigt durch eine Ethikkommission, registriert beim Clinical Trial Registry of India unter der Registrierungsnummer CTRI/2020/07/026354.

Aufgenommen wurden 60 Erwachsene beiderlei Geschlechts zwischen 30 und 60 Jahren, die einen positiven RT-PCR-Test aus dem Nasopharyngealabstrich und einen leichten bis mittelschweren Verlauf aufwiesen (NEWS-Score <8) und bereit waren, an der Studie teilzunehmen.

Ausschlusskriterien: Aufnahme auf die Intensivstation, künstliche Beatmung oder andere Komorbiditäten, Verstopfung seit mehr als 7 Tagen, G6P-Mangel, Schwangerschaft, Stillen.

Behandlung *Gruppe 1:* ST-Gruppe – verwendet wurde der Standardarm mit standardisierter Therapie über 10 Tage oder bis zum Erhalt eines negativen Testergebnisses. SOC-Behandlung nach dem ICMR-Protokoll (Indian Council of Medical Research).
Gruppe 2: OZ-Gruppe, Standardtherapie plus Ozon – 2 × täglich rektale Ozoninsufflation, 1 × täglich kleine Eigenblutbehandlung aus 2 ml venösem Blut + 5 ml Ozon 25 µg/ml, Behandlungsdauer: 10 Tage.

Ergebnisse
- Tag 5: 77 % der OZ-Gruppe, 53 % der ST-Gruppe PCR-negativ.
- Tag 10: 100 % der OZ-Gruppe, 70 % der ST-Gruppe PCR-negativ.
- Husten Tag 10: 100 % der OZ-Gruppe, 75 % der ST-Gruppe negativ.
- ICU-Aufnahme: 0 in der OZ-Gruppe, 10 % der ST-Gruppe.
- Todesfälle: 0 in der OZ-Gruppe, 2 in der ST-Gruppe.

Die Teilnehmer in der OZ-Gruppe zeigten keinen zusätzlichen Bedarf an Sauerstoff, keine ICU-Aufnahme oder mechanische Beatmung. Dies ist ein Hinweis auf die Notwendigkeit, die Ozontherapie in die bestehende Versorgung zu integrieren. Sie reduziert nicht nur die Sterblichkeit, sondern verbessert und beschleunigt den Genesungsverlauf, was insgesamt auch eine deutliche Kostenreduktion bedeutet. Alle Patienten zeigten zu 100 % eine hohe Verträglichkeit der Ozontherapie.

Fazit Die Ozontherapie als adjuvante Behandlung kann den Krankenhausaufenthalt nicht nur verkürzen und die Hauptsymptome rascher lindern, sondern auch den Bedarf an Intensivpflege vermeiden helfen.

▶ Weitere Studien sollten nicht nur im Zusammenhang mit Covid-19, sondern auch in Fällen anderer Viruserkrankungen mit intensivpflichtigem Verlauf durchgeführt werden.

11.2 Studie 2: Hernandez et al. (2021)

Prospektive Fallkontrollstudie mit der Registrierungsnummer NCT04444531, durchgeführt in der Abteilung Anästhesie und Perioperative Medizin, Policlinica Ibiza Hospital, Spanien, sowie im St. Michael Hospital, Toronto, Kanada, an der Stony Brook University, der Universität Rochester und am Universitätsspital Girona, Spanien.

18 Patienten >18 Jahre, laborbestätigte Covid-19-Erkrankung mit schwerer Lungenentzündung, Sauerstoffsättigung <94 %; zwischen dem 20.03.2020 und 19.04.2020 stationär aufgenommen.

Behandlung Entweder Standardtherapie oder Ozonautohämotherapie, 2 × täglich 200 ml Vollblut, angereichert mit 200 ml Sauerstoff-Ozon-Gemisch mit 40 µg/ml Ozon.

Ergebnisse
- Klinische Besserung bei 9 Patienten mit Ozontherapie: 7 Tage (vs. 28 Tagen bei den 9 Patienten, die eine Standardtherapie erhielten).
- Negativer PCR-Test: Ozongruppe nach 13,1 Tagen, Standardgruppe nach 21 Tagen.
- CRP erhöht: Ozongruppe 3,5 Tage, Standardgruppe 13 Tage.
- D-Dimer erhöht: Ozongruppe 4 Tage, Standardgruppe 19,5 Tage.
- Laktatdehydrogenase erhöht: 9 Tage Ozongruppe, 25 Tage Standardgruppe.
- Ferritin erhöht: Ozongruppe 8 Tage, Standardgruppe 15 Tage.

Fazit
Die Ozontherapie bewirkte eine reduzierte Gewebehypoxie, verminderte Hyperkoaguabilität, Inhibition der Entzündungsmediatoren, verbesserte phagozytische Funktion, verminderte und beeinträchtigte Virusreplikation.

11.3   Studie 3: Fernández-Cuadros et al. (2021)

Fallkontrollstudie im Hospital Universitario Santa Christina, Madrid, 28 Patienten mit schwerer Covid-19-Pneumonie: rektale Insufflation von Ozon vs. Behandlungsstandard.

Behandlung
- 14 Patienten mit Standard- + Ozontherapie: 8 Tage nach Standardtherapie einmal rektale Ozontherapie mit 150 ml mit 35 µg/ml – entspricht einer Ozon-Gesamtdosis von 5,25 mg.
- 14 Patienten nur mit Standardtherapie: O_2-Beatmung, Gabe von Virostatika (Remdesivir), Kortikosteroiden, monoklonalen Antikörpern (Anakinra/Tocilizumab), Antibiotika (Azytromicin) und Antikoagulanzien (Enoxaparin).

Das Protokoll umfasste als Ergebnisvariablen:

- Klinisch: O_2-Sättigung, O_2-Versorgung;
- labordiagnostisch: Lymphozytenzahl, Fibrinogen, D-Dimer, Harnstoff, Ferritin, LDH, IL-6, CRP;
- radiologische Befunde;
- Krankenhausaufenthaltsdauer;
- Sterblichkeitsrate.

Ergebnisse
- Ozon verbesserte signifikant die O_2-Sättigung, O_2-Versorgung, die Entzündungsmarker und das radiologisch diagnostizierte Ausmaß der Entzündung im Vergleich zur Standardgruppe.
- Die Mortalität war geringer und die Aufenthaltsdauer kürzer in der Ozongruppe, aber es bestand kein signifikanter Unterschied zur Standardgruppe.

Fazit
Die rektale Ozontherapie ist eine sichere, wirksame und einfach durchzuführende Behandlung und sollte bei schwerer Covid-19-Pneumonie als ergänzende Therapie in Betracht gezogen werden.

11.4   Studie 4: Çolak et al. (2021)

Prospektive kontrollierte Studie aus der Türkei an 55 Patienten mit Covid-19. Untersucht wurde die Wirksamkeit der Ozontherapie als Zusatz zur konventionellen Therapie mit Bezug auf die Mortalität der Patienten.

Behandlung
- 18 Patienten erhielten eine Standardtherapie.
- 37 Patienten wurden zusätzlich zur Standardtherapie an 7 Tagen mit Ozon in Form einer GEB 100 ml mit 30 µg/ml behandelt.

Ergebnis Eine Ozontherapie in Kombination mit der Standardtherapie kann das Mortalitätsrisiko von hospitalisierten Covid-19-Patienten senken.

11.5 Studie 5: Tascini et al. (2020)

Beobachtende Fallserienstudie an der Universitätsklinik Udine, Italien, an 60 Covid-19-Patienten mit milden bis moderaten Symptomen.

Behandlung
- 30 Patienten erhielten eine Standardtherapie,
- 30 Patienten erhielten zusätzlich zur Standardtherapie eine systemische Ozontherapie (GEB 200 ml): davon bekamen 28 Patienten je eine Anwendung an 3 aufeinanderfolgenden Tagen, 2 Patienten nur an 2 Tagen.

Ergebnis Eine Wirksamkeit der Ozontherapie konnte nachgewiesen werden. Bei 53 % der Patienten aus der Ozongruppe vs. 33 % der Patienten aus der Standardgruppe erfolgte eine klinische Besserung mit reduziertem Sauerstoffbedarf.

11.6 Studie 6: Sharma et al. (2021)

Retrospektive kontrollierte Kohortenstudie für medizinisches Personal an einer Covid-19-Klinik in Indien zur Prophylaxe mit ozonisierter Kochsalzlösung (235 Teilnehmer).

Behandlung
- Gruppe 1: 64 Personen; an 19 Tagen wurde jeweils 1 Infusion mit ozonisierter Kochsalzlösung + Standardprophylaxe verabreicht.
- Gruppe 2: 171 Personen; sie erhielten nur eine standardisierte Prophylaxe ohne Ozontherapie.

Ergebnis Es zeigte sich ein signifikanter Unterschied zugunsten der Gruppe 1. Deutlich weniger Covid-19-Erkrankungen traten bei Exposition nach erhaltener Ozontherapie auf als bei Gruppe 2, die kein Ozon zur Immunstärkung erhalten hatte.

Fazit

Ozon kann eindeutig als Prophylaxe empfohlen werden, wenn auch weitere größere Studien empfehlenswert sind.

11.7 Studie 7: Azuma und Hayashi (2020)

Monitoring-Studie aus Japan, Dauer 2 Jahre. Untersucht wurden das Krankenhausabwasser, der Kläranlagenzulauf und das Kläranlagenabwasser (nach Chlorbehandlung bzw. nach Ozonisierung) sowie das Wasser des lokalen städtischen Flusses auf antibiotikaresistente und -sensitive Bakterien.

Es wurde gezeigt, dass eine Ozonisierungsbehandlung des Krankenhausabwassers zu einer Verringerung der Umweltverschmutzung und der potenziellen Gefahr für die menschliche Gesundheit führt, da antibiotikaresistente Bakterien und Resistenzgene im Abwasser nachweislich durch eine entsprechende Ozonzufuhr inaktiviert bzw. entfernt werden.

Zeigen z. B. MRSA eine Resistenz gegen die Chlorbehandlung, so können diese schrittweise durch Ozonisierung eliminiert werden.

Zusammenfassung

- Die Ozontherapie ist eine junge förderungswürdige Therapie, die umweltfreundlich und bei richtiger Anwendung nebenwirkungsfrei ist, und die bereits erfolgreich eingesetzt werden konnte.
- Ihre Anwendung setzt kompetente Kenntnis der Chemie, Physik, Biochemie und Physiologie voraus.
- Sie sollte rasch in die Therapie von Covid-19 wie auch von anderen viralen und bakteriellen Infektionen Eingang finden.
- Bei der Covid-19-Erkrankung handelt es sich um eine immuninflammatorische Koagulopathie infolge einer virusinduzierten Gefäßerkrankung. Je früher Ozon eingesetzt wird, desto niedriger ist die Viruslast und desto leichter der Krankheitsverlauf.
- Unter der Kombinationsbehandlung von Covid-19 mit einer Standardtherapie und Ozon traten keine Todesfälle auf, es kam zu keiner Verschlechterung des klinischen Bildes im Krankenhaus, keine intensivmedizinischen Betreuungen waren erforderlich, und die Patienten sind rascher genesen.
- Aufgrund des breiten Wirkungsspektrums ist Ozon als eine wertvolle komplementäre Therapieoption anzusehen.

Literatur

Azuma T, Hayashi T (2020) Disinfection of antibiotic-resistant bacteria in sewage and hospital eff-
    luent by ozonation. Ozone Sci Eng 43(5):413–426
Bocci V (2005) Ozone: a new medical drug. Springer, Berlin/Heidelberg/New York
Bocci V (2006) Is it true that ozone is always toxic? The end of a dogma. Toxicol Appl Pharmacol
    216:493–504
Bocci V, Aldinucci C (2006) Biochemical modifications induced in human blood by oxygenation-
    ozonation. J Biochem Mol Toxicol 20(3):133–138
Bocci V, Luzzi E, Corradesci F et al (1993) Studies on the biological effect of ozone: 4. Cytokine
    production and glutathione levels in human erythrocytes. J Biol Regul Homeost Agents
    7(4):133–138
Dubuis M-E, Dumont-Leblond N, Laliberté C et al (2020) Ozone efficacy for the control of airborne
    viruses: bacteriophage and norovirus models. PLoS One 15(4):e0231164
Fernández-Cuadros ME, Albaladejo-Florín MJ, Álava-Rabasa S et al (2021) Compassionate use of
    rectal ozone (O_3) in severe COVID-19 pneumonia: a case-control study. SN Compr Clin Med
    3:1185–1199
Ha Won K, Weintraub NL (2016) Aortic aneurysm. In defense of the vascular smooth muscle cell.
    Arterioscler Thromb Vasc Biol 36(11):2138–2140
Hernandez A, Viñals M, Pablos A et al (2021) Ozone therapy for patients with COVID-19 pneumo-
    nia: preliminary report of a prospective case-control study. Int Immunopharmacol 90:107261
Kursawe J (2008) Charakterisierung des Spike-Proteins des Schweren Akuten Atemnotsyndrom
    Coronavirus (SARS-CoV); Dissertation Philipps-Universität Marburg. https://archiv.ub.uni-
    marburg.de/diss/z2009/0456/pdf/djk.pdf
Lamberto R, Martínez-Sánchez G, Bordicchia M et al (2014) Is ozone pre-conditioning effect linked
    to Nrf2/EpRE activation pathway in vivo? A preliminary result. Eur J Pharmacol 742:158–162
Li W, Moore MJ, Vasilieva N et al (2003) Angiotensin-converting enzyme 2 is a functional receptor
    for the SARS coronavirus. Nature 426:450–454
Madu IG et al (2009) SARS-coronavirus spike S2 domain flanked by cysteine residues C822 and
    C833 is important for activation of membrane fusion. Virology 393(2):265–271
Moccia G, De Caro F, Pironti C (2020) Development and improvement of an effective method for
    air and surfaces disinfection with ozone gas as a decontaminating agent. Medicina (Kaunas)
    56(11):578
Pleyer W, Thiele R (2019) Grundinformation zur medizinischen Anwendung von Ozon. In: Frass M,
    Krenner L (Hrsg) Integrative Medizin – Evidenzbasierte komplementärmedizinische Methoden.
    Springer, Berlin/Heidelberg/New York, S 641–666
Rojas JM, Avia M, Martín V, Sevilla N (2017) IL-10: a multifunctional cytokine in viral infections.
    J Immunol Res 2017:6104054
Sagai M, Bocci V (2011) Mechanisms of action involved in ozone therapy: is healing induced via a
    mild oxidative stress? Med Gas Res 1:29
Shah M, Captain J, Vaidya V et al (2021) Safety and efficacy of ozone therapy in mild to moderate
    COVID-19 patients: a phase 1/11 randomized control trial (SEOT study). Int Immunopharmacol
    91:107301
Sharma A, Shah M, Sane N et al (2021) Intravenous ozonized saline therapy as prophylaxis for he-
    althcare workers (HCWs) in a dedicated COVID-19 hospital in India – a retrospective study. Eur
    Rev Med Pharmacol Sci 25(9):3632–3639
Shike M (2009) Copper in parenteral nutrition. Gastroenterol Band 137(5):13–17
Tascini C, Sermann G, Pagotto A et al (2020) Blood ozonization in patients with mild to moderate
    COVID-19 pneumonia: a single centre experience. Intern Emerg Med 16:669–675

Viebahn-Hänsler R (2008) Ozon-Sauerstoff-Therapie: Ein praktisches Handbuch, 2. Aufl. Haug, Stuttgart

Viebahn-Hänsler R, Knoch HG (2006) Ozon-Handbuch. Grundlagen, Prävention, Therapie. ecomed, Landsberg

Viebahn-Hänsler R, León Fernández OS, Fahmy Z (2012) Ozone in medicine: the low-dose ozone concept. Ozone Sci Eng 34:408–424

Viebahn-Hänsler R, León Fernández OS, Fahmy Z (2016) Ozone in medicine: clinical evaluation and evidence classification of the systemic ozone applications, major autohemotherapy und rectal insufflation according to the requirements for evidence-based medicine. Ozone Sci Eng 38(5):322–345

Washüttl J, Viebahn R (1982) Ozonisiertes Olivenöl – Zusammensetzung und desinfizierende Wirksamkeit. Ozon Nachrichten 1:25–28

Xia S, Zhu Y, Liu M et al (2020) Fusion mechanism of 2019-nCoV and fusion inhibitors targeting HR1 domain in spike protein. Cell Mol Immunol 17(7):765–767

Çolak Ş, Genç Yavuz B, Yavuz M et al (2021) Effectiveness of ozone therapy in addition to conventional treatment on mortality in patients with COVID-19. Int J Clin Pract 75(8):e14321

Orthomolekulare Medizin und F.-X.-Mayr-Medizin zur Immunstimulation

Harald Stossier

1 Einleitung

Durch die Coronavirus-Pandemie wurde uns eindrücklich vor Augen geführt, wie wichtig ein funktionierendes Immunsystem zur Erhaltung unsere Gesundheit ist. Wir sehen auch an der Fülle der dargestellten Beiträge, dass die Komplementärmedizin eine Reihe von therapeutischen Möglichkeiten hat, um sowohl in der Prävention als auch in der Therapie erfolgreich einwirken zu können. Es ist also nicht richtig, wie uns derzeit so oft monoton eingeredet wird, dass wir keine Therapie gegen virale Infekte haben und lediglich auf einen Impfstoff warten können. Wir können wahrscheinlich davon ausgehen, dass die Nebenwirkungen der Impfung in einem solchen statistischen Maß liegen werden, wie die schweren Verläufe der COVID-19-Erkrankungen. Solche Nebenwirkungen haben wir durch komplementärmedizinische Maßnahmen und speziell im Bereich der Orthomolekularen Medizin nicht zu erwarten. Im Gegenteil, durch Supplementation von Mikronährstoffen lässt sich präventiv das Immunsystem stärken und im Ernstfall erfolgreich therapieren.

2 Definition Molekulare Medizin

Die Orthomolekulare Medizin wurde von zweifachem Nobelpreisträger Linus Pauling (1901–1994) etabliert und folgendermaßen definiert:

H. Stossier (✉)
Klagenfurt, Österreich
e-mail: harald@ordination-stossier.at

© Der/die Autor(en), exklusiv lizenziert an Springer-Verlag GmbH, DE, ein Teil von Springer Nature 2024

P. Panhofer (Hrsg.), *Prävention und Therapie viraler Epidemien*,
https://doi.org/10.1007/978-3-662-67508-3_14

335

Die Orthomolekularmedizin ist die Erhaltung guter Gesundheit und die Behandlung von Krankheit durch die Veränderung der Konzentration der Substanzen, die im menschlichen Körper normalerweise vorhanden und für die Gesundheit erforderlich sind.

Hierin kommt sowohl die Prophylaxe als auch Therapie zum Ausdruck. Kritiker meinen immer wieder, dass durch unsere Ernährung eine ausreichende Versorgung gewährleistet sei. Dass dem nicht so ist, belegen zahlreiche Untersuchungen. So konnten Resch und Viebahn zeigen, dass 89 % der Personen, die eine allgemeinmedizinische Praxis aufsuchen, eine oder mehrere Mikronährstoffdefizite aufweisen (Resch und Viebahn 2011). Darunter auch das für das Immunsystem so wichtige Vitamin D. Dies wird auch im Österreichischen Ernährungsbericht von 2012 bestätigt (Österreichischer Ernährungsbericht 2012). Gerade bei älteren Personen ist die Versorgung mit Vitamin D unzureichend, was ein deutlich erhöhtes Risiko für Infektionen mit sich bringt und auch die Intensität einer Infektion mit beeinflussen kann. Hierzu kommt noch, dass die Normwerte lediglich ein „Annahme" sind und sich aus mittlerweile veralteten Verzehrstudien ergeben haben. Die Ernährungssituation hat sich aber drastisch geändert, ebenso wie unser Lebensstil. Daher ist heute nicht davon auszugehen, dass die angegebenen Normwerte für Mikronährstoffe noch den tatsächlichen Anforderungen entsprechen. Und sicher sind diese auch keine Hilfe, um im Erkrankungsfall als Maßstab herangezogen zu werden. Dies wird auch aus der Definition derselben klar ersichtlich:

„Die DACH-Referenzwerte stellen die neuesten quantitativen und qualitativen Angaben zur Nährstoffzufuhr dar, von denen angenommen wird, dass sie nahezu alle Personen der jeweiligen Bevölkerungsgruppe vor ernährungsbedingten Schäden schützen und ihre volle Leistungsfähigkeit gewährleisten. Diese Referenzwerte beziehen sich *nicht* auf Versorgung von Patienten und Rekonvaleszenten und sind mit Ausnahme vom Jod auch nicht ausreichend, um einen geleerten Speicher wieder aufzufüllen. Sie gelten auch nicht für Personen, die durch Genussgifte wie Alkohol oder Nikotin oder eine regelmäßige Arzneieinnahme belastet sind." (Wolfram 2001).

Dies bedeutet also, in der Therapie mit Mikronährstoffen auf die Empfehlung von Linus Paulig zurückgreifen zu müssen und die Dosierung entsprechend den klinischen Erfordernissen zu erhöhen. Dies setzt aber die Kenntnis des gesamten Wirkspektrums der Substanzen voraus. Durch die zahlreichen Interaktionen zwischen den Mikronährstoffen ist also nicht eine große Gabe, nach dem Motto „viel hilft mehr", sondern eine Dosierung nach der biochemischen Individualität notwendig.

3   Ernährung als Grundlage der Orthomolekularen Medizin

Sehr oft wird bei Ernährungsfragen der Fokus auf das Lebensmittel gelegt. Viele Empfehlungen beschäftigen sich mit der Menge einzelner Nährstoffe (Fett, Zucker, Eiweiß), allenfalls wird noch auf die Bedeutung biologischer Lebensmittel als Qualitätskriterium hingewiesen. Ergänzend dazu hat der österreichische Arzt und Verdauungsforscher Dr. F. X. Mayr bereits vor mehr als 100 Jahren auf die besondere Bedeutung des Verdauungsapparates für die Ernährung hingewiesen. Erst durch die Verdauungsleistung gelingt es, Inhaltsstoffe des Lebensmittels für uns in eine verwertbare Form zu verwandeln und dem Stoffwechsel zur Verfügung zu stellen. Dieser komplexe Prozess wird wesentlich von unserer Esskultur gesteuert. Daher sind langsames Essen, gutes Kauen und Einspeicheln, Zeit nehmen zum Essen, aber auch dem Körper Zeit geben zur Verdauung sowie das Beachten des natürlichen physiologischen Rhythmus ein wesentlicher Faktor, dass unsere Ernährung eine gesundheitsfördernde und nicht krankmachende ist. Die Grundlagen der modernen Mayr-Medizin sind vielfach beschrieben und dargelegt (Rauch 2004; Stossier und Stossier 2018), weshalb hier nur darauf verwiesen wird. Letztlich ist der Verdauungsprozess ein feinsinniges Zusammenspiel dieser Esskultur, mechanischer Aufbereitung, informationssteuernder Faktoren, chemischer Abbauprozesse und der Resorption der biochemisch kleinsten Inhaltsstoffe der Lebensmittel (einzelne Zuckeraminosäuren und Fettmoleküle) sowie natürlich der Mikronährstoffe.

Oft überfordern wir unsere Verdauungsleistung durch zahlreiche Missverständnisse und falsche Ernährungsempfehlungen. Jedoch führt jede Überforderung zu Fehlverdauungsprozessen wie Gärung oder Fäulnis. Hier gewinnen dann die Bakterien mit ihren Zersetzungsprozessen die Oberhand und es wird die absolut notwendige Barrierefunktion des Verdauungsapparates in Mitleidenschaft gezogen. Früher als „intestinale Autointoxikation", heute als „Leaky-gut-Syndrom" bezeichnet, ermöglicht diese Situation Fremdstoffen den Eintritt in den Körper. Wie in weiser Voraussicht hat die Evolution daher das Immunsystem gerade an den Grenzflächen zur Außenwelt, also Darm, Lunge und Haut, vorrangig angesiedelt. Hier erfolgen also die Kontrolle der „Eindringlinge" sowie deren erste Abwehr. Dies macht auch Sinn, weil seit jeher an dieser Grenzfläche die größte Gefahr droht, unsere Integrität zu stören. Wir wissen heute auch, dass ein „leaky gut" mit einer ebensolchen Barrierestörung an der Blut-Hirn-Schranke und auch an der Lungenoberfläche einhergeht. Somit wird auch verständlich, dass jede Form von Verdauung mit Ausbildung eines Leaky-gut-Syndroms das darmassoziierte Immunsystem über Gebühr beschäftigt, sodass weniger Kapazität an anderer Stelle übrig bleibt.

Parallel dazu wird, durch den Verlust der Darmbarriere bedingt, der Antigeneintrag in die Grundsubstanz erhöht, was zur Bildung proinflammatorischer Zytokine führt. Diese anfänglich lokale Inflammation wird mit der Zeit systemisch wirksam, sodass eine generelle Bereitschaft zur Entzündung entsteht. In solch prädisponierender Stoffwechselsituation haben es Erreger jeglicher Herkunft leichter, bei uns zu einer Infektion zu führen. Das Wiederherstellen einer physiologischen Darmbarriere ist also oberstes Ziel einer ganzheitlichen Behandlung und sichert den therapeutischen Erfolg langfristig ab.

Jedoch hat die Natur auch für solche Fälle der Bedrohung durch Erreger eine physiologische Strategie parat, das Fasten. Dieser natürliche und stärkste aller Heilungsvorgänge wird heute im Sinne der modernen Mayr-Medizin ganz individuell durchgeführt. Vom strengen Fasten, wo nur freie Flüssigkeit (Wasser, Tee, Gemüsebrühe) zugeführt wird, bis hin zu einer leicht bekömmlichen Schonkostform reicht die Palette der therapeutisch-diätetischen Abstufung. Eine entsprechende, zuvor durchgeführte Diagnostik ergibt die individuelle Vorgangsweise. Durch diesen Prozess des Fastens wird ein Reinigungsprogramm gestartet, das bis auf die zelluläre Ebene wirkt. 2016 wurde der Nobelpreis an eine japanische Forschergruppe um Yoshinori Ōsumi für die Erkenntnis der Autophagie vergeben. Damit wurde erstmals wissenschaftlich fundiert gezeigt, dass wir ein zelluläres Recycling- und Entgiftungsprogramm haben. Wir können also Stoffwechselprodukte selektionieren, wiederverwerten oder ausscheiden. All das soll in solchen Situationen letztlich unsere Gesundheit wiederherstellen oder garantieren. Gleichzeitig wurde auch erkannt, dass Fasten der stärkste Stimulus ist, diesen genetisch determinierten Prozess zu aktivieren. Darüber hinaus gibt es bestimmte Stoffe, die einen ähnlichen Effekt haben. Hier ist das biogene Amin Spermidin besonders erwähnenswert, da es in bestimmten Lebensmittel vorkommt und auch als Nahrungsergänzung verfügbar ist.

Interessant ist nun aber, dass SARS-COV-2 („severe acute respiratory syndrome coronavirus type 2) und offensichtlich auch andere Viren genau diesen Prozess der Autophagie blockieren können. Das heißt, sie entfalten ihre intrazelluläre Wirkung auch dadurch, dass unser Recycling- und Entgiftungsprogramm stillgelegt wird. Dies erfolgt, um sich selbst besser vermehren zu können. In einer Arbeit an der Charité Berlin (Gassen et al. 2020) konnte dieser Mechanismus aufgezeigt werden und auch, dass durch eine Gabe von Spermidin eine Infektionsbereitschaft gegenüber Coronaviren vermindert werden kann. Darüber hinaus verbessert Spermidin auch die T-Zellen vermittelte antivirale Immunantwort. Somit wird verständlich, dass unser ältestes Heilprinzip Fasten (in individualisierter Form) wohl die beste Möglichkeit ist, das Immunsystem zu stärken, Infektionen vorzubeugen, aber auch im Erkrankungsfall alle therapeutischen Maßnahmen optimal zu unterstützen.

4   Vitamin D

Die Bedeutung von Vitamin D für den Knochenstoffwechsel ist seit langem bekannt. In den letzten Jahr(zehnt)en haben wir jedoch über die umfassende Wirkung von Vitamin D für den gesamten Stoffwechsel Kenntnis erhalten, sodass wir heute davon ausgehen, dass Vitamin D eher als Hormon aufzufassen ist. Seine Wirkung auf das Immunsystem ist umfangreich und gut dokumentiert.

Vitamin D wird aus Cholesterin und Sonnenenergie metabolisiert und über enzymatische Prozesse in der Leber in die Transport- und Speicherform (25-OH-D3, Calcidiol) und weiter über das Enzym 1,25-Hydroxylase in die aktive Form (1,25-OH-D3, Calcitriol) umgewandelt. Calcitriol wirkt über den Vitamin-D-Rezeptor (VDR) und nimmt steuernden Einfluss auf die Genexpression in Zellen. Letztlich sind VDR in nahezu allen Zellen nachgewiesen. Im Immunsystemsystem ist v. a. die Wirkung am Makrophagen erwähnenswert. Makrophagen besitzen nicht nur VDR, sondern auch 1,25-Hydroxylasen. Damit wird die Wirkung von Calcitriol noch verstärkt und führt zur Produktion von antimikrobiellen Stoffen wie Cathelicidin. Dieses ist bei der Prävention von Atemwegserkrankungen besonders wichtig. Die antibakterielle Wirkung von Cathelicidin konnte an Tuberkelbazillen gezeigt werden, deren Vermehrungsfähigkeit reduziert wurde.

Vitamin D hat auch einen regulierenden und harmonisierenden Effekt auf die Th1- und Th2-Balance. Durch Th1-Aktivierung werden mehr proinflammatorische Zytokine (Interleukin-1 [IL-1], IL-2, Tumornekrosefaktor-α [TNF-α], Interferon-γ [IFN-γ]) gebildet, die Th2-Zellen stehen für die antiinflammatorische Wirkung durch den Interleukin-1-Rezeptorantagonisten (IL-1-RA), IL-3, IL-5 oder IL-10. Eine Th1-Aktivierung führt also zu einer Proinflammation mit der Tendenz zu Autoimmungeschehen. Eine unzureichende Versorgung mit Vitamin D begünstigt diese Proinflammation. Hinzu kommt noch eine kontrollierende Wirkung von Vitamin D auf die regulatorischen T-Zellen.

Im Zuge der COVID-19-Erkrankung konnte auch der Zusammenhang zwischen dem Vitamin-D-Status und der Intensität des Krankheitsverlaufes gezeigt werden (Alipio 2020). Patientendaten wurden retrospektiv analysiert und in 3 Gruppen eingeteilt: Vitamin D3 über 30 ng/ml (normal), D3 zwischen 21 und 29 ng/ml (insuffizient) und unter 20 ng/ml (defizitär). Von den mehr als 200 untersuchten COVID-19-Patienten zeigten 47 von 49 mit normalem Vitamin-D-Spiegel einen milden Verlauf. Dies obwohl die gemessenen Vitamin-D-Spiegel lediglich bei 31,2 $\pm$ 1,08 ng/ml lagen. Hingegen zeigten 54 von 56 mit einer schweren Verlaufsform insuffiziente (23 ng/ml) bzw. defizitäre (13 ng/ml) Vitamin-D-Werte. Die niedrigsten Werte waren mit 17,1 $\pm$, 2,39 ng/ml bei kritisch kranken Patienten festzustellen, lediglich 2 von 48 hatten in dieser Gruppe einen normalen Vitamin-D-Spiegel. Dies legt nahe, dass der Vitamin-D-Spiegel einen signifikanten Einfluss auf eine COVID-19-Erkrankung, wahrscheinlich aber auch auf alle anderen viral bedingten Infektionen hat.

Es ist weiter bekannt, dass die Vitamin-D-Versorgung regional, saisonal, ethnisch und altersbedingt mangelhaft sein kann bzw. ist, wodurch auch die immunmodulatorische Wirkung von Vitamin D als insuffizient zu bezeichnen ist. Darüber hinaus hat gerade die CO-VID-19-Erkrankung gezeigt, dass sie bevorzugt bestimmte Risikogruppen betrifft. Diese decken sich weitgehend mit den Risikogruppen eines Vitamin-D-Mangels. Ältere Menschen haben eine generell schlechtere Vitamin-D-Versorgung (s. Abschn. 2), virale Infektionen treten gerne am Ende der lichtarmen und damit sonnenarmen Zeit auf, wo ein generelles saisonales Vitamin-D-Defizit vorliegt.

Außerdem hat Vitamin D einen protektiven Effekt auf Erkrankungen der oberen Atemwege. Die aktuelle Veröffentlichung des 3rd National Health & Nutritional Survey hat den Zusammenhang von Vitamin-D-Status und Anfälligkeit für Infekte der oberen Atemwege gezeigt: Ein niedriger Vitamin-D-Status korreliert mit erhöhter Infektanfälligkeit. Ein Vitamin-D-Status von unter 10 ng/ml hat ein 1,4-faches, ein Vitamin-D-Status von 10–30 ng/ml ein 1,2-fach erhöhtes Risiko für Infekte der oberen Atemwege verglichen mit einem Vitamin-D-Status über 30 ng/ml. Liegt gleichzeitiger Asthma bronchiale vor, erhöht sich das Risiko auf das 5,6-Fache, bei gleichzeitiger COPD auf das 2,3-Fache. Auch die Anfälligkeit für saisonale grippale Infekte wird durch die Gabe von 2000 IE (internationale Einheiten)/Tag Vitamin D um 97 % verringert.

Das Wissen um diese Effekte sollte dazu beitragen, dass Vitamin D prophylaktisch eingesetzt wird. Die Kontrolle des Vitamin-D-Spiegels ist eine einfache sinnvolle Maßnahme, die eine individuelle Vorgangsweise erlaubt Sie betrifft letztlich alle Menschen. Vitamin D ist auch das einzige Vitamin, dessen empfohlene Zufuhr im Jahr 2016 auf 800 IE/Tag verdoppelt wurde. Leider ist dies nicht als ausreichend zu betrachten, da die Wirkspiegel verschiedenen Einflussfaktoren unterliegen. Letztlich ist aber die Prophylaxe eine einfache, sichere und kostengünstige Maßnahme zur Gesunderhaltung. Es ist auch belegt, dass Vitamin D bis 10.000 IE/d keine nachteiligen Reaktionen zeigt (NOAEL) und bis 4000 IE/d als langfristige tägliche Einnahme keine negativen Einflüsse auf die Gesundheit ausübt. In der Laboruntersuchung zeigt sich das Ausmaß eines Vitamin-D-Mangels bzw. die ausreichende Versorgung. Werte unter 10 ng/ml gelten als schwerer Vitamin-D-Mangel, 10–20 ng/ml als Mangel und 21–29 ng/ml als mäßiger Mangel oder Vitamin-D-Insuffizienz. Erst Werte über 30 ng/ml gelten als ausreichend. Ideal sind Werte zwischen 40 und 60 ng/ml. Eine Supplementation von 1000 IE/d ergibt lediglich Werte unter 30 ng/ml, erst eine Supplementation von 4000 IE/d gibt suffiziente Vitamin-D-Spiegel von ca. 40 ng/ml.

Letztlich ist es egal, ob die Zufuhr täglich, wöchentlich oder sogar monatlich erfolgt. Logischerweise muss die wöchentliche bzw. monatliche Zufuhr dem täglichen Bedarf entsprechend erhöht werden. Am Ende erreicht man in etwa die gleichen Serumwerte. Es scheint aber die tägliche Einnahme die der Physiologie entsprechende zu sein, sodass die Empfehlungen in diese Richtung gehen. Die Kosten für eine derartige Prophylaxe belaufen sich auf weit unter 1 € pro Tag und rechtfertigen die Empfehlungen bei weitem.

5   Vitamin A

Vitamin A ist ein Kofaktor für Vitamin D am VDR. Eine ausreichende Versorgung mit Vitamin A garantiert eine entsprechende Bindung von Vitamin D am VDR und die damit verbundene immunmodulatorische Wirkung. Darüber hinaus ist Vitamin A das wichtigste Vitamin für die mukosale Immunität der Schleimhäute. Es ist essenziell für eine intakte Schleimhautbarriere bzw. vermag die Regeneration derselben zu fördern. Ein Vitamin-A-Mangel begünstigt das Auftreten von Infektionen des Respirationstraktes (McGowan et al. 2002). Hinzu kommt eine direkte Stimulation der humoralen und zellulären Abwehr. Eine infektionsbedingte Akute-Phase-Reaktion führt zu einer Abnahme (Verbrauch) des zirkulierenden Vitamin A (Biesalski et al. 2010). Die mangelhafte Regeneration der Schleimhautbarriere nach Infektionen ist von einer eingeschränkten Funktion der neutrophilen Granulozyten, Makrophagen, NK-Zellen, T-Helferzellen und B-Zellen begleitet (Duriancik et al. 2010). Daher kommt Vitamin A insgesamt eine regulierende Funktion nahezu aller Immunreaktionen zu.

Ein weiteres klinisches Zeichen eines möglichen Vitamin-A-Mangels sind Störungen des Geruchs- und Geschmackssinnes. Nachdem dies auch eines der Zeichen einer COVID-19-Erkrankung ist, könnte dies ein Hinweis auf einen Vitamin-A-Mangel dieser Person sein.

Vitamin A ist ein fettlösliches Vitamin und wird daher zu den Mahlzeiten besser resorbiert. Eine Störung der Fettresorption wirkt sich daher auch negativ auf die Vitamin-A-Aufnahme aus. Eine Überdosierung ist zwar möglich, mit den herkömmlichen, im Handel befindlichen Präparaten allerdings schwer auslösbar. Die Gabe von Betacarotin verhindert diese Gefahr der Überdosierung.

Als Prophylaxe können 3000–5000 IE/d gegeben werden, bei schwerer Symptomatik auch ein initialer Bolus von bis zu 100.000 IE/d, um ein rasches Ansprechen zu gewährleisten, danach Fortsetzen mit 3000–5000 IE/d. Dies entspricht etwa einer Tagesdosierung von 6–9 mg Betacarotin.

6 Vitamin C

Vitamin C ist wohl die Substanz mit der raschesten und anschaulichsten Wirkung bei Infektionen. Wir Menschen haben im Gegensatz zu anderen Lebewesen keine Möglichkeit, selbst Vitamin C zu metabolisieren. Es fehlt uns die entsprechende Enzymausstattung, sodass wir in einem latenten Vitamin-C-Defizit sind. Die von den DACH-Gesellschaften empfohlene tägliche Aufnahme von 100 mg/Tag soll zwar Skorbut verhindern, reicht aber bei weitem nicht aus, die umfassenden Funktionen von Vitamin C im Immunsystem zu garantieren.

Vitamin C beeinflusst den Verlauf von Infektionserkrankungen auf unterschiedlichsten Ebenen. Es wird v. a. am Anfang von Immunreaktionen verbraucht, weshalb eine permanente Zufuhr erforderlich ist. Bei Vitamin-C-Mangel reduzieren Neutrophile und Makrophagen ihre Fähigkeit, Erreger zu erkennen und diese aktiv zu bekämpfen. So kann eine rechtzeitige und ausreichend hohe Supplementation von Vitamin C die Dauer von Erkältungskrankheiten signifikant reduzieren (Heimer et al. 2009). Auch wird durch hohe Gaben von Vitamin C die Phagozytoseaktivität der Leukozyten gesteigert bzw. umgekehrt reduziert ein Mangel an Vitamin C dieselbe (Gröber 2008).

Vitamin C ist auch wichtiger Bestandteil unseres antioxidativen Schutzes (gemeinsam mit Vitamin E, A, Koenzym Q10 und Selen). Bei jeder Entzündung erfolgt ein Anstieg der freien Radikalen, welche durch unsere antioxidative Kapazität neutralisiert werden müssen. Gleichzeitig benötigen wir aber auch die Fähigkeit der Bildung von freien Radikalen im Rahmen der Abwehrmaßnahmen. Eine Gabe von Vitamin C in entsprechend hoher Dosierung ist also auch eine prooxidative Therapie zur Bekämpfung der Erreger. Daher hat sich auch die Gabe von Vitamin-C-Infusionen sehr bewährt.

Vitamin C hat bei der oralen Aufnahme eine „Darmtoleranzgrenze", d. h., eine Überdosierung (individuelle Grenze) führt zu Durchfall. Nachdem für die Behandlung von Infektionen hohe Dosierungen benötigt werden, ist also der Infusionstherapie der Vorzug zu geben. Hierzu steht eine Reihe von sehr guten Präparaten z. B. der Firma Pascoe mit 7,5 g Vitamin C als Infusionszusatz zur Verfügung. Dabei bewährt sich folgendes Vorgehen:

Bei milder Symptomatik: 7,5 g Vitamin C in 100 ml Kochsalzlösung täglich über 3–5 Tage i.v., je nach Klinik danach jeden zweiten Tag und Fortsetzen als orale Gabe.
Bei schwerer Symptomatik: 7,5–15 g Vitamin C in 100 ml Kochsalzlösung 1–2 × täglich über 5 Tage je nach Klinik, danach 1 × täglich bzw. weiter mit oraler Therapie.
Bei bedrohlicher Symptomatik und notwendiger intensivmedizinischer Betreuung: 30 g Vitamin C pro Tag in 500–1000 ml Kochsalzlösung idealerweise über Perfusor für 24 h, mindestens 1 Woche, danach langsame Reduktion.

Diese Vorgangsweise wurde in einigen Kliniken in China, den USA, aber auch in Österreich bei COVID-19-Erkrankungen mit gutem Erfolg angewandt. Allerdings trifft dies nicht nur auf COVID-19 zu. Die GTRIS-ALI-Studie (Fowler et al. 2019) belegt, dass Sepsispatienten einen Vitamin-C-Mangel aufweisen, der bereits frühzeitig mit Vitamin C behandelt werden sollte. Die signifikant niedrige Mortalität der Vitamin-C-Gruppe spricht für den klaren Nutzen einer hoch dosierten Vitamin-C-Infusionstherapie bei akutem Lungenversagen (Briegel 2019). Wir haben also mit Vitamin C ein potentes Therapeutikum, es vermag aber auch vorbeugend gute Dienste leisten.

Für Risikogruppen kann eine Infusion mit 7,5 g Vitamin C z. B. 1- bis 2-mal wöchentlich verabreicht werden, eine Kombination mit Zink (und evtl. L-Lysin) ist ebenfalls sinnvoll.

Bei allen Formen der Vitamin-C-Infusion ist auf eine ausreichende Flüssigkeitszufuhr zu achten.

Außerdem ist bei höheren Dosierungen von Vitamin C als Infusion ein Glucose-6-Phosphat-Dehydrogenase-Mangel auszuschließen. Ein hochgradiger Mangel dieses Enzymes kann zu Hämolysen führen. Er ist allerdings unter Europäern sehr selten, und allenfalls betroffene Patienten sollten auch weitere Medikamentenunverträglichkeiten z. B. Penicillin, Acetylcystein (ACC), Paracetamol oder Diclofenac aufweisen (s. auch www.favismus.de/medikamentenliste).

7   Zink

„If you think nothing think zinc", so könnte man die orthomolekulare Bedeutung von Zink charakterisieren. Zink ist an zahlreichen Enzymen als essenzieller Kofaktor beteiligt und beeinflusst so unseren gesamten Stoffwechsel. Im Immunsystem ist Zink für die Differenzierung und Aktivierung von T-Zellen notwendig und beeinflusst auch die Aktivität der T-Helferzellen, NK- und TK-Zellen. Zink hemmt die Bildung proinflammatorischer Zytokine und beeinflusst so direkt den Entzündungs- und Infektionsablauf (Prasad et al. 2000). Zink hat auch direkte antivirale Wirkungen. Viren haben Bindungsstellen für Zink an deren Oberfläche. Durch eine Bindung von Zink wird das Andocken des Virus an der Zelloberfläche reduziert, wodurch die Viren auch eine geringere Penetranz in die Wirtszellen zeigen. Darüber hinaus blockiert Zink direkt die Vermehrung der Viren.

Weiter ist Zink notwendig, um eine entsprechende Barrierefunktion an den Schleimhäuten zu garantieren, indem es Zellmembranen stabilisiert. Seine Wirkung im Rahmen der Säure-Basen-Regulation, Entgiftung und der Hormonsynthese ist für eine umfassende Regulation einer Infektionserkrankung ebenfalls erwähnenswert.

Grundsätzlich ist die Versorgung mit Zink als mangelhaft zu bezeichnen. Durch in der Mischkost enthaltene Phytate wird weniger Zink resorbiert, Vegetarier haben auch häufiger einen Zinkmangel, ebenso ältere Personen. Gerade bei diesen Risikogruppen kann eine Zinksupplementation zur Stärkung des Immunsystems beitragen (Haase und Rink 2009). Darüber hinaus führen zahlreiche Interaktionen mit Arzneimitteln ebenfalls zu einem Zinkdefizit. Im Zuge von COVID-19 sind hier v. a. die ACE-Hemmer zu nennen. Es konnte nämlich gezeigt werden, dass eine Vorbehandlung mit ACE-Hemmern ein erhöhtes Risiko für eine COVID-19-Erkrankung bedeutet (begleitender Zinkmangel?).

Der tägliche Bedarf von Zink liegt bei ca. 15 mg. Therapeutisch werden 15–30 mg/d verabreicht. Regelmäßige, wesentlich höhere Dosierungen sind nicht notwendig, da die Resorptionsfähigkeit begrenzt ist. Die Einnahme zu den Mahlzeiten, bevorzugt abends, ist empfehlenswert. Für die initiale Behandlung bei viralen Infekten empfiehlt sich folgende, kurzfristig hoch dosierte Einnahme:

Erster Tag 150 mg, 2. Tag 120 mg, 3. Tag 90 mg, 4. Tag 60 mg und ab dem 5. Tag 30 mg zu den Mahlzeiten, idealerweise als Einmalgabe. Die i.v.-Gabe ist möglich und kann mit der Vitamin-C-Infusion kombiniert werden.

8   L-Lysin

L-Lysin zählt zu den essenziellen Aminosäuren. Neben seiner Wirkung als proteogene Aminosäure ist seine Wirkung im Immunsystem hervorzuheben. L-Lysin bewährt sich bei viralen Infekten. Die meiste Erfahrung besteht bei Herpes-simplex-, Herpes-zoster- und Epstein-Barr-Virus-Infektionen. Eine Behandlung mittels L-Lysin kann die Intensität einer Herpesinfektion reduzieren sowie die Heilungsperiode signifikant verkürzen (Griffith 1987). Dabei ist eine ausreichende Dosierung notwendig, um einen anhaltenden Effekt zu erzielen, v. a. auch um die Zeitspanne zwischen dem Wiederauftreten von Herpeslabialis-Läsionen zu verlängern.

Die Wirkung von L-Lysin liegt in der Interaktion mit der Aminosäure L-Arginin. L-Arginin wird von den Herpesviren zur Vermehrung benötigt. L-Lysin reduziert die Verfügbarkeit von L-Arginin für die Viren (Gröber 2008). Die positiven Erfahrungen bei Herpesinfektionen lassen eine ähnliche Wirkung bei anderen viralen Infektionen erwarten. Für die prophylaktische Wirkung sind 1000–1500 mg/d, bei akuter Infektion bis zu 3000 mg/d notwendig. Die Gabe als Infusion ist ebenfalls möglich und kann mit Vitamin C und Zink kombiniert werden.

9   Selen

Die Bedeutung von Selen als Spurenelement für die Gesundheit wurde erst sehr spät erkannt. Hat man anfänglich geglaubt Selen sei toxisch und daher gefährlich in der Supplementation, so musste man erkennen, dass epidemiologische Daten den Zusammenhang von regionaler Selenmangelversorgung direkt mit verschiedenen Erkrankungen korrelieren (Krebs, Gelenks- und Knorpelerkrankungen, Kardiomyopathie). Heute ist die umfangreiche Wirkung von Selen unbestritten, wenn es auch ein relativ schmales therapeutisches Fenster in der Dosierung, verglichen mit anderen Spurenelementen, aufweist.

Für das Immunsystem ist Selen essenziell. Ein Mangel an Selen gemessen im Serum von unter 100 µg/l (was leider schon nahezu den offiziellen oberen Laborwerten entspricht) reduziert die Aktivität des Immunsystems im Kampf gegen Viren. Ein Selenmangel fördert auch die Mutation von Viren, was am Influenzavirus gezeigt werden konnte. Bei Selenmangel vermehren sich Viren rascher im Körper und führen zu schweren Krankheitsverläufen. Selen unterstützt sowohl die humorale wie zelluläre Immunantwort, indem die Produktion von Antikörpern und Proliferation von Lymphozyten und Zytokinen wie Interferon gefördert werden und eine Regulation der zytotoxischen T-Zellen und NK-Zellen erfolgt. Neben dieser Immunstimulation kann Selen auch die Replikationsrate von HI-Viren hemmen (Ferencik und Ebringer 2003; Rayman 2002).

Leider ist der Selenstatus bei uns in Österreich als mangelhaft zu bezeichnen. Die Selenversorgung hängt im Wesentlichen vom Selengehalt im Boden ab. Dieser ist in Österreich, aber auch insgesamt in weiten Teilen Europas, zu gering, sodass durch die übliche Ernährung keine ausreichende Selenversorgung gewährleistet scheint (Fuchs 2012). Es ist also davon auszugehen, dass die durchschnittliche Selenversorgung lediglich den Minimalanforderungen entspricht. Um eine optimale Funktion der selenabhängigen Stoffwechselprozesse – speziell im Immunsystem – zu gewährleisten, wird eine tägliche Zufuhr von 100–200 µg Selen gefordert (Hahn et al. 2016). Auch der Österreichische Ernährungsbericht von 2012 bestätigt letztlich diese Tatsache. Es sind zwar geringe Unterschiede in den Altersgruppen sowie Geschlechtern festzustellen, insgesamt jedoch besteht bei ca. 1/3 der Bevölkerung ein Mangel bezogen auf die relativ niedrigen Laborwerte. Nimmt man den höheren idealen Versorgungszustand als Bezugsgröße, so befinden sich 60–70 % der Bevölkerung nicht in diesem Versorgungsbereich. Konsequenterweise sollte also bei allen Risikogruppen für Infektionserkrankungen, wie bei COVID-19, auch der Selenstatus erhoben und bei Bedarf eine entsprechende Supplementation durchgeführt werden.

Für die Prophylaxe sind 100–200 µg Selen (Natriumselenit) pro Tag ausreichend, der Serumwert sollte 130–150 µg/l betragen.

Therapeutisch ist die Gabe von Selen auch intravenös möglich, um rasch einen entsprechenden Wirkspiegel zu erreichen. (1000–2000 µg Natriumselenit in 100 ml Kochsalzlösung). Die Seleninfusion muss immer getrennt von Vitamin C erfolgen, kann aber zeitversetzt am selben Tag und bei Bedarf über mehrere Tage durchgeführt werden. Anschließend erfolgt das Fortsetzen der Selengabe als orale Supplementation von 200–400 µg/d, abhängig von der Klinik, für einige Wochen.

10 Allgemeine Aspekte und Zusammenfassung

Selbstverständlich sind diese Ausführung nur exemplarisch zu sehen und keine vollständige Darstellung weder der einzelnen Mikronährstoffen noch der orthomolekularen Möglichkeiten. Je nach Klinik sollte immer ein umfassender Mikronährstoffstatus im Vollblut erhoben werden, um weitere mögliche Mangelsituationen zu erkennen und logischerweise auszugleichen. Bei der Auswahl der Präparate zur Therapie sollte man auf die Qualität derselben achten. Verkapselungen sind immer besser als Tabletten, die wesentlich mehr Füllstoffe, Bindemittel, Coatings oder andere, z. T. extrem unverträgliche Substanzen enthalten können, welche den Erfolg der Therapie reduzieren oder gar verhindern können. Bei Beachtung dieser therapeutischen Grundlagen haben wir aber mit den Mikronährstoffen sichere Substanzen, die der Körper kennt, mit denen wir tagtäglich den Stoffwechsel steuern, und demzufolge müssen wir keine Angst vor besonderen oder gar gefährlichen Nebenwirkungen haben. Die Kenntnis der physiologischen-biochemische Zusammenhänge sind jedoch erforderlich, um einen gezielten Einsatz zum Wohl des Patienten und im Sinne der Gesundheit durchführen zu können.

Mit der Orthomolekularen Medizin haben wir eine Reihe von Möglichkeiten unterstützend und steuernd in die physiologischen Abläufe von Abwehr- und Immunreaktionen einzugreifen. Die Wirkungen sind rational nachvollziehbar und durch zahlreiche Evidenzen belegt. Grundlage eines erfolgreichen Einsatzes von Mikronährstoffen ist immer eine individuelle Ernährungslenkung mit Beachtung der Esskultur und des einfachen Prinzips des (intermittierenden) Fastens.

Eine gezielte Mikronährstofftherapie kann sowohl prophylaktisch Infektionen vorbeugen als auch bei Risikogruppen spezifisch zur Verbesserung der Abwehr beitragen. Darüber wird im Erkrankungsfall der Verlauf günstig beeinflusst. Besondere Bedeutung hat dabei Vitamin D, das als wichtigster Regulator des Immunsystems die Th1/Th2-Balance reguliert. Vitamin A gilt als der wichtigste Kofaktor einer physiologischen Vitamin-D-Wirkung und mukosalen Immunität.

Die Wirkung von Vitamin C bei Infektionen ist seit langem bekannt und genützt. Es reduziert die Virusreplikation und wird in akuten Fällen als Infusion, in hochakuten Fällen sogar mittels Perfusor verabreicht.

11 Vorschlag zur Prophylaxe

- Pflege der Esskultur mit langsamem Essen, ausreichendem Kauen und Einspeicheln.
- Rhythmuspflege = kleine Abendmahlzeit, möglichst früh und leicht bekömmlich (= entspricht auch intermittierendem Fasten).
- Reichlich Trinken zwischen den Mahlzeiten.
- Regelmäßiges, meist jährliches Entgiften durch eine Fastenperiode.
- Zusätzliche Supplementierung s. Tab. 1.

Tab. 1 Vorschlag eines Mikronährstoffeinsatzes zur Prophylaxe

Mikronährstoff	Dosierung
Vitamin D	4000–5000 IE/d
Zink	30 mg/d
Selen	100 µg/d
Vitamin C	500–1000 mg 2- bis 3-mal täglich
Vitamin A	3000 IE/d
Spermidin	1 g/d

12   Vorschlag zur Prävention für Risikogruppen

Als Vorschlag eines Mikronährstoffeinsatzes im Sinne einer Präventionsmaßnahme für
Risikogruppen s. Tab. 2.

Tab. 2 Vorschlag eines Mikronährstoffeinsatzes zur Prävention für Risikogruppen

Mikronährstoff	Dosierung
Vitamin C	Infusion mit 7,5 g 2-mal wöchentlich
oder	
Immuninfusion Vitamin C + Zink + Lysin	2-mal wöchentlich
sonst wie allgemeine Prophylaxe	

13 Vorschlag zur Therapie im Erkrankungsfall

Je nach Klinik fällt die Mikronährstofftherapie unterschiedlich aus. Als Therapievorschlag im Erkrankungsfall siehe Tab. 3.

Tab. 3 Vorschlag einer Mikronährstofftherapie im Erkrankungsfall

Mikronährstoff	Dosierung
Vitamin C	Infusion mit 7,5–30 g täglich für 3–7 Tage
Zink	30 mg oral oder als Infusion
Lysin	2 g als Infusion
Vitamin A	3000 IE/d
Vitamin D	100.000 IE als Bolus, dann oral 5000 IE/d

Literatur

Alipio M (2020) Vitamin D supplementation could possibly improve clinical outcomes of patients infected with Coronavirus-2019 (Covid-2019)

Biesalski HC et al (2010) Ernährungsmedizin: Nach dem Curriculum Ernährungsmedizin der Bundesärztekammer und der DGE, 4. Aufl. Georg Thieme Verlag KG, Stuttgart

Briegel J (2019) Hochdosierte Vitamin C Gabe bei Patienten mit Sepsis und akutem Lungenversagen, Kommentar zur CITRIS-ALI Studie, Der Anästhesist

Duriancik DM et al (2010) Vitamin A as a regulator of antigen presenting cells. J Nutr 140(8):1395–1399. https://doi.org/10.3945/jn.110.124461

Ferencik M, Ebringer L (2003) Modulatory effects of selenium and zinc on the immunsystem. Folia Microbiol 48(3):417–426. https://doi.org/10.1007/BF02931378

Fowler AA 3rd et al (2019) Effect of vitamin C infusion on organ failure and biomarkers of inflammation and vascular injury in patients with sepsis and severe acute respiratory failure. The CITRIS-ALI randomized clinical trial. J Am Med Assoc 322(13):1261–1270

Fuchs N (2012) Mit Nährstoff heilen: Eine Einführung in die komplexe Orthomolekulare Nährstoff-Therapie, 4. Aufl. Ralf Reglin Verlag, Köln

Gassen N et al (2020) Analysis of SARS-CoV-2-controlled autophagy reveals spermidine, MK-2206, and niclosamide as putative antiviral therapeutics

Griffith RS (1987) Success of L-Lysine therapy in frequently recurrent herpes simplex infection. Treatment and prophylaxis. Dermatologia 175(4):183–190

Gröber U (2008) Orthomolekulare Medizin: Ein Leitfaden für Apotheker und Ärzte, 3., unveränd Aufl. Stuttgart: WVG Wissenschaftliche Verlagsgesellschaft Stuttgart

Haase H, Rink L (2009) The immune system and the impact of zinc during aging. Immun Ageing 6:9. https://doi.org/10.1186/1742-4933-6-9

Hahn A et al (2016) Ernährung: Physiologische Grundlagen, Prävention, Therapie, 3., neu bearb. u. erweit. Aufl. Stuttgart: Wissenschaftliche Verlagsgesellschaft Stuttgart

Heimer KA et al (2009) Examining the evidence for the use of vitamin C in the prophylaxis and treatment of the common cold. J Am Acad Nurse Pract 21(5):295–300. https://doi.org/10.1111/j.1745-7599.2009.00409.x

McGowan SE et al (2002) Vitamin A deficiency promotes bronchial hyperreactivity in rats by altering muscarinic M(2) receptor function. Am J Phys Lung Cell Mol Physiol 282(5):L1031–L1039

Österreichischer Ernährungsbericht (2012)

Prasad AS et al (2000) Duration of symptoms and plasma cytokine levels in patients with common cold treated with zinc acetate. Ann Intern Med 133(4):302–303

Rauch E. (2004) Lehrbuch der Diagnostik und Therapie nach Dr. F. X. Mayr/Haug

Rayman MP (2002) The argument for increasing selenium intake. Proc Nutr Soc 61(2):203–215. https://doi.org/10.1079/PNS2002153

Resch J, Viebahn J (2011) Mikronährstoffe auf dem Prüfstand. In: Inside 2. Jahrgang, 3:1–8

Stossier H, Stossier G (2018) Moderne Mayr-Medizin & das VIVAMAYR-Prinzip – Du bist, was du verdaust. Verlagshaus der Ärzte. Wien

Orthomolekulare Therapieoptionen mit Mikronährstoffen bei viralen Atemwegserkrankungen

Michelle Passarge und Burkhard Schütz

1 Einleitung

Unter Atemwegserkrankungen versteht man eine Infektion des Atemtraktes durch pathogene Erreger, wobei Viren die häufigste Ursache darstellen. Es wird unterschieden zwischen Infektionen der oberen Atemwege und unteren Atemwege. Infektionen der unteren Atemwege, wie z. B. Lungenentzündungen und Bronchitiden, haben in der Regel weitaus schwerwiegendere Folgen als Infektionen der oberen Atemwege, zu denen die gewöhnliche Erkältung zählt. Zu den Symptomen der oberen Atemwegsinfektionen gehören u. a. Niesen, verstopfte Nase, Halsschmerzen, Husten, Kopfschmerzen und leichtes Fieber. Untere Atemwegserkrankungen hingegen verursachen häufig hohes Fieber, Schwäche, Brustschmerzen, starken Husten und Atemnot (Antibiotic Expert Group 2014). Infektionen der unteren Atemwege zählen entsprechend auch zu den häufigsten Todesursachen unter allen Infektionskrankheiten (World Health Organization 2004).

Das Auftreten von viralen Atemwegsinfektionen stellt eine erhebliche globale Bedrohung für die öffentliche Gesundheit dar. Respiratorische Virusinfektionen sind die häufigsten Auslöser von symptomatischen Erkrankungen, die aufgrund einer hohen Anzahl von Krankheitstagen zu starken wirtschaftlichen Belastungen führen (Borchardt und Rol-

M. Passarge (✉)
Public Health, St. Elizabeth University of Health and Social Work Bratislava,
Bratislava, Slowakei
e-mail: Michelle.Passarge@biovis.de

B. Schütz
Medizinische Wissenschaften, biovis Diagnostik MVZ GmbH,
Limburg an der Lahn, Deutschland
e-mail: burkhard.schuetz@biovis.de

© Der/die Autor(en), exklusiv lizenziert an Springer-Verlag GmbH, DE, ein Teil
von Springer Nature 2024
P. Panhofer (Hrsg.), *Prävention und Therapie viraler Epidemien*,
https://doi.org/10.1007/978-3-662-67508-3_15

ston 2012; Kim et al. 2017). Darüber hinaus sind Atemwegserkrankungen eine der häufigsten Ursachen für die Sterblichkeit in Entwicklungsländern (Ferkol und Schraufnagel 2014).

Einige dieser Viren sind seit Jahrhunderten in der menschlichen Bevölkerung vorhanden, andere sind erst kürzlich aufgetreten. Zu den beiden häufigsten Auslösern von viralen Atemwegserkrankungen gehören Influenza-(A- und -B-)Viren und das respiratorische Synzytialvirus (RSV) (Amarelle et al. 2017; Heylen et al. 2017; Yip et al. 2018; Jorquera und Tripp 2017).

Während Influenzaviren und RSV saisonal zwischen Herbstbeginn und Frühlingsanfang zirkulieren, unterstreichen die auftretenden hohen Infektionszahlen der Vogelgrippe (H7N9) in China sowie neuartige Varianten saisonaler Influenzaviren (H3N2var) und das Auftreten des Middle East Respiratory Syndrome Coronavirus (MERS-CoV) den dringenden und wichtigen Bedarf, neuartige, effektivere, antivirale Therapien zu entwickeln (Zumla et al. 2016; International Society for Influenza and other Respiratory Viral Diseases 2018).

In den folgenden Abschnitten werden wir zunächst auf die häufigsten Viren eingehen, die Atemwegserkrankungen hervorrufen (Jorquera und Tripp 2017). Dabei wird ein spezieller Fokus auf die Epidemiologie und Pathogenese des neuen Coronavirus SARS-CoV-2 gelegt, das im Dezember 2019 in China entdeckt wurde und seither maßgeblich das öffentliche Gesundheitssystem, die Wirtschaft und die Politik beeinflusst.

Im zweiten Teil des Kapitels wird beschrieben, auf welche Weisen antivirale Substanzen und Mikronährstoffe positiv auf das Immunsystem wirken und so präventiv gegen virale Erreger eingesetzt werden können. Zusätzlich wird anhand von konkreten Therapieoptionen und Dosierungsangaben u. a. am Beispiel von SARS-CoV-2 gezeigt, welche therapeutischen Möglichkeiten bestehen, das Immunsystem bei einer Infektion effektiv zu unterstützen.

2   Häufig auftretende respiratorische Viren

2.1   Influenzaviren

Influenzaviren befallen die menschliche Bevölkerung schon seit langer Zeit. Ihre Fähigkeit, sich durch antigene Verschiebung schnell weiterzuentwickeln, führt jedoch zur ständigen Entstehung neuer Stämme (Behzadi und Leyva-Grado 2019). Influenzaviren befallen sowohl die oberen als auch die unteren Atemwege, aber gefährlichere Stämme wie das hochgradig pathogene H5N1 aus China neigen dazu, sich an Rezeptoren tief in der Lunge zu binden (van Riel et al. 2006).

Das Influenzavirus ist ein einzelsträngiges (-)ssRNA-Virus, das eine erhebliche Belastung für die menschliche Gesundheit darstellt (Behzadi und Leyva-Grado 2019). Trotz der Verfügbarkeit erfolgreicher Impfstoffe und antiviraler Medikamente ist die Infektion mit saisonalen Influenzaviren immer noch die Ursache für 3–5 Mio. Fälle von schweren

Erkrankungen und bis zu 300.000–650.000 Todesfälle weltweit (World Health Organization 2017). Allein in den USA sind schätzungsweise bis zu 9 Mio. Menschen pro Jahr von der saisonalen Influenza betroffen, was jährlich zu 12.000–56.000 Todesfällen führt (Centers for Disease Control and Prevention 2018). Die wirtschaftliche Belastung wird auf einen zweistelligen Milliarden-Dollar-Betrag geschätzt (Putri et al. 2018). Darüber hinaus treten pandemische Influenzaausbrüche in unvorhersehbaren Abständen auf und verursachen eine erhöhte Morbidität und Mortalität mit z. T. erheblichen wirtschaftlichen Auswirkungen (Erbelding et al. 2018).

2.2 Respiratorisches Synzytialvirus (RSV)

Das respiratorische Synzytialvirus (RSV) ist ein Virus mit einem einzelsträngigen (-) ssRNA-Genom, das als typischer Auslöser für Lungenentzündungen und Bronchiolitiden gilt. So stellt RSV auch die am häufigsten identifizierte Ursache für akute Infektionen der unteren Atemwege bei Säuglingen, Kindern, immungeschwächten Erwachsenen und älteren Menschen dar (Zorc und Hall 2010; Griffiths et al. 2017). Eine Infektion mit RSV kann daher zu schweren Erkrankungen und sogar zum Tod führen, was eine große Belastung für die pädiatrischen und geriatrischen Gesundheitssysteme weltweit bedeutet. Die Behandlung von RSV erfolgt hauptsächlich unterstützend, da trotz umfangreicher Forschungen bisher kein Impfstoff entwickelt werden konnte und nur zwei zugelassene Virostatika gegen das Virus aktuell verfügbar sind (Xing und Proesmans 2019).

2.3 Middle East Respiratory Syndrome Coronavirus (MERS)

Das respiratorische Syndrom des Nahen Ostens (MERS) ist eine relativ neu auftretende zoonotische Krankheit, die durch Coronaviren verursacht wird. Dieses MERS-Virus ist ein umhülltes, einzelsträngiges (PLUS_SPI)ssRNA-Virus, das zum Cluster der β-Coronaviren gehört (Enjuanes et al. 2016). Die Krankheit wurde erstmals 2012 im Nahen Osten gemeldet und seitdem kam es zu mehreren Einschleppungen in die menschliche Bevölkerung durch das Dromedar, dem einzigen bekannten tierischen Reservoir von MERS-CoV (Wernery et al. 2017; Paden et al. 2018). Die meisten der bisher gemeldeten 2374 Fälle sind in Saudi-Arabien aufgetreten (World Health Organization 2019).

Das MERS-Coronavirus ist mit einer Erkrankung der unteren Atemwege verbunden, die bei Patienten mit Komorbiditäten schwerer verläuft (Behzadi und Leyva-Grado 2019). Menschen jeden Alters können mit dem Virus infiziert werden, obwohl die Mehrzahl der Fälle bei Erwachsenen beobachtet wurde (Centers for Disease Control and Prevention 2017). Die klinischen Merkmale reichen von asymptomatischer oder leichter Symptomatik bis hin zu schwerer Krankheit und Tod (Zumla et al. 2015). Zu den Symptomen gehören Atemwegserkrankungen, die zu einem akuten Atemnotsyndrom (ARDS) führen können (Assiri et al. 2013; Memish et al. 2013), sowie Verdauungssymptome wie Übelkeit, Erbrechen und Durchfall (Centers for Disease Control and Prevention 2017), wobei einige Patienten Nierenversagen entwickeln. Die Sterblichkeitsrate liegt weltweit bei 34,6 %, in Saudi-Arabien bei 37,5 % (World Health Organization 2019).

Bisher gibt es keine zugelassenen Impfstoffe oder Therapeutika zur Vorbeugung oder Behandlung der MERS-CoV-Infektion. Die Therapie konzentriert sich auf die unterstützende Pflege zur Linderung der Symptome und in schwereren Fällen auch zur Unterstützung der Funktion lebenswichtiger Organe (Modjarrad 2016). In der Klinik wird eine breite Palette von Therapeutika zur Behandlung von MERS-CoV-infizierten Patienten eingesetzt, und ihre Verwendung basiert auf den Erkenntnissen, die während des Ausbruchs des schweren akuten respiratorischen Syndroms (SARS) im Jahr 2003 und der Influenzapandemie im Jahr 2009 gewonnen wurden (Mo und Fisher 2016).

2.4   SARS-CoV-2

Das Coronavirus (CoV) ist ein Erreger, der in erster Linie die menschlichen Atemwege angreift. Die Ausbrüche des schweren akuten respiratorischen Syndroms (SARS) im Jahr 2002/2003 und des respiratorischen Syndroms des Nahen Ostens (MERS) im Jahr 2012 haben gezeigt, was geschehen kann, wenn Coronaviren Artengrenzen überschreiten und Menschen infizieren (Schoeman und Fielding 2019). Im Dezember 2019 wurde in China ein neuartiges, grippeähnliches Coronavirus (SARS-CoV-2) entdeckt, das mit den Coronaviren MERS und SARS verwandt ist (World Health Organization 2020). Ausgehend von der chinesischen Provinz Hubei entwickelte sich die Coronavirus-Krankheit-2019 (COVID-19) im Januar 2020 in China zu einer Epidemie und breitete sich schliesslich weltweit aus. Am 27. Januar wurde der erste Infektionsfall in Europa (Bayern) gemeldet und am 30. Januar 2020 rief die WHO die internationale Gesundheitsnotlage aus (World Health Organization2020). Am 9. Februar 2020 überstieg die Zahl der mit COVID-19 assoziierten, registrierten Todesfälle mit über 8000 die Gesamtzahl der Todesfälle der SARS-Pandemie von 2002/2003. Anfang März meldete die WHO erstmals über 100.000 Infizierte weltweit, woraufhin die WHO am 11. März 2020 die bisherige COVID-19-Epidemie offiziell zu einer Pandemie erklärte (Tedros 2020).

2.4.1   Klinische Symptome und Pathogenese von COVID-19

Das Genom von SARS-CoV-2 besteht aus einer einzelsträngigen (PLUS_SPI) ssRNA. Sequenzanalysen haben gezeigt, dass es eine mehr als 82 %-ige Homologie mit dem SARS-Coronavirus aufweist und zu mehr als 50 % mit dem MERS-Virus identisch ist. Ebenso wie das SARS-CoV und das MERS-CoV gehört auch SARS-CoV-2 zum Cluster der β-Coronaviren (Chen et al. 2020).ß

Patienten, die mit SARS-CoV-2 infiziert waren, zeigten einen Mangel an Lymphozyten, abnorme Atemwegsbefunde und erhöhte Spiegel von proinflammatorischen Zytokinen im Plasma (Rothan und Byraredd 2020). Die mit SARS-Coronaviren assoziierte Virulenz und Pathogenität entwickelt sich aufgrund der viralen Aktivierung des zytoplasmatischen NLRP3-Imflammasoms. Dieses Inflammasom setzt mithilfe von aktivierten Makrophagen und Th1-Immunzellen vermehrt proinflammatorische Zytokine frei, die zu einer überschießenden Entzündungsreaktion führen (Chen et al. 2019). Diese verstärkte Ausschüttung von Zytokinen (Zytokinsturm), die v. a. im Lungengewebe stattfindet, führt zu schweren entzündlichen Erkrankungen, zu Infektionen der unteren Atemwege, Lungenentzündung und schwerer Atemnot (Mehta et al. 2020).

Die zunächst berichteten Todesfallraten von COVID-19-Patienten lagen zwischen 1,4 % und 3,4 % (World Health Organization 2020; Verity et al. 2020). Geht man davon aus, dass die Zahl der asymptomatischen oder minimal symptomatischen Fälle um ein Mehrfaches höher ist als die Zahl der gemeldeten Fälle, kann die Sterblichkeitsrate deutlich unter 1 % liegen (Fauci et al. 2020). Dies deutet darauf hin, dass die klinischen Gesamtfolgen von COVID-19 letztlich eher denen einer schweren saisonalen Grippe (mit einer Todesfallrate von etwa 0,1 %) oder einer pandemischen Grippe (wie 1957 und 1968) ähneln als einer Krankheit wie SARS oder MERS, die Sterblichkeitsraten von 9–10 % bzw. 36 % aufwiesen (de Wit et al. 2016). Zu einem ähnlichen Schluss kommen auch die Autoren der Heinsberg-Studie, die von einer COVID-19-Letalitätsrate von 0,37 % und Mortalität bezogen auf die Gesamtpopulation von 0,06 % ausgeht (Heinsberg-Corona Studie 2020).

Der Ausbruch von COVID-19 hat die öffentliche Gesundheit, die Forschung und die medizinische Gemeinschaft vor entscheidende Herausforderungen gestellt. Da es bislang keine wirksamen Medikamente gibt und die Impfungen lange Zeit brauchen werden, bis eine ausreichende Immunität in der Bevölkerung vorliegt, kommt neben Maßnahmen zur Infektionsvermeidung durch Hygiene, körperliche Distanzierung und gezielte Testungen (SARS-CoV-2-PCR, Antikörperteste und EliSpots) v. a. der *Prävention* eine besondere Bedeutung zu. Hier hat gerade die *Integrative Medizin* einiges zu bieten. Sie ist imstande das Immunsystem der Menschen zu stärken und antivirale Abwehrmechanismen anzuregen.

Erfolgreiche Ansätze für Behandlung und Prävention von respiratorischen Virusinfektionen sind für das öffentliche Gesundheitswesen weltweit von großer Bedeutung und werden dringend benötigt. Basierend auf bisher vorliegenden Studien, bekannten Virulenzmechanismen und gesammelten Daten über virale Erreger, erweisen sich die folgenden Ansätze der Integrativen Medizin als sinnvolle Prävention von viralen Atemwegserkrankungen, auch in Bezug auf COVID-19.

3 Integrativ-medizinische Ansätze zur Prävention von viralen Atemwegsinfektionen

3.1 Vitamin C

Vitamin C (Ascorbinsäure) ist ein wasserlösliches Vitamin, das Menschen nicht selbst produzieren können und deshalb in ausreichenden Mengen aus der Nahrung zugeführt werden muss. Dank seiner reduzierenden Wirkung agiert Vitamin C entweder als Antioxidans oder als Kofaktor bei enzymatischen Reaktionen (Padayatty und Levine 2016). Als Antioxidans neutralisiert es freie Radikale, wie reaktive Sauerstoffspezies (ROS) oder reaktive Stickstoffspezies (RNS), und schützt so Proteine, Lipide und Nukleinsäuren vor oxidativen Schäden (Valko et al. 2007).

Darüber hinaus spielt Vitamin C eine wesentliche Rolle bei der Immunfunktion, die durch eine unzureichende Versorgung beeinträchtigt und durch Supplementation wiederhergestellt werden kann. Einerseits kann Vitamin C durch Beeinflussung beteiligter Gene die T-Zellreifung fördern (Manning et al. 2013). Andererseits scheinen hohe Vitamin-C-Konzentrationen Neutrophile vor ROS zu schützen, die sie zur Abtötung von Krankheitserregern (Bakterien, Viren) erzeugen. Weiter wurde berichtet, dass Vitamin C die Motilität von Neutrophilen und Leukozyten stark verbessert (Vohra et al. 1990; Boxer et al. 1979).

3.1.1 Vitamin-C-Gabe bei Atemwegsinfektionen: Welche Wirkungen sind durch Studien belegt?

Klinische placebokontrollierte Studien konnten zeigen, dass eine Vitamin-C-Gabe die Dauer und Schwere von Erkältungsepisoden reduziert, was ein Hinweis darauf ist, dass virale Atemwegsinfektionen beim Menschen durch einen hohen Vitamin-C-Spiegel positiv beeinflusst werden können (Hemilä und Douglas 1999). Zudem wurde eine signifikant geringere Inzidenz von Lungenentzündungen in Patientengruppen unter Vitamin-C-Gabe festgestellt, was darauf hindeutet, dass Vitamin C die Anfälligkeit für Infektionen der unteren Atemwege reduzieren kann (Hemilä 1997).

Ohne Supplementation zeigen kritisch kranke Patienten besonders niedrige Plasmaspiegel an Vitamin C. Dies weist darauf hin, dass der Körper bei Krankheit einen höheren Bedarf an Vitamin C hat. Der Vitamin-C-Stoffwechsel verändert sich je nach Schwere der Erkrankung. Umso kränker ein Patient ist, umso größer sind Aufnahme und Bedarf an Vitamin C (De Grooth et al. 2018). So berichten Hemilä und Chalker, dass hoch dosierte Vitamin-C-Infusionen die Verweildauer von Patienten auf Intensivstationen um 7,8 % verkürzten, begleitet von einer signifikanten Reduktion der Sterblichkeitsrate (Hemilä und Chalker 2019).

Diese Befunde lassen vermuten, dass bereits eine moderate Vitamin-C-Supplementierung einen klinischen Nutzen für Patienten haben kann, die an einer akuten Atemwegsinfektion leiden.

3.1.2 Vitamin C bei Infektionen durch SARS-CoV-2

Neueste Studien in Bezug auf COVID-19 haben gezeigt, dass Vitamin C die Aktivierung des NLRP3-Inflammasoms hemmt, dessen ausgelöster Zytokinsturm maßgeblich zur Virulenz und Pathogenität der SARS-Coronaviren beiträgt (Choe und Kim 2017). Zusätzlich ist Vitamin C als starkes Antioxidans in der Lage, den erhöhten oxidativen Stress zu reduzieren, der durch die vermehrte Ausschüttung von proinflammatorischen Zytokinen erfolgt (Patel et al. 2020).

In China, das anfangs besonders stark von COVID-19 betroffen war, wurde eine aktuelle klinische Studie veröffentlicht, die berichtet, dass 50 mittelschwere bis schwere

COVID-19-Patienten über 7–10 Tage erfolgreich intravenös mit hoch dosiertem Vitamin C behandelt wurden (Cheng 2020). Die verwendeten Dosierungen schwankten zwischen 2 g und 10 g pro Tag für moderate Fälle und 20 g pro Tag für schwere Fälle. Der Lungenstatus (Oxygenierungsindex) stabilisierte und verbesserte sich dabei bei allen behandelten Patienten in Echtzeit. Alle 50 Patienten, die Vitamin C intravenös erhielten, konnten schließlich geheilt und entlassen werden. Keiner ist gestorben. Im Vergleich zum Durchschnitt der 30-Tage-Krankenhausaufenthalte aller COVID-19-Patienten hatten die Patienten, die hoch dosiert Vitamin C erhielten, einen um etwa 3–5 Tage kürzeren Krankenhausaufenthalt. Bei allen Fällen, die mit hoch dosiertem Vitamin C intravenös behandelt wurden, konnten keine Nebenwirkungen festgestellt werden. (Cheng 2020)

> **Vitamin C – Fazit**
> Zusammengefasst erhöht ein Vitamin-C-Mangel nachweislich das Risiko und die Schwere von viralen Infektionen, steigert die Zytokinbelastung und verstärkt Entzündungen. Vitamin-C-Gaben unterstützen das Immunsystem, wirken antientzündlich, verringern die Inzidenz von Lungenentzündungen und verkürzen den Aufenthalt auf Intensivstationen. Aus diesen Gründen betrachten wir die Gabe von Vitamin C als wirksamen Präventivansatz, um sich vor viralen Atemwegserkrankungen, wie COVID-19, zu schützen oder als nützliche zusätzliche Therapieoption bei respiratorischen Virusinfektionen.

Dosierung in der Prävention
Zur Vorbeugung einer Virusinfektion der Atemwege sollten Jugendliche und Erwachsene 1000–3000 mg Vitamin C pro Tag zuführen. Bei Gesunden führt die Vitamin-C-Aufnahme von 500 mg pro Tag zu optimalen Blutspiegeln für die Schlagkraft von Immunzellen.

Supportive Therapie: leichte bis mittelschwerere Verläufe
In Zeiten einer leichten Infektion können auch höhere Dosen oral eingenommen werden. Empfohlen wird die stündliche Gabe von 1000 mg Vitamin C über 12 h. Bei mittelschweren viralen Atemwegsinfektionen, wie z. B. bei COVID-19, ist eine begleitende hoch dosierte intravenöse Vitamin-C-Gabe von 7,5–10 g pro Tag sinnvoll.

3.2 Melatonin

Melatonin ist ein bioaktives Molekül mit einer Reihe von gesundheitsfördernden Eigenschaften. Melatonin wurde erfolgreich zur Behandlung von Schlafstörungen, Atherosklerose, Atemwegserkrankungen und Virusinfektionen eingesetzt (Reiter et al. 2020a). Frühere Forschungen zeigen die positiven Wirkungen von Melatonin auf akuten Atemwegsstress ausgelöst durch Viren, Bakterien oder Strahlung (Wu et al. 2019; Huang et al. 2010).

Infektionen durch Coronaviren können sowohl das respiratorische und gastrointestinale System als auch das zentrale Nervensystem betreffen (Cui et al. 2019). Vieles deutet darauf hin, dass eine überschießende Entzündung, eine Oxidation und eine unausgewogene Immunantwort zur Pathologie von COVID-19 beitragen. Es kommt zu Zytokinstürmen und in Folge zu akuten Lungenschäden (ALI) oder einem akuten Atemnotsyndrom (ARDS) und möglicherweise zum Tod (Zhang et al. 2020).

Im Folgenden wird aufgezeigt, warum Melatonin auch bei der Behandlung von viralen Atemwegsinfektionen und den dadurch induzierten Lungenentzündungen, ALI oder ARDS einen unterstützenden adjuvanten Nutzen haben kann. Abb. 1 fasst dabei die antiinflammatorischen, antioxidativen und immunmodulierenden Funktionen von Melatonin am Beispiel von SARS-CoV-2 zusammen.

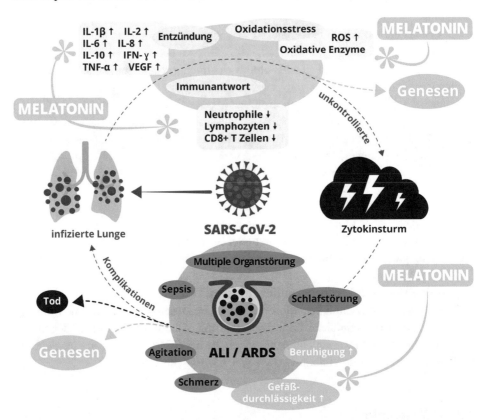

Abb. 1 Pathogenese von viralen Atemwegserkrankungen am Beispiel von COVID-19 und potenzieller adjuvanter Einsatz von Melatonin. Lungen, die mit SARS-CoV-2 infiziert sind, sowie eine unausgewogene Immunantwort, eine erhöhte Entzündung und exzessiver Oxidationsstress können zur Aktivierung eines Zytokinsturms führen. Es kann zu ALI/ARDS kommen, begleitet von einer Reihe von Komplikationen, deren Folgen je nach Schwere der Erkrankung variieren. Melatonin kann als adjuvante Medikation bei der Regulation des Immunsystems, der Entzündung und des Oxidationsstresses eine entscheidende Rolle spielen und Patienten mit ALI/ARDS unterstützen. *ALI* akute Lungenschädigung; *ARDS* akutes Atemnotsyndrom. (Quelle: Biovis' Diagnostik MVZ GmbH)

3.2.1 Melatonin und Antiinflammation

Entzündungen werden häufig mit einer erhöhten Produktion von Zytokinen und Chemokinen in Verbindung gebracht, während Melatonin eine Verringerung von proinflammatorischen Zytokinen bewirkt. Melatonin wirkt entzündungshemmend über Sirtuin-1 (SIRT1), das einer Polarisierung der Makrophagen in Richtung einer Proinflammation entgegenwirkt (Hardeland 2018).

Der nukleäre Faktor κB (NF-κB) steht in engem Zusammenhang mit proinflammatorischen und prooxidativen Reaktionen und ist gleichzeitig ein wichtiger Entzündungsmediator bei akuten Lungenschäden. Die entzündungshemmende Wirkung von Melatonin beinhaltet eine Unterdrückung der Aktivierung von NF-κB bei ARDS (Sun et al. 2015). Melatonin reguliert die NF-κB-Aktivierung in T-Zellen und Lungengewebe herunter (da Cunha Pedrosa et al. 2010).

Der nukleäre Faktor Nrf2 ist für den Schutz der Lunge von entscheidender Bedeutung. In Studien bewirkt Melatonin eine Hochregulation von Nrf2 (Ahmadi und Ashrafizadeh 2020). Es ist daher wahrscheinlich, dass Melatonin auch darüber einen schützenden Effekt bei virusinduzierten ALI/ARDS ausübt.

3.2.2 Melatonin und Antioxidation

Die antioxidative Wirkung von Melatonin beruht auf einer Hochregulation von antioxidativen (z. B. Superoxiddismutase) und einer Hemmung von prooxidativen Enzymen (z. B. Stickoxidsynthase). Melatonin kann auch direkt mit freien Radikalen interagieren und als Radikalfänger wirken (Reiter et al. 2020a; Wu et al. 2019). Dabei konnte in Studien gezeigt werden, dass die antioxidative Wirkung von Melatonin doppelt so hoch ist wie die von Vitamin E (Pieri et al. 1994). Virusinfektionen und ihre Replikation erzeugen ständig Oxidationsprodukte. Bei ALI-/ARDS-Patienten, v. a. in fortgeschrittenen Stadien, führen eine schwere Entzündung, Hypoxämie und mechanische Beatmung mit hohen Sauerstoffkonzentrationen unweigerlich zu einem starken Anstieg von Oxidationsprodukten (Sarma und Ward 2011). Melatonin konnte aufgrund seiner antioxidativen und antiinflammatorischen Wirkung hier erfolgreich eingesetzt werden (Gitto et al. 2004).

3.2.3 Melatonin und Immunmodulation

Die klinischen Merkmale von respiratorischen Atemwegserkrankungen deuten auf einen reduzierten Spiegel von Neutrophilen, Lymphozyten und CD8+-T-Zellen im peripheren Blut hin (Liu et al. 2020). Melatonin übt regulatorische Wirkungen auf das Immunsystem aus und verstärkt direkt die Immunantwort, indem es die Proliferation und Reifung von natürlichen Killerzellen, T- und B-Lymphozyten, Granulozyten und Monozyten sowohl im Knochenmark als auch in anderen Geweben verbessert (Miller et al. 2006).

Das NLRP3-Inflammasom, welches Teil der angeborenen Immunantwort während einer Lungeninfektion ist, wird durch einen Erreger (z. B. Viren) aktiviert und erzeugt proinflammatorische Zytokinstürme, die die Entzündung verstärken (Hardeland 2018). Die Wirksamkeit von Melatonin bei der Regulierung von NLRP3 wurde bei Lungenschädigungen und allergischen Atemwegsentzündungen nachgewiesen, in denen Melatonin die Infiltration von Makrophagen und Neutrophilen in die Lunge bei ALI durch Hemmung des NLRP3-Inflammasoms reduzierte (Sun et al. 2015; Wu et al. 2019; Zhang et al. 2016).

3.2.4 Melatonin bei Erkrankungen mit erhöhtem Entzündungsniveau

Die Anwendung von Melatonin bei Krankheiten mit einem erhöhten Entzündungsniveau zeigt vielversprechende Ergebnisse hinsichtlich abnehmender Zytokinspiegel. In einer randomisierten kontrollierten Studie verursachte eine 8-wöchige orale Einnahme von Melatonin (6 mg/Tag) einen signifikanten Rückgang der Serumspiegel von IL-6, TNF-α und hs-CRP bei Patienten mit Diabetes mellitus und Parodontitis (Bazyar et al. 2019). In einer Studie mit Patienten, die an schwerer Multipler Sklerose litten, führte eine orale Melatoningabe über 6 Monate ebenfalls zu einer signifikanten Senkung der Serumkonzentrationen an TNF-α, IL-6, IL-1β und Lipoperoxiden (Sanchez-Lopez et al. 2018). Eine kürzlich durchgeführte Metaanalyse von insgesamt 22 randomisierten kontrollierten Studien schließlich deutete darauf hin, dass eine zusätzliche Einnahme von Melatonin mit einer signifikanten Senkung der TNF-α- und IL-6-Spiegel verbunden ist (Zarezadeh et al. 2019). All diese Daten sprechen dafür, dass eine zusätzliche Anwendung von Melatonin die Spiegel zirkulierender Zytokine auch bei COVID-19-Patienten wirksam reduzieren kann.

Melatonin – Fazit

Melatonin selbst ist zwar nicht viruzid, aber es hat aufgrund seiner entzündungshemmenden, antioxidativen und immunstimulierenden Eigenschaften indirekte antivirale Wirkungen (Silvestri und Rossi 2013). In verschiedenen Studien konnte nachgewiesen werden, dass Melatonin die Merkmale von Virusinfektionen unterdrückt und maßgeblich vor ALI/ARDS schützt (Reiter et al. 2020a, b; Boga et al. 2012). Melatonin weist ein hohes Sicherheitsprofil auf, da auch höhere Dosen über einen längeren Zeitraum keine gefährlichen Nebenwirkungen hervorrufen (Bourne et al. 2008; Nordlund und Lerner 1977). Die o. g. Befunde legen daher den Einsatz von Melatonin bei Viruserkrankungen nahe.

Dosierung in der Prävention

Zur Vorbeugung einer Virusinfektion der Atemwege sollten Jugendliche und Erwachsene 0,2–0,5 mg Melatonin pro Tag zuführen. Von einigen Autoren werden z. T. auch höhere Dosierungen empfohlen (bis 2 g/Tag).

Supportive Therapie: Klinikaufenthalt, schwerer Verlauf

In Zeiten einer akuten Infektion können höhere orale Melatonindosen erforderlich werden: 5–25 mg pro Tag. Melatonin sollte grundsätzlich nachts eingenommen werden, etwa eine Stunde vor dem Schlafen gehen.

3.3 Vitamin D

Vitamin D gehört zu den fettlöslichen Vitaminen. Es kann entweder mithilfe der UVB-Strahlung der Sonne in der Haut (Vitamin D_3, Cholecalciferol) gebildet oder über die Nahrung zugeführt werden (Vitamin D_3 oder Vitamin D_2 [Ergocalciferol]). Beide Vitamin-D-Formen sind jedoch biologisch inaktiv (Holick et al. 1997).

Vitamin D wird durch ein Enzymprotein in der Leber zu Calcidiol (25-OH-D) hydroxyliert. 25-OH-D stellt die Speicher- oder Zirkulationsform von Vitamin D dar, in der es gebunden an ein Transportprotein im Körper zirkuliert. Über den endokrinen Wirkungsweg wird 25-OH-D in der Niere weiter umgewandelt in Calcitriol (1,25-OH-D), die biologisch aktive Form von Vitamin D (DeLuca 2004).

Vitamin-D-Mangel stellt ein globales Problem dar, von dem weltweit mehr als eine Milliarde Menschen aller Altersgruppen betroffen sind (Holick 2017). In den letzten 10 Jahren wurde ein Vitamin-D-Mangel in mehreren Studien als potenzieller Risikofaktor für verschiedene Krankheiten nachgewiesen, hierzu gehören Infektionskrankheiten, Herz-Kreislauf-Erkrankungen und Autoimmunerkrankungen (Bouillon et al. 2019; Fabbri et al. 2020).

Die 25-OH-D-Serumkonzentrationen neigen dazu, mit zunehmendem Alter zu sinken, wobei ein geringerer Aufenthalt in der Sonne und eine verminderte Vitamin-D-Produktion in der Haut als Gründe dafür angenommen werden (Vasarhelyi et al. 2011). Forscher vermuten, dass diese hohe Prävalenz wahrscheinlich zum ersten Ausbruch von COVID-19 im Winter und zur hohen Sterblichkeitsrate bei älteren Erwachsenen beigetragen hat (Gasmi et al. 2020). Einige Wissenschaftler sehen deshalb den Vitamin-D-Mangel als einen mutmasslichen Risikofaktor für COVID-19 und respiratorische Atemwegserkrankungen im Allgemeinen an (Fabbri et al. 2020).

3.3.1 Vitamin D und das Immunsystem

Vitamin D reguliert mehrere angeborene und adaptive (erworbene) Immunreaktionen (Aranow 2011; Prietl et al. 2013; Baeke et al. 2010). Funktionelle Vitamin-D-Rezeptoren (VDR) wurden in fast allen Immunzellen, einschliesslich B- und T-Zellen, Neutrophilen und antigenpräsentierenden Zellen (Makrophagen und dendritische Zellen) nachgewiesen (White 2012; Zdrenghea et al. 2017).

Vitamin D (Calcitriol) übt zahlreiche immunmodulierende Wirkungen auf die Zellen des adaptiven Immunsystems aus, die in Abb. 2 als Übersicht zusammengefasst sind. Es hemmt beispielsweise die B-Zell-Proliferation, blockiert die B-Zell-Differenzierung sowie die Immunglobulinsekretion (Chen et al. 2007). Vitamin D unterdrückt zusätzlich die Proliferation und Differenzierung von T-Helfer-Zellen und moduliert deren Zytokinproduktion (Lemire et al. 1985). So hemmt Calcitriol die Sekretion von proinflammatorischen Th1-Zytokinen, wie IL-2, IFN-γ und TNF-α sowie IL-9 und IL-22, während es die Produktion von entzündungshemmenden Th2-Zytokinen wie IL-3, IL-4, IL-5 und IL-10 fördert (Cantorna 2011; Palmer et al. 2011; Boonstra et al. 2001). Dadurch führt Vitamin D zu einer Verschiebung von einem Th1- zu einem Th2-Phänotyp und stei-

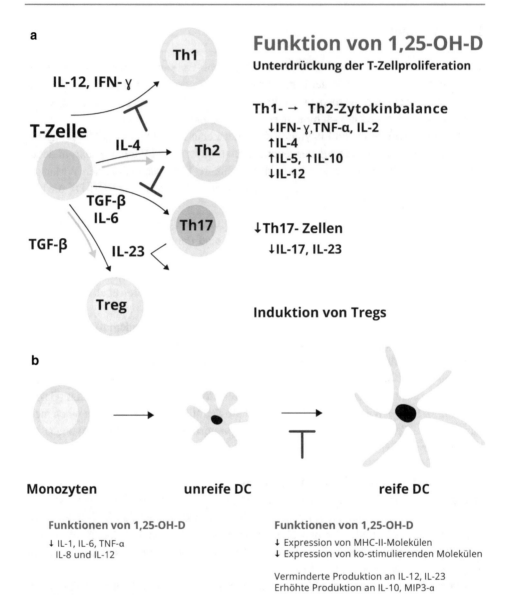

a

Th1

IL-12, IFN- γ

T-Zelle

IL-4 → Th2

TGF-β
IL-6 → Th17

TGF-β   IL-23 <

Treg

Funktion von 1,25-OH-D
Unterdrückung der T-Zellproliferation

Th1- → Th2-Zytokinbalance
↓IFN- γ,TNF-α, IL-2
↑IL-4
↑IL-5, ↑IL-10
↓IL-12

↓Th17- Zellen
↓IL-17, IL-23

Induktion von Tregs

b

Monozyten   unreife DC   reife DC

Funktionen von 1,25-OH-D
↓ IL-1, IL-6, TNF-α
IL-8 und IL-12

Funktionen von 1,25-OH-D
↓ Expression von MHC-II-Molekülen
↓ Expression von ko-stimulierenden Molekülen

Verminderte Produktion an IL-12, IL-23
Erhöhte Produktion an IL-10, MIP3-α

Abb. 2 **a** Zu den Funktionen von 1,25-OH-D auf T-Zellen gehören die Unterdrückung der T-Zellproliferation, eine Verschiebung der Zytokinbalance von Th1 in Richtung Th2, die Hemmung der Th17-Zellentwicklung und die Produktion von regulatorischen T-Zellen. **b** 1,25-OH-D wirkt auf Monozyten und dendritische Zellen (*DC*), indem die Produktion der inflammatorischen Zytokine sowie die Differenzierung und Reifung von dendritischen Zellen gehemmt werden. *IL* Interleukin; *IFN* Interferon; *TNF* Tumornekrosefaktor; *TGF* transformierender Wachstumsfaktor; *Treg* regulatorische T-Zellen; *MHC* Haupthistokompatibilitätskomplex (Quelle: Biovis' Diagnostik MVZ GmbH)

gert die Immuntoleranz. Darüber hinaus beeinflusst Vitamin D die T-Zellreifung mit einer Verlagerung weg vom entzündlichen Th17-Phänotyp und erleichtert die Induktion von regulatorischen T-Zellen (Tang et al. 2009; Gregori et al. 2001).

Dagegen wirkt Vitamin D grundsätzlich stimulierend auf die angeborene Immunität. Zahlreiche Studien zeigen, dass Calcitriol die Differenzierung und die antimikrobielle Wirkung von Makrophagen und Monozyten fördert, die wichtige Effektorzellen bei der Bekämpfung von verschiedenen Krankheitserregern darstellen (Baeke et al. 2010). Neben der Verstärkung der Chemotaxis und phagozytischen Fähigkeiten angeborener Immunzellen, aktiviert der Komplex aus Calcitriol und VDR direkt die Transkription antimikrobieller Peptide wie β-Defensin 2 und Cathelicidin LL-37 (Wang et al. 2004; Gombart et al. 2005). Aktivierte Monozyten weisen eine starke Induzierung des Vitamin-D-Rezeptors nach Erkennung von Krankheitserregern durch Toll-like-Rezeptoren auf, was zu einer direkten Modulation der Genexpression führt und die Produktion von Cathelicidin begünstigt (Liu et al. 2006). Cathelicidin, das eine Destabilisierung der mikrobiellen Membranen verursacht, wird als Reaktion auf Infektionen beim Menschen hochreguliert und wirkt effektiv gegen Bakterien, Viren und Pilze (Ramanathan et al. 2002).

Monozyten und andere angeborene antigenpräsentierenden Zellen (APC), insbesondere dendritische Zellen (DC), sind wichtige Angriffspunkte für die immunmodulatorischen Effekte von Vitamin D. Wie in Abb. 3 dargestellt, hemmt Calcitriol die Differenzierung und Reifung der dendritischen Zellen, wodurch ein unreifer Phänotyp erhalten bleibt (Rigby und Waugh 1992). Unreife DC führen zu einer verminderten Antigenpräsentation, begleitet von einer geringeren IL-12-Sekretion, während die Produktion des tolerogenen IL-10 erhöht wird (Baeke et al. 2010).

3.3.2   Vitamin D und Atemwegsinfektionen: Studienlage

In verschiedenen klinischen Studien wurden niedrige 25-OH-D-Serumspiegel mit Infektionen der oberen Atemwege (Laaksi et al. 2007; Ginde et al. 2009; Cannell et al. 2008), einschließlich der epidemischen Influenza (Cannell et al. 2006), chronisch obstruktiver Lungenerkrankung (Black und Scragg 2005) und allergischem Asthma (Litonjua und Weiss 2007) in Verbindung gebracht. Eine weitere Studie zeigte, dass bei Kindern mit schwerem Vitamin-D-Mangel (Ausgangswert 25-OH-D-Level: 7 ng/ml) die Gabe von Vitamin-D-angereicherter Milch zu einer signifikanten Reduktion akuter Atemwegsinfektionen über einen 3-monatigen Studienzeitraum führte (Camargo et al. 2012). In einer schwedischen Studie an immundefizienten Patienten bewirkte eine tägliche Einnahme von 4000 IE Vitamin D_3 über ein Jahr hinweg eine signifikante Verringerung der Infektionssymptome, eine reduzierte Gesamtzahl spezifischer Erreger in der Nasenflüssigkeit und einen geringeren Einsatz von Antibiotika im Vergleich zur Placebogruppe (Bergman et al. 2012).

Eine britische Kohortenstudie stellte fest, dass die Prävalenz von Atemwegsinfektionen ein starkes saisonales Muster aufwies, das dem Muster der 25-OH-D-Serumkonzentrationen entgegengesetzt war (Berry et al. 2011). Interessanterweise war jeder Anstieg der

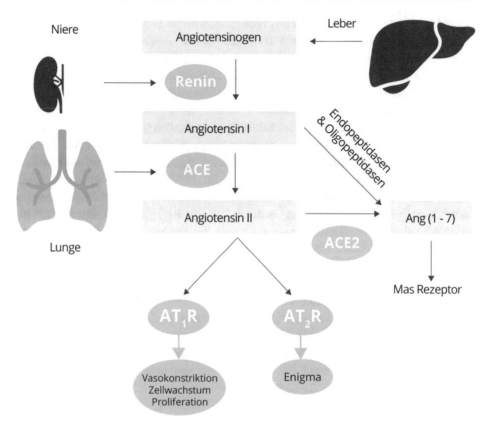

Abb. 3 Schematische Übersicht über das Renin-Angiotensin-System (RAS). Über Renin wird Angiotensinogen zu Angiotensin I umgewandelt, welches daraufhin durch das *ACE* (Angiotensinkonvertierendes Enzym) in Angiotensin II überführt wird. Mithilfe von ACE2 wird das proinflammatorische Ang-II in das antiinflammatorische Ang (1-7) umgewandelt. *AT₁R* Angiotensinrezeptor Typ 1; *AT₂R* Angiotensinrezeptor Typ 2. (Quelle: Biovis' Diagnostik MVZ GmbH)

25-OH-D-Konzentrationen im Serum um 10 nmol/l (4 ng/ml) mit einem um 7 % niedrigeren Infektionsrisiko verbunden.

Eine Metaanalyse aus dem Jahr 2017 zeigte, dass eine Vitamin-D-Supplementierung sicher und wirksam bei der Prävention akuter Atemwegsinfektionen ist (Martineau et al. 2017). Darüber hinaus fanden die Autoren heraus, dass die schützende Wirkung von Vitamin D bei Probanden mit einer anfänglichen 25-OH-D-Serumkonzentration von <25 nmol/l (<10 ng/ml) – was auf einen schweren Vitamin-D-Mangel hindeutet – stärker war als bei Probanden mit einer Ausgangskonzentration von ≥25 nmol/l (≥10 ng/ml). Zudem wurde eine schützende Wirkung von Vitamin D gegen akute Atemwegsinfektionen bei Teilnehmern beobachtet, die täglich oder wöchentlich Vitamin D erhielten (Martineau et al. 2017).

Auch in einer prospektiven Kurzzeitstudie konnte gezeigt werden, dass die Aufrechterhaltung einer 25-OH-D-Serumkonzentration von ≥38 ng/ml die Inzidenz akuter viraler

Atemwegsinfektionen und die dadurch verursachte Krankheitslast signifikant reduzierte und zu einer deutlichen Verringerung der Anzahl Krankheitstage führte (Sabetta et al. 2010).

3.3.3 Vitamin D und COVID-19

SARS-CoV-2 gehört zu den β-Coronaviren und ist ein eingekapseltes Virus, das sich mittels des Spike-Proteins (S-Protein) an die Oberflächenrezeptoren der Wirtszelle binden und mit ihr verschmelzen kann. Bei schweren Krankheitsverläufen kommt es schließlich zu Lungenentzündungen mit ARDS und Lungenödemen. Studien haben gezeigt, dass wenn das Renin-Angiotensin-System (RAS) im menschlichen Körper gestört ist, akutes Lungenversagen und Atemnotsyndrom auftreten können (Wang et al. 2019).

Das RAS ist ein komplexes Netzwerk aus verschiedenen Hormonen und Enzymen (Abb. 3), das eine entscheidende Rolle bei der Regulierung des Blutdrucks und des Flüssigkeits- und Salzgleichgewichts spielt. Angiotensin II (Ang-II) ist der zentrale biologische Akteur des RAS und bewirkt eine starke Verengung der Blutgefässe, was direkt zur Erhöhung des Blutdruckes führt. Durch seine proinflammatorischen Eigenschaften fördert Ang-II Entzündungen im ganzen Körper und seine Konzentrationen stehen in Zusammenhang mit der Schwere der Erkrankung (Marchesi et al. 2008). Ang-II vermittelt die intrazelluläre Bildung freier Radikale, die zur Gewebeschädigung beitragen, indem sie eine mitochondriale Dysfunktion fördern (Benigni et al. 2010). Ein gestörtes RAS kann zu einer unkontrollierten Produktion von Ang-II führen, was wiederum einen Zytokinsturm auslösen und dieser beispielsweise Lungenschädigungen und ARDS induzieren kann.

ACE2 (Angiotensin-konvertierendes Enzyme 2) wandelt das proinflammatorische und blutdruckerhöhende Ang-II in das entzündungshemmende und blutdrucksenkende Ang (1–7) um. ACE2 ist somit in der Lage, die schädlichen Effekte eines übermässigen Ang-II aufzuheben, wodurch es maßgeblich vor ARDS und ALI schützen kann (Zhang und Baker 2017).

SARS-CoV-2 zielt nachweislich auf ACE2 ab und dringt mithilfe seiner Spike-Proteine über diesen Rezeptor in die Wirtszelle ein (Abb. 4), wodurch ACE2 deaktiviert und seine Expression im menschlichen Körper reduziert wird (Hoffmann et al. 2020). Als Folge davon kann überschüssiges proinflammatorisches Ang-II nicht mehr von ACE2 umgewandelt werden, was zu einer massiven Störung im RAS führt und so ein Zytokinsturm ausgelöst wird, der die Lunge erheblich schädigen kann. Um ARDS und seine schweren Konsequenzen zu vermeiden, muss das RAS-Gleichgewicht wiederhergestellt werden.

Über den VDR gelangt Vitamin D (Calcitriol) ins Innere der Zelle zum Zellkern, wo es als potenter genetischer Modulator fungiert. Studien haben gezeigt, dass ein Vitamin-D-Mangel (25-OH-D-Plasmaspiegel <50 nmol/l) bei Patienten mit ARDS häufig vorkommt und dass dieser Mangel auch direkt zur Entstehung von ARDS beiträgt (Dancer et al. 2015). So fanden Wissenschaftler 2017 heraus, dass Vitamin D durch die Regulierung des RAS in der Lage ist, akute Lungenschädigungen zu lindern (Xu et al. 2017).

Untersuchungen haben gezeigt, dass Vitamin D das Gen, welches für die Produktion von Renin zuständig ist, deaktivieren kann (Li 2011). Da Renin das Enzym ist, das die

a

c Viraler Eintritt in die Zelle

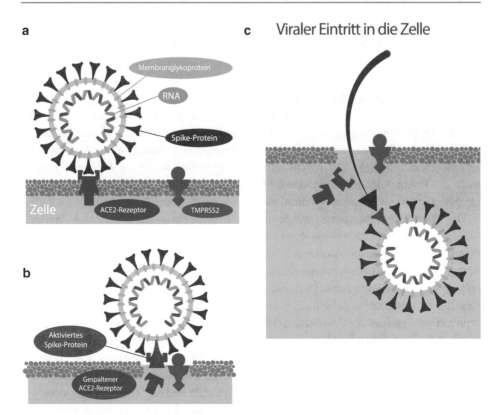

Abb. 4 **a** Spike-Proteine auf der Oberfläche des Coronavirus binden an den ACE2-Rezeptor auf der Oberfläche der Zielzelle, wodurch **b** der ACE2-Rezeptor gespalten und das Spike-Protein aktiviert wird. **c** Daraufhin kann das Coronavirus in die Zelle eindringen. *TMPRSS2* transmembrane Serinprotease 2. (Quelle: Biovis' Diagnostik MVZ GmbH)

RAS-Kaskade durch die Umwandlung von Angiotensinogen zu Ang-I in Gang setzt, wird seine Verringerung auch folglich die Produktion von Ang-II reduzieren und gleichzeitig blutdrucksenkend wirken (McMullan et al. 2017).

ACE2 ist nachweislich imstande vor schwerem akuten Lungenversagen zu schützen, und es wurde nach der SARS-Epidemie 2002 auch als potenzielle Therapie bei ARDS angesehen und in diesem Zusammenhang erforscht (Imai et al. 2005, 2008). ACE2 sollte demnach hochreguliert werden, da ein Mangel an ACE2 die COVID-19-Pathogenese verschlimmert. Studien haben gezeigt, dass Vitamin D die Expression von ACE2 auf genetischer Ebene verstärken und somit vor der Entwicklung von ALI schützen kann (Yang et al. 2016).

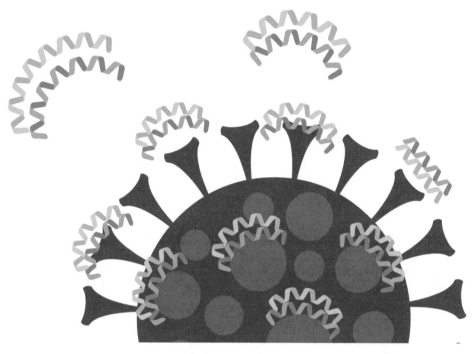

Abb. 5 Cathelicidine (*orange*) und Defensine (*blau*) heften sich an die Spike-Proteine und beschädigen die virale Hülle, indem sie die äussere Membran des Virus entfernen. Dadurch kann das Coronavirus nicht mehr in andere Zellen eindringen. (Quelle: Biovis' Diagnostik MVZ GmbH)

Das Spike-Protein des Coronavirus stellt den dritten Angriffspunkt für Vitamin D dar. Hohe Vitamin-D-Spiegel können die Produktion von Defensinen und Cathelicidinen hochregulieren, die wichtige Komponenten der angeborenen Immunität mit antimikrobiellen und immunmodulatorischen Fähigkeiten sind (Greiller und Martineau 2015). In den letzten Jahren haben sie sich als natürliche und potente Virostatika gegen verschiedene Arten von Viren erwiesen, darunter HIV-1, Influenzavirus, Synzytialvirus und Herpes-Simplex-Virus (Gwyer Findlay et al. 2013). Wie in Abb. 5 schematisch dargestellt ist, sind diese körpereigenen antiviralen Peptide in der Lage, die Spike-Proteine des Virus zu bedecken, in seine Zellmembran einzudringen und diese zu beschädigen. Dadurch werden die Spike-Proteine des Coronavirus inaktiv und das Virus ist nicht mehr imstande, Körperzellen zu infiltrieren (von Helden 2020; Hazrati et al. 2006).

Vitamin D – Fazit

Vitamin D kann über drei Wirkungsmechanismen spezifisch vor viralen Erregern schützen. Dringt das Virus in unseren Körper ein, aktiviert Vitamin D unser angeborenes Immunsystem und induziert die verstärkte Produktion von antiviralen Peptiden wie Cathelicidin und Defensin. Diese heften sich an das Virus und hindern es daran, Wirtszellen zu infiltrieren. Vitamin D unterdrückt ausserdem die Expression von Renin, wodurch die RAS-Kaskade und somit auch die übermäßige Produktion von Ang-II verhindert werden. Zusätzlich steigert Vitamin D die Expression von ACE2 auf genetischer Ebene, welches Ang-II in antiinflammatorisches Ang (1–7) umwandelt. Dadurch ist Vitamin D in der Lage, den Körper vor einem proinflammatorischen Zytokinsturm zu schützen, akute Lungenschädigung, ARDS und Lungenversagen effektiv zu verhindern und deren Folgen zu mindern.

Generell betrachtet wirkt Vitamin D (Calcitriol) immunmodulierend und hemmt die Th1-Immunantwort, indem es primär die Produktion von proinflammatorischen Zytokinen (v. a. IFN-γ und IL-2) unterdrückt. Gleichzeitig fördert es die Bildung von entzündungshemmenden Th2-Zytokinen (IL-4, IL-10) und stärkt die Bildung von regulatorischen T-Zellen.

Zahlreiche Studien haben gezeigt, dass ein Vitamin-D-Mangel den Körper anfällig macht für verschiedene Atemwegserkrankungen, Lungenentzündung und virale Infekte im Allgemeinen. Vitamin-D-Supplementierung bietet folglich eine sehr effektive, sichere, und kostengünstige Methode sich grundsätzlich vor viralen Atemwegserkrankungen sowie spezifisch vor COVID-19 zu schützen und das Risiko von Virusinfektionen massiv zu verringern.

Dosierung in der Prävention

Um das Infektionsrisiko zu verringern, wird für Menschen mit einem Risiko für Influenza und/oder anderen respiratorischen Virusinfektionen die Einnahme von 10.000 IE Vitamin D3 pro Tag für einige Wochen empfohlen, um die 25-OH-D-Konzentration rasch zu erhöhen, gefolgt von 5000 IE pro Tag. Ziel sollte es sein, die 25-OH-D-Konzentrationen über 40–60 ng/ml (100–150 nmol/l) anzuheben (Grant et al. 2020). Für die Behandlung von Menschen, die bereits an einer Atemwegserkrankung leiden oder sich mit COVID-19 infiziert haben, könnten höhere Vitamin-D3-Dosen nützlich sein (Wimalawansa 2020).

Supportive Therapie

Nach Gröber et al. (2020) werden initial (1. Tag) als Bolus 100.000 IE Vitamin D in Kombination mit 100.000 IE Vitamin A peroral gegeben. Ab dem 2. Tag erfolgt eine Dosisreduktion auf 10.000 IE Vitamin D und 10.000 IE Vitamin A täglich peroral.

▶ **Achtung Kofaktoren: Magnesium und Vitamin K2** Magnesium wird benötigt für die Umwandlung von Vitamin D in seine aktive Form (Calcitriol). Bei einer Vitamin-D-Gabe wird folglich auch der Verbrauch von Magnesium erhöht, wodurch ein Magnesiummangel entstehen kann. Deshalb sollte bei einer hohen Vitamin-D-Supplementierung auch immer Magnesium dazu gegeben werden.

Für die Verwertung von Kalzium, die durch Vitamin D gesteuert wird, ist Vitamin K2 nötig. Bei hohen Vitamin-D-Dosierungen kann folglich auch der Verbrauch von Vitamin K2 zunehmen, was zu einem Vitamin-K2-Mangel führen kann. Deshalb wird empfohlen, dass bei der Gabe von hoch dosiertem Vitamin D zusätzlich ca. 100–200 µg Vitamin K2 täglich verabreicht wird. (Verein zur Förderung ganzheitlicher Gesundheit 2014)

3.4 Zink

Für ein schlagkräftiges Immunsystem ist Zink von zentraler Bedeutung. Zink wirkt an der Aktivierung und Inaktivierung von über 300 Enzymen und Koenzymen mit, die an lebenswichtigen Zellfunktionen beteiligt sind – darunter Energiestoffwechsel, DNA-Synthese und RNA-Transkription. Das Spurenelement ist wichtig für die Aufrechterhaltung und Entwicklung von Immunzellen des angeborenen und auch des adaptiven Immunsystems (Maares und Haase 2016). Ein Zinkmangel führt zu einer Funktionsstörung der humoralen sowie der zellvermittelten Immunabwehr und erhöht die Anfälligkeit für Infektionskrankheiten (Tuerk und Fazel 2009). Im Folgenden wird anhand von Studien erörtert, inwiefern Zink einerseits durch die Unterdrückung der viralen Replikation und andererseits durch Verstärkung der Immunantwort antivirale Wirkungen ausüben und somit als adjuvante Therapie bei viralen Infektionen und bei COVID-19 im Speziellen eingesetzt werden kann.

3.4.1 Zink und seine antiviralen Wirkungen

Zink hat das Potenzial einer der Mikronährstoffe zu sein, die konsumiert werden können, um die Intensität von viralen Atemwegsinfektionen zu verringern. Erkältungskrankheiten werden v. a. durch Rhinoviren ausgelöst, die durch Tröpfchen- oder Schmierinfektion übertragen werden. Auch Corona- und Influenzaviren werden über eine solche Tröpfcheninfektion übertragen. Eine Zinksupplementierung bei Rhino- oder Influenzavirusinfektionen zeigte vielversprechende antivirale Wirkungen bei verringerter Krankheitslast (Hemilä 2015; Read et al. 2019). Die Menge an ionischem Zink, die an der Mund- und Nasenschleimhaut (Infektionsstelle) vorhanden war, korrelierte dabei positiv mit dem Studienergebnis (Eby 2010). In anderen Studien ließ sich über ionisches Zink eine Reduktion der Erkältungsdauer um 42 % erreichen (Hemila 2011).

An der Oberfläche von Rhinoviren konnten zahlreiche Bindungsstellen für Zink nachgewiesen werden. Es blockiert die Virusvermehrung und das Andocken des Virus an Rezeptoren auf Schleimhäuten, über die der Erreger in die Wirtszelle eindringt. Es konnte gezeigt werden, dass die Replikation des Coronavirus SARS-CoV durch Zink gehemmt wird (te Velthuis et al. 2010). Zudem konnten Zinkverbindungen auch das In-vitro-Replikationspotenzial des Influenzavirus reduzieren (Uchide et al. 2002). Zink kann den Eintritt von Coronaviren in die Zellen folglich verhindern und scheint generell die Virulenz des Coronavirus zu reduzieren (Phillips et al. 2017; Han et al. 2005). Deshalb kann davon ausgegangen werden, dass auch SARS-CoV-2 für die virenhemmende Wirkung von Zink empfänglich ist. Somit kann eine Zinksupplementierung nicht nur auf COVID-19-bezogene Symptome, wie Durchfall und Infektionen der unteren Atemwege, sondern auch auf das Virus selbst wirken.

Eine Zinksupplementierung bei Kindern in Entwicklungsländern reduzierte die Prävalenz von Lungenentzündungen signifikant (Bhutta et al. 1999). In-vitro-Studien haben außerdem gezeigt, dass die Supplementierung von Zink die Produktion von antiviralem IFN-α durch Leukozyten in älteren Menschen wiederherstellen und zudem IFN-γ induzieren kann, damit antivirale Wirkungen ausgeübt werden können (Cakman et al. 1997; Salas und Kirchner 1987).

3.4.2 Zink und die Immunantwort

In Studien konnte beobachtet werden, dass sich ein Zinkmangel negativ auf das Immunsystem auswirkt und dadurch die Anfälligkeit für bakterielle und virale Infektionen erhöht (Prasad 2007). Genetische Störungen des Menschen, die mit einer Zinkmalabsorption assoziiert sind, werden häufig mit schweren Pilz-, Virus- oder Bakterieninfektionen sowie mit einer Dysregulation des Immunsystems in Verbindung gebracht (Prasad et al. 1988).

In-vitro-durchgeführte Studien an der Maus haben gezeigt, dass niedrige Zinkkonzentrationen den apoptotischen Zelltod von CD4+- und CD8+-T-Zellen induzieren können (Telford und Fraker 1995), während eine höhere Zinkkonzentration diese Apoptose blockieren kann (Fraker und Telford 1997). Zinkmangel verringerte nicht nur die Anzahl der Lymphozyten, sondern beeinträchtigte auch die T- und B-Lymphozytenfunktionen und ihre proliferativen Aktivitäten (Fraker et al. 1978). In einer ähnlichen Beobachtungsreihe führte eine Zinksupplementierung zu einem höheren Anteil an CD4+- und CD3+-Zellen im peripheren Blut sowie zu einer verbesserten T-Zell-vermittelten Immunität bei supplementierten Kindern (Sazawal et al. 1997).

Zink – Fazit

Die weltweite Prävalenz von Zinkmangel wird auf etwa 20 % geschätzt, wobei der klinische Zinkmangel öfters bei älteren Menschen auftritt (Wessells und Brown 2012). Ältere Menschen infizieren sich auch häufiger mit COVID-19 und anderen respiratorischen Atemwegserkrankungen, und es gibt zahlreiche Hinweise darauf, dass u. a. ein gestörtes Zinkgleichgewicht dazu führt, dass diese Menschen anfälliger für Infektionen sind (Armitage und Nellums 2020; Kunz und Minder 2020).

Zink besitzt starke antivirale Eigenschaften und könnte daher eine kostengünstige und wirksame Zusatztherapie für einige Virusarten, darunter SARS-CoV-2, darstellen, die ein breites Spektrum von Infektionen, einschließlich Infektionen der Atemwege, auslösen können (Read et al. 2019). Die Einnahme von 45 mg Zink pro Tag über das ganze Jahr hinweg hat beispielsweise die Inzidenz von Infektionen bei älteren Menschen, die zwischen 55 und 87 Jahre alt sind, deutlich verringert (Prasad et al. 2007).

Zusammenfassend lässt sich sagen, dass die Aufrechterhaltung eines adäquaten Zinkgleichgewichts wichtig ist, um vor Mikroorganismen, einschließlich Virusinfektionen, zu schützen. So könnte die Einnahme von bis zu 50 mg Zink pro Tag einen zusätzlichen Schutzschild gegen virale Atemwegserkrankungen sowie die COVID-19-Pandemie bilden, indem die Wirtsresistenz gegen Virusinfektionen erhöht und dadurch die Krankheitslast minimiert wird. (Razzaque 2020)

Dosierung in der Prävention

Zur Vorbeugung von viralen Atemwegsinfektionen werden Tagesdosen von 15–45 mg empfohlen. Bezogen auf das Körpergewicht liegen Tagesdosen nach Gröber et al. (2020) bei 0,25–0,5 mg Zink pro kg Körpergewicht. Empfehlenswert sind Zinklutschtabletten.

Supportive Therapie

Bei manifester Erkrankung kann begleitend eine perorale Gabe von 50–100 mg Zink täglich für 10 Tage sinnvoll sein (z. B. als Zinklutschtablette).

3.5 Selen

Selen ist ein essenzieller Mikronährstoff und wirkungsvolles Antioxidans, das durch seinen Einbau in Selenoproteine, wie z. B. Glutathionperoxidasen (GPX) oder Thioredoxinreduktasen (TXNRD), biologische Wirkungen entfaltet. Selenoproteine sind an der Regulierung von reaktiven Sauerstoffspezies (ROS), vom Redoxstatus und anderen wichtigen zellulären Prozessen in fast allen Geweben und Zelltypen beteiligt (Gromer et al. 2005). Als starker Radikalfänger kann Selen somit auch die Entzündungs- und Immunreaktionen maßgeblich beeinflussen und spielt eine entscheidende Rolle bei der Abwehr von Virusinfektionen (Guillin et al. 2019).

Weltweit leiden etwa eine Milliarde Menschen an Selenmangel (<100 µg/l) (Jones et al. 2017). Die Provinz Hubei, in der COVID-19 das erste Mal aufgetreten ist, zählt zu den Selenmangelgebieten mit einem sehr geringen Selengehalt der Böden.

3.5.1 Selen und das Immunsystem

Ein Selenmangel schwächt das Immunsystem und kann mit einer erhöhten Pathogenität von Virusinfektionen assoziiert sein (Beck et al. 2001). Selen regt die Antikörperproduktion an und kann die Bildung von IFN-γ fördern (Girodon et al. 1999). Bei Selenmangel ist die Bildung von Antikörpern und Lymphozyten verringert und die Immunkompetenz beeinträchtigt (Broome et al. 2004).

Studien haben einerseits gezeigt, dass bei ausreichender Selenzufuhr die Proliferation von Lymphozyten erhöht und die Differenzierung naiver CD4[+]-T-Zellen empfänglich für die Wirkung von Zytokinen und antigenpräsentierenden Zellen ist (Pagmantidis et al. 2008; Huang et al. 2012). Wie in Abb. 6 dargestellt, kann ein Selenmangel einen Th2-Phänotyp begünstigen, während ausreichend hohe Selenlevel die Th1-Th2-Balance in Richtung eines Th1-Phänotyps verschieben (Hoffmann et al. 2010). Andererseits hat sich gezeigt, dass der Selenstatus die Aktivierung von Makrophagen beeinflusst. Es wurde be-

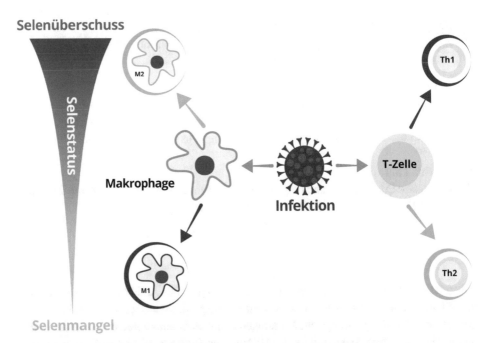

Abb. 6 Einfluss des Selenstatus auf die Immunantwort gegen Krankheitserreger. Die Abbildung zeigt, dass eine erhöhte Selenzufuhr die Proliferation und Differenzierung aktivierter CD4[+]-T-Zellen in Richtung Th1-Zellen begünstigt, während Makrophagen auf einen M2-Phänotyp ausgerichtet sind. Rote und blaue Pfeile zeigen die Verschiebung hin zu einem mehr proinflammatorischen bzw. einem mehr antiinflammatorischen Phänotyp an. (Quelle: Biovis' Diagnostik MVZ GmbH)

obachtet, dass Selenit die Produktion des entzündungshemmenden Prostaglandins erhöht, während die Bildung des proinflammatorischen Prostaglandins E2 (PGE2) in Makrophagen verringert wurde (Gandhi et al. 2011).

Eine Selensupplementierung bei Patienten mit niedrigem Selenstatus könnte somit dazu beitragen, die proinflammatorische zelluläre (Th1-Typ) Immunantwort gegen virale und bakterielle Krankheitserreger zu unterstützen, während eine übermäßige Aktivierung des Immunsystems und daraus resultierende Gewebeschäden vermieden werden, indem die Differenzierung der Makrophagen in Richtung eines eher antiinflammatorischen M2-Phänotyps gelenkt wird (Steinbrenner et al. 2015).

3.5.2 Selen und Virusinfektionen

Zu den RNA-Viren gehören bekannte humanpathogene Viren wie HIV, das Hepatitis-C-Virus, das Influenza-A-Virus, das Ebola-Virus sowie das neu aufgetretene SARS-CoV-2. Eine Virusinfektion verursacht eine erhöhte Bildung von ROS, sowohl in den Mitochondrien der Wirtszellen als auch durch einen oxidativen Burst von Phagozyten. Gleichzeitig wird die Biosynthese der wichtigsten antioxidativen Enzyme in den infizierten Zellen herunterreguliert (Molteni et al. 2014). Th1-Zytokine lösen die ROS/RNS-Produktion in virusinfizierten Wirtsgeweben aus. Ein Ungleichgewicht zwischen der ROS/RNS-Produktion und ihrem Abbau führt zu oxidativem/nitrosativem Stress, der die Replikation des Virus sowie die Mutationsrate des viralen RNA-Genoms erhöhen kann, was zu einer verstärkten Schädigung des Wirtsgewebes führt (Reshi et al. 2014). Verglichen mit dem Genom von DNA-Viren ist das Genom von RNA-Viren anfälliger für genetische Veränderungen, wodurch RNA-Viren die höchsten bekannten Mutationsraten aufweisen (Lauring et al. 2013).

Ein Selenmangel wirkt sich somit nicht nur auf die Immunantwort, sondern auch auf den viralen Erreger selbst aus. Ein ernährungsbedingter Selenmangel, der oxidativen Stress im Wirt verursacht, kann ein virales Genom so verändern, dass ein normalerweise gutartiges oder leicht pathogenes Virus im Wirt unter oxidativem Stress hochvirulent werden kann (Guillin et al. 2019). Richtungsweisende Studien von Beck et al. haben gezeigt, dass ein Selenmangel nicht nur die Pathologie einer Influenzavirusinfektion erhöhen, sondern auch Veränderungen im Genom des Coxsackievirus bewirken kann, wodurch ein avirulentes Virus aufgrund einer genetischen Mutation Virulenz erlangen kann (Beck et al. 2001, 2003).

Niedrige Selenspiegel können folglich dazu führen, dass gutartige (benigne) Virusstämme zu pathogenen Stämmen mutieren können. Dies lässt sich dadurch erklären, dass derselbe oxidative Stress, der bei einem Selenmangel verstärkt entsteht und Entzündungen verursacht, die Viren zwingt, schnell zu mutieren, damit sie überleben können. Zudem kann ein Selenmangel auch für einen schwereren Krankheitsverlauf verantwortlich sein, da sich Viren bei einem niedrigen Selenspiegel schneller im Körper vermehren und ausbreiten können (Beck 2007).

Selen – Fazit

Selen kann der Bildung freier Radikale entgegenwirken und oxidative Schäden an Zellen und Geweben verhindern (Harthill 2011). Studien haben gezeigt, dass ein Selenmangel die Pathogenität und Schwere von Infektionen durch gutartige oder leicht virulente Stämme erhöht. Somit ist Selen nicht nur wichtig, um die Th1-Immunität gegen Virusinfektionen zu stärken, sondern es scheint darüber hinaus die Entwicklung von viralen Pathogenen hin zu virulenteren Stämmen zu hemmen. Die Selensupplementierung ist hilfreich für die Prävention und Behandlung von Virusinfektionen und stellt somit v. a. für Selen-defizitäre Menschen eine wirksame, kostengünstige und allgemein verfügbare adjuvante Therapie von Atemwegserkrankungen, wie COVID-19, dar. Über die Norm hinausgehende Selenspiegel sollten allerdings vermieden werden.

Dosierung in der Prävention

Zur Vorbeugung von respiratorischen Virusinfektionen kann eine Selensupplementierung von 100–200 µg pro Tag in Form von Na-Selenit als sichere adjuvante Maßnahme angesehen werden. Dabei sollte ein gesunder Selenspiegel im Vollblut von 140–160 µg/l erreicht werden.

Supportive Therapie

Nach Gröber et al. (2020) können bei manifester Erkrankung als ergänzende Maßnahme täglich 1000 µg Na-Selenit oral nüchtern als Trinkampulle verabreicht werden (Tag 1–7). Danach wird eine Tagesdosisreduktion auf 200–500 µg Selen als Na-Selenit peroral empfohlen.

Literatur

Ahmadi Z, Ashrafizadeh M (2020) Melatonin as a potential modulator of Nrf2. Fund Clin Pharmacol 34:11–19. https://doi.org/10.1111/fcp.12498

Amarelle L, Lecuona E, Sznajder JI (2017) Anti-influenza treatment: drugs currently used and under development. Arch Bronconeumol 53:19–26. https://doi.org/10.1016/j.arbres.2016.07.004

Alam M, Bastakoti B (2015) Therapeutic Guidelines: Antibiotic. Version 15. Aust Prescr 38(4):137. https://doi.org/10.18773/austprescr.2015.049. Epub 2015 Aug 3. PMCID: PMC4653983.

Aranow C (2011) Vitamin D and the immune system. J Investig Med 59:881–886

Armitage R, Nellums LB (2020) COVID-19 and the consequences of isolating the elderly. Lancet Public Health 5(5):e256

Assiri A, Al-Tawfiq JA, Al-Rabeeah AA, Al-Rabiah FA, Al-Hajjar S, Al-Barrak A et al (2013) Epidemiological, demographic, and clinical characteristics of 47 cases of Middle East respiratory syndrome coronavirus disease from Saudi Arabia: a descriptive study. Lancet Infect Dis 13:752–761. https://doi.org/10.1016/S1473-3099(13)70204-4

Baeke F, Takiishi T, Korf H, Gysemans C, Mathieu C (2010) Vitamin D: modulator of the immune system. Curr Opin Pharmacol 10:482–496

Bazyar H, Gholinezhad H, Moradi L, Salehi P et al (2019) The effects of melatonin supplementation in adjunct with non-surgical periodontal therapy on periodontal status, serum melatonin and inflammatory markers in type 2 diabetes mellitus patients with chronic periodontitis: a double-blind, placebo-controlled trial. Inflammopharmacology 27:67–76. https://doi.org/10.1007/s10787-018-0539-0

Beck MA (2007) Selenium and vitamin E status: impact on viral pathogenicity. J Nutr 137(5):1338–1340. https://doi.org/10.1093/jn/137.5.1338

Beck MA, Nelson HK, Shi Q, Van Dael P et al (2001) Selenium deficiency increases the pathology of an influenza virus infection. FASEB J 15:1481–1483

Beck MA et al (2003) Selenium deficiency and viral infection. J Nutr 133(5 Suppl 1):1463S–1467S. https://doi.org/10.1093/jn/133.5.1463S

Behzadi MA, Leyva-Grado VH (2019) Overview of current therapeutics and novel candidates against influenza, respiratory syncytial virus, and Middle East respiratory syndrome coronavirus infections. Front Microbiol. https://doi.org/10.3389/fmicb.2019.01327

Benigni A, Cassis P, Remuzzi G (2010) Angiotensin II revisited: new roles in inflammation, immunology and aging. EMBO Mol Med 2(7):247–257. https://doi.org/10.1002/emmm.201000080

Bergman P, Norlin A-C, Hansen S, Rekha RS et al (2012) Vitamin D3 supplementation in patients with frequent respiratory tract infections: a randomised and double-blind intervention study. BMJ Open:2. https://doi.org/10.1136/bmjopen-2012-001663

Berry DJ, Hesketh K, Power C, Hyppönen E (2011) Vitamin D status has a linear association with seasonal infections and lung function in British adults. Br J Nutr 106:1433–1440

Bhutta ZA, Black RE, Brown KH, Gardner JM, Gore S et al (1999) Prevention of diarrhea and pneumonia by zinc supplementation in children in developing countries: pooled analysis of randomized controlled trials. Zinc Investigators' Collaborative Group. J Pediatr 135:689–697

Black PN, Scragg R (2005) Relationship between serum 25-hydroxyvitamin d and pulmonary function in the third national health and nutrition examination survey. Chest 128:3792–3798

Boga JA, Coto-Montes A, Rosales-Corral SA, Tan D-X, Reiter RJ (2012) Beneficial actions of melatonin in the management of viral infections: a new use for this "molecular handyman"? Rev Med Virol 22:323–338. https://doi.org/10.1002/rmv.1714

Boonstra A et al (2001) 1alpha,25-Dihydroxyvitamin d3 has a direct effect on naive CD4(PLUS_SPI) T cells to enhance the development of Th2 cells. J Immunol 167(9):4974–4980

Borchardt RA, Rolston KV (2012) Respiratory tract infections: emerging viral pathogens. JAAPA 25:19–20

Bouillon R, Marcocci C, Carmeliet G, Bikle D et al (2019) Skeletal and extraskeletal actions of vitamin D: current evidence and outstanding questions. Endocr Rev 40:1109–1151

Bourne RS, Mills GH, Minelli C (2008) Melatonin therapy to improve nocturnal sleep in critically ill patients: encouraging results from a small randomised controlled trial. Crit Care 12:R52. https://doi.org/10.1186/cc6871

Boxer LA, Vanderbilt B, Bonsib S, Jersild R, Yang HH, Baehner RL (1979) Enhancement of chemotactic response and microtubule assembly in human leukocytes by ascorbic acid. J Cell Physiol 100:119–126. https://doi.org/10.1002/jcp.1041000112

Broome CS, McArdle F, Kyle JA, Andrews F, Lowe NM et al (2004) An increase in selenium intake improves immune function and poliovirus handling in adults with marginal selenium status. Am J Clin Nutr 80(1):154–162. https://doi.org/10.1093/ajcn/80.1.154

Cakman I, Kirchner H, Rink L (1997) Zinc supplementation reconstitutes the production of interferon-alpha by leukocytes from elderly persons. J Interferon Cytokine Res 17:469–472

Camargo CA, Ganmaa D, Frazier AL, Kirchberg FF et al (2012) Randomized trial of vitamin D supplementation and risk of acute respiratory infection in Mongolia. Pediatrics 130:e561–e567. https://doi.org/10.1542/peds.2011-3029

Cannell JJ, Vieth R, Umhau JC, Holick MF et al (2006) Epidemic influenza and vitamin D. Epidemiol Infect 134:1129–1140. https://doi.org/10.1017/S0950268806007175

Cannell JJ, Vieth R, Willett W, Zasloff M et al (2008) Cod liver oil, vitamin A toxicity, frequent respiratory infections, and the vitamin D deficiency epidemic. Ann Otol Rhinol Laryngol 117:864–870

Cantorna MT (2011) Mechanisms underlying the effect of vitamin D on the immune system. Proc Nutr Soc 69:286–289. https://doi.org/10.1017/S0029665110001722

Centers for Disease Control and Prevention (2017) Middle East respiratory syndrome (MERS). Available at: https://www.cdc.gov/coronavirus/mers/index.html

Centers for Disease Control and Prevention (2018) Summary of the 2017-2018 Influenza season. https://archive.cdc.gov/#/details?url=https://www.cdc.gov/flu/about/season/flu-season-2017-2018.htm

Chen H et al (2019) Myricetin inhibits NLRP3 inflammasome activation via reduction of ROS-dependent ubiquitination of ASC and promotion of ROS-independent NLRP3 ubiquitination. Toxicol Appl Pharmacol 365:19

Chen S et al (2007) Modulatory effects of 1,25-dihydroxyvitamin D3 on human B cell differentiation. J Immunol 179(3):1634–1647

Chen Y, Liu Q, Guo D (2020) Coronaviruses: genome structure, replication, and pathogenesis. J Med Virol 92(4):418–423. https://doi.org/10.1002/jmv.25681

Cheng RZ (2020) Can early and high intravenous dose of vitamin C prevent and treat coronavirus disease 2019 (COVID-19)? Med Drug Dis. https://doi.org/10.1016/j.medidd.2020.100028

Choe J, Kim S (2017) Quercetin and ascorbic acid suppress fructose-induced NLRP3 inflammasome activation by blocking intracellular shuttling of TXNIP in human macrophage cell lines. Inflammation 40:980–994. https://doi.org/10.1007/s10753-017-0542-4

World Health Organization (2020. Coronavirus disease 2019 (COVID-19): situation report – 36.), Geneva. https://www.who.int/docs/default-source/coronaviruse/situation-reports/20200225-sitrep-36-covid-19.pdf?sfvrsn=2791b4e0_2. Accessed: 25.02.2020

Cui J, Li F, Shi Z-L (2019) Origin and evolution of pathogenic coronaviruses. Nat Rev Microbiol 17:181–192. https://doi.org/10.1038/s41579-018-0118-9

Da Cunha Pedrosa AM, Weinlich R, Mognol GP, Robbs BK et al (2010) Melatonin protects CD4 PLUS_SPI T cells from activation-induced cell death by blocking NFAT-mediated CD95 ligand upregulation. J Immunol 184:3487–3494. https://doi.org/10.4049/jimmunol.0902961

Dancer RC, Parekh D, Lax S et al (2015) Vitamin D deficiency contributes directly to the acute respiratory distress syndrome (ARDS). Thorax 70(7):617–624. https://doi.org/10.1136/thoraxjnl-2014-206680

De Grooth HJ, Manubulu-Choo WP et al (2018) Vitamin C pharmacokinetics in critically ill patients: a randomized trial of four iv regimens. Chest 153:1368–1377. https://doi.org/10.1016/j.chest.2018.02.025

DeLuca HF (2004) Overview of general physiologic features and functions of vitamin D. Am J Clin Nutr 80(6 Suppl):1689S–1696S. Review

Eby GA (2010) Zinc lozenges as cure for the common cold – a review and hypothesis. Med Hypotheses 74:482–492

Enjuanes L, Zuniga S, Castano-Rodriguez C, Gutierrez-Alvarez J, Canton J, Sola I (2016) Molecular basis of coronavirus virulence and vaccine development. Adv Virus Res 96:245–286. https://doi.org/10.1016/bs.aivir.2016.08.003

Erbelding EJ, Post DJ, Stemmy EJ, Roberts PC, Augustine AD, Ferguson S et al (2018) A universal influenza vaccine: the strategic plan for the National Institute of Allergy and Infectious Diseases. J Infect Dis 218:347–354. https://doi.org/10.1093/infdis/jiy103

Fabbri A, Infante M, Ricordi C (2020) Editorial – vitamin D status: a key modulator of innate immunity and natural defense from acute viral respiratory infections. Eur Rev Med Pharmacol Sci 24:4048–4052

Fauci AS, Lane HC, Redfield RR (2020) Covid-19 – navigating the uncharted. N Engl J Med 382(13). https://doi.org/10.1056/NEJMe2002387

Ferkol T, Schraufnagel D (2014) The global burden of respiratory disease. Ann Am Thorac Soc 11:404–406. https://doi.org/10.1513/AnnalsATS.201311-405PS

Fraker PJ, Telford WG (1997) A reappraisal of the role of zinc in life and death decisions of cells. Proc Soc Exp Biol Med 215:229–236

Fraker PJ, DePasquale-Jardieu P, Zwickl CM, Luecke RW (1978) Regeneration of T-cell helper function in zinc- deficient adult mice. Proc Natl Acad Sci USA 75:5660–5664

Gandhi UH, Kaushal N, Ravindra KC, Hegde S et al (2011) Selenoprotein-dependent up-regulation of hematopoietic prostaglandin D2 synthase in macrophages is mediated through the activation of peroxisome proliferator-activated receptor (PPAR) gamma. J Biol Chem 286(31):27471–27482

Gasmi A, Noor S, Tippairote T et al (2020) Individual risk management strategy and potential therapeutic options for the COVID-19 pandemic. Clin Immunol. https://doi.org/10.1016/j.clim.2020.108409

Ginde AA, Mansbach JM, Camargo CA (2009) Association between serum 25-hydroxyvitamin D level and upper respiratory tract infection in the Third National Health and Nutrition Examination Survey. Arch Intern Med 169:384–390. https://doi.org/10.1001/archinternmed.2008.560

Girodon F, Galan P, Monget AL, Boutron-Ruault MC et al (1999) Impact of trace elements and vitamin supplementation on immunity and infections in institutionalized elderly patients: a randomized controlled trial. MIN.VIT.AOX. Geriatric Network. Arch Intern Med 159:748–754

Gitto E, Reiter RJ, Cordaro SP et al (2004) Oxidative and inflammatory parameters in respiratory distress syndrome of preterm newborns: beneficial effects of melatonin. Am J Perinatol 21:209–216. https://doi.org/10.1055/s-2004-828610

Gombart AF, Borregaard N, Koeffler HP (2005) Human cathelicidin antimicrobial peptide (CAMP) gene is a direct target of the vitamin D receptor and is strongly up-regulated in myeloid cells by 1,25-dihydroxyvitamin D3. FASEB J. 19:1067–1077. https://doi.org/10.1096/fj.04-3284com

Grant WB, Lahore H, McDonnell SL et al (2020) Evidence that vitamin D supplementation could reduce risk of influenza and COVID-19 infections and deaths. Nutrients 12(4):988. https://doi.org/10.3390/nu12040988

Gregori S et al (2001) Regulatory T cells induced by 1 alpha,25-dihydroxyvitamin D3 and mycophenolate mofetil treatment mediate transplantation tolerance. J Immunol 167(4):1945–1953

Greiller CL, Martineau AR (2015) Modulation of the immune response to respiratory viruses by vitamin D. Nutrients 7(6):4240–4270. https://doi.org/10.3390/nu7064240

Griffiths C, Drews SJ, Marchant DJ (2017) Respiratory syncytial virus: infection, detection, and new options for prevention and treatment. Clin Microbiol Rev 30:277–319. https://doi.org/10.1128/CMR.00010-16

Gröber U, Kisters K, Corona, Influenza & Co (2020) Wie ich mein Immunsystem effektiv mit Mikronährstoffen stärke – ein Patientenratgeber. Wissenschaftliche Verlagsgesellschaft, Stuttgart, S 24

Gromer S, Eubel JK, Lee BL, Jacob J (2005) Human selenoproteins at a glance. Cell Mol Life Sci 62(21):2414–2437

Guillin OM, Vindry C, Ohlmann T, Chavatte L (2019) Selenium, selenoproteins and viral infection. Nutrients 11:2101

Gwyer Findlay E, Currie SM, Davidson DJ (2013) Cationic host defence peptides: potential as antiviral therapeutics. BioDrugs 27(5):479–493. https://doi.org/10.1007/s40259-013-0039-0

Han Y-S et al (2005) Papain-like protease 2 (PLP2) from severe acute respiratory syndrome coronavirus (SARS-CoV): expression, purification, characterization, and inhibition. Biochemistry 44(30):10349

Hardeland R (2018) Melatonin and inflammation – story of a double-edged blade. J Pineal Res 65(4):e12525. https://doi.org/10.1111/jpi.12525

Harthill M (2011) Review: micronutrient selenium deficiency influences evolution of some viral infectious diseases. Biol Trace Elem Res 143:1325–1336. https://doi.org/10.1007/s12011-011-8977-1

Hazrati E, Galen B, Lu W, Wang W, Ouyang Y et al (2006) Human α- and β-defensins block multiple steps in herpes simplex virus infection. J Immunol 177(12):8658–8666. https://doi.org/10.4049/jimmunol.177.12.8658

Heinsberg-Corona Studie: Pressekonferenz zu Zwischenergebnissen, vorgestellt am 09.04.2020. www.land.nrw/sites/default/files/asset/document/zwischenergebnis_covid19_case_study_gangelt.pdf

Von Helden R (2020) Coronavirus – Abwehr mit Vitamin D? https://www.youtube.com/watch?v=XFEtscQFeoU&feature=youtu.be. Zugegriffen am 13.02.2020

Hemilä H (1997) Vitamin C intake and susceptibility to pneumonia. Pediatr Infect Dis J 16:836–837

Hemila H (2011) Zinc lozenges may shorten the duration of colds: a systematic review. Open Respir Med J 5:51–58

Hemilä H (2015) Common cold treatment using zinc. JAMA 314:730

Hemilä H, Chalker E (2019) Vitamin C can shorten the length of stay in the ICU: a meta-analysis. Nutrients 11(4):708. https://doi.org/10.3390/nu11040708

Hemilä H, Douglas RM (1999) Vitamin C and acute respiratory infections. Int J Tuberc Lung Dis 3:756–761

Heylen E, Neyts J, Jochmans D (2017) Drug candidates and model systems in respiratory syncytial virus antiviral drug discovery. Biochem Pharmacol 127:1–12. https://doi.org/10.1016/j.bcp.2016.09.014

Hoffmann FW, Hashimoto AC, Shafer LA, Dow S, Berry MJ, Hoffmann PR (2010) Dietary selenium modulates activation and differentiation of CD4 PLUS_SPI T cells in mice through a mechanism involving cellular free thiols. J Nutr 140(6):1155–1161

Hoffmann H, Kleine-Weber H, Schroeder S et al (2020) SARS-CoV-2 cell entry depends on ACE2 and TMPRSS2 and is blocked by a clinically proven protease inhibitor. Cell 181(2):271–280

Holick MF (2017) The vitamin D deficiency pandemic: approaches for diagnosis, treatment and prevention. Rev Endocr Metab Disord 18:153–165

Holick MF et al (1997) Photobiology of vitamin D. In: Vitamin D, S 33–39

Huang S-H, Cao X-J, Liu W, Shi X-Y, Wei W (2010) Inhibitory effect of melatonin on lung oxidative stress induced by respiratory syncytial virus infection in mice. J Pineal Res 48:109–116. https://doi.org/10.1111/j.1600-079X.2009.00733.x

Huang Z, Rose AH, Hoffmann PR (2012) The role of selenium in inflammation and immunity: from molecular mechanisms to therapeutic opportunities. Antioxid Redox Signal 16(7):705–743

Imai Y, Kuba K, Rao S, Huan Y, Guo F, Guan B et al (2005) Angiotensin-converting enzyme 2 protects from severe acute lung failure. Nature 436(7047):112–116. https://doi.org/10.1038/nature03712

Imai Y, Kuba K, Penninger JM (2008) Lessons from SARS: a new potential therapy for acute respiratory distress syndrome (ARDS) with angiotensin converting enzyme 2 (ACE2). Masui 57(3):302–310

International Society for Influenza and other Respiratory Viral Diseases (2018) Prevention and treatment of respiratory viral infections: presentations on antiviral, traditional therapies and host-directed interventions at the 5th ISIRV antiviral group conference. Meeting report. Antiviral Res 149:118–142. https://doi.org/10.1016/j.antiviral.2017.11.013

Jones GD, Droz B, Greve P, Gottschalk P, Poffet D et al (2017) Selenium deficiency risk predicted to increase under future climate change. Proc Natl Acad Sci. https://doi.org/10.1073/pnas.1611576114

Jorquera PA, Tripp RA (2017) Respiratory syncytial virus: prospects for new and emerging therapeutics. Expert Rev Respir Med 11:609–615. https://doi.org/10.1080/17476348.2017.1338567

Kim YI, Pareek R, Murphy R, Harrison L, Farrell E, Cook R et al (2017) The antiviral effects of RSV fusion inhibitor, MDT-637, on clinical isolates, vs its achievable concentrations in the human respiratory tract and comparison to ribavirin. Influenza Other Respir Viruses 11:525–530. https://doi.org/10.1111/irv.12503

Kunz R, Minder M (2020) COVID-19 pandemic: palliative care for elderly and frail patients at home and in residential and nursing homes. Swiss Med Weekly 150:w20235

Laaksi I, Ruohola J-P, Tuohimaa P, Auvinen A et al (2007) An association of serum vitamin D concentrations < 40 nmol/L with acute respiratory tract infection in young Finnish men. Am J Clin Nutr 86:714–717

Lauring AS, Frydman J, Andino R (2013) The role of mutational robustness in RNA virus evolution. Nat Rev Microbiol 11:327–336

Lemire JM, Adams JS, Kermani-Arab V, Bakke AC, Sakai R, Jordan SC (1985) 1,25-Dihydroxyvitamin D3 suppresses human T helper/inducer lymphocyte activity in vitro. J Immunol 134:3032–3035

Li YC (2011) Chapter 40 – vitamin D and the renin-angiotensin system. In: Vitamin D, 3. Aufl., S 707–723. https://doi.org/10.1016/B978-0-12-381978-9.10040-X

Litonjua AA, Weiss ST (2007) Is vitamin D deficiency to blame for the asthma epidemic? J Allergy Clin Immunol 120:1031–1035. https://doi.org/10.1016/j.jaci.2007.08.028

Liu PT, Stenger S, Li H, Wenzel L, Tan BH, Krutzik SR et al (2006) Toll-like receptor triggering of a vitamin D-mediated human antimicrobial response. Science 311:1770–1773. https://doi.org/10.1126/science.1123933

Liu Y, Yang Y, Zhang C, Huang F, Wang F, Yuan J et al (2020) Clinical and biochemical indexes from 2019-nCoV infected patients linked to viral loads and lung injury. Sci China Life Sci. https://doi.org/10.1007/s11427-020-1643-8

Maares M, Haase H (2016) Zinc and immunity: an essential interrelation. Arch Biochem Biophys 611:58–65. https://doi.org/10.1016/j.abb.2016.03.022

Manning J, Mitchell B, Appadurai DA, Shakya A et al (2013) Vitamin C promotes maturation of t-cells. Antioxid Redox Signal 19:2054–2067. https://doi.org/10.1089/ars.2012.4988

Marchesi C, Paradis P, Schiffrin EL (2008) Role of the renin-angiotensin system in vascular inflammation. Trends Pharmacol Sci 29:367–374

Martineau AR, Jolliffe DA, Hooper RL, Greenberg L et al (2017) Vitamin D supplementation to prevent acute respiratory tract infections: systematic review and meta-analysis of individual participant data. BMJ 356:i6583

McMullan CL, Borgi L, Curhan GC et al (2017) The effect of vitamin D on renin-angiotensin system activation and blood pressure: a randomized control trial. J Hypertens 35(4):822–829. https://doi.org/10.1097/HJH.0000000000001220

Mehta P, McAuley DF, Brown M, Sanchez E, Tattersall RS et al (2020) COVID-19: consider cytokine storm syndromes and immunosuppression. Lancet 395(10229):1033–1034. https://doi.org/10.1016/S0140-6736(20)30628-0

Memish ZA, Zumla AI, Assiri A (2013) Middle East respiratory syndrome coronavirus infections in health care workers. N Engl J Med 369:884–886. https://doi.org/10.1056/NEJMc1308698

Miller SC, Pandi-Perumal SR, Esquifino AI, Cardinali DP, Maestroni GJM (2006) The role of melatonin in immuno-enhancement: potential application in cancer. Int J Exp Pathol 87:81–87. https://doi.org/10.1111/j.0959-9673.2006.00474.x

Mo Y, Fisher D (2016) A review of treatment modalities for Middle East respiratory syndrome. J Antimicrob Chemother 71:3340–3350. https://doi.org/10.1093/jac/dkw338

Modjarrad K (2016) Treatment strategies for Middle East respiratory syndrome coronavirus. J Virus Erad 2:1–4

Molteni CG, Principi N, Esposito S (2014) Reactive oxygen and nitrogen species during viral infections. Free Radic Res 48:1163–1169

Nordlund JJ, Lerner AB (1977) The effects of oral melatonin on skin color and on the release of pituitary hormones. J Clin Endocrinol Metab 45:768–774. https://doi.org/10.1210/jcem-45-4-768

Padayatty SJ, Levine M (2016) Vitamin C: the known, the unknown, and goldilocks. Oral Dis 22:463–493. https://doi.org/10.1111/odi.12446

Paden CR, Yusof M, Al Hammadi ZM, Queen K, Tao Y, Eltahir YM et al (2018) Zoonotic origin and transmission of Middle East respiratory syndrome coronavirus in the UAE. Zoonoses Public Health 65:322–333. https://doi.org/10.1111/zph.12435

Pagmantidis V, Méplan C, van Schothorst EM, Keijer J, Hesketh JE (2008 Jan) Supplementation of healthy volunteers with nutritionally relevant amounts of selenium increases the expression of lymphocyte protein biosynthesis genes. Am J Clin Nutr 87(1):181–189

Palmer MT, Lee YK, Maynard CL, Oliver JR, Bikle DD, Jetten AM, Weaver CT (2011) Lineage-specific effects of 1,25-dihydroxyvitamin D3 on the development of effector CD4 T cells. J Biol Chem 286:997–1004

Patel V, Dial K, Wu J, Gauthier AG, Wu W, Lin M et al (2020) Dietary antioxidants significantly attenuate hyperoxia-induced acute inflammatory lung injury by enhancing macrophage function via reducing the accumulation of airway HMGB1. Int J Mol Sci 21(3):977. https://doi.org/10.3390/ijms21030977

Phillips JM et al (2017) Neurovirulent murine coronavirus JHM.SD uses cellular zinc metalloproteases for virus entry and cell-cell fusion. J Virol 91(8)

Pieri C, Marra M, Moroni F et al (1994) Melatonin: a peroxyl radical scavenger more effective than vitamin E. Life Sci 55(15):PL271–PL276. https://doi.org/10.1016/0024-3205(94)00666-0

Prasad AS (2007) Zinc: mechanisms of host defense. J Nutr 137:1345–1349

Prasad AS, Meftah S, Abdallah J, Kaplan J et al (1988) Serum thymulin in human zinc deficiency. J Clin Invest 82:1202–1210

Prasad AS, Beck FW, Bao B, Fitzgerald JT et al (2007) Zinc supplementation decreases incidence of infections in the elderly: effect of zinc on generation of cytokines and oxidative stress. Am J Clin Nutr 85:837–844

Prietl B, Treiber G, Pieber TR, Amrein K (2013) Vitamin D and immune function. Nutrients 5:2502–2521

Putri W, Muscatello DJ, Stockwell MS, Newall AT (2018) Economic burden of seasonal influenza in the United States. Vaccine 36:3960–3966. https://doi.org/10.1016/j.vaccine.2018.05.057

Ramanathan B, Davis EG, Ross CR, Blecha F (2002) Cathelicidins: microbicidal activity, mechanisms of action, and roles in innate immunity. Microbes Infect 4:361–372. https://doi.org/10.1016/S1286-4579(02)01549-6

Razzaque MS (2020) COVID-19 pandemic: can maintaining optimal zinc balance enhance host resistance? Preprints:2020040006. https://doi.org/10.20944/preprints202004.0006.v1

Read SA, Obeid S, Ahlenstiel C, Ahlenstiel G (2019) The role of zinc in antiviral immunity. Adv Nutr 10:696–710

Reiter RJ, Ma Q, Sharma R (2020a) Treatment of Ebola and other infectious diseases: melatonin "goes viral". Melatonin Res 3:43–57. https://doi.org/10.32794/mr11250047

Reiter RJ, Ma Q, Sharma R (2020b) Melatonin in mitochondria: mitigating clear and present dangers. Physiology 35:86–95. https://doi.org/10.1152/physiol.00034.2019

Reshi ML, Su YC, Hong JR (2014) RNA viruses: ROS-mediated cell death. Int J Cell Biol 2014:467452

Van Riel D, Munster VJ, De Wit E et al (2006) H5N1 virus attachment to lower respiratory tract. Science 312(5772):399. https://doi.org/10.1126/science.1125548

Rigby WF, Waugh MG (1992) Decreased accessory cell function and costimulatory activity by 1,25-dihydroxyvitamin D3-treated monocytes. Arthritis Rheum 35:110–119. https://doi.org/10.1002/art.1780350117

Rothan AH, Byraredd SN (2020) The epidemiology and pathogenesis of coronavirus disease (COVID-19) outbreak. J Autoimmun. https://doi.org/10.1016/j.jaut.2020.102433

Sabetta JR, DePetrillo P, Cipriani RJ, Smardin J et al (2010) Serum 25-hydroxyvitamin d and the incidence of acute viral respiratory tract infections in healthy adults. PLoS One 5:e11088

Salas M, Kirchner H (1987) Induction of interferon-gamma in human leukocyte cultures stimulated by Zn2 PLUS_SPI . Clin Immunol Immunopathol 45:139–142

Sanchez-Lopez AL, Ortiz GG, Pacheco-Moises FP et al (2018) Efficacy of melatonin on serum pro-inflammatory cytokines and oxidative stress markers in relapsing remitting multiple sclerosis. Arch Med Res 49:391–398. https://doi.org/10.1016/j.arcmed.2018.12.004

Sarma JV, Ward PA (2011) Oxidants and redox signaling in acute lung injury. Compr Physiol 1:1365–1381. https://doi.org/10.1002/cphy.c100068

Sazawal S, Jalla S, Mazumder S, Sinha A, Black RE, Bhan MK (1997) Effect of zinc supplementation on cell-mediated immunity and lymphocyte subsets in preschool children. Indian Pediatr 34:589–597

Schoeman D, Fielding BC (2019) Coronavirus envelope protein: current knowledge. Virol J 16:69. https://doi.org/10.1186/s12985-019-1182-0

Silvestri M, Rossi GA (2013) Melatonin: its possible role in the management of viral infections – a brief review. Ital J Pediatr 39:61

Steinbrenner H, Al-Quraishy S, Dkhill MA et al (2015) Dietary selenium in adjuvant therapy of viral and bacterial infections. Adv Nutr 6(1):73–82. https://doi.org/10.3945/an.114.007575

Sun C-K, Lee F-Y, Kao Y-H, Chiang H-J et al (2015) Systemic combined melatonin-mitochondria treatment improves acute respiratory distress syndrome in the rat. J Pineal Res 58:137–150. https://doi.org/10.1111/jpi.12199

Tang J et al (2009) Calcitriol suppresses antiretinal autoimmunity through inhibitory effects on the Th17 effector response. J Immunol 182(8):4624–4632

Tedros A (2020) Ghebreyesus: WHO Director-General's opening remarks at the media briefing on COVID-19

Telford WG, Fraker PJ (1995) Preferential induction of apoptosis in mouse CD4 PLUS_SPI CD8 PLUS_SPI alpha beta TCRloCD3 epsilon lo thymocytes by zinc. J Cell Physiol 164:259–270

Tuerk MJ, Fazel N (2009) Zinc deficiency. Curr Opin Gastroenterol 25:136–143. https://doi.org/10.1097/MOG.0b013e328321b

Uchide N, Ohyama K, Bessho T, Yuan B, Yamakawa T (2002) Effect of antioxidants on apoptosis induced by influenza virus infection: inhibition of viral gene replication and transcription with pyrrolidine dithiocarbamate. Antiviral Res 56:207–217

Valko M, Leibfritz D, Moncol J, Cronin MT, Mazur M, Telser J (2007) Free radicals and antioxidants in normal physiological functions and human disease. Int J Biochem Cell Biol 39:44–84. https://doi.org/10.1016/j.biocel.2006.07.001

Vasarhelyi B, Satori A, Olajos F et al (2011) Low vitamin D levels among patients at Semmelweis University: retrospective analysis during a one-year period. Orv Hetil 152:1272–1277

Te Velthuis AJ, Van den Worm SH, Sims AC, Baric RS, Snijder EJ, Van Hemert MJ (2010) Zn(2+) inhibits coronavirus and arterivirus RNA polymerase activity in vitro and zinc ionophores block the replication of these viruses in cell culture. PLoS Pathog 6:e1001176. https://doi.org/10.1371/journal.ppat.1001176

Verity R, Okell LC, Dorigattim I, Winskill P (2020) Estimates of the severity of coronavirus disease 2019: a model-based analysis. Lancet. https://doi.org/10.1016/S1473-3099(20)30243-7

Verein zur Förderung ganzheitlicher Gesundheit. Vitamin D hochdosiert. (2014) Dr. Schweikart Verlag. https://www.vitamind.net/hochdosiert

Vohra K, Khan AJ, Telang V, Rosenfeld W, Evans HE (1990) Improvement of neutrophil migration by systemic Vitamin C in neonates. J Perinatol 10:134–136

Wang D, Chai XQ, Magnussen CG et al (2019) Renin-angiotensin-system, a potential pharmacological candidate, in acute respiratory distress syndrome during mechanical ventilation. Pulm Pharmacol Ther 58:101833. https://doi.org/10.1016/j.pupt.2019.101833

Wang T, Nestel FP, Bourdeau V, Nagai Y, Wang Q et al (2004) Cutting edge: 1,25-Dihydroxyvitamin D3 is a direct inducer of antimicrobial peptide gene expression. J Immunol 173:2909–2912

Wernery U, Lau SK, Woo PC (2017) Middle East respiratory syndrome (MERS) coronavirus and dromedaries. Vet J 220:75–79. https://doi.org/10.1016/j.tvjl.2016.12.020

Wessells KR, Brown KH (2012) Estimating the global prevalence of zinc deficiency: results based on zinc availability in national food supplies and the prevalence of stunting. PLoS One 7:e50568

White JH (2012) Vitamin D metabolism and signaling in the immune system. Rev Endocr Metab Disord 13:21–29

Wimalawansa SJ (2020) COVID-19 might be fought by 2 doses of Vitamin D (200,000-300,000 IU each). Eur J Biomed Pharm Sci 7(2020):432–438

De Wit E, Van Doremalen N, Falzarano D, Munster VJ (2016) SARS and MERS: recent insights into emerging coronaviruses. Nat Rev Microbiol 14:523–534

World Health Organization (2004) The world health report 2004 – changing. History:120–124. isbn 92-4-156265-X.

World Health Organization (2017) Influenza in focus: up to 650000 people die of respiratory diseases linked to seasonal flu each year. https://www.who.int/news/item/13-12-2017-up-to-650-000-people-die-of-respiratory-diseases-linked-to-seasonal-flu-each-year. Accessed: 14.01.2024

World Health Organization (2019) Clinical management of severe acute respiratory infection when MESR-CoV infection is suspected: interim guidance. https://iris.who.int/handle/10665/178529. Accessed: 14.01.2024

World Health Organization. Pneumonia of unknown cause – China: disease outbreak news (2020), Geneva, (https://www.who.int/csr/don/05-january-2020-pneumonia-of-unknown-cause-china/en/). Accessed: 05.01.2020

World Health Organization (2020) Statement on the second meeting of the International Health Regulations (2005) Emergency Committee regarding the outbreak of novel coronavirus (2019-nCoV)

Wu X, Ji H, Wang Y, Gu C, Gu W, Hu L, Zhu L (2019) Melatonin alleviates radiation-induced lung injury via regulation of miR-30e/NLRP3 axis. Oxidative Med Cell Longev 2019:4087298. https://doi.org/10.1155/2019/4087298

Xing Y, Proesmans M (2019) New therapies for acute RSV infections: where are we? Eur J Pediatr 68:18–26. https://doi.org/10.1007/s00431-018-03310-7

Xu J, Yang J, Chen J, Luo Q et al (2017) Vitamin D alleviates lipopolysaccharide-induced acute lung injury via regulation of the renin-angiotensin system. Mol Med Rep 16(5):7432–7438. https://doi.org/10.3892/mmr.2017.7546

Yang J, Zhang H, Xu J (2016) Effect of vitamin D on ACE2 and vitamin D receptor expression in rats with LPS-induced acute lung injury. Chin J Emerg 25(12). https://doi.org/10.3760/cma.j.issn.1671-0282.2016.12.016

Yip TF, Selim ASM, Lian I, Lee SM (2018) Advancements in host-based interventions for influenza treatment. Front Immunol 9:1547. https://doi.org/10.3389/fimmu.2018.01547

Zarezadeh M, Khorshidi M, Emami M et al (2019) Melatonin supplementation and pro-inflammatory mediators: a systematic review and meta-analysis of clinical trials. Eur J Nutr. https://doi.org/10.1007/s00394-019-02123-0

Zdrenghea MT, Makrinioti H, Bagacean C, Bush A, Johnston SL, Stanciu LA (2017) Vitamin D modulation of innate immune responses to respiratory viral infections. Rev Med Virol:27. https://doi.org/10.1002/rmv.1909

Zhang H, Baker A (2017) Recombinant human ACE2: acing out angiotensin II in ARDS therapy. Crit Care 21:305. https://doi.org/10.1186/s13054-017-1882-z

Zhang R, Wang X, Ni L, Di X et al (2020) COVID-19: melatonin as a potential adjuvant treatment. Life Sci 17. https://doi.org/10.1016/j.lfs.2020.117583

Zhang Y, Li XX, Grailer JJ, Wang N, Wang M et al (2016) Melatonin alleviates acute lung injury through inhibiting the NLRP3 inflammasome. J Pineal Res 60:405–414. https://doi.org/10.1111/jpi.12322

Zorc JJ, Hall CB (2010) Bronchiolitis: recent evidence on diagnosis and management. Pediatrics 125:2009–2092. https://doi.org/10.1542/peds.2009-2092

Zumla A, Hui DS, Perlman S (2015) Middle East respiratory syndrome. Lancet 386:995–1007. https://doi.org/10.1016/S0140-6736(15)60454-8

Zumla A, Chan JF, Azhar EI, Hui DS, Yuen KY (2016) Coronaviruses – drug discovery and therapeutic options. Nat Rev Drug Discov 15:327–347. https://doi.org/10.1038/nrd.2015.37

Behandlungsoptionen der Homöopathischen Medizin bei epi- und pandemischen viralen Erkrankungen

Bernhard Zauner, Erfried Pichler, Michael Frass, Michael Takacs, Christoph Abermann und Petra Weiermayer

Seit zwei Jahrhunderten wird Homöopathie bei epi- und pandemischen viralen Erkrankungen erfolgreich angewandt. Auch bei der aktuellen COVID-19-Pandemie hat sich gezeigt, dass individualisierte Homöopathie einen positiven Einfluss auf akut Erkrankte sowie auf Patienten mit Langzeitverläufen (Long-COVID) haben kann. Dies wird durch Erfahrungsberichte, Beobachtungsstudien und randomisiert kontrollierte Studien gezeigt.

B. Zauner (✉)
ÄKH Ärztegesellschaft für klassische Homöopathie – ÄKH, Bad Schallerbach, Österreich
e-mail: bzauner@dr-zauner-homoeopathie.net

E. Pichler
ÖGHM Österreichische Gesellschaft für Homöopathische Medizin – ÖGHM,
Klagenfurt, Österreich
e-mail: erfried.pichler@a1.net

M. Frass
WissHom Wissenschaftliche Gesellschaft für Homöopathie – WissHom, Köthen, Deutschland
e-mail: office@ordination-frass.at

M. Takacs
Facharzt für Dermatologie und Venerologie, Lienz, Österreich
e-mail: ordination@drtakacs.at

C. Abermann
ÄKH Ärztegesellschaft für klassische Homöopathie – ÄKH, Gmunden, Österreich
e-mail: christoph.abermann@aekh.at

P. Weiermayer
WissHom Wissenschaftliche Gesellschaft für Homöopathie – WissHom, Sektion Forschung,
Köthen, Deutschland
e-mail: petra.weiermayer@gmx.at

© Der/die Autor(en), exklusiv lizenziert an Springer-Verlag GmbH, DE, ein Teil
von Springer Nature 2024
P. Panhofer (Hrsg.), *Prävention und Therapie viraler Epidemien*,
https://doi.org/10.1007/978-3-662-67508-3_16

383

Die Homöopathie ist eine weltweit häufig angewandte sowie zuverlässige medizinische Behandlungsmethode. Zu Beginn werden die Grundlagen der homöopathischen Medizin, die homöopathische Behandlung von Patienten veranschaulicht. Die geschichtliche Entwicklung der Homöopathie wird beleuchtet. Die Möglichkeiten der homöopathischen Behandlung von COVID-19-Erkrankungen sowie jener von Long-COVID werden mit Fallbeispielen dargelegt und die Erweiterung der Therapieoptionen durch die Homöopathie im Sinne einer Integrativen Medizin verdeutlicht. Die Evidenz zur Wirkweise und Wirksamkeit der Homöopathie in der Therapie von Infektionen, inkl. der SARS-Cov-2-Infektion, wird analysiert.

1   Vorstellung der homöopathischen Methode

Bernhard Zauner

1.1   Hahnemann und die Entstehung der Homöopathie

Am 10. April 1755 wurde Friedrich Christian Samuel Hahnemann in Meißen an der Elbe geboren. Aufgrund seiner guten schulischen Leistungen war es ihm möglich, eine höhere Schulausbildung zu genießen und Medizin zu studieren.

Das Medizinstudium in Leipzig beinhaltete zum damaligen Zeitpunkt keinen praktischen Unterricht. Daher wechselte Hahnemann im Jahr 1777 an die Universität Wien. In Wien erhielt er von Universitätsprofessor Joseph Freiherr von Quarin, dem Leiter des Krankenhauses der Barmherzigen Brüder und Leibarzt von Maria Theresia, Unterricht am Krankenbett und durfte bei Hausbesuchen dabei sein, was auf den angehenden Arzt einen bleibenden Eindruck hinterließ: „Quarin verdanke ich alles, was an mir Arzt genannt werden kann", sind von Hahnemann überlieferte Worte. Auf Empfehlung von Quarin erhielt Hahnemann eine Anstellung als Bibliothekar, Hauslehrer und sogar als Leibarzt beim von Maria Theresia neu eingesetzten Statthalter von Siebenbürgen, Samuel von Bru(c)kenthal. In den knapp 2 Jahren, die er in Hermannstadt verbrachte, führte er Studien zur dort grassierenden Malaria durch. Im Jahr 1779 kehrt er nach Deutschland zurück. Er promovierte in Erlangen und schloss im selben Jahr sein Medizinstudium ab.

Hahnemann prüfte viele verschiedene homöopathische Arzneimittel, zuerst an sich selbst, später an seinen Familienmitgliedern sowie an Freunden und Kollegen, ehe er die geprüften homöopathischen Arzneimittel bei der Behandlung seiner Patienten erfolgreich einsetzte. 1805 veröffentlichte er die ersten Ergebnisse, beginnend mit seiner ersten Prüfung von China officinalis in den *Fragmenta de viribus medicamentorum positivis in sano corpore observatis* (Hahnemann 1805).

Das Heilprinzip der Homöopathie veröffentlichte Hahnemann erstmals im Jahre 1796. 1810 publizierte Hahnemann die erste Auflage seines viel beachteten Hauptwerks *Organon der rationellen Heilkunde* und stellte seine homöopathische Lehre ausführlich dar. Im

Jahre 1811 wurde er an die Leipziger Universität berufen. Ab 1821 lebte er in Köthen, wo er Leibarzt des Herzogs von Köthen-Anhalt war.

Nachdem seine Frau Johanna Leopoldine Henriette, mit der er insgesamt 11 Kinder hatte, nach 48-jähriger Ehe im Jahr 1830 verstorben war, heiratete er 1835 im Alter von 80 Jahren Marie Mélanie d'Hervilly Gohier und übersiedelte nach Paris. Hahnemann verstarb am 2. Juli 1843 mit 88 Jahren.

1.2   Drei Säulen der Homöopathie: Ähnlichkeitsgesetz – Arzneimittelprüfung – homöopathische Anamnese

1.2.1   Ähnlichkeitsgesetz

Um für die Patienten das individuell passende homöopathische Arzneimittel, das Simile, verordnen zu können, werden die Symptome der Patienten mit den Zeichen der homöopathischen Arzneimittel verglichen. Je ähnlicher diese Symptome sind, desto sicherer ist das verordnete homöopathische Arzneimittel. Das Ähnlichkeitsgesetz formulierte Hahnemann mit den Worten „similia similibus curentur" – „Ähnliches möge durch Ähnliches geheilt werden".

1.2.2   Arzneimittelprüfung

Bevor ein homöopathisches Arzneimittel praktisch verwendet wird, muss das Wissen darüber vorhanden sein. Die Arzneimittelprüfung ist neben der Anamnese der zweite wichtige Teil, damit das Ähnlichkeitsgesetz angewendet werden kann. Erst die Arzneimittelprüfung gibt der homöopathischen Therapie ein Fundament und ist somit die entscheidende methodische Grundlage. Die Erfahrungen aus der Toxikologie und die Verifikation von Prüfungssymptomen am Kranken sind Ergänzungen und Präzisierungen.

In der standardisierten Arzneimittelprüfung (Jansen und Ross 2014) werden bei gesunden Individuen durch die Verabreichung eines homöopathischen Arzneimittels Symptome ausgelöst, welche beim Kranken durch eben jenes homöopathische Arzneimittel geheilt werden können. Die individuellen Symptome der Kranken führen zum Simile, jenem homöopathischen Arzneimittel, dessen Symptomenbild bei Gesunden die Symptomatik des Kranken am besten widerspiegelt.

Es gibt im Wesentlichen drei Stoffgruppen, aus denen homöopathische Arzneimittel hergestellt werden: jene pflanzlichen Ursprungs (z. B. Arnica montana, Symphytum officinale, Belladonna), homöopathische Arzneimittel tierischen Ursprungs (z. B. Apis mellifica, Lachesis muta) und homöopathische Arzneimittel mineralischen oder metallischen Ursprungs (z. B. Calcium carbonicum, Aurum metallicum).

Die aus Arzneimittelprüfung, Toxikologie und klinischer Verifikation erhaltenen Informationen werden in Materia medicae (Arzneimittellehren) zusammengefasst und beinhalten ausführliche Sammlungen an Arzneimittelsymptomen. Erst die Kenntnis über den Wirkungsbereich von homöopathischen Arzneimitteln ermöglicht eine erfolgreiche homöopathische Behandlung.

Die interne Evidenz der Homöopathie umfasst wie folgt:

1. Ärzten mit Zusatzausbildung in Homöopathie, die die positiven klinischen Erfahrungen in ihrer Praxis sammeln, dokumentieren und publizieren (CEN 2016);
2. standardisierte Arzneimittelprüfungen (Jansen und Ross 2014) an gesunden Individuen sowie
3. zahlreiche Materiae medicae (Arzneimittellehren), beginnend bei Hahnemann (Hahnemann 2007) bis z. B. jener von Vermeulen (Vermeulen 2000), die die klinisch verifizierten Arzneimittelsymptome dokumentieren und dabei auf Publikationen der letzten 200 Jahre aufbauen.

1.2.3 Homöopathische Anamnese

Im Vergleich zur konventionellen Medizin genießt die Anamnese in der Homöopathie einen sehr hohen Stellenwert und wird überaus ausführlich durchgeführt. Um das individuell passende homöopathische Arzneimittel für die jeweiligen Patienten finden zu können, ist eine exakte Erfragung der individuellen Krankheitssymptome und der individuellen Krankengeschichte notwendig. Eine alleinige Diagnosestellung im Sinne der konventionellen Medizin ist nicht ausreichend, jedoch bedarf es auch bei der homöopathischen Therapie einer Diagnosestellung. In der homöopathischen Anamnese geht es um die Erfragung der Gesamtheit der Symptome und der individuellen homöopathischen Arzneimitteldiagnose. Als Beispiel sei die Krankheitsdiagnose „Asthma bronchiale" angeführt. Diese genügt in der konventionellen Medizin, um die entsprechende Therapie einzuleiten. In der Homöopathie können drei diagnostizierte Asthmapatienten aufgrund der Unterschiedlichkeit ihrer jeweiligen Symptome mit großer Wahrscheinlichkeit drei verschiedene homöopathische Arzneimittel verschrieben bekommen. Trotz des im Vergleich zur konventionellen Medizin anderen Stellenwerts der Krankheitsdiagnose in der Homöopathie wird diese vom homöopathischen Arzt berücksichtigt, ebenso gehören eine klinische Untersuchung und eine evtl. nötige weiterführende Diagnostik zur Vervollständigung der Anamnese.

1.3   Symptomenlehre: das Symptom in der konventionellen Medizin und in der Homöopathie

Zwischen beiden Methoden besteht ein wesentlicher Unterschied bezüglich des Verständnisses von Symptomen. In der konventionellen Medizin ist ein Symptom, welches die/der PatientIn schildert, nur ein Teil der Krankheit, das zur Diagnose führen kann und mit weiteren diagnostischen Verfahren verifiziert wird. In der Homöopathie wird die Krankheit direkt durch die Symptome interpretiert. Die Krankheit zeigt sich in den im Vergleich zum gesunden Zustand der Patienten abgeänderten Krankheitszeichen – nur diese sind für die Wahl des individuell passenden homöopathischen Arzneimittels heranzuziehen.

Jedoch ist für den homöopathisch arbeitenden Arzt eine konventionelle medizinische Abklärung ebenso von großer Wichtigkeit, um eine Therapieentscheidung treffen, eine Prognose stellen und die Patienten entsprechend aufklären zu können.

1.4   Herstellung homöopathischer Arzneimittel

Die homöopathischen Arzneimittel werden gemäß den Vorschriften des Europäischen Arzneibuchs (Europäische Pharmakopöe) bzw. des homöopathischen Arzneibuchs (HAB) standardisiert hergestellt (Council of Europe 2021; Bundesministerium für Wirtschaft und Klimaschutz 2022). Homöopathische Arzneimittel sind nach § 1 Abs. 10 Arzneimittelgesetz (Rechtsinformationssystem des Bundes 2022) alle Arzneimittel, die nach einem Europäischen Arzneibuch oder in Ermangelung dessen nach einem in den aktuellen offiziell gebräuchlichen Pharmakopöen der Vertragsparteien des Abkommens über den Europäischen Wirtschaftsraum beschriebenen homöopathischen Zubereitungsverfahren aus Substanzen hergestellt worden sind, die homöopathische Ursubstanzen genannt werden. Übliche Darreichungsarten sind Globuli (Streukügelchen), Dilutionen (flüssige Darreichungsform), Tabletten, Salben und Suppositorien.

1.5   Posologie: die homöopathische Gabenlehre

Nach der Wahl des passenden homöopathischen Arzneimittels sind die Applikationsart, die Gabengröße, die Potenzhöhe und die Potenzart von großer Wichtigkeit für die homöopathische Behandlung. In der genuinen und klassischen Homöopathie wird immer ein homöopathisches Einzelmittel verabreicht. Das heißt, dass üblicherweise zwei oder mehrere homöopathische Arzneimittel bzw. Komplexmittel (Mischpräparate) nicht gleichzeitig verabreicht werden.

Am häufigsten ist die orale Verabreichung der Streukügelchen und Dilutionen. Die Globuli sollen idealerweise unter der Zunge zergehen, bei der flüssigen Verabreichung soll das homöopathische Arzneimittel eine Weile im Mund verbleiben.

2   Immunsystem aus Sicht der homöopathischen Methode

Bernhard Zauner

Ein gesundes, stabiles Immunsystem hilft Erkrankungen, die durch Erreger unterschiedlichster Art hervorgerufen werden, abzuwehren bzw. abzuschwächen. Unterschiedliche Faktoren wie Stress, ungesunde Ernährung, oft in Kombination mit einer ungesunden Lebensweise, und andere Einflüsse können das Immunsystem schwächen. Somit ist der Körper nicht mehr in der Lage, Viren, Bakterien und Pilze effizient abzuwehren.

Akute Erkältungserkrankungen und Infektanfälligkeit sind eine Domäne der homöopathischen Behandlung (Harms 1992). Homöopathische Arzneimittel können bei den ersten Anzeichen einer Erkrankung gegeben werden und erfahrungsgemäß die Dauer und Schwere des Verlaufs abschwächen.

Erkrankt ein Patient mehrmals an Infekten, wie z. B. Otitiden und Bronchitiden, führt eine sog. Konstitutionsbehandlung zu einer Stabilisierung des Immunsystems, was auf längere Sicht eine Reduzierung der Infektanfälligkeit bewirkt und auch evtl. Komplikationen verringert (Witt et al. 2005, 2008). Das individuell passende konstitutionelle homöopathische Arzneimittel bzw. „Konstitutionsmittel" wird von homöopathischen Ärzten aufgrund der Gesamtheit der Symptome, die während der Anamnese (s. Abschn. 16.1.2.) erhoben werden, verordnet.

Aufgrund der Ausführlichkeit der Anamnese erfahren behandelnde homöopathische Ärzten auch grundlegende Informationen über den Lebensstil der Patienten und werden auch Hinweise auf ausreichend Bewegung, frische Luft, ausgewogene Ernährung usw. geben.

3 Spezifische Diagnostik der homöopathischen Methode

Erfried Pichler

Die Diagnostik erfolgt in der Homöopathie durch die – im Vergleich zur konventionellen Medizin – ausführlichere Anamnese und eine klinische Untersuchung sowie weiterführende Diagnostik.

3.1 Historische Entwicklung der erfolgreichen Behandlung von epi- und pandemischen Erkrankungen mittels homöopathischer Medizin

3.1.1 Behandlungskonzepte der Homöopathischen Medizin

Die Homöopathische Medizin ist seit über 200 Jahren bewährt, weltweit werden kranke Menschen von ungefähr 500.000 Ärzten tagtäglich homöopathisch behandelt. Die Behandlung kann in jedem Lebensalter erfolgen, ebenso erfolgt die Behandlung von Tieren durch in homöopathischer Veterinärmedizin ausgebildete Tierärzten.

Die Homöopathie ist eine individuelle, arzneiliche Regulationstherapie, welche sich unter Berücksichtigung körperlicher, seelischer, geistiger, konstitutioneller, biografischer, sozialer und umweltbedingter Faktoren als Medizin der gesamten Person versteht. Daraus resultiert die untrennbare Einheit des Individuums, sodass einzelne pathologische Äußerungen (Krankheiten) fast immer im Konnex mit der Ganzheit zu sehen sind. Das beinhaltet jedoch nicht nur eine ausschließliche Beurteilung des gesamten Erscheinungsbildes des Menschen, sondern es werden sehr wohl einzelne Details ganz genau betrachtet, die aber dann in der Gesamtschau die Übereinstimmung des Patientenerscheinungsbildes mit dem des Arzneimittelbildes beinhalten.

Der Zugang zur ganzheitlichen Erfassung des Menschen geschieht meistens über auffallende Details der betreffenden Person, wobei diese als Symptome bezeichnet werden.

Unter Symptomen versteht man in der Homöopathie auffallende und pathologische Erscheinungen des zu behandelnden Menschen. Sie sind für jeden Patienten charakteristisch in ihrer Ausprägung und dienen damit der genauen homöopathischen Arzneimittelwahl.

Erst in Zusammenschau der Symptome mit einem homöopathischen Arzneimittel kann die Verordnung des individuell passenden homöopathischen Arzneimittels, des Simile, erfolgen.

3.1.2   Behandlungskonzepte bei Epidemien

Schon der Gründer der Homöopathie, der deutsche Arzt Samuel Hahnemann, sah sich mit Epidemien konfrontiert. Obwohl er nur ungefähr 130 homöopathische Arzneimittel erforscht hatte, machte „seine" neue Therapie Furore. Eine der Feuerproben war der Einsatz bei einer Scharlachepidemie in Königslutter (Deutschland) im Jahre 1801, wo er allen Kindern eine Gabe Belladonna, noch im phytotherapeutischen Bereich, gegeben hatte und beobachtete, dass sie so von den Folgen des grassierenden Scharlachfiebers verschont blieben (Rohrer 2008a).

Im Jahr 1866 behandelte Dr. Rubini in Neapel mehr als 150 an Cholera erkrankte Soldaten des Dritten Schweizer Regiments mit verschiedenen homöopathischen Arzneimitteln, ohne einen einzigen Todesfall zu verzeichnen (Rohrer 2008b). Die ersten 17 Cholerapatienten dieses Regiments wurden in das Militärspital nach Trinità verlegt. Dort starben 15 der 17 eingelieferten kranken Männer. Im Jahr 1873 konnte man in der *Allgemeinen homöopathischen Zeitung* über Rubini sogar lesen: „... Denn es ist seinen Gegnern nicht möglich gewesen, ihm den Ruhm streitig zu machen, von 592 (1865 in Neapel behandelten) Fällen asiatischer Cholera keinen Einzigen verloren zu haben."

In den USA sah es ähnlich aus: Bei der Choleraepidemie 1849 in Cincinnati (Ohio) behandelten Dr. Pulte und Dr. Ehrmann 1116 Fälle und 35 starben. Das entspricht einer Sterblichkeitsrate von nur 3 % (Rohrer 2008b).

Dr. A. Rohrer (Rohrer 2008b) schreibt zur homöopathischen Cholerastatistik: „Nachdem 1819 in Österreich die Homöopathie durch den Staatskanzler Fürst von Metternich verboten wurde, führten die Heilerfolge bei der Cholerabehandlung zur Aufhebung des Verbotes der Homöopathie. Mit Entschließung vom 6. Februar 1837 wurde das Verbot durch Kaiser Ferdinand I. (1793–1875) aufgehoben. Etliche Ärzte in der Donaumonarchie dokumentierten ihre erfolgreichen homöopathischen Behandlungen. Wenn man diese dokumentierten Fälle zusammenzählt, kommt man auf 1269 Cholerafälle, von denen 85 starben, also eine Mortalitätsrate von 6,7 %." Während normalerweise zwischen 60 und 70 % starben – Zahlen für unbehandelte Verläufe in Russland sprechen von 67 % – starben unter homöopathischer Behandlung 4–11 % der Patienten (Scheible 1994; Glaz 1991). Auch in England lagen 1854 die Sterblichkeitsziffern unter homöopathischer Behandlung weit unter 20 % und waren damit deutlich niedriger als unter konventioneller Behandlung (Leary 1994). Bei dieser schweren Erkrankung zeigt sich, dass Homöopathie keine Placebomedizin sein kann.

Schon damals standen einige Ärzte der neuen, erfolgreichen medizinischen Behandlungsmethode kritisch gegenüber. Sie konnten es nicht fassen, dass mit den kleinen

Globuli ein solch großer Heilungseffekt erzielbar ist. Daran hat sich auch bis heute nicht viel geändert. Man will auch sehr ungern zur Kenntnis nehmen, dass kleinste Lebewesen, wie Viren, Bakterien etc., die ganze Menschheit in Atem halten oder atemlos machen können, wie wir es bei der jetzigen COVID-19-Pandemie schmerzhaft erkennen müssen. Die Größe eines Erfolges hängt nicht von der Größe des auslösenden Agens ab.

Behandlungskonzept in der Präventionsphase Die klassische Homöopathie ist eine medizinische Behandlungsmethode. Die therapeutischen homöopathischen Arzneimittel werden nach bereits beschriebenen, international gültigen Grundregeln, nach einer gründlichen Anamnese, einer klinischen Untersuchung und etwaiger weiterführender Diagnostik ermittelt und nach dem Ähnlichkeitsprinzip verordnet. Daraus ist klar ersichtlich, dass zur Arzneimittelfindung Krankheitssymptome notwendig sind. Daher ist eine homöopathische Prophylaxe nicht möglich, wenngleich bereits Dr. Hahnemann ausdrücklich auf zahlreiche allgemeingültige Empfehlungen zu einer gesunden Lebensführung, im Sinne einer Gesundheitsprophylaxe, hingewiesen hat.

Behandlungskonzept bei mildem Verlauf der viralen Epidemie Hahnemann hat schon erkannt, dass es Krankheiten gibt, bei denen die Erkrankten ähnlich reagieren. Er bemerkte dies schon bei Kinderkrankheiten wie Masern oder Windpocken oder bei Cholera, Typhus und anderen epidemischen Erkrankungen. Ihm fiel der ähnliche Verlauf dieser ansteckenden Krankheiten auf, daher postulierte er ein „Agens" als Auslöser, da die Mikroben noch nicht erforscht waren. Hahnemann empfahl als Amtsarzt bereits Hygienemaßnahmen, die zu einer Besserung der Lebensqualität, nicht nur bei Befall mit Läusen und deren Übertragungsmöglichkeiten, führten. Bei der Beobachtung der Krankheitsverläufe und der homöopathischen Therapie fiel ihm auf, dass gewisse Erkrankungen häufig auch wenige individuell passende homöopathische Arzneimittel erforderten. Er nannte diese „epidemische homöopathische Arzneimittel". Bei der Scharlachepidemie 1801 (Rohrer 2008a) setzte er aufgrund dieser Erkenntnisse häufig das homöopathische Arzneimittel Belladonna ein, da er die vorherrschenden Symptome wie plötzlicher Beginn, hohes Fieber bis zu Somnolenz, Unruhe, rote gefleckte Haut, rote Zunge, Halsschmerzen und viele andere Symptome in der Beschreibung des homöopathischen Arzneimittels Belladonna sich widerspiegeln sah. Diese Erkenntnis führte ihn und seine alsbald sehr zahlreichen und erfolgreichen Schüler dazu, bei allen Infektionskrankheiten den „Genius epidemicus", also das individuell passende homöopathische Arzneimittel der Epidemie, zu erkennen.

Es kristallisierten sich im Laufe der Zeit zu den diversen ansteckenden Infektionskrankheiten wenige passende homöopathische Arzneimittel heraus. Bei Scharlach eben Belladonna, bei Typhus Bryonia alba, Phosphor, Rhus toxicodendron, bei Masern Arsenicum album, Pulsatilla pratensis, Camphora. Daher war es nicht sehr verwunderlich, dass bei der COVID-19-Pandemie einige lang erprobte homöopathische Arzneimittel wie Bryonia alba, Gelsemium und einige spezifische homöopathische Arzneimittel mit Lungenbezug als häufig erfolgreich wirkende homöopathische Arzneimittel erforscht wurden (To und Fok 2020; Tournier et al. 2023).

Bei der Influenzapandemie (1918–1920) konnte die Homöopathische Medizin ihre Leistungsfähigkeit unter Beweis stellen. Dazu schreibt A. Rohrer (Rohrer 2008b): „Im Zusammenhang mit Grippe kommt sofort der Gedanke an die verheerende Pandemie 1918/1919 mit weltweit zwischen 20 und 50 Mio. Toten auf. Die Komplikationen sind Herzinsuffizienz und bakteriell super-infizierte Pneumonien, die innerhalb kurzer Zeit zum Tod führen können." Eine Übersichtsarbeit über die Behandlung der Grippe von 1918 durch amerikanische Homöopathen ist im *Journal des American Institute of Homoeopathy* 1921 von W. A. Dewey erschienen (Winston 1999). W. A. Pearson in Philadelphia dokumentierte 26.795 behandelte Fälle von Grippe, behandelt durch verschiedene Homöopathen mit einer Mortalität von 1,05 %, wobei in Amerika die durchschnittliche Todesrate bei 30 % der konventionell Behandelten lag (Marino 2012).

Herbert A. Roberts sammelte die Daten von 30 Homöopathen in Connecticut (Rohrer 2008a). Es wurden 6602 Grippefälle mit 55 Toten gemeldet. Das entspricht einer Mortalität von weniger als 1 %. Dazu eine Anekdote: Roberts war damals Schiffsarzt auf einem US-Kriegsschiff. Er behandelte an Bord 81 Grippekranke, keiner verstarb. Auf dem Nachbarschiff gab es 31 Todesfälle bei einer vergleichbaren Zahl an Grippekranken. Für diese vielen Toten waren zu wenige Särge an Bord. Deshalb musste dieses Nachbarschiff an Roberts Schiff andocken, um die dort vorrätigen Särge aufzuladen. Wieder zu Hause im Heimathafen eingelaufen, wurde Roberts von seinem Vorgesetzten befragt, ob er auch alle seine Särge verbraucht hätte wie das Nachbarschiff. Roberts gab zur Antwort: „Yes, and didn't lose a single man." Er hat auch alle Särge „verbraucht", weil er sie eben nicht brauchte, sondern verborgen konnte, da keiner der von ihm homöopathisch behandelten Soldaten verstarb.

Wie erkennt man das ähnliche, individuell passende, homöopathische Arzneimittel für einen individuellen Krankheitsverlauf? Ein Fallbeispiel zur Behandlung akuter viraler Infektionen finden Sie im Buch *Homöopathie – Medizin der feinen Unterschiede* von Erfried Pichler (Pichler 2019).

Der Patient mit seinen individuellen Verhaltensmöglichkeiten und Reaktionsmustern steht immer im Vordergrund bei der homöopathischen Arzneimittelsuche. Wenn auch etliche homöopathische Arzneimittel häufig bei viralen Erkrankungen zum Einsatz kommen, so bleibt doch immer die Individualität des Menschen im Vordergrund der homöopathischen Arzneimittelsuche. Hingegen können wir uns das ähnliche Krankheitsmuster der epidemischen Erkrankungen insofern zu Nutze zu machen, dass dadurch eine Einschränkung auf einige epidemische homöopathische Arzneimittel erfolgt und so die Arzneimittelfindung abgekürzt werden kann.

Behandlungskonzept in der Rekonvaleszenzphase Für eine homöopathische Behandlung von Patienten in der Rekonvaleszenzphase wird in der Homöopathie kein spezifisches Behandlungskonzept benötigt. Die homöopathischen Arzneimittel werden nach den bereits oben beschriebenen Grundlagen einer ausführlichen Anamnese, einer klinischen Untersuchung und einer evtl. notwendigen, weiterführenden Diagnostik und nach dem Ähnlichkeitsprinzip verordnet. Das Augenmerk wird auf die aktuelle Krankheitssymptomatik gelegt.

4   Long-COVID-Syndrom

Christoph Abermann

Fallbericht 1
Eine 56-jährige Patientin sucht homöopathische Hilfe bei Zustand nach COVID-19 im
März 2020. Bei der ersten Konsultation im Juli 2020 litt die Patientin unter massiver
Schwäche, die so ausgeprägt war, dass sie jeden Tag nur 2–3 h sitzen konnte, den rest-
lichen Tag musste sie liegen.

Außerdem litt sie immer noch unter brennenden Schmerzen an der Zungenspitze und
Brennen sowie Druck hinter dem Brustbein. Einige weitere Symptome wie Durchfall und
Erbrechen kamen und gingen immer wieder in den letzten Monaten. Ein kleiner Perikarderguss wurde festgestellt und regelmäßig sonografisch kontrolliert. Sie war immer noch
leicht kurzatmig, hatte aber nur minimal Husten. Der Durst war vermehrt im Vergleich
zum gesunden Zustand, sie bevorzugte kalte Getränke. Sie fror auffällig und brauchte oft
trotz 30 °C Außentemperatur eine Wärmeflasche. Das Gesicht war leicht geschwollen.
Die Patientin bekam Antimonium arsenicosum C200. Die Gründe für die Verschreibung waren:

- Deutliche Arsenicum-album-Symptome: Brennen (Zungenspitze, Lunge), vermehrter
  Durst, Frieren.
- Gleichzeitig Fehlen von Arsen-typischen Symptomen (Unruhe, Angst) und das Verlangen nach kalten Getränken, das untypisch für Arsenicum album wäre.
- Deshalb wurde nach einer Arsen-Verbindung gesucht. Bei Antimonium arsenicosum
  findet man in der Materia medica von Boericke: Emphysem mit extremer Dyspnoe …,
  katarrhalische Pneumonie bei Influenza …, Schwächegefühl …, Gesichtsödem.

Verlauf
Beim Follow-up nach 3 Wochen erzählte die Patientin, dass es ihr um Vieles besser gehe. Sie
war gerade übers Wochenende auf einer Städtereise gewesen und hatte sogar ein Tanzseminar
besucht, was noch vor 3 Wochen energetisch unmöglich gewesen wäre. „Schon 3 Tage nach
der Einnahme konnte ich 6 h putzen ohne Probleme!" Das Brustbrennen war seltener.

Bemerkung: Interessanterweise waren sogar ihre chronischen Kopfschmerzen und die
Hitzewallungen (beides war schon vor COVID-19 vorhanden gewesen) mit Antimonium
arsenicosum besser geworden. Später bekam die Patientin bei leichten Rückfällen noch
eine weitere Gabe von Antimonium arsenicosum C200 und eine Gabe von Antimonium
arsenicosum M (C1000).
Der letzte Kontakt mit der Patientin erfolgte am 09.10.2020. Es bestand keine Long-CO-
VID-Symptomatik mehr, der Perikarderguss war sonografisch nicht mehr nachweisbar. In
Tab. 1 sind die modifizierten Naranjo-Kriterien für das Homeopathy-Causal Attribution
Inventory dargestellt.

Tab. 1 MONARCH Causality Attribution Criteria. (Lamba et al. 2020)

MONARCH Kriterien	Patienten (No.)					
	1	2	3	4	5	6
1	+ 2	+ 2	+ 2	+ 2	+ 2	+ 2
2	+ 1	+ 1	+ 1	+ 1	+ 1	+ 1
3	0	0	0	0	0	0
4	0	+ 1	+ 1	0	+ 1	0
5	+ 1	+ 1	+ 1	+ 1	+ 1	+ 1
6 A	0	0	0	0	0	0
6 B	0	0	0	0	0	0
7	0	0	0	0	0	0
8	+ 1	+ 1	+ 1	+ 1	+ 1	+ 1
9	+ 2	+ 2	+ 2	+ 2	+ 2	+ 2
10	+ 1	+ 1	+ 1	0	0	+ 1
Total	**+ 8**	**+ 9**	**+ 9**	**+ 7**	**+ 8**	**+ 8**

Total: Gesamt-Score1 Pat. mit akutem Fieber, Pichler2 Pat. mit Post-COVID-Syndrom, Fall 1 Zauner3 Pat. mit Post-COVID-Syndrom, Fall 2 Abermann4 Pat. mit COVID-Syndrom, Fall 1 Frass/Takacs Intensivstation5 Pat. mit COVID-Syndrom, Fall 2 Frass/Takacs Allgemeinstation6 Pat. mit COVID-Syndrom, Fall 3 Frass/Takacs

5   Fallbeispiele

Michael Frass und Michael Takacs

Zwischen dem 20. März und dem 20. April 2020 wurden 13 Patienten mit COVID-19-Symptomen aufgenommen und blieben zwischen 3 und 35 Tagen im Krankenhaus (Takacs et al. 2021). Alle Patienten waren älter als 18 Jahre, das Durchschnittsalter betrug 73,4 ± 15,0 (SD) Jahre. Die homöopathische Behandlung begann auf der allgemeinen stationären Abteilung am 3. April und auf der Intensivstation am 6. April 2020. Die zeitliche Verzögerung ergab sich aus der Notwendigkeit, die Algorithmen für die homöopathische Behandlung vorzubereiten und die Ärzte und Krankenschwestern zu informieren. Einige Patienten wurden während ihres stationären Aufenthalts von einer Station zur anderen und wieder zurück verlegt, wobei 6 von 13 Patienten (46,2 %) für 2–30 Tage auf die Intensivstation verlegt wurden. Der mittlere Aufenthalt auf der Intensivstation der 5 überlebenden Patienten betrug 18,8 ± 6,8 Tage (13–30 Tage). Alle Patienten wurden mit konventioneller Medizin behandelt. Alle 13 Patienten bis auf einen (92,3 %) wurden zusätzlich mit homöopathischen Arzneimitteln behandelt und 12 von 13 Patienten (92,3 %) wurden nach 14,4 ± 8,9 Tagen ohne relevante Folgeerscheinungen von COVID-19 als geheilt entlassen. Bei allen überlebenden Patienten wurde eine zeitlich mit der Arzneimittelgabe zusammenhängende Verbesserung der relevanten klinischen Symptome beobachtet. Der verstorbene Patient war mit einem lang anhaltenden septischen Schock, der weder konventionell medizinisch noch homöopathisch beherrschbar war, auf die Intensivstation des Krankenhauses eingeliefert worden. Die Herstellung der homöopathischen Arzneimittel erfolgte durch Remedia (Eisenstadt), Spagyra (Hallein) und Homeocur (Retz), alle beheimatet in Österreich.

5.1   Verwendung von Algorithmen

Alle Patienten erhielten eine Erstverschreibung von Influenzinum.

Die folgenden homöopathischen Arzneimittel wurden den Patienten der allgemeinen stationären Abteilung als Zweitverordnungen gegeben: Anas barbariae hepatis et cordis, Bryonia alba, Ipecacuanha, Antimonium tartaricum, Nux vomica oder Arsenicum album. Dritte Verordnungen, wenn keine Veränderung nach 48 h beobachtet werden konnte, waren: Aconitum napellus, Phosphorus, Carbo vegetabilis, Lycopodium clavatum, Camphora oder eine Verschreibung nach Konsultation mit dem Homöopathen.

Auf der Intensivstation waren die zweiten Verordnungen Bryonia alba, Antimonium tartaricum, Nux vomica, Camphora oder Arsenicum album. Dritte Verordnungen, wenn keine Veränderung nach 48 h beobachtet werden konnte, waren: Phosphorus, Carbo vegetabilis, Lycopodium clavatum, Arsenicum album.

Der Algorithmus wurde unter Berücksichtigung der klinischen Erfahrung angepasst wie z. B., dass ein Block mit diffusen Symptomen aus dem Algorithmus gestrichen wurde oder dass gastrointestinale Symptome in Oberbauchbeschwerden und Durchfall differenziert wurden. Auf der Intensivstation wurde aufgrund von 3 Patienten der Block „organisches Psychosyndrom" in den Algorithmus aufgenommen.

5.2   Diskussion

Die ermutigenden Ergebnisse zeigten, dass 12 von 13 Patienten ohne Folgeerscheinungen überlebten. 6 Patienten waren kritisch krank (46,2 %) und wurden auf der Intensivstation behandelt. Ein Patient, der in einem fortgeschrittenen Stadium der septischen Erkrankung auf der Intensivstation des Krankenhauses aufgenommen wurde, verstarb. Interessanterweise berichtete fast die Hälfte der Patienten (46,2 %) über gastrointestinale Symptome, die mit COVID-19 einhergingen. Zudem gibt es andere Studien, die ebenfalls darauf hinweisen, dass additive Homöopathie bei der Behandlung von COVID-19-Patienten hilfreich sein kann (To und Fok 2020; Rossi 2020).

Die herausragenden Symptome, also §-153-Symptome nach dem Organon von Hahnemann, waren: Verminderung des Geruchs- und Geschmacksempfindens bei mehreren Patienten; alle Beschwerden kamen während des Fiebers und nicht während eines fieberfreien Stadiums; Fieber niedrigen Typs bei vielen Patienten; auffällig war auch, dass etwa die Hälfte der Patienten gastrointestinale Symptome zeigte.

Alle beatmeten Patienten wiesen trockenen Husten auf, der zu Atemnot führte. Sie erhielten Influenzinum, ebenso wie die Patienten der allgemeinen stationären Abteilung. Influenzinum ist gekennzeichnet durch häufige Erkältungen, Katarrhe, Grippe, Schwäche, Müdigkeit, Kopf-, Gelenk- und Gliederschmerzen, Pharyngitis, Laryngitis, Gastroenteritis, Nerven- und Muskelerkrankungen nach Grippe, Folgezustände von Grippe („seitdem nie mehr gesund") (Boericke 2011).

Angesichts der extremen Variabilität der Pathologie und der klinischen Manifestationen von COVID-19 scheint ein einziges universelles epidemisches homöopathisches Arzneimittel nicht erkennbar. Dennoch kann die Homöopathie eine relevante Rolle spielen, gerade wegen der Anzahl und Vielfalt ihrer homöopathischen Arzneimittel, die auf die Vielfalt der klinischen Manifestationen abgestimmt werden können. Patienten können sich an die Ärzte mit dem Homöopathie-Diplom der Österreichischen Ärztekammer wenden, welche auf der Webseite der Österreichischen Gesellschaft für Homöopathische Medizin (ÖGHM) und der Ärztegesellschaft für Klassische Homöopathie (ÄKH) zu finden sind.

Im Folgenden wird einer dieser stationären Patienten beschrieben:

Fallbericht 2
Ein 92-jähriger männlicher Patient wurde am 20. April 2020 wegen einer Aspirationspneumonie im linken Mittelfeld sowie links basal und einem kleinen Pleuraerguss links ins Krankenhaus eingeliefert. Am 13. April war er positiv auf SARS-CoV-2 getestet worden. Der Patient hatte eine Vorgeschichte mit bronchopneumonischer Erkrankung, einem juxtapapillären duodenalen Divertikel, einer Erkrankung nach endoskopischer Papillotomie im Jahr 2010, einer Cholezystektomie, neurogenen Schluckstörungen sowie Kachexie. Das C-reaktive Protein (CRP) war geringgradig auf 2,88 mg/dl erhöht (Referenzwert unter 0,5 mg/dl).

Die Antibiotikatherapie mit Doxycyclin Genericon (Genericon Pharma Gesellschaft m.b.H., Graz, Österreich) wurde bereits vom Hausarzt begonnen. Am folgenden Tag wurde das Antibiotikaregime auf Moxifloxacin (Avelox®, Bayer AG, Leverkusen, Deutschland) umgestellt, um eine bakterielle Superinfektion zu vermeiden. Der Patient zeigte keine Anzeichen von Atemnot. Der Patient wurde über eine perkutane endoskopische Gastrostomie (PEG)-Sonde ernährt.

Die homöopathische Behandlung erfolgte während des gesamten stationären Aufenthalts. Der Patient hatte außer Lungenentzündung, Fieber und schmerzenden Gliedmaßen keine klinischen Symptome.

Die Behandlung mit Influenzinum C200 wurde am Tag der Aufnahme begonnen, da es sich sowohl bei Influenza als auch COVID-19 um eine virale Erkrankung handelt und die ersten Anwendungen bei anderen Patienten gute Ergebnisse gebracht hatten. Dreimal täglich wurde 1 ml über eine Spritze in den Mund am ersten Tag verabreicht, dann Tuberculinum Koch C200 wegen nunmehrigen Atembeschwerden mit Husten und Kurzatmigkeit auf die gleiche Weise ab dem 2. Tag, gefolgt von einer wiederholten Anwendung von Influenzinum C200 ab dem 3. Tag. Ein am Aufnahmetag durchgeführter SARS-CoV-2-positiver PCR-Test bestätigte eine virale Ursache für die Lungenentzündung, während eine bakterielle Superinfektion und damit ein therapeutischer Effekt der verabreichten Antibiotika ausgeschlossen werden konnte.

Der Zustand des Patienten und die Lungenentzündung besserten sich ab dem ersten Tag der homöopathischen Therapie schnell, wie im Lungenröntgen gezeigt werden konnte. Nach zwei weiteren negativen SARS-CoV-2-Tests wurde er 3 Tage später, am 26. April 2020, nach Hause entlassen und zeigte bis heute keinerlei gesundheitliche Einschränkungen (Tab. 1; Lamba et al. 2020).

6   Externe Evidenz: Grundlagenforschung zur Homöopathie

Petra Weiermayer

Eine spezifische Wirkung homöopathischer Arzneimittel, d. h. hergestellt mit stufenweisen Verdünnungen und Verschüttelungen, lässt sich, v. a. bei sehr hohen Verdünnungsverhältnissen, nicht ohne Weiteres unter Rückgriff auf das klassisch pharmakologische Modell „Molekül wirkt an Zellrezeptor" erklären. Folglich untersucht die experimentelle Laborforschung zur Homöopathie, ob ein Unterschied zwischen homöopathischem Arzneimittel und einer geeigneten Kontrolle in Experimenten beobachtbar ist. Dabei werden u. a. physikochemische Testverfahren (Klein et al. 2018; Tournier et al. 2019, 2021), pflanzliche Bioassays (Betti et al. 2009; Majewsky et al. 2009; Jäger et al. 2011, 2015; Ucker et al. 2018), Zellversuche (Bellavite et al. 2006; Witt et al. 2007) oder auch Tiermodelle (Bonamin und Endler 2010; Bonamin et al. 2015) angewendet. Zwei dieser Bereiche werden exemplarisch in Abschn. 16.6.1 und Abschn. 16.6.2 detailliert beschrieben.

6.1   Systematische Reviews zu physikochemischen Testverfahren

Die Literatur dieses Forschungsgebietes wurde in den letzten Jahren systematisch untersucht (Klein et al. 2018; Tournier et al. 2019, 2021). Dass in 70 % der rund 200 untersuchten Experimente Unterschiede zwischen homöopathischen Arzneimitteln und Kontrollen beobachtet werden konnten, ergab eine umfassende Analyse (Tournier et al. 2019); von überzeugender Qualität war rund ein Drittel dieser Publikationen. In dieser Untergruppe der qualitativ hochwertigen Experimente zeigten 80 % der Versuche Unterschiede zwischen homöopathischen Arzneimitteln und Kontrollen. Für 10 Testverfahren wurden jeweils 2–9 Wiederholungen, die zu 100 % positiv repliziert werden konnten, identifiziert. Die Schlussfolgerung der Autoren ergab, dass Hinweise für spezifische physikochemische Eigenschaften homöopathischer Arzneimittel in mehreren Sätzen wiederholter Experimente von hoher Qualität gefunden werden konnten (Tournier et al. 2019).

6.2 Systematische Reviews zu pflanzenbasierten Bioassays

2018 wurde der systematische Review der Forschung zu pflanzenbasierten Bioassays aus den Jahren 2009/2011 (Betti et al. 2009; Majewsky et al. 2009; Jäger et al. 2011, 2015) aktualisiert (Ucker et al. 2018). Die Autoren identifizierten 192 Publikationen mit 202 experimentellen Studien. 74 dieser Studien waren von angemessener Qualität, was eine detaillierte Interpretation ermöglichte. Geeignete Kontrollen, um spezifische Effekte homöopathischer Arzneimittel untersuchen zu können, wurden in 42 von diesen 74 Studien verwendet. 95 % der Studien (40 von 42) berichteten über signifikante Unterschiede gegenüber den Kontrollen. Es konnten auch einige Replikationsstudien identifiziert werden. Die Studie von Ücker et al. (2022) liefert weitere wissenschaftliche Belege dafür, dass homöopathische Arzneimittel spezifische biologische Wirkungen haben, die nicht auf einen Placeboeffekt zurückzuführen sind, und gleichzeitig konnten in dieser Studie die Ergebnisse einer früheren Studie von Jäger et al. (2010) bestätigt werden. Auch in diesem Forschungsbereich hat die Qualität der Studien in den letzten Jahren zugenommen.

6.3 Fazit Grundlagenforschung zur Homöopathie

Es gibt eine beträchtliche Anzahl von qualitativ hochwertigen Studien, welche spezifische Wirkungen homöopathischer Arzneimittel, darunter auch Hochpotenzen, beobachteten, in den mehr als 1000 fachwissenschaftlichen Publikationen zur homöopathischen Grundlagenforschung. Ebenso werden erfolgreich unabhängig replizierte, experimentelle Modelle in Publikationen beschrieben (Ücker et al. 2022; Baumgartner 2017; Endler et al. 2015). Nach einem theoretischen Modell, das in der Lage ist, die beobachteten Wirkungen zu erklären, wird noch gesucht. Folglich gibt es auch in der präklinischen Forschung zur Homöopathie viele positive Befunde, auch aus methodisch hochwertigen Studien. Eine plausible Erklärung des Wirkprinzips der Homöopathie würde zu einer Weiterentwicklung der Naturwissenschaft beitragen.

7 Klinische Forschung zur Homöopathie mit Bezug zu COVID-19

Petra Weiermayer

7.1 Studienergebnisse aus der Intensivmedizin mit Relevanz für eine homöopathische Therapie während einer COVID-19-Erkrankung

Die Verwendung der Homöopathie nimmt ständig an Bedeutung zu. Es ist daher Zeit, zu hinterfragen, ob Homöopathie nicht auch bei Intensivpatienten eingesetzt werden kann. Bei schwerer Sepsis und bei vermehrter Schleimproduktion in der Luftröhre haben sich interessante Ansätze gezeigt.

In einem Standardwerk werden homöopathisch behandelte Intensivpatienten beschrieben (Frass 2019). Es gibt u. a. auch zwei qualitativ hochwertige Studien zu diesem Thema.

7.2   Additive Homöopathie in der Sepsis

Die Lebensgefahr ist bei Patienten mit schwerer Sepsis trotz Einsatzes der Intensivmedizin hoch. Das Ziel einer randomisierten, doppelblinden, placebokontrollierten Studie war, den Einfluss der Homöopathie auf das Überleben von Sepsispatienten zu untersuchen (Frass et al. 2005a). 70 Patienten erhielten eine homöopathische Behandlung (n = 35) oder Placebo (n = 35). Fünf Globuli einer C200-Potenz eines individuell ausgesuchten homöopathischen Arzneimittels wurden 2-mal täglich gegeben. Am Tag 180 war das Überleben statistisch signifikant höher bei den homöopathisch behandelten Patienten (75,8 % vs. 50,0 %, p = 0,043, Kruskal-Wallis-Test). Die Ergebnisse konnten auch nach einer Intention-to-treat-Auswertung bestätigt werden (p = 0,0248; Chi-Quadrat-Test). Es wurden keine Nebenwirkungen verzeichnet. Die Daten lassen vermuten, dass eine homöopathische Behandlung eine nützliche zusätzliche Methode bei septischen Patienten darstellen könnte.

7.3   Homöopathie bei übermäßiger Produktion trachealer Sekretionen bei beatmeten Patienten

Zähe Schleimmengen, verursacht durch tracheale Sekretionen, können die Entfernung des Beatmungsschlauches bei Intensivpatienten nach Entwöhnung vom Beatmungsgerät verzögern. In dieser prospektiven, randomisierten, doppelblinden, placebokontrollierten Studie wurde der Einfluss von Kalium bichromicum C30 auf die Menge des zähen Schleims aus der Luftröhre bei Intensivpatienten mit einer Vorgeschichte von Nikotinmissbrauch und chronischer Lungenerkrankung untersucht (Frass et al. 2005b). 50 Patienten, die bereits spontan atmeten, erhielten doppelblind entweder das homöopathische Arzneimittel Kalium bichromicum C30 (Gruppe 1) oder Placebo (Gruppe 2) 2-mal täglich. Dabei kam es zu einer signifikanten Abnahme der trachealen Sekretionen in der Gruppe 1 (p <0,0001). Die Entfernung des Beatmungsschlauches konnte in der Gruppe 1 wesentlich früher (p <0,0001) erfolgen. Die Aufenthaltsdauer in der Intensivstation war in Gruppe 1 signifikant verkürzt (4,20 ± 1,61 vs. 7,68 ± 3,60 Tage, p <0,0001). Die Ergebnisse lassen vermuten, dass das homöopathische Arzneimittel Kalium bichromicum die Menge an trachealen Sekretionen verringern kann.

Eine zusätzliche homöopathische Behandlung kann hilfreich sein, um COVID-19-Patienten zu behandeln. Die niedrigen Kosten, die einfache Anwendung und die gute Verträglichkeit sprechen für die Anwendung der Homöopathie, besonders dann, wenn eine kausale konventionelle Behandlung nicht verfügbar ist.

7.4   Homöopathie bei Influenza und akuten Infektionen des Atmungstrakts

In einer verblindeten, placebokontrollierten, randomisierten, pragmatischen Studie wurde die Wirksamkeit homöopathischer Arzneimittel bei Influenza und akuten Infektionen des Atmungstrakts bei Kindern untersucht. Die Anzahl der symptomatischen Episoden von Influenza und Infektionen des Atmungstrakts war zwischen den Gruppen zugunsten der Homöopathie statistisch signifikant unterschiedlich (p <0,001; Mann-Whitney-Test, ANOVA-post-Test). Im ersten Jahr nach der Therapie entwickelten 30,5 % der Kinder der Placebogruppe 3 oder mehr symptomatische Episoden, während in der homöopathisch behandelten Gruppe keine Episode auftrat (Siqueira et al. 2016).

In einer randomisierten, doppelblinden, placebokontrollierten Studie konnte die Wirksamkeit homöopathischer Arzneimittel bei Patienten mit akutem Husten bei Infektionen des oberen Atemtrakts und akuter Bronchitis gezeigt werden. Am Tag 4 und 7 der Behandlung war der Schweregrad des Hustens in der homöopathischen Gruppe im Vergleich zur Placebogruppe signifikant niedriger (p <0,001 und p = 0,023; Mann-Whitney-U-Test). Die Viskosität des Schleims war nach 4 Tagen homöopathischer Behandlung signifikant geringer als in der Placebogruppe (p = 0,018; Mann-Whitney-U-Test) (Zanasi et al. 2014).

In einer Übersichtsarbeit von 2019 zur Bedeutung der Komplementärmedizin bezüglich Reduktion des Antibiotikaeinsatzes wird u. a. die 2006 durchgeführte Übersichtsarbeit zur Homöopathie angeführt, wobei für 29 Studien unterschiedlichen Designs bei 5062 Patienten mit Infektionen des oberen Atmungstrakts/Allergie ein positives Ergebnis für die Homöopathie beschrieben worden ist. 6 der 7 kontrollierten Studien zeigten ein ähnliches Ergebnis wie die konventionelle Therapie, 8 der 16 placebokontrollierten Studien einen signifikanten Vorteil für die Homöopathie (Baars et al. 2019; Bornhoft et al. 2006; Weiermayer et al. 2020).

7.5   Beobachtungsstudien zur homöopathischen Behandlung von COVID-19-Patienten

In einer retrospektiven Kohortenstudie „Clinical Characteristics and Remedy Profiles of Patients with COVID-19: A Retrospective Cohort Study" wurden positiv getestete COVID-19-Patienten, die zwischen dem 29. April und dem 17. Juni 2020 in einem COVID-19-Gesundheitszentrum in Neu-Delhi aufgenommen wurden, mit konventionellen und homöopathischen Arzneimitteln behandelt. Die Patienten wurden in leichte, mittelschwere oder schwere Krankheitskategorien eingeteilt. Die Symptome wurden analysiert, um die indizierten homöopathischen Arzneimittel zu identifizieren.

Insgesamt wurden 196 COVID-19-Patienten aufgenommen. 178 Patienten hatten leichte Symptome; 18 Patienten hatten mittelschwere Symptome; es wurden keine Patienten mit schweren Symptomen aufgenommen, da sie an tertiäre Versorgungszentren mit Beatmungsunterstützung überwiesen wurden. Das Durchschnittsalter der Patienten mit leichten Symptomen war signifikant niedriger (38,6 ± 15,8 Jahre SD) im Vergleich zu den Patienten in der moderaten Kategorie (66,0 ± 9,09Jahre SD). Die häufigsten Symptome waren Fieber (43,4 %), Husten (47,4 %), Halsschmerzen (29,6 %), Kopfschmerzen (18,4 %), Myalgie (17,9 %), Müdigkeit (16,8 %), Beschwerden in der Brust (13,8 %), Schüttelfrost (12,6 %), Kurzatmigkeit (11,2 %) und Geschmacksverlust (10,2 %). Achtundzwanzig homöopathische Arzneimittel wurden verordnet, wobei Bryonia alba (33,3 %), Arsenicum album (18,1 %), Pulsatilla nigricans (13,8 %), Nux vomica (8 %), Rhus toxicodendron (7,2 %) und Gelsemium sempervirens (5,8 %) in einer C30-Potenz am häufigsten angegeben wurden.

In einem nächsten Schritt soll eine randomisierte, kontrollierte klinische Studie, die auf diesen Erkenntnissen basiert, folgen (Jethani et al. 2021).

Eine offene, multizentrische Beobachtungsstudie wurde von April bis Juli 2020 in verschiedenen Kliniken der öffentlichen Gesundheitsversorgung zur homöopathischen Behandlung von COVID-19-Patienten durchgeführt. Die Daten wurden gesammelt prospektiv aus der klinischen Praxis in integrierten COVID-19-Versorgungseinrichtungen in Indien erhoben. Fälle mit guter Qualität wurden anhand eines spezifischen Kriterienkatalogs ausgewählt. Diese Fälle wurden auf prognostische Faktoren analysiert, indem die Likelihood Ratio (LR) für jedes häufig auftretende Symptom berechnet wurde. Die Symptome mit hohen LR-Werten (>1) wurden als indikativ für die Verschreibung des individuell passenden homöopathischen Arzneimittels betrachtet. Von den 327 gemeldeten COVID-19-Fällen erfüllten 211 die Auswahlkriterien für die Analyse. Die häufigsten Beschwerden waren Müdigkeit, Halsschmerzen, trockener Husten, Myalgie, Fieber, trockener Mund und Rachen, erhöhter Durst, Kopfschmerzen, verminderter Appetit, Angstzustände und veränderter Geschmack. 27 homöopathische Arzneimittel wurden verordnet und 4 davon – Arsenicum album, Bryonia alba, Gelsemium sempervirens und Pulsatilla nigricans – waren die am häufigsten verwendeten. Für bestimmte Symptome, die eine Differenzierung zwischen den homöopathischen Arzneimitteln für einen bestimmten Patienten ermöglichten, wurde eine hohe LR erzielt. Die Verabreichung der homöopathischen Arzneimittel war assoziiert mit einer Verbesserung der Symptome der COVID-19-Patienten. Mithilfe der Prognostic Factor Research wurden für 4 häufig indizierte homöopathische Arzneimittel charakteristische Symptome identifiziert. Diese Erkenntnisse können bei zukünftigen kontrollierten Studien zu COVID-19 zur Erhöhung der Verschreibungssicherheit von homöopathischen Arzneimitteln beitragen (Manchanda et al. 2021).

7.6   Randomisierte, placebokontrollierte Studien zur homöopathischen Behandlung von COVID-19-Patienten

In einer randomisierten, placebokontrollierten, verblindeten Studie wurde die Wirksamkeit der begleitenden individualisierten homöopathischen Therapie bei Erwachsenen (im Alter von ≥18 Jahren), die in das Chirayu-Krankenhaus, ein ausgewiesenes COVID-19-

Behandlungskrankenhaus der Tertiärversorgung in Bhopal (Madhya Pradesh), eingeliefert wurden, untersucht. Patienten, bei denen die reverse Transkriptions-Polymerase-Kettenreaktion (RT-PCR) positiv für SARS-CoV-2 war und die in die COVID-19-Station des Chirayu-Krankenhauses eingeliefert wurden, wurden auf ihre Studientauglichkeit geprüft. In der Gruppe Standardbehandlung + Homöopathie (SC + H) wurden den Patienten homöopathische Arzneimittel verschrieben, die auf der Grundlage der Totalität der Symptome ausgewählt und als Ergänzung zur Standardbehandlung für COVID-19 verabreicht wurden, während die Patienten in der Gruppe Standardbehandlung + Placebo (SC + P) identische Placeboglobuli erhielten. Das primäre Outcome der Studie war die klinische Genesung. Die sekundären Endpunkte waren die Zeit bis zur Fieberfreiheit und die Zeit bis zur klinischen Genesung. Eine multivariate, allgemeine, lineare Modellierung, Varianzanalyse mit wiederholten Messungen (GLM-ANOVA), wurde durchgeführt, um die Auswirkungen der beiden verschiedenen Interventionen (SC + H, SC + P) auf die Gesamtsymptomwerte über einen Nachbeobachtungszeitraum von 10 Tagen zu bewerten. Der Haupteffekt beim Vergleich der beiden Interventionsarten war signifikant (F [1, 297] = 56,13, p = 0,0001, partielles Eta-Quadrat = 0,13), was die Wirksamkeit der begleitenden individualisierten Homöopathie belegt. Zum Vergleich der Genesungszeit wurde eine Kaplan-Meier-Kurve erstellt. Die Zeit bis zur klinischen Erholung war in der SC-plus-H-Gruppe etwa 2 Tage kürzer als in der SC-plus-P-Gruppe (SC + H: 5,95 ± SE 0,16 Tage, 95 % CI: 5,63–6,27; SC + P: 7,69 ± SE 0,12 Tage; 95 % CI: 6,58–7,03; P = 0,0001). Es wurde eine Kaplan-Meier-Kurve erstellt, um die Zeit bis zum Verschwinden des Fiebers zu vergleichen. Das Fieber in der SC-plus-H-Gruppe klang 20 h früher ab als in der SC-plus-P-Gruppe (SC + H: 35,04 ± SE 6,48 h, 95 % CI: 22,32–47,75; SC + P: 55,79 ± SE 9,05 h; 95 % CI: 38,04–73,54; P = 0,04). Die Studie ergab, dass die zusätzliche Gabe von individualisierten homöopathischen Arzneimitteln zusammen mit der Standardbehandlung die klinische Genesung signifikant verbessert und ein frühzeitiges Abklingen der Symptome bewirkt, verglichen mit Patienten, die neben der Standardbehandlung ein Placebo erhielten. Die Replikation dieser Studie mit begleitender, individualisierter, homöopathischer Behandlung von COVID-19 ist zu empfehlen (Nayak et al. 2022).

In einer weiteren randomisierten, placebokontrollierten, verblindeten Studie sollte untersucht werden, ob individualisierte homöopathische Arzneimittel bei der Behandlung von mittelschweren und schweren Fällen der Coronavirus-Erkrankung (COVID-19) eine größere unterstützende Wirksamkeit haben als Placebo. Patienten beiderlei Geschlechts, die in einem Krankenhaus der Tertiärversorgung aufgenommen wurden und unter mittelschwerer oder schwerer COVID-19 leiden und über 18 Jahre alt sind, wurden in die Studie aufgenommen. Insgesamt wurden 150 Patienten rekrutiert und dann nach dem Zufallsprinzip in zwei Gruppen aufgeteilt, die entweder individualisierte homöopathische Arzneimittel oder Placebo, zusätzlich zur Standardbehandlung, erhielten. Das primäre Ergebnis war die Zeit, die benötigt wurde, um eine RT-PCR-bestätigte Virusfreiheit für COVID-19 zu erreichen. Sekundäre Endpunkte waren Veränderungen auf der Clinical Ordinal Outcomes Scale (COOS) der Weltgesundheitsorganisation, die von den Patienten angegebene

MYMOP2-Skala und verschiedene biochemische Parameter. Die parametrischen Daten wurden mit einem ungepaarten t-Test ausgewertet. Nichtparametrische Daten wurden mit dem Wilcoxon Signed Rank Test analysiert. Kategorische Daten wurden mit dem Chi-Quadrat-Test analysiert. Insgesamt zeigten die Teilnehmer der Gruppe mit zusätzlicher Homöopathie (AoH) in einer durchschnittlichen Zeit von $7,53 \pm 4,76$ Tagen (mittlerer SD) eine Umwandlung des RT-PCR-Status in einen negativen Status (mittlerer SD), verglichen mit $11,65 \pm 9,54$ Tagen in der Placebo-Zusatzgruppe (AoP) (p = 0,001). Der mittlere COOS-Score sank von $4,26 \pm 0,44$ auf $3,64 \pm 1,50$ und von $4,3 \pm 0,46$ auf $4,07 \pm 1,8$ in den AoH- bzw. AoP-Gruppen (p = 0,130). Die Sterblichkeitsrate in der AoH-Gruppe betrug 9,7 % vs. 17,3 % in der AoP-Gruppe. Die MYMOP2-Scores zwischen den beiden Gruppen unterschieden sich signifikant (p = 0,001), und zwar zugunsten von AoH. Die Unterschiede zwischen den Gruppen bei den Prä- und Post-Mittelwerten von C-reaktivem Protein, Fibrinogen, Gesamtleukozytenzahl, Thrombozytenzahl und alkalischer Phosphatase waren jeweils statistisch signifikant (p <0,05) für AoH; sechs weitere biochemische Parameter zeigten keine statistisch signifikanten Unterschiede. Die Studie deutet darauf hin, dass die Homöopathie bei der Behandlung von Patienten mit mittelschwerer und schwerer COVID-19 eine wirksame Ergänzung zur Standardbehandlung sein kann (Kaur et al. 2022). Weitere Studien, einschließlich Doppelblindstudien, sollten durchgeführt werden, um diese ersten Ergebnisse zu bestätigen oder zu widerlegen.

7.7   Zusammenfassung

Seit über 200 Jahren zählt die Homöopathische Medizin weltweit zu den am häufigsten angewendeten komplementärmedizinischen Behandlungsmethoden. Vom Anbeginn der Homöopathie wurde erfolgreich während Pan- und Epidemien behandelt. Auch im Zeitalter der COVID-19-Pandemie sind die Behandlungsresultate bei akuten, aber auch bei Long-COVID-Verläufen sehr ermutigend. Zusammenfassend lässt sich sagen, dass die additive klassische Homöopathie bei der Behandlung von Patienten mit bestätigter COVID-19-Erkrankung hilfreich sein kann. Um eine homöopathische Behandlung durch ein Team von Ärzten mit unterschiedlichem Wissensstand über Homöopathie zu ermöglichen, ist die Verwendung von Algorithmen sinnvoll. Die Kombination von konventioneller Medizin und Homöopathie bei COVID-19-Patienten scheint ein vielversprechender Weg im Sinne der Integrativen Medizin zu sein, um die Behandlung der Patienten zu optimieren. Die geringen Kosten, die einfache Anwendung und die gute Verträglichkeit sprechen für den Einsatz der Homöopathie bei COVID-19-Patienten. Aufgrund der qualitativ hochwertigen Studien sowie der umfangreichen Erfahrungen der Vergangenheit, aber auch der Gegenwart kann die Homöopathische Medizin als Teil der evidenzbasierten Medizin anerkannt werden. Weitere prospektive, randomisierte, doppelblinde, placebokontrollierte Studien sind im Sinne der Patienten die einzig logische Konsequenz. Den heutigen Herausforderungen im medizinischen Bereich kann nur mit einer allumfassenden Medizin im Sinne einer Integrativen Medizin begegnet werden.

Literatur

Baars EW, Zoen EB, Breitkreuz T et al (2019) The contribution of complementary and alternative medicine to reduce antibiotic use: a narrative review of health concepts, prevention, and treatment strategies. Evid Based Complement Alternat Med 2019:5365608

Baumgartner S (2017) Stand der Grundlagenforschung in der Homöopathie. https://www.carstens-stiftung.de/artikel/stand-der-grundlagenforschung-in-der-homoeopathie.html. Zugegriffen am 14.01.2021

Bellavite P, Conforti A, Pontarollo F, Ortolani R (2006) Immunology and homeopathy. 2. Cells of the immune system and inflammation. Evid Based Complement Alternat Med 3:13–24

Betti L, Trebbi G, Majewsky V et al (2009) Use of homeopathic preparations in phytopathological models and in field trials: a critical review. Homeopathy 98:244–266

Boericke W (2011) Homöopathische Mittel und ihre Wirkungen. Materia medica und Repertorium. Grundlagen und Praxis GmbH & Co. Wissenschaftlicher Autorenverlag KG, Leer

Bonamin LV, Endler PC (2010) Animal models for studying homeopathy and high dilutions: conceptual critical review. Homeopathy 99:37–50

Bonamin LV, Cardoso TN, de Carvalho AC, Amaral JG (2015) The use of animal models in homeopathic research--a review of 2010–2014 PubMed indexed papers. Homeopathy 104:283–291

Bornhoft G, Maxion-Bergemann S, Wolf U et al (2006) Checklist for the qualitative evaluation of clinical studies with particular focus on external validity and model validity. BMC Med Res Methodol 6:56

Bundesministerium für Wirtschaft und Klimaschutz. Homöopathisches Arzneibuch 2022. 02.06.2022

CEN (2016) Services of Medical Doctors with additional qualification in Homeopathy (MDQH) – requirements for health care provision by Medical Doctors with additional qualification in Homeopathy. https://standards.cencenelec.eu/dyn/www/f?p=205:110:0::::FSP_PROJECT:41763&cs=15C5AC863AD9E1EE72C6EF70C25146619. Zugegriffen am 05.07.2022

Council of Europe. European Pharmacopoeia (Ph. Eur.) 10th Edition (2021). https://www.edqm.eu/en/european-pharmacopoeia-ph-eur-10th-edition-. Zugegriffen am 18.07.2022

Endler PC, Bellavite P, Bonamin L, Jager T, Mazon S (2015) Replications of fundamental research models in ultra high dilutions 1994 and 2015--update on a bibliometric study. Homeopathy 104:234–245

Frass M, Linkesch M, Banyai S et al (2005a) Adjunctive homeopathic treatment in patients with severe sepsis: a randomized, double-blind, placebo-controlled trial in an intensive care unit. Homeopathy 94:75–80

Frass M, Dielacher C, Linkesch M et al (2005b) Influence of potassium dichromate on tracheal secretions in critically ill patients. Chest 127:936–941

Frass MBM (2019) Homöopathie in der Intensiv- und Notfallmedizin. Elsevier (Urban und Fischer) GmbH Deutschland

Glaz VG (1991) Hahnemann's theory in Russia. Br Hom J 80:231–233

Hahnemann S (1805) Fragmenta De Viribus Medicamentorum Positivis Sive in Sano Corpore Humano Observatis. Barth, Lipsiae

Hahnemann S (2007) Gesamte Arzneimittellehre. 1. Aufl. Lucae C., Wischner M.: Karl F. Haug Verlag

Harms M (1992) Grippemittel der Homöopathie nach Bhatia, Boericke, Borland. Tyler und Voisin. Verlag Grundlagen & Praxis, Leer

Jäger T, Scherr C, Simon M, Heusser P, Baumgartner S (2010) Effects of homeopathic arsenicum album, nosode, and gibberellic acid preparations on the growth rate of arsenic-impaired duckweed (Lemna gibba L.). Sci World J 10:2112–2129

Jäger T, Scherr C, Shah D et al (2011) Use of homeopathic preparations in experimental studies with abiotically stressed plants. Homeopathy 100:275–287

Jäger T, Scherr C, Shah D et al (2015) The use of plant-based bioassays in homeopathic basic research. Homeopathy 104:277–282

Jansen JP, Ross A (2014) Homeopathic proving guidelines. Harmonised by LMHI and ECH. https://homeopathyeurope.org/downloads/project-one/Main-guidelines-v1-English.pdf. Zugegriffen am 28.01.2022

Jethani B, Gupta M, Wadhwani P et al (2021) Clinical characteristics and remedy profiles of patients with COVID-19: a retrospective cohort study. Homeopathy 110:86–93

Kaur H, Kaushik S, Singh G et al (2022) Homoeopathy as an adjuvant to standard care in moderate and severe cases of COVID-19: a single-blind, randomized, placebo-controlled study. Homeopathy 112(3):184–197

Klein SD, Wurtenberger S, Wolf U, Baumgartner S, Tournier A (2018) Physicochemical investigations of homeopathic preparations: a systematic review and bibliometric analysis-part 1. J Altern Complement Med 24:409–421

Lamba CD, Gupta VK, van Haselen R et al (2020) Evaluation of the modified naranjo criteria for assessing causal attribution of clinical outcome to homeopathic intervention as presented in case reports. Homeopathy 109:191–197

Leary B (1994) Cholera 1854: update. Br Hom J 83:117–121

Majewsky V, Arlt S, Shah D et al (2009) Use of homeopathic preparations in experimental studies with healthy plants. Homeopathy 98:228–243

Manchanda RK, Miglani A, Gupta M et al (2021) Homeopathic remedies in COVID-19: prognostic factor research. Homeopathy 110:160–167

Marino R (2012) Flu pandemics: homeopathic prophylaxis and definition of the epidemic genius. Indian J Res Homoeopathy 6:47–52

Nayak D, Gupta J, Chaudhary A et al (2022) Efficacy of individualized homeopathy as an adjunct to standard of care of COVID-19: a randomized, single-blind, placebo-controlled study. Complement Ther Clin Pract 48:101602

Pichler E (2019) Homöopathie – Medizin der feinen Unterschiede. Ärzte Verlag GmbH, Wien

Rechtsinformationssystem des Bundes. Bundesrecht konsolidiert: Gesamte Rechtsvorschrift für Arzneimittelgesetz. (2022). https://www.ris.bka.gv.at/GeltendeFassung.wxe?Abfrage=Bundesnormen&Gesetzesnummer=10010441. Zugegriffen am 08.07.2022

Rohrer A (2008a) Homöopathische Epidemiebehandlung – eine Erfolgsgeschichte. In: Epidemie und Homöopathie, Dokumentierte Erfahrungen, Heilmittel und Prophylaxe Documenta Homoeopathica. Verlag Wilhelm Maudrich, S 1–35

Rohrer A (2008b) Heilmittel bei schweren Verläufen akut-epidemischer Erkrankungen. In: Epidemie und Homöopathie: Geschichte, dokumentierte Erfahrungen, Prophylaxe Documenta Homoeopathica. Verlag Wilhelm Maudrich

Rossi EG (2020) The experience of an Italian public homeopathy clinic during the COVID-19 epidemic, March-May 2020. Homeopathy 109:167–168

Scheible K-F (1994) Hahnemann und die Cholera. Geschichtliche Betrachtung und kritische Wertung der homöopathischen Therapie im Vergleich zur konventionellen Behandlung. Haug Verlag

Siqueira CM, Homsani F, da Veiga VF et al (2016) Homeopathic medicines for prevention of influenza and acute respiratory tract infections in children: blind, randomized, placebo-controlled clinical trial. Homeopathy 105:71–77

Takacs M, Frass M, Walder G et al (2021) Adjunctive homeopathic treatment of hospitalized COVID-19 patients (COVIHOM): a retrospective case series. Complement Ther Clin Pract 44:101415

To KLA, Fok YYY (2020) Homeopathic clinical features of 18 patients in covid-19 outbreaks in Hong Kong. Homeopathy 109:146–162

Tournier A, Klein SD, Wurtenberger S, Wolf U, Baumgartner S (2019) Physicochemical investigations of homeopathic preparations: a systematic review and bibliometric analysis-part 2. J Altern Complement Med 25:890–901

Tournier A, Wurtenberger S, Klein SD, Baumgartner S (2021) Physicochemical investigations of homeopathic preparations: a systematic review and bibliometric analysis-part 3. J Altern Complement Med 27:45–57

Tournier A, Fok Y, van Haselen R, To A (2023) Searching for the genus epidemicus in Chinese patients: findings from the clificol COVID-19 clinical case registry. Homeopathy 112:30–39

Ucker A, Baumgartner S, Sokol A, Huber R, Doesburg P, Jager T (2018) Systematic review of plant-based homeopathic basic research: an update. Homeopathy 107:115–129

Ücker A, Baumgartner S, Martin D, Jäger T (2022) Critical evaluation of specific efficacy of preparations produced according to European Pharmacopeia Monograph 2371. Biomedicine 10:552

Vermeulen F (2000) Konkordanz der Materia medica. Embryss bv Publishers, Haarlem, Holland

Weiermayer P, Frass M, Peinbauer T, Ellinger L (2020) Evidence-based homeopathy and veterinary homeopathy, and its potential to help overcome the antimicrobial resistance problem – an overview. Schweiz Arch Tierheilkd 162:597–615

Winston J (1999) The faces of homoeopathy. Great Auk Publishing, New Zealand

Witt CM, Lüdtke R, Baur R, Willich SN (2005) Homeopathic medical practice: long-term results of a cohort study with 3981 patients. BMC Public Health 5:115

Witt CM, Bluth M, Albrecht H, Weisshuhn TE, Baumgartner S, Willich SN (2007) The in vitro evidence for an effect of high homeopathic potencies--a systematic review of the literature. Complement Ther Med 15:128–138

Witt CM, Lüdtke R, Mengler N, Willich SN (2008) How healthy are chronically ill patients after eight years of homeopathic treatment?--Results from a long term observational study. BMC Public Health 8:413

Zanasi A, Mazzolini M, Tursi F, Morselli-Labate AM, Paccapelo A, Lecchi M (2014) Homeopathic medicine for acute cough in upper respiratory tract infections and acute bronchitis: a randomized, double-blind, placebo-controlled trial. Pulm Pharmacol Ther 27:102–108

Immunmodulierende Mesotherapie zur Infektprävention

Monika Fuchs, Sabine Wied-Baumgartner
und Heidi Thomasberger

Die Situation des sich weltweit ausbreitenden Coronavirus Sars-CoV-2 wurde von der WHO als Pandemie eingestuft. In der Natur von Viren liegt ihre grenzenlose Verbreitung, welche heutzutage noch zusätzlich durch unsere globalisierte Welt begünstigt wird. Dieses hochansteckende Virus bringt die gesamte Menschheit in eine äußerst angespannte Lage, die das Leben derzeit in weiten Teilen völlig auf den Kopf stellt. Wir müssen davon ausgehen, dass wir uns damit noch längere Zeit auseinandersetzen müssen. Die Übertragung durch symptomlos infizierte Menschen und die sich stetig ändernden Viren machen die Bekämpfung umso schwerer. Dieser Dynamik versucht man in der aktuellen Situation mit staatlich verordneter Massenquarantäne zu begegnen, gekoppelt mit Schutzmaßnahmen und dem intensiven weiteren Beforschen des Erregers. Mit den sehr rasch entwickelten neuen Impfstoffen hat sich ein Hoffnungsschimmer aufgetan, doch Impfstoff ist knapp und noch sind die Daten über das Andauern der Immunität, und ob auch eine Übertragung von geimpften Menschen erfolgt, noch nicht endgültig geklärt. Die Koordination der Bekämpfungsstrategien, wie die intensive weitere Erforschung des Erregers zum besseren

M. Fuchs (✉)
Privatordination, ÖGM – Österreichische Gesellschaft für Mesotherapie, Vizepräsidentin,
Wien, Österreich
e-mail: ordi@dr-m-fuchs.at

S. Wied-Baumgartner
Privatordination, ÖGM-Österreichische Gesellschaft für Mesotherapie, Präsidentin, Linz, Österreich
e-mail: sabine@wied.at

H. Thomasberger
Praxiszentrum Seidengasse, ÖGM – Österreichische Gesellschaft für Mesotherapie,
Wien, Österreich
e-mail: hthomasberger@pzseidengasse.at

© Der/die Autor(en), exklusiv lizenziert an Springer-Verlag GmbH, DE, ein Teil
von Springer Nature 2024
P. Panhofer (Hrsg.), *Prävention und Therapie viraler Epidemien*,
https://doi.org/10.1007/978-3-662-67508-3_17

Verständnis der Erkrankung in all ihren mannigfaltigen Ausprägungen, und die Weiterentwicklung der medikamentösen Therapie sind ein Gebot der Stunde.

Wichtige Faktoren in einer Pandemie sind die Selbstverantwortung und vernünftige Ansätze, sich selbst und seine Mitmenschen zu schützen. Die Ganzheitsmedizin kann hier in all ihren Facetten ganz entscheidend und unterstützend durch ein ergänzendes therapeutisches Angebot in der Prävention und in der Therapie beitragen. Ein möglichst intensiver vorbeugender Schutz gegen Viren führt im Fall des Falles dann zu einem milderen Krankheitsverlauf und zu einer raschen und kompletten Genesung.

Um der großen Dynamik der Viren entgegenhalten zu können, ist ein koordiniertes Vorgehen notwendig, eine Kooperation aller Disziplinen zum Wohle der Patienten!

1   Einleitung und Vorstellung der Methode

Die Mesotherapie ist eine minimalinvasive Injektionstechnik, basierend auf der Injektion pharmakologisch aktiver Substanzen in die Haut.

Der intradermale Applikationsweg ist seit vielen Jahren bekannt und hat das Ziel, mit einer geringen Dosis von Wirkstoffen und durch die darauffolgende langsame Diffusion in das darunter liegende Gewebe eine verlängerte Wirkung der eingebrachten Wirkstoffe zu erreichen. Daraus ergibt sich eine Vielzahl von therapeutischen Anwendungen, die mittlerweile weltweit bekannt sind und klinisch angewandt werden.

Der Namensgeber und Begründer dieser Methode ist der französische Arzt Dr. Michel Pistor, der den Kernsatz der Mesotherapie „wenig – selten – am richtigen Ort" bereits 1952 formulierte (Pistor 1976).

Durch die inflationäre Verwendung des Terminus „Mesotherapie", wird von einigen mesotherapeutischen Gesellschaften der Terminus „local intradermal therapy" (LIT) favorisiert.

Die Mesotherapie ist eine medizinische Intervention, die Auswahl der zu injizierenden Produkte und die der Injektionstechnik muss nach einer gründlichen klinischen Diagnose vom behandelnden Arzt erfolgen (Bonnet et al. 2008; Le Coz 2004). Die Erstellung und Formulierung von evidenzbasierten Richtlinien ist derzeit intensives Forschungs- und Publikationsthema der internationalen Mesotherapiegesellschaften (La Revue de Mésothérapie – Publication officielle de la société française de mésothérapie 2018), federführend sei hier die „Italienische Gesellschaft für Mesotherapie" unter der Leitung von Dott. Massimo Mammucari erwähnt (Mammucari et al. 2011, 2021.

Da die Diffusion der dermal applizierten Wirkstoffe neben den Strukturen in der Haut auch durch die Matrix eine weitere Vielzahl von Strukturen und Rezeptoren erreicht, ist die Mesotherapie eine so vielfältig einsetzbare Methode.

Für die Mesotherapeuten ist die genaue Kenntnis der Haut und ihrer Funktionen essenziell, denn sie ist das Ziel des therapeutischen Eingriffs. Wegen des mesodermalen Ursprungs wurde auch von Dr. Pistor der Terminus „Mesotherapie" gewählt (Pistor 1976; Bonnet et al. 2008; Le Coz 2004).

Als ein immens komplexes Organ wiegt die Haut rund 4 kg Gewicht und hat beim Erwachsenen eine Ausdehnung von im Schnitt 1,8 m².

Zahlreiche lebenswichtige Aufgaben werden von diesem Organ erfüllt, wie mechanischer Schutz, Wärmeregulation, sensorisches Empfinden, Drüsen- und Stoffwechselfunktion (Vitamin-D-Synthese), subkutanes Fett als Kälteschutz, immunologische Funktion, Gas- und Stoffaustausch mit der Umwelt, und sie ist unverzichtbar bei der Kommunikation.

Die Haut (lat. Integumentum commune) besteht aus der Kutis und der darunter gelegenen SubKutis (Abb. 1).

Die Kutis gliedert sich in die Epidermis, ein mehrschichtig verhorntes Plattenepithel, und die Lederhaut bzw. Dermis, ein straffes faserreiches Bindegewebe. Die beiden Schichten der Kutis sind durch den Papillarkörper fest miteinander verzahnt, die anschließende Subkutis ist ein lockeres Bindegewebe mit vielen univakuolären Fettzellen. Je nach regionalen Erfordernissen sind die einzelnen Hautschichten unterschiedlich dick ausgebildet und Anhangsgebilde wie Drüsen, Haare und Nägel vorhanden.

Die Oberhaut ist ständig äußeren Einflüssen ausgesetzt und unterliegt daher einem steten Erneuerungsprozess. In ihrer untersten Zellschicht werden permanent neue Zellen gebildet, die nach oben geschoben werden, verhornen und absterben. Diese Hornschicht mit einem pH-Wert von ca. 5,5 bildet eine widerstandsfähige Schutzschicht gegen schädigende Einflüsse und beherbergt auch immunkompetente Zellen.

Die darunterliegende Lederhaut sorgt mit ihrem dichten Bindegewebe für Elastizität und Festigkeit der Haut. In ihr liegen Nerven- und Muskelfasern, Schweiß- und Talg-

Abb. 1 Darstellung der Hautschichten, die das Ziel der mesotherapeutischen Injektionstechniken sind. (Rimpler und Bräuer 2004)

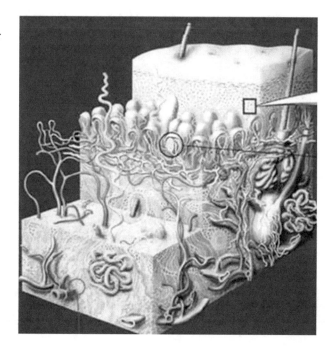

drüsen, Blut- und Lymphgefäße, Haarwurzeln, Tastsinneszellen, Wärme- und Kälterezeptoren. Ihre Gefäße versorgen die Oberhaut mit Nährstoffen. Das Unterhautfettgewebe ist ein Wärme- und Nährstoffspeicher, polstert darunterliegende Strukturen, dämpft äußeren Druck und Stöße ab und schützt vor Wärmeverlust.

Aus diesen mannigfaltigen Aufgaben des Zielorgans der Mesotherapie leitet sich die Vielzahl der Einsatzgebiete der Mesotherapie ab. Die schützende Epidermis wird durch einen Nadelstich mit sehr dünnen und kurzen Nadeln durchdrungen, je nach Art der Injektionstechnik entscheidet man über die Geschwindigkeit der Diffusion der Wirkstoffe und welche Strukturen man erreichen will.

Die Injektionstechniken variieren von sehr oberflächlich bis zur Subkutis, mit vielen kleinen Stichen wird die Medikamentenmischung verabreicht, in der Summe ist die tatsächlich verabreichte Gesamtmenge an Medikamenten viel geringer als die bei einer intramuskulär bzw. auch subkutan verabreichten Dosierung.

Die oft weniger als einen Millimeter tiefen Stiche steigern die Durchblutung und Sauerstoffversorgung des Bindegewebes, das Gewebe wird stimuliert, körpereigene Endorphine und entzündungshemmende Substanzen werden freigesetzt. Bei entsprechender Kenntnis kann auch an bestimmten Akupunktur- und Triggerpunkten injiziert werden (Bonnet et al. 2008; Le Coz 2004).

2 Immunsystem aus Sicht der Methode

Als ein oft unterschätztes Organ im Verbund des Immunsystems, kann durch eine mesotherapeutisch applizierte, stark verdünnte unspezifische Vakzine oberflächlich in die Haut das Immunsystem gestärkt bzw. moduliert werden. Bereits Michel Pistor begann sehr bald mit der mesotherapeutischen Applikation von Vakzinen für präventive als auch kurative Zwecke.

2.1 Immunsystem der Haut

▶ Der Begriff SALT („skin-associated lymphoid tissue") umfasst hautassoziiiertes lymphatisches Gewebe.

Die Haut ist ein aktives Organ im Verbund des peripheren Immunsystems, ein immunologisches Abwehrorgan. Die enge Assoziation von Haut und Immunsystem ist sinnvoll, denn die Haut steht wie kaum ein anderes Organ im steten Wechselspiel mit der Außenwelt.

Die Langerhans-Zellen kommen aus dem Knochenmark und gehören zu den dendritischen Zellen des Immunsystems unserer Haut. Langerhans-Zellen sind in einer Dichte von etwa 700–800 Zellen/mm^2 relativ gleichmäßig in der Epidermis verteilt, in suprabasaler Lokalisation. Als dendritische Zellen bilden sie mit den langhalsigen Zytoplasmafortsätzen ein dichtes dreidimensionales Netzwerk um die Keratinozyten in der Epidermis.

Die Langerhans-Zellen sind darauf spezialisiert ruhende T-Helfer-Zellen zu aktivieren und damit eine primär T-Zell-abhängige Immunantwort einzuleiten. Sie spielen dadurch eine wichtige Rolle bei Kontaktallergien, Hauttransplantatabstoßungen und anderen immunologischen Prozessen der Haut.

Nach Kontakt mit dem entsprechenden Antigen verlässt die Langerhans-Zelle die Epidermis und gelangt über den Lymphstrom in einen Lymphknoten. Auf diesem Weg durchläuft die Langerhans-Zelle einen Reifungsprozess, der zur Präsentation des Antigens auf der Zelloberfläche führt.

Das Immunsystem unterscheidet durch einen molekularen Ausweis, dem Major-Histocompatibility-Komplex (MHC). Dieserbezeichnet einen Genlokus auf dem kurzen Arm vom Chromosom 6, der für die Gewebeverträglichkeit zwischen Spender und Empfänger bei transplantiertem Material entscheidet. MHC-Proteine sind Oberflächenproteine von Zellen, die der Präsentation von Antigenfragmenten und der Kommunikation zwischen Zellen dienen.

Es werden 2 ähnliche Arten von Oberflächenmolekülen kodiert als „Ausweis" aller Zellen gegenüber den T-Zellen:

- MHC-Klasse-I-Moleküle als Ausweis gegenüber zytotoxischen (CD8) T-Zellen,
- MHC-Klasse-II-Moleküle als Ausweis gegenüber T-Helferzellen (CD4).

Die Ausweistypen MHC-I und MHC-II haben unterschiedliche Bedeutung und werden auf unterschiedlichen Zellpopulationen exprimiert.

MHC-I präsentiert ein Abbild dessen, was in der Zelle synthetisiert wird, – Virusbefall oder maligne Entartung. CD8-T-Zellen erkennen die Abweichung und töten die verdächtige Zelle. Diese Überwachung ist für alle Zellen sinnvoll, daher wird es von allen kernhaltigen Zellen, einschließlich Thrombozyten, exprimiert.

MHC-II präsentiert extrazelluläres Material und wird daher von antigenpräsentierenden und phagozytierenden Zellen, nämlich dendritischen Zellen (Langerhans-Zellen) und Makrophagen exprimiert.

Ein Antigen, das mit einem MHC-I-Rezeptor auf der Zellmembran präsentiert wird, verursacht die Aktivierung/Bindung eines zytotoxischen Lymphozyten (CD8). Das präsentierte Antigen kann ein Virusbestandteil oder auch ein von der MHC-I-Körperzelle verdautes Stück eines eigenen Tumorproteins sein, z. B. in einer entarteten Zelle, die sich zu einer Tumorzelle differenzieren will. Damit wird dann die „geschädigte" Zelle von den CD8-Zellen samt Inhalt erkannt und zerstört (zelluläre Reaktion).

Ein Antigen, das mit dem MHC-II-Rezeptor präsentiert wird, veranlasst die Bindung von CD4-Helfer-Zellen, die dann die Antikörpersynthese veranlassen (humorale Reaktion).

Die Langerhans-Zellen sind darauf spezialisiert, ruhende T-Helfer-Zellen zu aktivieren und damit eine primär T-Zell-abhängige Immunantwort einzuleiten. Langerhans-Zellen können auch *Immunantworten* gegen *bakterielle oder virale Antigene* auslösen.

Ein dichtes Netz von afferenten Lymphgefäßen in der Dermis ist die Verbindung der Haut zu den übrigen Organen des Immunsystems.

In einer Arbeit mit in einer Organkultur lebensfähig gehaltener, exzidierter Haut stellt sich dies als menschliches Modell zum Verständnis einer frühen Immunantwort auf intradermal verabreichte Impfstoffkandidaten dar. Eindrucksvoll wird nachgewiesen, wie sich die Morphologie von Langerhans-Zellen nach der Stimulierung durch einen intradermal applizierten Influenza-Impfstoff verändert (Abb. 2).

Im Lymphknoten aktivieren die so gereiften Langerhans-Zellen T-Helfer-Zellen, die ihrerseits passende antigenspezifische Rezeptoren auf ihrer Oberfläche besitzen. Sie leiten somit die Reaktion des systemischen Immunsystems ein. Die Migration der Langerhans-Zellen zu den Lymphgefäßen in der Dermis erfordert, dass die Zelle einen gewundenen Weg durch die dicht gepackten Keratinozyten in der Epidermis zurücklegt. Die dendritische Morphologie im ruhenden Zustand würde die Bewegung zwischen den epidermalen Keratinozyten einschränken. Es scheint so zu sein, dass Langerhans-Zellen mit stark dendritischer Morphologie auf stationäre, nichtbewegliche Zellen hinweisen. Um die

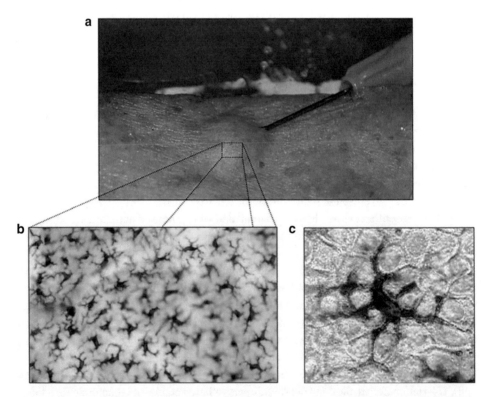

Abb. 2 a Darstellung der intradermalen Applikation (Ausbildung der charakteristischen Quaddel) von Influenzavirus-ähnlichem Partikel an exzidierter menschlicher Haut. **b** Immunhistochemisch gefärbte menschliche Epidermis, die ein ausgedehntes, für Langerhans-Zellen typisches Netzwerk sichtbar macht. **c** Einzelne Langerhans-Zellen mit typischer dendritischer Gestalt dieses Zelltyps, deren Zytoplasmafortsätze sich zwischen die Keratinozyten schieben. (Pearton et al. 2010)

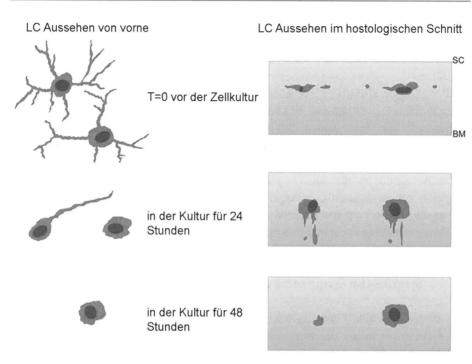

LC Aussehen von vorne

LC Aussehen im hostologischen Schnitt

T=0 vor der Zellkultur

in der Kultur für 24 Stunden

in der Kultur für 48 Stunden

SC

BM

Abb. 3 Schematische Darstellung der Langerhans-Zellmigration aus der Epidermis. Bei Aktivierung lösen sich die Langerhans-Zellen von den umgebenden Keratinozyten, indem sie ihre Dendriten zurückziehen, was ihnen eine „abgerundete" Morphologie verleiht. Vermutlich auf chemotaktische Weise bewegen sie sich in Richtung Basalmembran, die Zellkörperverlängerung ermöglicht eine vertikale Bewegung nach unten. (Pearton et al. 2010). *LC* Langerhans-Zellen; *SC* Subkutis; *BM* Basalmembran

körperliche Bewegung durch die Epidermis zu unterstützen, müssen Langerhans-Zellen ihre Dendriten bei Antigenstimulation zurückziehen. (Abb. 3).

Die Mikrodosierung muss *streng intrakutan* appliziert werden, denn nur dann wird die „Information" für die Zellen des Immunsystems in Haut und Lymphe ermöglicht. Die auswandernden Zellen werden durch eine entsprechende Anzahl neuer Langerhans-Zellen aus dem Knochenmark ersetzt.

Die erfolgreiche Anwendung der Mesotherapie zur Prävention von Infekten liegt in dieser Antigenpräsentation mit anschließender Migration in die Lymphknoten begründet (Pitzurra und Marconi 1981).

3   Virale Epidemien aus Sicht der Methode

Da die Mesotherapie eine noch recht junge Methode ist, gibt es keine historisch übermittelten Berichte über Behandlungsansätze.

Eine der schlimmsten Grippeepidemien der Geschichte, die Spanische Grippe, die in nur wenigen Monaten Schätzungen zufolge zwischen 27–50 Mio. Menschen tötete und in drei Wellen vom Frühjahr 1918 bis in das Jahr 1920 über die Menschen hereinbrach. Nach 100 Jahren gibt es immer noch die alljährlichen Grippeepidemien und mit fast jedem Jahr neue Virusformen. Viele Menschen erkranken daran und es gibt regelmäßig Todesfälle, v. a. ältere oder geschwächte Menschen sind betroffen.

Hier setzte Dr. Michel Pistor schon sehr bald die Mesotherapie mittels Mikrovakzination in der Prävention zur Stärkung der Immunabwehr ein (Pistor 1976).

Generell kann gesagt werden, dass sich die Mesotherapie sehr gut in ein Behandlungskonzept zur Stärkung des Immunsystems auch in Verbindung mit anderen Methoden einsetzen lässt, mit dem Ziel der Optimierung der Stärkung des Immunsystems.

Der Ansatz der intradermalen Impfung, die mit geringeren Mengen pro Impfdosis im Vergleich zur intramuskulären Applikation auskommt, kann beim Einsatz von vorhandenem Impfstoff zur sparsamen Verwendung und damit zu einer größeren Anzahl von zur Verfügung stehenden Impfdosen führen.

4   Spezifische Diagnostik der Methode

Mesotherapie ist eine Behandlungsmethode bei der Elemente aus der Arzneitherapie und anderen Methoden der Integrativen Medizin, wie der Neuraltherapie, der Akupunktur und Behandlung von Reflexzonen, kombiniert werden. Einer mesotherapeutischen Behandlung gehen immer eine genaue Anamnese und klinische Untersuchung voraus, Vorbefunde und bereits angewandte Therapien müssen genau erhoben werden. Bei einer der Hauptanwendungsgebiete in der Mesotherapie, der Schmerztherapie, sind bildgebende Verfahren wie Röntgen, CT und MRT unerlässlich. Wenn die klinischen Symptome eine Störung im zellulären Immunsystem vermuten lassen, kann ein Immunstatus laborchemisch erhoben werden, um bei der Diagnose und der Verfolgung des Krankheitsverlaufs unterstützende Informationen beizusteuern (Bonnet et al. 2008; Le Coz 2004).

5   Behandlungskonzepte der Methode

5.1   In der Präventionsphase und bei mildem Verlauf der viralen Epidemie

Generell wird durch die Gabe *verdünnter naturheilkundlicher Vakzine* in die Haut die lokale Abwehr (Tonsillitis, Sinusitis) und/oder die generelle Abwehr (grippale Infekte) erhöht.

Es hat sich für die immunmodulierende Wirkung die Verwendung eines bakteriellen Impfstoffes bewährt, seit 2004 ist diese Zusammensetzung aus verschiedenen Bakterienstämmen zugelassen, *0,5 ml Susp. (1 Impfdosis) enthält:*

Inaktivierte Keime spezifizierter Enterobakterien: *E. coli* $7,5 \times 108$, *Morganella morganii* $3,75 \times 107$, *Proteus mirabilis* $3,7 \times 107$, *Enterococcus faecalis* $2,5 \times 107$, *Klebsiella pneumonite* $1,5 \times 108$.

Die Anwendung erfolgt nach Auflösen der Trockensubstanz mit anschließender Verdünnung in 100 ml NaCl 0,9 %. Diese hochverdünnte Bakteriensuspension wird als intrakutane Quaddel – flach tangential – appliziert: 0,1 ml pro Quaddel, das sind ca.0,5–1 ml pro Patienten.

Je oberflächlicher die Injektion, desto langsamer die nachfolgende Diffusion und Elimination. Auf diese Weise wird der Kontakt bzw. die Aktivierung der Langerhans-Zellen gewährleistet.

Indikationen

Die Indikation umfassen:

- rezidivierende HNO-Infektionen (Sinusitis, Rhinitis, Otitis),
- rezidivierende bronchopulmonale Infektionen (chronische Bronchitis, Asthma),
- rezidivierende urogenitale Infekte,
- Allergien (allergische Rhinitis, Sinusitis, Asthma/Immunmodulation),
- Herpes-simplex-, Herpes-zoster-Infektionen.

Kontraindikationen

Die Kontraindikationen beinhalten:

- Kinder im Alter <6 Monaten bis 1 Jahr,
- ein schweres Allergierisiko, eine Immunproblematik,
- hochfieberhafte Prozesse, eine chirurgische Indikation.

5.1.1 Lokale Mikrovakzination

Die Anwendung zur lokalen Mikrovakzination erfolgt an den Körperstellen:

- Unterkieferwinkel,
- Nasennebenhöhlen (Abb. 4), Mastoid,
- parasternal,
- paravertebral.

Verwendet werden folgende Anwendungsintervalle:

- *Zur Prävention*: 2-mal im Herbst mit 30 Tagen Abstand, eine Auffrischung alle 6 Monate.
- *Im Akutfall:* an den Tagen 0 – 15 – 30.
- *Bei Rhinitis allergica:* über den Kiefer- und Stirnhöhlen, 30 Tage vor Saisonbeginn (Tag 0 – 15 – 30), jährlich auffrischen.

Abb. 4 Darstellung der lokalen Mikrovakzinationsstellen zur Vorbeugung bei HNO-Infekten. (Quelle: ÖGM; Cover mit Ressourcen von Freepik.com erstellt)

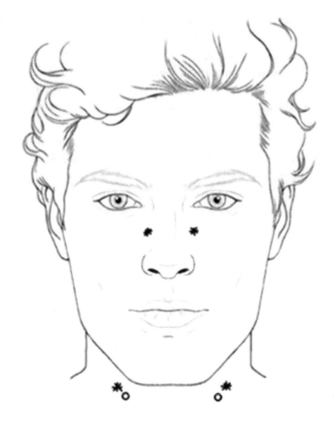

Die Anwendung zur allgemeinen Immunstimulation erfolgt an folgenden Lokalisationen: Unterkieferwinkel, Leber, Milz, Mesenterialganglien, Leisten (Abb. 5).

- *Frequenz:* 0–30 Tage.

In einer Bachelorarbeit wurde eine retrospektive Auswertung der Prävention nach der Mikro-/Mesovakzination durchgeführt (Stosius 2018).

Das positive Bewertungsergebnis ist eine Motivation, den Einsatz von Mikrovakzination mit bakteriellen Impfstoffen zu verstärken und zu verbreiten. Es ist eine kostengünstige Behandlung, die für viele Patienten die Lebensqualität verbessern kann, ebenfalls kann der Bedarf an Antibiotika, Antihistaminika oder Kortikoiden minimiert werden. Davon könnten auch Krankenversicherungen und Arbeitgeber profitieren, wenn durch eine solch einfache Behandlung berufliche Ausfallzeiten und Therapiekosten gesenkt werden.

Es eignen sich auch homöopathische Arzneien bzw. Komplexmittel mittels intradermaler Applikation zur Infektprävention.

Es hat sich inzwischen in unseren Ordinationen etabliert, jeweils vor der Hochsaison grippaler Infekte oder der Schnupfenzeit das Immunsystem im Herbst zu unterstützen.

Abb. 5 Darstellung der
Lokalisationen für die
allgemeine Immunstimulation.
(Quelle: ÖGMell; Cover mit
Ressourcen von Freepik.com
erstellt)

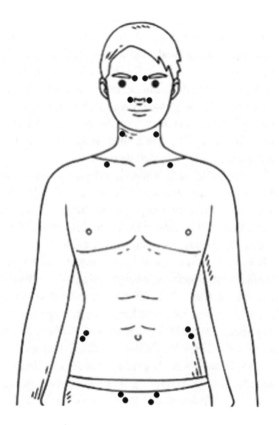

Klassische Immunmodulatoren sind Echinacea, Lachesis, Apis und Aconitum, die auch in der Akutphase als unterstützende Therapie bei fieberhaften Infekten eingesetzt werden. Einer verstärkten Infektanfälligkeit durch Stress, Wetter, falsche Ernährung, Viren und Bakterien kann man durch eine Mesotherapie mit Komplexmitteln Einhalt gebieten.

Eine Möglichkeit ist, mit einer Gripp-Heel-Ampulle beginnend im Oktober, eine intrakutane Mikrovakzination durchzuführen, diese nach einem Monat zu wiederholen und evtl. bei Bedarf noch ein drittes Mal im Januar zu machen.

Das Einbringen der Substanz erfolgt im Kieferwinkel gemäß dem Leitsatz der Mesotherapie „wenig selten und am richtigen Ort". Die Einzelbestandteile von Gripp Heel bewirken in der Kombination den symptomlindernden Effekt und die Information in der Prävention.

- Aconitum napellus bei akuten Schleimhautentzündungen.
- Eupatorium perfoliatum bei Fieber, Gliederschmerzen und Heiserkeit.
- Lachesis bei Kopfschmerzen, Schüttelfrost und Schleimhautentzündung.
- Bryonia ergänzt durch Beeinflussung von Kehlkopfentzündungen und Husten.
- Phosphorus bei Erschöpfung und zusätzlich bei Entzündungen der Atemwege.

Eine weitere erfolgreiche positive Beeinflussung des Immunsystems kann man mit der Kombination von Echinacea, Lymphomyosot, und Engystol erreichen. Auch hier ist die Immunmodulation durch den Vorteil gegeben, dass Substanzen nicht über den Blutkreislauf zu den Immunzellen müssen, sondern direkt über die Haut die Zellen erreichen können. Echinacea wirkt antibakteriell, entzündungshemmend und immunstärkend; Lymphomyosot beeinflusst Lymphsystem und Lymphknoten; Engystol ergänzt die Gruppe als antivirale Hilfe. Auch hier wird präventiv intrakutan mit Mesotherapienadeln am Kieferwinkel injiziert. Selbstverständlich können je nach Auftreten rezidivierender Infekte auch andere Hautareale behandelt werden.

Wir haben je nach Kenntnis allopathischer, homöopathischer, phytotherapeutischer oder auch orthomolekularer Substanzen die Möglichkeit, mit Mesotherapie unser Immunsystem zu stärken und integrative Medizin zu betreiben.

Die Haut und damit die Lage der Langerhans-Zellen in der obersten Hautschicht, bieten den Vorteil, dass sie leicht zu erreichen sind.

Impfstoffe werden meist intramuskulär und subkutan angewendet, in diesen Geweben befinden sich jedoch nur wenige antigenpräsentierende Zellen. Wie bereits beschrieben, weist die Haut eine hohe Dichte an residenten Immunzellen auf, insbesondere die Epidermis bietet eine Integrität durch Keratinozyten der Epidermis sowie Immunschutz über Langerhans-Zellen. Diese machen 1–3 % aller Epidermiszellen aus und sind die einzigen antigenpräsentierenden Zellen, die als „Gatekeeper" in der Epidermis fungieren.

Die „intradermale Impfung" wurde als Lösung bei Impfstoffknappheit und bei Hepatitis-Non-Respondern gewählt und erwies sich als hocheffizient.

Die mesotherapeutische Infektprävention wird oft als „Mikrovakzination" bezeichnet, eine wissenschaftliche Arbeitsgruppe in Genua, Italien, hat zum Thema intradermale Vakzination viele Daten und Studien verglichen und die Ergebnisse verschiedener Vakzine und deren Applikation zusammengefasst.

Historisch gesehen gibt es seit Jahrhunderten diverse Impftechniken und durch das Verständnis der angeborenen und der erworbenen Immunität wurde auch die Haut als Ziel durch die immunpräsentierenden Zellen in Erwägung gezogen.

Das Interesse an der intradermalen (ID) Route wurde durch das Wissen über die zahlreichen Vorteile der Immunogenizität, wie die Reduktion der Antigenkonzentration und der Aussicht, eine Immunantwort auch bei Low-Respondern zu erzielen, geweckt. Die ID-Applikation stellt auch eine sichere und risikoärmere Form für das Impfpersonal dar, wegen Nadelstichverletzungen oder auch um Verletzungen der Nerven an Patienten zu minimieren.

Die Logik der Hautvakzination liegt im Wissen über die zelluläre Struktur des Immunsystems, bestehend aus den Langerhans-Zellen, Makrophagen, Mastzellen, dendritischen Zellen und Leukozyten, um nur einige zu nennen, und der Stimulation des Immunsystems. Die Dermis ist auch ein reiches mikrovaskuläres System, welches durch Danger-Signale aktiviert wird und eine Interaktion zwischen den Immunzellen und dem Netzwerk der regionalen Lymphknoten erlaubt.

Tab. 1 Funktionen der an der Immunantwort beteiligten Zellen nach intradermaler Impfung. (Sticchi et al. 2010)

Immunreaktion	Zellen des Immunsystems	Funktion
Angeboren	DC in der Dermis	Erfassen und Verarbeiten der Antigenfreisetzung in der Dermis
		Migration in den Parakortex der regionalen Lymphknoten, wo sie als APC für die nativenT- und B-Lymphozyten agieren
	DC rekrutiert aus dem Blutkreislauf	Rekrutierung aus der Dermis
		Migration in den Parakortex der regionalen Lymphknoten, wo sie als APC agieren
		Schlüsselrolle für die Prägung und Differenzierung von CD8$^+$-T-Zellen in Effektorzellen
	DC in regionären Lymphknoten	Erfassen und Verarbeiten von Antigenen, die ungehindert die regionalen Lymphknoten erreichen
		Verstärkung der Immunantwort
Erworben	T-Lymphozyten CD4$^+$	Förderung der Differenzierung von B-Zellen in Plasmazellen, welche Antikörper produzieren und in den Blutstrom freigeben
	T-Lymphozyten CD8$^+$	Verbreitung durch den Blutkreislauf über die efferenten lymphatischen Gefäße
		Akquirieren von Antigenen in der Haut und Umwandlung in Effektor- und Gedächtnis-T-Zellen
	B-Zellen	Präsentation des Antigens an die CD4$^+$-Zellen
		Differenzierung in antikörperproduzierende Plasmazellen

DC dendritische Zellen; *APC* antigenpräsentierende Zellen

Dieser Austausch ist möglich durch die mikrovaskuläre Einheit, die in der papillären Schicht der Dermis sitzt, nahe der dermal-epidermalen Verbindung. Die residierenden dendritischen Zellen (DCs), die in der tieferen Dermis liegen, sind das Hauptziel bei der intradermalen Vakzination (ID) (Tab. 1). Das intradermal verabreiche Antigen gelangt via dendritischer Zellen zu den regionalen Lymphknoten, wo durch eine Interaktion B-Zellen direkt aktiviert werden. Durch die Expression von Antigenepitopen auf der Oberfläche von B-Zellen durch den Komplex Peptid-MHC-Klasse II präsentieren B-Zellen das Antigen an CD4$^+$-T-Zellen, die die Differenzierung in antikörperproduzierende Plasmazellen auslösen. In Tab. 1 sieht man einen Überblick über die involvierten Zellen bei der Immunantwort bei der intradermalen Impfung.

Bereits 1796 wurde durch Edward Jenner die erste Impfung gegen Pocken intradermal appliziert. Er entnahm den Eiter von einer Kuhpockenläsion einer infizierten Melkerin und führte das gewonnene Material mittels Skarifikation an den Armen eines Buben ein. Das Kind erkrankte an den ungefährlichen Kuhpocken aber nicht als Dr. Jenner nach 6 Wochen Material von Menschenpocken injizierte. Das war der Nachweis über die Wirksamkeit der

Impfung. Der Terminus „Vaccination" kommt von dem lateinischen Wort für Kuh – „vacca" – und wird bis heute verwendet.

Der nächste große Schritt gelang Dr. Charles Mantoux, der seine Arbeiten über Tuberkulinapplikation über den intradermalen Weg für die Diagnostik bei Tuberkulose publizierte. Bis heute wird die Tollwutimpfung (prä- und postexpositionell) und auch die Bacillus-Calmette-Guérin-Impfung (BCG) so verabreicht (Goodner 1928; Mcewen und Swift 1935; Angevine 1941; Tuft 1931).

In den darauffolgenden Jahren gab es viele Studien, die sich mit der Applikation verschiedener Vakzine in intradermaler Technik befassten, um ihre immunologische Effektivität in Hinsicht auf eine Antikörperantwort bei verringerter Antigenmenge im Vergleich zu intramuskulärer Vakzination bei gleicher oder sogar besserer Immunantwort zu bestätigen (Hickling et al. 2011; Nicolas und Guy 2008). Weiter wollte man zeigen, dass bei Verabreichung der vollen Dosis in der ID-Applikation eine erhöhte Immunogenizität gewährleistet ist.

Die Forscher involvierten bei ihren Investigationen viele Impfstoffe wie Masern, Tollwut (Madhusudana und Mani 2014), Polio (Nirmal et al. 1998), Hepatitis A und B (Sangare et al. 2009; Heijtink et al. 1989; Rahman et al. 2000; Hanif et al. 2020; Carlsson et al. 1996), Typhus (Tuft 1931).

Eine Zusammenfassung der wesentlichen Erkenntnisse folgt im Anschluss:

Die *Masernvakzine* mit reduzierter Antigendosis vs. Standardvolldosis, zeigte ein widersprüchliches Ergebnis, sodass man die ID-Applikation als bessere Lösung nicht bestätigen konnte.

Bei der Tollwutimpfung hatte Fishbein in seiner Studie gezeigt, dass als intramuskuläre (i.m.) Vakzination mit 100 %, 10 % und 3 % der Antigendosis oder als ID-Vakzination mit 10 %, 3 % und 1 % der Standard-i. m.-Dosis appliziert wurden. Es zeigte sich, dass bei 10 % ID-Dosis eine signifikant höhere Antikörperbildung erfolgt war als bei 10 % i. m.-Dosis.

Zwei Studien, die Bernard et al. publizierten, zeigten, dass sich unter beiden Injektionswegen schützende hohe Antikörpertiter zeigten.

5.1.2 Poliovirus-Vakzination

Nirmal et al. fanden heraus, dass 2–3 Dosierungen des ID-Impfstoffs mit 0,1 ml Inhalt des Antigens gleichwertig mit 2 Dosierungen mit 0,5 ml Inhalt i. m. sind (Nirmal et al. 1998). Diese Daten unterstreichen, dass 20 % der Dosis, die über die ID-Route injiziert wurden, wahrscheinlich nicht geringer sind als die volle Dosis über i. m.

Bei 2 neuen globalen Poliobekämpfungsinitiativen (im Oman und in Kuba) wurde ein innovatives Gerät getestet, welches intradermale Impfstoffe mit 20 % der vollen intramuskulären (IM) Dosis verabreichte.

Eine niedrigere Serumkonversion wurde nach Verabreichung des ID-Impfstoffes nach 6, 10 und 14 Wochen beobachtet. Bei Verabreichung des Impfstoffes nach 2, 4 und 6 Monaten wurde eine Rate von über 95 % der Serumkonversion, sogar bei sehr niedrigen ID-Vakzinen festgestellt (20 % der vollen Dosis).

5.1.3 Hepatitis-A-Impfstoff

Im Jahr 2009 hat Frosner et al. die Immunogenizität und Sicherheit von aluminiumfreien, virosomalen Hepatitis-A-Impfstoffen erforscht. Dabei fanden sie heraus, dass ein Impfstoff über ID- oder IM-Route eine hohe Immunreaktion auslöste und dabei auch noch sehr gut toleriert wurde. Der Vorteil der intradermalen Impfung liegt darin, dass sie kostengünstiger ist, da weniger Impfstoff verwendet wird (Hanif et al. 2020).

5.1.4 Hepatitis-B-Impfung

Bei über 100 klinischen Versuchen wurde die intradermale Applikation der Hepatitis-B-Impfung in Verbindung mit der Immunreaktion und der reduzierten Dosierung des Antigens erforscht. Eine interessante Erkenntnis zu diesem Thema lieferten Sangare et al., die in ihrer publizierten Metaanalyse berichten, dass eine Immunreaktion abhängig von Alter und Geschlecht ist. Sie beschreiben eine bessere Immunreaktion bei jungen Kindern. Bei 90 % der nach Geschlecht geimpften Population zeigte sich bei Frauen ein deutlich höheres Ansprechen der Schutzimpfung. Bei Hämmodialysepatienten fand man heraus, dass ID-applizierte Impfstoffe eine bessere Immunreaktion hervorriefen (Briggs et al. 2000; Sangare et al. 2009; Heijtink et al. 1989; Rahman et al. 2000).

Zu diesem Thema gibt es widersprüchliche Studien. Zusammenfassend kann man sagen, dass in den meisten Fällen ID und IM gleichwertig sind. In manchen Fällen kann sogar nachgewiesen werden, dass die zellvermittelte Immunität der ID leicht über der der IM-Route lag.

5.1.5 Influenza-Impfung

Weller et al. führten im Jahr 1948 eine Studie über eine reduzierte Dosis des Antigens im Influenza-Impfstoff durch. Dabei fanden sie heraus, dass eine geringere Dosis befriedigende Antikörperreaktionen in Bezug auf Serokonversion bei den meisten Getesteten triggerte.

Im Jahr 1957 gewann dieses Thema wieder an Aufmerksamkeit, um Impfstoff zu sparen, als die asiatische Grippe ausbrach. In den Jahren 1976 und 1977 kam die Schweinegrippe auf, und brachte somit neues Interesse an der ID-Impfung. Manche Forscher fanden dabei heraus, dass die ID-Impfung von mono- und bivalenten Impfstoffen eine gleiche Immunreaktion auslöste, wie die i.m.-Applikation, auch wenn nur ein Fünftel des Antigens verwendet wurde.

Eine der wichtigsten Studien im Zusammenhang mit der ID-Applikation der Influenza-Impfung wurde mit über 2000 gesunden Erwachsenen durchgeführt. Dabei stellte sich heraus, dass der erste klinische Versuch des trivalenten inaktivierten Influenza-Impfstoffes (ID appliziert) nicht minderwertige humorale Immunreaktion gegen alle drei Stämme und eine höhere Immunantwort gegen beide A-Stämme (H1N1, H3N2) hervorrief, im Vergleich zur konventionellen i.m.-Impfung (Holland et al. 2008).

Es ist nicht nur aus Kostengründen so wichtig, die intradermale Applikation einzusetzen (Deutscher Arzneimittelbrief 2005), sondern auch im Hinblick auf das reduziertere Immunsystem bei älteren Patienten. Mittlerweile ist die Wirkung bei immunsupprimierten Patienten auch sehr gut dokumentiert.

1000 Probanden über dem 60. Lebensjahr wurden mit der Menge von 15 µg getestet und hatten ein signifikant besseres Ansprechen ihrer Immunantwort. Das war die erste Studie in der Literatur, die den Benefit der intradermalen Applikation vs. i.m. klar zeigte (Holland et al. 2008).

Die ermutigenden Ergebnisse mit Influenza-Impfungen führten dazu, dass 2009 die europäische Kommission die Freigabe für eine ID-Influenza-Impfung namens „Intanza" der Firma Sanofi Pasteur MSD, Lyon, Frankreich, mit der Dosierung von 9 µg für Personen unter 59 Jahren und bei Über-60-Jährigen 15 µg, beschloss.

Für die Applikation wurden verschiedene Geräte entwickelt, um intradermal korrekt injizieren zu können.

Dieses Mikroinjektionssystem namens Soluvia wurde eigens von Becton Dickinson produziert, um den Intanza-Impfstoff korrekt intradermal zu applizieren (Abb. 6).

Auf dieser Abbildung sind weitere Geräte zur intradermalen Applikation von Impfstoffen abgebildet (Abb. 7)

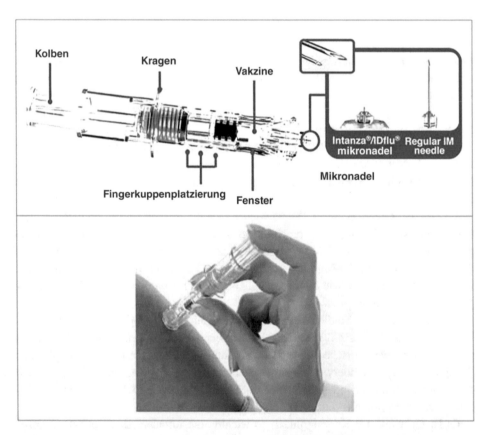

Abb. 6 Injektionsspritze zu streng intradermaler Impfstoffapplikation. (Leroux-Roels und Weber 2013)

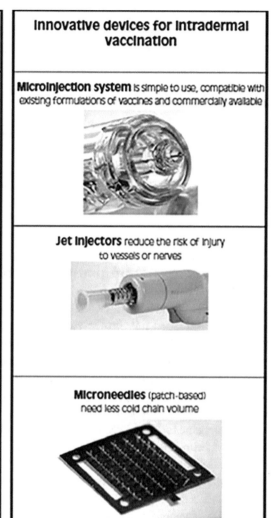

Abb. 7 Konventionelle Geräte zu intradermalen Applikation vs. Innovationen, wie das Mikroinjektionssystem, Jetinjektoren ohne Nadel und Microneedle-Patches. (Sticchi et al. 2010)

Zusammenfassend ist zu sagen, dass die ID-Route der Impfungen sowohl aus immunologischer Sicht als auch vom praktischen Standpunkt aus sehr vielversprechend ist. Klinische Untersuchungen haben demonstriert, dass die intradermale Impfung effizient und sicher ist und dass der immunologische Vorteil vom Typ und der Dosis des Antigens und den Eigenschaften der Personen im Hinblick auf Alter und Immunstatus abhängig ist.

Jüngst hat sich gezeigt, dass eine bessere Immunantwort bei Hypo-Respondern, wie älteren Menschen, zu erwarten ist.

Zusätzlich zu immunologischen Überlegungen gibt es neue Geräte, die es erlauben wenig invasiv, reproduzierbar und leichter als bei i.m.-Injektionen zu applizieren und weitere Studien werden diese attraktive Injektionsart bestätigen.

5.2 In der Rekonvaleszenzphase

Die Möglichkeit den geschwächten Allgemeinzustand und die Folgen des Stresses, den eine Infektion mit sich bringt, kann durch die Mesotherapie positiv beeinflusst werden.

Die therapeutische Mischung enthält entspannende und beruhigende Substanzen, die im Bereich von Reflexzonen zur Regulierung von seelischen und körperlichen Spannungszuständen eingesetzt werden, und um den Körper in seiner Gesamtheit bei der Gesundung zu unterstützen.

6   Fallbeispiele und klinische Erfahrung

Männlicher Patient, geb. 1931, COPD-Stadium GOLD III: Seit 8 Jahren 2- bis 4-mal jährlich Mikrovakzination mit Strovac zusätzlich zur COPD-Medikation, in all den Jahren kam es lediglich 2-mal zu Infektazerbationen mit Antibiotikagabe.

Weibliche Patientin, geb. 1952, verzweifelt wegen nichtbeherrschbaren rezidivierenden Harnwegsinfekten und Befall mit Candida glabrata, mit Antibiotika und Antimykotika keine anhaltende Besserung. Begleitend zu Ernährungsumstellung, Analyse und Sanierung der Darmflora, Mikrovakzination mit Strovac am Unterbauch in Projektion auf die Urogenitalorgane und eine 2. Spritze mit analgetischer Mischung im selben Areal mit anderen Stichtechniken, insgesamt 5 Behandlungen. Entspannung der Patientin, keine Candida- und Bakterienbelastung nach 3 Monaten nachzuweisen.

Kind, geb. 2010, Mukoviszidose, Mikrovakzination mit Strovac an den typischen Punkten und über der Lunge, mehrere und engmaschige Behandlungen, sonstige Therapien werden wie gewohnt fortgeführt, Mutter und Kind freuen sich über den Rückgang der Häufigkeit der Infektmanifestationen um die Hälfte und die deutlich verbesserte Lebensqualität des Mädchens.

Viele Patienten kommen in die Praxen der Mesotherapeuten, um sich im Herbst vor grippalen Infekten mittels Mikrovakzination zu schützen, und viele schätzen die Immunmodulation in der Prävention und Linderung der Symptome der saisonalen Pollinosen.

7   Externe Evidenz

In der Mesotherapie wird bei akuten und chronischen Infekten im Sinne einer Immunmodulation mittels intradermaler Applikation eine günstige Beeinflussung in vielen Anwendungsbeobachtungen und retrospektiven Analysen erfasst.

Durch die in einer Vielzahl von Studien bestätigte Wirksamkeit der intradermalen Verabreichung von Impfstoffen, vermittelt durch das dichte Netzwerk von immunstimulierenden antigenpräsentierenden Zellen, wird auch die mesotherapeutische Methode in ihrer Effektivität bekräftigt (Pearton et al. 2010; Itano und Jenkins 2003).

Diese Studien weisen den Weg und die morphologischen Veränderungen der durch Influenza-Impfstoff stimulierten Langerhans-Zellen von der Epidermis in die Lymphknoten nach. Auch wird darüber Aufschluss gegeben, wie die Antigenpräsentation in den Lymphknoten abläuft (Kap. 2).

Mittlerweile konnte auch das hochkomplexe, dynamische Zusammenspiel zwischen der Haut und den anderen Komponenten des Immunsystems aufgeklärt und durch Studien belegt werden (Spellberg 2000).

Die intradermale Verabreichung von Impfstoffen ist eine weniger invasive, einfache, schnelle, reproduzierbare, sichere und kostensparende Technik. Daten aus klinischen Studien weisen darauf hin, dass die intradermale Verabreichung von reduzierten Dosen einiger, wenn auch nicht aller Impfstoffe zu gleichwertigen Immunantworten wie bei der Standardbehandlung führt. Immer mehr Studien liefern Daten, die diese Dosiseinsparung unterstützen (Kap. 3) (Hickling et al. 2011; Nicolas und Guy 2008).

Klinische Untersuchungen, die sich auf den intradermalen Weg zur Impfung gegen Influenza, Tollwut oder Hepatitis B konzentriert haben, unterstützen das aktuelle Wissen zur Hautimmunität.

Gerade mit Influenza-Impfstoffen konnte in vielen Studien die Überlegenheit der intradermalen Applikation belegt werden. Besonders zu erwähnen sind die Studien, die mit einem eigens entwickelten Mikroinjektionssystem, bis zur Zulassung eines intradermal zu applizierenden Influenza-Impfstoffes führten (Abschn. 5.1) (Holland et al. 2008; Song et al. 2013; Deutscher Arzneimittelbrief 2005; Coudeville et al. 2010).

Weitere Anwendungen sind die Tollwut-Impfung, wo in einigen asiatischen Ländern mittels wesentlich kostengünstigerer intradermaler Impfung mit geringeren Impfstoffmengen dazu beigetragen wurde einen Rückgang der Inzidenz der Tollwut beim Menschen zu erreichen (Abschn. 5.1) (Sangare et al. 2009; Madhusudana und Mani 2014).

Für eine intradermale Applikation bei der HepatitisB zeigen viele Studien sehr gute Ergebnisse, die ID-Applikation scheint bei Hepatitis-B-Low- und Non-Respondern, die nicht auf den konventionellen intramuskulärem Weg des Hepatitis-B-Impfstoffs ansprechen, ein wirksamer Weg zur Immunisierung zu sein. Dieser Ansatz würde zu einer Verringerung der Infektionsraten in der gefährdeten Bevölkerung führen (Abschn. 5.1) (Briggs et al. 2000; Sangare et al. 2009; Heijtink et al. 1989; Rahman et al. 2000; Hanif et al. 2020).

Nach den Erfolgen der Pockenimpfung und den bahnbrechenden Arbeiten von Dr. Charles Mantoux wurde im ersten Teil des 20. Jahrhunderts weiter der intradermale Applikationsweg von Impfstoffen beforscht (Abschn. 5.1) (Carlsson et al. 1996; Goodner 1928; Mcewen und Swift 1935; Angevine 1941; Tuft 1931; Mantoux 1910).

Die Entwicklung neuer Technologien, getrieben durch die weitere Erforschung der Kapazitäten des Immunsystems der Haut, wie sich auflösende Mikronadelpflaster, die durch die lange Präsentation von Antigen in der Haut eine gute Antikörperreaktion induzieren, vereinfachen die intradermale Applikation. Es scheint sich zu bestätigen, dass bei einigen Impfstoffen durch den intradermalen Applikationsweg die Immunantwort verstärkt wird, bei einer erhöhten Impfwirksamkeit und geringeren Kosten (Migliore et al. 2021; Lambert und Laurent 2008; Joyce et al. 2019).

8   Fazit

Pandemien sind eine besondere Herausforderung und neben epidemiologischen Verhaltensmaßnahmen ist auch die Stärkung des Immunsystems mit den Mitteln der evidenzbasierten Integrativen Medizin ein Gebot der Stunde. Es lässt sich damit präventivmedizinisch viel erreichen, einen Teil davon kann die Mesotherapie beitragen.

Denn die Applikation ist einfach, ungefährlich und, wie viele Studien zeigen, effektiv. Die lokale und systemische Immunmodulation lässt sich bei vielen Infekten – akut oder chronisch – einsetzen und ist bei chronischen bzw. akuten Infekten eine günstige Methode, sowohl im Hinblick auf Krankenstandstage als auch Medikamentenverbrauch, insbesondere von Antibiotika. Das würde auch eine Entlastung im Hinblick auf die Antibiotikaresistenzen bedeuten.

Gerade wo Impfstoff knapp ist, hat sich schon in der Vergangenheit gezeigt, dass die intradermale Applikation zur effektiven Immunantwort und zum Schutz einer größeren Anzahl von Menschen bei geringerer Impfstoffmenge führt.

Die wissenschaftlichen Daten, die sich auf Tot- und Lebendimpfstoffe beziehen, sind diesbezüglich bereits sehr klar, es wird viel auf diesem Gebiet geforscht, nun gilt es nur noch abzuwarten, wann dieser Weg in größerem Ausmaß beschritten wird.

9   Zusammenfassung

Die Mesotherapie ist eine minimalinvasive Injektionstechnik, basierend auf der Injektion pharmakologisch aktiver Substanzen in die Haut.

Für die Mesotherapeuten ist die genaue Kenntnis der Haut und ihrer Funktionen essenziell. Wegen des mesodermalen Ursprungs wurde von dem Gründer der Methode Dr. Michel Pistor der Terminus „Mesotherapie" gewählt (Pistor 1976).

Als ein oft unterschätztes Organ im Verbund des Immunsystems, kann durch eine mesotherapeutisch intradermal applizierte Vakzine, das Immunsystem gestärkt bzw. moduliert werden.

Das immunologische Abwehrorgan Haut besitzt Langerhans-Zellen, welche zu den dendritischen Zellen des Immunsystems gehören und in einer Dichte von etwa 700–800 Zellen/mm^2 relativ gleichmäßig in der Epidermis, in suprabasaler Lokalisation, verteilt sind. Die Langerhans-Zellen sind darauf spezialisiert ruhende T-Helfer-Zellen zu aktivieren und damit eine primär T-Zell-abhängige Immunantwort einzuleiten. Nach Kontakt mit dem entsprechenden Antigen verlässt die Langerhans-Zelle die Epidermis und gelangt über den Lymphstrom in einen Lymphknoten.

Langerhans-Zellen können auch eine Immunantwort gegen bakterielle oder virale Antigene auslösen.

In der Mesotherapie wird dies in der Prävention von saisonalen Infektionserkrankungen genutzt, im Besonderen ist die positive Wirkung auf die Reduktion von respiratorischen Infekten in vielen Erfahrungen und Anwendungsbeobachtungen dokumentiert.

Die Auswirkung auf die Einsparung bei der Reduktion von Krankenständen und der geringere Medikamentenverbrauch sind nicht unwesentlich, auch ist die Verabreichung einfach, sicher, günstig und wirksam.

Infekte im Bereich des oberen Respirationstrakts, dem bronchopulmonalen System und dem Urogenitaltrakt sind gut behandelbar und können bei bereits stattgehabter Chronifizierung in der Häufigkeit reduziert werden. Auch kann mit der Mikrovakzination die saisonale Pollinose auf eine unkomplizierte Art günstig beeinflusst werden (Stosius 2018). Zur Verwendung kommen entweder die verdünnten bakteriellen Impfstoffe, aber auch homöopathische Komplexmittel erzielen gute Erfolge.

Der intradermale Weg, um das Immunsystem zu erreichen, ist in vielen Studien belegt. Intradermale Impfungen mit einer deutlich geringeren Impfstoffmenge wurden in der Vergangenheit hauptsächlich bei Impfstoffknappheit, bei Non-Respondern und älteren immungeschwächten Menschen angewandt.

Die einfach anzuwendende und sichere Mesotherapie lässt sich effektiv in der Prävention von Infekten und in deren Therapie durch Stärkung des Immunsystems anwenden.

Literatur

Sticchi L, Alberti M, Crovari P (2010 Mar) The intradermal vaccination: past experiences and current perspectives. J Prev Med Hyg. 51(1):7–14; Rimpler M, Bräuer H (2004) Matrixtherapie, Grundlagen – Prävention – Gesunderhaltung, Grundlagen und ernährungstherapeutische Möglichkeiten mit Matricell Königinnen-Trank, Fachbuch für naturheilkundlich orientierte Therapeuten und Apotheker, 1. Auflage. Aufl. Günter Albert Ulmer Verlag, Tuningen, S 30

Leroux-Roels I, Weber F (2013 Jan) Intanza (®) 9 μg intradermal seasonal influenza vaccine for adults 18 to 59 years of age. Hum Vaccin Immunother. 9(1):115–121. https://doi.org/10.4161/hv.22342. PMID: 23442585 PMCID: PMC3667924

Angevine DM (1941) A comparison of cutaneous sensitization and antibody formation in rabbits immunized by intravenous or intradermal injections of indifferent or haemolytic streptococci and pneumococcal. J Exp Med 73:57–66

Bonnet C, Laurens D, Perrin J-J (Hrsg) (2008) Guide pratique de Mesotherapie. Elsevier Masson, Paris

Briggs DJ, Banzhoff A, Nicolay U, Sirikwin S, Du-Mavibhat B, Tongswas S, Wasi C (2000) Antibody response of patients after postexposure rabies vaccination with small intradermal doses of purified chick embryo cell vaccine or purified Vero cell rabies vaccine. Bull World Health Organ 78:693–698

Carlsson U, Brudin L, Eliasson I et al (1996) Hepatitis A vaccination by intracutaneous low dose administration: a less expensive alternative. Scand J Infect Dis 28:435–438

Coudeville L, Andre P, Bailleux F, Weber F, Plotkin S (2010) A new approach to estimate vaccine efficacy based on immunogenicity data applied to influenza vaccines administered by the intradermal or intramuscular routes. Hum Vaccin 6:841–848

Deutscher Arzneimittelbrief (2005) Intradermale Grippe-Vakzinierung spart Impfstoff im Vergleich mit intramuskulärer Injektion. AMB 39:06b

Goodner K (1928) Further experiments with the intradermal pneumococcus in rabbits. J Exp Med. 48:413–429

Hanif FM, Mehmood N, Majid Z, Luck NH, Mudassir Laeeq S, Tasneem AA, Haque MMU (2020) Successful response of intradermal hepatitis B vaccine in nonresponders of intramuscular hepatitis B vaccine in general and hemodialysis population. Saudi J Gastroenterol 26(6):306–311. https://doi.org/10.4103/sjg.SJG_300_20

Heijtink RA, Knol RM, Schalm SW (1989) Low-dose (2 micrograms) hepatitis B vaccination in medical students: comparable immunogenicity for intramuscular and intradermal routes. J MedVirol 27:151

Hickling JK, Jones KR, Friede M, Zehrung D, Chen D, Kristensen D (2011) Intradermal delivery of vaccines: potential benefits and current challenges. Bull World Health Organ 89(3):221–226

Holland D, Booy R, De Looze F, Eizenberg P, McDonald J, Karrasch J, McKeirnan M, Salem H, Mills G, Reid J, Weber F, Saville M (2008) Intradermal influenza vaccine administered using a new microinjection system produces superior immunogenicity in elderly adults: a randomized controlled trial. J Infect Dis 198(5):652–658

Itano AA, Jenkins MK (2003) Antigen presentation to naive CD4 T cells in the lymph node. Nat Immunol 4(8):733–739

Joyce JC, Sellab HE, Jost H, Mistilisc MJ, Stein Esserd E, Pradhana P, Toya R, Collinsb ML, Rotab PA, Roya K, Ioanna S, Compans RW, Steven Oberste M, Weldon WC, Norman JJ, Prausnitz MR (2019) Extended delivery of vaccines to the skin improves immune responses. J Control Release 304:135–145

La Revue de Mésothérapie – Publication officielle de la société française de mésothérapie (2018) Periodikum der französischen Gesellschaft für Mesotherapie

Lambert PH, Laurent PE (2008) Intradermal vaccine delivery: will new delivery systems transform vaccine administration? Vaccine 26:3197–3208

Le Coz J (Hrsg) (2004) Traité de mésothérapie. Elsevier Masson S.A.S, Paris

Madhusudana SN, Mani RS (2014) Intradermal vaccination for rabies prophylaxis: conceptualization, evolution, present status and future. Expert Rev Vaccines 13(5):641–655. https://doi.org/10.1586/14760584.2014.901893

Mammucari M, Gatti A, Maggiori S, Bartoletti CA, Sabato AF (2011) Mesotherapy, definition, rationale and clinical role: a consensus report from the Italian Society of Mesotherapy. Eur Rev Med Pharmacol Sci 15(6):682–694

Mammucari M, Russo D, Maggiori E, Paolucci T, Di Marzo R, Brauneis S, Bifarini B, Ronconi G, Ferrara PE, Gori F, Mediati RD, Vellucci R, Migliore A, Natoli S, on behalf of the expert panel** (2021) Evidence based recommendations on mesotherapy: an update from the Italian society of Mesotherapy. Clin Ter. 171(1):e37–e45

Mantoux C (1910) L' intradermoréaction a la tuberculine et son interprétation clinique. Presse Medicale 18:10–13

Mcewen C, Swift HF (1935) Cutaneous reactivity of immune and hypersensitive rabbits to intradermal injections of homologous indifferent streptococcus and its fractions. J Exp Med 62:573–587

Migliore A, Gigliucci G, Di Marzo R, Russo D, Mammucari M (2021) Intradermal vaccination: a potential tool in the battle against the COVID-19 pandemic? Risk Management and Healthcare Policy 14:2079–2087

Nicolas JF, Guy B (2008) Intradermal, epidermal and transcutaneous vaccination: from immunology to clinical practice. Expert Rev Vaccines 7:1201–1214

Nirmal S, Cherian T, Samuel BU, Rajasingh J, Raghupathy P, John TJ (1998) Immune response of infants to fractional doses of intradermally administered inactivated poliovirus vaccine. Vaccine. 16:928–931

Pearton M, Kang S-M, Song J-M, Anstey AV, Ivory M, Compans RW, Birchall JC (2010) Changes in human Langerhans cells following intradermal injection of influenza virus-like particle vaccines. PLoS One 5(8):e12410. https://doi.org/10.1371/journal.pone.0012410

Pistor M (1976) What is mesotherapy? Chir Dent Fr. 46(288):59–60

Pitzurra M, Marconi P (1981) Immunogenesis and mesotherapy: the immunoresponse to antigens inoculated intradermally. J Mesotherapie 1:9–14

Rahman F, Dahmen A, Herzog-Hauff S et al (2000) Cellular and humoral immune responses induced by intradermal or intramuscular vaccination with the major hepatitis B surface antigen. Hepatology 31:521–527

Sangare L, Manhart L, Zehrung D et al (2009) Intradermal hepatitis B vaccination: a systematic review and meta-analysis. Vaccine 27:1777–1786

Song JY, Cheong HJ, Noh JY, Yang TU, Seo YB, Hong K-W, Kim IS, Choi WS, Kim WJ (2013) Long-term immunogenicity of the influenza vaccine at reduced intradermal and full intramuscular doses among healthy young adults. Clin Exp Vaccine Res 2(2):115–119

Spellberg B (2000) The cutaneous citadel: a holistic view of skin and immunity. Life Sci 67:477–502

Stosius A. (2018) Retrospective Study regarding the long-term outcome of a broadband immunisation (Meso-Vaccination) with an unspecific vaccine StroVac® to prevent recurring respiratory infections and pollinosis

Tuft L (1931) Active immunization against typhoid fever, with particular reference to an intradermal method. J Lab Clin Med 16:552–556

Mind-Body-Medizin: Qigong zur Prävention und Stärkung bei viralen Erkrankungen

Angela Cooper, Romana Maichin-Puck und Frank Ranz

1 Einleitung und Vorstellung des Qigong

1.1 Qigong, eine wichtige Säule der TCM

Qigong ist eine zentrale Säule der TCM. Mit der Jahrtausende alten Bewegungs-, Atem- und Meditationskunst Qigong soll das Qi, die Lebenskraft, genährt und im Fluss gehalten werden.

Der Begriff Qigong setzt sich zusammen aus den Begriffen Qi, Lebensenergie, und Gong, Arbeit. Vereinfacht lässt sich Qigong daher als „Arbeiten mit der Lebensenergie" übersetzen.

Ergänzende Information Die elektronische Version dieses Kapitels enthält Zusatzmaterial, auf das über folgenden Link zugegriffen werden kann [https://doi.org/10.1007/978-3-662-67508-3_18].

A. Cooper (✉)
Qigong Akademie Cooper, Leiterin des Instituts „Qigong Akademie Cooper", Wien, Österreich
e-mail: angela@qigong-akademie.at

R. Maichin-Puck
Taiji & Qigong Gesellschaft Österreich, Neusiedl bei Güssing, Österreich
e-mail: romana.maichin@tqg.at

F. Ranz
Taiji & Qigong Gesellschaft Österreich, Graz, Österreich
e-mail: frank@ranz.at

© Der/die Autor(en), exklusiv lizenziert an Springer-Verlag GmbH, DE, ein Teil von Springer Nature 2024
P. Panhofer (Hrsg.), *Prävention und Therapie viraler Epidemien*,
https://doi.org/10.1007/978-3-662-67508-3_18

1.2   Qi, die Lebensenergie

Qi gilt als Wurzel allen Seins. Ist es ausreichend vorhanden und kann es frei fließen, sind wir laut TCM, der Traditionellen Chinesischen Medizin, gesund, schmerzfrei und energiegeladen.

Dieses Qi können wir nach Ansicht der TCM hegen und pflegen oder verschleudern und verletzen, je nachdem, wie wir uns ernähren, was und wie viel wir arbeiten, wie oft wir uns Pausen gönnen (können), wie oft wir entspannen, mit wem wir unsere Zeit verbringen, auf welche Weise und wie oft wir uns bewegen, was unserer Lebensbedingungen sind, kurz wie wir leben. Qigong ist eine wunderbare Möglichkeit, unser Qi regelmäßig und tiefgehend zu nähren.

1.3   Gong, die Arbeit

Gong lässt sich auf vielfache Art übersetzen. So kann es etwa bedeuten „Geschicklichkeit durch Arbeit" oder „Fähigkeiten, die durch ausdauerndes Tun erworben wurden".

1.4   Qigong: mit der Lebensenergie arbeiten

Verbinden wir die beiden Begriffe Qi und Gong, kommen wir zu dem Schluss, dass wir mit Qigong erlernen, wie wir unsere Lebensenergie, unser Qi, beeinflussen etwa leiten, pflegen und nähren können.

1.5   Qigong: Bewegung, Atem und Vorstellungskraft

Qigong verbindet die drei Schätze Bewegung, Atem und Vorstellung.

Bewegung ist ein besonders effektives Mittel, um Stress zu bewältigen und gesund zu bleiben.

Weiter ist inzwischen allgemein bekannt, dass bewusstes Atmen hilft, Stress zu reduzieren und fit zu bleiben. Und auch die Kraft der Vorstellung ist bestens dokumentiert. Wir können sie nachweislich nutzen, um unsere Gesundheit und Wohlbefinden zu stärken oder aber um uns zu schwächen. Qigong vereint diese drei Aspekte in einem einzigen ganzheitlichen System. Jede Qigong-Übung beruht auf diesen drei Säulen. Dadurch ist auch aus wissenschaftlicher Sicht verständlich, warum Qigong die Gesundheit stärkt.

1.6   Unterschiedliche Betrachtungsweisen von Gesundheit und Krankheit

Qingshan Liu beschrieb Qigong in der Qigong-Ausbildung mit einer Metapher: Eine Suppe wird von Ameisen befallen. Wir analysieren die Situation, nehmen eine Probe der Suppe. Mit ausgeklügelten Instrumenten stellen wir fest, dass es sich um kleine rote Ameisen handelt. Erfreulicherweise kennen wir ein Mittel gegen rote Ameisen, das wir sofort anwenden. Weniger erfreulich ist, dass wir kurz darauf feststellen, dass sich nun schwarze Ameisen in der Suppe tummeln. Das Mittel, das die roten Ameisen vertreibt, zieht die schwarzen an! Aber auch gegen diese haben wir ein passendes Gift. Am Ende ist die Suppe endlich frei von Ameisen. Wir atmen auf, aber als wir sie kosten, bemerken wir, dass die Anti-Ameisen-Mitteln einen sehr unangenehmen Geschmack hinterlassen. Ja, wenn wir Pech haben, ist die Suppe vergiftet. Unschwer zu erkennen, dass Liu hier von dem Zugang spricht, dass auf Beschwerden sofort mit Medikamenten reagiert wird. Seine Geschichte ging weiter. Sein Vorschlag, um die Ameisen zu vertreiben und die Suppe köstlich und gesund zu halten: Hitze schaffen! Die Wärme vertreibt die anwesenden Ameisen – oder noch besser, sie kommen erst gar nicht. Die Suppe bleibt bekömmlich, stärkend und schmeckt. Die Hitze, von der er spricht, soll das Qi symbolisieren, unsere Lebenskraft. Wenn das Qi – etwa durch Qigong – stark und genährt ist und frei im Körper fließt, ist der Mensch nach Ansicht der TCM gesund, widerstandsfähig und kräftig. Aber die Ameisen-Metapher hatte eine weitere Fortsetzung: Es gibt Situationen, in denen das Anti-Ameisen-Mittel notwendig ist, etwa bei akutem, sehr starkem Ameisenbefall. Wir müssen womöglich sehr schnell reagieren, da die Ameisen ansonsten bereits die Suppe verdorben oder aufgegessen hätten, bevor wir die notwendige Wärme erzeugen – also unser Qi ausreichend aufbauen – können. Und wenn etwa der Suppentopf verbeult und durchlöchert ist, können wir noch so viel Hitze aufbauen, die Suppe würde ausrinnen und verderben. Damit wollte er wohl darauf hinweisen, dass er die TCM nicht als alternative Medizin, sondern als komplementäre versteht. So verbindet sich im Idealfall das Beste aus unterschiedlichen Traditionen und unterstützt uns dabei, bis ins hohe Alter gesund und kraftvoll zu bleiben.

2   Immunsystem aus Sicht des Qigong

Das Immunsystem ist aus Qigong-Sicht mit dem Lungenfunktionskreis und damit mit dem Metall-Element assoziiert. Als schützende Kraft vor pathogenen Faktoren im Außen wird dabei Wei Qi, das Abwehr-Qi, verstanden, das mit den Lungen assoziiert wird. Es zirkuliert Tag und Nacht durch den Körper. Es kreist laut TCM 25-mal am Tag und 25-mal in der Nacht. Durch die spiraligen Bewegungen im Qigong und Taijiquan pflegen wir das Wei Qi von innen heraus. Insbesondere Metall-Qigong, also Lungen-Qigong, fördert somit laut TCM die Abwehrkräfte, indem es das Wei Qi stärkt. Wie ein schützender Mantel hält das Wei Qi nach den Modellen der TCM pathogene Faktoren von außen ab. Es befindet sich zwischen Haut und Muskeln. Die Lunge verteilt dieses Abwehr-Qi im ganzen

Körper. Durch Qigong, insbesondere Lungen-Qigong, können wir das Lungen-Qi stärken, damit das Abwehr-Qi tatsächlich die Haut erreicht und wie ein Schild den Körper vor pathogenen Faktoren schützt. Da Wei Qi in Bezug auf Pandemien besonders wichtig scheint, lohnt sich ein Blick auf den Lungenfunktionskreis aus Sicht der TCM.

2.1   Der Lungenfunktionskreis

Die Lungen werden in der TCM mit dem Metall-Element assoziiert. Folgende im Qigong gängige Zuordnungen hängen nach dem Fünf-Elemente-Modell mit der Wandlungsphase Metall zusammen und spielen daher auch in Bezug auf das Immunsystem eine wichtige Rolle:

Yin-Organ: Lunge.

Yang-Organ: Dickdarm.

Entsprechungen: Klarheit, Struktur, Grenzen, Freiheit, Werte, Genauigkeit, Austausch mit der Außenwelt durch den Atem, Austausch mit den Mitmenschen, gut geregelte Rhythmen, Glaubenssysteme, Selbstwertgefühl, Harmonie mit der Umwelt und zwischen der inneren und äußeren Welt, Achtsamkeit und Wertschätzung für das Kostbare in uns und um uns herum.

Das geistige Potenzial: instinktive, körperliche Intelligenz.

Energie-Bewegung: sammelnd, zusammenziehend, senkend = nach innen und unten, Rückzug.

Emotion: Trauer.

Farbe: weiß.

Klang: weinend.

Geruch: verottet.

Öffner: Nase.

Gewebeschicht: die Haut.

Geschmack: scharf.

Jahreszeit: Herbst.

Tier: Kranich.

Heilender Laut: Si.

Klima: Trockenheit.

Tageszeit: 3–7 Uhr, –5 Uhr: Lungen, 5–7 Uhr: Dickdarm.

2.2   Verlauf des Lungenmeridians

Der Lungenmeridian (Abb. 1) beginnt ein Cun (= Daumenbreite) unterhalb des Schlüsselbeins und läuft weiter direkt unterhalb des Schlüsselbeins bis zum Oberarm, wo er oberhalb des Bizeps über die Ellbogenbeuge und das daumenseitige Drittel des Unterarms weiter bis zum radialen Nagelfalz des Daumens fließt.

Abb. 1 Darstellung des
Lungenmeridians

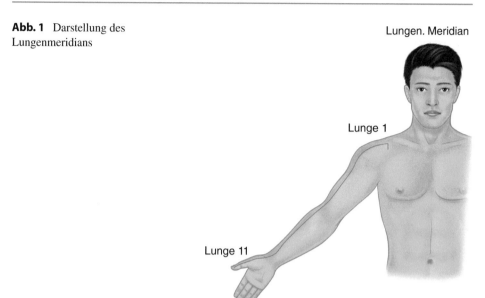

2.3   Bedeutung der Lunge in der TCM

- Herrscher des Qi,
- Qi-Aufnahme,
- Atmung,
- Verteilung von Qi und Flüssigkeiten nach unten,
- Befeuchtung,
- Abwehr-Qi (Wei Qi),
- Zustand der Haut,
- der Beamte, der die reine Qi-Energie vom Himmel empfängt.

2.4   Verlauf des Dickdarmmeridians

Der Dickdarmmeridian (Abb. 2) verläuft vom radialen Nagelfalz des Zeigefingers über dessen Kante bis zum ulnaren Ende der Ellenbogenfalte, dem daumenseitigen Drittel der Außenseite des Oberarms entlang. Danach steigt er über die Schulter zum Hals, den Halswender überquerend bis zum Kiefer ins Gesicht und endet bei dem Grübchen seitlich des Nasenflügels.

2.5   Bedeutung des Dickdarms in der TCM

- Lagerung und Ausscheidung des Abfalls,
- Eliminierung,
- Erzeuger des Wachstums und des Wandels (Nei Ching).

Abb. 2 Darstellung des
Dickdarmmeridians

Dickdarm. Meridian

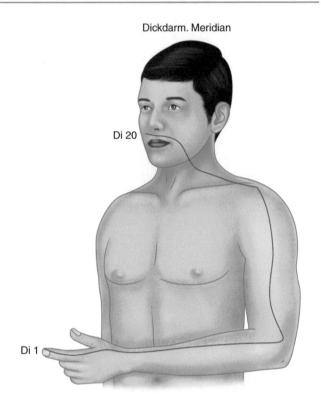

Di 20

Di 1

2.6   Zeichen eines Gleichgewichts im Metall-Element

Starke Abwehrkräfte, tiefe, entspannte Atmung, schöne Haut, gutes Selbstwertgefühl, Ver-
änderungsfähigkeit, Fähigkeit, Altes loszulassen, Harmonie mit der Umwelt, gute Qi-
Aufnahme, Klarheit, Struktur, Wertschätzung, liebevolle Verbindung zu sich selbst und
der Umwelt, Freiheitsgefühl …

2.7   Zeichen eines Ungleichgewichts im Metall-Element

Aus Sicht des Fünf-Elemente-Modells zeigt sich ein Ungleichgewicht im Metall-Element
u. a. durch eine Neigung zu folgenden Symptomen:
Schwache Abwehrkräfte, Trauer, übermäßiger Kummer, Atembeschwerden, Asthma,
Kurzatmigkeit, schlechte Durchblutung, trockener Hals, trockene Haut, Akne, chroni-
sche Hauterkrankungen, Ekzeme, Furunkel, Nebenhöhlenbeschwerden, verstopfte Nase,
Halsschmerzen, Heuschnupfen, Neurodermitis, Allergien, Anfälligkeit für Erkältungs-

krankheiten, Trockenheit der Haare, Lippen usw., Schwellungen im Gesicht oder um die Augen, Stauungen in den Nasennebenhöhlen, Verlust der Stimme oder leise schwache Stimme, übertriebenes Festhalten an Traditionen, Regeln und Strukturen, Perfektionismus, Distanzierung von anderen, Zynismus, Gefühl von Wertlosigkeit, Depression, Verlust des Geruchsinnes, Atemwegserkrankungen, Husten, Bronchitis, Schnupfen, schwaches Immunsystem …

2.8 Metall im Ungleichgewicht – was tun?

Selbstverständlich muss bei Beschwerden ein Arzt konsultiert werden. Ein Metall-Ungleichgewicht wird von TCM-Expertinnen und -Experten etwa mit Kräutern, TCM-Ernährung, Akupunktur, Tuina, Akupressur und Qigong, insbesondere Lungen-Qigong, ausgeglichen. Ein gesundes Metall-Element unterstützt aus Qigong-Sicht die Abwehrkräfte. Kann mithilfe von Qigong das Wei Qi gestärkt werden, können Betroffene laut TCM leichter mit Krankheitserregern fertig werden und genesen schneller.

3 Virale Epidemien aus Sicht des Qigong

Die Covid-19-Erkrankung, die in Wuhan im Dezember 2019 weit verbreitet war, hat sich in der Folge auf die ganze Welt ausgebreitet, großes menschliches Leid verursacht, die Gesellschaft gespalten und die Wirtschaft zahlreicher Länder stark geschädigt.

Gerade in Zeiten einer Gesundheitskrise dieses Ausmaßes sind präventive Maßnahmen wie Qigong außerordentlich wichtig, um das körperliche, psychische und geistige Wohlbefinden der Gesellschaft und besonders auch des Gesundheitspersonals, das an vorderster Front arbeitet und Übermenschliches leistet, zu fördern. Die physische und psychische Gesundheit und Belastbarkeit des Gesundheitspersonals bieten darüber hinaus eine wertvolle Unterstützung für die Patienten.

Die psychischen Belastungen einer Epidemie sind enorm und für alle Betroffenen sehr fordernd. Aufregung, Panik, Angst, Unsicherheit, Depression und auch Feindseligkeiten in der Gesellschaft wirken erschwerend und müssen berücksichtigt werden. Hier kann Qigong einen Ausgleich bieten.

In China wird Qigong mit der Traditionellen Chinesischen Medizin als unterstützende Maßnahmen bei der Bekämpfung der Corona-Pandemie eingesetzt.

Qigong hat das Potenzial, eine wichtige Rolle bei der Prävention, Behandlung und Rehabilitation von Atemwegsinfektionen wie Covid-19 zu spielen. Es hilft den einhergehenden Stress besser zu bewältigen, fördert psychische Ausgeglichenheit, stärkt die Atemmuskulatur, reduziert Entzündungen und verbessert die Immunfunktion. (Fang Feng et al. 2020).

4   Spezifische Diagnostik des Qigong

Alle Krankheit hängt zusammen mit dem Zustand des Qi. (Huangdi Neijing).

Die spezifische Diagnostik viraler Erkrankungen orientiert sich an der Traditionellen Chinesischen Medizin.

Bei einer viralen Erkrankung dringen laut TCM äußere pathogene Erreger in den Körper ein und greifen zunächst die äußerste Schicht, in welcher das Abwehr-Qi (Wei Qi) fließt, an. Aus dem Blickwinkel der modernen Medizin kann das Wei Qi als eine Immunfunktion bezeichnet werden. Das Verhältnis des äußeren pathogenen Faktors mit dem Wei Qi bestimmt, ob die Krankheit ausbricht und welchen Verlauf sie nimmt. Wenn das Wei Qi stark genug ist, bricht die Krankheit nicht aus oder nimmt einen relativ leichten Verlauf.

Wenn die Organe geschwächt sind und chronische Erkrankungen vorliegen, spricht man von einem Mangelzustand, der die Anfälligkeit, zu erkranken, erhöht. Aufgrund des Alters sind ältere Menschen eher gefährdet, zu erkranken.

Hinsichtlich der sehr ansteckenden viralen Infektionskrankheit Covid-19 ergibt sich nach der Syndromdifferenzierung der Traditionellen Chinesischen Medizin ein komplexes Bild mit Nässe, Hitze, Toxine, Stagnation und einer allgemeinen Qi-Schwäche. Zu den Symptomen zählen: Fieber, Schüttelfrost, Husten, Müdigkeit, Schwere, Abgeschlagenheit, Gelenks- und Muskelschmerzen, Lungenentzündung, Kurzatmigkeit, Verlust des Geruchs- und Geschmackssinns, Magen-Darm-Probleme wie z. B. Durchfall und Übelkeit, Schnupfensymptome, Gedächtnis- und Konzentrationsstörungen und noch andere Symptome. Eines oder mehrere der inneren Organe sind betroffen.

Qigong kann das Qi regulieren und kann dazu beitragen, äußere pathogene Faktoren abzuwehren bzw. bei einer Erkrankung die Prognose zu verbessern.

Entsprechend des komplexen Krankheitsbildes von Covid-19 und unter Berücksichtigung der körperlichen Verfassung können bestimmte Übungen aufgrund des Schweregrades der Erkrankung ausgewählt und im Rahmen der Therapie unterstützend durchgeführt werden.

Die wenigsten Ärzte besitzen ausreichende Qigong-Erfahrung und haben meist auch keine Zeit für Unterweisungen. Die wenigsten Qigong-Lehrenden sind selbst Ärzte und ausgebildete Therapeuten. Eine Zusammenarbeit ist sinnvoll.

> Ein großer Vorteil des Qigong beruht darauf, dass eine spezifische Diagnostik nicht erforderlich ist. Traditionelle und bewährte Übungssysteme wie z. B. Lungen-Qigong, die Acht-Brokat-Übungen (Baduanjin) oder die sechs heilenden Laute (Liuzijue) sind auf eine ganzheitliche Harmonisierung und Stärkung des Menschen ausgerichtet. Mit diesen Übungen lässt sich der Gesundheitszustand in Selbstverantwortung unterstützen, ohne dass es zu unerwünschten Nebenwirkungen kommt.

Erfahrene und gut ausgebildete Lehrende mit viel Unterrichtserfahrung können diese Übungen anleiten und sie auch in Zusammenarbeit mit Ärzten den Bedürfnissen der Betroffenen anpassen. Die Übungsdauer und Intensität orientieren sich nach dem individuellen Gesundheitszustand. Das richtige Maß ist entscheidend. Eine Überforderung ist grundsätzlich immer abzulehnen.

5   Behandlungskonzepte des Qigong

5.1   Qigong in der Präventionsphase

Aus Sicht des Qigong geht es konkret darum, das Qi und die Abwehrkraft zu stärken sowie ein harmonisches Fließen von Qi aufrechtzuerhalten.

Um äußere pathogene Faktoren abwehren zu können, braucht es ein gutes Wei Qi, sprich eine gute Immunität. Zahlreiche Übungssysteme des bewegten Qigong sind geeignet, um gute Abwehrkräfte aufzubauen. Insbesondere Lungen-Qigong stärkt das Wei Qi. Aber auch unzählige andere Qigong-Übungsreihen sowie Taiji Quan sind je nach Konstitution und Alter geeignet.

Psychische Probleme und schlechte Laune und der daraus resultierende Qi-Stau wirken sich nicht nur auf das Wohlbefinden des Einzelnen negativ aus, sondern auch langfristig auf die Gesundheit der Bevölkerung. Qigong kann Stagnationen lösen und fördert ein harmonisches Fließen von Qi und Blut. Die inneren Organe bleiben im Gleichgewicht.

5.2   Qigong bei mildem Verlauf von Covid-19

Qigong kann in die Behandlung bei leicht bis mild mit SARS-CoV-2 infizierten Personen integriert werden. Die Auswahl der Übungen richtet sich nach den Symptomen und dem Schweregrad der Erkrankung, um die Zirkulation von Qi und Blut zu unterstützen und das Wei Qi zu stärken.

Gerade Personen, die schon länger Qigong praktizieren, haben meist eine gut entwickelte Selbstwahrnehmung und ein bestimmtes Übungsrepertoire erworben und können aus diesem Erfahrungsschatz schöpfen.

Anfänger könnten einfache und unkomplizierte Übungen zum Stressabbau, zur Schmerzlinderung im Bewegungsapparat aufgrund der Bettlägerigkeit und zur Unterstützung der Lungenfunktion ausführen wie z. B. die Bauchatmung, die reinigende Atmung oder die Übungsserie „Starke Abwehrkräfte durch Lungen-Qigong".

5.3   Qigong in der Rekonvaleszenzphase

Nach der akuten Krankheitsphase sind die Patienten oft geschwächt. In dieser Phase geht es darum, wieder das Qi aufzubauen und zu regenerieren. Betroffene erfahren durch die sanfte und dem eigenen Kräftehaushalt anpassungsfähige Methode Unterstützung im Genesungsprozess und der Rehabilitation. In diesem Zusammenhang können wieder dieselben Übungen wie z. B. die Bauchatmung oder die Übungsserie „Starke Abwehrkräfte durch Lungen-Qigong" angewendet werden. Aber natürlich sind auch andere Übungssysteme hilfreich, v. a. solche, die Betroffene bereits vor der Erkrankung erfolgreich praktiziert haben. Die allgemeinen positiven Wirkungen des Qigong können laut TCM dazu beitragen, die Lungenfunktion nach einer Covid-19-Erkrankung wiederherzustellen und die Organe zu stärken und zu harmonisieren.

5.4   Vorteile des Qigong

Qigong ist eine relativ einfache, sanfte und praktikable Methode, die körperliche und geistige Gesundheit des Menschen zu verbessern. Sie ist auch älteren Personen, die ein erhöhtes Risiko haben, an Infektionskrankheiten der Atemwege zu erkranken, leicht zugänglich. Die Sturzgefahr ist sehr gering und die Übungen können den eigenen Bedürfnissen und Fähigkeiten angepasst werden.

Qigong kann immer auch nach Ausbruch einer Epidemie z. B. mithilfe von Videos praktiziert werden (s. das Video auf SpringerLink, Link dazu in Abschn. „Elektronisches Zusatzmaterial" am Ende des Kapitels). Der geringe Platzbedarf macht es auch während einer Quarantäne möglich. Es werden keine Trainingsgeräte benötigt.

Für eine zukünftige Seuchenprävention ist Qigong optimal geeignet. Die Covid-19-Pandemie hat gezeigt, dass die staatlichen medizinischen Systeme schnell an ihre Grenzen kommen. Die Eigenverantwortung der Menschen ist gefordert. Qigong ermöglicht die Erfahrung der Selbstständigkeit und der zunehmenden Übernahme von Verantwortung für die eigene Gesundheit. Besonders in Zeiten einer Epidemie reduziert das den Druck auf das Gesundheitssystem.

Qigong berücksichtigt den gesamten Menschen, Körper, Psyche und Geist und unterstützt die innere Einstellung, dass die eigene Gesundheit wirksam unterstützt werden kann. Mit Qigong lassen sich Stress und negative Emotionen abbauen, die Immunfunktion und die Resilienz aufbauen, die Atmung und der Schlaf verbessern. Ein positives Lebensgefühl wird geweckt. Die Hoffnung und das Vertrauen in die eigenen Selbstheilungskräfte werden gestärkt. Das alles trägt zu einem guten Schutz und zur Genesung bei und hilft epidemische Zeiten besser zu überstehen.

5.5 Atmung

Gutes Atmen geschieht mit Leichtigkeit und ohne Kraftanstrengung. Mühelos fließt der Atem synchron mit der Bewegung in der Übung. Wir beobachten mehr, als dass wir ihn willentlich beeinflussen. Wir entspannen und spüren das rhythmische Kommen und Gehen. Die Atmung wird natürlich tief, ruhig und gleichmäßig und bezieht den Bauch mit ein. Gerade die Bauchatmung ist in allen Phasen der Erkrankung, solange nicht intensiv-medizinisch behandelt werden muss, vom Patienten durchführbar.

Bauchatmung

Mit der Bauchatmung ist es relativ einfach möglich, die Atmung zu vertiefen und im Vergleich zur Brustatmung ist sie weniger anstrengend. Der wichtigste Atemmuskel, das Zwerchfell, wird in der Bauchatmung stärker eingesetzt als die Atemhilfs-muskulatur. Dadurch kommt es auch zu einer sanften Massage der Baucheingeweide, das unterstützt auch die Verdauung.

Die Bauchatmung kann im Stehen und im Sitzen praktiziert werden.

Wir legen die Hände auf die Bauchdecke, um die Atembewegungen des Bauches besser zu spüren. Mit der Ausatmung die Bauchdecke sanft nach innen ziehen und zulassen, dass sich der untere Rücken weitet. In der Einatmung zulassen, dass sich die Bauchdecke nach vorne wölbt. Dies nun einige Male wiederholen und dann ohne bestimmte Absicht dem Atem lauschen und die Veränderung wahrnehmen.

Reinigende Atmung

Die reinigende Übung kann im Stehen, im Sitzen, aber auch im Liegen aus-geführt werden.

Sanft durch die Nase einatmen, dann den Mund öffnen und ausatmen. Die Aus-atmung dauert etwas länger als die Einatmung. In der Ausatmung darf der Unter-kiefer ganz entspannt sinken, sodass sich der Mund gut öffnen kann, die Zunge liegt dabei entspannt im Unterkiefer. Die Einatmung geschieht lautlos und die Ausatmung wird begleitet von einem gehauchten „Hhhhhha". Nach einigen Wiederholungen zur Ein- und Ausatmung durch die Nase übergehen und die positive Wirkung wahr-nehmen. Dies kann man mehrmals täglich durchführen.

Die Vorstellung bei der Einatmung etwas Frisches, Belebendes aufzunehmen und bei der Ausatmung Krankmachendes und Belastendes auszuatmen, verstärkt die Wirkung der reinigenden Atmung.

5.6 Übungsserie: Starke Abwehrkräfte durch Lungen-Qigong

Diese Übungsserie basiert auf Daoyin-Figuren, die Angela Cooper, eine der Autoren dieses Kapitels, von ihrem geschätzten Lehrer Chen Jumin gelernt hat. Die Übungen können je nach individueller Verfassung einzeln oder nacheinander ausgeführt werden. Besonders intensiv ist die Wirkung, wenn alle Übungen nacheinander praktiziert werden.

5.7 Wirkung der Serie laut TCM

Die Lungen-Qigong-Übungsserie „Starke Abwehrkräfte durch Lungen-Qigong" spricht wichtige Akupressurpunkte des Lungen- und des Dickdarmmeridians an. Aus TCM-Sicht wird so das Lungen-Qi gepflegt und damit Wei Qi, das Abwehr-Qi, gestärkt. Durch die Übungsserie können wir das Lungen-Qi stärken, damit das Abwehr-Qi tatsächlich die Haut erreicht und wie ein Schild den Körper vor pathogenen Faktoren schützt.

5.8 Aufbau der Übungsserie

Die Übungsserie „Starke Abwehrkräfte durch Lungen-Qigong" besteht aus acht Übungen. Jede Übung beinhaltet die drei Schätze des Qigong:

1. Atem (jede Übung gliedert sich je in eine Ein- und eine Ausatemphase).
2. Bewegung.
3. Vorstellung.

5.9 Bemerkung zum Du-Wort bei der Übungsbeschreibung

Damit die Übungen ihre volle Wirkung entfalten können, ist Entspannung eine wichtige Voraussetzung. Eine persönliche Ansprache mit dem Du-Wort kann helfen, zu vertrauen, sich fallenzulassen und zu entspannen. Daher werden die folgenden Übungen per Du angeleitet.

5.10 Vorbereitung auf die Übungsserie: Akupressurpunkt Lunge 1, zhongfu, massieren

Falls du dein Immunsystem mit TCM hegen und pflegen und dich außerdem für die Übungsserie „Starke Abwehrkräfte durch Lungen-Qigong" vorbereiten möchtest, kannst du jederzeit – am besten aber gleich in der Früh, vielleicht sogar noch im Bett – den Bereich unterhalb des Schlüsselbeins sanft bearbeiten. Hier befindet sich der Akupressurpunkt

Lunge 1. Laut TCM ein wunderbarer Punkt, um dein Lungen-Qi zu pflegen und deine Abwehrkräfte zu stärken. Vielleicht findest du auch untertags die Möglichkeit, den Punkt zwischendurch kreisend zu massieren.

5.11 Wo befindet sich Akupunkturpunkt Lunge 1?

Der Akupunkturpunkt liegt unterhalb des Schlüsselbeins in der Vertiefung zwischen dem Pektoral- und dem Deltamuskel. Du kannst die Vertiefung deutlich spüren, wenn du etwa eine Daumenbreite unterhalb des Schlüsselbeins nach einem schmerzhaften Punkt suchst.

5.12 Wie kann man Lunge 1 selbst bearbeiten?

- Großflächig den Bereich unterhalb des Schlüsselbeins ausstreichen.
- Sanft mit lockeren Fäusten diesen Bereich abklopfen.
- Mit Daumen oder Zeigefinger ruhig etwas fester kreisend massieren.

Nimm dir dafür so viel Zeit, wie du als angenehm empfindest, und wähle die Druckstärke, die sich für dich gut anfühlt. Es gibt kein „Rezept", das für alle Menschen gültig ist.

5.13 Wobei kann der Akupunkturpunkt laut TCM helfen?

- Er wird eingesetzt, um die Abwehrkräfte zu stärken, insbesondere in herausfordernden Zeiten. Er stützt den Funktionskreis der Lunge und der Milz und kann laut TCM helfen bei Schleim, geschwächtem Immunsystem, Husten, Schmerzen im Brustkorb und im Zwerchfell, Bronchitis, Asthma und Problemen mit der Lunge.
- Nachdem du Lunge 1 massiert hast, bist du gut vorbereitet, um mit der Übungsserie „Starke Abwehrkräfte durch Lungen-Qigong" zu beginnen.

5.14 Einstieg in die Übungsserie „Starke Abwehrkräfte durch Lungen-Qigong"

Wirkung laut TCM: Du wirst ruhig, Yin und Yang sind in Harmonie, du bereitest dich innerlich auf die Übungen vor.
Atem: Frei fließen lassen.
Bewegung: In der Qigong-Grundhaltung stehen oder aufrecht sitzen auf einem Sessel oder Meditationskissen.
Vorstellung: Du bist durch einen goldenen Faden mit dem großen Yang des Himmels verbunden. Der Faden zieht vom Scheitelpunkt, Baihui, aus deinen Rücken sanft in die

Länge. Gleichzeitig bist du verbunden mit dem großen Yin der Erde über die Füße, insbesondere über die Akupressurpunkte Niere 1 auf den Fußsohlen

5.14.1 Übung: Traditionelle Einheit der Daoyin-Übung für die Lungen

Für die Übung s. Abb. 3.

Wirkung laut TCM: Harmonisierung des Metall-Elements, des Lungen-Qi.

Vorstellung: Du stehst aufrecht mit geschlossenen Beinen.

Auf jeder Seite 6-mal wiederholen, dabei abwechselnd je einmal links und einmal rechts ausführen.

5.14.2 Übung: Frei bewegen, das Lungen-Qi pflegen und dir so selbst Rückenwind geben

Wirkung laut TCM: Du stärkst dein Lungen-Qi, indem du deine Aufmerksamkeit auf das Ausbreiten und Sammeln lenkst und durch deine damit verbundenen Bewegungen.

Atem: Atem frei und intuitiv fließen lassen.

Bewegung: Du bewegst dich frei und intuitiv.

Vorstellung: Du richtest deine Aufmerksamkeit auf deinen Atem und darauf, wie sich die Atemwelle in deinem Körper ausbreitet. Du spürst die ausbreitende und die sich sammelnde Bewegung. Du stellst dir vor, wie dein Atem dich von innen heraus bewegt. Bild: Goldenes Licht kann sich ausbreiten mit jeder Bewegung.

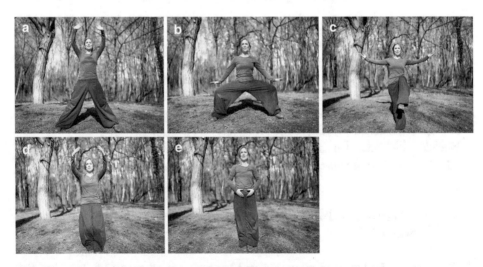

Abb. 3 **a** *Einatmen.* Bewegung: Mit dem linken Bein einen Schritt zur Seite setzen. Dabei die Arme über die Seiten nach oben bringen, die Handflächen schauen nach vorne. Vorstellung: Ohne Vorgaben. **b** *Ausatmen.* Bewegung: Die Knie beugen, dabei die Arme seitlich senken, die Hände Richtung Erde drehen. Vorstellung: Ohne Vorgaben. **c** *Einatmen.* Bewegung: Du verlagerst dein Gewicht aufs rechte Bein und hebst das linke. Dabei die Arme weit ausbreiten, die Handflächen schauen zum Himmel. Vorstellung: Ohne Vorgaben. **d–e** *Ausatmen.* Bewegung: Du stellst das linke Bein zum rechten. Gleichzeitig hebst du die Arme nach oben und senkst sie anschließend vor deinem Körper bis zum Unterbauch. Vorstellung: Ohne Vorgaben

5.14.3 Übung: Die Arme ausstreichen und Lungen- und Dickdarmmeridian harmonisieren

Wirkung laut TCM: Du verbindest mit dieser Übung die linke Seite deines Körpers mit der rechten; das fördert den Yin-Yang-Ausgleich. Der Qi-Fluss zwischen deiner linken und deiner rechten Seite wird harmonisch ausgeglichen. Lungen- und Dickdarmmeridian werden harmonisiert.

1.Einatmen *Bewegung:* Mit der rechten Hand vom linken Zeigefinger über die Außenseite des Armes großflächig bis hin zur Brust streichen (Kopf und Gesicht auslassen).

Vorstellung: Beim ersten Mal die Aufmerksamkeit auf die Körperstruktur legen: deine Muskeln, deine Haut, deine Knochen bewusst spüren, während du sie berührst.

Bei den Wiederholungen die Aufmerksamkeit den Dickdarmmeridian entlang gleiten lassen mit der Vorstellung, dass das Qi frei und geschmeidig fließen darf (Abb. 2).

2.Ausatmen *Bewegung:* Mit der rechten Hand von der Brust über die Innenseite des linken Armes bis hin zum Daumen großflächig ausstreichen.

Vorstellung: Beim ersten Ausstreichen die Aufmerksamkeit auf die Körperstruktur legen: deine Muskeln, deine Haut, deine Knochen bewusst spüren, während du sie berührst.

Ab dem zweiten Mal die Aufmerksamkeit den Lungenmeridian entlang gleiten lassen mit der Vorstellung, dass das Qi frei und geschmeidig fließen darf (Abb. 1).

Auf jeder Seite 12-mal wiederholen, dabei abwechselnd je einmal links und einmal rechts ausführen.

5.14.4 Übung: Tigermaul massieren und Lungen- und Dickdarmmeridian pflegen

Wirkung laut TCM: Du bringst mit dieser Übung das Qi des Lungen- und Dickdarmmeridians ins Fließen und sprichst wichtige Akupressurpunkte an.

1.Einatmen *Bewegung:* Mit dem rechten Zeigefinger und Daumen den linken Zeigefinger kräftig massieren.

Vorstellung: Durch die Massage bringst du den Energiefluss im Dickdarmmeridian in Schwung. Beim ersten Mal die Aufmerksamkeit auf die Körperstruktur legen: deine Muskeln, deine Haut, deine Knochen bewusst spüren, während du sie berührst. Bei den Wiederholungen die Aufmerksamkeit den Dickdarmmeridian entlang gleiten lassen – vom Zeigefinger bis zur Brust (Gesicht aussparen) mit der Vorstellung, dass das Qi frei und geschmeidig fließen darf (Abb. 2).

2.Ausatmen *Bewegung:* Mit dem rechten Zeigefinger und Daumen den linken Daumen kräftig massieren.

Vorstellung: Durch die Massage bringst du den Energiefluss im Lungenmeridian in Schwung. Beim ersten Mal die Aufmerksamkeit auf die Körperstruktur legen: deine Muskeln, deine Haut, deine Knochen bewusst spüren, während du sie berührst.

Bei den Wiederholungen die Aufmerksamkeit den Lungenmeridian entlang gleiten lassen – von der Brust bis zum Daumen – mit der Vorstellung, dass das Qi frei und geschmeidig fließen darf (Abb. 1).

Auf jeder Seite 12-mal wiederholen, dabei abwechselnd je einmal links und einmal rechts ausführen.

5.14.5 Übung: Den Qi-Ball halten und den Palast der Mitte reinigen

Wirkung laut TCM: Du stärkst mit dieser Übung dein Lungen-Qi, harmonisierst den Lungen- und Dickdarmmeridian und sprichst speziell den Akupressurpunkt Lunge 1 (Palast der Mitte) sowie das Tigermaul an (Daumen und Zeigefinger) (s. Abb. 4).

1.Einatmen *Bewegung:* Deine Arme befinden sich auf Brusthöhe. Die Handteller schauen zum Bereich unterhalb deines Schlüsselbeins zum Akupressurpunkt Lunge 1. Die Arme bewegen sich leicht auseinander.

Vorstellung: Du hältst einen Qi-Ball in den Armen. Das Qi in deinen Armen reinigt den Akupressurpunkt Lunge 1. Der Ball dehnt sich leicht aus, er wird größer. Du spürst die Verbindung zwischen linkem und rechtem Daumen sowie linkem und rechtem Zeigfinger, als wären sie magnetisch miteinander verbunden.

2.Ausatmen *Bewegung:* Die Arme bewegen sich ganz leicht zueinander.

Vorstellung: Der Qi-Ball verdichtet sich und wird kleiner. Du spürst die Verbindung zwischen linkem und rechtem Daumen sowie linkem und rechtem Zeigfinger, als wären sie magnetisch miteinander verbunden.

12-mal wiederholen.

Abb. 4 Übung: Den Qi-Ball halten und den Palast der Mitte reinigen

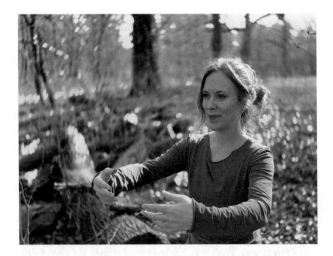

5.14.6 Übung: Die Flügel schwingen und das Lungen-Qi harmonisieren

Wirkung laut TCM: In deiner Vorstellung schwingst du wie ein Kranich die Flügel und fliegst über wunderschöne Landschaften hinweg. Du genießt die Schönheit der Natur. Du fühlst dich weit und frei. Du richtest während der Übung deine Aufmerksamkeit auf Daumen und Zeigefinger. Durch diese Vorstellung sowie Atem und Bewegung harmonisierst du den Lungen- und Dickdarmmeridian (s. Abb. 5).

12-mal wiederholen.

5.14.7 Übung: Die Flügel ausbreiten und das Lungen-Qi stärken

Wirkung laut TCM: Du verbindest mit dieser Übung in deiner Vorstellung Himmel und Erde. Die Kraft der Erde unterstützt dich dabei, in die Lüfte aufzusteigen. Du lenkst die Aufmerksamkeit auf Daumen und Zeigefinger. Durch diese Vorstellung, die Bewegung und den Atem harmonisierst du den Energiefluss in Lungen- und Dickdarmmeridian (s. Abb. 6).

12-mal wiederholen.

5.14.8 Übung: Der weiße Kranich breitet die Flügel aus und steht auf einem Bein – das Metall-Element in Harmonie

Wir kehren hier wieder zur Ursprungsübung ganz am Anfang zurück. Diesmal möchte ich dir meine persönliche Interpretation der Übung vorstellen, d. h., ich biete dir ein Angebot für die Vorstellung an.

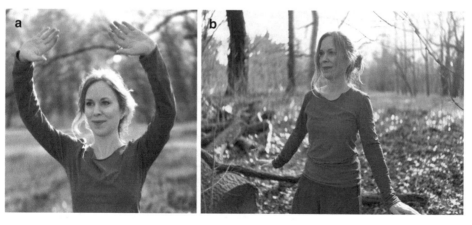

Abb. 5 a *Einatmen.* Bewegung: Die Arme über die Seiten nach oben bringen, die Handflächen schauen nach vorne. Vorstellung: Der Kranich hebt die Flügel. Während der Bewegung kannst du deine Aufmerksamkeit auf Daumen und Zeigefinger legen mit dem Bild, zwischen linkem und rechtem Daumen bestehe eine magnetische Verbindung ebenso wie zwischen linkem und rechtem Zeigefinger. Dadurch fließt das Qi in Lungen- und Dickdarmmeridian noch freier und geschmeidiger. **b** *Ausatmen.* Bewegung: Die Arme seitlich senken, die Hände Richtung Erde drehen. Vorstellung: Der Kranich senkt die Flügel. Während der Bewegung kannst du dir vorstellen, dass du die Kraft der Erde auftankst – über Laogong, den Akupressurpunkt in der Mitte deiner Hände

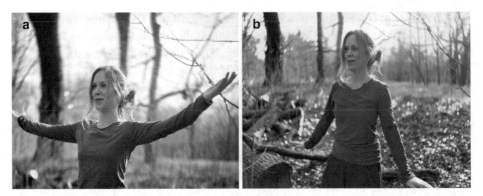

Abb. 6 **a** *Einatmen.* Bewegung: Die Arme weit ausbreiten, die Handflächen schauen zum Himmel. Vorstellung: Du öffnest dich zum Himmel. Das Universums-Qi fließt ein. **b** *Ausatmen.* Bewegung: Die Arme seitlich senken, die Hände Richtung Erde drehen. Vorstellung: Du tankst über Laogong, den Akupressurpunkt in der Mitte deiner Hände, die Kraft der Erde auf

Vorstellung und Wirkung laut TCM: Wie ein Kranich schwingst du deine Flügel. Du genießt die Freiheit und Weite um dich herum. Du richtest während der Übung deine Aufmerksamkeit auf Daumen und Zeigefinger. Durch diese Vorstellung – verbunden mit dem Atem und der Bewegung – harmonisierst du Lungen- und Dickdarmmeridian (s. Abb. 7).

Vorbereitung: Du stehst aufrecht mit geschlossenen Beinen.

Auf jeder Seite 6-mal wiederholen, dabei abwechselnd je einmal links und einmal rechts ausführen.

5.15 Abschluss der Übungsserie „Starke Abwehrkräfte durch Lungen-Qigong"

Wirkung laut TCM: Du sammelst Qi in deinem Unterbauch.

Atem: Frei fließen lassen.

Bewegung: Aufrecht in der Grundhaltung stehen, die Hände sind vor dem Unterbauch. Einige Atemzüge lang in dieser Position verweilen.

Vorstellung: Deine Lebensenergie, das Qi, sammelt sich im Energiezentrum, im unteren Dantian.

5.16 Ausstieg aus der Übungsserie „Starke Abwehrkräfte durch Lungen-Qigong"

Wirkung laut TCM: Bewusster Wechsel von der Meditation in die Alltagswelt.

Atem: Frei fließen lassen.

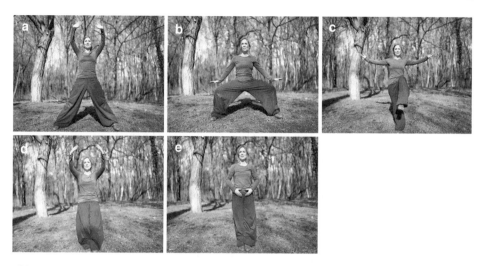

Abb. 7 **a** *Einatmen.* Bewegung: Weit nach links steigen. Dabei die Arme über die Seiten nach oben bringen, die Handflächen schauen nach vorne. Vorstellung: Der Kranich hebt die Flügel. Während der Bewegung kannst du deine Aufmerksamkeit auf Daumen und Zeigefinger legen mit dem Bild, zwischen linkem und rechtem Daumen bestehe eine magnetische Verbindung ebenso wie zwischen linkem und rechtem Zeigefinger. Dadurch fließt das Qi in Lungen- und Dickdarmmeridian noch freier und geschmeidiger. **b** *Ausatmen.* Bewegung: Die Knie beugen, dabei die Arme seitlich senken, die Hände Richtung Erde drehen. Vorstellung: Der Kranich senkt die Flügel. Während der Bewegung kannst du dir vorstellen, dass du die Kraft der Erde auftankst – über Laogong, den Akupressurpunkt in der Mitte deiner Hände. **c** *Einatmen.* Bewegung: Du verlagerst dein Gewicht aufs rechte Bein und hebst das linke. Dabei die Arme weit ausbreiten, die Handflächen schauen zum Himmel. Vorstellung: Du öffnest dich zum Himmel. Das Universums-Qi fließt ein. **d–e** *Ausatmen.* Bewegung: Du stellst das linke Bein zum rechten. Gleichzeitig hebst du die Arme nach oben und senkst sie anschließend vor deinem Körper bis zum Unterbauch. Vorstellung: Du sammelst das Universums-Qi und lässt es genussvoll in deinen Körper einfließen. Du speicherst das Qi in deinem Energiezentrum, im unteren Dantian.

Bewegung: Beine schließen, die Arme sind seitlich des Körpers, die Hände bilden Hohlfäuste. Anschließend bewusst mit dem rechten Bein nach vorne steigen.

Vorstellung: Du steigst mit dem rechten Bein bewusst aus der Übung aus, dabei die Aufmerksamkeit nach außen legen, die Temperatur, Farben, Klänge, Gerüche um dich herum wahrnehmen.

5.17 Nachwirken lassen

Wenn du dir nach dem Üben Zeit gönnst, um ein wenig zu ruhen, sei es, dass du ein paar Minuten lang aus dem Fenster schaust und Tee trinkst, sei es, dass du dich hinlegst oder eine Runde spazieren gehst, wirkt die Übungsserie noch intensiver.

6   Fallbeispiele und klinische Erfahrung

Eine explorative Studie in Form eines Fragebogens (n = 15) wurde von Romana Maichin-Puck, einer der Autoren dieses Kapitels, unternommen, um die subjektiven Erfahrungen von Covid-19-Erkrankten, die Qigong praktizieren, quantitativ sowie qualitativ zu erfassen, ohne einen Anspruch auf Repräsentativität zu haben. Die Frage, die sich stellte war, inwiefern Qigong eine Rolle bei der Erkrankung bzw. in der Rekonvaleszenz der Betroffenen spielte und welche Wirkungen sich zeigten. Als Ergebnis zeigte sich nach Maichin-Pucks Ermessen, dass Qigong eine unterstützende Rolle beim Verlauf der Krankheit und auch in der Rekonvaleszenz von Covid-19-Erkrankten spielen kann. Betroffene, die eine gewisse Übungspraxis in ihrem Leben bereits integriert haben, folgen dieser Routine, wenn auch eingeschränkt, während ihrer Erkrankung und profitieren in ihrer subjektiven Einschätzung von den physischen, psychischen und geistigen Wirkungen.15 Personen nahmen an der explorativen Studienumfrage teil.

Folgende Fragen wurden gestellt

1. Wie lange praktizieren Sie schon Qigong?
2. Welchen Verlauf hatte Ihre Covid-19-Erkrankung?
3. Welche Symptome zeigten sich aufgrund Ihrer Covid-19-Erkrankung?
4. Haben Sie Qigong während Ihrer Covid-19-Erkrankung geübt?
5. Wenn ja, welche Qigong-Übungen haben Sie während Ihrer Erkrankung durchgeführt?
6. Wenn ja, wie lange und wie oft haben Sie die Übungen durchgeführt?
7. Wenn ja, wie haben Ihnen die Übungen geholfen bzw. welche Wirkungen konnten Sie wahrnehmen?
8. Haben Sie Qigong in der Rekonvaleszenzphase geübt?
9. Wenn ja, welche Übungen haben Sie in der Rekonvaleszenz durchgeführt und welche Wirkungen konnten Sie beobachten?
10. Bitte schreiben Sie einen kurzen Text, welche Erfahrungen (positiv oder negativ) Sie mit welchen Qigong-Übungen im Zusammenhang mit der Covid-19-Erkrankung gemacht haben.
11. Die Qigong-Übungen haben mir während der Akutphase meiner Erkrankung wenig geholfen (1 = größte Zustimmung, 7 = größte Ablehnung).
12. Die Qigong-Übungen haben mich in meiner Erholungsphase wirksam unterstützt (1 = größte Zustimmung, 7 = größte Ablehnung).
13. Die Wirkung der Qigong-Übungen hat mir psychische Erleichterung gebracht (1 = größte Zustimmung, 7 = größte Ablehnung).

Einige erhaltenen Ergebnisse sollen hier kurz skizziert werden. Leider erlaubt der vorgegebene Umfang es nicht, alle Ergebnisse wiederzugeben.

6.1   Vorgeschichte

9 Personen gaben an, schon seit mehr als 3 Jahren Qigong zu praktizieren, 3 seit mehr als einem halben Jahr, 2 seit weniger als einem halben Jahr und eine Person erst seit ihrer Erkrankung mit Covid-19.

3 Personen hatten keine Symptome, trotz positiver Covid-19-Testung. 10 Personen hatten einen milden Verlauf. 2 Personen hatten einen schweren Verlauf, mussten aber nicht ins Krankenhaus. Folgende Symptome wurden von den Betroffenen geschildert: Glieder- und Muskelschmerzen, Kopfschmerzen, Halsschmerzen, Husten, Fieber, körperliche Schwäche, Energielosigkeit, Schwindel, extreme Müdigkeit, Geschmacks- und Geruchsverlust, Geruchshalluzinationen, Schnupfen, Kurzatmigkeit und Atemnot, Verspannungen im Brustkorb, Panikattacken, leichte Thrombosen.

6.2   Qigong während der Covid-19-Erkrankung

11 von den 15 Befragten praktizierten Qigong während ihrer Erkrankung. Davon hatte 1 Person einen schweren Verlauf. Die durchgeführten Übungen waren zahlreich. Folgende Übungen wurden praktiziert: die Bauchatmung, die Acht-Brokat-Übungen (Ba Duan Jin), Tai Ji Quan (Tai Chi Chuan), Mother Palm Qigong, Bafanhuangong, Ursprung des Lichts, die sechs heilenden Laute (Liu Zi Jue) Herzübung, Meditation, Zhan Zhuang, Fünf-Elemente-Qigong, Lianggong für die Stabilisierung des Shen, Massage der Hände und Zehen zur Anregung des Qi-Flusses in den Leitbahnen, Schüttelübung, Übungen zur Entspannung und Öffnung des Brustkorbes, Kranich-Übung, 15-teilige Form des Daoyin zur Lebenspflege, einfache Schritt- und Gehübungen.

Die wahrgenommenen Wirkungen, die sich während der Erkrankung unmittelbar nach dem Üben zeigten, bezogen sich auf das allgemeine Wohlbefinden, die körperliche Leistungsfähigkeit sowie die Lungenfunktion.

Entspannung wurde vom Großteil der Befragten am häufigsten genannt. Gefolgt von einer leichten und freien Atmung sowie Belüftung der Lunge. Eine Linderung der Schmerzen, ein Lösen von Verspannungen, mehr Beweglichkeit und eine bessere Durchblutung wurden wahrgenommen. Eine Steigerung der Vitalität, Lebensfreude, Lösen von Ängsten und eine Beruhigung der Nerven fand ebenfalls Erwähnung.

Ein Teilnehmer, der angab schon länger als 3 Jahre Qigong zu praktizieren, übte trotz schwerem Verlauf seiner Covid-19-Erkrankung täglich und öfters in kürzeren Einheiten. Das Öffnen des Brustkorbes und die Entspannung der Schultern sowie die Bauchatmung wurden als besonders schmerzlindernd und wohltuend erlebt.

9 von 15 Befragten gab an, dass das Praktizieren von Qigong während der Erkrankung jedenfalls hilfreich war. Es konnte nicht ermittelt werden, welche Übungen bei welchen Symptomen hilfreich waren.

6.3   Qigong in der Rekonvaleszenz

Alle Befragten ohne Ausnahme übten Qigong in der Rekonvaleszenzphase. Die Übungen waren dieselben wie in der Erkrankungsphase mit leichten Modifizierungen der Intensität. Folgende Wirkungen unmittelbar nach den Übungen wurden genannt: Linderung von Nacken-, Schulter- und Rückenschmerzen, leichteres Abhusten und eine verbesserte Schleimlösung, Anregung der Durchblutung, Lösen von Angst, Gefühl für Mitte und Zentrierung, Verbesserung des Wohlbefindens, mehr Energie und Ausgeglichenheit. Eine Mutter berichtete, dass sie durch die Übungen endlich Zeit für sich hatte, um in ihre Mitte zu kommen, und dass sich ihr ausgeglichener Zustand positiv auf die Stimmung ihrer erkrankten Familie auswirkte.

Ein Pflegedienstmitarbeiter im Krankenhaus berichtete, dass er einige Sterbefälle von Covid-19-erkrankten Personen in dieser Zeit miterlebte. Er war überzeugt davon, dass er durch seine robuste Gesundheit, sein tägliches Training und seine gesunde Ernährung gute Abwehrkräfte gebildet hatte, die ihn nun unterstützten und er deshalb keinerlei Krankheitssymptome entwickelte.

Ein Teilnehmer, der Qigong erst seit seiner Covid-19-Erkrankung praktiziert hatte, gab an, dass er in der Rekonvaleszenzphase atemtherapeutische Übungen des Qigong durchgeführt hatte, aber keinerlei Wirkungen erzielen konnte.

Große Übereinstimmung herrschte darüber, dass Qigong psychische Erleichterung brachte und in der Erholungsphase hilfreich war. Das Lösen von Ängsten, Entspannung und eine positive Einstellung dem Leben gegenüber wurden genannt.

Auch die positive Überzeugung, dass Qigong hilfreich und regenerierend wirkt, kann gesundheitsrelevant sein. Es wäre interessant zu untersuchen, inwiefern das eigene gesundheitliche Selbstkonzept die Ergebnisse der Übungspraxis beeinflussen kann.

6.4   Zusammenfassung

Abschließend kann gesagt werden, dass Qigong eine positive Rolle in der Erkrankung und auch in der Rekonvaleszenz von Covid-19-Erkrankten spielen kann. Betroffene, die eine gewisse Übungspraxis in ihrem Leben bereits integriert haben, folgen dieser Routine, wenn auch eingeschränkt, während ihrer Erkrankung und profitieren in ihrer subjektiven Einschätzung von den Wirkungen.

7   Externe Evidenz

Die gesundheitsfördernde Wirkung von Qigong ist vielfach nachgewiesen. Die positiven Wirkungen umfassen die Reduktion von Stress, psychologische Aspekte, insbesondere die Linderung von Ängsten und Depression, die Förderung der Herz-Kreislauf-Tätigkeit und die Durchblutung sowie ein Absinken eines zu hohen Blutdrucks, die Stärkung der Lungenfunktion, eine positive Wirkung auf die Achse Herz-Lunge aufgrund verbesserter Zwerchfellatmung, die Reduktion von Entzündungen und eine verbesserte Immunfunktion sowie insgesamt eine Verbesserung der Lebensqualität. Auch im Kampf gegen die sich immer weiter ausbreitende Covid-19-Epidemie kann Qigong eine wichtige Rolle hinsichtlich Prävention, Therapie und Rehabilitation spielen.

7.1 Qigong als unterstützende Maßnahme bei der Bekämpfung der Covid-19-Pandemie

In China wird Qigong mit der Traditionellen Chinesischen Medizin als unterstützende Maßnahme bei der Bekämpfung der Covid-19-Pandemie eingesetzt.

Um den Patienten zu helfen, sich so schnell wie möglich zu erholen, werden eine Reihe von Qigong-Übungen zur raschen Genesung und zur Stärkung des Körpers empfohlen, sowie um die Flexibilität des Brustkorbes zu fördern, die Lungenfunktion zu verbessern und die Zirkulation zu verbessern (Yanbin et al. 2020).

Eine Studie untersuchte die Wirkungen von Qigong auf den Genesungsprozess. 33 vom Krankenhaus entlassene Covid-19-Patienten führten Qigong 1 × pro Tag für 20 min über einen Zeitraum von 4 Wochen aus. Als Ergebnis zeigten sich nach 4 Wochen eine verbesserte Einatmung, eine erhöhte Zwerchfellaktivität bei tiefer Atmung und eine Linderung der Atemnot. Auch die Lebensqualität hinsichtlich Vitalität und psychischer Gesundheit steigerte sich. Darüber hinaus konnten die Übungen auch Depression und Angstzustände lindern. In dieser Studie wurde keine Kontrollgruppe eingesetzt. Positiv zu bewerten ist, dass sie auch abgesehen von den quantitativen Messergebnissen hinsichtlich der Lungenfunktion die subjektive Wahrnehmung der Patienten mithilfe eines Fragebogens ermittelte (Tang et al. 2021).

Ältere Menschen haben ein erhöhtes Risiko, an Infektionskrankheiten inkl. Covid-19 zu erkranken. Signifikante körperliche und geistige Schäden können die Folge sein. Feng et al. unternahmen eine ausgiebige Literaturrecherche, um das Potenzial von Qigong in der Prävention, Behandlung und Rehabilitation bei älteren Menschen, die an Covid-19 erkrankt sind, zu untersuchen. Ergebnisse aus Studien zu hohem Blutdruck, Asthma, COPD, Schmerzen, psychischen und geistigen Störungen wurden berücksichtigt. Sie kamen zum Ergebnis, dass die Wirkung des Qigong auf fünf Mechanismen beruht: Stressreduzierung, Regulierung der Emotionen, Stärkung der Atemmuskulatur, Reduktion von Entzündungen und eine verbesserte Immunfunktion. Da Qigong Bewegung, die Regulation der Atmung und Meditation verbindet, hat es das Potenzial, eine wesentliche Rolle bei der Prävention, Behandlung und Rehabilitation von Atemwegsinfektionen wie Covid-19 zu spielen. Qigong-Übungsreihen sowie die Bauchatmung sind auch für ältere Menschen geeignet (Feng et al. 2020).

7.2   Qigong und die Wirkung auf die Lungenfunktion

Im Qigong nimmt die Atmung einen wichtigen Stellenwert ein. Die Bauchatmung wird dabei bevorzugt. Eine Studie an älteren japanischen Frauen kam zu dem Ergebnis, dass innerhalb von 12 Wochen mit einer täglichen 20-minütigen Qigong-Einheit sich nicht nur die Lungenkapazität der Frauen signifikant erhöht, sondern auch ihre Gehgeschwindigkeit gesteigert hatte (Sakata et al. 2008).

Eine weitere Studie ergab, dass spezielle Qigong-Übungen die Funktion der Lunge und die Lebensqualität bei älteren Menschen mit chronischer obstruktiver Lungenerkrankung nach 6 Monaten fördern konnte und ein gutes alternatives Heimübungsprogramm für ältere Menschen in der Rehabilitation von COPD ist (Xiao und Zhuang 2015).

Eine umfassende Analyse liefert Belege für die Wirksamkeit meditativer Bewegung wie Qigong und Taiji bei der Verbesserung der Trainingskapazität, Lungenfunktion und Lebensqualität von COPD-Patienten ohne unerwünschte Nebenwirkungen (Liu et al. 2018; Wu et al. 2018).

Covid-19 kann schwerwiegende Auswirkungen auf die Lunge, das Herz und weitere Organe zur Folge haben. Die Isolierung der Covid-19-Patienten und die daraus resultierende mangelnde Bewegung führen in der Folge zu einer verschlechterten Lungenfunktion und erhöhen das Risiko für weitere Komplikationen. Qigong verbessert die Lungenfunktion (Chen et al. 2020).

Eine aktuelle Studie befasst sich mit der Wirksamkeit eines Atemrehabilitationstrainings bei älteren Patienten, die an Covid-19 erkrankt waren. Dafür werden zahlreiche randomisierte kontrollierte Studien herangezogen (Yan et al. 2020).

7.3   Qigong und die Wirkung auf das Immunsystem

Ein funktionierendes Immunsystem ist entscheidend in der Prävention von Krankheiten sowie in der Rehabilitation.

In einer systematischen Überprüfung und Metaanalyse wurden 19 randomisierte kontrollierte Studien in Zusammenhang mit verschiedensten Übungen des Qigong und Tai Chi (Taiji Quan) mit insgesamt 1686 Teilnehmern sowie mit verschiedensten Erkrankungen darunter Krebs, Depression, Schlaflosigkeit, HIV-Infektion, Herz-Kreislauf-Erkrankung etc. ausgewählt. Die Teilnehmeranzahl innerhalb der Studien bewegte sich zwischen 32 und 252. Der Vergleich unter Kontrollbedingungen ergab, dass das Üben von Qigong und Taiji Quan physiologische Auswirkungen auf das Immunsystem und seine Reaktion auf Entzündungen hat. Ein interessantes Ergebnis der Studie war, dass mit mindestens 4 Wochen Taiji-Chuan- und Qigong-Praxis die Funktion des Immunsystems in Bezug auf die angeborene und erworbene Immunantwort sowie bestimmte Biomarker, die mit Entzündungen verbunden sind, verbessert werden können (Oh et al. 2020).

Vera et al. führten eine Studie durch, um die unmittelbaren Auswirkungen von Qigong in Bezug auf die angeborenen sowie erworbenen Immunantworten zu untersuchen.

43 gesunde Personen wurden in eine Versuchs- und Kontrollgruppe aufgeteilt. Die Versuchsgruppe bekam täglich ein Qigong-Training. Blutproben wurden einen Tag vor Beginn der Studie und 1 h nach der letzten Trainingseinheit abgenommen. Sie fanden u. a. in der Versuchsgruppe einen signifikant höheren Wert von B-Lymphozyten und konnten zeigen, dass Qigong eine unmittelbare Auswirkung auf das Immunsystem hat (Vera et al. 2016).

7.4   Überprüfung bewährter Qigong-Systeme

Der potenzielle therapeutische Nutzen des Qigong bei Covid-19-Erkrankten und Personen, die sich von Covid-19 erholen, wird in China aktuell geprüft (Ma et al. 2020; Peng et al. 2020; Zhang et al. 2020).

Ein vielversprechendes Untersuchungsprotokoll liegt vor, das für spezielle Qigong-Übungen in Zusammenhang mit Covid-19 Beweise liefern soll. Die systematische Überprüfung und Metaanalyse aktueller randomisierter kontrollierter Studien soll primär die Wirksamkeit dieser Übungen auf die Lebensqualität von Patienten in der Rekonvaleszenzphase bewerten (Ma et al. 2020).

Um Beweise für die Wirksamkeit einer unterstützenden Maßnahme mit Akupressur und Qigong bei schwer von Covid-19-Erkrankten in der Rehabilitation zu ermitteln, wird aktuell eine randomisierte kontrollierte Studie durchgeführt. Zweimal täglich von der Aufnahme ins Krankenhaus bis zur Entlassung führt die Beobachtungsgruppe die ausgewählten Übungen durch. An erster Stelle wird der Grad der Atemnot mit der mMRC-Skala, an zweiter die Aktivitäten des täglichen Lebens mit der Barthel-Skala sowie einem Patientenfragebogen bewertet. Die Daten werden jeweils vor Beginn der Behandlung, nach 7 Tagen Krankenhausaufenthalt sowie vor der Entlassung erhoben (Zhang et al. 2020).

Die Konsenserklärung von Standford Hall für die Rehabilitation nach der Erkrankung mit Covid-19 legt fest, dass diese Erkrankung eine Multisystemerkrankung ist, die den Menschen in unterschiedlichem Maße beeinflusst. Dementsprechend braucht es eine ganzheitliche Rehabilitation, die individuell dem Menschen angepasst ist. Die Rehabilitation soll, wenn keine Herzprobleme vorliegen, innerhalb von 30 Tagen nach der akuten Erkrankung einsetzen, um Langzeitschäden so gut wie möglich vorzubeugen (Barker Davies et al. 2020).

8   Fazit

Qigong scheint, betrachtet man diese ersten Forschungsansätze, für eine begleitende Behandlung während der Rehabilitation geeignet zu sein. Weitere klinische Studien sind notwendig, um die Wirksamkeit dieser Methoden zur Förderung von Gesundheit und Wohlbefinden zu zeigen.

9   Zusammenfassung

Um den Herausforderungen der Covid-19-Pandemie gerecht zu werden, ist es wichtig, alle Möglichkeiten zur Stärkung der Gesundheit auszuschöpfen. Qigong kann die Abwehrkräfte stärken. Die Autoren dieses Kapitels erachten es daher als sinnvoll, Qigong in der Prävention, bei mildem Verlauf und in der Rekonvaleszenzphase einzusetzen.

Literatur

Barker-Davies RM, O'Sullivan O, Senaratne KPP, Baker P, Cranley M, Dharm-Datta S, Ellis H, Goodall D, Gough M, Lewis S, Norman J, Papadopoulou T, Roscoe D, Sherwood D, Turner P, Walker T, Mistlin A, Phillip R, Nicol AM, Bennett AN, Bahadur S (2020) The Stanford Hall consensus statement for post-COVID-19 rehabilitation. Br J Sports Med 54(16):949–959. https://doi.org/10.1136/bjsports-2020-102596

Chen J-M, Wang Z-Y, Chen Y-J, Ni J (2020) The Application of Eight-Segment Pulmonary Rehabilitation Exercise in People With Coronavirus Disease 2019. Front Physiol 11:646. https://www.frontiersin.org/article/10.3389/fphys.2020.00646. Zugegriffen am 01.04.2021

Feng F, Tuchman S, Denninger JW, Fricchione GL, Yeung A (2020) Qigong for the prevention, treatment, and rehabilitation of COVID-19 infection in older adults. Am J Geriatr Psychiatry 28(8):812–819. https://doi.org/10.1016/j.jagp.2020.05.012. https://pubmed.ncbi.nlm.nih.gov/32425471/. Zugegriffen am 22.03.2021

Liu SJ, Ren Z, Wang L, Wei GX, Zou L (2018) Mind-body (baduanjin) exercise prescription for chronic obstructive pulmonary disease: a systematic review with meta-analysis. Int J Environ Res Public Health 15(9):1830. https://doi.org/10.3390/ijerph15091830

Ma Q, Yang Z, Zhu F, Chen H, Yang H, Wang S (2020) The effect of Baduanjin exercise on the quality of life in patients recovering from COVID-19: a protocol for systematic review and meta-analysis. https://pubmed.ncbi.nlm.nih.gov/32925800/. Zugegriffen am 23.03.2021

Oh B, Bae K, Lamoury G, Eade T, Boyle F, Corless B, Clarke S, Yeung A, Rosenthal D, Schapira L, Back M (2020) The effects of Tai Chi and Qigong on immune responses: a systematic review and meta-analysis. Medicine 7:39. Zugegriffen am 23.03.2021

Peng J, Wu Z, Zhong H, Zhou Y, Wang L, Wang Y, Luo W, Liu Y, Zhang L (2020) The effect of qigong for pulmonary function and quality of life in patients with covid-19: a protocol for systematic review and meta-analysis. Medicine (Baltimore) 99(38):e22041. https://pubmed.ncbi.nlm.nih.gov/32957323/. Zugegriffen am 23.03.2021

Sakata T, Li Q, Tanaka M, Tajima F (2008) Positive effects of a qigong and aerobic exercise program on physical health in elderly Japanese women: an explorative study. Environ Health Prev Med 13(3):162–168. https://doi.org/10.1007/s12199-008-0025-1

Tang Y, Jiang J, Shen P, Li M, You H, Liu C, Chen L, Wang Z, Zhou C, Feng Z (2021) Liuzijue is a promising exercise option for rehabilitating discharged COVID-19 patients. Medicine (Baltimore) 100(6):e24564. https://doi.org/10.1097/MD.0000000000024564. https://pubmed.ncbi.nlm.nih.gov/33578552/. Zugegriffen am 23.03.2021

Vera FM, Manzaneque JM, Rodríguez FM, Bendayan R, Fernández N, Alonso A (2016) Acute effects on the counts of innate and adaptive immune response cells after 1 month of Taoist Qigong practice. Int J Behav Med 23(2):198–203. https://doi.org/10.1007/s12529-015-9509-8. https://pubmed.ncbi.nlm.nih.gov/26370102/

Wu LL, Lin ZK, Weng HD, Qi QF, Lu J, Liu KX (2018) Effectiveness of meditative movement on COPD: a systematic review and meta-analysis. Int Jo Chron Obstruct Pulmon Dis 13:1239–1250. https://doi.org/10.2147/COPD.S159042

Xiao CM, Zhuang YC (2015) Efficacy of Kiuzijue Qigong in individuals with chronic obstructive pulmonary disease in remission. J Am Geriatr Soc 63(7):1420–1425. https://doi.org/10.1111/jgs.13478

Yan H, Ouyang Y, Wang L, Luo X, Zhan Q (2020) Effect of respiratory rehabilitation training on elderly patients with COVID-19: A protocol for systematic review and meta-analysis. Medicine (Baltimore) 99(37):e22109. https://pubmed.ncbi.nlm.nih.gov/32925755/. Zugegriffen am 25.03.2021

Yanbin C, Zhongjie Y, Qingguang Z, Lingjun K, Guangxin G, Lei F, Fei Y, Min (2020) Machbarkeitsanalyse zur Einführung der Übung, um Covid-19 fernzuhalten während der Rehabilitationsphase der Patienten, die an Covid-19 litten und aus dem Krankenhaus entlassen wurden. Jiangsu. J Tradit Chin Med. https://doi.org/10.19844/j.cnki.1672-397X.2020.00.013

Zhang S, Zhu Q, Zhan C, Cheng W, Mingfang X, Fang M, Fang L (2020) Acupressure therapy and Liu Zi Jue Qigong for pulmonary function and quality of life in patients with severe novel coronavirus pneumonia (COVID-19): a study protocol for a randomized controlled trial. Trials 21(1):1–11. https://doi.org/10.1186/s13063-020-04693-5. https://pubmed.ncbi.nlm.nih.gov/32854761/. Zugegriffen am 23.03.2021

Mind-Body-Medizin: AyurVeda, Meditation und Yoga in der Prävention und Therapie von viralen Erkrankungen

Lothar Krenner

1 Einführung

Anmerkung: Dieser Beitrag konzentriert sich betr. Diagnostik und Therapie auf die Covid-19 Pandemie, die Aussagen sind jedoch generell auf alle respiratorischen Virus-Infektionen anwendbar.

Die Covid-19 Pandemie war für viele Menschen und für unser Gesundheitssystem eine Herausforderung – aber gleichzeitig auch eine Chance, das etablierte medizinische Weltbild zu erweitern, um gesundheitliche Herausforderungen, u.a. auch zukünftige virale Epidemien besser zu meistern – das bedeutet effizientere Präventions-orientierte und therapeutische Maßnahmen anwenden zu können.

„Corona" zeigte deutlich die Schwachpunkte eines Gesundheitssystems auf, das primär Körper-, Krankheitserreger- und Symptom-orientiert ist. Seit einigen Jahrzehnten findet international eine sehr positive Entwicklung statt, die Evidenz-basierte und in der Praxis erprobte diagnostische und therapeutische Ansätze der konventionellen Schul- und der Komplementär-Medizin integriert; dafür hat sich der Begriff „Integrativ-Medizin" etabliert.

Integrative Medizin ist ein erster wichtiger Schritt hin zu einem effizienten, modernen Gesundheitssystem.

Im Rahmen der massiven Belastungssituation durch die durchgemachte Covid-19 Pandemie sollte jedoch nicht übersehen werden, dass die zunehmenden „Lebensstil-Pandemien" (Stress, Stoffwechselstörungen, Übergewicht, Hypertonie, depressive Zustände, etc.) eine

L. Krenner (✉)
Maharishi AyurVeda Gesundheitszentrum, Österreichische Ärzte-Gesellschaft für Ayurveda Medizin - Maharishi Vedische Medizin, Österreichischer Dachverband für ärztliche Ganzheitsmedizin, Wien, Österreich
e-mail: lothar.krenner@ayurveda.at

© Der/die Autor(en), exklusiv lizenziert an Springer-Verlag GmbH, DE, ein Teil von Springer Nature 2024

P. Panhofer (Hrsg.), *Prävention und Therapie viraler Epidemien*,
https://doi.org/10.1007/978-3-662-67508-3_19

langfristig wesentlich gravierendere Herausforderung für unser Gesundheitssystem und die Gesellschaft als Ganzes bedeuten.

Die Neu-Orientierung der modernen Medizin kann nur dann funktionieren wenn das Gesundheitssystem ein Teil eines gesunden, modernen Gesellschaftssystems wird, und dies wiederum auf einem ganzheitlichen, auf Gesundheit ausgerichteten Lebenskonzept beruht. Erste Schritte in diese Richtung zeigen neue Ansätze, die unter dem Begriff Mind-Body Medizin zusammengefasst sind (Hinweis auf die enge Verbindung von Geist und Körper).

Das in diesem Beitrag dargestellte Vedische Medizinsystem mit seinen Teilaspekten „Ayurveda", „Yoga" und „Meditation" beinhaltet eine jahrtausendealte, ganzheitliche „Wissenschaft vom Leben". Es wurde von dem Vedischen Gelehrten Maharishi Mahesh Yogi vor etwa 50 Jahren in seiner Vollständigkeit wiederentdeckt.

Die positiven Auswirkungen auf die individuelle und kollektive Gesundheit ist durch umfangreiches Studienmaterial dokumentiert.

2 Grundbegriffe und Definitionen

2.1 Mind-Body Medizin im Allgemeinen

2.1.1 Begriff der Mind-Body Medizin

Der Begriff Mind-Body Medizin hat sich inzwischen international etabliert und wird auch in der konventionellen Schulmedizin verwendet (z. B. in der S3-Leitlinie „Diagnostik und Therapie der Colitis ulcerosa", Cramer et al. 2014); er deutet darauf hin, dass Körper und Geist nicht getrennt funktionierende Einheiten sind, sondern dass das menschliche System ganzheitlich funktioniert (Seele, Geist, Körper und Umwelt). Die Geist-Körper-Medizin umfasst u. a. multimodale Lebensstilmodifikationsprogramme, psychosomatische und psychotherapeutische Methoden, aber auch Yoga und Entspannungstechniken wie autogenes Training, Biofeedback, Qigong und Meditation.

2.1.2 Ursprung der Mind-Body Medizin

Diese an der Harvard University entwickelte Methode widmet sich in erster Linie den krankmachenden Stressfaktoren des Alltags. Übermäßige Belastung im Arbeits- oder Berufsleben kann beispielsweise zu Rücken-, Magen-, und Kopfschmerzen, sowie Herz-Kreislauf-Erkrankungen führen. Ziel der Behandlung ist eine Aktivierung der geistigen Fähigkeiten, um körperliche Beschwerden positiv beeinflussen zu können. Die Patienten sollen lernen, innerlich ruhiger zu werden, toleranter gegen Stress, Stress abzubauen und schädliche Verhaltensweisen zu reduzieren, bzw. zu vermeiden.

2.1.3 Wirkprinzip & Durchführung der Mind-Body Medizin

Unter ärztlicher Aufsicht werden verschiedene Methoden der Spannungsregulation und des Stress-Management eingesetzt. Dazu gehört neben der Ordnungstherapie, wie z. B. Yoga, Meditation und Qigong (meditative Atem- und Bewegungsübungen), das Achten auf die Bedürfnisse von Körper, Geist, Seele und Umwelt, d. h. die Förderung von Achtsamkeit und Spiritualität.

2.1.4 Übersicht über Entspannungsübungen und Meditationsmethoden

Pilates

Pilates ist ein ganzheitliches Körpertraining, das Kraftübungen, Stretching und bewusste Atmung kombiniert. Es werden dabei vor allem die tiefer liegenden kleinen Muskelgruppen trainiert. Pilates ist – ähnlich wie Yoga – keine reine Entspannungsmethode, sondern soll unter anderem die Körperhaltung, die Koordination und die Körperwahrnehmung verbessern.

Qigong

Qigong ist ein ganzheitliches, chinesisches Meditations- und Bewegungstraining. Ähnlich wie beim Yoga werden Atem-, Bewegungs- und Konzentrationsübungen kombiniert. Ziel ist jeweils eine Harmonisierung des Qi, also der Körperkraft. Es gibt viele verschiedene Qigong-Formen. Am bekanntesten ist die „Stehende Säule", bei der im Stand langsame Bewegungen ausgeführt werden.

Tai-Ji

Tai-Ji ist ursprünglich eine Kampfkunst und wird auch als „Chinesisches Schattenboxen" bezeichnet. Heute wird es überwiegend zur Entspannung und Meditation praktiziert. Mit langsamen, fließenden Bewegungen sollen die Haltung verbessert, Gelenke gelockert und der Körper entspannt werden.

Achtsamkeit

Achtsamkeit ist ursprünglich eine Methode der Psychotherapie, bei der man die eigene Aufmerksamkeit auf die Gegenwart lenkt. Dabei sollen sowohl innere als auch äußere Eindrücke wahrgenommen, aber nicht bewertet werden. Kurse zur „Achtsamkeitsbasierten Stressreduktion" (Mindfulness-Based Stress Reduction = MBSR) umfassen häufig auch Elemente aus dem Yoga oder der Meditation.

Autogenes Training

Das Entspannungsverfahren Autogenes Training beruht auf Autosuggestion, also Selbstbeeinflussung. Der Übende konzentriert sich auf bestimmte Sätze wie zum Beispiel: „Die Arme werden schwer." oder „Mein Atem geht ruhig und gleichmäßig." Bei wiederholtem Üben erreicht man mit der Zeit ein Gefühl der Entspannung.

Autosuggestion

Bei der Autosuggestion (auf Deutsch: Selbstbeeinflussung) wird ein bestimmter Gedanke oder Satz in Form mentaler Übungen so lange wiederholt, bis er im Unterbewusstsein verankert ist. Die Methode wirkt umso besser, je länger und öfter sie angewendet wird. Die Autosuggestion ist Grundlage verschiedener Entspannungstechniken wie zum Beispiel dem Autogenen Training.

Biofeedback

Bei der Biofeedback-Methode werden bestimmte Körperfunktionen wie Puls, Blutdruck oder Muskelspannung gemessen und dem Übenden zum Beispiel über akustische Signale bewusst gemacht. Der Betroffene beobachtet seine Körperfunktionen und soll im zweiten Schritt lernen, diese zu kontrollieren. Biofeedback wird häufig mit anderen Entspannungsmethoden kombiniert.

Feldenkrais

Das Konzept basiert auf der Annahme, dass jeder Mensch bestimmte Bewegungsmuster hat, die den Alltag prägen. Mit der Feldenkrais-Technik sollen diese Bewegungsmuster zunächst erkannt und bewusst wahrgenommen werden. Im zweiten Schritt versucht man, Alternativen für negative Bewegungsmuster zu entwickeln. Die Feldenkrais-Methode wird nicht nur zur Entspannung, sondern auch zur Schmerzbewältigung und zur Rehabilitation angewandt.

Hypnose

Im Gegensatz zur Autosuggestion gibt bei der Hypnose ein Außenstehender dem Hypnotisanden Anweisungen – zum Beispiel durch monotone, formelhafte Sätze – und versetzt ihn dadurch in einen Zustand der Trance. Dabei ist das Bewusstsein teilweise ausgeschaltet und die Kritikfähigkeit ist eingeschränkt. Am Ende wird die Trance wieder aufgelöst. Die Hypnose wird unter anderem zum Stressabbau sowie zur Behandlung von Schlafstörungen, Depressionen und chronischen Schmerzen angewendet.

Imagination/Imaginative Verfahren

Bei Imaginationen oder Fantasiereisen stellt sich der Übende bei geschlossenen Augen bestimmte positive Bilder vor, die zur Entspannung beitragen sollen. Die Bilder sollen vor dem inneren Auge ablaufen. Imaginationen werden häufig mit anderen Entspannungsverfahren kombiniert.

Progressive Entspannung nach Jacobson

Die Progressive Muskelentspannung nach Jacobson beruht auf einem einfachen Prinzip: Die verschiedenen Muskelgruppen des Körpers werden nacheinander zunächst kräftig angespannt und danach bewusst entspannt. Auf diese Weise soll man lernen, Verspannungen zu erkennen und Muskeln bewusst zu entspannen.

Meditation

(siehe Abschn. 4.9 und Frass M, Krenner L. Integrative Medizin: Evidenz-basierte komplementärmedizinische Methoden. 2019; Springer.)

Die Meditation beruht in den meisten Fällen auf Konzentrations-, oder Kontemplationsübungen. Im ersten Fall sind es vor allem Atem-Meditationen, Mantra-Meditationen, oder z. B. Zen-Meditation, im zweiten Fall Achtsamkeits-, bzw. Gewahrseins-Übungen. Es gibt zahlreiche Formen der Meditation. Zur Entspannung wird häufig eine passive Meditation (geführte Meditationen) durchgeführt, die der Meditierende still im Sitzen praktiziert.

Die Technik der Transzendentalen Meditation (TM) unterscheidet sich grundsätzlich von diesen Meditationsmethoden; während der Ausübung der TM-Technik kommt es spontan zu dem grundlegenden und spezifischen Prozess des Transzendierens; der Geist erfährt einem Zustand „ruhevoller Wachheit", den Grundzustand des Bewusstseins, oder 4. Haupt-Bewusstseinszustand, neben Wachen, Träumen und Schlafen (Turiya Chetana; siehe Transzendentales Bewusstsein, Pkt. 2.2.2).

(Die hier angeführte kurze Zusammenfassung wurde zum Großteil aus einem Gesundheitsbrief der AOK Rheinland/Hamburg entnommen, www.vigo.de;

Kurse und (online) Anleitungen zu den jeweiligen Methoden sind direkt bei den einzelnen Fachgesellschaften abrufbar)

2.1.5 Wirksamkeit der Mind-Body Medizin

Während das Verfahren in den USA weit verbreitet ist, ist es im deutschsprachigen Raum noch wenig bekannt. Studien konnten positive Effekte nachweisen, u. a. bei:

- Rheumatischen Erkrankungen
- Herz-Kreislauf-Erkrankungen, Bluthochdruck
- Chronischem Schmerzsyndrom, Spannungskopfschmerz, Migräne
- Rückenschmerzen
- Chronisch-entzündlichen Darmerkrankungen
- Ängsten und Depressionen
- Stress-Belastung und Burnout-Syndrom
- Schlafstörungen
- Behandlung der Nebenwirkungen, speziell im Rahmen von Tumortherapien
- Vor- und Nachbereitung bei Operationen

Referenzen (siehe Linksammlung am Ende dieses Beitrages):

- Berufsverband Deutscher Internisten e.V.
- Fachbuch: Integrative Medizin und Gesundheit; Brinkhaus, Esch; Springer Verlag
- Fachbuch: Integrative Medizin: Evidenzbasierte komplementärmedizinische Methoden; Frass, Krenner; Springer Verlag
- Fachbuch: Klinische Praxis der Integrativen Medizin; Langhorst, Krenner; Springer Verlag (voraussichtliches Erscheinungsjahr Ende 2024).

2.2 Maharishi AyurVeda – ein klassisches Mind-Body Medizin-System

2.2.1 Weltbild AyurVeda

„Chinne mule naiva shakha na patram." („Es existieren keine Blätter und keine Zweige in der Abwesenheit der Wurzeln") (Zitat aus der vedischen Literatur)

Das medizinische Weltbild des AyurVeda ist ganzheitlich und umfasst alle Lebensbereiche: die spirituelle Basis (Atma, Transzendentales Bewusstsein) und ihre manifestierten Bereiche des Geistes (Manas), des Körpers (Sharir) und der näheren und weiteren Umwelt – das gesamte Universum (Vishwa). Auch der multimodale Therapieansatz der AyurVeda Medizin zeigt diese Ganzheitlichkeit der Methode (siehe Pkt. 4.1.1, Abb. 1).

(Eine umfassende Beschreibung der Maharishi AyurVeda Medizin findet sich im Fachbuch „Frass M, Krenner L. Integrative Medizin: Evidenz-basierte komplementärmedizinische Methoden. 2019; Springer".)

Die Situation mit „Covid-19" machte deutlich, dass ein ausschließlich Virus-orientierter Standpunkt wichtig, aber nicht ausreichend ist. Das Leben ist ganzheitlich, der Mensch ist ganzheitlich, Gesundheit ist ein ganzheitlicher Zustand und daher muss auch die Medizin in der Prävention, Diagnostik und Therapie ganzheitlich sein.

„Veda" bedeutet „Wissen"; es ist die umfassende Weisheit der Natur, die dem Leben innewohnt und das gesamte Universum leitet. Man versteht darunter die Gesamtheit aller Naturgesetze, die das manifeste Universum von einem unmanifesten einheitlichen Feld aus verwalten (Hagelin 1987):

- Natürliche lebende Systeme sind unendlich komplex. Unser Körper besteht aus vielen Milliarden einzelner Bausteine, einzelner Zellen, mit unvorstellbar vielfältigen biochemischen Prozessen, die in jeder Zelle ablaufen und die aufeinander abgestimmt werden müssen, damit das System „Mensch" geordnet und gesund funktionieren kann.
- Für diese Management-Leistung benötigt man ein Knowhow, das weit über unser gegenwätiges medizinisches Wissen hinausgeht – es ist die ganzheitliche Intelligenz der Natur die nicht nur unseren Körper, sondern alle natürlichen Systeme, bis hin zum gesamten Universum steuert.
- Diese natürliche Intelligenz (sie wird in der Maharishi AyurVeda Medizin als „Veda" definiert; sie ist quantitativ und qualitativ als Ojas im Puls meßbar) ist in jedem noch so kleinen System in der Natur vorhanden. Jedes Bakterium, jedes Virus ist enorm „intelligent". Was wir von der etablierten, naturwissenschaftlichen Medizin entgegensetzen ist ein begrenztes Wissen über einzelne isolierte Naturgesetze. Mit diesem Ansatz laufen wir den natürlichen Reaktions-Prozessen von Krankheitserregern ständig hinterher und wundern uns, dass es immer neue Mutationen z. B. des SARS-CoV-2 Virus gibt; es ist jedoch eine zu erwartende natürliche und intelligente Überlebensstrategie dieser kleinen „Lebewesen" (vergleichbar mit der Resistenzentwicklung von Bakterienstämmen gegen spezielle Antibiotika).
- Wir haben im Laufe der Jahrtausende viele intelligente Krankheitserreger überlebt, und zwar durch ein ebenfalls äußerst intelligentes Abwehrsystem, nämlich unser Immunsystem. Die Qualität unseres Immunsystems ist abhängig vom Gesamtzustand unseres Organismus.
- Die intelligenteste und natürlichste Form dem Virus (und anderen Krankeitserregern) gegenüberzutreten, ist einen ganzheitlichen gesunden Zustand in unserem Organismus zu erhalten, bzw. wieder herzustellen (seelisch, geistig und körperlich), denn nur dann funktioniert auch unser Abwehr-, bzw. Immunsystem optimal.

In der Maharishi AyurVeda Medizin spielen daher ganzheitliche und individuell abgestimmte Therapieansätze eine zentrale Rolle:

- individuell angepasste Ernährung
- Reinigungsverfahren
- gesunder, natürlicher Lebensstil, einschließlich Bewegung in der Natur
- Nahrungsmittelzusätze auf Kräuterbasis, so wie ganz speziell
- Stress-Management Verfahren, allen voran die Technik der Transzendentalen Meditation (TM).
- Zusätzlich hat der Autor in der Praxis die Erfahrung gemacht, dass die Anwendung von Vitaminen, Mineralstoffen und Spurenelementen in ausgewogener Menge sinnvoll ist (u. a. Vit D/K2, C und Mineralstoffe wie z. B. Zink, Selen und Magnesium).

Das Motto der Maharishi AyurVeda Medizin lautet: „Leben im Einklang mit der ganzheitlichen Intelligenz der Natur, die in der Stille unseres eigenen Transzendentalen Bewusstseins gespeichert ist".

2.2.2   Vedische Medizin als Bewusstsein-basierte Medizin

(Teile der folgenden Abschnitte sind dem Kap. 34 entnommen; „Ayurveda – Maharishi Vedische Medizin" im Fachbuch „Frass M, Krenner L. Integrative Medizin: Evidenz-basierte komplementärmedizinische Methoden. 2019; Springer Verlag".)

Bewusstsein-basierte Medizin bedeutet eine Revolution des medizinischen Weltbildes. Sie beinhaltet das gesamte Knowhow über das Leben, über die Gesetzmäßigkeiten des Lebens und damit über die grundlegenden Mechanismen von Heilungsprozessen. Bewusstsein-basierte Medizin ergänzt das gegenwärtige Verständnis der materiell-körperbezogenen Medizin hin zu einem ganzheitlichen, umfassenden Weltbild über das Leben.

Die Vedische Medizin in ihrer ursprünglichen Form als Teil der Vedischen Wissenschaft beinhaltet das ganzheitliche theoretische und praktische Wissen über die grundlegenden Gesetzmäßigkeiten und Prozesse zur Aufrechterhaltung und Wiederherstellung von Gesundheit.

2.2.3   Transzendentales Bewusstsein – Grundbedingung für ganzheitliche Gesundheit

Die moderne Forschung – ausgelöst durch die Integration der jahrtausendealten Vedischen Wissenschaft und der modernen Naturwissenschaft (allen voran der Quantenphysik) – hat gezeigt, dass es einen alles entscheidenden Faktor für die Qualität des Lebens einschließlich der Gesundheit gibt, der im Mainstream-Denken unserer Gesellschaft bisher zu wenig berücksichtigt wurde: die Rolle des individuellen und des kollektiven Bewusstseins. In diesem umfassenderen Verständnis besitzt Bewusstsein nicht nur jene uns vertraute Oberflächendimension, in der die veränderliche Welt des Denkens und Fühlens angesiedelt ist (Wach-, Traum- und Schlaf-Bewusstsein), sondern es umfasst auch einen abstrakten, ganzheitlichen und unveränderlichen Basisbereich, der als transzendentales Feld reiner kreativer Intelligenz beschrieben wird (im traditionellen Yoga als Transzendentales Bewusstsein). Dieser Bereich ist definitionsgemäß noch jenseits (transzendent) des von der Freudschen Tiefenpsychologie erfassten „Unbewussten" und bildet die vollkommen harmonische „transpersonale" Quelle aller Gedanken und Gefühle sowie aller Kreativität und allen Verhaltens. Bewusstsein und das in seiner Tiefendimension enthaltene kreative Potenzial des Naturgesetzes ist somit die Bedingungsebene für individuelle und kollektive Gesundheit.

• Bewusstsein in seinem transzendenten Grundzustand bildet als unbegrenztes, abstraktes Intelligenzfeld die Basis für jeden ordnenden, harmonisierenden, selbstheilenden und damit evolutionären Prozess in der Natur. Transzendentales Bewusstsein ist die wichtigste treibende Kraft, der Urheber jedes Lebensprozesses – für das Denken und Handeln der einzelnen Menschen genauso wie für gruppendynamische Prozesse in einem Kollektiv, z. B. in der Familie, in der Schule, am Arbeitsplatz, in einer Stadt, einem Land, oder in der Welt als Ganzem.

  Das „Klima" in einer Gruppe von Menschen und in der menschlichen Gesellschaft ist primär abhängig vom Maß an Kohärenz des kollektiven Bewusstseins. Wenn also die Kohärenz, d. h. die Ordnungsparameter hoch sind, ist das Stressniveau im Kollektiv niedrig, und Gesundheits-fördernde, evolutionäre Prozesse erfahren mehr Unterstützung – und umgekehrt. Dieser Zustand entsteht durch die Aktivierung Transzendentalen Bewusstseins (siehe Abschn. 4.1.1 „Multimodaler Therapieansatz" und 4.9, „Yoga und Meditation")

  Mit diesem ganzheitlichen Ansatz besteht eine neue, direkte und effiziente Möglichkeit, Stress, Fehlverhalten und Gewalt abzubauen und Gesundheit auf individueller und auf kollektiver Ebene zu stärken. Damit ergibt sich ein völlig neuer, kausaler Problemlösungsansatz für die Entwicklung einer gesunden und damit gewaltfreien und friedlichen Gesellschaft.

• Die Tatsache, dass sich die Corona-19 Pandemie so rasch und intensiv ausbreiten konnte, hängt neben anderen Faktoren, auch mit der Qualität des Kollektiv-Bewusstseins zusammen. Die Stärke des Immunsystems und die Qualität des Kollektiv-Bewusstseins sind Parameter, die sich gegenseitig beeinflussen. Ist das Kohärenz-Niveau niedrig und das Streßnivau im Kollektiv hoch, hat dies direkte Auswirkungen auf den Gesundheitszustand der Menschen (siehe auch 1 %-Effekt, kollektive Gesundheit, 6.2.9.; Link: https://ayurveda.at/meditation/#tab-708508b14d0451a2f79). Dieser völlig neue Ansatz über die Qualität des Kollektiv-Bewusstseins, der sich im Zustand der Kollektiv-Gesundheit ausdrückt, ist für ein effizientes, modernes Gesundheitssystem von entscheidender Bedeutung.

• Der zentrale Weg, die Ebene transzendentalen Bewusstseins zu erfahren und zu beleben, ist die von dem Vedischen Gelehrten Maharishi Mahesh Yogi wiederentdeckte jahrtausendealte geistige Yogatechnik mit dem Namen „Transzendentale Meditation" (TM). Umfangreiches wissenschaftliches Studienmaterial belegt die Wirksamkeit dieses ganzheitlichen Bewusstseinsansatzes für den einzelnen Menschen und für die Gesellschaft als Ganzes (Abschn. 4.9.2, 6.2.9 und 6.2.3)

Um die innerste, transzendente Bewusstseinsebene zu erfahren und zu beleben, beinhaltet die Vedische Wissenschaft – entsprechend den 40 Qualitäten des Transzendentalen Bewusstseins – 40 Disziplinen mit den ihnen zugeordneten entsprechenden Bewusstseinstechnologien. Unter dem Überbegriff „Vedische Medizin" werden die Disziplinen des Ayurveda (Maharishi AyurVeda), des Yoga (Transzendentale Meditation und Hatha-Yoga), der Vedischen Astrologie (Maharishi Jyotish und Yagya), der Vedischen Architektur (Maharishi Vastu) zusammengefasst.

- Mit dem grundlegenden Konzept der Bewusstsein-basierten Maharishi Vedischen Medizin bekommt die Medizin allgemein und speziell die Mind-Body Medizin eine neue ganzheitliche Basis: Transzendentales Bewusstsein. Dieser stille, wache Grundzustand des Bewusstseins ist die Grundlage für Geist und Körper; aus ihm manifestieren sich alle geistigen, körperlichen und umweltbezogenen Bereiche des Lebens und werden von hier aus gesteuert – es ist das transzendente Heim aller Naturgesetze (siehe Literaturübersicht: T. Nader, „Menschliche Physiologie – Ausdruck des Veda und der Vedischen Literatur" (2000).

- Maharishi Vedische Medizin hat das Know-how und zeichnet dafür verantwortlich, vollständige Gesundheit dem einzelnen Menschen und der Gesellschaft als Ganzes zur Verfügung zu stellen, durch den Aufbau eines kohärenten Kollektiv-Bewusstseins. **Damit wird ein neues Kapitel für ein modernes Gesundheitssystem eröffnet – die Schaffung einer krankheitsfreien Gesellschaft auf der Basis einer Bewusstsein-basierten Medizin.**

Vedische Medizin zählt zu den ältesten Gesundheitssystemen der Welt und hat ihren Ursprung in Indien – dem Land des Veda. Wesentliche Teile dieses auch als „Mutter der Heilkunde" bezeichneten Gesundheitssystems gingen im Laufe der Jahrtausende verloren. Der Vedische Gelehrte Maharishi Mahesh Yogi hat in Zusammenarbeit mit führenden indischen Ayurveda-Ärzten und westlichen Medizinern und Naturwissenschaftlern dieses Gesundheitssystem in der klassischen, ganzheitlichen und gleichzeitig modernen Form der Maharishi Vedischen Medizin wiederbelebt. Der im Westen bekannteste Aspekt nennt sich Ayurveda.

2.2.4 Ansätze, Richtungen und Schulen der Ayurveda-Medizin

1. **Wellness-Ayurveda**: beschränkt sich im allgemeinen auf „Ölmassagen" und „Ölanwendungen" (z. B. „Stirnguss"), Duftöle, Blütenbäder etc. Üblicherweise wird Wellness- Ayurveda in Wellness-Abteilungen verschiedener Hotels und in Massage-Instituten angeboten.

2. Anwendung des **Ayurveda im Rahmen von Familientraditionen** in Indien: Seit Jahrtausenden wird das Erfahrungswissen dieser Heilkunde innerhalb von Familientraditionen praktiziert und weitergegeben. Dadurch entsteht eine große Vielfalt an Experten bestimmter Therapieformen und spezieller Heilkräuterrezepturen.

3. **Universitärer Ayurveda**: Ayurvedische Medizin wird parallel zu westlicher Medizin an universitären Lehr- und Forschungseinrichtungen gelehrt (Akademischer Abschluss mit Master- oder Doktor-Diplom).
4. **Maharishi AyurVeda**: Ganzheitliche Form des Ayurveda – Rückführung auf die jahrtausendealten Wurzeln der Ayurveda-Medizin (Bewusstsein-basierte Medizin), Wirkungsnachweis durch umfangreiches Studienmaterial und Integration moderner, westlicher, medizinischer Standards (auch im Bereich der pflanzlichen Nahrungsmittelzusätze). Im Rahmen der inzwischen unübersichtlich gewordenen ayurvedischen Therapieangebote haben sich Maharishi AyurVeda und Maharishi Vedische Medizin als Markennamen etabliert. Das Ziel der Maharishi AyurVeda-Medizin ist die Schaffung vollständiger Gesundheit für den einzelnen Menschen und die Entwicklung einer krankheitsfreien Gesellschaft. Der Weg ist Bewusstseinsentwicklung; die Werkzeuge sind:
   - Maharishi Yoga und Transzendentale Meditation,
   - Ernährungsempfehlungen,
   - Nahrungsmittelzusätze auf Kräuter- und Gewürzbasis,
   - Tees,
   - Kräuteröle,
   - Aromatherapie,
   - ayurvedische Musiktherapie,
   - Marmatherapie,
   - Lichttherapie mit Edelsteinen,
   - vedische Urklangtherapie,
   - umfassende Reinigungsbehandlungen (Maharishi Panchakarma) und
   - gesundes Bauen und Wohnen (Maharishi Vastu)
   - vedische Astrologie (Maharishi Jyotish und Maharishi Yagya)

2.2.5 Definition von Gesundheit

„Ein Mensch ist gesund, dessen Physiologie (Doshas), Stoffwechsel (Agni), Gewebe (Dhatus) und Ausscheidungen (Malas) im Gleichgewicht sind und dessen Seele (Atma), Sinne (Indrias) und Geist (Manas) sich dauerhaft im Zustand inneren Glücks befinden." (Sushrut Samhita, Sutrasthan 15.41)

Laut Maharishi Vedischer Medizin entsteht ganzheitliche Gesundheit in unserer Physiologie, wenn

- eine dynamische Ausgewogenheit zwischen den Teilen unseres Organismus besteht:
  - 3 Doshas (grundlegende Funktionsprinzipien)
    Vata (Bewegung)
    Pitta (Transformation)
    Kapha (Stabilität)
  - 7 Dhatus (Gewebe)
  - Malas (Ausscheidungsprodukte)

- **und** eine lebendige Kommunikation zwischen diesen Teilen und der ihnen zugrunde liegenden abstrakten Intelligenzebene unserer Physiologie, dem Veda – die auch als die innere Natur des Menschen bezeichnet wird (Prakriti) – stattfindet; dies drückt sich im Ojas-Niveau des Organismus aus (Ojas ist das feinste Stoffwechselprodukt des Organismus, das die Verbindung zwischen Bewusstsein und Körper herstellt und aufrechterhält).

Eine weitere Vedische Definition von Gesundheit lautet Swastha, d. h., mit seiner eigenen Natur (Prakriti) in Harmonie – im Selbst (Swa) – gegründet zu sein (Stha). Jede Art von Gesundungsvorgang im Organismus ist daher primär ein Bewusstwerdungs- und Selbsterkennungsprozess.

2.2.6 Konstitutionslehre der Maharishi AyurVeda Medizin

(Siehe Frass M, Krenner L. Integrative Medizin: Evidenz-basierte komplementärmedizinische Methoden. 2019; Springer,Kap. 34.4.2, S. 843)

Diagnose und Therapie der AyurVeda-Medizin beruhen zu einem wesentlichen Teil auf ihrer Konstitutionslehre; sie ermöglicht es, die Diagnostik und Therapie individuell auf den einzelnen Menschen abzustimmen. Alle Lebensvorgänge werden als ein Zusammenspiel dreier geistiger und körperlicher Grundprozesse (3 Doshas) definiert.

Die 3 Doshas

- Bewegung – **Vata** (Muskelbewegung, Stofftransport, Informationsweiterleitung und Informationsverarbeitung im Nervensystem, das Fließen von Gedanken)
- Transformation – **Pitta** (Umwandlung, Verdauung mit der dabei entstehenden Wärme und Energie, Emotionen)
- Stabilität – **Kapha** (Formgebung, Zusammenhalt, Schleimbildung)

Diese 3 Doshas leiten sich von den 5 Elementen (Panchamahabutas) ab:

- Vata setzt sich zusammen aus dem Raum- (Akasha) und Luft-Element (Vayu),
- Pitta aus dem Feuer- (Tejas/Agni) und Wasser-Element (Jal),
- Kapha aus dem Wasser- (Jal) und Erd-Element (Prithvi).

Ayurvedische Konstitutionstypen

(Ausführliche Informationen dazu und einen Selbsttest finden Sie in Frass M, Krenner L. Integrative Medizin: Evidenz-basierte komplementärmedizinische Methoden. 2019; Springer, Abb. 34.12, S 846)

Verdauung und Ernährung

(Siehe Frass M, Krenner L. Integrative Medizin: Evidenz-basierte komplementärmedizinische Methoden. 2019; Springer, Kap. 34.4.3, S. 844)

Die Transformation, die Umwandlung im Sinne einer Aufspaltung bzw. Verfeinerung und eines anschließenden Aufbaus bzw. Zusammenfügens, ist der Grundprozess eines geistigen und körperlichen Verdauungsvorgangs. Die Nahrung wird laut Ayurveda von dem Verdauungsfeuer (**Agni** – Aspekt des Pitta Dosha – Transformationsprinzip) aufgespalten und in körpereigenes Gewebe (die **7 Dhatus**) umgewandelt. Dabei entstehen neben den 7 Gewebearten die 3 Ausscheidungsprodukte (**Malas**: Stuhl, Harn und Schweiß).

Bei unvollständigen Transformationsprozessen entsteht **Ama** („Schlackenstoffe", Toxine, „Unverdautes"); Ama lagert sich an Schwachstellen des Organismus ab und führt zu Krankheitssymptomen.

Ama kann auf körperlicher, geistiger und seelischer Ebene entstehen durch

* unverdaute Nahrung,
* unverdaute Sinneseindrücke,
* unverarbeitete Gefühle und/oder
* unverarbeitete seelische Prozesse

Bestehendes Ama wird in der Ayurveda-Medizin durch folgende Maßnahmen reduziert bzw. abgebaut:

* Diät (leicht verdauliche Nahrungsmittel, spezielle Gewürze, warme, frisch gekochte Speisen, Größe der Mahlzeit entsprechend dem Hungergefühl, mittags die Hauptmahlzeit; Getränke: Gewürztees (z. B. Kapha-Tee), oder Heißwasser-Kuren,
* Heilkräutermischungen und Gewürze zur Stärkung der Verdauungskraft (Agni deepana/dipana) und Toxin-Ausleitung (Ama pachana),
* Reinigungsbehandlungen (Panchakarma-Kuren),
* Technik der Transzendentalen Meditation zum Aufbau von Ojas und zum Abbau von Ama auf körperlicher, geistiger und seelischer Ebene.

Bei vollständiger Transformation produziert das Verdauungssystem als feinstes, subtilstes Stoffwechselprodukt **Ojas** – auch als Stärke des Organismus definiert (Bala). Ojas ist am Übergangsbereich zwischen Bewusstsein und Physiologie lokalisiert. Es ist dies der entscheidende Bereich für die Aufrechterhaltung von Gesundheit, bzw. die Entstehung von Krankheiten.

Ojas ist ein Maß für

* die Aktivierung der inneren Intelligenz des Organismus – „Veda"
* die Stärke des Immunsystems und
* die Selbstheilungskraft des Organismus

Ojas ist daher ein zentraler Parameter für den Gesundheitszustand. Das Ojas-Niveau kann im Puls gemessen werden.

Mikroskopische und makroskopische Kommunikations- und Transportkanäle des Organismus werden als **Shrotas** bezeichnet (13 Hauptkategorien).

Die ayurvedischen Ernährungsempfehlungen werden individuell auf die Konstitution des Menschen abgestimmt (Geburtskonstitution – Prakriti, derzeitige Ungleichgewichts-Situation – Vikriti), u. a. auf das Mischungsverhältnis der 3 Doshas, auf Agni (Verdauungskraft), Ama (Schlackenstoffe, Toxine), Dhatus (Gewebe) und Ojas, die Stärke und Selbstheilungskraft des Organismus.

2.2.7   Ayurvedische Pathogenese

(siehe Frass M, Krenner L. Integrative Medizin: Evidenz-basierte komplementärmedizinische Methoden. 2019; Springer, Kap. 34.5, S. 850)

Es werden 6 Entwicklungsstadien einer Krankheit beschrieben von der reversiblen Ansammlung der Doshas (Sanchaya) bis zur irreversiblen Manifestation in Form einer chronischen Erkrankung (Bheda).

Gesundheit bedeutet Ganzheit

Die Grundlage einer modernen Medizin muss ein umfassendes ganzheitliches Wissen über Gesundheit und Heilung sein.

(Siehe Frass M, Krenner L. Integrative Medizin: Evidenz-basierte komplementärmedizinische Methoden. 2019; Springer, Kap. 34.5.2, S. 851)

Ein Mensch ist gesund im Sinne der Maharishi AyurVeda Medizin, wenn er voll bewusst ist, wenn alle inneren Blockaden und unverarbeiteten Erfahrungen abgebaut wurden und die transzendente Ebene (Atma) in die Relativität des Lebens dauerhaft integriert ist. Dies wird im traditionellen Yoga als Zustand der Erleuchtung definiert.

Hauptursache für die Entstehung von Krankheiten – der „Fehler des Intellekts", „Pragya paradha"

(Siehe Frass M, Krenner L. Integrative Medizin: Evidenz-basierte komplementärmedizinische Methoden. 2019; Springer, Kap. 34.5.3, S. 852)

Die eigentliche Ursache für die Entstehung von Krankheiten wird im Ayurveda als Pragya paradha definiert, als „Fehler des Intellekts": die Verbindung mit der transzendenten, absoluten Organisationsebene des Lebens und den Teilen des Organismus ist unterbrochen bzw. nicht ausreichend aktiviert. Alle Vedischen Therapieansätze haben das Ziel, diese Verbindung wieder herzustellen und dem Menschen das unendliche Gesundheits-Knowhow zur Verfügung zu stellen, das auf der transzendenten Bewusstseinsebene gespeichert ist. Dieser grundlegende Bewusstwerdungs-Prozess ermöglicht ein Leben frei von Krankheiten und Leiden und bildet damit die Voraussetzung dafür, das Ziel der Vedischen Medizin zu erreichen – die Schaffung einer krankheitsfreien Gesellschaft.

2.3   Immunsystem aus Sicht des Maharishi AyurVeda

Die natürliche, ganzheitliche Intelligenz des Organismus entscheidet über Nutzen oder Schaden von Mikroorganismen (z. B. physiologisches Mikrobiom versus pathogene Keime). Ist diese innere Intelligenz nicht ausreichend angeregt, bzw. nicht im Gleichgewicht kommt es zu Krankheiten:

- Immunsystem-Defizite; es entstehen z. B. Infektions-Krankheiten, oder
- Überreaktionen; es entstehen Allergien und Autoimmunerkrankungen.

Wie schon erwähnt ist der ausschließlich Virus-orientierte Ansatz im Umgang mit der Covid-19 Pandemie zu einseitig und damit nicht ausreichend effizient.

Das Ziel der Maharishi AyurVeda Medizin ist generell und speziell im Zusammenhang mit viralen Infektionen, der Aufbau von Ojas (u. a. auch als Bala bezeichnet – Stärke und Widerstandskraft, natürliche Intelligenz des Organismus) und der Abbau von Ama (Endo- und Exotoxine).

In den traditionellen Ayurveda Textbüchern findet sich im Zusammenhang mit Immunität neben Ojas und Bala auch der Begriff „Vyadhikshamatva". Übersetzt bedeutet dies „die Kraft, einer Krankheit vorzubeugen" (Vyadhi-Utpada-Pratibandhakatvam), bzw. „gegen sie anzukämpfen" (Vyadhi-Bala-Virodhitvam)".

Diese Widerstandskraft des Organismus umfasst nicht nur den Bereich der Prävention und der Krankheits-Resistenz, sondern auch die Rekonvaleszenzphase, d. h. Wiederaufbauphase. Ayurveda sieht also eine ganzheitliche Stärkung des Immunsystems als entscheidenden Faktor im Umgang mit Krankheiten, in diesem Fall viraler Infektionserkrankungen. Die Begriffe Ojas, bzw. Bala zeigen dabei das wesentliche Prinzip an: die Belebung der inneren Intelligenz des Organismus, seiner Unterscheidungskraft zwischen physiologisch und pathogen, bzw. seiner inneren Stärke und seiner Selbstheilungskraft.

2.4   Virale Epidemien aus Sicht des Ayurveda

(Die folgenden Erklärungen sind zum Teil den Guidelines for Ayurveda Practitioners for Covid-19, des Ministry of AYUSH, Government of India, entnommen, siehe Links am Ende des Beitrages)

Die Ayurvedische Medizin hat seit Jahrtausenden klar strukturierte Konzepte betreffend die Entstehung von Krankheiten individuell beim einzelnen Menschen und kollektiv, einen kleineren oder größeren Prozentsatz der Gesellschaft, bzw. die gesamte Gesellschaft betreffend (Kollektiv-Gesundheit).

Grundlegend verantwortlich für die Entstehung von Krankheiten sind unterschiedliche Ungleichgewichte in folgenden Bereichen:

- die 3 Doshas: Vata, Pitta, Kapha (die grundlegenden Steuerungs- und Funktionsprinzipien in lebenden Systemen)
- die 7 Dhatus, die 7 Gewebe-Ebenen: Rasa, Rakta, Mamsa, Medo, Asthi, Majja und Shukra
- die 3 Malas, die Haupt-Ausscheidungsprodukte: Stuhl, Harn und Schweiß
- die Verdauungskraft, Agni (man unterscheidet 13 verschiedene Agnis)
- die Shrotas, die Kommunikations- und Transportkanäle im Organismus, so wie
- die Qualität der Verbindung zwischen Körper, Geist und transzendenter Grundebene des Lebens, dem eigenen absoluten Selbst/Atma (siehe Pragya paradha; mangelndes Ojas-Niveau).

Man spricht im Maharishi AyurVeda im Zusammenhang mit der Ursache von Epi- und Pandemien daher auch von einem kollektiven Ojasmangel, bzw. von kollektiven Ungleichgewichten der Doshas, Dhatus, Malas und Agnis.

Ein zentraler Begriff in diesem Zusammenhang ist „Kollektiv-Bewusstsein"; die Kohärenz des Kollektiv-Bewusstseins ist laut Maharishi AyurVeda der entscheidende Parameter für den Gesundheitszustand einer Gesellschaft. Wissenschaftliche Studien bestätigen, dass Kohärenz durch Vedische Bewusstseins-Technologien erhöht werden kann (siehe 6.2.9; 9.4.2.19.). Epidemien und Pandemien sind daher keine schicksalshaften Ereignisse; man kann ihnen zum einen durch systematische kollektive Bewusstseinsentwicklungsprozesse vorbeugen und Heilung fördern; zum anderen bietet Ayurveda Medizin eine umfangreiche nebenwirkungsfreie Palette an unterschiedlichen Therapiemöglichkeiten akuter Krankheitssymptome an. Maharishi AyurVeda ist der klassische Repräsentant einer modernen, ganzheitlichen, Bewusstsein-basierten Medizin (Die Probleme die im Rahmen der Covid-19 Pandemie in Indien aufgetreten sind, sind ein Hinweis darauf, dass – neben der mangelhaften allgemeinen Hygiene-Situation – die traditionellen, klassischen Empfehlungen der Ayurveda Medizin/Maharishi Vedischen Medizin in der modernen Zeit Indiens mit der zunehmenden Dominanz der konventionellen Schulmedizin, nur teilweise angewendet werden; dies bezieht sich ganz speziell auf die Verbesserung der Qualität des Kollektiv-Bewusstseins).

Der klassische Ayurveda sieht die Entstehung von Epidemien und Pandemien im Zusammenhang mit der allgemeinen Hygienesituation einer Gesellschaft. Unter „Hygiene" versteht man im Maharishi AyurVeda einen geistigen und körperlichen Ordnungszustand, d. h. Hygiene drückt die Qualität des individuellen und kollektiven Bewusstseinszustandes aus.

„In diesem Zusammenhang findet man in der alten ayurvedischen Literatur den Begriff „Janapadodhvamsa" (übersetzt bedeutet dies: „Bedingungen die menschliche Wohnsiedlungen zerstören").

Die Umweltverschmutzung (u. a. Luft und Wasser) und die auch materielle Hygienesituation (z. B. die unsachgemäße Entsorgung von Abfällen) werden, neben der erwähnten Qualität des Kollektiv-Bewusstseins, als wesentliche Faktoren für die epidemische Ausbreitung von Krankheiten angesehen.

Es entstehen in erster Linie Infektionskrankheiten, die als Sankramika Rogas bezeichnet werden mit Symptomen wie Husten, Atemnot, Fieber, etc. Im Ayurveda unterscheidet man Anfangsphasen der Manifestation, vergleichbar mit AgantujaVataKaphajaJwara (Übersetzung: Agantuja – externe Krankheitsursache, z. B. viral/bakteriell; Erkrankungen, die mit Vata-, Kapha Störungen und Fieber einhergehen).

Ein Fortschreiten der Erkrankung entsteht durch ein weiteres Ungleichgewicht der 3 Doshas (Vata, Pitta und Kapha) und eine Ausbreitung auf die Ebene der Gewebe (Dhatus), wie Rasa, Rakta, Mamsadi Dushyas.

Fieber ist eines der Hauptsymptome der Infektionskrankheiten (Jwara). Eine fieberhafte Infektion, die durch ein Ungleichgewicht aller 3 Doshas entsteht wird als Sannipataja Jwara bezeichnet. Man unterscheidet im Ayurveda 13 verschiedene Arten von Sannipataja Jwara.

Komplikationen von Sannipataja Jwara sind u. a. Sepsis, septische Enzephalopathie, septischer Schock, systemisches inflammatorisches Response-Syndrom (SIRS) und multiples Organversagen (MODS).

Im Folgenden werden 3 Stadien im Zusammenhang mit der Covid-19 Erkrankung beschrieben, und mit den ayurvedischen Konzepten und Begriffen in Zusammenhang gebracht:

Stadium 1:

Atembeschwerden (Swasa)/Husten (Kasa) mit oder ohne Fieber.
COVID 19 positiv oder negativ, mit milden Symptomen.

Stadium 2:

Vata-Kapha Hauptsymptome mit Fieber (Jwara).
COVID 19 positiv, mit spezifischen, moderaten Symptomen, entsprechend einem grippalen Infekt, inkl. möglicher Geruchs- und Geschmacksstörungen.

Stadium 3:

Vata-Kaphaja-Sannipatika-Jwara (Sepsis, siehe oben)
COVID 19 positiv, mit schweren Symptomen und respiratorischem Distress, etc. "
(Quelle: Nidhi Garg, International Journal of Scientific Research, 2020)

3   Anamnese und Diagnostik

(Siehe Frass M, Krenner L. Integrative Medizin: Evidenz-basierte komplementär-medizinische Methoden. 2019; Springer., Kap. 34.6, S. 853)

Maharishi AyurVeda empfiehlt die sinnvolle Einbeziehung und Anwendung aller diagnostischen Möglichkeiten der konventionellen Schulmedizin.

Neben einer ausführlichen Anamnese ist die Maharishi AyurVeda Pulsdiagnose das zentrale Diagnosemittel um ein ganzheitliches Bild über den Zustand des Organismus zu erhalten und u. a. seine Stärke (Bala), innere Intelligenz und Wachheit, d. h. Selbst-heilungskraft (Ojas) feststellen zu können. Dies sind auch die entscheidenden Parameter die die Funktionstüchtigkeit des Immunsystems anzeigen.

4   Therapie und Maßnahmen

▶ **CAVE:** Die hier angeführten Therapie-Empfehlungen beziehen sich speziell auf Covid-19, sind jedoch generell für alle respiratorischen Virus-Infektionen anwendbar.

4.1   Behandlungskonzepte

(Siehe Frass M, Krenner L. Integrative Medizin: Evidenz-basierte komplementär-medizinische Methoden. 2019; Springer, Kap. 34.7, S. 853)

4.1.1   Der multimodale Therapieansatz des Maharishi AyurVeda

Obwohl im allgemeinen Teil bereits mehrfach darauf hingewiesen wurde, soll auch hier nochmals die zentrale Bedeutung des Bewusstseins-Ansatzes im Rahmen der präventiven und therapeutischen Maßnahmen der Maharishi AyurVeda Medizin betont werden. Das Knowhow für die Wiederherstellung und Erhaltung von Gesundheit ist auf der abstrakten, transzendenten Ebene des Bewusstseins, dem Transzendentalen Bewusstsein, gespeichert. „Heilung" ist daher ein Bewusstwerdungs-Prozess und kann nur mit einer Bewusstseins-Entwicklung einhergehen (Abb. 1).

Spiritualität ist nicht ein „Hobby" mancher Menschen, sondern ein grundlegendes Erfordernis einer modernen, ganzheitlichen Medizin. Yoga und Meditation sind daher zentrale Bestandteile jeder ayurvedischen präventiven oder therapeutischen medizinischen Maßnahme (Abschn. 4.9)

Ganzheitsmedizin bedeutet aber auch die Integration von Komplementärmedizin mit der Evidenz-basierten konventionellen Schulmedizin – „das Beste aus allen medizinischen Welten". Die sinnvollste Herangehensweise an das Thema „virale Infektionskrankheiten" muss eine ganzheitliche sein: Virus-orientiert (Hygiene-Maßnahmen, spezieller Schutz der Risikogruppen) *plus* Menschen- und Immunsystem-orientiert.

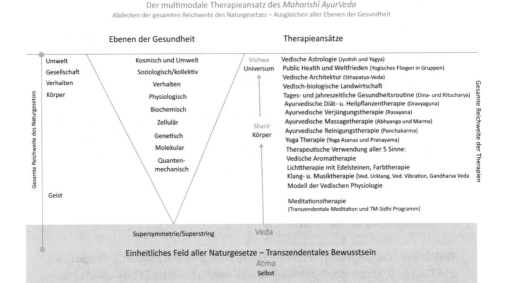

Abb. 1 Der Schlüssel zur Gesundheit liegt in uns selbst. Der multimodale Therapieansatz des Maharishi AyurVeda deckt die volle Reichweite des Naturgesetzes ab und gleicht alle Ebenen der Gesundheit aus – von der makroskopisch-kosmischen über die mikroskopisch-quantenmechanische bis zur transzendenten Ebene – dem Einheitlichen Feld aller Naturgesetze, dem Veda. Maharishi AyurVeda ist bewusstseinsbasierte Medizin. Quelle: Mit freundlicher Genehmigung der Maharishi Vedic University

4.1.2 „Die natürliche Lösung"

Die folgenden Empfehlungen sind zum Großteil dem „National Clinical Management Protocol based on Ayurveda and Yoga for management of Covid-19, Ministry of AYUSH, Government of India", entnommen (siehe Linksammlung am Ende des Beitrages).

Siehe auch „Praktische Gesundheitstipps", Frass M, Krenner L. Integrative Medizin: Evidenz-basierte komplementärmedizinische Methoden. 2019; Springer, Kap. 34.8, S. 854.

▶ **CAVE:** Es wird nochmals darauf hingewiesen, dass AyurVeda Medizin als klassische Komplementärmedizin ergänzend zu den Maßnahmen der konventionellen Schulmedizin eingesetzt wird, und zwar speziell im Bereich der Prävention, d. h. Verhütung von Krankheiten, bei chronischen Erkrankungen und zur Unterstützung u. a. des Immun-, Atmungs-, Herz-Kreislauf-, Verdauungs- und Nervensystems. AyurVeda ist, abgesehen von leichten Covid-19 Verlaufsformen, kein Ersatz für eine konventionelle Therapie, speziell bei Covid-19 Patienten mit mittleren und schweren Verlaufsformen und der Notwendigkeit einer intensiv-medizinischen Überwachung und Therapie.

4.1.3 Allgemeine Empfehlungen

Folgende Maßnahmen werden empfohlen:

- Zur Prävention
- Generell während Infektionszeiten
- Begleitend zu therapeutischen Maßnahmen
- Einhaltung der gesetzlichen Bestimmungen (Hygiene)
- Gewürz- und Heilkräuter-Lösungen zum Gurgeln
  - warmes Wasser unter Zugabe von einer Msp. Gelbwurz (Kurkuma) und etwas Steinsalz.
  - Triphala (MA 505) in Wasser kochen (getrocknete Früchte von Emblica officinalis, Terminalia chebula, Terminalia bellerica); Kochzeit: 5–20 Min.
  - Süßholz (Yashtimadhu, Glycyrrhiza glabra) in Wasser kochen
- Applikation von mediziniertem Öl in die Nase (MP 16), oder reines, gereiftes Sesam- oder Kokosnussöl, oder gereinigtes Butterfett (Ghee): Anwendung: 1–2 gtt (ev. mit einer Pipette) in jedes Nasenloch einführen und leicht hochziehen. Die Anwendung ist generell als Teil der morgendlichen Gesundheitsroutine empfohlen, und speziell in respiratorischen Pandemiezeiten. Nicht nach Haupt-Mahlzeiten und nicht vor dem Schlafen gehen und nicht bei starkem Schnupfen.
- Inhalation mit MA 634 („Minzöl"), oder Königskümmel-Samen (Ajwain, Trachyspermum ammi), oder Eukalyptus-Öl; Anwendung 1 × täglich.
- Ausreichend Schlaf (früh schlafen gehen)
- Moderate körperliche Aktivität (entsprechend der Gesundheitssituation und der Konstitution)
- Regelmäßige Meditations-Praxis (Transzendentale Meditation, siehe 4.9.4.)
- Räuchern der Wohnräume mit anti-viralen und anti-bakteriellen Substanzen (Dhupana):
  - Neem Blätter (Azadirachta indica)
  - Sarshapa (Brassica campestris)
  - Loban (gum bezamin, natürliches Benzoin)
  - Karpura (Cinnamomum camphora, natürlicher Kampfer)
  - Zwiebel frisch aufschneiden und in den Räumen platzieren

4.1.4 Ernährungsempfehlungen

Ayurveda Medizin definiert seit Jahrtausenden eine enge Beziehung zwischen Verdauungs- und Immunsystem. Generell ist es daher speziell in Belastungssituationen sinnvoll das Verdauungssystem zu entlasten. Abgesehen von entsprechenden Ausnahmen ist eine ausgewogene vegetarische Ernährung zu bevorzugen.

Im Ayurveda wird die Ernährung individuell auf den Konstitutionstyp, die Stärke der Verdauungskraft (Agni), das Ausmaß an Ama und die Qualität von Ojas abgestimmt.

(Details zur Ayurvedischen Ernährung, siehe Frass M, Krenner L. Integrative Medizin: Evidenz-basierte komplementärmedizinische Methoden. 2019; Springer, Kap. 34.8.2, S 856 ff; Kap. 29.5, S 716 ff).

Ein Beispiel für eine vom Ayurveda empfohlene leicht verdauliche Diät speziell für Risikogruppen und in Epidemie- und Pandemie-Zeiten ist unter www.ayurveda.at/Ama-Kur1.pdf abrufbar; eine vorhergehende Konsultation bei einem Maharishi AyurVeda Arzt, inkl. ayurvedischer Pulsdiagnose ist sehr empfohlen.

- Empfehlungen zur Flüssigkeitszufuhr
  - Ausreichend Flüssigkeit (entsprechend der Konstitution und der gegenwärtigen Gesundheits-Situation):
  - Warmes/heißes Wasser schluckweise über den Tag verteilt trinken. Am besten 10–20 Min kochen und in eine Thermoskanne abfüllen.
  - Warmes/heißes Wasser mit Gewürzen kochen, z. B. Ingwer (Zingiber officinale, frische Wurzel in Scheiben schneiden, oder Pulver), und/oder Kreuzkümmel-Samen (Cuminum cyminum), oder Koriander (Coriandrum sativum), oder Basilikum (Ocimum sanctum/Ocimum basilicum), etc.
  - Zwiebelsirup in warmes Wasser einrühren (Allium cepa)
  - Gewürzmilch (je nach Hungergefühl z. B. statt dem Abendessen als eigene Mahlzeit, je nach Verdauungskraft/Agni mit Wasser verdünnen, nicht bei Milchunverträglichkeit): frische, nicht homogenisierte (Roh)Kuh-Milch, je 1 Msp Ingwer, Kurkuma, Kardamom und falls vorhanden ½ TL Ashwaganda- und Brahmi-Pulver dazugeben, kurz aufkochen, etwas abkühlen lassen (bis auf ca. 40 Grad), dann 1 TL Honig einrühren (Honig nicht über 40 Grad erhitzen) und schluckweise trinken.
- Empfehlungen zur Nahrungszufuhr
  - Frisch gekochte, warme Mahlzeiten, entsprechend der Konstitution und dem Hungergefühl.
  - Hauptmahlzeit zu Mittag: Beispiel: weißer Basmatireis, oder Quinoa, oder Hirse, oder Buchweizen, gekochtes Gemüse entsprechend der Jahreszeit (Nachtschattengewächse reduzieren, z. B. Tomaten, Paprika, Melanzani und Kartoffel).
  - Früh: frisches Apfelkompott mit Rosinen, oder gedünsteter Apfel, Reiswaffeln/getoastetes Dinkelbrot mit etwas Honig, Kräuter-/Gewürz-Tees, z. B. Kapha Tee
  - Abend: Gemüsesuppe, Vata Tee
  - Gewürze (in Ghee anrösten): z. B. Ingwer, Kreuzkümmel, Kurkuma (Gelbwurz), schwarzer Pfeffer, langer Pfeffer, Koriander, Zimt, Nelken, Selleriesamen (Ajwain), Asa foetida (Hing), Zwiebel, Knoblauch, u. a.

4.1.5   Ayurvedische Heilkräutermischungen

▶   **CAVE:** Eine isolierte Therapie mit Heilkräutermischungen, ohne Beachtung des ganzheitlichen Maharishi AyurVeda Therapiekonzeptes mit speziellen Bewusstseinsentwicklungs- und Ordnungstherapien, wie z. B. der Technik der Transzendentalen Meditation (TM), Yoga und der Vedischen Urklangtherapie, sowie Diätempfehlungen, Lebensstiländerungen und Reinigungsverfahren, ist vom Standpunkt der Ayurveda Medizin nicht sinnvoll.

In diesem Abschnitt liegt der Schwerpunkt auf der ayurvedischen Phytotherapie. Für die erwähnten Krankheitsphasen und Krankheitssymptome sind jedoch immer auch die ganzheitlichen Therapieansätze der Maharishi AyurVeda Medizin anzuwenden: Meditation (Abschn. 4.9.4), Yoga Asanas (Abschn. 4.9.5), Ernährungsempfehlungen (Abschn. 4.1.4), Tagesrhythmus, Lebensstil, etc.

Ayurvedische Heilkräutermischungen sind als Einzelsubstanzen, oder Mischungen in Form von Nahrungsergänzungsmitteln erhältlich. Sie werden traditionell von einem ausgebildeten ayurvedischen Arzt entsprechend der Pulsdiagnostik und der Symptomatik empfohlen. Da die in Indien hergestellten Präparate oft eine sehr unterschiedliche Qualität besitzen (z. B. betr. Gehalt an Pestiziden, Herbiziden und Schwermetallen), empfiehlt die Österreichische Ärzte-Gesellschaft für Ayurvedische Medizin auf Grund der hohen Qualitätsstandards speziell die Maharishi AyurVeda Präparate; diese unterliegen strengen Qualitäts-Kontrollen (in zertifizierten Labors in Indien und in Europa) und besitzen zum großen Teil geprüfte Bio-Qualität.

▶ **CAVE:** Die hier angegebene Dosierung entspricht einer Standardtherapie; eine Anpassung an spezielle Gegebenheiten ist erforderlich (Dosierungsreduktion für Kinder, mögliche Einnahme in der Schwangerschaft, etc.). Auch ist der gegenwärtige Zustand des Organismus (zB Fieber), die Qualität von Agni und die Stärke des Organismus (Bala) für die Dosierung entscheidend. Vor der Einnahme eines ayurvedischen Nahrungsergänzungsmittels ist in jedem Fall die Konsultation eines ausgebildeten und erfahrenen Ayurveda Arztes empfohlen (siehe auch Kontraindikationen, oder Schwangerschaft, Stillperiode, Allergien, Unverträglichkeiten, u. a.).

Die folgenden Angaben sind zum Teil den Unterlagen des Ayurveda Ministeriums der indischen Regierung entnommen (AYUSH), bzw. resultieren aus einschlägiger Literatur und persönlicher Erfahrung des Autors. Eine Link- und Literatursammlung, sowie eine Liste der führenden Hersteller ayurvedischer Heilkräutermischungen in Form von Nahrungsergänzungsmitteln sind am Ende dieses Beitrages angeführt.

Immunsystem-stärkende ayurvedische Nahrungsergänzungsmittel auf pflanzlicher Basis

Wie schon erwähnt ist Maharishi AyurVeda eine Bewusstsein-basierte Medizin; der primäre Heilungsprozess findet durch einen ganzheitlichen Bewusstseinsentwicklungsprozess statt, durch die Beseitigung von Pragya paradha („Fehler des Intellekts") und damit einhergehend durch die Stärkung von Ojas und Verbesserung der Ojas Qualität. Die Ojas-Qualität drückt sich direkt in der Stärke des Immunsystems aus. Neben den zentralen Therapieansätzen des Maharishi AyurVeda, die alle eine Ojas-Vermehrung und -Qualitätsverbesserung zum Ziel haben (wie z. B. Lebensstil, inkl. Stressmanagement, Yoga, Transzendentale Meditation, Ernährung, Reinigungsverfahren, Urklangtherapie, etc.), sind auch die das Immunsystem unterstützenden und stärkenden ayurvedischen Heilkräutermischungen von zentraler Bedeutung bei der Behandlung – in diesem Fall viraler Infektionserkrankungen (Ayurvedische Immunbooster, Vyadhiksamatva). Sie gelten für alle Stadien: präventiv, ohne, bzw. mit leichten oder schweren Krankheitssymptomen, und in der Rekonvaleszenz Phase, inklusive Long Covid.

Stärkung des Immunsystems ist gleichbedeutend mit Förderung von Ojas. Dies schließt die Wiederherstellung des Gleichgewichtes ein (Doshas, Dhatus, Agni), eine Stärkung von Agni (der Verdauungskraft), sowie eine Reduktion der Toxinbelastung (Ama) durch entsprechende entschlackende Maßnahmen (auch in der konventionellen Schulmedizin wird der engen Beziehung zwischen Darm-Mikrobiom, Darm-Hirn-Achse, Psyche und Immunsystem immer mehr Bedeutung zugeordnet). Jede Art von chronischen Belastungen (geistig-seelisch und körperlich), einschließlich von Herdbelastungen und Störfeldern (siehe Zahnstatus), reduziert Ojas und schwächt das Immunsystem. Der wichtige und meistens zu wenig beachtete Faktor „Qualität des Kollektiv-Bewusstseins" wurde bereits erwähnt (Abschn. 2.2.2., siehe auch 1 %-Effekt, kollektive Gesundheit, 6.2.9./S. 50; 9.4.2.19.; Link: https://ayurveda.at/meditation/#tab-708508b14d0451a2f79).

Ayurveda sieht also eine ganzheitliche Stärkung des Immunsystems als entscheidend im Umgang mit Krankheiten an, in diesem Fall viraler Infektionserkrankungen. Die Begriffe Ojas, bzw. Bala deuten dabei auf das wesentliche Prinzip: die Belebung der inneren Intelligenz des Organismus, seiner Unterscheidungskraft zwischen physiologisch und pathogen, bzw. seiner inneren Stärke und seiner Selbstheilungskraft.

Heilkräuter-Einzelsubstanzen
Die Wirkungsweise der Ayurvedischen „Immunbooster" beruht daher ebenfalls auf einer Stärkung von Ojas. Die spezifische Zubereitungsart der ayurvedischen Phytotherapie aktiviert die diesen speziellen Heilpflanzen innewohnende ganzheitliche Intelligenz der Natur. In dieser Liste findet eine Beschränkung auf einige klassische Kräutermischungen statt, die das Immunsystem ganzheitlich stärken (Dosierung wie vom Ayurveda Arzt verordnet; z. B. je nach subjektivem Zustand und Schwere der Symptome; Dosierungsreduktion für Kinder, mögliche Einnahme in der Schwangerschaft, etc.):

- Vom Ayurveda Gesundheitsministerium der indischen Regierung (AYUSH) empfohlen (siehe Linksammlung am Ende des Beitrages):
  - Guduchi (Tinospora cordifolia), 0,5–1 g wässrige Lösung
  - Amla (Indische Stachelbeere, Emblica officinalis/Phyllanthus emblica); Verzehr von frischen oder kandierten Amla Früchten.
  - Haridra (Gelbwurz, Turmeric, Curcuma longa); Gurgeln mit warmem Wasser; je 1 Msp Gelbwurz-Pulver und Steinsalz (schwarzes Salz, Kala namak).
  - Tulsi (Indisches Basilikum, Ocimum tenuiflorum, Synonym Ocimum sanctum); Tulsi-Tee in Wasser gekocht, regelmäßig schluckweise warm trinken.
  - Ashwagandha, Pulver der Wurzeln (Winterkirsche, Withania somnifera), 3–5 g 2-mal täglich in Milch oder Wasser aufkochen und trinken (siehe Gewürzmilch-Rezept), oder Ashwagandha Extrakt, 500 mg 2-mal täglich mit warmem Wasser.

- Stärkung des Immunsystems (Dr. Ernst Schrott, DGA)
  https://www.ayurveda.de/covid-19-warum-so-wenig-empfehlungen-zur-staerkung-des-immunsystems/
- Informationsblatt der Deutschen Gesellschaft für Ayurveda (DGA)
  https://www.ayurveda-seminare.de/newsletter/newsletter-ayurveda-heilpflanzen-und-covid-19-mav-ausbildungskurs/
- „Heilpflanzen der Ayurvedischen Medizin", Zoller/Nordwig, Haug Verlag:
  - Terminalia bellerica
  - Haritaki (Rispiger, schwarzbrauner Myrobalanenbaum, Terminalia chebula), 1-Mal täglich, morgens, 1–2 g, mit 2 g Ingwer Pulver (im frühen Winter), mit langem Pfeffer (im späten Winter), mit 1 TL Honig (im Frühling), mit 1 TL Rohrohrzucker (im Sommer und Herbst); Anm.: in Indien in der Regenzeit mit 1 Prise Salz. Zusammen mit Emblica officinalis sind Terminalia bellerica und Terminalia chebula Bestanteil des Triphala churna.

Heilkräuter-Mischungen

- Vom Ayurveda Gesundheitsministerium der indischen Regierung (AYUSH) empfohlen (siehe Linksammlung am Ende des Beitrages):
  - Chyawanprash Avaleha, 6–12 g/1–2 TL
  - Draksh Avaleha (Vitis vinifera, Piper longum, Glycyrrhiza glabra, Bambusa arundinacea, Embelica officinalis, u. a.), 6–12 g/1–2 TL
- Maharishi AyurVeda Nahrungsergänzungsmittel:
  - Maharishi Chyawanprash, 1 TL – EL, 1–3-mal täglich mit warmem Wasser oder warmer Milch (siehe Gewürzmilch-Rezept).
  - Maharishi Amrit Kalash (MAK):
    MAK 4 (Kräuterpaste), 1 TL – EL, 1–3-mal täglich mit warmem Wasser oder warmer Milch (siehe Gewürzmilch-Rezept).
    MAK 5 (KräuterTbl), 1–2 Tbl, 1–3-mal täglich, zerbeißen und mit warmem Wasser schlucken.
  - MA 1000 (Boerhaavia diffusa, Withania somnifera, Ocimum sanctum, Centella asiatica, Embelia ribes, Azadirachta indica, u. a.), 1–2 Tbl, 2–3-mal täglich, nüchtern, mit warmem Wasser oder warmer Milch (siehe Gewürzmilch-Rezept).

Die in den folgenden Abschnitten angeführten Angaben sind zum Teil a) den Unterlagen des Ayurveda Ministeriums der indischen Regierung entnommen (AYUSH), bzw. b) resultieren aus einschlägiger Literatur und persönlicher Erfahrung des Autors.

▶   **CAVE:** Die Anwendung dieser Empfehlungen in den folgenden Abschnitten ist nur im Rahmen einer Konsultation und therapeutischen Begleitung durch einen erfahrenen Ayurveda Arzt angeraten (siehe Links zu den Ayurveda Ärztegesellschaften im deutsch-sprachigen Raum am Ende dieses Kapitels). Auch eine Link- und Literatursammlung, sowie eine Liste der führenden Hersteller Ayurvedischer Heilkräutermischungen in Form von Nahrungsergänzungsmitteln sind am Ende dieses Beitrages angeführt.

4.2   Covid-19 Prophylaxe

Die Prophylaxe ist generell für die Bevölkerung und speziell für Risikopatienten empfehlenswert. Sie betrifft allgemein virale Atemwegserkrankungen.

4.2.1   Einzelsubstanzen
Vom Ayurveda Gesundheitsministerium der indischen Regierung (AYUSH) empfohlen (siehe Linksammlung am Ende dieses Beitrages):

- Ashwagandha (wässriger Extrakt aus Withania somnifera, oder Pulver).
  500 mg Extrakt oder 1–3 g Pulver 2 × täglich mit warmem Wasser für 15 Tage oder 1 Monat, oder wie vom Ayurveda Arzt verordnet (siehe auch verdünntes Gewürz-milchrezept).
- Guduchi Ghana vati (beinhaltet wässrigen Extrakt von Tinospora cordifolia, oder Pulver von Tinospora cordifolia).
  500 mg Extrakt oder 1–3 g Pulver 2 × täglich mit warmem Wasser für 15 Tage oder 1 Monat, oder wie vom Ayurveda Arzt verordnet.

4.2.2   Maharishi AyurVeda Nahrungsergänzungsmittel
- MA 687 (Glycyrrhiza glabra, Withania somnifera), 1 Tbl, ½ h vor dem Frühstück und Abendessen
- MA 1404 (Ocimum sanctum, Glycyrrhiza glabra, Clerodendrum serratum, Piper longum, u. a.), 1 Tbl, 2-mal täglich, nüchtern
  Immunsystem stärkend (siehe Vyadhiksamatva).

4.3   Covid-19 positiv: asymptomatisch

Zur Vorbeugung des Fortschreitens der Erkrankung in Richtung symptomatischer und schwerer Verlaufsformen und um die Heilungsrate zu verbessern und die Rekonvaleszenz Zeit zu verkürzen. Betrifft allgemein virale Atemwegserkrankungen.

Vom Ayurveda Gesundheitsministerium der indischen Regierung (AYUSH) empfohlen (siehe Linksammlung am Ende dieses Beitrages):

- Guduchi Ghana vati
- Guduchi + Pippali (wässrigen Extrakt von Tinospora cordifolia und Piper longum).
  375 mg 2 × täglich mit warmem Wasser für 15 Tage, oder wie vom Ayurveda Arzt verordnet.
  Immunsystem stärkend (siehe Vyadhiksamatva).

4.4   Covid-19: milde Symptome

Fieber, Kopfschmerzen, Müdigkeit, trockener Husten, Halsschmerzen, verstopfte Nase, ohne Hinweis auf Atemnot und Sauerstoffmangel. Betrifft allgemein virale Atemwegserkrankungen.

- Vom Ayurveda Gesundheitsministerium der indischen Regierung (AYUSH) empfohlen (siehe Linksammlung am Ende dieses Beitrages):
  - Guduchi + Pippali (wässrigen Extrakt von Tinospora cordifolia und Piper longum). 375 mg 2 × täglich mit warmem Wasser für 15 Tage, oder wie vom Ayurveda Arzt verordnet.
  - AYUSH 64, Alstonia scholaris (wässriger Extrakt der Rinde), Picrorhiza kurroa (wässriger Extrakt der Wurzeln), Swertia chirata (wässriger Extrakt der ganzen Pflanze) und Caesalpinia crista), 2 × täglich mit warmem Wasser für 15 Tage, oder wie vom Ayurveda Arzt verordnet.
- Persönliche klinische Erfahrung:
  - MA 687 zusammen mit MA 1405 (siehe 3.1.3 und 3.1.4), 3-mal täglich je 1 Tbl, nüchtern, oder wie vom Ayurveda Arzt verordnet.
  - MA 697 (Commiphora mukul, Bauhinia variegata, Phyllanthus emblica, Terminalia bellerica, Terminalia chebula, u. a.), 1–2 Tbl 2–3-mal täglich mit warmer Milch (siehe Gewürzmilch-Rezept), oder warmem Wasser, oder wie vom Ayurveda Arzt verordnet.
    Nicht zur Anwendung während der Schwangerschaft geeignet.
    Immunsystem stärkend (siehe Vyadhiksamatva).

4.5   Covid-19: spezifische Symptome

(Quelle: GUIDELINES for AYURVEDA PRACTITIONERS for COVID 19, Ministry of AYUSH, Government of India, Tbl. S. 12; siehe Linksammlung; zusätzlich Angaben über ayurvedische Kräutermischungen (MA-Präparate), auf Grund der persönlichen Erfahrung des Autors)

4.5.1   Covid-19: Fieber mit Muskel-, Gelenks- und Kopfschmerzen
- Nagaradi Kashaya/Amritottara Kashaya (Zingiber officinale, Tinospora cordifolia, Terminalia chebula), 20 ml 2-mal täglich, oder wie vom Ayurveda Arzt verordnet.
- MA 697 (Commiphora mukul, Bauhinia variegata, Phyllanthus emblica, Terminalia bellerica, Terminalia chebula, u. a.), 1–2 Tbl 2–3-mal täglich mit warmer Milch (siehe Gewürzmilch-Rezept), oder warmem Wasser, oder wie vom Ayurveda Arzt verordnet. *CAVE:* Nicht zur Anwendung während der Schwangerschaft geeignet.

- MA 630 (Swertia chirayita, Terminalia chebula, Terminalia bellerica, Phyllanthus emblica, Inula racemosa, Piper longum, u. a.), 3-mal täglich 2 Tbl mit gekochtem und anschließend abgekühlten Wasser, oder wie vom Ayurveda Arzt verordnet.
- MA 99/Trikatu churna (Zingiber officinale, Piper nigrum, Piper longum, u. a.), 1 Msp mit Honig, Ghee oder Wasser, morgens, oder vor den Mahlzeiten, oder wie vom Ayurveda Arzt verordnet.
- MA 290 (Pistacia integerrima, Glycyrrhiza glabra, u. a.), 1 Tbl 1/2 h vor dem Frühstück und Abendessen mit Tee, warmem Wasser oder mit Honig (dann warmes Wasser hinterher), oder wie vom Ayurveda Arzt verordnet.
- MA 505/Triphala churna (Terminalia chebula, Phyllanthus emblica, Terminalia bellerica), 1 Tbl, 2-mal täglich mit warmem Wasser, oder wie vom Ayurveda Arzt verordnet.

4.5.2 Covid-19: Husten
- Sitopaladi Churna mit Honig, 2 g, 3-mal täglich, oder wie vom Ayurveda Arzt verordnet.
- MA 687, bei trockenem Husten bis zu 6 Tbl/Tag, oder wie vom Ayurveda Arzt verordnet.
- MA 357, Kräuter-Sirup, mehrmals täglich ½–1 TL

4.5.3 Covid-19: Halsschmerzen, Einschränkung oder Verlust des Geschmacksinns
- Vyoshadi vati, 1–2 Pillen kauen, je nach Bedarf mehrmals täglich, oder wie vom Ayurveda Arzt verordnet.
- MA 687, 3-mal täglich 1 Tbl., nüchtern, oder wie vom Ayurveda Arzt verordnet.
- MA 333, mehrmals täglich 1–3 Pastillen lutschen

4.5.4 Covid-19: Müdigkeit
- AYUSH
  - Draksh Avaleha
- Persönliche Erfahrungen
  - MA 325 (Vitis vinifera, Myristica fragrans, Elettaria cardamomum, Bambusa arundinacea, Crocus sativus, u. a.), 2–5 g (= ½–1 gestrichener TL) 1/2 h vor dem Frühstück und Abendessen mit warmer Milch, bzw., wie vom Ayurveda Arzt verordnet.
  - Maharishi Chyawanaprash (nicht bei schwachem Agni), 1 TL, 1-mal täglich mit warmem Wasser oder warmer Milch (siehe Gewürzmilch-Rezept, 5.2.2.1.4, S. 18), bzw., wie vom Ayurveda Arzt verordnet.
  - MA 1403 (Withania somnifera, Glycyrrhiza glabra, Phyllanthus emblica, Sida cordifolia, Zingiber officinale, Piper longum, u. a.), 1 Tbl., 2-mal täglich, nüchtern, mit warmem Wasser, oder wie vom Ayurveda Arzt verordnet.
  - MA 631 (Commiphora mukul, Abies webbiana, Piper nigrum, Zingiber officinale, Piper longum, Pueraria tuberosa, Cinnamomum tamala, Mesua ferrea, Elettaria cardamomum, Cinnamomum zeylanicum, Vitis vinifera, Asparagus racemosus, Glycyrrhiza glabra, u. a.), 1 Tbl., 3-mal täglich, nüchtern, mit warmem Wasser, oder wie vom Ayurveda Arzt verordnet.

4.5.5 Covid-19: Diarrhoe

- AYUSH
  - Kutaja Ghana Vati, 500 mg – 1 g, 3-mal täglich, oder wie vom Ayurveda Arzt verordnet.
- Persönliche Erfahrungen
  - MA 3174/5174, 2–3 Tbl, 2-mal täglich, nach den Mahlzeiten, bzw., wie vom Ayurveda Arzt verordnet (Musa sapientum, u. a.)
  - MA 634, 1 gtt in 30 ml warmes Wasser und schluckweise trinken, oder wie vom Ayurveda Arzt verordnet.

4.5.6 Covid-19: Atembeschwerden

- AYUSH
  - Vasavaleha 10 g, mit warmem Wasser, oder wie vom Ayurveda Arzt verordnet.
  - Kanakasava 10 ml mit gleicher Menge warmem Wasser, 2-mal täglich, oder wie vom Ayurveda Arzt verordnet.
  - Sitopaladi Churna (Bambusa arundinacea, Piper longum, Amomum subulatum, u. a.), 1/2 bis 1 TL des Pulvers mit warmem Wasser oder 1 TL Honig nach den Mahlzeiten, bis zu 5-mal täglich einnehmen, oder wie vom Ayurveda Arzt verordnet.
- Persönliche Erfahrungen
  - MA 251 (Pistacia integerrima, Glycyrrhiza glabra, u. a.), 1 Tablette 2–4-mal täglich auf leeren Magen mit Tee und Honig, bzw., wie vom Ayurveda Arzt verordnet.
  - MA 357 Pranasirup (Mentha piperita, Cinnamomum camphora, Pistacia integerrima, Glycyrrhiza glabra, Abies webbiana, Myrica nagi, u. a.), 5 ml (= 1 TL) 3–5-mal täglich; auch als Hustentee: 2TL MA 357 mit heißem Wasser (50 ml) vermischen.

4.6 Covid-19: Unterstützung bei Komorbiditäten

Falls die angeführten Symptome mit den folgenden Grunderkrankungen assoziiert sind, werden zusätzlich folgende Kräuterpräparate empfohlen (Quellen: a) Ayurveda Ministerium der indischen Regierung (AYUSH), siehe Linksammlung; b) persönliche Erfahrungen des Autors)

▶ **CAVE:** Die mit * gekennzeichneten Kräutermischungen *nicht* in der Schwangerschaft und Stillperiode anwenden.

4.6.1 Covid-19 und Diabetes mellitus

▶ **CAVE:** Regelmäßige, tägliche Kontrollen des Blutzuckerspiegels unbedingt erforderlich.

- AYUSH
  - Nishamalaki Churna + Musta Churna, 3–6 g, 2-mal täglich mit warmem Wasser vor den Mahlzeiten, oder wie vom Ayurveda Arzt verordnet.

- Jambuchurna*, 3–6 g mit warmem Wasser vor den Mahlzeiten, oder wie vom Ayurveda Arzt verordnet.
- Guduchichurna, 3–6 g mit warmem Wasser vor den Mahlzeiten, oder wie vom Ayurveda Arzt verordnet.
- Vasanta Kusumakara Rasa, 125–250 mg, 2-mal täglich mit warmem Wasser nach den Mahlzeiten, oder wie vom Ayurveda Arzt verordnet.
- Abhrakabhasma, 125–250 mg, 2-mal täglich mit Honig oder Ghee, oder wie vom Ayurveda Arzt verordnet
- oder Triphalakwatha, oder Guduchiswarasa, oder Ardrakaswarasa
• Persönliche Erfahrungen
  - MA 471 (Aegle marmelos, Syzygium cumini, Shilajit, Phyllanthus niruri, Terminalia arjuna, Aegle marmelos, u. a.), 2 Tbl. 1/2 h vor dem Frühstück und Abendessen mit warmem Wasser, oder wie vom Ayurveda Arzt verordnet. Regelmäßig Blutzuckerspiegel kontrollieren und Dosis anpassen. Kann mit anderen Antidiabetica zusammen eingenommen werden.
  - MA 1407 (Boerhaavia diffusa, Withania somnifera, Syzygium cumini, Aegle marmelos, Shilajit, Phyllanthus niruri, Syzygium cumini, Azadirachta indica, Terminalia arjuna, Aegle marmelos, u. a.), Standarddosis 1 Tablette 2-mal täglich mit warmem Wasser, oder wie vom Ayurveda Arzt verordnet. Regelmäßig Blutzuckerspiegel kontrollieren und Dosis anpassen. Kann mit anderen Antidiabetica zusammen eingenommen werden. Auch bei leichten Formen von diab. Neuritis empfohlen.
  - MA 631*, 1 Tbl, 3-mal täglich, nüchtern, bzw., wie vom Ayurveda Arzt verordnet (Shilajit, Commiphora mukul, Zingiber officinale, Piper longum, u. a.)

4.6.2 Covid-19 und Herz-Kreislauf-Erkrankungen
• AYUSH
  - Ashwagandha Churna, 3 g + Arjuna Churna, 3 g, 2-mal täglich mit 20 ml warmer Milch/warmem Wasser vor den Mahlzeiten, oder wie vom Ayurveda Arzt verordnet.
  - Prabhakar Vati*, 125–250 mg, 3-mal täglich nach den Mahlzeiten; oder wie vom Ayurveda Arzt verordnet; bei Patienten mit ischämischer Herzerkrankung oder Herzinfarkt in der Anamnese
  - Hridayarnava rasa*, 125 mg, 2-mal täglich, nach den Mahlzeiten, oder wie vom Ayurveda Arzt verordnet.
  - Arjunarista, 15–20 ml, 2-mal täglich, nach den Mahlzeiten, oder wie vom Ayurveda Arzt verordnet.
  - Saraswatarista, 15–20 ml, 2-mal täglich, mit warmem Wasser nach den Mahlzeiten, oder wie vom Ayurveda Arzt verordnet.
  - Kooshmanda Rasayana, 10 -12 g, 2-mal täglich, oder wie vom Ayurveda Arzt verordnet.
  - Dhanwantargutika*, 250–500 mg, 2-mal täglich, mit einer Kreuzkümmel-Abkochung (decoction of Jeeraka), oder warmem Wasser, oder wie vom Ayurveda Arzt verordnet.

- Sarpagandhaghanavati*, 250–500 mg, 1- oder 2-mal täglich, mit 20 ml warmer Milch/warmem Wasser, oder wie vom Ayurveda Arzt verordnet.
- Navajeevana rasa*, 62,5–125 mg, 2-mal täglich, mit warmer Milch, oder wie vom Ayurveda Arzt verordnet.

- Persönliche Erfahrungen
  - MA 229, 1 Tbl, 2-mal täglich, nüchtern, mit warmem Wasser oder warmer Milch (siehe Gewürzmilch-Rezept), bzw. wie vom Ayurveda Arzt verordnet (Terminalia arjuna, Glycyrrhiza glabra, Nardostachis jatamansi, u. a.)
  - MA 473, 10–20 ml, 2-mal täglich, nach den Mahlzeiten, mit gleicher Menge warmem Wasser, bzw. wie vom Ayurveda Arzt verordnet (Vitis vinifera, Terminalia arjuna, u. a.)
  - MA 1816, 1 Tbl, 2–3-mal täglich, nach dem Mittag- und Abendessen, mit warmem Wasser, bzw. wie vom Ayurveda Arzt verordnet (Boerhaavia diffusa, Sida cordifolia, Nelumbo nucifera, Terminalia arjuna, u. a.)
  - MA 305 oder MA 102, wie vom Ayurveda Arzt verordnet (Nardostachis jatamansi, Centella asiatica, u. a.); Blutdruckkontrolle

4.6.3   Covid-19 und Nierenerkrankungen

- AYUSH
  - Dashamula Kwath*, 30–40 ml frisch zubereitete Abkochung, 2-mal täglich, vor den Mahlzeiten, oder wie vom Ayurveda Arzt verordnet.
  - Varunadikwatha*, bei beeinträchtigter Nierenfunktion; frisch zubereitete Abkochung, wie vom Ayurveda Arzt verordnet.
  - Trinapanchamoolakwatha, bei beeinträchtigter Nierenfunktion; frisch zubereitete Abkochung, wie vom Ayurveda Arzt verordnet.
  - Chandraprabha Vati* 2 tablets (250 mg), 2–3-mal täglich, nach den Mahlzeiten, mit warmem Wasser einnehmen, oder wie vom Ayurveda Arzt verordnet.
  - Shilajitwadi Lauha (250mg), 2-mal täglich, vor den Mahlzeiten mit warmem Wasser, wie vom Ayurveda Arzt verordnet.
  - Vettumaran Gulika* 250–375 mg, 2–3-mal täglich, nach den Mahlzeiten, oder wie vom Ayurveda Arzt verordnet.

- Persönliche Erfahrungen
  - MA 1, 2–4 Tbl, 2-mal täglich, mit warmer Milch oder warmem Wasser, oder wie vom Ayurveda Arzt verordnet (Phyllanthus emblica, u. a.)
  - MA 926, 2 × tgl. 2 Tbl. nüchtern, bzw. wie vom Ayurveda-Arzt verordnet (Tribulus terrestris, Hemidesmus indicus, Picrorhiza kurroa, Tinospora cordifolia, Glycyrrhiza glabra, u.a.)
  - MA 232, 2–4 Tbl, 2-mal täglich, ½ h vor dem Frühstück und Abendessen, mit warmer Milch und Roh-Rohr-Zucker, oder wie vom Ayurveda Arzt verordnet (Pedalium murex, Rheum emodi, u. a.)

4.7 Covid-19: Rasayana (Phytotherapie) bei vulnerablen Gruppen

4.7.1 Rasayana für schwangere Frauen und stillende Mütter

- AYUSH
  - Phala Sarpis, 10–12g, in 2 getrennten Portionen mit warmem Wasser, oder wie vom Ayurveda Arzt verordnet
  - Kalyanaka Ghrita, 10–12 g, in 2 getrennten Portionen mit warmem Wasser, oder wie vom Ayurveda Arzt verordnet
  - Ashwagandha Rasayana, 10–12 g, in 2 getrennten Portionen mit warmer Milch, oder wie vom Ayurveda Arzt verordnet
  - Soubhagya Shunti Leha, 10–12 g, 2-mal täglich mit warmer Milch auf leeren Magen, oder wie vom Ayurveda Arzt verordnet
  - Sofern keine Milch-Unverträglichkeit vorliegt sollte täglich Milch mit Ghee eingenommen werden (1 Tasse warme Milch mit 1 TL Ghee; siehe Gewürzmilch-Rezept)
- Persönliche Erfahrungen
  - MA 221, 1 Tbl, 2-mal täglich, ½ h vor dem Frühstück und Abendessen, mit warmem Wasser, oder warmer Milch mit Kandiszucker, oder wie vom Ayurveda Arzt verordnet (Phyllanthus emblica, Strychnos potatorum, Aegle marmelos, u. a.)
  - MA 124, 2 Tbl, 2-mal täglich, ½ h vor dem Frühstück und Abendessen, mit warmer Milch, oder mit Kandiszucker und Ghee, oder wie vom Ayurveda Arzt verordnet (Withania somnifera, Phyllanthus emblica, u. a.)

4.7.2 Rasayana für Kinder

Die Rasayana-Kräutermischungen sollten nach dem Abklingen des Fiebers eingenommen werden und nachdem sich Agni (Verdauungskraft) wieder stabilisiert hat.

Dosierung der Kräutermischungen für Kinder:

- älter als 15 Jahre – Erwachsenen-Dosis
- zwischen 10 und 15 Jahre – ¾ der Erwachsenen-Dosis
- zwischen 5 und 10 Jahre – ½ der Erwachsenen-Dosis
- unter 5 Jahren – ¼ der Erwachsenen-Dosis

Kalkulation: Kinder-Dosis = (Erwachsenen-Dosis/16) X Alter des Kindes

- AYUSH
  - Indukanta Ghritam, 5–10 ml in 2 getrennten Portionen mit warmer Milch, wie vom Ayurveda Arzt empfohlen
  - Kalyanaka Ghrita, 5–10 ml in 2 getrennten Portionen mit warmer Milch, wie vom Ayurveda Arzt empfohlen
  - Aravindasavam, 5–15 ml, in 2 getrennten Portionen mit warmem Wasser nach den Mahlzeiten, wie vom Ayurveda Arzt empfohlen
  - Balachaturbhadra Churna, 1–2 g 2-mal täglich, mit etwas Honig, wie vom Ayurveda Arzt empfohlen

- Persönliche Erfahrungen
  - MA 230, Rasayana für Kinder, 1 Tbl, ½ h vor dem Frühstück und Abendessen mit warmer Milch und Kandiszucker, bzw., wie vom Ayurveda Arzt verordnet (Ipomoea digitata, Asparagus racemosus, Bombax malabaricum, u. a.)
  - MA 674, Rasayana für Kinder, ½–1 TL, 3-mal täglich, nüchtern, bzw., wie vom Ayurveda Arzt verordnet (Bacopa monnieri, Convolvulus pluricaulis, Centella asiatica, Valeriana wallichii, Asparagus racemosus, Withania somnifera, u. a.)
  - MA 724, Rasayana für Studenten, 2 Tbl, ½ h vor dem Frühstück und Abendessen, bzw., wie vom Ayurveda Arzt verordnet (Bacopa monnieri, Convolvulus pluricaulis, Centella asiatica, Valeriana wallichii, Asparagus racemosus, Withania somnifera, u. a.)

4.7.3   Rasayana für ältere Menschen

- AYUSH
  - Chayvanaprasha Avaleha, 10–12 g, 2-mal täglich mit warmer Milch, wie vom Ayurveda Arzt empfohlen
  - Ashwagandha Avaleha, 10–12 g, 2-mal täglich mit warmer Milch, wie vom Ayurveda Arzt empfohlen
  - Brahma Rasayana, 10–12 g, 2-mal täglich mit warmer Milch, wie vom Ayurveda Arzt empfohlen
  - Sofern keine Milch-Unverträglichkeit vorliegt sollte täglich Milch mit Ghee eingenommen werden (1 Tasse warme Milch mit 1 TL Ghee; siehe Gewürzmilch-Rezept)
  - (Zusätzliche Rasayana-Kräutermischungen laut Empfehlungen des Ayurveda Ministerium der indischen Regierung (AYUSH), siehe Link-Sammlung am Ende des Beitrags)
- Persönliche Erfahrungen
  - Maharishi Chyawanprash, 1 TL – EL, 1–3-mal täglich mit warmem Wasser oder warmer Milch (siehe Gewürzmilch-Rezept), bzw. wie vom Ayurveda Arzt empfohlen.
  - Maharishi Amrit Kalash:
    MAK 4 (Kräuterpaste), 1 TL – EL, 1–3-mal täglich mit warmem Wasser oder warmer Milch (siehe Gewürzmilch-Rezept), bzw. wie vom Ayurveda Arzt empfohlen.
    MAK 5 (KräuterTbl), 1–2 Tbl, 1–3-mal täglich, zerbeißen und mit warmem Wasser schlucken, bzw. wie vom Ayurveda Arzt empfohlen
  - MA 3, 2 Tbl, 2-mal täglich, nüchtern, bzw. wie vom Ayurveda Arzt verordnet (Centella asiatica, Convolvulus pluricaulis, Glycyrrhiza glabra, u. a.)

4.7.4   Rasayana für Immun-geschwächte Patienten (4.1.5.1)

- AYUSH
  - Samshamani Vati 500 mg, 2 Tbl, 2-mal täglich, nach den Mahlzeiten, bzw. wie vom Ayurveda Arzt empfohlen
  - Chayavanaprashavaleha, 10 -12 g, 2-mal täglich, nach den Mahlzeiten, bzw. wie vom Ayurveda Arzt empfohlen
  - Brahma Rasayana, 10 -12 g, 2-mal täglich, nach den Mahlzeiten, bzw. wie vom Ayurveda Arzt empfohlen

- Swarnamalinivasanta rasa 125 mg, 2-mal täglich, nach den Mahlzeiten, mit warmem Wasser, bzw. wie vom Ayurveda Arzt empfohlen
- Persönliche Erfahrungen
  - Maharishi Chyawanprash, 1 TL – EL, 1–3-mal täglich (Dosis abh. von Agni-Stärke) mit warmem Wasser oder warmer Milch (siehe Gewürzmilch-Rezept), bzw. wie vom Ayurveda Arzt verordnet.
  - Maharishi Amrit Kalash:
    MAK 4 (Kräuterpaste), 1 TL – EL, 1–3-mal täglich (Dosis abh. von Agni-Stärke) mit warmem Wasser oder warmer Milch (siehe Gewürzmilch-Rezept), bzw. wie vom Ayurveda Arzt verordnet.
    MAK 5 (KräuterTbl), 1–2 Tbl, 1–3-mal täglich, zerbeißen und mit warmem Wasser schlucken, bzw. wie vom Ayurveda Arzt verordnet
  - MA 1000 (Boerhaavia diffusa, Withania somnifera, Ocimum sanctum, Centella asiatica, Embelia ribes, Azadirachta indica, u. a.), 1–2 Tbl, 2–3-mal täglich, nüchtern, mit warmem Wasser oder warmer Milch (siehe Gewürzmilch-Rezept), bzw. wie vom Ayurveda Arzt verordnet.

4.8 Rekonvaleszenz-Phase

Auch die in diesem Abschnitt angeführten Angaben sind zum Teil den Unterlagen des Ayurveda Ministeriums der indischen Regierung entnommen (AYUSH); siehe Linksammlung, bzw. sie resultieren aus einschlägiger Literatur und persönlicher Erfahrung des Autors.

▶ **CAVE** Die Anwendung dieser Empfehlungen ist nur im Rahmen einer Konsultation und therapeutischer Begleitung durch einen erfahrenen Ayurveda Arzt angeraten (siehe Links zu den Ayurveda Ärztegesellschaften im deutschsprachigen Raum am Ende dieses Kapitels).
   Auch eine Link- und Literatursammlung, sowie eine Liste der führenden Hersteller ayurvedischer Heilkräutermischungen in Form von Nahrungsergänzungsmitteln sind am Ende dieses Beitrages angeführt.

4.8.1 Unterscheidung der COVID-19 Verlaufsformen
Eine Covid-19 weist generell 4 verschiedene Verlaufsformen auf[1]:

1) Akute COVID-19-Erkrankung: Symptome und Befunde von COVID-19 bis maximal vier Wochen nach Erkrankungsbeginn.
2) Anhaltende COVID-19-Erkrankung: Klagen die Betroffenen auch nach mehr als vier Wochen, bis maximal 12 Wochen Krankheitsdauer noch über Beschwerden, spricht man von einer anhaltenden bzw. subakuten COVID-19-Erkrankung bzw. einem Ongoing-COVID-Syndrom.

---

[1] (https://www.gesundheit.gv.at/krankheiten/immunsystem/coronavirus-covid-19/long-covid.html)

3) Post-COVID-Syndrom: Bleiben zwölf Wochen nach Beginn der Erkrankung die Beschwerden einer COVID-19-Infektion bestehen oder entwickeln sich neue Symptome, die nicht anderweitig erklärt werden können, spricht man vom Post-COVID-Syndrom.

4) Der Begriff Long COVID umfasst sowohl die anhaltende COVID-19-Erkrankung als auch das Post-COVID-Syndrom.

Referenzen: Lechner-Scott et al. 2021; Yong 2021; Fernández-de-las-Peñas et al. 2021

4.8.2   Vorbeugung von Long Covid Symptomen

Symptome: Komplikationen der Lunge (z. B. fibrotische Veränderungen), Fatigue Syndrom, Mental Health

- Ashwagandha (wässriger Auszug von Withania somnifera oder als Kräuterpulver, 500 mg Auszug, oder 1–3 g Pulver, 1–3-mal täglich mit warmem Wasser für 15–30 Tage, wie vom Ayurveda Arzt verordnet
- Chyawanprashavaleha, 10 g, 1-mal täglich (Dosis abh. von Agni-Stärke) mit warmem Wasser, oder Milch, bzw. wie vom Ayurveda Arzt verordnet
- Rasayana Churna (Käuterpulver-Mischung aus gleichen Teilen von Tinospora cordifolia, Emblica officinalis und Tribulus terrestris), 3 g des Kräuterpulvers mit Honig, 2-mal täglich, oder wie vom Ayurveda Arzt verordnet.
  Anwendung von Rasayanas: Maharishi Amrit Kalash (MAK 4 + MAK5), Maharishi Chyawanprash, MA 631, etc.

4.8.3   Unterstützende Behandlung bei Problemen in der Rekonvaleszenz-Zeit

Entsprechend der Konzepte der Ayurveda Medizin zeichnet sich die Post-Covid-Periode durch eine Schwächung der Gewebe (Dhatu-Kshaya) und eine träge Verdauungskraft aus (Agnimandya). Es werden daher Dhatu-nährende (stärkende)/Dhatuposhana und Rasayana empfohlen, z. B. mit Rosinen/Weinrebe (Draksha, Vitis vinifera) und Malabarnußbaum (Vasa, Justicia adhatoda), für mindestens 45 Tage, um die durch das Virus zurückgebliebenen Schäden im Körper zu beseitigen. Auch Gelbwurz (Haridrachurna, Curcuma longa) wird nach der klinischen Genesung empfohlen.

Leber- und Nieren-schützende Kräutermischungen, wie z. B. Amla Früchte (Amalaki Churna, Emblica officinalis), Phyllanthus niruri (Bhumyamalaki), u. a. können in der Rekonvaleszenz-Zeit (über 45 bis 60 Tage) gegeben werden, um die Nebenwirkungen der konventionellen schulmedizinischen Therapie zu behandeln.

Agni-stärkende (Agni deepana) und Ama-ausleitende (Ama pachana) Heilpflanzen, wie z. B. Shadanga Paneeya können in Fällen von Durchfall, Erbrechen, oder Appetit-Verlust eingenommen werden.

Dauer der Einnahme: Die hier erwähnten Nahrungsergänzungsmittel auf Kräuterbasis, sowohl Dhatu Poshana, als auch Rasayana sind empfohlen für 45 Tage einzunehmen, bzw. laut Anordnung eines ayurvedischen Arztes. Andere unterstützende Heilkräuter können auch bis zu 60 Tage eingenommen werden, bzw. laut Anordnung eines ayurvedischen Arztes.

Unterstützung zu Beginn der Rekonvaleszenz-Zeit

- AYUSH
  - Indukantham Kashayam, 15ml + 45 ml warmes Wasser, 2-mal täglich, vor den Mahlzeiten, zusammen mit
  - Mahasudarshan Ghan Vati, 2-mal täglich vor den Mahlzeiten – oder
  - Amritarishtam, 15–20 ml mit gleicher Menge warmem Wasser, 2-mal täglich nach den Mahlzeiten, zusammen mit
  - Agnitundi Vati, 1 Tbl, 2-mal täglich mit warmem Wasser, bzw. wie vom Ayurveda Arzt verordnet.
  - Indukantam Ghritam, 10–12 g, 2-mal täglich, wenn die Verdauungskraft (Agni) wieder gestärkt ist, wann immer Hungergefühl auftritt, bzw. wie vom Ayurveda Arzt verordnet.
- Persönliche Erfahrungen
  - MA 630, 2 Tbl, 3-mal täglich, nüchtern, bzw. wie vom Ayurveda Arzt verordnet (Swertia chirayita, Terminalia chebula, Phyllanthus emblica, Inula racemosa, u. a.)
  - MA 631, 1 Tbl, 3-mal täglich, nüchtern, bzw. wie vom Ayurveda Arzt verordnet (Shilajit, Commiphora mukul, Zingiber officinale, Piper longum, u. a.)

Rasayana in der Rekonvaleszenzphase

Rasayana und andere Immunsystem-stärkende Kräutersubstanzen können nach Abschätzung der Situation ebenfalls angewendet werden.

- AYUSH
  - Draksharishta, 15–20 ml, 3-mal täglich, mit gleicher Menge warmem Wasser, nach den Mahlzeiten – oder
  - Drakshadi leha, 10–12 g, 3-mal täglich, 1 h vor den Mahlzeiten (Draksha hat eine spezifische Wirkung auf die Regeneration der Lungen) – oder
  - Vasavaleha/Kantakaryavleha, 10–12 g, 3-mal täglich, 1 h vor den Mahlzeiten, bzw. wie vom Ayurveda Arzt verordnet.
  - (Vasa/Kantakari sind traditionelle Heilpflanzen bei Fieberzuständen, Husten und Pitta Überschuss; also nützlich für die Beseitigung von Schwachpunkten in den Shrotas)
  - Chyawanprash, 10–12 g/Ashwagandha leha, 10–12 g, 3-mal täglich (Dosis abh. von Agni-Stärke), vor den Mahlzeiten, bzw. wie vom Ayurveda Arzt verordnet.
  - Vardhaman Pippali Rasayana
  - Vasanta Kalpa
- Persönliche Erfahrungen
  - Maharishi Chyawanprash, 1 TL – EL, 1–3-mal täglich (Dosis abh. von Agni-Stärke) mit warmem Wasser oder warmer Milch (siehe Gewürzmilch-Rezept), bzw. wie vom Ayurveda Arzt verordnet.
  - Maharishi Amrit Kalash:

MAK 4 (Kräuterpaste), 1 TL – EL, 1–3-mal täglich (Dosis abh. von Agni-Stärke) mit warmem Wasser oder warmer Milch (siehe Gewürzmilch-Rezept), bzw. wie vom Ayurveda Arzt verordnet.

MAK 5 (KräuterTbl), 1–2 Tbl, 1–3-mal täglich, zerbeißen und mit warmem Wasser schlucken, bzw. wie vom Ayurveda Arzt verordnet

- MA 323, 1TL, 2-mal täglich (Dosis abh. von Agni-Stärke), nüchtern, bzw., wie vom Ayurveda Arzt verordnet (Benincasa hispida, Phyllanthus emblica, Elettaria cardamomum, u. a.)
- MA 325, 1TL, 2-mal täglich (Dosis abh. von Agni-Stärke), nüchtern, bzw., wie vom Ayurveda Arzt verordnet (Vitis vinifera, Myristica fragrans, u. a.)
- MA 631, 1 Tbl, 3-mal täglich, bzw., wie vom Ayurveda Arzt verordnet
- (Shilajit, Commiphora mukul, Zingiber officinale, Piper longum, u. a.)
  - MA 674, Rasayana für Kinder, ½–1 TL, 3-mal täglich, nüchtern, bzw., wie vom Ayurveda Arzt verordnet (Bacopa monnieri, Convolvulus pluricaulis, Centella asiatica, Valeriana wallichii, Asparagus racemosus, Withania somnifera, u. a.)
  - MA 1009, Rasayana für Damen, 1–2 Tbl, 2- 3-mal täglich, bzw., wie vom Ayurveda Arzt verordnet (Shilajit, Corallium rubrum, Mesua ferrea, u. a.)
  - MA 924, Rasayana für Herren, 1 Tbl, morgens und vor dem Schlafen gehen, bzw., wie vom Ayurveda Arzt verordnet (Shilajit, Mucuna pruriens, Asparagus racemosus, Withania somnifera, u. a.)

Antibakterielle und antivirale Heilpflanzen (Kriminashaka/Vishahara) in der Rekonvaleszenzphase

- Vidanga Churna, 3–6 g mit Honig, am Abend, 1 h nach dem Abendessen
- Vilwadi Gutika, 1 Tbl, 3-mal täglich, nach den Mahlzeiten, bzw. wie vom Ayurveda Arzt verordnet.

Verdauungsprobleme in der Rekonvaleszenzphase

- AYUSH
  - Dadimashkata Churna, 3–6 g, 3-mal täglich, 1 h vor den Mahlzeiten, mit lauwarmem Wasser, oder Takra, bzw. wie vom Ayurveda Arzt verordnet.
  - Ashtachoornam, 3–6 g, 2-mal täglich mit Ghee und Honig, bzw. wie vom Ayurveda Arzt verordnet.
- Persönliche Erfahrungen
  - MA 154, 1 Tbl, 1–3-mal täglich, ca. 15 min nach den Mahlzeiten, mit warmem Wasser oder Lassi, bzw. wie vom Ayurveda Arzt verordnet (Foeniculum vulgare, Zingiber officinale, Cassia angustifolia, u. a.); bei Vata- und Kapha Ungleichgewicht im Verdauungssystem.
  - MA 320, 1–2 Tbl, 2-mal täglich, nach den Mahlzeiten, bzw. wie vom Ayurveda Arzt verordnet (Glycyrrhiza glabra, Operculina turpethum, Syzygium aromaticum, u. a.); bei Pitta-Ungleichgewicht im Verdauungssystem.

Hepato-protektive Heilkräuter in der Rekonvaleszenzphase

- AYUSH
    - Amalaki Churna, 3–6 g, oder Triphalachurna, 3–6 g, auf leeren Magen am Morgen, mit lauwarmem Wasser – oder
    - Kalamegha Churna, 3–6 g, auf leeren Magen am Morgen, mit lauwarmem Wasser, bzw. wie vom Ayurveda Arzt verordnet.
- Persönliche Erfahrungen
    - MA 579, 1–2 Tbl, 2-mal täglich, ½ h vor den Mahlzeiten, mit Honig oder warmem Wasser, bzw. wie vom Ayurveda Arzt verordnet (Boerhaavia diffusa, Azadirachta indica, Trichosanthes dioica, Tinospora cordifolia, u. a.)
    - MA 937, 1–2 Tbl, 2–3-mal täglich, vor den Mahlzeiten, bzw. wie vom Ayurveda Arzt verordnet (Boerhaavia diffusa, Picrorhiza kurroa, Cedrus deodara, u. a.)

Nephro-protektive Heilkräuter in der Rekonvaleszenzphase

- AYUSH
    - Rasayana Churna, 3–6 g, auf leeren Magen am Morgen, mit lauwarmem Wasser
    - Purnavasavam, 15–20 ml, mit gleicher Menge warmem Wasser, bzw. bzw. wie vom Ayurveda Arzt verordnet.
    - Chandraprabha Vati, 2 Tbl (250 mg), 2- bis 3-mal täglich, mit warmem Wasser, nach den Mahlzeiten, bzw. bzw. wie vom Ayurveda Arzt verordnet.
    - Gokshuradi Guggulu, 2 Tbl (500 mg), 2- bis 3-mal täglich, mit warmem Wasser, nach den Mahlzeiten, bzw. bzw. wie vom Ayurveda Arzt verordnet.
- Persönliche Erfahrungen
    - MA 1, 2–4 Tbl, 2-mal täglich, mit warmer Milch, oder warmem Wasser, bzw. wie vom Ayurveda Arzt verordnet (Phyllanthus emblica, u. a.)

Empfohlene Ernährung (Ahara) in der Rekonvaleszenzphase

- Zur Appetit-Anregung: etwa 15 min vor den Mahlzeiten ein Stück frische Ingwerwurzel mit einer Messerspitze Steinsalz (Lavanadrak), oder schwarzem Salz (Kala Namak) kauen (ev. mit 1 TL Zitronensaft).
- Leicht verdauliche, frisch gekochte – nach Möglichkeit vegetarische – Speisen: z. B. weisser Basmatireis, gelber Mung Dal (Linsen); separat gekocht, oder als Kichari;
- Gemüse: Zucchini, Fenchel, Mangold, Karotten, Chicorée, Kürbis, u. a.
- Gewürze: Kreuzkümmel, Ingwer, schwarzer Pfeffer, langer Pfeffer, Koriander, Knoblauch, Königskümmel (Ajwain), Asa foetida (Hing), u. a.; in Ghee anrösten, Gemüse dazugeben und garen; oder als Gemüsesuppe zubereiten.

(Details zur Ayurvedischen Ernährung, siehe auch Frass M, Krenner L. Integrative Medizin: Evidenz-basierte komplementärmedizinische Methoden. 2019; Springer, Kap. 34.8.2, S 856; Kap. 29.5, S 716.

Ein Beispiel für eine vom Ayurveda empfohlene leicht verdauliche Diät für Risikogruppen und in Epidemie- und Pandemie-Zeiten ist unter www.ayurveda.at/Ama-Kur1.pdf verfügbar.)

4.9   Geistiger Yoga – Meditation; körperlicher Yoga – Hatha Yoga (Yoga Asanas, Körperstellungen)

Sowohl für die Prävention als auch für die therapeutische Anwendung in den verschiedenen Erkrankungsphasen sind die Bewusstseinstechniken des Maharishi AyurVeda und Maharishi Yoga von zentraler Bedeutung (Abschn. 2.2.2., „Bewusstsein-basierte Medizin"; Abschn. 4.1).

4.9.1   Begriff „Yoga"

Über den Begriff „Yoga" gibt es unterschiedliche Ansichten und Meinungen, sowohl in Indien als auch bei uns im Westen. Sehr oft wird „Yoga" ausschließlich mit gymnastischen Übungen in Zusammenhang gebracht, bzw. damit verwechselt.

Yoga ist ein Überbegriff; er bedeutet „Einheit", d. h. in der Yoga-Disziplin der Vedischen Wissenschaft werden alle theoretischen und praktischen Verfahren zusammengefasst, die von einem Zustand der Vielfalt zu einem Zustand der Einheit – dem Grundzustand des Lebens – führen. Der Begriff „Yoga" ist gleichzusetzen mit „Transzendentalem Bewusstsein", dem stillen, wachen Grundzustand des Bewusstseins. Der Fachausdruck dafür lautet „Turiya Chetana", das bedeutet übersetzt, 4. Haupt-Bewusstseinszustand, neben dem Wach-, Traum- und Schlaf-Zustand (Abschn. 2.2.2, „Bewusstsein-basierte Medizin").

Die Yoga-Methoden werden traditionell seit Jahrtausenden zur spirituellen Entwicklung angewendet (Bewusstseins-Entwicklung). Umfangreiches wissenschaftliches Studienmaterial hat bestätigt, dass Yoga-Methoden auch speziell in Belastungssituationen (siehe Covid-19 Pandemie) eine besondere Bedeutung haben, um gesundheitlichen Problemen vorzubeugen, bzw. sie zu reduzieren; z. B. Depressionen, Aggressionen, Angststörungen, Schlafprobleme, Verdauungsprobleme, Gewichtszunahme, Stoffwechselerkrankungen, Drogenmissbrauch und soziale Probleme, wie Vereinsamung, emotionale Verarmung, verminderte Toleranz und zunehmende Probleme im sozialen Verhalten. Mit Hilfe der Yoga-Methoden wird der Geist in einen Zustand ruhevoller Wachheit gebracht, die Geist-Körper Koordination verbessert, Stress abgebaut, Angst reduziert und der Organismus geordnet, d. h. „geheilt".

4.9.2   Die Yoga-Sutras des Maharishi Patanjali

Was Yoga in seiner Essenz bedeutet, wurde in den klassischen Yoga-Sutren des Maharishi Patanjali vor Jahrtausenden eindeutig definiert:

Sutra 1: „Nun beginnt die Yogaunterweisung."

Sutra 2: „Yoga ist das vollständige Zur-Ruhe-Kommen der Fluktuationen des Geistes (Transzendieren; der Geist ruht in sich)."

Sutra 3: „Dann ist der Beobachter in sich selbst gegründet."

Sutra 4: „Die Neigungen des Beobachters entstehen von hier (dem selbstrückbezüglichen Bewusstsein) und bleiben hier (innerhalb des selbstrückbezüglichen Bewusstseins)."

(Patañjalis Yoga-Sutra – Yogakraft durch Samadhi & Sidhis: Im Lichte von Maharishis Vedischer Wissenschaft und Technologie; Jan Müller, Alfa-Veda, 2019)

Yoga – ein Zustand innerer Einheit – entsteht also, wenn die Fluktuationen des Geistes (Gedanken, Wahrnehmungen) zur Ruhe kommen. Dieser ruhigste, Gedanken-freie Zustand des Bewusstseins (Transzendentales Bewusstsein) ist Ausgangspunkt aller Gedanken, Gefühle und Wünsche. In dieser Stille, Wachheit, Geordnetheit und Ganzheit innerlich gefestigt zu sein, auch während dynamischer Aktivität, dies ist die Kunst des Yoga – sein Ziel („Yogasta kuru karmani", Bhagavat Gita, Kp II, Vers 48, siehe Literaturliste Nr. 31). Yoga ist also nicht Selbstzweck; die Aufgabe der traditionellen Yogatechniken ist es, den Geist in seinen stillen, wachen, kohärenten Grundzustand zu bringen und ihn optimal auf dynamische, effiziente, geordnete, zielgerichtete und damit erfolgreiche Aktivität vorzubereiten.

4.9.3 Die 5 Yoga-Wege
- Sankhya-Yoga – der Weg des Wissens,
- Karma-Yoga– der Weg der Handlung,
- Bakti-Yoga – der Weg der Hingabe,
- Hatha-Yoga – der körperliche Weg des Yoga (Körperstellungen = Yoga-Asanas),
- Dhyana-Yoga – der Weg der Meditation.

Im traditionellen ayurvedischen Therapieplan sind in erster Linie folgende Aspekte des Yoga enthalten:

- Yoga Asanas – Körperstellungen
- Pranayama – Atemübungen
- Meditation – geistige Yoga-Techniken

4.9.4 Die Transzendentale Meditation (TM)
(siehe Frass M, Krenner L. Integrative Medizin: Evidenz-basierte komplementärmedizinische Methoden. 2019; Springer.; Kap. 34.10.1, S. 861)

Die Technik der Transzendentalen Meditation hat eine Jahrtausende-alte Tradition und hat sich als die wirksamste und müheloseste Methode bewährt, um Transzendentales Bewusstsein zu erfahren und damit von der Basis her Gesundheit zu fördern. Sie zählt zu den klassischen Yoga-Meditationen und steht streng in der Vedischen Wissenstradition der Rishis, Maharishis und alten Yoga-Meister (siehe Maharishi Patanjali, der Verfasser der Yoga-Sutras). Im 20. Jahrhundert war es Maharishi Mahesh Yogi, der die Missverständnisse über Yoga und Meditation aufgedeckt hat und die Vedische Wissenschaft neu und vollständig wieder entdeckt und in Einklang mit modernen naturwissenschaftlichen Konzepten gebracht hat (Abb. 2).

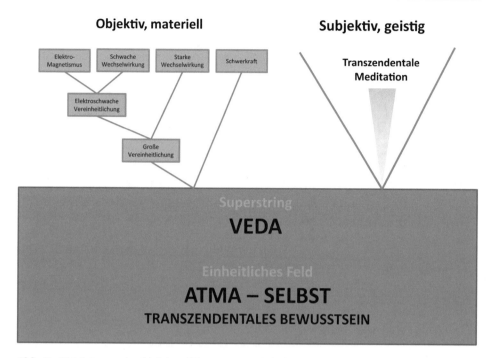

Abb. 2 Objektiver und subjektiver Wissensansatz. Mit freundlicher Genehmigung der Maharishi Vedic University

Praxis

Die Technik der Transzendentalen Meditation wird zweimal täglich für 15–20 min praktiziert. Man sitzt dabei bequem auf einem Stuhl und hat die Augen geschlossen. Während des Vorgangs der TM-Meditation wird der Geist still, bleibt dabei jedoch vollkommen wach. Es kommt zu einer tiefen Entspannung von Geist und Körper. In dieser tiefen Ruhe der Meditation kann der Organismus Stress, Verspannungen und Blockaden abbauen; er kann sich regenerieren und „ordnen", d. h. gesund werden (Abb. 3).

Ein wesentlicher Aspekt der klassischen Yoga-Meditation liegt darin, den Vorgang des Transzendierens durchzuführen, einen Zustand tiefster innerer Stille und Wachheit zu erfahren – den Zustand von Yoga oder Transzendentalem Bewusstsein. Davon zu unterscheiden sind Entspannungszustände, Konzentrations- und Achtsamkeitsübungen, die zwar wertvoll sind, aber eine gänzlich andere Funktion und Wirkung haben (Frass M, Krenner L. Integrative Medizin: Evidenz-basierte komplementärmedizinische Methoden. 2019; Springer, Methoden zur Entspannung, Kap. 37, S. 919; Meditationstechniken nach Travis und Shear, Kap. 37.4.2, S. 949).

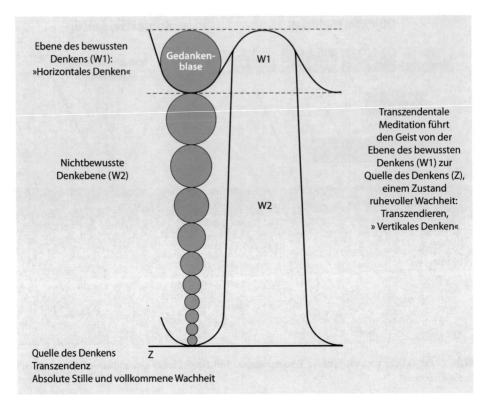

Abb. 3 Der Mechanismus der TM-Technik. Transzendieren – der Grundprozess des Lebens; horizontales Denken – vertikales Denken (Copyright L. Krenner)

Indikationen
- Durch ihre Einfachheit und Effizienz eignet sich die Technik der Transzendentalen Meditation im Besonderen für die Anwendung im Bereich der Vorsorgemedizin und Gesundheitserziehung (auch bei Kindern und Jugendlichen).
- Zur Stärkung der Selbstheilungskraft des Organismus ist sie eine wichtige, sinnvolle und wirksame komplementärmedizinische Maßnahme bei jedem Heilungsprozess akuter und chronischer Erkrankungen.
- Durch eine Verbesserung der Geist-Körper-Koordination und dem Abbau chronischer Stressbelastungen spielt die TM-Technik eine wichtige Rolle in der Mind-Body-Medizin und in der Behandlung psychosomatischer Erkrankungen.
- Die TM-Technik ist eine wichtige Maßnahme zur Unterstützung der Mitarbeiter im Gesundheitsbereich, der Ärzte und des medizinischen Personals – ganz generell und besonders in Pandemiezeiten („Heal the Healers", https://healthehealersnow.org/).

Erlernen der TM-Technik
Es gibt inzwischen fast in jedem Land ausgebildete und autorisierte Lehrer für die Technik der Transzendentalen Meditation. Die TM-Technik wird seit Jahrtausenden ausschließlich im persönlichen Unterricht und nur in mündlicher Form unterrichtet. Über die TM-Technik

gibt es daher keine schriftlichen Aufzeichnungen. TM kann nicht aus Büchern oder online erlernt werden (Ein unverbindlicher Informationsvortrag kann online besucht werden). Das TM-Seminar umfasst das eigentliche Erlernen (4 Treffen zu 1–1,5 h an 4 Tagen hintereinander) und ein entsprechendes Betreuungsprogramm. Details unter www.meditation. at, www.transzendentalemeditation.at, bzw. www.meditation.de

Wissenschaftliche Arbeiten (Zusammenfassungen, Datenbanken):
(Abschn. 6.2.9. und Frass M, Krenner L. Integrative Medizin: Evidenz-basierte komplementärmedizinische Methoden. 2019; Springer, Kap. 37.4.4, S. 951)

- The Transcendental Meditation Technique as a Tool to Strengthen the Immune System; David W. Orme-Johnson, PhD; March 12, 2020 (www.ayurveda.at/Orme-Johnson-TM-Immune System.pdf)
- Database (über 600 wissenschaftliche Studien abrufbar): https://researchtm.net
- Research-Summary: https://research.miu.edu/ (Maharishi International University, USA)
- Transzendentale Meditation: Zusammenfassung wissenschaftlicher Studien:www. ayurveda.at/Aerzte/pdf/tm-broschuere-studien-allg.pdf (PDF 2,8 MB)
- Zusammenfassung Studien – Artikel: https://ayurveda.at/TM-Uebersicht-ind-koll1.pdf

4.9.5 Yoga Asanas – Körperstellungen

Das Ziel von Asana ist es, den Zustand von „Yoga" durch spezifische Körperstellungen entstehen zu lassen dies bedeutet einen absoluten Zustand des Gleichgewichts; einen stillen Bewusstseinszustand ruhevoller Wachheit (Transzendentales Bewusstsein), in dem der Geist in sich ruht („Zur-Ruhe-Kommen der Fluktuationen des Geistes"; siehe Yoga Sutras von Maharishi Patanjali).

Das hier vorgestellte Set von Yoga Asanas ist sehr einfach zum Nachmachen, erfordert keine Vorkenntnisse und ist daher gut geeignet, um es in die Tagesroutine einzubauen – sowohl für Yoga-Anfänger, als auch für „Yoga-Meister". (Maharishi Yoga Asanas, Set 1)

Generell ist empfohlen ein individuelles Maharishi Yoga Asanas Programm von einem fachkundigen Arzt (Maharishi AyurVeda Ärztin/Arzt), zusammen mit einer Maharishi Yoga-Asanas Lehrerin/Lehrer erstellen zu lassen und eine praktische Einführung im persönlichen Unterricht in Anspruch zu nehmen. (Kontakte beim Autor).

▶ **CAVE:** Speziell, wenn man noch keine Erfahrungen mit der Ausübung von Hatha Yoga hat, sind zumindest die ersten Schritte unter Anleitung einer erfahrenen Maharishi Yoga Asanas Lehrerin/Lehrer empfohlen (online in der Gruppe, im Einzelunterricht, oder als 16 Lektionen-Kurs).

Bevor Sie mit den Yoga Asanas beginnen, beachten Sie bitte die Punkte „Indikationen" (Abschn. 4.9.5.1.) und „Kontraindikationen" (Abschn. 4.9.5.2).

Allgemeine Hinweise

Genauso wie bei der klassischen Yoga-Meditation (siehe TM-Technik) ist auch bei den körperlichen Yoga-Stellungen die Erfahrung von „Yoga" das Ziel. Im Rahmen des Programms der Maharishi Yoga-Asanas ist daher das Prinzip der Übungen, den Körper in bestimmte Stellungen zu bringen, für einige Zeit in dieser Stellung zu bleiben und wieder in die Ausgangsposition zurückzugehen. Der wesentliche Punkt ist dabei neben der Bewegungsphase, die Erfahrung von Stille zwischen den Bewegungsabläufen.

▶ **CAVE:** Die Bewegung soll sanft, ohne Anstrengung und nur so weit durchgeführt werden, dass keine starken Spannungen oder gar Schmerzen auftreten; dies würde die Erfahrung von „Yoga" blockieren. Nicht die körperliche Perfektion ist entscheidend, sondern die Erzeugung eines harmonischen Gefühls, das die Erfahrung „ruhevoller Wachheit" unterstützt.

Maharishi Yoga Asanas werden auch online angeboten und können daher auch zu Hause über das Internet erlernt werden (Kostenpflichtiger 16 Lektionen Kurs, Informationen auf der Homepage www.ayurveda.at).

Für Menschen, die die Technik der Transzendentalen Meditation bei einem ausgebildeten und autorisierten TM-Lehrer erlernt haben, werden zusätzlich zu dem 16-Lektionen Kurs, online Sitzungen für Maharishi Yoga Asanas angeboten (in der Gruppe kostenlos, Einzel-Coaching mit Kosten verbunden).

- Beginnen Sie die Yoga Asanas in einer ruhigen Umgebung, in einem Raum mit angenehmem Klima, frischer Luft und angenehmen Düften (ev. Aromalampe, Räucherstäbchen).
- Verwenden Sie eine Yoga-Matte, bzw. eine weiche Decke als Unterlage.
- Sie können zwischen den einzelnen Yoga-Stellungen individuelle Ruhephasen einlegen (siehe „Chetan-Asana, Abb. 2)

▶ **CAVE: Damen beginnen die Übungen immer links und Herren rechts.**

Indikationen von Yoga

Yoga Asanas und die Atemübungen (Pranayama) sind eine wichtige und sinnvolle Begleitmaßnahme zur klassischen Yoga-Meditation (TM-Technik), um die Erfahrung Transzendentalen Bewusstseins zu unterstützen und zu stabilisieren; Asanas sind jedoch kein Ersatz für die Meditation. Sie sind als Teil der täglichen Gesundheitsroutine zusammen mit der TM-Technik wichtig und sinnvoll; bei knappen Zeitressourcen ist der Meditation der Vorrang zu geben.

Kontraindikationen von Yoga Asanas

- Nicht nach größeren Mahlzeiten
- Akute Erkrankungen und für den Körper belastende chronische Erkrankungen, speziell wenn sie z. B. mit Atemnot einhergehen, Herz-Kreislauferkrankungen (Hypertonie, koronare Herzerkrankungen), Erkrankungen im Zusammenhang mit Fieber, Verdauungsstörungen, u. a.
- Bei Rückenproblemen, Gelenksbeschwerden, Ischias, nach chirurgischen Eingriffen, nach Unfällen, etc., sollten Sie Yoga Asanas nur nach Rücksprache mit einem fachkundigen Arzt (Maharishi AyurVeda Ärztin/Arzt), zusammen mit einer Maharishi Yoga-Asanas Lehrerin/Lehrer durchführen.
- Wenn bei der Ausübung einer Yoga-Stellung ein unangenehmes Gefühl auftritt, deuten Sie die Stellung nur an, bzw. lassen Sie diese Übung für einige Zeit aus.
- Frauen sollten Yoga-Asanas nicht während der Menstruationsperiode durchführen.
- Für Frauen in der Schwangerschaft, Nachgeburtsperiode und Stillzeit sind spezielle Richtlinien einzuhalten. Wenn Sie keinen direkten Kontakt zu einem fachkundigen Arzt (Maharishi AyurVeda Ärztin/Arzt) und einer Maharishi Yoga-Asanas Lehrerin/Lehrer haben, die Ihnen ein individuelles Maharishi Yoga Asanas Programm zusammenstellen, machen Sie in dieser Situation vorsichtshalber keine körperlichen Yoga-Übungen. Geistige Yogatechniken, wie die TM-Technik, wirken sich auch in dieser Situation sehr positiv auf Mutter und Kind aus und sind daher auch für diese Lebensphasen sehr empfohlen.

▶ **CAVE:** Spezifische Kontraindikationen sind abhängig von den einzelnen Körper-Stellungen. Wenn Sie noch keine Erfahrung mit Hatha Yoga haben, oder wenn Sie gesundheitliche Probleme haben, oder wenn Sie schwanger sind, ist empfohlen ein individuelles Maharishi Yoga Asanas Programm von einem fachkundigen Arzt (Maharishi AyurVeda Ärztin/Arzt), zusammen mit einer Maharishi Yoga-Asanas Lehrerin/Lehrer erstellen zu lassen und eine praktische Einführung im persönlichen Unterricht in Anspruch zu nehmen. (Kontakte beim Autor).

Yoga Asanas Stellung 1
Ruhestellung (Sukh-Asana), Sammlung (Sankalp) (Abb. 4, Copyright L. Krenner)
Sitzen Sie einige Minuten in einer für Sie bequemen Stellung, entspannt, mit aufrechtem Oberkörper, die Beine ausgestreckt, oder abgewinkelt, oder gekreuzt.
Schließen Sie die Augen und fühlen Sie Ihren Körper in seiner Ganzheit (Sammlung/ Sankalp).

Abb. 4 Ruhestellung (Sukh-
Asana), Sammlung (Sankalp)

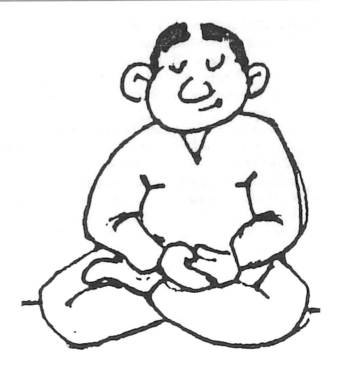

Yoga Asanas Stellung 2
Rückenruhelage (Chetan-Asana) (Abb. 5, Copyright L. Krenner)
Legen Sie sich bequem auf den Rücken (weiche Matte oder Decke) und lassen Sie
Ihren Geist und Körper für ca. 2 Min los.

Yoga Asanas Stellung 3
Leichte Massageübung (Samvahan) (Abb. 6, Copyright L. Krenner)
Sitzen Sie bequem und streichen Sie mit beiden Händen sanft über Ihren Körper, leicht
andrücken und wieder loslassen, aber den Kontakt zum Körper nicht verlieren.

a) Beginnen Sie an der höchsten Stelle Ihres Kopfes, streichen Sie nach vorne über
   das Gesicht, über den Hals bis zur Herzregion.
b) Legen Sie die Hände wieder auf den Scheitel und streichen Sie dieses Mal über den
   Hinterkopf, von der Nackenregion nach vor zum Hals und beenden Sie die Massage wieder in der Herzregion.
c) Hände – Unterarm – Oberarm – Schultern – Brustkorb – Herzregion; dann Seite
   wechseln.
d) Leistengegend – kleines Becken – Bauch – Herzgegend
e) Am unteren Rücken (seitliche Kreuzregion) – Nierengegend – nach vorne zum
   Bauch – Herzregion
f) Zehen – Füße – Unterschenkel – Oberschenkel – Leistengegend – kleines Becken – Bauch – Herzgegend; Seite wechseln.

Abb. 5 Rückenruhelage
(Chetan-Asana)

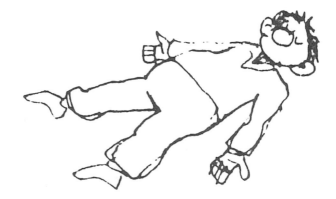

Abb. 6 Leichte
Massageübung (Samvahan)

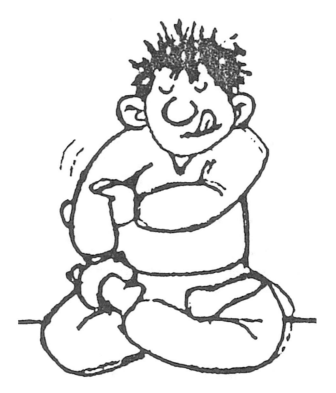

Yoga Asanas Stellung 4

Seitliche Rollübung (Vellan) (Abb. 7, Copyright L. Krenner)

Legen Sie sich auf den Rücken, winkeln Sie die Beine an und umfassen Sie sie mit beiden Händen. Rollen Sie auf eine Seite (falls angenehm, wenden Sie den Kopf unten auf die
Gegenseite); Ruhe; in die Ausgangsposition zurück; auf die andere Seite rollen; 2–5-Mal
wiederholen.

Abb. 7 Seitliche Rollübung (Vellan)

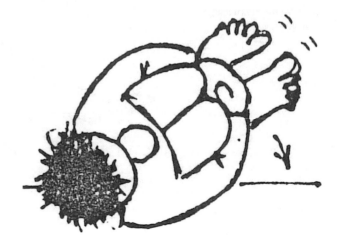

Abb. 8 „Rad fahren" (Pad-Sanchalan)

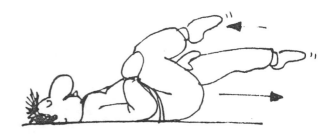

Yoga Asanas Stellung 5

„Rad fahren" (Pad-Sanchalan) (Abb. 8, Copyright L. Krenner)

Legen Sie sich auf den Rücken, strecken Sie ein Bein durch und winkeln Sie das andere Bein ab; wechseln Sie die Beine und unterstützen Sie diese Bewegungen mit Ihren Händen; 2–5-mal wiederholen.

Yoga Asanas Stellung 6

Diamantsitz (Vajr-Asana) (Abb. 9, Copyright L. Krenner)

Knien Sie, Oberkörper aufrecht, die großen Zehen aufeinanderlegen, die Hände ineinanderlegen; bewegen Sie langsam das Gesäß in Richtung Fersen, nur soweit es angenehm ist (d. h. es darf kein starkes Ziehen im Kniegelenk und auf keinen Fall Schmerzen auftreten). Richten Sie sich langsam wieder auf in die Kniestellung und wiederholen Sie die Übung 2–5-Mal.

Yoga Asanas Stellung 7

„Knie-Kuss-Stellung" (Janu-Shir-Asana) (Abb. 10, Copyright L. Krenner)

Setzen Sie sich bequem hin, strecken Sie ein Bein aus und winkeln Sie das andere ab – legen Sie die Ferse in Richtung Leiste (soweit es angenehm ist). Bewegen Sie beide Arme

Abb. 9 Diamantsitz
(Vajr-Asana)

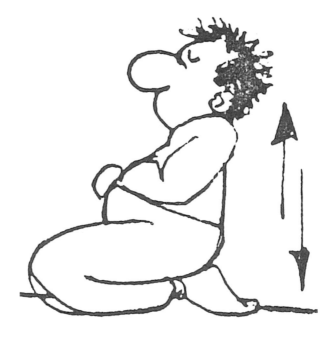

Abb. 10 „Knie-Kuss-
Stellung" (Janu-Shir-Asana)

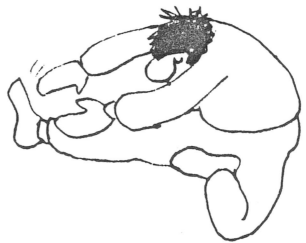

in Richtung Zehen des ausgestreckten Beines und die Stirne Richtung Knie (kein starkes Ziehen und auf keinen Fall Schmerzen). Wechseln Sie die Seite. Wiederholen Sie die Übung 2–3-Mal.

Yoga Asanas Stellung 8
Kobra (Bhujang Asana) (Abb. 11, Copyright L. Krenner)
   Legen Sie sich auf den Bauch, richten Sie den Oberkörper auf; unterstützen Sie diese Bewegung leicht durch Ihre Arme (entgegen dieser Darstellung können die Hände den

Abb. 11 Kobra
(Bhujang Asana)

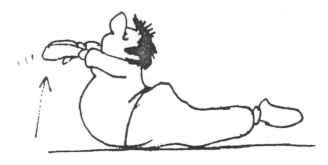

Abb. 12 Heuschrecke (Ardh-
Shalabh-Asana) Variante 1

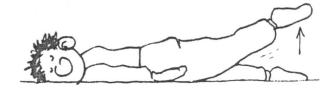

Abb. 13 Heuschrecke (Ardh-
Shalabh-Asana) Variante 2

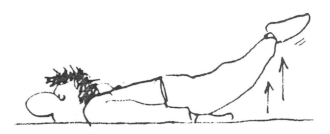

Boden berühren; aber vermeiden Sie wie bei Liegestütz den Oberkörper durch die Arme
hochzudrücken, sondern aktivieren Sie primär die Rückenmuskulatur), und geben Sie den
Kopf zurück in den Nacken, soweit es angenehm ist. Bleiben Sie etwas in dieser Stellung
und senken Sie den Oberkörper langsam wieder ab. Nach Möglichkeit sollten das Becken
und die Beine am Boden bleiben.

Yoga Asanas Stellung 9
Heuschrecke (Ardh-Shalabh-Asana) Variante 1 (Abb. 12, Copyright L. Krenner)
     Legen Sie sich am Bauch, ev. den Kopf seitlich drehen, die Arme seitlich an den Körper
legen. Heben Sie ein Bein hoch, nach Möglichkeit durchgestreckt lassen. Bleiben Sie kurz
in dieser Stellung und senken Sie es langsam wieder ab. Das andere Bein bleibt am Boden.
Wechseln Sie und heben das andere Bein hoch. Dies können Sie 2–5-Mal wiederholen.
     Heuschrecke (Ardh-Shalabh-Asana) Variante 2 (Abb. 13, Copyright L. Krenner)
     Bei dieser Variante heben Sie beide Beine gestreckt hoch (soweit es möglich ist). Sie
können diesen Vorgang durch Ihre Arme etwas unterstützen; legen Sie dazu Ihre Hände
unter die Oberschenkel und drücken Sie nach oben. Wiederholen Sie den Vorgang 2–5-Mal.

Abb. 14 Drehstellung
(Vakr-Asana)

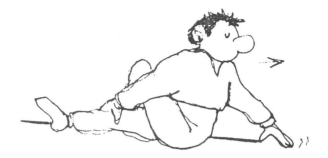

Yoga Asanas Stellung 10

Drehstellung (Vakr-Asana) (Abb. 14, Copyright L. Krenner)

Setzen Sie sich am Boden bequem aufrecht hin; winkeln Sie ein Bein ab und stellen Sie es außen an das Knie des anderen Beines. Drehen Sie die Schulter derjenigen Seite, bei der das Bein gestreckt ist, nach vor und umfassen Sie mit der Hand den Unterschenkel des gestreckten Beines. Stützen Sie sich mit dem anderen Arm am Boden ab. Machen Sie die Drehbewegung nur soweit es angenehm ist. Wiederholen Sie die Übung 2–5-Mal.

Yoga Asanas Stellung 11

Beugestellung Finger – Zehen (Hast-Pad-Asana) (Abb. 15, Copyright L. Krenner)

Stehen Sie gerade; Strecken Sie beide Arme nach oben und beugen Sie den Oberkörper langsam nach vor und die Arme nach unten; lassen Sie die Beine nach Möglichkeit durchgestreckt; für die „Experten" wäre die Zielvorgabe, dass die Finger die Zehen berühren (und die Stirne die Knie); beachten Sie aber auch hier, dass auf keinen Fall ein starkes Ziehen, oder sogar Schmerzen auftreten dürfen; bewegen Sie die Arme nur so weit nach unten, wie es für Sie angenehm ist. Wiederholen Sie diese Stellung 2–3-Mal.

Yoga Asanas Stellung 12

Rückenruhelage (Chetan-Asana) (Abb. 16, Copyright L. Krenner)

Legen Sie sich bequem auf den Rücken (weiche Matte oder Decke) und lassen Sie Ihren Geist für 2–5 Min frei.

Setzen Sie sich bequem auf und beginnen Sie die Atemübungen (Pranayama) für 2–5 Min; anschließend beginnen Sie mit der Meditation (Die Technik der Transzendentalen Meditation wird als traditionelle Yoga-Meditation 2-Mal täglich für 15 bis 20 Min bequem sitzend ausgeübt).

Die unterschiedlichen Sets der Maharishi Yoga Asanas haben eine ganzheitliche Wirkung auf den Organismus; es ist daher sinnvoll sie in der angegebenen Reihenfolge durchzuführen.

Einzelne Stellungen – im hier dargestellten Set – wirken sich spezifisch auf das Atemwegssystem aus und sind daher besonders im Zusammenhang mit viralen Erkältungskrankheiten (Covid-19) empfohlen:

Abb. 15 Beugestellung
Finger – Zehen

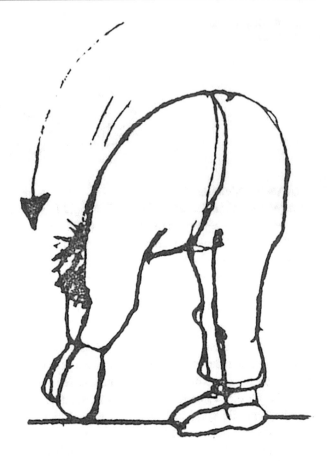

Abb. 16 Rückenruhelage
(Chetan-Asana)

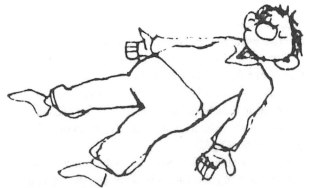

Chetan Asana, Bhujang-Asana und Ardh-Shalabh-Asana.

Im Protokoll des Ayurveda-Gesundheitsministeriums der Indischen Regierung (AYUSH) sind folgende Yoga Asanas im Zusammenhang mit Covid-19/viralen respiratorischen Erkrankungen empfohlen (Die Links sind am Ende des Beitrages angeführt):

Yoga-Protokoll für die primäre Prävention von Covid-19/virale respiratorische Erkrankungen

(Quelle: AYUSH; Protokoll des Ayurveda-Gesundheitsministeriums der Indischen Regierung)

Yoga-Stellungen: Tadasana, Pada-hastasana, Ardha Chakraasana, Trikonasana, Sitting Asana, Ardha Ushtraasana, Sasakasana, Utthana Mandukasana, Simhasana, Marjariasana, Vakrasana, Makarasana, Bhujangasana, Setubandhasana, Utthanapadasana, Pawana Muktasana, Markatasana, Shavasana.

Dieses Set von Yoga Stellungen bewirkt, u. a.:

- eine Verbesserung der respiratorischen und kardialen Leistungsfähigkeit
- Reduktion von Stress und Angstzuständen
- eine Stärkung des Immunsystems

Yoga Protokoll für die Post Covid- 19 Periode

(Quelle: AYUSH; Protokoll des Ayurveda-Gesundheitsministeriums der Indischen Regierung)

Yoga-Stellungen: Tadasana, Urdhva, Hastottanasana, Uttana, Mandukasana, Ardha ustrasana, Sasakasana

Dieses Set von Yoga Stellungen bewirkt, u. a.:

- eine Verbesserung der Lungenfunktion
- Reduktion von Stress und Angstzuständen
- eine Verbesserung der muko-ziliären Clearance

▶ **Im Anschluss an die Yoga Asanas beginnen Sie mit den Pranayama-Atemübungen und der Meditation.**

Yoga Atemübungen – Pranayama

Im Yoga werden mehrere Arten des Pranayama unterschieden. Hier wird eine einfache, mühelose Form dargestellt, die allgemein praktiziert werden kann (Sukh Pranayama).

Indikationen

- Allgemein als tägliche Gesundheitsroutine
- bei Unruhe-Zuständen (um Vata auszugleichen)
- Unterstützung des Atmungssystems
- als vorbeugende Maßnahme generell und speziell in Zeiten mit gehäuften Infektionen des Respirationstrakts

Kontraindikationen

- Nicht bei akuten Infektionen und Erkältungskrankheiten, bei denen der Atemfluss eingeschränkt und die Nasenatmung blockiert ist.
- Nicht 2–3 h nach einer größeren Mahlzeit.
- Nicht wenn die Durchführung des Pranayama unangenehm ist.

Wenn vom Ayurveda Arzt oder Yogalehrer nicht anders empfohlen, wird diese Form des Pranayama zweimal täglich für 2–5 Min praktiziert, nach den Yoga Asanas und vor der Meditation. Generell wäre es sinnvoll vor jeder Meditationssitzung einige Minuten Pranayama zu machen.

Yoga Pranayama (Abb. 17, Copyright L. Krenner)
Man sitzt bequem, aufrecht (wenn man die Meditation anschließt, dann am besten gleich in derselben bequemen Position, wie dann zur Meditation), und schließt die Augen; verwendet den rechten Daumen, legt ihn von außen auf den unteren Teil der Nase und schließt damit sanft das rechte Nasenloch, atmet links aus, links wieder ein und wechselt die Fingerposition: nun verwendet man den rechten Mittel- und Ringfinger schließt damit sanft das linke Nasenloch und atmet rechts aus und rechts wieder ein und wechselt: mit Daumen rechtes Nasenloch sanft zudrücken, links ausatmen, links einatmen und wechseln: Mittel- und Ringfinger, linkes Nasenloch sanft zuhalten, rechts ausatmen, rechts einatmen, usw.

Bei dieser Grundübung des Pranayama atmet man mit normaler Stärke und Atemfrequenz; bei dieser Übung wird der Atemfluss abwechselnd durch den linken und rechten Nasengang gelenkt; die Atmung selbst wird nicht kontrolliert.

Die Übung führt zu einer Beruhigung der Atmung und ist eine gute Vorbereitung für die anschließende Meditationssitzung.

Pranayama kann auch als eigene Übung ohne Asanas und ohne Meditation praktiziert werden, speziell um „Prana", den Lebensatem, auszugleichen. In diesem Fall kann es 2–5-mal täglich für einige Minuten praktiziert werden (auch bei offenem Fenster, oder in freier Natur).

Abb. 17 Yoga Pranayama

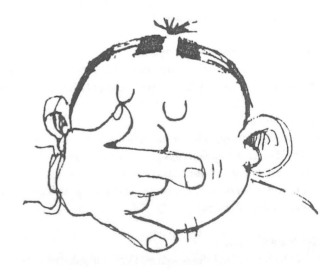

5 Case Reports

5.1 Case Report Nr. 1 (klinische Erfahrung mit eigener Patientin)

HH, weiblich, 63 Jahre, Pensionistin

5.1.1 Anamnese
- Größe 175 cm
- Gewicht 68 kg
- Blutdruck 105–120/70–80
- Verdauung: gut, regelmäßiger Stuhlgang
- Schlaf: gut
- Vorerkrankungen, Operationen: Leistenbruch OP (1963), TE (1970/71), Gallenblasen-operation (2018), Lumbalgie
- früher oft Panikattacken, Angstzustände; seit regelmäßigen Meditationsübungen (TM-Technik) deutlich gebessert
- Derzeitige gesundheitliche Probleme: Schulterschmerzen
- Covid-19:
- Infektionsquelle: Partner
- Krankheitsbeginn/erste Anzeichen: kein Appetit (bei Patientin ungewöhnlich)

5.1.2 Krankheitsverlauf
Akutphase
ca 1 Woche, Gliederschmerzen, leichter Husten, 3 Tage lang Fieber (38 Grad – normaler-weise niedrige Körpertemperatur und sehr selten Fieber) tagelang absolut keinen Appetit, erst gegen Ende: kompletter Verlust des Geruchssinnes, die meiste Zeit gelegen, aber untertags kaum geschlafen, die 10 Tage Quarantäne sind schnell vergangen, keine Angst-phänomene.

Rekonvaleszenz-Zeit
außer dem Geruchsverlust keinerlei Nachwirkungen, der Geruchssinn war etwa 2–3 Wo-chen danach wieder vorhanden

5.1.3 Covid-19 Therapie
- Einnahme schulmedizinischer Medikamente: keine
- Einnahme komplementärmedizinischer Präparate (Heilkräuter, Tees, Vitamine, etc.):
- 5–10 gtt tgl Vit D + K (5000–10.000 E), 1 Kps Selen mehrmals tägl., Magnesium, Vit-amin C, alle 2 Std. MA 505 (Triphala) und MA 687 (ayurvedische Nahrungsergänzungs-mittel auf Kräuterbasis)
- regelmäßige Ausübung der Technik der Transzendentalen Meditation (TM)
- Yoga Asanas: während der akuten Erkrankung nicht, sonst regelmäßig in der Früh ca 1/2 h

5.2   Case Reports (externe Literatur)

5.2.1   Case Reports Nr. 2

Dokumentation von drei bestätigten COVID-19-Fällen, die mit Ayurveda Medizin behandelt wurden und deren Krankenhausaufenthaltsdauer im Vergleich zum nationalen Durchschnitt deutlich verkürzt war. Die ayurvedische Behandlung hatte einen signifikant positiven Einfluss auf die geistige und körperliche Lebensqualität dieser COVID-19-Patienten. Sowohl der körperliche als auch der psychische Zustand verbesserte sich nach der Behandlung jeweils um mehr als 50 %.

(Arshath Jyothi PS, Dileep A, Devarajan D, Sharma A, Kumari S, Rathuri S, et al. Three case reports of moderate COVID-19 infection managed through Ayurvedic approach. J Ayurveda Case Rep 2020;3:84–90; DOI: 10.4103/jacr.jacr_57_20).

5.2.2   Case Reports Nr. 3

In dieser Arbeit werden 2 COVID-19 Patienten vorgestellt, die unter einer mittelschweren Symptomatik litten. Die ayurvedische Behandlung zeigte einen deutlichen Rückgang der Entzündungsparameter, wie C-reaktives Protein, Laktatdehydrogenase und D-DIMER.

(Mahto RR, Jyothi A, Dileep A, Shukla A, Gauri A. Efficacy of Ayurveda and Yoga in the management of SARS-CoV-2: Two case reports. J Ayurveda Case Rep 2020;3:127–32; DOI: 10.4103/jacr.jacr_9_21).

5.2.3   Case Report Nr. 4

In dieser Arbeit wird der erste bekannte Fall eines COVID-19-positiven Patienten beschrieben, der ausschließlich mit Ayurveda behandelt wurde (Patient war 49 Jahre alt). Bisher konnte in der modernen westlichen Medizin kein spezifisches Mittel gegen COVID 19 gefunden werden. Die einzig in Zusammenhang mit der Behandlung von COVID 19 stehende, relevante Literatur ist in der Traditionell Chinesischen Medizin (TCM) zu finden. Die TCM, die in China verbreitet bei der Bekämpfung der Epidemie eingesetzt wurde, setzt ähnlich wie die ayurvedische Therapie, auf den Einsatz von Kräuterpräparaten.

In diesem Fall entschied sich der Patient, der bereits mit der Anwendung von ayurvedischen Nahrungsergänzungsmitteln vertraut war, sich nur auf Empfehlungen der Ayurveda Medizin zu konzentrieren. Obwohl der Patient an Symptomen wie hohem Fieber, starken Gliederschmerzen und starkem Husten, sowie vielen anderen Begleitsymptomen von CO-VID-19 litt, konnte das Fortschreiten der Krankheit durch die ausschließliche Einnahme von ayurvedischen Kräutermischungen und der Beachtung von ayurvedischen Ernährungsempfehlungen innerhalb kurzer Zeit gestoppt werden

(Girija PLT, Sivan N. Ayurvedic treatment of COVID-19/SARS-CoV-2: A case report. J Ayurveda Integr Med. 2020 Jun 19:S0975-9476(20)30042-5. doi: 10.1016/j. jaim.2020.06.001).

5.2.4   Case Report Nr. 5

In dieser Arbeit wird von einem 52-jährigen Patienten berichtet mit schwerem COVID-19 Verlauf und mit allen dazugehörigen Prädiktoren, die auf eine schlechte Prognose hinweisen, einschließlich IL-6, D-Dimer, Ferritin und CRP, zusätzlich zum 18/25 Chest Severity Score. Der Patient wurde zunächst etwa 14 Tage lang auf der Intensivstation in einem COVID-Krankenhaus der Tertiärversorgung behandelt. Da sich der klinische Zustand nicht verbesserte, wurde auf Wunsch des Patienten eine Ayurveda-Behandlung eingeleitet. Die 19-tägige Ayurveda-Intervention in Kombination mit der Standardpflege auf der Intensivstation, führte neben der Korrektur der Biomarker zu einer vollständigen klinischen Genesung des Patienten.

(Rastogi S.; Ayurveda co-interventions have supported complete recovery in Severe COVID- 19 infection with a Chest Severity Score 18/25: A Case Report. J Ayurveda Integr Med. 2021 Mar 12. doi: 10.1016/j.jaim.2021.02.008).

5.2.5   Case Report Nr. 6

Diese Studie dokumentiert die Ergebnisse einer ayurvedischen Intervention bei einer COVID-19-Patientin mit schwerer Hypoxie, die eine unterstützende Sauerstofftherapie erforderte. Die Patientin entwickelte Fieber, starken Husten, Geruchs- und Geschmacksverlust, Anorexie, Kopfschmerzen, Gliederschmerzen, Schüttelfrost und Müdigkeit. Sie wurde ins Krankenhaus eingeliefert, als sie schwere Atembeschwerden bekam. Später wurde sie durch RT-PCR positiv auf COVID-19 getestet.

Auf Wunsch der Patientin wurde eine ayurvedische Behandlung integriert, nachdem der SpO2 trotz Sauerstoffunterstützung nicht über 80 % anstieg. Zusätzlich zur weitergeführten Sauerstofftherapie wurden der Patientin ayurvedische Kräuterpräparate verabreicht. Auf Wunsch der Patientin wurden alle allopathischen Medikamente (außer Vitamin C) abgesetzt. Die Patientin zeigte innerhalb eines Tages nach Verabreichung der ayurvedischen Präparate eine klinische Besserung, konnte ohne Atembeschwerden sprechen, essen und aufrecht im Bett sitzen; ihr SpO2 wurde zwischen 95 % und 98 % stabil. In den nächsten zwei Tagen war sie ohne Sauerstoffunterstützung asymptomatisch und wurde in der folgenden Woche aus dem Krankenhaus entlassen. Bei der Patientin lagen als Risikofaktoren Fettleibigkeit und hohes Plasma-CRP vor.

(Joshi JA, Puthiyedath R. Outcomes of Ayurvedic care in a COVID-19 patient with hypoxia – A Case Report. J Ayurveda Integr Med. 2020 Oct 13. doi: 10.1016/j. jaim.2020.10.006).

5.2.6   Case Report Nr. 7

Der in dieser Arbeit dargestellte Fall beschreibt einen 55-jährigen Mann der positiv auf COVID-19 getestet wurde und der zuerst 7 Tage lang konventionell behandelt wurde, bevor er eine integrative Therapie bekam. Der Patient hat Begleiterkrankungen wie Diabetes mell., Hypertonie, Hypothyreose und chronische Nierenschwäche. Er entwickelte

Symptome wie Fieber (das bis zum Beginn der integrativen Therapie abgeklungen war), Halsschmerzen, trockenen Husten, Gliederschmerzen, allgemeine Schwäche, reduzierter Geschmacks- und Geruchsinn und ein Schweregefühl im Bauch. Basierend auf den Symptomen und Begleiterkrankungen des Patienten wurde ein Behandlungsplan mit ayurvedischen Kräuterpräparaten, einem speziellen Yoga-Übungsprotokoll, Ernährungsempfehlungen und Lebensstiländerungen von einem Ayurveda-Arzt und einem Yoga-Lehrer verordnet. Der Patient verspürte innerhalb von 2 Tagen nach Beginn der Behandlung eine Besserung der Symptome und ein fast vollständiges Verschwinden innerhalb von 9 Tagen. Auch die Blutzuckerwerte (sowohl nüchtern, als auch postprandial) zeigten nach 5 Tagen eine signifikante Verbesserung und lagen innerhalb von 12 Tagen im Normbereich. Der RT-PCR Test war am 19. Tag negativ.

(Mishra A, Bentur SA, Thakral S, Garg R, Duggal B. The use of integrative therapy based on Yoga and Ayurveda in the treatment of a high-risk case of COVID-19/SARS-CoV-2 with multiple comorbidities: a case report. J Med Case Rep. 2021 Feb 24;15(1):95. doi: 10.1186/s13256-020-02624-1).

6   Studien und Evidenzlage
(Generell abgefragt, März 2024)

6.1   Externe Literatursuche

Im Zusammenhang mit der Covid-19 Pandemie stieg der Umfang an wissenschaftlichen Studien weltweit deutlich an. Dies zeigt sich u. a. auch in den Bereichen Ayurveda, Yoga und Meditation. Im folgenden sind die Suchergebnisse in unterschiedlichen wissenschaftlichen Studienregistern angeführt:

Cochrane Covid-19 Study Register
https://covid-19.cochrane.org/
    search interventional, randomized: Ayurveda 66, Yoga 58, Meditation 46

Pubmed, National Library of Medicine
https://pubmed.ncbi.nlm.nih.gov/
    COVID-19 filter
    search RCT/Meta-Analysis: Ayurveda 9, Yoga 8, Meditation 10

WHO search
https://search.bvsalud.org/global-literature-on-novel-coronavirus-2019-ncov/
    search RCT: Ayurveda 58, Yoga 132, Meditation 98
    Diese Studienergebnisse zeigen generell die Sinnhaftigkeit integrativ-medizinischer Maßnahmen am Beispiel von Ayurveda Medizin, Yoga und Meditation, und zwar in den Bereichen Infekt-Prävention, bei SARS-CoV-2 positiven Patienten mit keinen, leichten, oder schweren Symptomen, bzw. in der Rekonvaleszenzphase (Post Covid, Long-Covid).

Die Sinnhaftigkeit der unter dem Abschnitt „Therapie" in diesem Artikel angegebenen Empfehlungen wird durch das vorliegende Studienmaterial bestätigt (Ernährung, Lebensstil, Phytotherapie, sowie Yoga und Meditation).

6.2   Reviews und Meta-Analysen

Evaluierung ayurvedischer Konzepte. Diagnostische und therapeutische Grundprinzipien der Ayurveda Medizin in der Bekämpfung von Pandemien, die sich in ihrer langen Geschichte bewährt haben und deren Anwendung auch in der gegenwärtigen Covid-19 Pandemie sinnvoll erscheinen: Yoga, Meditation, Ernährung, Phytotherapie (Dravya guna), Physiotherapie und Entschlackungsbehandlungen (Panchakarma), etc.

6.2.1   Integrative Medizin (Reviews)

Es wurde die wissenschaftliche Literatur überprüft, um CIM-Praktiken zusammenzufassen (Complementary and Integrative Medicine), die für die Verbesserung der physischen und psychischen Gesundheit und des Wohlbefindens der Bevölkerung unter den aktuellen Pandemiebedingungen von Vorteil sein könnten.

In Medline wurde eine qualitative, nicht-systematische Literaturrecherche durchgeführt, um Literatur zu identifizieren, die präventive und therapeutische CIM-Ansätze zur Stärkung der psychischen und physischen Gesundheit beschreibt. Für eine Vielzahl von CIM-Ansätzen wurden klinische Beweise gefunden, die auf positive Effekte hinweisen. CIM-Ansätze umfassen unter anderem spezifische diätetische Maßnahmen und ausgewählte Mikronährstoffe, körperliche Aktivität, Techniken aus der Mind-Body-Medizin, einzelne Botanicals oder Botanical Compounds und Aufenthalte in der Natur. Die Auswirkungen von CIM-Maßnahmen auf Erkrankungen wie Adipositas und Bluthochdruck sind hier von besonderer Relevanz, da diese Erkrankungen als Risikofaktoren für einen schweren Verlauf von COVID-19 gelten. Darüber hinaus wurde ein möglicherweise direkter Effekt von CIM-Ansätzen auf Immunfunktionen und klinische Parameter bei Atemwegsinfektionen wie Influenza identifiziert. Die Ergebnisse dieser Überprüfung könnten für Kliniker, Patienten und die allgemeine Bevölkerung während der aktuellen Pandemie hilfreich sein, wenn sie CIM-Optionen diskutieren und/oder erwägen. *(Seifert G, Jeitler M, Stange R, Michalsen A, Cramer H, Brinkhaus B, et al.; Front Med 2020)* Weitere Arbeiten:

- Kim TH, Kang JW, Jeon SR, Ang L, Lee HW, Lee MS. Use of Traditional, Complementary and Integrative Medicine During the COVID-19 Pandemic: A Systematic Review and Meta-Analysis. Front Med (Lausanne). 2022 May 9;9:884573. https://doi.org/10.3389/fmed.2022.884573. PMID: 35615091; PMCID: PMC9125211.
- *Bhushan Patwardhan, Sarika Chaturvedi; Journal of Ayurveda and Integrative Medicine; 2020.*
- *Ashok DB. Vaidya, Rama Vaidya, Ashwinikumar Raut; Journal of Ayurveda and Integrative Medicine; 2020.*

- *Caio Fabio Schlechta Portella, et al.; Integrative Medicine Research, 2020.*
- *Arush Lal, et al.; The Lancet, 2021.*
- *López-Alcalde J, Yan Y, Witt CM, et al; Cochrane Complement Med Switz., 2020.*

6.2.2 Ayurveda (Reviews)

In den folgenden Übersichtsartikeln wird allgemein der Ansatz der AyurVeda Medizin im Zusammenhang mit Covid-19 diskutiert und bestätigt: Ayurveda, als traditionelles Medizinsystem in Indien, hat seine Erfahrungen mit Epidemien der vergangenen Jahrtausende aufgezeichnet und als Janapadodhwamsa oder Maraka beschrieben. Es hat Faktoren der Krankheitsentstehung (Nidana), der Beeinflussung des Schweregrades der Erkrankung und der Behandlung und der Prävention von Krankheiten, dokumentiert. Die vorliegende Arbeit verwendet dasselbe in Samhitas (den traditionellen Lehrbüchern) beschriebene Modell, das die Widerstandsfähigkeit des Wirts (Nija) gegenüber dem externen Agens/Virus (Agantuja) in den Vordergrund stellt; dieselben Prinzipien werden auch in der Prävention angewendet. Dabei wird das Jwara-Modell übernommen, um verschiedene Stadien von COVID-19 zu erklären und zu behandeln. Es schlägt Managementrichtlinien vor, die Ahara (Ernährungsprinzipien) und Oushadha (Medikation) für verschiedene Krankheitsstadien, bezogen auf die individuelle Gesundheitssituation der Patienten, empfehlen; dabei geht es um Prinzipien der Modifikation der Wirtsfaktoren (Dosha Hara) und potenzieller antiviraler Substanzen (Prativisha).

(Adluri P., et al; Journal of Ayurveda and Integrative Medicine (2020)
Weitere Arbeiten:

- *Kotwani P., et al; Journal of Family Medicine and Primary Care (2021)*
- *Rastogi S.; J Ayurveda Integr Med. (2020)*
- *Bhapkar V., et al; J Ayurveda Integr Med. (2020)*
- *Payyappallimana U., Kessler CS, et al; J Altern Complement Med. (2020)*
- *Rais A., et al.; J Ayurveda Integr Med. (2021)*
- *Kirthana V., et al.; International Journal of Health and Allied Sciences (2020).*

Nachdem der Schwerpunkt der Arbeiten im Bereich Ayurveda und Covid-19 auf der Anwendung von Heilpflanzen liegt, beschäftigen sich auch die Reviews zum größeren Teil mit Phytotherapie.

- *Singh RS, et al; Phytother Res. 2021 Aug.*
- *Adithya J, et al; Curr Pharm Biotechnol. 2021.*
- *Idrees M, et al; Curr Pharm Biotechnol. 2021.*
- *Ang L, et al; J Clin Med. 2020.*

6.2.3   Transzendentale Meditation (Reviews, Research-Summaries)

Ein Review von David Orme-Johnson fasst unterschiedliche Referenzen zusammen die bestätigen, dass die Technik der Transzendentalen Meditation (TM) ein nützliches Werkzeug zur Stärkung der viralen Immunität ist. Er beschreibt Forschungen, die zeigen, dass TM einen physiologischen Zustand ruhevoller Wachheit erzeugt, der dem von Stress entgegengesetzt ist. Er zitiert u. a. Forschungsergebnisse, die darauf hinweisen, dass TM-Praktizierende einen höheren Anteil an zirkulierenden weißen Blutkörperchen haben und berichtet über eine Studie, die zeigt, dass die TM-Technik positive Auswirkungen für HIV-Patienten hat. Er beschreibt Studien zur Inanspruchnahme von Gesundheitsleistungen, die zeigen, dass TM-Meditierende die Krankenhausaufenthalte in allen Krankheitskategorien deutlich reduziert haben, mit 73 % niedrigeren Raten für die Kategorien HNO- und Lungenerkrankungen. In diese Kategorie fallen Krankheiten, die durch Viren und Bakterien verursacht werden, wie zum Beispiel Erkältungen, Nasennebenhöhlenentzündungen, Halsschmerzen, Bronchitis und Lungenentzündung. Studien zeigen, dass Krankenhausaufenthalte und ambulante Arztbesuche insbesondere bei älteren Patienten im Vergleich zu altersgleichen Kontrollen reduziert sind. Längsschnittstudien zeigen, dass die verringerte Inanspruchnahme der Gesundheitsversorgung im Vergleich zu nicht meditierenden Kontrollen erst beginnt, nachdem sie TM gelernt haben (d. h. sie waren von Anfang an nicht gesünder).

Obwohl es noch keine randomisierten kontrollierten Studien (RCTs) zu den Auswirkungen von Transzendentaler Meditation bei Viruserkrankungen gibt, gab es RCTs zu Herzerkrankungen und Mortalität, die überzeugende Beweise dafür liefern, dass die TM-Praxis der ursächliche Faktor für den gesundheitlichen Nutzen in diesen Bereichen ist. Zukünftige, gut kontrollierte Studien zu den Auswirkungen von TM auf Viruserkrankungen wären sinnvoll.

(David W. Orme-Johnson; The Transcendental Meditation Technique as a Tool to Strengthen the Immune System; March 12, 2020)

(RCTs über die TM-Technik, siehe 8.4.1.a), 10.4.a) und Frass M, Krenner L. Integrative Medizin: Evidenz-basierte komplementärmedizinische Methoden. 2019; Springer, Kap. 37.4.4, S. 951).

Weitere Reviews, Research-Summaries und Datenbanken
TM-Research Datenbank (über 600 wissenschaftliche Studien abrufbar):
https://researchtm.net
TM-Research-Summary (Maharishi International University, USA):
https://research.miu.edu/
Transzendentale Meditation, Zusammenfassung wissenschaftlicher Studien; das Wichtigste aus über 600 Arbeiten:
www.ayurveda.at/Aerzte/pdf/tm-broschuere-studien-allg.pdf (PDF 2,8 MB)
Kurze Zusammenfassung TM-Studien – TM-Artikel: https://ayurveda.at/TM-Uebersicht-ind-koll1.pdf

6.2.4 Yoga (Reviews)

In diesen Reviews wird in erster Linie die Sinnhaftigkeit körperlicher Bewegung während der Quarantäne-Zeit hervorgehoben, speziell zur psychischen Stabilisierung und Stärkung des Immunsystems:

- *Chtourou H, et al; Front Psychol. 2020 Aug.*
- *Puyat JH, et al; PLoS One. 2020 Dec.*
- *Zhang M, et al; J Occup Health. 2021 Jan.*

6.2.5 Ayurveda (Meta-Analysen)

Die Pflanzen, die in dieser Studie untersucht wurden, werden seit jeher in der traditionellen Medizin zur Behandlung von Erkältung, Husten, Asthma, Bronchitis und schwerem akutem Atemwegssyndrom in Indien und auf der ganzen Welt verwendet. Die vorliegende Studie zielte darauf ab, die Möglichkeit des Austauschs potenter antiviraler Verbindungen mit SARS-CoV-2-Zielproteinen sowie mit wirtsspezifischen Rezeptor- und Aktivator-Proteasen zu bewerten, die den viralen Eintritt in den Wirtskörper erleichtern. Molecular Docking (MDc) wurde durchgeführt, um molekulare Affinitäten von antiviralen Verbindungen mit den oben genannten Zielproteinen zu untersuchen. Schließlich wurden die Bindungsaffinitäten aller Verbindungen auch mit einem Referenzliganden, Remdesivir, gegen das Zielprotein RdRp verglichen. Darüber hinaus wurden Pharmakophor-Merkmale, die 3D-Strukturausrichtung potenter Verbindungen und das Bayes-Modell für maschinelles Lernen verwendet, um die MDc- und MD-Simulation zu unterstützen. Insgesamt betonte die Studie, dass Curcumin eine starke Bindungsfähigkeit mit wirtsspezifischen Rezeptoren, Furin und ACE2 besitzt. Im Gegensatz dazu hat Gingerol starke Wechselwirkungen mit dem Spike-Protein und RdRp und Quercetin mit der Hauptprotease (Mpro) von SARS-CoV-2 gezeigt. Tatsächlich spielen alle diese Zielproteine eine wesentliche Rolle bei der Vermittlung der viralen Replikation, und daher wird erwartet, dass Verbindungen, die auf die vorgenannten Zielproteine abzielen, die virale Replikation und Transkription blockieren. Insgesamt besitzen Gingerol, Curcumin und Quercetin eine Multitarget-Bindungsfähigkeit, die allein oder in Kombination verwendet werden kann, um die therapeutische Wirksamkeit gegen COVID-19 zu verbessern.

(Kumar Verma A, et al; Biomed Pharmacother. 2021 May)

6.2.6 Ayurveda (RCTs)

In dieser Arbeit wird eine Patientengruppe, die traditionelle Kräuter- und Gewürzextrakte einnimmt, mit einer Kontrollgruppe verglichen (Placebo).

Interventionsarm: Kräuterextrakte von Shunthi (Zingiber officinale (Ingwer), Vidanga (Embelia ribes), Yashtimadhu (Glycyrrhiza glabra), Haritaki (Terminalia chebula), Guduchi (Tinospora cordifolia), Shatavari (Asparagus racemosus), Amalaki (Emblica officinalis), Pippali (Piper longum) und kalziniertes Zink, Shankha bhasma.

Placebo-Arm: Speisestärke, 450 mg

Primäres Ergebnis: Wirksamkeit der Kräuterextrakte bei COVID 19-positiven Patienten: sinkende Viruslast nach 4 Tagen und rasche Erholung.

Sekundäres Ergebnis: Wirksamkeit der Kräuterextrakte als Immunmodulator: TH1, TH2, Th17, IL6 , NK-Zellen und CD-Marker; Immunglobulin-IgG (Serum); Immunglobulin IgM (Serum).

(Rangnekar H, et al; Trials. 2020 Nov)

Weitere Arbeiten
- *Natarajan S, et al; Trials. 2020 Oct.*
- *Yadav B, et al; Trials. 2021 Jun.*

- *Natarajan S, et al; Trials.* 2021 *Sep.*
- *Devpura G, et al; Phytomedicine.* 2021 *Apr.*
- *Srivastava A, et al; Trials.* 2021 *Feb.*

6.2.7 Yoga (Meta-Analysen)

Das Ziel dieser systematischen Übersicht und Metaanalyse ist es, die Auswirkungen von Yoga, Massagetherapie, progressiver Muskelentspannung und Dehnung auf die Linderung von Stress und die Verbesserung der körperlichen und geistigen Gesundheit von Gesundheitspersonal zu bestimmen. Beschäftigte im Gesundheitswesen sind in Zeiten von CO-VID-19 besonders belastet.

Ergebnis: Körperliche Entspannung kann helfen, berufsbedingten Stress bei Beschäftigten im Gesundheitswesen zu reduzieren. Yoga ist besonders effektiv und bietet die Möglichkeit online an den Unterrichtseinheiten teilzunehmen.

(Zhang M, et al; J Occup Health. 2021 *Jan)*

6.2.8   Yoga (RCTs)

RCT Nr. 1

Atemübungen und Pranayamas zur Verringerung der Anstrengung beim Anhalten des Atems *(Shukla M, et al; Complement Ther Clin Pract.* 2020*)*

RCT Nr. 2

Online gestreamte Yoga-Intervention zu Stress und Wohlbefinden von Menschen, die während COVID-19 von zu Hause aus arbeiten.

Im Vergleich zur Kontrollgruppe berichtete die Yoga-Gruppe über signifikante Verbesserungen beim subjektiven Stressempfinden, psychischem Wohlbefinden, Depression und Bewältigung der Selbstwirksamkeit, jedoch nicht bei Stress und Angst. Die Teilnehmer erlebten Vorteile für die körperliche und geistige Gesundheit und berichteten von einer hohen Akzeptanz und Freude an der Intervention.

(Wadhen V, Cartwright T.; Work. 2021*)*

RCT Nr. 3

In dieser Arbeit wird von Videokonferenz-Yoga-Angeboten für Krebspatienten und ihre Betreuer während der COVID-19-Pandemie berichtet.

Obwohl persönliche Interventionen sowohl von den Studienteilnehmern als auch von den Betreuern bevorzugt werden, wurden die Videokonferenzsitzungen als gut beschrieben. Alle Teilnehmer profitierten von einer früheren persönlichen Erfahrung mit Yoga, die für ältere und fortgeschrittene Krebspatienten hilfreich und möglicherweise notwendig war. In der online Situation scheint die Unterstützung durch das Pflege- und Betreuungspersonal besonders vorteilhaft zu sein, um die Sicherheit in der Durchführung zu gewährleisten.

(Snyder S, et al; Integr Cancer Ther. 2021 *Jan)*

RCT Nr. 4

Der Zweck dieser Arbeit besteht darin, die Bereitstellung integrativer klinischer onkologischer Dienstleistungen und die Durchführung von Forschungen am Leonard P. Zakim Center for Integrative Therapies and Healthy Living am Dana-Farber Cancer Institute während der COVID-19-Pandemie zu beschreiben. Klinische Dienstleistungen wurden von persönlichen terminbasierten Dienstleistungen wie Akupunktur und Massage und Gruppenprogrammen wie Yoga- und Ernährungsseminaren zu einer Kombination aus Live-Streaming und virtuellen On-Demand-Gruppen- und Einzel-Programmen umgeändert. Das Volumen des Gruppenprogramms stieg von 2189 persönlichen Patientenbesuchen in den 6 Monaten vor Ausbruch der COVID-Pandemie auf 16.366 virtuelle Patientenbesuche (z. B. Live-Streaming oder On-Demand) in den ersten 6 Monaten der Pandemie. Aus wissenschaftlicher Sicht wurden zwei integrative Onkologiestudien mit Fokus auf Yoga bzw. Musiktherapie vom persönlichen Setting in ein virtuelles Format überführt. Insgesamt legen unsere klinischen und Forschungsbeobachtungen am Dana-Farber Cancer Institute nahe, dass die Bereitstellung virtueller integrativer onkologischer Behandlungen machbar und für Patienten attraktiv ist.

(Knoerl R, et al; Support Care Cancer. 2021 Aug)

6.2.9 Transzendentale Meditation (RCTs)

RCT Nr. 1

Hypertonie, Herz-Kreislauf Erkrankungen als Covid-19-Risiko-Faktoren:

In einem wissenschaftlichen Statement der American Heart Association – AHA wird festgestellt, dass komplementärmedizinische Ansätze für Menschen mit Hypertonie, bzw. Hypertonie-Gefährdung in unterschiedlichen Situationen hilfreich sein können:

- präventivmedizinisch bei Risikogruppen mit Blutdruckwerten noch im Normbereich
- als zusätzlicher Therapieansatz bei erhöhtem Blutdruck
- wenn die Standard Medikation nicht toleriert wird, bzw. Nebenwirkungen auftreten.

Das AHA-Fachgremium hat 3 komplementärmedizinisch-therapeutische Kategorien bewertet:

- Bewegungstherapien (exercise-based regimens)
- Verhaltenstherapien wie z. B. Meditation und
- nicht-invasive Maßnahmen bzw. Instrumente (non-invasive procedures or devices), einschließlich Gerätegesteuertes langsames Atmen (device-guided slow breathing).

Das Review beinhaltet keine Beurteilungen über Ernährungsmaßnahmen und Behandlungen

mit Heilkräutern (- die zusätzliche wichtige Therapieaspekte der Ayurveda Medizin darstellen).

Zusammenfassend konnte durch das AHA-Fachgremium eine Blutdruck-senkende Wirkung
nachgewiesen werden für:

- Körperliche Bewegung (abh. von Intensität und Dauer); spazieren gehen, wandern und laufen erzeugen einen moderaten Benefit; isometrische Handgriff-Übungen (isometric hand grip exercises) über 4 Wochen zeigten überraschenderweise die deutlichsten Ergebnisse im Bezug auf ihren anti-hypertonen Effekt.
- Verhaltenstherapien/Entspannungsmethoden:

  In dieser Kategorie wurde die Technik der Transzendentale Meditation (TM) und Biofeedback erwähnt. Für alle anderen Meditationsformen (einschließlich Zen-Meditation) gibt es keine ausreichende Datenlage die derzeit ihre Anwendung rechtfertigen würde.

  In dem Statement wurde u. a. auch erwähnt, dass mehrere der untersuchten komplementären Methoden, wie z. B. Transzendentale Meditation, eine Vielfalt an gesundheitlichen und psychologischen Vorteilen bringen – zusätzlich zur Blutdrucksenkenden Wirkung und kardiovaskulären Risiko-Reduktion.

(Robert D. Brook, et al; Beyond Medications and Diet: Alternative Approaches to Lowering Blood Pressure, A Scientific Statement From the American Heart Association (AHA);
Hypertension, 2013; 61:1360-1383)

Weitere Hypertonie Arbeiten über TM
James W. Anderson, et al; American Journal of Hypertension, 2008
Robert H. Schneider, MD, et al.; Circulation, Cardiovascular Quality and Outcomes, 2012
Nidich, Sanford, et al; American Journal of Hypertension, 2009
Rainforth, Maxwell V., et al; Current Hypertension Reports, 2007
Alexander CN, Schneider RH, et al; Hypertension, 1996
Schneider RH, Staggers F, et al; Hypertension, 1995
Wenneberg, S. R.; Schneider, et al; Psychosomatic Medicine, 1994

Effekte der Stress-Reduktion auf Arteriosklerose bei Hypertonie-Patienten
Castillo-Richmond, et al; Stroke, 2000

Weitere RCTs über TM
(siehe Frass M, Krenner L. Integrative Medizin: Evidenz-basierte komplementär-medizinische Methoden. 2019; Springer, Kap. 37.4.4, S. 951)

RCT Nr. 2

Posttraumatische Belastungsstörung–PTSD/Angststörungen

Die posttraumatische Belastungsstörung (PTSD) ist eine komplexe und schwer zu behandelnde Störung, von der z. B. 10–20 % der Militärveteranen in den USA betroffen sind. Frühere Forschungen haben die Frage aufgeworfen, ob eine nicht-traumafokussierte Behandlung bei der Reduzierung der PTSD-Symptome ebenso wirksam sein kann wie eine Trauma-Expositionstherapie. Diese Studie zielte darauf ab, die nicht-traumafokussierte Praxis der Transzendentalen Meditation (TM) mit der Langzeit-Expositions-Therapie (PE) in einer klinischen Studie zu vergleichen und beide Therapien mit einer PTSD-Gesundheits-Erziehungs-Kontrollgruppe (HE) zu vergleichen.

Nidich, Sanford, Mills, Paul J , et al; PTSD; The Lancet Psychiatry, (2018)

Kenneth R. Eppley, et al; meta-analysis on trait anxiety; Journal of Clinical Psychology, 1989

RCT Nr. 3

Positive Auswirkungen bei CHD-Patienten auf den Stoffwechsel – Metabolic syndrome

Paul-Labrador, Maura; et al; Archives of Internal Medicine, 2006

RCT Nr. 4

Eine Untersuchung von Dr. Orme-Johnson aus dem Jahr 1987 verglich in einem Zeitraum von 5 Jahren die Inanspruchnahme von Leistungen einer Krankenversicherungsgesellschaft in den USA. Ausgewertet wurden Daten von 2000 Praktizierenden der TM-Technik, und diese wurden mit denen von ca. 600.000 Versicherungsnehmern derselben Gesellschaft verglichen.

Die statistischen Auswertungen der Krankenhaustage pro 1000 Versicherte ergaben u. a.:

- 50,2 % weniger in der Altersgruppe 0–18 Jahre,
- 50,1 % weniger in der Gruppe 19–39 Jahre und
- 69,4 % weniger in der Gruppe der über 40-Jährigen.

Für dieselben drei Alterskategorien wurden um 46,8 %, 54,7 % und 73,7 % weniger Hausvisiten

durchgeführt. Für alle 17 medizinischen Hauptbehandlungskategorien waren die Krankenhauseinweisungen pro 1000 Versicherte bei der TM-Gruppe durchwegs niedriger als der

Norm entsprechend; u. a. Infektionskrankheiten −30,4 %, Herzerkrankungen −87,3 %, psychische

Störungen −30,6 %, Krankheiten des Nervensystems −87,3 %

(Orme-Johnson D. Medical care utilization; Psychosom Med. (1987).

RCT Nr. 5

Resistenz-Erhöhung gegenüber Stress-Belastungen:

Geringere emotionale Empfindlichkeit gegenüber Stress: Die Ergebnisse dieser Arbeit deuten darauf hin, dass die Technik der Transzendentalen Meditation die affektive/motivative Dimension der Reaktion des Gehirns auf Schmerzen reduziert.

(Orme-Johnson DW, Schneider RH, et al; Cogn Neurosci Neuropsychol (2006)

Weitere Arbeiten über TM

Gaylord et al. (1989); Int J Neurosci (1989)

Schneider RH, Alexander CN, et al; Am J Hypertens (2005)

Nidich, Sanford, et al; American Journal of Hypertension, 2009

Rainforth, Maxwell V.; Schneider, Robert H.; et al; Current Hypertension Reports, 2007

Broome, J. Richard N.; et al; Journal of Social Behavior and Personality, 2005

Gaylord C, Orme-Johnson D, Travis F; Int J Neurosci (1989)

Kosteneinsparungen im Gesundheitssystem

(siehe Frass M, Krenner L. Integrative Medizin: Evidenz-basierte komplementär-medizinische Methoden. 2019; Springer, Kap. 34.10.2, S 868)

Naim Tahiraga, Diplomarbeit, Medizinische Universität Wien, 2012

Herron, R. E.; Schneider, et al.; The American Journal of Managed Care, 1996

Soziologische Studien, 1 %-Effekt

Kollektive Stress-Belastung/Kollektive Gesundheit/Kohärenz im Kollektiv-Bewusstsein: 1 % Studien:

Neben den Auswirkungen der TM-Technik auf den Gesundheitszustand des einzelnen Menschen

zeigten die Ergebnisse soziologischer Untersuchungen die direkten positiven Wirkungen auf das Kollektivbewusstsein größerer Gruppen. Zum Beispiel war ein Ergebnis dieser Arbeiten die Verbesserung der Lebensqualität von Städten, sobald die Anzahl der Personen, die die TM-Technik ausübten, in der jeweiligen Stadt etwa 1 % der Bevölkerung erreichte. Dieses als 1 %-Effekt bzw. Maharishi-Effekt in die Literatur eingegangene soziologische Phänomen konnte inzwischen mehrfach reproduziert und bestätigt werden. Für das TM-Sidhi Programm, ein TM-Fortgeschrittenenprogramm, werden die Ergebnisse des Maharishi-Effekts bereits mit der Quadratwurzel aus 1 % erreicht (Spivack und Saunders 2020).

Im Journal of Conflict Resolution wurde 1988 eine Arbeit veröffentlicht, die an der Maharishi

International University (MIU) als „Internationales Friedensprojekt im Nahen Osten" ausgewertet wurde und die zu dem Ergebnis kommt, dass, während in Jerusalem eine dem 1 %-Effekt entsprechende Anzahl von TM- und TM-Sidhi Praktizierenden regelmäßig ihr Programm machten, die Abnahme der Kriegsopfer im Libanon 75 % betrug. Die Lebensqualität in Israel stieg zu dieser Zeit deutlich an (Orme-Johnson et al. 1988).

Noch deutlichere Verbesserungen konnten gemessen werden, während an der Maharishi International University (MIU) in den USA eine Gruppe von über 7000 Personen (das entsprach

in etwa der Quadratwurzel aus 1 % der gesamten Weltbevölkerung im Jahr 1984) ihr Programm gemeinsam ausübten.

Links

https://ayurveda.at/meditation/#tab-708508b14d0451a2f79

https://research.miu.edu/maharishi-effect/

  Übersichtsartikel 1: https://research.miu.edu/maharishi-effect/theory-and-research-on-conflictresolution

  Übersichtsartikel 2: https://research.miu.edu/maharishi-effect/achieving-world-peace-theoryand-research/

www.truthabouttm.org/SocietalEffects/Rationale-Research/

6.2.10 Meditation allgemein

RCT Nr. 1

Vorstellung einer randomisierten, kontrollierten Studie. Erwachsene Versuchspersonen werden entweder der täglichen Nutzung einer Meditations-App für 30 Tage oder einer Kontrollgruppe (keine Nutzung der Meditations-App) zugeteilt.

  Die wichtigsten Ergebnisse sind

(1) Angst, bewertet durch Survey-Fragen, angepasst an die GAD7 und verglichen mit vor der App-Nutzung und 30 Tage danach und

(2) Wohlbefinden, bewertet durch Survey-Fragen, die von der WHO-5 angepasst wurden, Vergleich der App-Nutzung vor der Intervention und nach 30 Tagen.

(O'Donnell KT, Dunbar M, Speelman DL; Trials. 2020 Dec)

Weitere Arbeiten

- *Thimmapuram J, et al; Hosp Pract (1995). 2021 Aug.*
- *Smith RB, et al; Obstet Gynecol. 2021 Jun.*
- *Liu X, et al; Int J Environ Res Public Health. 2021 Jul.*
- *Nourian M, et al; Holist Nurs Pract. 2021 Sep.*

6.2.11 Long Covid

RCT Nr. 1

In dieser Arbeit wird die Wirksamkeit von Ayurveda-Interventionen und Yoga bei der Rehabilitation von COVID-19-Fällen, die an Langzeitfolgen von COVID 19 leiden, im Vergleich zum Rehabilitations-Selbstmanagement der WHO dargestellt.

  Multizentrische, randomisierte, kontrollierte, offene, explorative Parallelgruppenstudie. Die Studiendauer beträgt 9 Monate und der Interventionszeitraum 90 Tage.

Ergebnisse:

- Veränderung der Atemfunktion, die mittels San Diego Kurzatmigkeitsfragebogen, 6-Minuten-Gehtest und Lungenfunktionstest beurteilt wird.
- Veränderung in der hochauflösenden Computertomographie (HRCT) des Brustkorbs
- Veränderung des Fatigue-Scores, bewertet mit der Modified Fatigue Impact Scale
- Veränderung des Angst-Scores, bewertet durch Hospital Anxiety and Depression Scale Score
- Veränderung der Schlafqualität, bewertet durch den Pittsburgh Sleep Quality Index
- Veränderung der Lebensqualität, bewertet mit der COV19-QoL-Skala

(Yadav B, Rai A, et al; Trials. 2021 Jun.)

7 Zusammenfassung

Die Covid-19 Pandemie hat Schwachpunkte unseres Gesundheitssystems deutlich werden lassen. Sie hat gezeigt, dass ein isolierter, rein Virus-orientierter Ansatz in der Medizin und der Versuch, sich in der Prävention, Diagnostik und Therapie ausschließlich auf die konventionelle, „objektive" Medizin zu beschränken, nicht zu befriedigenden Ergebnissen führt.

Wenn wir über eine Neu-Orientierung unseres Gesundheitssystems nachdenken, müssen wir uns vermehrt auch mit dem Thema „Lebensstil-Pandemien" beschäftigen; Non-Communicable Diseases (NCDs) werden langfristig die große Herausforderung für unser Gesundheitssystem sein. Sie umfassen u. a. Herzkrankheiten, Schlaganfall, Typ-2-Diabetes, Krebs und chronische Atemwegserkrankungen.

Die von der WHO geschätzte Mortalität der NCDs liegt bei ungefähr 40 Mill. Menschen, weltweit, jährlich (2019).

- Herzerkrankungen und Schlaganfall: a) Mozaffarian D. et al. (2014); report from the American Heart Association. Circulation, 129(3), e28-e292; b) Yusuf S. et al. (2004); The Lancet, 364(9438), 937–952.
- Typ-2-Diabetes: a) Hu FB. et al. (2001); New England Journal of Medicine, 345(11), 790–797; b) Danaei G. et al. (2011); The Lancet, 378(9785), 31–40.
- Krebs-Erkrankungen: a) American Institute for Cancer Research. (2018); Continuous Update Project Expert Report 2018; b) Islami F. et al. (2017). Global cancer statistics 2017; A Cancer Journal for Clinicians, 68(6), 394–424.
- Chronische Atemwegserkrankungen: a) Global Initiative for Chronic Obstructive Lung Disease (GOLD). (2021); b) Pearce N. et al. (2017); Systematic Reviews, 6(1), 201.

In einer ungesunden Gesellschaft, in der ein größerer Teil der Menschen ungesund lebt, Stress-belastet ist, sich ungesund ernährt, sich zu wenig körperlich bewegt, kann man nicht erwarten, dass eine Medizin, die primär kurativ orientiert ist, den Gesundheitszustand der Bevölkerung dauerhaft verbessern kann – sie läuft den Herausforderungen hinterher.

Laut Aussagen aus dem Bereich der Gesundheitsökonomie ist für den Gesundheitszustand der Bevölkerung unser Gesundheitssystem mit ihren Gesundheitseinrichtungen nur zu 20 % verantwortlich; 80 % werden durch die Situation in der Schule, am Arbeitsplatz und privat zu Hause beeinflusst (G. Offermanns, Universität Klagenfurt; Interview, Ärzte-Woche, 05.07.2021).

Wir müssen uns bewusstwerden, dass das Leben ganzheitlich ist; daher muss auch eine moderne, effiziente Medizin ganzheitlich sein.

Bisher wurden die Chancen eines ganzheitlichen, integrativ-medizinischen Ansatzes nur in sehr beschränktem Maße genutzt. Während der Covid-19 Pandemie wurde von offizieller Seite außer Abstandhalten, Händewaschen, Mund-Nasen-Schutz, testen, impfen und Hinweisen, die in vielen Fällen Angst erzeugten, wenig Zusätzliches empfohlen das jeder Mensch für seine Gesundheit und die Stärkung seines Immunsystems tun kann (Auf die Maßnahmen im Zusammenhang mit der Covid-Impfung und der Sinnhaftigkeit der Art ihrer Durchsetzung wird in diesem Beitrag nicht eingegangen).

Die wiederholte Aussage, dass – um das Gesundheitssystem vor einem Kollaps zu bewahren – die von der Regierung getroffenen Maßnahmen alternativ-los seien, ist nicht korrekt; dies haben unterschiedliche Erfahrungen in unterschiedlichen Ländern mit unterschiedlichen Herangehensweisen an die Pandemie gezeigt; seriöse Vergleichsarbeiten, die den „österreichischen und deutschen Weg" beurteilen könnten, wurden in zu geringem Ausmaß initiiert. Im Sinne der wissenschaftlichen Objektivität ist es jedoch nicht seriös, einen großen Teil medizinischen Wissens und medizinischer Erfahrung zu ignorieren und aus dem öffentlichen Gesundheitssystem auszuschließen und dann von mangelnden Alternativen zu sprechen.

Diese in diesem Buch dargestellten ganzheitlichen Ansätze führen zu einem besseren Schutz vor viralen Infektionen. Wenn wir nicht „geduldig" warten wollen, bis weitere virulente Krankheitserreger auftauchen (aus welcher Quelle sie auch immer stammen) und sich zu einer Belastung für unser Gesundheitssystem und unsere Gesellschaft entwickeln, wäre es sinnvoll, zusätzlich ganzheitliche Gesundheitsansätze in der Prävention und Therapie vermehrt anzuwenden, für die seit Jahrhunderten positive Erfahrungen in der Praxis nachgewiesen und inzwischen auch durch umfangreiches Studienmaterial gut dokumentiert sind.

Der hier dargestellte integrativ-medizinische Ansatz einer klassischen Mind-Body Medizin beinhaltet u. a. Maßnahmen die das Immunsystem und die Selbstheilungskraft des Organismus stärken, und zwar durch individuell angepasste Diät-Empfehlungen, Nahrungsergänzungsmittel auf Heilkräuter-Basis, traditionelle Reinigungs-Verfahren, sowie Yoga-Übungen und spezifische Meditations-Techniken.

Ein grundlegend neuer und sehr spezieller Aspekt dieses Medizinsystems sind die Maßnahmen, ein gesellschaftliches Klima, d. h. ein Kollektiv-Bewusstsein zu entwickeln, das Gesundheit stärkt und gesundes Verhalten unterstützt. Dies betrifft in erster Linie Jahrtausende-alte Technologien zur Bewusstseins-Entwicklung, um Kohärenz auf individueller und kollektiver Ebene zu fördern; dabei kommen spezielle Yoga- und Meditationstechniken zum Einsatz (https://research.miu.edu/maharishi-effect/theory-and-research-on-conflictresolution).

Bewusstsein-basierte Medizin bedeutet eine Revolution des medizinischen Weltbildes. Ihre Basis ist die jahrtausendealte Vedische Wissenschaft, die von dem Vedischen Gelehrten Maharishi Mahesh Yogi in ihrer Vollständigkeit wieder entdeckt wurde. Sie beinhaltet das gesamte Wissen über Bewusstsein, Bewusstseins-Entwicklung und Bewusstseins-Forschung – das Knowhow über die Gesetzmäßigkeiten des Lebens. Bewusstsein-basierte Medizin ergänzt das gegenwärtige Verständnis der materiell-körperbezogenen Medizin hin zu einem ganzheitlichen, umfassenden „Wissen über das Leben".

Die Covid-Pandemie hat uns deutlich vor Augen geführt, dass unsere moderne Welt ein ganzheitliches, vernetztes System darstellt. Wenn wir die Herausforderungen, die mit dieser Pandemie verbunden waren und sind, als Chance sehen, dann müssen wir uns mit der Entwicklung und Umsetzung eines neuen, ganzheitlichen medizinischen Weltbildes beschäftigen und unser modernes Leben und unseren modernen Lebensstil grundsätzlich überdenken.

Das Phänomen „Corona" sollte als Auslöser dienen, um einen dringend notwendigen Bewusstwerdungs-Prozess zu initiieren und zu ermöglichen. Wir als einzelne Menschen und die Gesellschaft als Ganzes leben in einer „relativen, begrenzten Welt", der Welt des „Wach-Bewusstseins" (siehe Abschn. 2.2.3). Wir leben Teilaspekte des Lebens und sind überzeugt, dies ist die einzig wahre Realität. Es wird höchste Zeit, diesen grundlegenden Irrtum zu korrigieren (siehe „Pragya Paradha" Abschn. 2.2.7).

Unsere moderne Gesellschaft macht große Anstrengungen, um materielle Ressourcen optimal zu nutzen; um unsere geistigen-, ethischen-, moralischen, d. h. Bewusstseins-Ressourcen zu entwickeln, kümmern wir uns jedoch nur unzureichend. Unser gegenwärtiges Erziehungssystem vermittelt den jungen Menschen in erster Linie Informationsinhalte, von denen man annimmt, dass sie für die spätere Berufsausübung von Nutzen sind. Man übersieht dabei, dass das Potential des menschlichen Lebens weit über diesen gegenwärtigen Rahmen hinausgeht. Eine gezielte, umfassende, menschliche Potentialentfaltung findet im gegenwärtigen Erziehungssystem nur begrenzt statt, und dies wiederum hat gravierende negative Auswirkungen auf alle Gesellschaftsbereiche, auch auf das Gesundheitssystem (siehe „Bewusstsein-basierte Erziehung", www.SchuleOhneStress.org).

Neue, ganzheitliche Gesetzmäßigkeiten müssen unser Leben dominieren, und zwar in allen Gesellschaftsbereichen: Wirtschaft, Erziehung, Verwaltung und Gesundheit. Nützen wir also die Chance – das dafür notwendige Knowhow ist vorhanden und steht zur Verfügung. Es wäre gut, wenn durch die Pandemie unsere Bereitschaft gefördert wurde, dieses Knowhow in das bestehende Gesellschaftssystem zu integrieren.

Mit den offiziellen behördlichen Verlautbarungen des Endes der Covid-19 Pandemie sollten wir nicht dem Irrtum unterliegen, dass nun alles wieder „in Ordnung" sei und wir dort weitermachen könnten, wo wir aufgehört haben. Wir stehen vor massiven gesellschaftlichen Herausforderungen (siehe „Lebensstil-Pandemien", ganz abgesehen von den globalen Problembereichen Umwelt, Armut, Hunger und Krieg).

Wenn wir dafür ernsthaft nach effizienten Lösungsansätzen suchen, müssen wir den medizinischen Fortschritt nicht nur in der Weiterentwicklung von neuen Medikamenten, neuen technischen Apparaturen und KI-unterstützten Programmen suchen, sondern uns öffnen für ein neues Weltbild der Medizin, das den gesunden Menschen, die gesunde Gesellschaft und die gesunde Welt in den Mittelpunkt stellt. Wir müssen uns von einer isolierten Medizin und einem isolierten, medizinischen „Kasten-Denken" – objektivwissenschaftliche, konventionelle Schulmedizin versus Komplementärmedizin – herausentwickeln.

Die Weltgesundheitsorganisation (WHO) hebt seit einigen Jahren die Bedeutung der traditionellen, komplementären und integrativen Medizin hervor (TCIM).

Für die WHO zeichnet sich Komplementärmedizin u. a. aus:

- durch einen ganzheitlichen, individuell auf den jeweiligen Patienten abgestimmten Ansatz
- durch die Stärkung der Selbstheilungskräfte des Organismus
- durch Einbeziehung der Patienten als aktive Partner im Rahmen der medizinischen Betreuung
- durch Ansprechen körperlicher, geistiger und spiritueller Aspekte der Krankheit und
- durch den Fokus auf Präventiv-Medizin.

Allein jedoch das Zusammenführen von klassischer konventioneller Schul- und Komplementär-Medizin zu einem ganzheitlichen Ansatz der Integrativen Medizin wird auf längere Sicht nicht ausreichend sein. Was wir für eine effiziente, moderne Medizin benötigen ist eine ganzheitliche „Wissenschaft vom Leben".

Zusätzlich zu den wichtigen „Körper-bezogenen Ansätzen" benötigen wir eine „Medizin für den unruhigen, belasteten Geist" - eine spirituelle Medizin, die ein Antidot darstellt gegen die zunehmende Stress- und Burnout-Pandemie.

Die Lebensinhalte und die Lebensbedingungen werden sich ändern. Damit sich diese Änderungen in eine positive, gesundheitsfördernde Richtung entwickeln, ist die primäre Voraussetzung eine Änderung unseres Verhaltens und unseres Lebensstils; dies wiederum erfordert eine Änderung unseres Denkens, d. h. der Entwicklung unseres Bewusstseins. Es ist die einzige wirksame Möglichkeit, dass stabile gesunde Lebensbedingungen entstehen können; diese Entwicklung muss daher auch unsere Wohn-, Arbeits- und Umweltbedingungen miteinschließen (siehe Projekt: „Gesunde Stadt der Zukunft", ÄrzteWoche, 18.6.2020 und 17.9.2020 http://www.ayurveda.at/zukunftsstadt.pdf).

Für ein modernes, zukunftstaugliches Gesundheitssystem ist eine Offenheit der Menschen allgemein und der Entscheidungsträger speziell für grundlegende Veränderungen, und für ein ganzheitliches Wissen über das Leben erforderlich. Was in der derzeitigen „Mainstream-Naturwissenschaft" betrieben wird, ist die Anwendung von Teilwissen, gewonnen aus reduzierten Modellen über die Natur und über das Leben. Im Rahmen der praktischen Anwendung im Leben zeigen sich immer deutlicher die damit verbundenen Schwachstellen der sog. naturwissenschaftlichen und rein auf Studien gestützten Evidenz-basierten Medizin - und ihrer Anwendung in den modernen Gesundheitssystemen.

Wenn wir die Covid-19 Pandemie nicht primär als Katastrophe, sondern als Chance betrachten und wenn wir ganzheitliche Gesundheits-Erziehung in den Schulen und Erziehungs-Institutionen ernst nehmen und auch wenn wir einen Teil der finanziellen Mittel, die derzeit über das schulmedizinisch-orientierte Gesundheitssystem ausgeschüttet werden, für ganzheitliche Gesundheitserziehung, Lehre, Forschung und Therapie im Bereich der Integrativ-Medizin ausgeben würden, hätten wir langfristig ein wesentlich gesünderes und vor zukünftigen Pandemien besser geschütztes System, als dies derzeit der Fall ist.

Wie schon erwähnt arbeitet unsere moderne Naturwissenschaft – einschließlich der konventionellen Medizin – mit Modellen über das Leben, d. h. man erforscht Teilbereiche, maßt sich aber an, allgemeingültige Aussagen über das Leben insgesamt machen zu können, die für alle Menschen Gültigkeit haben und deren Anwendung daher für alle Menschen verpflichtend sein müssen – dies ist ein grundsätzliches Missverständnis.

Bewusstsein-basierte Medizin bedeutet eine Revolution des medizinischen Weltbildes. Sie beinhaltet das gesamte Knowhow über das Leben, über die Gesetzmäßigkeiten des Lebens und damit über die grundlegenden Mechanismen von Heilungsprozessen – dem Gesund-werden und Gesund-bleiben. Die Vedische Medizin in ihrer ursprünglichen Form als Teil der Vedischen Wissenschaft ist der klassische Vertreter der Bewusstsein-basierten Medizin und ergänzt das gegenwärtige Verständnis der materiell-körperbezogenen Medizin hin zu einem ganzheitlichen, umfassenden Weltbild über das Leben.

Ein Paradigmenwechsel tut dringend Not. Beschäftigen wir uns mit ganzheitlichen Wissenschaften über das Leben, dann werden wir mit „Corona & Co" – und mit dem noch viel gravierenderem Bereich der Lebensstil-Pandemien – in der Prävention und Therapie wesentlich effizienter und billiger zurechtkommen – und die Gesellschaft zusammenführen und nicht spalten. Nützen wir die Situation und fokussieren wir uns nicht ausschließlich auf ein Virus, sondern auf den ganzen Menschen, seinen Lebensstil und seine Umgebung, d. h. die kollektive Gesundheit der gesamten Gesellschaft.

Das Konzept der Maharishi AyurVeda Medizin, einschließlich Yoga und Meditation ist ein gutes Beispiel für eine moderne, ganzheitliche Medizin der Zukunft. Der Name „Ayurveda" bedeutet „das vollständige Wissen vom langen und gesunden Leben".

Werden wir unserer gesellschaftlichen Verantwortung bewusst, öffnen wir uns für Zukunfts-Visionen und beginnen wir faire und ehrlich gemeinte Grundsatzdiskussionen über neue Lebenskonzepte und neue, medizinische Weltbilder.

8 Fazit

Die Covid-19 Pandemie ist nur ein Beispiel für die vielen Herausforderungen unseres Gesundheitssystems. Ungesundes Leben in einer ungesunden Gesellschaft wird eine primär kurativ orientierte Medizin immer überfordern (Lebensstil-Krankheiten, Non-Communicable Diseases). Moderne Medizin benötigt ein neues, ganzheitliches Weltbild über das Leben, das gesunde Lebensumstände und Gesundheits-orientiertes Verhalten fördert.

Der ganzheitliche Ansatz von Ayurveda Medizin, Yoga und Meditation beinhaltet ein multimodales Mind-Body-Therapiekonzept (u. a. Diät-Maßnahmen, Verhalten, Nahrungsergänzungsmittel auf Heilkräuter-Basis, Toxin-Ausleitungsverfahren, Yoga und Meditation). Dies führt zu einer allgemeinen Verbesserung des Gesundheitszustandes der Bevölkerung auf individueller und kollektiver Ebene.

Es betrifft

A) die zentralen Bereiche der
   - Krankheits-Vorbeugung
   - Reduktion von Krankheits-Häufigkeit und Mortalität: Umfangreiches Studienmaterial dokumentiert, dass die Krankheitshäufigkeit deutlich reduziert wird (siehe 9.4.a); https://research.miu.edu/)
   - Kollektive Gesundheit: Soziologische Studien zeigen eine deutliche „Gesundung des gesellschaftlichen Klimas", eine Zunahme von Kohärenz-Phänomenen, eine Reduktion von kollektiven Stress-Parametern und damit eine Förderung des Gesundheits-Verhaltens (https://research.miu.edu/maharishi-effect/).
B) die Einzelbereiche:
   - Aktivierung der Selbstheilungskräfte
   - Stärkung des Immunsystems
   - Erhöhung der Stress-Resistenz und damit verbunden Reduktion der psychischen Belastungs-Situation
   - im Rahmen der Komplementär-ergänzenden Therapie in den unterschiedlichen Krankheitsstadien kommt es zu milderen Verläufen und schnellerem Abklingen der Krankheits-Symptome; d. h. Verkürzung der Krankheits-, bzw. Krankenhausaufenthalts-Dauer
   - Vorbeugung und Therapie von Long Covid Problemen
   - Vorbeugung und Reduktion von Impfnebenwirkungen

Bewusstsein-basierte Medizin führt zu einer systematischen Entwicklung des vollen geistigen Potentials der Menschen und damit zu ganzheitlichem, kohärentem Denken und

Handeln; dies ist die Grundlage für die Entstehung einer gesunden, glücklichen, verantwortungsvollen, friedlichen Gesellschaft.

Dieses Buch und dieser Beitrag möge zu einem besseren Verständnis und zur Klärung von Missverständnissen beitragen, so dass die Achtung und Ehrfurcht vor dem Leben in seiner Ganzheit wieder mehr an Bedeutung gewinnt.

Was der modernen, naturwissenschaftlich-orientierten Medizin in ihrem Denken und Handeln abhanden gekommen ist, ist die Ganzheitlichkeit des Lebens; unsere Zeit verlangt nach neuen, ganzheitlichen und innovativen Lösungsansätzen – auch und besonders im Gesundheitswesen. Dies erfordert die Zusammenarbeit aller verantwortungsvollen Menschen und scheint der einzig sinnvolle und effiziente Weg zu sein, die hohe Qualität unseres Gesundheitssystems zu sichern und dem Ziel der Vedischen Medizin näher zu kommen: eine krankheitsfreie, friedliche Gesellschaft zu schaffen.

Der erste notwendige konkrete Schritt ist unser Denken zu ändern auf der Basis der Entwicklung unserer inneren Bewusstseins-Ressourcen.

„Es genügt nicht, die Gesundheit des Menschen nur physiologisch oder psychologisch zu betrachten; das Gesundheitsproblem wird nur dann gelöst sein, wenn das Problem des Lebens in seiner Gesamtheit gelöst ist." (Maharishi Mahesh Yogi, Die Wissenschaft vom Sein und die Kunst des Lebens; Kamphausen Verlag, 1998)

Literatur

Integrative Medizin

Lal A, Erondu NA, Heymann DL, Gitahi G, Yates R (2021) Fragmented health systems in COVID-19: rectifying the misalignment between global health security and universal health coverage. Lancet 397(10268):61–67. ISSN 0140-6736, (https://www.sciencedirect.com/science/article/pii/S0140673620322285). https://doi.org/10.1016/S0140-6736(20)32228-5. Generelles Zugriffsdatum: 16.2.2024

López-Alcalde J, Yan Y, Witt CM, Barth J (2020) Complementary, alternative and integrative medicine (CAM) for the treatment of Coronavirus disease 2019 (COVID-19): an overview. Cochrane Complement Med Switz. Published online

Patwardhan B, Chaturvedi S (2020) India in COVID-19 times: modern and wiser. J Ayurveda Integr Med 11(4):367–368. https://doi.org/10.1016/j.jaim.2020.12.006

Portella CFS, Ghelman R, Abdala CVM, Schveitzer MC (2020) Evidence map on the contributions of traditional, complementary and integrative medicines for health care in times of COVID-19. Integr Med Res 9(3):100473. https://doi.org/10.1016/j.imr.2020.100473. ISSN 2213-4220. https://www.sciencedirect.com/science/article/pii/S2213422020301050

Seifert G, Jeitler M, Stange R, Michalsen A, Cramer H, Brinkhaus B et al (2020) The relevance of complementary and integrative medicine in the COVID-19 pandemic: a qualitative review of the literature. Front Med 7:946. https://doi.org/10.3389/fmed.2020.587749

Vaidya ADB, Vaidya R, Raut A (2020) Post-COVID-19 rethinking for a synergic vision of healthcare. J Ayurveda Integr Med 11(3):A4–A5. https://doi.org/10.1016/j.jaim.2020.09.006

Ayurveda

Reviews

Theoretische Übersichtsarbeiten

Adithya J, Nair B, Aishwarya TS, Nath LR (2021) The plausible role of Indian traditional medicine in combating corona virus (SARS-CoV 2): a mini-review. Curr Pharm Biotechnol 22(7):906–919. https://doi.org/10.2174/1389201021666200807111359. PMID: 32767920.

Adluri USP, Tripathi AC (2020) Understanding COVID – 19 pandemic – a comprehensive Ayurvedic perspective. J Ayurveda Integr Med. https://doi.org/10.1016/j.jaim.2020.08.001. ISSN 0975-9476. https://www.sciencedirect.com/science/article/pii/S0975947620300644

Bhapkar V, Sawant T, Bhalerao S (2020) A critical analysis of CTRI registered AYUSH studies for COVID- 19. J Ayurveda Integr Med:S0975-9476(20)30103-0. https://doi.org/10.1016/j.jaim.2020.10.012. Epub ahead of print. PMID: 33262559; PMCID: PMC7690275

Idrees M, Khan S, Memon NH, Zhang Z (2021) Effect of the phytochemical agents against the SARS-CoV and some of them selected for application to COVID-19: a mini-review. Curr Pharm Biotechnol 22(4):444–450. https://doi.org/10.2174/1389201021666200703201458. PMID: 32619167.

Kirthana V, Venkataiah B, Murthy MR (2020) COVID 19 in ayurvedic perspective. Int J Health Allied Sci [serial online] 9(Suppl S1):91–96. [cited 2021 Oct 25]. Available from: https://www.ijhas.in/text.asp?2020/9/5/91/285955

Kotwani P, Patwardhan V, Patel GM, Williams CL, Modi E (2021) A holistic care approach to combat the COVID-19 disease. J Family Med Prim Care 10(2):844–849. https://doi.org/10.4103/jfmpc.jfmpc_1549_20. Epub 2021 Feb 27. PMID: 34041087; PMCID: PMC8138412

Payyappallimana U, Patwardhan K, Mangalath P, Kessler CS, Jayasundar R, Kizhakkeveettil A, Morandi A, Puthiyedath R (2020) The COVID-19 pandemic and the relevance of Ayurveda's whole systems approach to health and disease management. J Altern Complement Med 26(12):1089–1092. https://doi.org/10.1089/acm.2020.0370

Rais A, Negi DS, Yadav A, Arya H, Verma R, Galib R, Ahmad A, Kumar Yadav M, Ahirwar PN (2021) A Randomized open label parallel group pilot study to evaluate efficacy of Ayurveda interventions in the management of Asymptomatic and Mild COVID-19 patients-Experiences of a Lucknow based Level 2 hospital of Uttar Pradesh, India. J Ayurveda Integr Med. https://doi.org/10.1016/j.jaim.2020.12.013. PMID: 33897204; PMCID: PMC8054441

Rastogi S, Pandey DN, Singh RH (2020) COVID-19 pandemic: a pragmatic plan for ayurveda intervention. J Ayurveda Integr Med:S0975-9476(20)30019-X. https://doi.org/10.1016/j.jaim.2020.04.002. Epub ahead of print. PMID: 32382220; PMCID: PMC7177084

Phythotherapie

Ang L, Song E, Lee HW, Lee MS (2020) Herbal medicine for the treatment of coronavirus disease 2019 (COVID-19): a systematic review and meta-analysis of randomized controlled trials. J Clin Med 9(5):1583. https://doi.org/10.3390/jcm9051583

Singh RS, Singh A, Kaur H, Batra G, Sarma P, Kaur H, Bhattacharyya A, Sharma AR, Kumar S, Upadhyay S, Tiwari V, Avti P, Prakash A, Medhi B (2021) Promising traditional Indian medicinal plants for the management of novel Coronavirus disease: a systematic review. Phytother Res 35(8):4456–4484. https://doi.org/10.1002/ptr.7150. PMID: 34132429; PMCID: PMC8441711

Metaanalysen

Kumar Verma A, Kumar V, Singh S, Goswami BC, Camps I, Sekar A, Yoon S, Lee KW (2021) Repurposing potential of Ayurvedic medicinal plants derived active principles against SARS-CoV-2 associated target proteins revealed by molecular docking, molecular dynamics and MM-PBSA studies. Biomed Pharmacother 137:111356. https://doi.org/10.1016/j.biopha.2021.111356. Epub 2021 Feb 3. PMID: 33561649; PMCID: PMC7857054

RCT

Devpura G, Tomar BS, Nathiya D, Sharma A, Bhandari D, Haldar S, Balkrishna A, Varshney A (2021) Randomized placebo-controlled pilot clinical trial on the efficacy of ayurvedic treatment regime on COVID-19 positive patients. Phytomedicine 84:153494. https://doi.org/10.1016/j.phymed.2021.153494. Epub 2021 Feb 4. PMID: 33596494

Natarajan S, Anbarasi C, Sathiyarajeswaran P, Manickam P, Geetha S, Kathiravan R, Prathiba P, Pitchiahkumar M, Parthiban P, Kanakavalli K, Balaji P (2021) Kabasura Kudineer (KSK), a poly-herbal Siddha medicine, reduced SARS-CoV-2 viral load in asymptomatic COVID-19 individuals as compared to vitamin C and zinc supplementation: findings from a prospective, exploratory, open-labeled, comparative, randomized controlled trial, Tamil Nadu, India. 22(1):623. https://doi.org/10.1186/s13063-021-05583-0. PMID: 34526104

Rangnekar H, Patankar S, Suryawanshi K, Soni P (2020) Safety and efficacy of herbal extracts to restore respiratory health and improve innate immunity in COVID-19 positive patients with mild to moderate severity: A structured summary of a study protocol for a randomised controlled trial. 21(1):943. https://doi.org/10.1186/s13063-020-04906-x. PMID: 33225970

Srivastava A, Rengaraju M, Srivastava S et al (2021) A double blinded placebo controlled comparative clinical trial to evaluate the effectiveness of Siddha medicines, Kaba Sura Kudineer (KSK) & Nilavembu Kudineer (NVK) along with standard Allopathy treatment in the management of symptomatic COVID 19 patients – a structured summary of a study protocol for a randomized controlled trial. Trials 22:130. https://doi.org/10.1186/s13063-021-05041-x

Case Reports (siehe 7.2, S. 42)

Arshath Jyothi PS, Dileep A, Devarajan D, Sharma A, Kumari S, Rathuri S et al (2020) Three case reports of moderate COVID-19 infection managed through Ayurvedic approach. J Ayurveda Case Rep 3:84–90. https://doi.org/10.4103/jacr.jacr_57_20

Girija PLT, Sivan N (2020) Ayurvedic treatment of COVID-19/SARS-CoV-2: a case report. J Ayurveda Integr Med:S0975-9476(20)30042-5. https://doi.org/10.1016/j.jaim.2020.06.001

Joshi JA, Puthiyedath R (2020) Outcomes of Ayurvedic care in a COVID-19 patient with hypoxia – a case report. J Ayurveda Integr Med. https://doi.org/10.1016/j.jaim.2020.10.006

Mahto RR, Jyothi A, Dileep A, Shukla A, Gauri A (2020) Efficacy of Ayurveda and Yoga in the management of SARS-CoV-2: two case reports. J Ayurveda Case Rep 3:127–132. https://doi.org/10.4103/jacr.jacr_9_21

Mishra A, Bentur SA, Thakral S, Garg R, Duggal B (2021) The use of integrative therapy based on Yoga and Ayurveda in the treatment of a high-risk case of COVID-19/SARS-CoV-2 with multiple comorbidities: a case report. J Med Case Rep 15(1):95. https://doi.org/10.1186/s13256-020-02624-1

Rastogi S (2021) Ayurveda co-interventions have supported complete recovery in Severe COVID-19 infection with a Chest Severity Score 18/25: a case report. J Ayurveda Integr Med. https://doi.org/10.1016/j.jaim.2021.02.008

Yoga

Review – Metaanalyse

Chtourou H, Trabelsi K, H'mida C, Boukhris O, Glenn JM, Brach M, Bentlage E, Bott N, Shephard RJ, Ammar A, Bragazzi NL (2020) Staying physically active during the quarantine and self-isolation period for controlling and mitigating the COVID-19 pandemic: a systematic overview of the literature. Front Psychol 11:1708. https://doi.org/10.3389/fpsyg.2020.01708. PMID: 33013497; PMCID: PMC7466737

Puyat JH, Ahmad H, Avina-Galindo AM, Kazanjian A, Gupta A, Ellis U et al (2020) A rapid review of home-based activities that can promote mental wellness during the COVID-19 pandemic. PLoS ONE 15(12):e0243125. https://doi.org/10.1371/journal.pone.0243125

Zhang M, Murphy B, Cabanilla A, Yidi C (2021) Physical relaxation for occupational stress in healthcare workers: a systematic review and network meta-analysis of randomized controlled trials. J Occup Health 63(1):e12243. https://doi.org/10.1002/1348-9585.12243. PMID: 34235817

RCT

Arciero PJ, Baur D, Connelly S, Ormsbee MJ (2014) Timed-daily ingestion of whey protein and exercise training reduces visceral adipose tissue mass and improves insulin resistance: the PRISE study. J Appl Physiol (1985) 117(1):1–10. https://doi.org/10.1152/japplphysiol.00152.2014. Epub 2014 May 15; PMID: 24833780

Knoerl R, Phillips CS, Berfield J, Woods H, Acosta M, Tanasijevic A, Ligibel J (2021) Lessons learned from the delivery of virtual integrative oncology interventions in clinical practice and research during the COVID-19 pandemic. Support Care Cancer 29(8):4191–4194. https://doi.org/10.1007/s00520-021-06174-0. Epub 2021 Mar 26. PMID: 33772364

Shukla M, Chauhan D, Raj R (2020) Breathing exercises and pranayamas to decrease perceived exertion during breath-holding while locked-down due to COVID-19 online randomized study. Complement Ther Clin Pract 41:101248. https://doi.org/10.1016/j.ctcp.2020.101248. Epub 2020 Oct 14; PMID: 33074110

Snyder S, Silva RF, Whisenant MS, Milbury K (2021) Videoconferenced yoga interventions for cancer patients and their caregivers during the COVID-19 pandemic: a report from a clinician's perspective. Integr Cancer Ther 20:15347354211019111. https://doi.org/10.1177/15347354211019111. PMID: 34036820.

Wadhen V, Cartwright T (2021) Feasibility and outcome of an online streamed yoga intervention on stress and wellbeing of people working from home during COVID-19. Work 69(2):331–349. https://doi.org/10.3233/WOR-205325. PMID: 34120925

Meditation

a) Transzendentale Meditation

Reviews, Research Summaries und Datenbanken

Orme-Johnson DW (2020) The transcendental meditation technique as a tool to strengthen the immune system; March 12. www.ayurveda.at/Orme-Johnson-TM-Immune System.pdf

Weitere Research-Summaries und Datenbanken

Kurze Zusammenfassung TM-Studien – TM-Artikel. https://ayurveda.at/TM-Uebersicht-ind-koll1.pdf

TM-Research Datenbank (über 600 wissenschaftliche Studien abrufbar). https://researchtm.net

TM-Research-Summary (Maharishi International University, USA). https://research.miu.edu/

Transzendentale Meditation, Zusammenfassung wissenschaftlicher Studien; das Wichtigste aus über 600 Arbeiten. www.ayurveda.at/Aerzte/pdf/tm-broschuere-studien-allg.pdf (PDF 2,8 MB)

RCT

Alexander CN, Schneider RH, Staggers F, Sheppard W, Clayborne BM, Rainforth M, Salerno J, Kondwani K, Smith S, Walton KG, Egan B (1996) Trial of stress reduction for hypertension in older African Americans. II. Sex and risk subgroup analysis. Hypertension 28(2):228–237. https://doi.org/10.1161/01.hyp.28.2.228. PMID: 8707387

Anderson JW et al (2008) Blood pressure response to transcendental meditation: a meta-analysis. Am J Hypertens 21(3):310–316. https://doi.org/10.1038/ajh.2007.65. Epub 2008 Jan 31. PMID: 18311126

Brook RD et al (2013) Beyond medications and diet: alternative approaches to lowering blood pressure, a scientific statement from the American Heart Association (AHA). Hypertension 61:1360–1383. https://doi.org/10.1161/HYP.0b013e318293645f. http://hyper.ahajournals.org/content/61/6/1360.full?sid=c42116db-3ded-4622-9da9-b03cc6b6dbb0 Deutsche Zusammenfassung; www.ayurveda.at/aha.pdf; Bericht in Österreichischem Ärzte-Journal; www.ayurveda.at/aha_tm_aw.pdf

Broome JRN, Orme-Johnson DW, Schmidt-Wilk J (2005) Worksite stress reduction through the transcendental meditation program. J Soc Behav Pers 17:235–273

Castillo-Richmond A, Schneider RH, Alexander CN, Cook R, Myers H, Nidich S, Haney C, Rainforth M, Salerno J (2000) Effects of stress reduction on carotid atherosclerosis in hypertensive African Americans. Stroke 31:568–573

Cunningham C, Brown S, Kaski JC (2000) Effects of transcendental meditation on symptoms and electrocardiographic changes in patients with cardiac syndrome X. Am J Cardiol 85:653–655

Eppley KR, Abrams AI, Shear J (1989) Differential effects of relaxation techniques on trait anxiety: a meta-analysis. J Clin Psychol 45(6):957–975. https://doi.org/10.1002/1097-4679

Gaylord C, Orme-Johnson D, Travis F (1989) The effects of the transcendental meditation technique and progressive muscle relaxation on EEG coherence, stress reactivity, and mental health in black adults. Int J Neurosci 46:77–86

Herron RE, Schneider RH, Mandarino JV, Alexander CN, Walton KG (1996) Cost-effective hypertension management: comparison of drug therapies with an alternative program. Am J Manag Care 2:427–437

Nidich S, Rainforth MV, Haaga DAF, Hagelin J, Salerno JW, Travis F, Tanner M, Gaylord-King C, Grosswald S, Schneider RH (2009) A randomized controlled trial on effects of the Transcendental Meditation program on blood pressure, psychological distress, and coping in young adults. Am J Hypertens 22:1326–1331

Nidich S, Mills PJ, Rainforth M, Heppner P, Schneider RH, Rosenthal NE (2018) Non-trauma-focused meditation versus exposure therapy in veterans with post-traumatic stress disorder: a randomised controlled trial. Lancet Psychiatry 5(12):975–986. https://doi.org/10.1016/S2215-0366(18)30384-5

Orme-Johnson D (1987) Medical care utilization and the transcendental meditation program. Psychosom Med 49(5):493–507. https://doi.org/10.1097/00006842-198709000-00006. Erratum in: Psychosom Med 1987 Nov-Dec;49(6):637. PMID: 3313489.

Orme-Johnson DW, Alexander CN, Davies JL et al (1988) International peace project in the middle east. The effects of the Maharishi technology of the unified field. J Confl Resolut 32:776–812

Orme-Johnson DW, Schneider RH et al (2006) Neuroimaging of meditation's effect on brain reactivity to pain. Cogn Neurosci Neuropsychol 17:1359–1363

Paul-Labrador M, Polk D, Dwyer JH, Velasquez I, Nidich S, Rainforth M, Schneider R, Merz CN, Bairey. (2006) Effects of a randomized controlled trial of Transcendental Meditation on components of the metabolic syndrome in subjects with coronary heart disease. Arch Intern Med 166:1218–1224

Rainforth MV, Schneider RH, Nidich SI, Gaylord-King C, Salerno JW, Anderson JW (2007) Stress reduction programs in patients with elevated blood pressure: A systematic review and meta-analysis. Curr Hypertens Rep 9:520–528

Schneider RH, Staggers F, Alxander CN, Sheppard W, Rainforth M, Kondwani K, Smith S, King CG (1995) A randomised controlled trial of stress reduction for hypertension in older African Americans. Hypertension 26(5):820–827. https://doi.org/10.1161/01.hyp.26.5.820. PMID: 7591024

Schneider RH, Alexander CN, Staggers F, Orme-Johnson DW, Rainforth M, Salerno JW, Sheppard W, Castillo-Richmond A, Barnes VA, Nidich SI (2005) A randomized controlled trial of stress reduction in African Americans treated for hypertension for over one year. Am J Hypertens 18:88–98

Schneider RH et al (2012) Stress reduction in the secondary prevention of cardiovascular disease; randomized, controlled trial of transcendental meditation and health education in blacks. Circ Cardiovasc Qual Outcomes 5:750–758. https://doi.org/10.1161/CIRCOUTCOMES.112.967406

Tahiraga N (2012) Kostenvergleich zwischen konventioneller und Ayurveda Medizin; Diplomarbeit. Medizinische Universität Wien. www.ayurveda.at/ayurveda/PDF/Diplomarbeit-Kostenvergleich-081212.pdf

Wenneberg SR, Schneider RH, MacLean CRK, Levitsky DK, Walton KG, Mandarino J, Waziri R (1994) The effect of transcendental meditation on ambulatory blood pressure and cardiovascular reactivity. Psychosom Med 56:168

Zamarra JW, Schneider RH, Besseghini I, Robinson DK, Salerno JW (1996) Usefulness of the transcendental meditation program in the treatment of patients with coronary artery disease. Am J Cardiol 77:867–870

b) Andere Meditationsmethoden

Liu X, Liu Y, Shi H, Li L, Zheng M (2021) Regulation of mindfulness-based music listening on negative emotions related to COVID-19: an ERP Study. Int J Environ Res Public Health 18(13):7063. https://doi.org/10.3390/ijerph18137063. PMID: 34280999; PMCID: PMC8296951

Nourian M, Nikfarid L, Khavari AM, Barati M, Allahgholipour AR (2021) The impact of an online mindfulness-based stress reduction program on sleep quality of nurses working in COVID-19 care units: a clinical trial. Holist Nurs Pract 35(5):257–263. https://doi.org/10.1097/HNP.0000000000000466. PMID: 34407023.

O'Donnell KT, Dunbar M, Speelman DL (2020) Effectiveness of using a meditation app in reducing anxiety and improving well-being during the COVID-19 pandemic: a structured summary of a study protocol for a randomized controlled trial. 21(1):1006. https://doi.org/10.1186/s13063-020-04935-6. PMID: 33298117

Smith RB, Mahnert ND, Foote J, Saunders KT, Mourad J, Huberty J (2021) Mindfulness effects in obstetric and gynecology patients during the coronavirus disease 2019 (COVID-19) pandemic: a randomized controlled trial. Obstet Gynecol 137(6):1032–1040. https://doi.org/10.1097/AOG.0000000000004316. PMID: 33957663; PMCID: PMC8132566

Thimmapuram J, Pargament R, Bell T, Schurk H, Madhusudhan DK (1995) Heartfulness meditation improves loneliness and sleep in physicians and advance practice providers during COVID-19 pandemic. Hosp Pract 49(3):194–202. https://doi.org/10.1080/21548331.2021.1896858. Epub 2021 Mar 17. PMID: 33682592

Long Covid

Fernández-de-las-Peñas C, Palacios-Ceña D, Gómez-Mayordomo V, Cuadrado ML, Florencio LL (2021) Defining post-COVID symptoms (Post-acute COVID, long COVID, persistent post-CO-VID): an integrative classification. Int J Environ Res Public Health 18:2621. https://doi.org/10.3390/ijerph18052621

Lechner-Scott J, Levy M, Hawkes C, Yeh A, Giovannoni G (2021) Long COVID or post COVID-19 syndrome. Mult Scler Relat Disord 55:103268. https://doi.org/10.1016/j.msard.2021.103268. Epub 2021 Sep 17. PMID: 34601388; PMCID: PMC8447548.

Yadav B, Rai A, Mundada PS et al (2021) Safety and efficacy of Ayurvedic interventions and Yoga on long term effects of COVID-19: a structured summary of a study protocol for a randomized controlled trial. Trials 22:378. https://doi.org/10.1186/s13063-021-05326-1

Yong SJ (2021) Long COVID or post-COVID-19 syndrome: putative pathophysiology, risk factors, and treatments. Infect Dis (Lond) 53(10):737–754. https://doi.org/10.1080/23744235.2021.1924397. Epub 2021 May 22. PMID: 34024217; PMCID: PMC8146298

Weiterführende Literatur

Maharishi AyurVeda – Gesundheitsratgeber

Aufbruch zur Stille: Maharishi Ayur-Veda, eine leise Medizin für eine laute Zeit; Dr. med. Ulrich Bauhofer, Bastei Lübbe Verlag

Ayurveda – Grundlagen und Anwendungen; Dr. med. Ernst Schrott, Dr. med. Wolfgang Schachinger; Trias Verlag

Ayurveda: Die besten Tipps; Dr. med. Ernst Schrott, Goldmann Verlag

Ayurveda für jeden Tag; Dr. med. E. Schrott, TB Mosaik Verlag

Ayurvedische Ernährung: Bei Verdauungsbeschwerden, Verstopfung und Reizdarm; Tamara Köhler, Fona Verlag

Bluthochdruck muss nicht sein; Dr. med. Wolfgang Schachinger, Dr. med. Ernst Schrott; Aurum Verlag

Contemporary Ayurveda, Medicine and Research in Maharishi AyurVeda; Prof. Dr. Hari Sharma/Dr. Christopher Clark; Verlag Churchill Livingstone

Das große Ayurveda-Buch für Mutter und Kind; Dr. phil. Karin Pirc, mvg-verlag

Den Alterungsprozess umkehren; Dr. Karin Pirc, Aurum Verlag

Die köstliche Küche des Ayurveda; Dr. med. E. Schrott, GoldmannTB

Freedom from Disease – How to Control free Radicals, a major Cause of Aging and Disease; Prof. Dr. Hari Sharma, Verlag Veda Publishing

Frei von Asthma dank Ayurveda; Dr. Karin Pirc, Aurum Verlag

Gelenk- und Rückenschmerzen müssen nicht sein; Dr. med. Wolfgang Schachinger, Dr. med. Ernst Schrott; Aurum Verlag

Hörbuch: Heilende Klänge des Ayurveda; Dr. med. Ernst Schrott, Trias Verlag

In Balance leben – Maharishi AyurVeda, Dr. med. Ulrich Bauhofer, Südwest Verlag

Kochen nach Ayurveda, Dr. med. Karin Pirc/W. Kempe; Bassermann Verlag

Kopfschmerz muss nicht sein; Dr. med. Wolfgang Schachinger, Dr. med. Ernst Schrott; Aurum Verlag

Mehr Energie – Wie wir in Balance leben; Dr. med. Ulrich Bauhofer, Südwest Verlag

Total Heart Health, How to prevent and reverse Heart Disease with the Maharishi Vedic Approach to Health; Dr. Robert Schneider, Basic Health Publications

Transzendentale Meditation

Catching the Big Fish; Meditation – Kreativität – Film; David Lynch, Alexander Verlag Berlin

Collected Papers, Volume I – VIII; Zusammenfassung der wissenschaftlichen Arbeiten über Transzendentale Meditation und das TM-Sidhi Programm

Der direkte Weg – Transzendentale Meditation nach Maharishi Mahesh Yogi; Peter Russel; Kamphausen-Verlag

Gesundheit aus dem Selbst: Transzendentale Meditation, Dr. med. Wolfgang Schachinger/Dr. med. Ernst Schrott; Kamphausen-Verlag

Glück und Erfolg sind kein Zufall: Die Erfolgs- und Management-Geheimnisse des Veda, Alois M. Maier, Dr. med. Ernst Schrott, Kamphausen Verlag

Gottwald/Howald; Selbsthilfe durch Meditation, mvg-Verlag

Kniffki; Transzendentale Meditation und Autogenes Training, Kindler Taschenbuch, Vorwort von Prof. H. Selye, ISBN 3-463-02197-8 (vergriffen, Leseexemplar beim Autor)

Maharishi Mahesh Yogi; Die Wissenschaft vom Sein und die Kunst des Lebens; Kamphausen Verlag

Maharishi Mahesh Yogi; Kommentar zur Bhagavad Gita; Kamphausen Verlag

B. Müller-Ellmau, Kräfte aus der Stille, Econ-Verlag, Düsseldorf-Wien

A.B. Smith, OSB; Transzendentale Meditation – eine Methode für Christen, ISBN 3-900498-02-4 (vergriffen, Leseexemplar beim Autor, Link: http://transzendentalemeditation.at/religion_tm_fuer_christen/)

A.B. Smith, A key to the Kingdom of Heaven: A christian understanding of Transcendental Meditation, ISBN 0-86332-863-6

Still Werden – Kraft Tanken mit der Transzendentalen Meditation; Bob Roth; Kamphausen-Verlag

Super Mind: How to Boost Performance and Live a Richer and Happier Life Through Transcendental Meditation; Norman E Rosenthal MD, Psychiatrist; Tarcher-Penguin

The Lazy Way to Success: Ohne Anstrengung Alles erreichen; Fred Gratzon, Kamphausen Verlag

Transcendence: Healing and Transformation Through Transcendental Meditation; Norman E Rosenthal M.D., Psychiatrist; Tarcher-Penguin

Kollektive Gesundheit

Die Wirkungen der Technik der Transzendentalen Meditation auf das Kollektiv-Bewusstsein. https://ayurveda.at/meditation/#tab-708508b14d0451a2f79; https://research.miu.edu/maharishi-effect/; Übersichtsartikel 1: https://research.miu.edu/maharishi-effect/theory-and-research-on-conflictresolution; Übersichtsartikel 2: https://research.miu.edu/maharishi-effect/achieving-world-peace-theoryand-research/; www.truthabouttm.org/SocietalEffects/Rationale-Research/

Spivack B, Saunders P (2020) an antidot to violence – evaluating the evidence. Change Makers Books,

Literatur

Aron E, Arthur A. Der Maharishi Effekt – Auf der Suche nach dem gesellschaftlichen und politischen Einfluss von Gruppenmeditation. Heyne TB, München. (vergriffen, Leseexemplar beim Autor)

Heilkräuter

Die Ayurveda Pflanzenheilkunde, Dr. Vasant Lad, David Frawley; Edition Schangrila
Heilpflanzen der ayurvedischen und der westlichen Medizin; Prof. Dr. Hermann P.T. Ammon, Dr. med. Ernst Schrott, Springer Verlag
Heilpflanzen der Ayurvedischen Medizin, Andrea Zoller, Dr. Hellmuth Nordwig; Haug Verlag
Indian Materia Medica, Dr. K.M. Nadkarni; Popular Prakashan Private Ltd.

Grundlagen-Literatur

Maharishi AyurVeda – Bewusstsein-basierte Medizin

HUMAN PHYSIOLOGY – EXPRESSION OF VEDA AND THE VEDIC LITERATURE; Tony Nader, M.D., Ph.D., MARR.; Maharishi Vedic University Press, Holland; ISBN 90-71750-14-0
RAMAYANA IM MENSCHLICHEN KÖRPER; Tony Nader, M.D., Ph.D., MARR.; Maharishi Press, Holland; ISBN 978-0-923569-66-2
Is consciousness the unified field? A field theorists perspective; Hagelin J.S.; Modern Science and Vedic Science, 1, 29–87, 1987

Traditionelle Ayurveda- und Yoga-Literatur

CARAKA SAMHITA; Sharma/Bhagwan Dash, Chowkhamba Sanskrit Stud., Vol. XCIV, Varanasi, Indien
Patañjalis Yoga-Sutra – Yogakraft durch Samadhi & Sidhis: Im Lichte von Maharishis Vedischer Wissenschaft und Technologie; Jan Müller, Alfa-Veda, 2019
SARNGADHARA SAMHITA; by Prof. K.R. Srikantha Murthy, Chaukhambha Orientalia
SUSRUTA SAMHITA ; by Prof. K. R. Srikantha Murthy, Chaukhamba Orientalia
VAGBHATA'S ASTANGA HRDAYAM; by Prof. K.R. Srikantha Murthy, Chowkhamba Krishnadas Academy

Integrative Medizin

Chronische Erkrankungen integrativ – Konventionelle und komplementäre Therapieansätze zur Behandlung chronischer Erkrankungen; Dobos, Deuse, Michalsen; Elsevier Verlag (Urban & Fischer)
Fachbuch: Integrative Medizin und Gesundheit; Brinkhaus, Esch; Springer Verlag, 2021
Fachbuch: Klinische Praxis der Integrativen Medizin; Langhorst, Krenner; Springer Verlag (voraussichtliches Erscheinungsjahr Ende 2024)
Fachbuch: Integrative Medizin: Evidenzbasierte komplementärmedizinische Methoden; Frass, Krenner; Springer Verlag, 2019 (Abkürzung im Text: „IM-Grundlagenbuch")

Mind-Body-Medizin – Die moderne Ordnungstherapie in Theorie und Praxis; Gustav Dobos, Anna
    Paul, Urban & Fischer Verlag/Elsevier
Naturheilverfahren – Leitfaden für die ärztliche Aus-, Fort- und Weiterbildung; Hrsg. Melchart,
    Brenke, Dobos, Gaisbauer, Saller; Schattauer Verlag

Gesundheitsökonomie

Offermanns Guido, Ass.-Prof. PD Dipl.-Kfm. Dr., Abteilung für Personal, Führung und Organisa-
    tion an der Universität Klagenfurt; Interview, ÄrzteWoche, 05.07.2021, Praxis und Beruf. https://
    www.springermedizin.at/praxis-und-beruf/es-war-und-ist-ein-blindflug/19322900

Links

AYUSH, Ayurveda Ministerium der Indischen Regierung

Guidelines for Ayurveda Practitioners for Covid-19, des Ministry of AYUSH, Government of India.
    www.ayurveda.at/Covid-AYUSH-Practitioner-Guidlines.pdf
National Clinical Management Protocol based on Ayurveda and Yoga for management of Covid-19.
    www.ayurveda.at/Covid-AYUSH-Protocol-Ayurveda-Yoga.pdf

Diät-Empfehlung

Beispiel für eine vom Ayurveda empfohlene leicht verdauliche Diät speziell für Risikogruppen und
    in Epidemie- und Pandemie-Zeiten. Ayurvedische Ernährungsempfehlungen werden individuell
    auf die Gesamtsituation des Menschen abgestimmt: Konstitution (Prakriti, Vikriti), Verdauungs-
    kraft (Agni), Toxin-Belastung (Ama) und Selbstheilungskraft (Ojas):
Empfehlungen zur Stärkung des Immunsystems, von Dr. Ernst Schrott, DGA. https://www.ayur-
    veda.de/covid-19-warum-so-wenig-empfehlungen-zur-staerkung-des-immunsystems/
www.ayurveda.at/Ama-Kur1.pdf

Phytotherapeutische Empfehlungen

Informationsblatt der Deutschen Gesellschaft für Ayurveda (DGA). https://www.ayurveda-semi-
    nare.de/newsletter/newsletter-ayurveda-heilpflanzen-und-covid-19-mav-ausbildungskurs/

Ayurveda Ärztegesellschaften im deutschen Sprachraum

Deutschland: Deutsche Gesellschaft für Ayurveda (DGA), 10969 Berlin, Friedrichstr. 232. www.
    ayurveda-gesellschaft.de
Deutsche Ärztegesellschaft für Ayurveda-Medizin e.V. (DAEGAM), c/o Abteilung Naturheilkunde,
    Immanuel Krankenhaus Berlin, Forschungskoordination Ayurveda, Königstr. 63, 14109 Berlin.
    www.daegam.de
Internationaler Dachverband: International Maharishi Ayurveda Foundation – IMAVF. www.
    IMAVF.org
Österreich: Ärzte-Gesellschaft für Ayurveda Medizin, Maharishi Vedische Medizin, 1080 Wien,
    Piaristengasse 1/6 (Ordination Dr. Krenner). www.ayurveda.at
Schweiz: Schweizerische Ärztegesellschaft für Ayurveda, Chrummweid 1, CH-6026 Rain. www.
    ayurveda-aerztegesellschaft.ch

Transzendentale Meditation (TM)

Deutschland. www.meditation.de
Österreich. www.meditation.at; – www.transzendentalemeditation.at
Schweiz. https://schweiz.tm.org/

Ayurveda Produkte

Maharishi Ayurveda Produkte

EU/Deutschland/Holland. www.ayurveda-produkte.de
Österreich. www.ayurvedashop.at
Schweiz. www.veda.ch

Ayurveda Produkte

Deutschland. www.amla.de
EU/Lettland. https://himalayawellness.eu/
Österreich. http://shop.keralaayurvedashop.at/

Integrative Medizin/Ganzheitsmedizin

Cramer H, Lauche R, Klose P, Dobos G, Langhorst J (2014) Komplementäre, alternative und integrative Therapien in den medizinischen Leitlinien – die Leitlinie „Diagnostik und Therapie der Colitis ulcerosa" als Beispiel gelungener Integration. Forsch Komplementmed 21:4–6. https://doi.org/10.1159/000358577; www.karger.com/Article/Fulltext/358577
Datenbanken der Carstens-Stiftung: Fachliteratur für den gesamten Bereich der Komplementärmedizin bzw. Integrativen Medizin. https://www.carstens-stiftung.de/datenbanken-zur-integrativen-medizin.html#/
Deutschland: Hufelandgesellschaft, Dachverband der Ärztegesellschaften für Naturheilverfahren und Komplementärmedizin. www.hufelandgesellschaft.de; Zentralverband der Ärzte für Naturheilverfahren und Regulationsmedizin – ZAEN. www.zaen.org
Mind-Body Medizin: Berufsverband Deutscher Internisten e. V. https://www.internisten-im-netz.de/fachgebiete/komplementaermedizin/naturheilkundliche-alternative-verfahren/mind-body-medicine.html
Österreich: Österreichischer Dachverband für ärztliche Ganzheitsmedizin. www.ganzheitsmed.at
Schweiz: Dachverband Komplementärmedizin – Dakomed. www.dakomed.ch
Valentini J, Joos S et al (2018) Komplementäre und Integrative Medizin in der Facharztweiterbildung Allgemeinmedizin. Compl Med Res 25:233–239. https://doi.org/10.1159/000485319. (siehe Literaturzusammenfassung am Ende dieser Arbeit)

Kontakt Autor

Dr. Lothar Krenner, Arzt für Allgemeinmedizin, Österreichische Ärzte-Gesellschaft für Ayurvedische Medizin – Maharishi Vedische Medizin, Piaristengasse 1/6, 1080 Wien, T: 0043-1-5134352 M: 0043-650 23 122 32, eMail: lothar.krenner@ayurveda.at. www.ayurveda.at

Stichwortverzeichnis

© Der/die Herausgeber bzw. der/die Autor(en), exklusiv lizenziert an Springer-
Verlag GmbH, DE, ein Teil von Springer Nature 2024
P. Panhofer (Hrsg.), *Prävention und Therapie viraler Epidemien*,
https://doi.org/10.1007/978-3-662-67508-3

Printed in the United States
by Baker & Taylor Publisher Services